AF372494

ANATOMIE

DES

ANIMAUX DOMESTIQUES

CORBEIL, typ. et stér. de CRÉTÉ FILS.

ANATOMIE

DES

ANIMAUX DOMESTIQUES

PAR

FRÉDÉRIC A. LEYH

PROFESSEUR ET DIRECTEUR-ADJOINT DE L'ÉCOLE ROYALE VÉTÉRINAIRE DU WURTEMBERG,
A STUTTGART

Traduite de l'allemand sur la seconde édition

PAR AUGUSTE ZUNDEL

VÉTÉRINAIRE A MULHOUSE
MEMBRE CORRESPONDANT DE LA SOCIÉTÉ CENTRALE DE MÉDECINE VÉTÉRINAIRE
ET DE PLUSIEURS SOCIÉTÉS SAVANTES, SECRÉTAIRE DE LA SOCIÉTÉ VÉTÉRINAIRE D'ALSACE, ETC.

AVEC ADDITIONS ET NOTES

PAR SAINT-YVES MÉNARD

VÉTÉRINAIRE, ANCIEN ÉLÈVE DE L'ÉCOLE D'ALFORT
ÉTUDIANT EN MÉDECINE

Ouvrage accompagné de 255 figures.

PARIS

P. ASSELIN, SUCCESSEUR DE BÉCHET JEUNE ET LABÉ
LIBRAIRE DE LA FACULTÉ DE MÉDECINE
ET DE LA SOCIÉTÉ CENTRALE DE MÉDECINE VÉTÉRINAIRE
Place de l'École-de-Médecine

1871

AVERTISSEMENT DE L'ÉDITEUR

L'*Anatomie des animaux domestiques* de Leyh, dont nous offrons aujour-
d'hui la traduction au public vétérinaire, a depuis longtemps fait ses
preuves, et nous pouvons dire que la faveur dont elle jouit en Allemagne
nous est garant du succès qui lui est assuré en France.

La première édition parut en 1850 ; elle fut aussitôt adoptée et suivie
dans les écoles vétérinaires allemandes, elle se répandit promptement et
fut partout justement appréciée. Une seconde édition devint bientôt nécessaire, c'est celle dont nous donnons la traduction française ; elle date
de 1859, et nul n'ignore combien les professeurs l'estiment encore, combien les élèves s'en servent utilement tous les jours.

Ainsi l'ouvrage de Leyh a déjà contribué à l'instruction de nombreuses
générations chez nos voisins. Ce titre, serait-il le seul, lui donnerait, ce
nous semble, un intérêt réel pour les vétérinaires français.

Mais en cherchant à nous rendre compte du succès de cette *Anatomie*,
nous lui reconnaissons différents avantages qui conserveront, en France,
toute l'importance qu'ils ont en Allemagne.

Tout d'abord, la première partie, qui est un *précis d'Anatomie générale*
et d'*Histologie*, avec remarques physiologiques et applications pathologiques, nous paraît propre à combler une véritable lacune dans notre bibliographie vétérinaire.

En second lieu, toute l'anatomie descriptive est exposée, comme dans un
manuel élémentaire, d'une manière si claire et si méthodique que l'élève
en trouvera l'étude simplifiée, et que le vétérinaire praticien pourra avec la
plus grande facilité rafraîchir ses souvenirs sans se perdre dans des détails
inutiles.

Ajoutons que les figures explicatives, en nombre considérable, qui représentent des préparations habilement disséquées et qui sont dessinées avec une netteté parfaite, ne doivent pas peu contribuer à faciliter l'étude et à préparer aux travaux anatomiques.

M. A. Zundel, vétérinaire distingué de Mulhouse, qui connaît la langue allemande d'une manière très-approfondie, nous a donné une traduction exacte et bien rendue de cet ouvrage. L'exactitude était une condition indispensable pour que le lecteur pût l'apprécier tel que l'auteur l'a publié.

Toutefois il nous a semblé que cette traduction pure et simple pourrait embarrasser les élèves si, par exemple, sans qu'ils en fussent prévenus, des descriptions différaient un peu de celles des ouvrages qu'ils ont déjà entre les mains, ou de celles qu'ils entendent aux leçons de leurs professeurs, si les noms de certains organes ne correspondaient pas à ceux employés généralement en France, si le plan de quelques parties de l'ouvrage n'était pas conforme à celui qui est adopté chez nous dans l'enseignement vétérinaire.

Pour cette raison, nous avons cru nécessaires bon nombre d'additions et de notes.

Ces additions et ces notes, nous les avons demandées à M. Saint-Yves Ménard, ancien élève de l'École d'Alfort, étudiant en médecine.

Il a indiqué, par exemple, dans bien des points des différences entre l'ouvrage allemand et nos ouvrages français, pour faciliter la comparaison ; il a comblé quelques lacunes là où le premier paraissait moins complet que les seconds, sans perdre de vue le caractère élémentaire de l'*Anatomie* de Leyh. Dans l'ostéologie, il a ajouté pour chaque os le développement sur lequel Leyh n'insiste pas ; pour les articulations, il a indiqué la disposition des synoviales et les mouvements, etc.

De plus, en dehors du texte, M. Ménard a indiqué, pour les os, les positions dans lesquelles l'élève doit les placer devant lui, quand il en lit la description : cette méthode adoptée en anatomie humaine paraît faciliter l'étude. Il a donné enfin, dans les différentes parties de l'ouvrage, des indications sommaires pour la dissection.

Le lecteur, tout en reconnaissant, nous l'espérons du moins, l'utilité de ces modifications apportées à la traduction, tiendra assurément à retrouver ce qui appartient à l'auteur. Rien ne sera plus facile en raison de la disposition que nous avons adoptée et qui consiste à placer entre [ ] tout ce qui est ajouté.

PRÉFACE

Chargé depuis nombre d'années des travaux anatomiques à l'Ecole
vétérinaire de Stuttgart, j'ai été longtemps le répétiteur de notre très-re-
gretté professeur Baumeister. Depuis la mort prématurée de ce savant,
j'ai été chargé du cours d'anatomie. Durant douze ans environ, j'ai fréquemment constaté combien il faut de temps et de peine à mes auditeurs
pour bien étudier cette branche fondamentale de la science vétérinaire, si
l'on n'a pas à sa disposition des préparations anatomiques, et si l'on ne
doit recourir qu'au texte simple. J'ai constaté que les traités sans figures
explicatives engagent nombre d'élèves à étudier l'anatomie mécaniquement, pour ainsi dire, par l'exercice de la mémoire seule, et que les élèves
même qui travaillent sérieusement et avec intelligence n'ont pas une
idée nette des dispositions anatomiques du corps des animaux. C'est pour
combler cette lacune, pour rendre plus facile et plus intéressante l'étude
de l'anatomie, que j'ai entrepris de publier cet ouvrage, qui traitera de
tout ce que l'élève vétérinaire a besoin de savoir, et où se trouveront intercalées dans le texte, des figures dessinées d'après nature. Un peintre très-
habile les a faites d'après des préparations spéciales, et les a reproduites
sur bois. Elles représentent plus particulièrement l'anatomie du cheval,
de même que cet animal est l'objet principal de la description ; les autres
animaux domestiques, ruminants, porc, chien et chat, ne sont examinés
que comparativement. J'ai eu soin d'indiquer les figures qui se rapportent
à ces derniers.

J'ai particulièrement consulté les ouvrages si remarquables du professeur Dr *Gurlt*, de Berlin, sur l'anatomie comparée de nos animaux domestiques, et du professeur Dr *Gerber*, sur l'anatomie générale. C'est à ce
dernier que j'ai emprunté les préparations microscopiques destinées à
faciliter l'étude de l'histologie. Quant à la nomenclature, j'ai le plus sou-

vent préféré celle du traité d'anatomie de *Schwab,* parce qu'elle est plus généralement adoptée chez nous.

Puisse ce livre rendre les services que je crois possibles, aider l'élève dans ses premières études, et rappeler au vétérinaire praticien une science indispensable! Mon ouvrage est sujet à bien des objections; mes opinions ne seront pas toujours acceptées, et je n'ai certainement pas évité toutes les erreurs. Je serai heureux de recevoir les observations que mes lecteurs voudront bien me faire.

LEYH.

Stuttgart, Août 1850.

PRÉFACE DE LA SECONDE ÉDITION.

Huit ans se sont passés depuis la publication de mon *Traité d'anatomie,* et il a trouvé dans le public vétérinaire un si bon accueil que je me vois obligé d'en faire une seconde édition. Je me suis efforcé d'y consigner toutes les nouvelles découvertes et d'éliminer les erreurs.

L'anatomie générale principalement a été l'objet d'un remaniement complet, tant pour le texte que pour les dessins, dont je dois quelques-uns à M. le D^r *Gœser.* J'ai indiqué la nomenclature de Gurlt, ainsi qu'on me l'a demandé. Après l'introduction j'ai donné une bibliographie vétérinaire, très-incomplète assurément, car je n'ai pas pu y placer les articles de journaux.

J'ai enfin consacré un chapitre spécial à l'embryologie qui, dans la première édition, faisait suite à l'étude des organes génitaux de la femelle.

Puisse cette seconde édition, pour laquelle je n'ai ménagé ni peine ni frais, recevoir le même accueil amical et les mêmes égards que la première!

LEYH.

Stuttgart, Octobre 1858.

INTRODUCTION

I. SUJET ET DIVISION DE L'ANATOMIE.

L'*anatomie* est la partie de la médecine vétérinaire qui s'occupe de la structure et de la disposition des organes dont le corps des animaux est composé. L'anatomie des animaux (*zootomia*) procède à l'analyse méthodique des organismes dans leurs diverses parties, afin de connaître leur structure, leur couleur, leurs connexions, leur conformation, leur volume, leur siége, etc.

L'anatomie *normale* ou *physiologique*, c'est-à-dire la description du corps des animaux à l'état normal et sain, se décompose en anatomie *générale* et en anatomie *spéciale*.

L'*anatomie générale*, comme son nom l'indique, a pour but d'étudier d'une manière générale la structure, la forme, l'agencement intérieur du corps des animaux ; mais c'est en particulier l'*histologie* qui nous donne sur la structure intime des organes et sur la nature des éléments qui les forment des notions plus précises et plus exactes. Pour faire ces recherches d'anatomie fine, on est obligé de recourir à l'emploi du microscope : de là le nom d'*anatomie microscopique* qui a été donné par quelques auteurs à cette partie de la science.

L'anatomie *spéciale* ou *descriptive* s'occupe de la forme, du siége, des rapports, etc., des différents organes, des appareils et des systèmes qu'ils constituent entre eux. De là aussi le nom d'*anatomie systématique* qui lui a été donné. Elle se subdivise en autant de chapitres qu'il y a d'appareils et de systèmes, à savoir : systèmes osseux, musculaire, vasculaire, nerveux, etc. Mais, au lieu d'adopter cette méthode, on peut également étudier les différents organes en suivant l'ordre de leur superposition à partir des tissus extérieurs jusque dans les parties profondes : de là *l'anatomie topographique*, très-utile au chirurgien, puisque sa connaissance est indispensable quand on veut faire de la médecine opératoire ; elle porte aussi le nom d'*anatomie chirurgicale*.

En *anatomie pathologique*, on décrit successivement les malformations des organes, leurs anomalies congénitales ou acquises, leurs lésions pathologiques si multiples, etc. Sa connaissance est indispensable pour l'étude de la pathologie, dont le but est d'examiner les fonctions organiques à l'état de maladie ; c'est assez dire que la physiologie donne la main à l'anatomie pathologique.

L'étude comparée de l'organisation des différents êtres du règne animal porte le nom d'*anatomie comparée*.

L'anatomie, comme science distincte, se réduit à une étude presque mécanique, si l'on n'y associe pas la physiologie ; ces deux sciences, l'anatomie et la physiologie, sont inséparables l'une de l'autre, et tout anatomiste devrait mener ces deux études de front, autant que faire se peut. La structure seule de la machine animale offrirait un intérêt bien peu considérable si l'on ne cherchait, en même temps, à déterminer le but et le résultat des différentes dispositions anatomiques.

Inutile d'insister sur l'importance de l'anatomie en médecine vétérinaire : non-seulement elle est indispensable pour l'étude de la physiologie, mais elle constitue, en outre, la base de la médecine vétérinaire pratique.

II. BIBLIOGRAPHIE DE L'ANATOMIE.

Traités d'Anatomie générale et spéciale.

Heroard (J.), Hippostéologie ou Discours des os du cheval. Paris, 1599.

Snape (Andr.), The Anatomy of a horse, etc. London, 1686.

Garsault (F.), l'Anatomie générale du cheval, traduit de l'anglais de M. Snape. Paris, 1732.

Venturini (Giuseppe Ant.), Compendio Ipposteologico. Rimini, 1756.

Stubbs (G.), the Anatomy of the horse, etc. London, 1767.

Bourgelat (F.), Éléments de l'art vétérinaire. Précis anatomique du cheval, 1769. Précis anatomique du corps du cheval comparé avec celui du bœuf et du mouton, 2 vol., 4me édition. Paris, 1807.

— — Anfangsgründe der Vieharzneikunst oder kurzer Begriff von der Zergliederung des Pferdes; a. d. Frz. übersetzt. Leipzig, 1772.

— — Supplement zu dem kurzen Begriff von der Zergliederung des Pferdes, etc.; a. d. Frz. übersetzt. Zerbst, 1773.

— — Zergliederung des Pferdes; a. d. Franz. übersetzt von Zimmermann. Wittenberg, 1773.

Weber (C. F.), kurzer Begriff von der Knochenlehre des Pferdes. Dresden und Leipzig, 1774.

Dedelay d'Agier, Prospectus d'un cours complet d'Hippotomie ou Anatomie du cheval. Nancy, 1778.

Flandrin, Abrégé de l'Anatomie de Bourgelat. Paris, 1787.

Tögl (M. A.), Anfangsgründe zur Anatomie der Pferde. 1. Theil. Von dem Bau der Knochen. Wien, 1791. 2. Theil. Muskellehre. Wien, 1800. 2. Aufl. 1806.

Busch (J. D.), Grundriss einer zootomischen Beschreibung der landwirthschaftlichen Thiere. Cassel, 1798.

Girard (J.), Traité d'anatomie vétérinaire, ou Histoire abrégée de l'anatomie et de la physiologie des principaux animaux domestiques, 2 vol. Paris, 1807 : 2me édition, 1819-21 ; 3me édition, 1831 ; 4me édition, 1841.

— — Anatomie der Hausthiere ; a. d. Franz. übersetzt von K. L. Schwab, 2 Bde. München, 1810-1811.

Leroy (G. L.), Istituzioni di anatomia comparativa degli animali domestici. Milano, 1810.

Brosche (J.), Handbuch der Hippotomie, 1. Bd. Allgemeine Zergliederungskunde, Knochen-und Bänderlehre. Wien, 1811. 2. Bd. Besondere Muskellehre. Wien, 1813.

Erdelyi (M. v.), Grundlinien der Eingeweidelehre der Haussäugethiere, insbesondere des Pferdes. Wien, 1819.

— — Grundlinien der Nerven-und Gefässlehre. Wien, 1819.

— — Grundlinien der Knochenlehre des Pferdes mit Berücksichtigung der Abweichungen bei den übrigen Haussäugethieren. Wien, 1820.

— — Grundlinien der Muskellehre. Wien, 1829. 2. Aufl., 1839.

Schwab (K. L.), Lehrbuch der Anatomie der Hausthiere. München, 1821; 2. Aufl., 1833. 3. Aufl., Stuttgart, 1839.

Girard (J.), Handbuch der Anatomie und Physiologie der Haussäugethiere; nach der 2. Auflage der franzöz. Originalausgabe bearbeitet von B. Seiler. München, 1822.

Gurlt (F.), Handbuch der vergleichenden Anatomie der Haussäugethiere. 2 Bde. Berlin, 1822. 2. Aufl., 1832. 3. Aufl., 1844. 4. Aufl., 1860.

Bobardilla (Antonio), Tratado de anatomia veterinaria. Madrid, 1828.

Percival (W.), the Anatomy of the horse. London, 1832.

San Pedro (Guillermo), Elementos de anatomia veterinaria general y descriptiva, 3 vol. Madrid, 1832. 2. edit., 1853.

Schwann (C. Th.), Mikroskopische Untersuchungen über die Uebereinstimmung in der Struktur der Pflanzen und Thiere. Berlin, 1839.

Gerber (F.), Handbuch der allgemeinen Anatomie des Menschen und der Haussäugethiere. Bern, Chur und Leipzig, 1840. 2. (Titel-) Ausgabe, 1845.

Steinhoff (J.), Handbuch der praktischen Anatomie der Hausthiere, besonders des Pferdes, mit Berücksichtigung der Physiologie. Hamburg, 1840.

Hörmann (J.), Zootomische Darstellung des Pferdes. 2 Theile. Wien, 1840.

Henle (J.), Allgemeine Anatomie. Leipzig, 1841.

Bruns, Lehrbuch der allgemeinen Anatomie des Menschen. Braunschw., 1841.

Baumeister (W.), Belehrung über das Skelett des Rindes. Stuttgart, 1841. 2. Aufl.,
1857.

Bigot (F.) et Lavocat (A.), Traité complet de l'anatomie des animaux domestiques.
Paris, 1841-47.

Mangosio (C.), Trattato di anatomia descrittiva e fisiologia veterinaria. Torino, 1842.

Tamburlichi (Thom.), Anatomia chirurgica dei principali animali domestici. Forli,
1842.

Kleucke, Prof. Dr, Zootomisches Taschenlexicon, oder Alphabet. Nachschlagebuch zur
raschen Orientirung und Auffindung der individuellen Merkwürdigkeiten bei der
prakt. Zergliederung der Thiere. Leipzig, 1844.

Todd and Bowmann (R. B.), the Physiological Anatomy and Physiology of Man. London,
1845-53.

Bendz (H.), Haandbog i der almindelige Anatomie, med saerligt Hensyn til Mennesket og
Huusdyrene. Kjöbenhavn, 1846.

Strauss-Durkheim (H.), Anatomie descriptive et comparative du chat; type des mammifères en général et des carnivores en particulier. Paris, 1846.

Graf (L.), Handbuch der Zootomie des Pferdes mit Berücksichtigung der übrigen
Haussäugethiere. Wien, 1846.

Gerlach (J.), Handbuch der allgemeinen und speciellen Geweblehre. Mainz, 1848.
2 Aufl., 1853.

Bruhl, Dr, (Carl Bernh.), Kleine Beiträge zur Anatomie der Haussäugethiere. Mit 4
Steindrtaf. gr. in-fol. Vienne, 1850.

Weber, Prof. Dr, Die Skelette der Haussäugethiere und Hausvögel. 17 planches et 24 pages de texte. Bonn, 1850.

Bouley (H.), Traité de l'organisation du pied du cheval. 1 vol. de texte et atlas de 34
planches grand in-8. Paris, 1851.

Kölliker (A.), Handbuch der Geweblehre des Menschen. Leipzig, 1852. 2. Auflage, 1855.

Falke (E.), die Anatomie und die Physiologie der nutzbaren Hausthiere, etc. Leipzig,
1852.

Bergmann und Leuckart, Vergleichende Anatomie und Physiologie des Thierreichs. Stuttgart, 1852.

Müller (F.), Lehrbuch der Anatomie des Pferdes mit vergleichender Berücksichtigung
der übrigen Haussäugethiere. Wien, 1853.

Patellani (L.), Abbozzo per un trattato in Anatomia e fisiologia. Milano, 1854.

Perosino (F.), Manuale di Anatomia e Fisiologia degli animali domestici. Torino, 1855.

Chauveau (A.), Traité d'anatomie comparée des animaux domestiques. Paris, 1855-57.

Rueff, Prof. Dr A., Ueber den Bau und die Verrichtungen des Körpers unserer Hausthiere. 2e édit. Holzschnitte. Stuttgart, 1859.

Leisering, Prof. Dr, Atlas der Anatomie des Pferdes und der übrigen Hausthiere. Texte
et planches (155 pages) ; 43 planches lith., dont 11 coloriées. Leipzig, 1861-1865.

Gamgee et Law, Prof. à Édimbourg, Manuel de l'Anatomie générale et spéciale des animaux domestiques, avec figures intercalées. Vol. I-III. Edinburg, 1862-63. In-8° (en
anglais).

Herkmejer (F. Q.), Prof. à Utrecht, Handleiding tot de Stelschmatig besohrijvende Ontleed-
kunde der Huiszoogdieren. Utrecht, 1862. In-8°.

Gunther, Prof. à Hannover, Myologie topographique du cheval. Hannover, 1864. In-8°
(en allemand).

Gunther, le Squelette et les Muscles du cheval. 2ᵉ édition. 1 Table lith. imp. In-fol., Leipzig, 1862 (en allemand).

Lupton, Anatomy of the external form of the horse, 13 plates. In-fol., with Explanation. Edinburg, 1862.

— Anatomy of the muscular System of the horse. Edinburg, 1862. In-8°.

Lavocat (A.), Nouvelle Ostéologie comparée de la tête des animaux domestiques, suivie d'un exposé de la construction vertébrale de la tête. Toulouse, 1864.

Béclard (B. A.), Éléments d'anatomie générale. 4ᵐᵉ édit., par J. Béclard. Paris, 1865.

Toussaint (H.), Anatomie comparée du nerf pneumo-gastrique. Lyon, 1869.

Zurn (Fr. Ant.), Anatomie und Physiologie der landwirthschaftlichen Haussäugethiere. Leipzig, 1869.

Traités d'hippiatrique contenant de l'anatomie.

Ruini (C.), Anatomia del Cavallo, infirmità e suoi remedi, etc. 2 vol. Bologna, 1598. Anatomia et Medicina Equorum Nova, d. i. Neues Rossbuch oder von der Pferden Anatomie, etc.; aus Ruini deutsch übersetzt von P. Uffenbach. Frankfurt a. M., 1603.

Beaugrand (N.), le Maréchal expert, traité du naturel des bons chevaux, avec une description de toutes les parties et ossements du cheval. Lyon, 1633.

Jourdain (L.), la Vraie Connaissance du cheval, ses maladies et remèdes, avec l'Anatomie de Ruini. Paris, 1647 ; 2ᵐᵉ édit., 1655 ; 3ᵐᵉ édit, 1667.

Cavendish (G.), a General System of horsemanship in all its branches, etc. In T. II. Directions for the choice of stallions and mares, for weaning and managing of foals, perfect knowledge of horses, osteology and myology of a horse. London, 1657.

Ferrari (J. B), Tr. utile per guarir cavalli, bovi, vacche, etc. Bologna, 1673. (Enthält einiges über Anatomie und die Knochenlehre des Pferdes.)

Trichter (Val.), Anatomia et medicina equorum nova, d. i. Neu auserlesenes Pferd-Buch oder von der Ross-Anatomie, Zergliederung inn- und äusserlicher Gestalt, Natur, Wart, Pflege, Heilung, etc. Frankfurt und Leipzig, 1715.

Guérinière (De la), École de cavalerie, contenant l'ostéologie, etc. Paris, 1730.

Saunier (J. L. de), la Parfaite Connaissance des chevaux, leur anatomie, etc. La Haye, 1734.

Ferrarius (J. B.), von der Zucht, Cur und Anatomie der Pferde; 1754.

Vitet (M.), Médecine vétérinaire. Tome I, contenant l'exposition de la structure et des fonctions du cheval et du bœuf. Lyon, 1761.

Saunier (J. L. de), la Parfaite Connaissance, etc., deutsch : vollständige Erkenntniss von Pferden, deren Zergliederung, etc., von Chr. H. Wilken. Leipzig et Grossglockau, 1767.

Buc'hoz, Dictionnaire vétérinaire et des animaux domestiques, contenant leurs mœurs, leur description anatomique, etc. IV tomes. Paris, 1770-74.

Sind (V.), Vollständiger Unterricht in den Pferdewissenschaften eines Stallmeisters. 2. Theil. Zergliederung des Pferdes. Göttingen und Gotha, 1770.

Lafosse, Cours d'hippiatrique, ou Traité complet de la médecine des chevaux, orné de 65 planches. Paris, 1772.

Vitet (M.), Unterricht in der Vieharzneikunst, etc. 1. Theil. 1. u 2. Bd. enthält von der Bildung und dem Nutzen der Theile bei dem Pferde und Rindviehe ; a. d. Frz. übersetzt von J. C. Erxleben. Lemgo, 1773-76.

Knobloch (J.), Lehrbegriff der Pferdearznei; a d. frz. Cours d'hippiatrique des Hrn. Lafosse übersetzt. I. Bd. Knochen- und Bänderlehre; II. Bd. Muskel-, Gefäss-, Nerven-, Eingeweide- und Drüsenlehre und Physiologie. Prag und Leipzig, 1787.

Busch (J. D.), Bibliothek für Thierärzte, Landwirthe, etc. I. Bd. Zergliederung des Pferdes nach einer neu verbesserten Uebersetzung a. d. Frz. des Hrn. Bourgelat. Marburg, 1794.

Pilger (F.), Systematisches Handbuch der theoretisch-praktischen Veterinärwissenschaft. I. Bd. 2. Abtheilung : Zootomie und Zoophysiologie. Giessen, 1801.

Delabere-Blaine, the Outlines of the veterinary art ; on the principles of the medicine, as applied to the structure, functions and economy of the horse, etc. London, 1802. II. edit , 1816. IV. edit., 1838. VI. edit., Lond., 1855.

— — Notions fondamentales de médecine vétérinaire, ou Principes de médecine appliqués à la connaissance du cheval, du bœuf, de la brebis et du chien, etc. ; traduit de l'anglais de Delabere-Blaine. III vol. Paris, 1803.

— — the Outlines of the veterinary art, etc. Deutsch : Grundlinien der Thierarzneikunde von Dr. Domeier. Leipzig, 1804-5.

— — Handbuch der Thierheilkunde, etc. (Veränderte Titelausgabe von Domeier's Grundlinien der Thierheilkunde nach Delabere-Blaine). Leipzig, 1816.

Pozzi (G.), la Zooiatria. Vol primo. Parte seconda : Anatomia del cavallo e del toro. Milano, 1807.

Veith (J. E.), Handbuch der Veterinärkunde. 2. Bde. Wien, 1817-18. 2. Aufl., 1822; 3. Aufl., 1831 ; 4. Aufl., 1840.

Busch (J. D.), System der theoretischen und praktischen Thierheilkunde. I. Bd. 1. Abschnitt : Zoologie und Zootomie. Marburg, 1819.

Delabere-Blaine, Handbuch der Thierheilkunde oder von dem Bau, etc. des Pferdes, Rindviehes und der Schafe ; a. d. Engl. nach der 2. Auflage von Dr. Cerutti. 1. Bd. Theoretische Thierheilkunde; 1. und 2. Theil. Anatomie und Physiologie des Pferdes. Leipzig, 1820.

Störig (J. E.), Gründliche Thierheilkunde für Landwirthe oder Darstellung des Körperbaues und der Lebensverrichtungen der Hausthiere. 1. Bd. Zootomie und Zoophysiologie. Berlin, 1824.

Valois (M.), Cours d'hippiatrique, contenant des notions sur la charpente osseuse du cheval, etc., 2me édit. Paris, 1825.

Niemann (J. F.), Taschenbuch der Veterinärwissenschaft, etc. I. Hauptabschnitt, Anatomie und Physiologie der Hausthiere. Leipzig, 1830.

The Horse, etc. (Youatt.) London, 1831.

The Cattle, etc. (Youatt.) London, 1833.

Kreuzer (J. M.), Lehrbuch der populären Thierheilkunde, etc. I. Bd. 2. Abschnitt. Grundriss der Anatomie der Haussäugethiere. Augsburg, 1836.

Hering (E.), das Pferd, seine Zucht, Struktur, Mängel, etc.; nach dem Engl. (Youatt). Stuttgart, 1837 ; 2. Aufl., 1850.

— — das Rindvieh, seine Zucht, Behandlung, Struktur, etc. ; nach dem Engl. (Youatt). Stuttgart, 1838.

Youatt (W.), the Sheep, etc. London, 1839.

Mirus (Bernh.), Handbuch für Schäfereibesitzer. 4. Bdch., 3. Bd. Grundlinien einer Anatomie und Physiologie des Schafes. Nordhausen, 1840.

Spooner (W. C.), the History, Structure, Economy and Diseases of the Sheep. In 3 parts. London, 1844.

Hertwig et Gurlt, Vergleichende Untersuchungen über die Haut des Menschen und des Haussäugethiere. 2e édition. Berlin, 1844.

Martin (W. C. L.), Naturgeschichte des Menschen mit einer Einleitung über den innern

Bau des Menschenkörpers im Vergleich mit dem Körper der Saugethiere. Wiesbaden, 1844.

Duttenhofer (F. M.), das Schaf, seine Zucht, Behandlung, Lebensverhältnisse, etc. ; nach der 2 engl. Ausgabe (Youatt). Stuttgart, 1845.

Youatt (W.), the Dog, etc. London, 1845.

— — the Pig, etc. London, 1847.

Hertwig et Gurlt. Chirurgische Anatomie und Operationslehre. Berlin, 1847.

Lecoq, Rey, Tisserant et Tabourin, Dictionnaire général de médecine vétérinaire et des sciences qui s'y rattachent, anatomie, physiologie, etc. Lyon, 1850.

Weiss (C. F.), das Schwein, seine Eigenschaften, Zucht, etc. ; nach dem Engl. (Youatt). Stuttgart, 1852.

— — der Hund, seine Eigenschaften, Zucht, etc.; nach dem Engl. (Youatt). Stuttgart, 1852.

Kreuzer (J. M.), Grundriss der gesammten Veterinärmedicin. 2. Abschnitt, Anatomie und Physiologie der Hausthiere. Erlangen, 1853.

Mussot, Manuel d'hippiatrique, d'équitation et d'hygiène, à l'usage de tous ; 1re partie ; connaissance de l'intérieur du cheval, anatomie et physiologie. Paris, 1856.

Bouley (H.) et Reynal, Nouveau Dictionnaire pratique de médecine, de chirurgie et d'hygiène vétérinaires. 8 vol. ont paru. Paris, 1856-1866.

Villeroy (F.) und Müller (A.), Anleitung zur Kenntniss der gesammten Pferdewissenschaft mit Holzschnitten und 20 lithographirten Tafeln (Pferderacen, Pferdeanatomie, äussere Pferdekenntniss darstellend). Mainz, 1857.

Masch (A.), Landwirthschaftliche Thierheilkunde. 1. Abtheilung, Anatomische Grundzüge, 2. Aufl. Wien, 1857. 3. Aufl. 1868.

Raige-Delorme, Bouley (H.), Daremberg (Ch.), Mignon (J.) et Lamy (Ch.). Nouveau Dictionnaire lexicographique et descriptif des sciences médicales et vétérinaires. Paris, 1863.

Hering, Handbuch der thierärztlichen Operationslehre. 2e édition. Stuttgart, 1866.

Leisering und Hartmann, Der Fuss des Pferdes in Rücksicht auf Bau, Verrichtungen und Hufbeschlag. 2e édition. Dresde, 1866.

Planches d'Anatomie.

Stubbs (G.), Plate of the anatomy of the horse. London, 1767.

Girard (J.), Tableaux comparatifs de l'anatomie des animaux domestiques. Paris, 1799; 2me édit., 1819-20.

Alton (d'), Naturgeschichte des Pferdes. 2. Theil, Anatomie des Pferdes. Weimar, 1810-16.

Schwab (K. L.), Anatomische Abbildungen des Pferdekörpers. München, 1813, 2. Aufl., 1820.

Havemann (A.), das Innere des Pferdes in seinen Knochen und Muskeln bildlich dargestellt. Wien, 1820.

Seiler (B.) und Böttiger (C.), Erklärungen der Muskeln, etc. an E. Mathäi's Pferdemodell. Dresden, 1823.

Gurlt (F.), Anatomische Abbildungen der Haussäugethiere. 15 Lieferungen. Berlin, 1824-33.

— — Supplementheft zu den Anatomischen Abbildungen. Berlin, 1848.

— — Text zu den Anatomischen Abbildungen. Berlin, 1829.

— — Supplement zu dem Text der Anatomischen Abbildungen. Berlin, 1848.

— — Petit atlas de l'Anatomie du cheval, avec 22 tables lith., petit in-fol., 1860.

WEBER (J. M), Skelette der Haussäugethiere und Hausvögel. Bonn, 1824. 2. (Titel)-Ausgabe, 1850.

REVERCHON (J. C. Hect.), Ostéologie et Myologie du cheval. In-folio. Lyon, 1824. 2me édit., 1849.

BRUNOT, Études anatomiques du cheval utiles à sa connaissance intérieure et extérieure, fig. col. et noires. Paris, 1825.

LEBLANC (U) et TROUSSEAU (A.), Anatomie chirurgicale des principaux animaux domestiques, ou Recueil de 30 planches représentant l'anatomie des régions du cheval, du bœuf, du mouton, etc. Paris, 1828.

RIGOT (F.), Anatomie des régions du corps du cheval, considérée spécialement dans ses rapports avec la chirurgie et la médecine opératoire. Atlas in-folio de six planches, avec un texte explicatif. Paris, 1829.

BRUNOT, Anatomische Studien des Pferdes in Bezug auf Knochenbau und Muskulatur, etc. Karlsruhe, 1831-33. 2. Aufl. 1848.

GERBER (F.) und VOLMER (J.), Icones anatomicæ equi. 1-4 Lieferung. Bern, 1832-34.

The Anatomy of the horse, forming 33 Plates, with descriptive letter press by Dr. Gurlt, etc. dedic. to the Prof. Colemann. London, 1832.

VÖTSCH (L.), Myologie des Pferdes. Stuttgart, 1833. 2. (Titel-) Ausgabe. Tübingen, 1842.

HERING (E.) und BAUMEISTER (W. J.), Vorlesungen für Pferdeliebhaber mit 233 bildlichen Darstellungen. Stuttgart, 1834.

JEUDE (Van Lith de), Ontleedkundige Afbeeldingen, ten gebruike der veeartsenyen keveekelingen van S Ryks Vee-artseny School. 1. Afl. beschryving der beenderen van den hop des paards. In-fol. met verklaring in Oct. Utrecht, 1836.

SCHUBÄRT (F. D.), Verklaring van 6 voorverpen in gips afgegoten voorstellende het paard, zoo uit als inwendig, met aanwyzing der Spieren en ligging der ingewande. Utrecht, 1840.

MENDOZA (Nicolas Casas de), Atlas de anatomia y medicina operatoria veterinaria. 12 pl. Madrid, 1842.

GRAF (L.), Muskellehre des Pferdes, in Farbendruck. Wien, 1847.

BRIVET (V.), Précis du squelette pour l'hippiatrique, 1 feuille in-folio. Paris, 1848.

SCHUBÄRT (F. D.), Atlas van de Anatomie des paards in 34 Steendrukplaten met verklaring. Utrecht, 1849.

BENDZ (H. C.), Forklaring over Anatomiske Afbildninger af de almindelige danske huuspattedyr. Kjöbenhavn, 1850.
    (Explicatio Iconum anatomicarum vulgarium Danicorum mammalium domesticorum. Hafniæ, 1850.)

Anatomische Studien des Pferdes nach BRUNOT. 8 Tafeln nebst Text. Neustadt-Eberswalde, 1852.

VARNELL, Prof. à Londres, Plates of the Skeleton und the arteries of the horse, with tables. London, 1866.

TABLE MÉTHODIQUE DES MATIÈRES

Avertissement de l'éditeur.......... V
Préfaces........................... VII

INTRODUCTION.

I. Définition. — Division.......... IX
II. Bibliographie.................. X

Anatomie générale.

I. Éléments morphologiques du corps
    animal........................... 1
  1. Éléments liquides.............. 1
  2.   —   solides.............. 2
II. Des cellules................... 2
  1. Développement des cellules...... 3
  2. Multiplication des cellules...... 3
  3. Métamorphoses des cellules...... 4
  4. Remarques générales sur les pro-
    priétés vitales des éléments ana-
    tomiques........................ 5
III. Des tissus.................... 6
  1. Tissu adipeux.................. 6
    A. Propriétés anatomiques........ 6
    B. Remarques physiologiques et
      pathologiques................. 7
  2. Tissu pigmentaire.............. 8
    A. Propriétés anatomiques....... 8
    B. Remarques physiologiques et
      pathologiques................. 8
  3. Tissu cellulaire............... 8
    A. Propriétés anatomiques....... 8
    B. Considérations physiologiques
      et pathologiques.............. 10
  4. Tissu séreux.................. 10
  I. *Membranes séreuses*........... 11
    A. Propriétés anatomiques....... 11
    B. Séreuses de l'économie ani-
      male.......................... 12
    C. Considérations physiologiques
      et pathologiques.............. 12
  II. *Membranes synoviales*......... 12
    A. Caractères anatomiques....... 12
    B. Synoviales de l'économie...... 13
    C. Considérations physiologiques
      et pathologiques.............. 13
  5. Tissu fibreux................. 14
    A. Caractères anatomiques....... 14
    B. Organes fibreux.............. 14
      a. Tendons................... 14
      b. Aponévroses.............. 15
      c. Ligaments................ 16
      d. Membranes fibreuses..... 16
      e. Tissu caverneux.......... 16

    C. Considérations physiologiques
      et pathologiques.............. 17
  6. Tissu élastique............... 17
    A. Caractères anatomiques....... 17
    B. Système élastique............ 17
    C. Considérations physiologiques
  7. Tissu musculaire.............. 18
    et pathologiques............... 18
    A. Définition et division du tissu
      musculaire.................... 18
      a. Anatomie du tissu musculaire
        strié....................... 19
      b. Anatomie du tissu musculaire
        lisse....................... 20
    B. Distribution des muscles et rap-
      ports avec les tendons......... 21
    C. Considérations physiologiques
      et pathologiques.............. 22
  8. Tissu du derme............... 23
    A. Caractères anatomiques....... 23
    B. Considérations physiologiques
      et pathologiques.............. 23
  9. Tissu muqueux................ 23
    A. Distribution des muqueuses.... 24
    B. Caractères anatomiques....... 25
    C. Considérations physiologiques
      et pathologiques.............. 25
  10. Tissu glandulaire............ 26
    A. Caractères anatomiques des
      glandes....................... 26
    B. Division des glandes.......... 27
      a. Glandes simples (follicules
        glandulaires, cryptes)....... 27
      b. Glandes composées........ 28
    C. Considérations physiologiques
      et pathologiques.............. 28
  11. Tissu vasculaire............. 30
  I. *Vaisseaux sanguins*........... 30
    1. Artères..................... 30
      A. Caractères anatomiques... 30
      B. Considérations physiologi-
        ques et pathologiques..... 32
    2. Vaisseaux capillaires........ 33
      A. Caractères anatomiques.. 33
      B. Considérations physiologi-
        ques et pathologiques..... 33
    3. Veines...................... 34
      A. Caractères anatomiques... 34
      B. Considérations physiologi-
        ques et pathologiques 35
  II. *Vaisseaux et ganglions lympha-
    tiques*.......................... 36
    1. Vaisseaux lymphatiques...... 36
      A. Caractères anatomiques... 36

2. Ganglions lymphatiques..... 37
A. Caractères anatomiques... 37
B. Considérations physiologiques et pathologiques sur les
vaisseaux et ganglions lymphatiques 38
12. Tissu nerveux................. 39
A. Éléments microscopiques du
tissu nerveux 39
a. Fibres nerveuses.......... 40
b. Cellules nerveuses......... 40
c. Corpuscules de Pacini 41
B. Organes centraux du système
nerveux 41
a. Encéphale et moelle épinière. 41
b. Ganglions nerveux......... 42
C. Nerfs 43
a. Distribution et terminaison
des nerfs..... 43
D. Considérations physiologiques
et pathologiques concernant le
tissu nerveux............... 44
13. Tissu corné................. 45
A. Considérations générales...... 45
B. Distribution des produits cornés. 47
1. Tissus cornés de la partie extérieure du corps............. 47
a. Épiderme............... 47
b. Poils 48
c. Sabots et ongles.......... 50
d. Griffes 52
e Cornes..... 53
2. Éléments cornés de la surface
intérieure du corps......... 54
a. Épithélium pavimenteux ou
stratifié 54
b. Épithélium cylindrique... 55
14. Tissu dentaire.............. 56
A. Caractères anatomiques des
dents.................... 56
B. Division des dents 59
C. Considérations physiologiques
et pathologiques 59
15. Tissu cartilagineux...... 60
A. Caractères anatomiques des cartilages.................... 61
B. Division des cartilages........ 62
C. Considérations physiologiques
et pathologiques............. 63
16. Tissu osseux 64
A. Parties constituantes et proprié-
tés des os................. 64
B. Substances osseuses.......... 64
C. Structure des os............. 65
D. Développement des os........ 69
E. Division des os.............. 70
F. Surfaces externe et interne des
os 70
1. Faces, bords et angles...... 70
2. Éminences ou apophyses des
os 71
3. Dépression des os.......... 71
G. Union des os avec les cartilages
articulaires 72
H. Connexions des os entre eux.. 73
I. Considérations physiologiques
et pathologiques........... 75
IV. DIVISION DU CORPS ANIMAL EN RÉGIONS. 76

Anatomie descriptive.

I. OSTÉOLOGIE.

Aperçu sommaire du nombre des os
du squelette du cheval............ 80
Aperçu sommaire du nombre des os
du squelette du bœuf............. 82
Aperçu sommaire du nombre des os
du squelette du porc............. 84
Aperçu sommaire du nombre des os
du squelette du chien............ 86
Aperçu sommaire du nombre des os
du squelette du chat............. 88
Tableau comparatif du nombre d'os du
squelette de nos principaux animaux
domestiques................... 90
DESCRIPTION DES OS EN PARTICULIER.... 92
I. OS DE LA TÊTE................. 92
A. Os du crâne................ 92
1. Occipital................. 92
2. Os falciforme............. 93
3. Pariétaux................ 94
4. Frontaux................. 95
5. Temporaux 96
6. Sphénoïde................ 98
7. Ethmoïde................ 100
B. Os de la face 101
1. Sus-nasaux................ 101
2. Lacrymaux 102
3. Zygomatiques.............. 102
4. Grands sus-maxillaires 103
5. Petits sus-maxillaires...... . 105
6. Os du groin............... 106
7. Palatins.................. 106
8. Ptérygoïdiens.............. 107
9. Vomer................... 107
10. Cornets.................. 108
11. Maxillaire inférieur......... 109
12. Hyoïde ... ● 111
13. Dents................... 113
a. Incisives................ 113
b. Crochets................ 115
c. Molaires 115
Tableau général des époques d'é-
ruption et de remplacement
des dents.................... 118
II. OS DU TRONC................. 118
A. Os de la colonne vertébrale... 118
1. Vertèbres cervicales......... 119
2. — dorsales......... 121
3. — lombaires 123
4. Sacrum.................. 124
5. Vertèbres coccygiennes...... 126
B. Os de la poitrine............ 127
1. Côtes.................... 127
2. Sternum................. 128
C. Os du bassin 130
1. Ilium.................... 130
2. Pubis 131
3. Ischium 131
III. OS DES MEMBRES................ 133
A. Os des membres antérieurs... 133
1. Omoplate................. 133
2. Humérus................. 135
3. Radius.................. 136
4. Cubitus................. 138

5. Os du carpe................. 139
  a. Os crochu................ 139
  b. — multiangulaire........ 139
  c. — cunéiforme........... 140
  d. — cuboïde.............. 140
  e. — coniforme............ 140
  f. — scaphoïde............ 140
  g. — semi-lunaire......... 140
  h. — pisiforme............ 141
6. Métacarpiens................ 142
  a. Métacarpien principal..... 142
  b. Métacarpiens latéraux..... 143
7. Sésamoïdes................. 144
8. Première phalange.......... 144
9. Seconde phalange........... 145
10. Troisième phalange......... 146
11. Os naviculaire............. 148
B. Os des membres postérieurs... 148
  1. Fémur.................... 148
  2. Rotule................... 150
  3. Tibia.................... 150
  4. Péroné.................. 152
  5. Os du tarse.............. 153
    a. Calcanéum.............. 153
    b. Astragale.............. 153
    c. Grand scaphoïde......... 154
    d. Cuboïde............... 154
    e. Petit scaphoïde......... 154
    f. Cunéiforme ou pyramidal.. 155
  6. Os du métatarse.......... 157
    a. Métatarsien principal..... 157
    b. Métatarsiens latéraux..... 157
  7. Sésamoïdes.............. 157
  8. Première phalange......... 157
  9. Seconde phalange......... 157
  10. Troisième phalange........ 157
  11. Os naviculaire............ 158
IV. Os n'ayant pas de rapport direct
avec le squelette................. 158
  1. Clavicule................ 158
  2. Os du cœur.............. 159
  3. Os du pénis.............. 159

II. SYNDESMOLOGIE.

I. Articulations de la tête........ 160
A. Articulation maxillaire [temporo-
maxillaire]..................... 160
    Préparation.............. 160
  1. Ligament capsulaire........ 161
  2.   —   latéral externe.... 161
  3.   —   postérieur........ 161
    Synoviales.............. 161
    Mouvements............. 161
B. Articulations de l'hyoïde...... 161
    Préparation.............. 161
  1. Ligaments capsulaires supérieurs................... 161
  2. Ligaments capsulaires médians................... 162
  3. Ligaments capsulaires inférieurs................... 161
    Synoviale.............. 162
    Mouvements............ 162
C. Articulation de la tête [atloïdo-
occipitale]..................... 162
    Préparation............. 162
  1. Ligaments capsulaires....... 162

2. Ligaments latéraux......... 162
3. Ligament supérieur ou postérieur...................... 162
4. Ligament inférieur ou antérieur...................... 162
    Synoviales............. 163
    Mouvements............ 163
II. Articulations du tronc.......... 163
A. Articulations de la colonne vertébrale....................... 163
  1. Ligaments communs........ 163
    Préparation............. 163
    1. Ligament cervical........ 163
    2.   —   longitudinal in-
    férieur...... 165
    3.   —   longitudinal su-
    périeur....... 165
  2. Ligaments spéciaux........ 165
  I. Ligaments de l'articulation
atloïdo-axoïdienne........... 165
    Préparation............. 165
    1. Ligament capsulaire...... 165
    2.   —   inter-annulaire.. 165
    3.   —   inter-épineux... 166
    4.   —   odontoïdien in-
    férieur....... 166
    5.   —   odontoïdien su-
    périeur....... 166
    Synoviale............. 166
    Mouvements........... 166
  II. Ligaments des autres vertèbres...................... 167
    1. Ligaments capsulaires des
    apophyses obliques [ou ar-
    ticulaires]............... 167
      Synoviale............. 167
    2. Ligaments capsulaires des
    apophyses transverses... 167
    3. Ligaments inter-vertébraux. 167
    4. Fibro-cartilages interverté-
    braux.................. 167
    5. Ligaments inter-annulaires. 167
    6.   —   inter-épineux... 167
    7.   —   inter-transver-
    saires................. 168
    8. Mouvements de la colonne
    vertébrale.............. 168
B. Articulations des côtes et du
sternum...................... 168
    1. Ligament capsulaire de la
    tête de la côte........... 168
    2. Ligament capsulaire de la
    tubérosité costale......... 168
    3. Ligament externe antérieur
    de la tubérosité costale.... 168
    4. Ligament externe postérieur
    de la tubérosité costale..... 168
    5. Ligament interne antérieur
    de la tête costale......... 168
    6. Ligament interne postérieur
    de la tête costale........ 168
    7. Ligament rond.......... 169
    8. Ligaments fibreux des côtes. 169
    9. Ligaments capsulaires des
    cartilages costaux........ 170
    10. Ligament rayonné....... 170
    11. Ligaments des fausses côtes. 170
    12. Ligament sternal supé-
    rieur.................. 170

Mouvements du thorax.. 171
C. Articulations du sacrum et du bassin..................... 171
    Préparation.............. 171
    1. Ligament sacro-iliaque su-
        périeur....... 171
    2.   —   sacré.......... 171
    3.   —   sacro-iliaque la-
                téral......... 172
    4.   —   large du bassin. 172
    5.   —   sacro-iliaque in-
                férieur....... 172
    6.   —   capsulaire sacro-
                iliaque....... 172
    7.   —   capsulaire sacro-
                lombaire..... 173
    8.   —   obturateur..... 173
    9.   —   transverse de la
        symphyse ischio-pubienne. 173
III. ARTICULATIONS DES MEMBRES....... 173
I. Membres antérieurs............ 173
A. Articulation du bras [articula-
    tion scapulo-humérale].......... 173
    Préparation.............. 173
    I. Ligament capsulaire...... 173
        Synoviale............. 174
        Mouvements........... 174
B. Articulation du coude........ 174
    Préparation............. 174
    I. Ligament capsulaire...... 174
    2.   —   latéral externe.. 175
    I.   —   — interne.. 175
        Synoviale............. 175
        Mouvements........... 175
C. Articulation cubito-radiale.... 175
    Préparation............. 175
    1. Ligament transversal radio-
        cubital externe.......... 175
    2. Ligament transversal radio-
        cubital interne........... 175
    3. Ligament interosseux..... 175
        Synoviales............ 176
        Mouvements........... 176
D. Articulation du genou........ 177
    Préparation............. 176
    I. Ligaments communs...... 176
    1. Ligament capsulaire...... 176
    2.   —   latéral externe.. 176
    3.   —   — interne . 176
    4.   —   sus-carpien..... 177
    5.   —   postérieur...... 177
II. Ligaments spéciaux.......... 178
    1. Ligament latéral externe
        supérieur.............. 178
    2. Ligament latéral externe
        inférieur............... 178
    3. Ligament latéral interne
        supérieur.............. 178
    4. Ligament latéral interne
        inférieur............... 178
    5. Ligament oblique........ 178
    6. Ligament capsulaire de l'os
        crochu................ 178
    7. Ligament supérieur de l'os
        crochu................ 178
    8. Ligament moyen de l'os
        crochu................ 178
    9. Ligament inférieur de l'os
        crochu................ 179

10. Ligaments interosseux.... 179
    Synoviales............. 179
    Mouvements........... 179
E. Articulations inter-métacar-
    piennes.................... 179
    1. Ligaments interosseux.... 179
F. Articulation du boulet [articula-
    tion métacarpo-phalangienne].. 179
    Préparation............. 179
    1. Ligament capsulaire...... 179
    2.   —   latéral externe.. 180
    3.   —   — interne.. 180
        Synoviale............. 180
        Mouvements........... 180
G. Articulation des sésamoïdes.. 180
    1. Ligament latéral externe.. 181
    2.   —   — interne.. 181
    3.   —   transverse..... 181
    4.   —   croisé......... 181
    5.   —   sésamoïdien su-
                périeur...... 181
    6.   —   sésamoïdien in-
                férieur...... 181
    7.   —   annulaire...... 182
II. Articulation de la couronne... 182
    Préparation............. 182
    1. Ligament capsulaire...... 182
    2.   —   latéral externe.. 182
    3.   —   — interne.. 182
    4.   —   postérieurs.... 182
        Synoviale............. 182
        Mouvements........... 182
I. Articulation du pied.......... 182
    Préparation............. 182
    1. Ligament capsulaire...... 182
    2.   —   latéral externe.. 182
    3.   —   — interne.. 183
    4.   —   — externe
        des articulations phalangien-
        nes..................... 183
    5. Ligament latéral interne
        des articulations phalan-
        giennes................. 183
        Synoviales............ 183
        Mouvements........... 183
K. Articulation de l'os naviculaire. 183
    1. Ligament supérieur externe. 183
    2.   —   — interne. 183
    3.   —   inférieur. 183
    4.   —   latéral externe... 183
    5.   —   — interne... 183
II. Membres postérieurs........... 184
A. Articulation de la hanche...... 184
    Préparation.............. 184
    1. Ligament capsulaire...... 184
    2.   —   rond.......... 184
    3.   —   complémentaire. 184
        Synoviale............. 185
        Mouvements........... 185
B. Articulation du grasset....... 185
    Préparation 185
    I. Ligaments entre le fémur et
        le tibia................... 185
    1. Ligament capsulaire...... 185
    2.   —   latéral externe.. 185
    3.   —   — interne.. 186
    4.   —   croisé antérieur. 186
    5.   —   — postérieur. 186
II. Ligaments de la rotule..... 186

1. Ligament capsulaire...... 186
2. — transversal ex-
terne........ 186
3. — transversal in-
terne........ 186
4. — droit interne.... 186
5. — — médian.... 186
6. -- — externe.... 186
III. Ligaments des ménisques... 187
1. Ligament du ménisque externe................. 187
a. Ligament antérieur.... 187
b. — postérieur et
supérieur......... 187
c. Ligament postérieur et
inférieur.......... 187
2. Ligaments du ménisque interne................. 187
a. Ligament antérieur.... 187
b. — postérieur... 187
Synoviales................. 187
Mouvements............. 187
C. Articulation péronéo-tibiale... 188
1. Ligament capsulaire....... 188
2. — interosseux...... 188
D. Articulation du tarse......... 188
Préparation 188
1. Ligaments communs...... 188
1. Ligament capsulaire.... 188
2. Ligament latéral long externe................. 189
3. Ligament latéral long interne................. 189
4. Ligament antérieur..... 189
5. — postérieur. ... 189
2. Ligaments spéciaux...... 190
1. Ligament latéral court
externe............... 190
2. Ligament latéral court interne................. 190
3. Ligaments interosseux.. 190
Synoviales............. 190
Mouvements............ 190
E. Articulations du boulet, de la
couronne et du pied.......... 190

III. MYOLOGIE.

Tableau sommaire des divers muscles
suivant les organes auxquels ils appartiennent.... 191
Description des muscles en particulier
suivant leur situation dans les diverses régions du corps............ 199
MUSCLES DE LA TÊTE................. 199
Première couche.............. 199
(Muscles de la peau, des lèvres, des paupières et de
l'oreille)................. 199
Préparation........... 199
1. Peaucier de la face....... 199
2. Fronto-labial. [Sus-naso-la-
bial.]................. 199
3. Zygomato-labial.......... 200
4. Palpébral inférieur. [Lacry-
mal.]................. 200
5. Fronto-auriculaire. [Portion
du temporo-auriculaire ex-

terne.]................. 201
6. Temporo-auriculaire. [Zy-
gomato-auriculaire.]....... 201
7. Commun de l'oreille. [Tem-
poro-auriculaire externe.].. 201
Deuxième couche.............. 201
(Muscles de l'oreille, des paupières, des lèvres, des joues
et du nez)............... 201
Préparation............. 201
1. Parotido-auriculaire 201
2. Scuto-auriculaire externe
inférieur................. 202
3. Scuto-auriculaire externe
moyen................... 202
4. Scuto-auriculaire externe
supérieur................. 202
5. Grand scuto-auriculaire interne................... 203
6. Petit scuto-auriculaire interne................... 203
7. Pariéto-auriculaire. [Tem-
poro-auriculaire interne.].. 203
8. Cervico-auriculaire externe. 204
9. — — moyen . 204
10. — — interne. 204
11. Mastoïdo-auriculaire.. . . 204
12. Palpébral supérieur externe.
[Front-palpébral ou fronto-
sourcilier.]................. 205
13. Orbiculaire............ 205
14. Maxillo-labial supérieur.
[Sus-maxillo-labial.]....... 205
15. Transversal du nez. [Naso-
transversal.]................. 205
16. Maxillo-labial inférieur.
[Maxillo-labial.]......... 206
17. Buccinateur. [Plan superficiel de l'alvéolo-labial.]...... 206
18. Zygomato-maxillaire. [Mas-
séter.]................. 206
19. Grand sus-maxillo-nasal.. 207
20. Petit sus-maxillo-nasal... 207
21. Court du nez. [Portion du
petit sus-maxillo-nasal.]. .. 207
22. Muscle du groin......... 207
Troisième couche............. 207
(Muscles des lèvres, des
joues, du maxillaire inférieur, du globe oculaire et
des paupières)........... 207
Préparation.. 207
1. Orbiculaire des lèvres. [La-
bial.]............. 208
2. Muscle incisif de la lèvre
supérieure. [Portion de l'orbiculaire de Bigot. mitoyen
antérieur de M. Chauveau.]. 209
3. Muscle incisif de la lèvre
inférieure. [Mitoyen postérieur de M. Chauveau.].... 209
4. Mento-labial............. 209
5. Molaire. [Plan profond de
l'alvéolo-labial.].......... 209
6. Temporo-maxillaire. [Cro-
taphite ou temporal.]...... 209
7. Muscle droit supérieur du
globe de l'œil............. 210
8. Muscle inférieur du globe

de l'œil...................... 210
9. Muscle externe du globe de
l'œil..................... 210
10. Muscle interne du globe de
l'œil..................... 210
11. Muscle postérieur du globe
de l'œil.................. 210
12. Muscle petit oblique du
globe de l'œil............ 210
13. Muscle grand oblique du
globe de l'œil............ 211
14. Palpébral supérieur interne.
[Releveur propre de la paupière supérieure ou orbito-
palpébral.].............. 211
Quatrième couche.............. 211
(Muscles de la langue, de
l'hyoïde et de la mâchoire
inférieure)............... 211
Préparation............. 211
1. Mylo-glosse. [Portion du
mylo-hyoïdien]........... 211
2. Mylo-hyoïdien............ 211
3. Sphéno-maxillaire. [Ptéry-
goïdien interne et ptérygoïdien externe.]........... 212
4. Stylo-maxillaire.......... 212
5. Digastrique.............. 212
Cinquième couche............. 212
(Muscles de la langue, de
l'hyoïde, du voile du palais
et du pharynx).......... 212
Préparation............. 212
1. Lingual................. 213
2. Kérato-glosso externe..... 214
3.   —   interne..... 214
4. Hyo-glosse. [Basio-glosse.]. 214
5. Génio-glosse............. 215
6. Génio-hyoïdien.......... 215
7. Stylo-hyoïdien........... 215
8. Grand kérato-hyoïdien.... 215
9. Stylo-staphylin.[Péristaphy-
lin interne de M. Chauveau,
partie du stylo-staphylin de
Rigot.].................. 216
10. Péristaphylin externe..... 216
11. Muscle staphylin commun.
[Pharyngo - staphylin de
M. Chauveau.]........... 216
12. Palato-staphylin.......... 216
13. Ptérygo-pharyngien....... 216
14. Kérato - pharyngien supérieur. [Kérato-pharyngien.] 217
15. Kérato - pharyngien inférieur.................... 217
16. Hyo-pharyngien.......... 217
17. Thyro-pharyngien........ 217
18. Crico-pharyngien........ 217
19. Aryténo-pharyngien...... 218
Sixième couche............... 218
(Muscles de l'hyoïde et du
larynx)................. 218
Préparation............. 218
1. Petit kérato-hyoïdien..... 218
2. Transversal de l'hyoïde... 218
3. Hyo-épiglottique......... 219
4. Hyo-thyroïdien........... 219
5. Crico-thyroïdien......... 220
6. Aryténoïdien............. 220

7. Crico - aryténoïdien posté-
rieur.................... 220
Septième couche.............. 220
(Muscles du larynx)....... 220
Préparation............. 220
1. Crico-aryténoïdien latéral. 220
2. Thyro-aryténoïdien....... 220
MUSCLES DU TRONC ET DES MEMBRES.... 221
Muscles du cou et communs des mem-
bres antérieurs................ 221
Première couche.............. 221
(Muscles peauciers du tronc). 221
Préparation............. 221
1. Peaucier du cou......... 221
2.   —   de l'épaule...... 222
3.   —   du thorax et de
l'abdomen. [Pannicule charnu.].................... 222
Deuxième couche.............. 222
(Muscles de l'hyoïde, du maxillaire inférieur et des membres
antérieurs................ 222
Préparation............. 222
1. Scapulo - hyoïdien. [Sous-
scapulo-hyoïdien]......... 223
2. Sterno-maxillaire........ 224
3. Muscle commun au bras, au
cou et à la tête. [Mastoïdo-
huméral.].............. 224
4. Cervico-acromien.[Trapèze
cervical et trapèze dorsal.]. 225
5. Dorso-huméral. [Grand dorsal.].................... 225
Troisième couche............. 225
(Muscles de l'hyoïde, du larynx, du cou et des mem-
bres antérieurs).......... 225
Préparation............. 225
1. Sterno-hyoïdien.......... 225
2. Sterno-thyroïdien........ 226
3. Splénius................ 226
4. Costo-trachélien. [Scalène.]. 227
5. Trachélo - occipital. [Grand
droit antérieur de la tête.].. 227
6. Trachélo-scapulaire.[Angu-
laire de l'omoplate.]....... 228
7. Costo - scapulaire. [Grand
dentelé.]................ 228
8. Cervico - sous - scapulaire.
[Releveur propre de l'é-
paule.].................. 228
9. Dorso-scapulaire. [Rhom-
boïde.].................. 228
10. Sterno-scapulaire. [Portion
du pectoral profond de
M. Chauveau, petit pectoral
de Rigot.].............. 229
Quatrième couche............. 229
(Muscles du cou et des membres antérieurs).......... 229
Préparation............. 229
1. Dorso - occipital. [Grand
complexus.]............. 229
2. Dorso - mastoïdien. [Petit
complexus de M. Chauveau.]. 230
3. Intertransversaires....... 230
4. Dorso-atloïdien. [Long du
cou.]................,... 230
5. Atloïdien-styloïdien. [Petit

droit latéral.]............. 231
6. Atloïdo-occipital inférieur.
  [Petit droit antérieur de la
  tête.].................... 231
7. Sterno-radial. [Portion du
  pectoral superficiel de M.
  Chauveau, sterno-aponévrotique de Rigot.].......... 232
8. Petit sterno-huméral. [Por-
  tion du pectoral superficiel
  de M. Chauveau, sterno-huméral de Rigot. 232
9. Grand sterno-huméral. [Por.
  tion du pectoral profond de
  M. Chauveau, grand pectoral de Rigot.]............ 232
Cinquième couche 233
  (Muscles du cou).......... 233
  Préparation.............. 233
1. Axoïdo-atloïdien. [Grand
  oblique de la tête.]....... 233
2. Atloïdo-occipital latéral
  [Petit oblique de la tête.].. 233
3. Long axoïdo-occipital. [Por-
  tion du grand droit postérieur de la tête de M. Chauveau. — Petit complexus de
  Rigot.]................... 234
4. Court axoïdo-occipital. [Por-
  tion du grand droit postérieur de la tête de M. Chauveau. — Grand droit postérieur de la tête de Rigot.].. 234
5. Atloïdo-occipital supérieur.
  [Petit droit postérieur de la
  tête.].................... 234
MUSCLES SPÉCIAUX DES MEMBRES ANTÉ-
RIEURS........................... 234
Muscles de la face externe du mem-
bre antérieur................... 234
Première couche................ 234
  (Muscles du bras, de l'avant-
  bras, du métacarpe et des
  phalanges)............... 234
  Préparation.............. 234
1. Épineux antérieur. [Sus-
  épineux.]................ 234
2. Épineux postérieur. [Sous-
  épineux.]................ 235
3. Grand scapulo-trochitérien.
  [Long abducteur du bras.]. 235
4. Grand scapulo-olécranien.
  [Gros extenseur de l'avant-
  bras.]................... 235
5. Huméro-olécranien externe.
  [Court extenseur de l'avant-
  bras.]................. 236
6. Scapulo ou coraco-radial.
  [Long fléchisseur de l'avant-
  bras.]................... 236
7. Huméro-métacarpien. [Exten-
  seur antérieur du métacarpe]. 236
8. Radio-métacarpien. [Exten-
  seur oblique du métacarpe.] 237
9. Huméro-sus-carpien externe. [Fléchisseur externe du
  métacarpe.].............. 237
10. Huméro-pré-phalangien.
  [Extenseur antérieur des

phalanges.]................ 237
11. Radio-pré-phalangien. [Ex-
  tenseur latéral des phalanges.].................... 238
12. Interosseux externe du métacarpe. [Interosseux de
  M. Chauveau. — Lombrical
  supérieur externe de Rigot.. 239
13. Lombrical externe. [Lombri-
  cal inférieur externe de Rigot.]............ 239
Deuxième couche................ 239
  (Muscles du bras et de l'a-
  vant-bras)............... 239
  Préparation.............. 239
1. Moyen scapulo-trochitérien.
  [Court abducteur du bras.]. 239
2. Huméro-radial. [Court fléchisseur de l'avant-bras.].. 239
3. Petit huméro-olécranien.
  [Petit extenseur de l'avant-
  bras..................... 240
Troisième couche............... 240
  (Muscles du bras).......... 240
  Prépation................ 240
1. Scapulo-huméral grêle..... 240
2. Petit scapulo-trochitérien.
  [Portion du court abducteur
  du bras.................. 241
3. Scapulo-huméral antérieur. 241
Muscles de la face interne du mem-
bre antérieur................... 241
Première couche 241
  (Muscles du bras, de l'a-
  vant-bras et du méta-
  carpe................... 241
  Préparation 241
1. Sous-scapulaire........... 241
2. Grand scapulo-huméral.
  [Adducteur du bras.]..... 241
3. Moyen scapulo-huméral.
  [Coraco-huméral.......... 242
4. Long scapulo-olécranien.
  [Long extenseur de l'avant-
  bras.].................. 242
5. Huméro-métacarpien. [Flé-
  chisseur interne du métacarpe.]................. 242
6. Huméro-sus-carpien interne.
  [Fléchisseur oblique du métacarpe.]................ 242
7. Interosseux interne du métacarpe. [Lombrical supérieur interne de Rigot.].... 243
8. Lombrical interne. [Lombri-
  cal inférieur interne de Rigot.]................... 244
Deuxième couche................ 244
  (Muscles de l'avant-bras,
  du métacarpe et des phalanges)............ 244
  Préparation.............. 244
1. Huméro-olécranien interne.
  [Moyen extenseur de l'avant-
  bras.].................. 244
2. Huméro-coronaire ou phalangien. [Fléchisseur superficiel des phalanges ou perforé.]................... 244

3 Radio-phalangien ou hu-
méro-radio-phalangien. [Flé-
chisseur profond des pha-
langes ou perforant.]...... 245
4. Interosseux médian du métacarpe................... 247
*Muscles spéciaux des membres anté-
rieurs qu'on ne trouve que chez le
porc et les carnassiers*.......... 247
1. Fléchisseur du premier
doigt (interne)............ 247
2. Abducteur du premier doigt. 247
3. Adducteur — — . 247
4. Extenseur du doigt (interne). 247
5. — du second doigt.. 248
6. Adducteur — — .. 248
7. Fléchisseur du doigt externe. 248
8. Adducteur — — . 248
9. Abducteur — — . 248
10. Long palmaire........ 248
11. Court palmaire........... 248
12. Long supinateur.......... 248
13. Court — 248
14. Rond pronateur.......... 249
15. Pronateur carré.......... 249
*Muscles du dos, du thorax, de l'abdo-
men et de la queue, vus de l'extérieur du tronc*................ 249
Première couche 249
(Muscles du thorax et de
l'abdomen).. 249
Préparation........ . 249
1. Dentelé antérieur. [Petit
dentelé antérieur.]....... 249
2. Dentelé postérieur. [Petit
dentelé postérieur.]...... 250
3. Intercostaux externes..... 251
4. — internes..... 251
5. Transversal des côtes...... 251
6. Costo-abdominal externe ou
grand oblique externe de
l'abdomen.............. 251
7. Ilio-abdominal ou petit oblique interne de l'abdomen.. 251
Deuxième couche............. 253
(Muscles du ventre, du thorax, du dos et de la
queue).. 253
Préparation.... 253
1. Sterno-pubien ou grand
droit de l'abdomen........ 253
2. Costo-abdominal interne ou
transverse de l'abdomen... 254
3. Lombo-costal ou rétracteur
de la dernière côte....... .. 255
4. Ilio-spinal ou long dorsal.. 255
5. Sacro-coccygien supérieur. 256
6. — — latéral... 256
7. Long sacro-coccygien inférieur... 256
8. Court sacro-coccygien..... 257
9. Ischio-coccygien.......... 257
10. Intertransversaires de la
queue................... 257
Troisième couche............. 257
(Muscles du dos et du thorax)................... 257
Préparation. 257
1. Transversaire-épineux..... 257

2. Interépineux.............. 258
3. Intertransversaires du dos. 258
4. Intercostal commun...... 258
5. Releveur des côtes. [Sus-
costaux.].............. 258
*Muscles du thorax et des lombes et
muscles communs des membres
postérieurs, vus de l'intérieur du
tronc et en dedans de la cuisse...* 259
Première couche............... 259
(Muscles du thorax et de
la cuisse).............. 259
Préparation........... 259
1. Sterno-costal. [Triangulaire
du sternum.]............. 259
2. Diaphragme... 260
3. Ilio-rotulien interne. [Long
adducteur de la jambe.]... 261
4. Pubio-tibial. [Court adducteur de la jambe.]........ 261
Deuxième couche 262
(Muscles des lombes et de
la cuisse).............. 262
Préparation............ 262
1. Lombo-ilial. [Petit psoas.]. 262
2 Lombo - fémoral. [Grand
psoas.]................. 263
3. Grand ilio-fémoral. [Por-
tion du psoas iliaque.]..... 263
4. Moyen ilio-fémoral. [Por-
tion du psoas iliaque.]... 262
5. Pubio - fémoral antérieur.
[Pectiné.]............... 263
6. Pubio-fémoral moyen. [Por-
tion du biceps fémoral de
Rigot. — Petit adducteur de
la cuisse de M. Chauveau.]. 264
7. Pubio-fémoral postérieur.
[Portion du biceps fémoral
de Rigot. — Grand adduc-
teur de la cuisse de M. Chauveau.].................. 264
8. Grand ischio-fémoral. [De-
mi-membraneux.]......... 264
9. Fémoro-tibial interne. [Vaste
interne.].................. 264
10. Ilio-rotulien antérieur. [Droit
antérieur de la cuisse.]...... 264
Troisième couche.. 265
(Muscles des lombes)..... 265
Préparation........... 265
1. Carré des lombes......... 265
*Muscles de la face externe de la croupe
et de la cuisse*.................. 265
Première couche............... 265
(Muscles de la croupe et de
la cuisse).............. 265
Préparation........... 265
1. Ilio-rotulien externe. [Mus-
cles du fascia-lata.]...... 265
2. Ilio-trochantérien externe.
[Moyen fessier de Rigot, fessier superficiel de M. Chauveau.].................. 266
3. Sacro - ischio - tibial antérieur. [Long vaste.]....... 267
4. Sacro-ischio-tibial postérieur. [Demi-tendineux.]... 267
Deuxième couche............. 267

(Muscles de la cuisse, de la jambe et du métatarse).. 267
    Préparation 267
1. Grand ilio-trochantérien. [Grand fessier de Rigot, fessier moyen de M. Chauveau.] 267
2. Fémoro - tibial externe. [Vaste externe.] 269
3. Fémoro-tibial antérieur... 269
4. Bi-fémoro-calcanéen. [Jumeaux de la jambe.] 269
5. Péronéo - calcanéen. [Plantaire grêle de Rigot. — Soléaire de M. Chauveau.]... 269
Troisième couche 269
   (Muscles de la cuisse) 269
    Préparation 269
1. Moyen ilio-trochantérien. [Portion du grand fessier de Rigot, fessier moyen de M. Chauveau.] 270
2. Petit ilio - trochantérien. [Petit fessier de Rigot, fessier profond de M. Chauveau] 270
3. Jumeaux du bassin 271
4. Petit ischio fémoral. [Grêle interne de Rigot, carré crural de M. Chauveau.] 271
5. Sacro-trochantérien ou pyramidal 271
6. Obturateur interne 271
7. Obturateur externe 272
8. Petit ilio-fémoral. [Grêle antérieur.] 272
Muscles de la face antérieure et externe de la jambe 273
Première couche 273
    Préparation 273
1. Tibio - pré - métatarsien. [Fléchisseur du métatarse.]. 273
2. Fémoro - pré - phalangien. [Extenseur antérieur des phalanges.] 273
3. Tibio-pré phalangien. [Extenseur latéral des phalanges.] 274
4. Pédieux ou astragalien.... 274
5. Tibio-métatarsien 274
6. Tibio-tarsien 275
7. Interosseux externe du métatarse 275
8. Lombrical externe 275
Muscles de la face postérieure et interne de la jambe et du métatarse. 275
Première couche 275
    Préparation 275
1. Fémoro-tibial oblique. [Poplité.] 275
2. Fémoro-phalangien ou perforé. [Fléchisseur superficiel des phalanges.] 275
3. Grand tibio-phalangien ou perforant. [Fléchisseur profond des phalanges.] 276
4. Petit tibio-phalangien ou perforant. [Fléchisseur oblique des phalanges.] 276
5. Interosseux interne du métatarse 277
6. Lombrical interne 277
7. Interosseux moyen 277
Muscles spéciaux des membres postérieurs qui ne se rencontrent que chez le porc et les carnassiers.... 277
1. Extenseur du doigt rudimentaire externe 277
2. Abducteur du doigt externe. 277
3. Adducteur — — . 277
4. Extenseur — interne. 277
5. Adducteur du premier doigt 277
6. Palmaire 277

IV. ESTHÉSIOLOGIE OU ÉTUDE DES APPAREILS DES SENS.

I. APPAREILS DES SENS SUPÉRIEURS 278
A. Appareil de la vue 278
I. Organes externes, auxiliaires, ou protecteurs de l'appareil visuel. 279
  1. Paupières 279
    a. Faces 279
    b. Bords 279
    c. Angles 280
  2. Conjonctive 281
    a. Conjonctive palpébrale.... 281
    b. — oculaire 281
    aa. — de la sclérotique 281
    bb. — de la cornée .. 281
  3. Membrane clignotante 281
  4. Caroncule lacrymale 282
  5. Appareil lacrymal 282
    a. Glande lacrymale 282
    b. Conduits lacrymaux 283
    c. Sac lacrymal 283
    d. Canal lacrymal 283
II. Organe interne ou essentiel de l'appareil visuel... 284
  1. Sclérotique ou cornée opaque. 284
    a. Ouverture pour le nerf optique 284
    b. Ouverture ellipsoïde pour la cornée 284
  2. Cornée transparente 285
  3. Choroïde 285
  4. Iris 287
    a. Face antérieure 287
    b. — postérieure 288
    c. Contour externe 288
    d. — interne 288
  5. Rétine 289
  6. Humeur aqueuse 290
  7. Cristallin 290
    a. Capsule cristalline 290
    b. Lentille proprement dite.. 290
  8. Corps vitré 291
    a. Membrane du corps vitré. 291
    b. Humeur du corps vitré.... 292
B. Appareil auditif 292
I. Oreille externe 292
  1. Cartilages de l'oreille 292
    a. Conque auriculaire 292
    b. Cartilage annulaire 293
    c. Cartilage scutiforme 293
  2. Conduit auditif externe 294

3. Tympan...................... 294
II. Oreille moyenne.............. 294
   1. Caisse du tympan........... 294
      a. Paroi externe............ 294
      b. Paroi interne............ 295
      aa. Fenêtre ovale........... 295
      bb. Fenêtre ronde........... 295
      cc. Promontoire............. 295
      dd. Canal spiroïde ou aqueduc
         de Fallope.............. 295
   2. Osselets de l'ouïe.......... 296
      a. Marteau................. 296
      b. Enclume................. 296
      c. Lenticulaire............ 296
      d. Étrier.................. 297
   Ligaments des osselets de
      l'ouïe..................... 297
      a. Ligament capsulaire du
         marteau................. 297
      b. Ligament suspenseur du
         marteau................. 297
      c. Ligament capsulaire de
         l'enclume............... 297
      d. Ligament capsulaire de
         l'étrier................ 297
      e. Ligament annulaire de l'é-
         trier................... 297
   Muscles des osselets de l'ouïe. 297
      a. Muscle tenseur de la mem-
         brane du tympan ou muscle
         interne du marteau...... 297
      b. Muscle externe du marteau. 297
      c. — de l'étrier........ 298
   3. Trompe d'Eustache.......... 298
   4. Poches gutturales.. 298
III. Oreille interne.............. 299
   1. Vestibule.. 299
      a. Fenêtre ovale........... 299
      b. Orifices des canaux demi-
         circulaires 299
      c. Entrée de la rampe du li-
         maçon 299
      d. Orifice de l'aqueduc du ves-
         tibule.................. 299
   2. Canaux demi-circulaires..... 299
      a. Canal supérieur......... 299
      b. — inférieur......... 299
      c. — externe........... 299
   3. Limaçon.................... 300
      a. Axe.................... 300
      b. Lame spiroïde.......... 300
      c. Rampes................. 300
C. Appareil de l'odorat........... 301
II. APPAREILS DES SENS INFÉRIEURS.... 302
A. Appareil du goût............... 302
B. Appareil du toucher............ 302
   1. Peau ou tégument commun.... 302
      a. Épiderme................ 303
   2. Poils..................... 304
      a. Poils ordinaires de la peau. 305
      b. Tentacules.............. 305
      c. Cils................... 305
      d. Poils de la barbe....... 305
      e. Crins du toupet......... 305
      f. Crins proprement dits ou
         poils de la crinière.... 305
      g. Crins de la queue....... 305
      h. Poils du fanon.......... 305
      i. Laine.................. 305

      k. Duvet.................. 305
      l Soies.................. 305
   3. Cornes................... 306
      a. Faces................. 306
      b. Base des cornes........ 306
      c. Corps ou partie moyenne.. 306
      d. Pointe ou partie supérieure. 306
   4. Sabots................... 306
A. Description du sabot.......... 307
   a. La paroi................ 307
   b. Sole................... 308
   c. Fourchette............. 309
B. Parties contenues dans le sabot. 309
   a. Bourrelet.............. 310
   b. Tissu feuilleté......... 310
   c. Tissu velouté de la sole... 311
   d. Coussinet plantaire....... 311
   5. Châtaignes............... 312
   6. Ergot................... 312

V. SPLANCHNOLOGIE.

I. ORGANES DE LA DIGESTION.......... 313
A. Organes de la digestion situés
   dans la tête.................. 313
   Cavité buccale............... 313
      Préparation 313
   a. Joues................... 314
   b. Lèvres.................. 315
   c. Palais.................. 316
   d. Voile du palais......... 316
      Préparation............. 316
   e. Dents................... 317
   f. Gencives................ 318
   g. Langue.................. 318
      a. Papilles tronquées...... 318
      b. — fongiformes ou len-
         ticulaires 318
      c. Papilles filiformes ou capil-
         laires............. .. 319
   h. Glandes salivaires....... 320
      1. Parotide............... 320
         Préparation 320
      2. Glande maxillaire ou sous-
         maxillaire..... 322
         Préparation............ 322
      3. Glande sublinguale....... 323
         Préparation............ 323
      4. Glande orbitale.......... 324
B. Organes de la digestion situés dans
   la région du cou et dans le thorax. 325
   1. Pharynx.................... 325
      Préparation.............. 325
   2. Œsophage........ 326
      Préparation............. 326
C. Organes de la digestion contenus
   dans la cavité abdominale........ 328
   Cavité abdominale............. 328
   I. Estomac.................... 328
      Préparation............. 328
Estomac des ruminants.... 332
A. Forme extérieure et division de
   l'estomac.................... 332
   a. Panse.................. 332
   b. Bonnet................. 334
   c. Feuillet............... 335
   d. Caillette.............. 335

B. Structure et disposition intérieure de l'estomac 335
  a. Rumen 335
  b. Bonnet 337
  c. Feuillet 337
  d. Caillette 337
Estomac du porc 338
Estomac du chien et du chat 339
II. Intestin ou canal intestinal 339
  Préparation 339
  a. Follicules muqueux solitaires ou glandes solitaires ... 341
  b. Glandes de Lieberkühn ... 341
  c. — de Peyer 341
  d. — de Brunner 341
  1. Intestin grêle 342
  a. Duodénum 342
  b. Jéjunum 342
  c. Iléon 343
  2. Gros intestin 343
  a. Cœcum 343
  b. Côlon 345
  c. Rectum 350
    Anus 351
  a. Sphincter externe 351
  b. Rétracteur de l'anus 351
  c. Sphincter interne 351
III. Épiploon 351
IV. Mésentère 353
V. Foie 354
  Préparation 354
VI. Pancréas 360
VII. Rate 361
II. ORGANES DE LA RESPIRATION 363
A. Organes de la respiration situés dans la tête 363
  1. Cavités nasales 363
    Préparation 363
  a. Ouverture antérieure ou inférieure 364
  b. Ouvertures postérieures des fosses nasales 365
  2. Des sinus 369
  a. Sinus maxillaire 369
  b. — frontal 369
  c. — palatin 370
  d. — sphénoïdal 370
B. Organes de la respiration situés dans la région du cou 370
  1. Larynx 370
  a. Cartilage thyroïde 370
  b. — cricoïde 371
  c. — aryténoïdes ou pyramidaux 372
  d. Épiglotte 373
  a. Ligament ho-épiglottique .. 374
  b. — thyro-épiglottique. 374
  c. — hyo-thyroïdien médian ou membrane hyo-thyroïdienne 374
  d. Ligaments hyo-thyroïdiens latéraux 374
  e. Ligament crico-thyroïdien latéral 374
  f. Ligament crico-thyroïdien médian 375
  g. Ligament inter-aryténoïdien 375
  h. Ligament crico-aryténoï-

dien 375
  i. Ligament trachéo-cricoïdien. 375
  k. — aryténo-épiglottique 375
  l. Ligament thyro-aryténoïdien 376
  mm. Ligaments des cartilages inter-articulaires 376
  2. Trachée 377
  3. Glandes thyroïdes 379
C. Organes de la respiration contenus dans la cavité thoracique 379
  Cavité thoracique 379
  1. Du poumon 381
    Préparation 381
III. ORGANES URINAIRES 383
    Préparation 383
  1. Reins 384
  2. Uretère 389
  3. Vessie 390
  4. Urèthre 392
  5. Capsules surrénales 392
IV. ORGANES GÉNITAUX 394
A. Organes génitaux du mâle 394
    Préparation 394
  1. Scrotum 394
  2. Testicules 395
  3. Épididyme 398
  4. Canal spermatique ou canal déférent 399
  5. Vésicules séminales 400
  6. Prostate 401
  7. Glandes de Cowper 402
  8. Pénis 402
  a. Prépuce 402
  b. Corps caverneux 403
  c. Urèthre 405
  d. Gland 407
  9. Muscles des organes génitaux du mâle 408
  a. Crémaster 408
  b. Muscle ischio-pénien 408
  c. — uréthral ou accélérateur. 408
  d. — prostatique 409
  e. — transverse du périnée.. 409
  f. — du prépuce 409
B. Organes génitaux de la femelle .. 409
  1. Vulve 410
  2. Clitoris 411
  3. Vagin 412
  4. Utérus 413
  5. Trompes utérines ou trompes de Fallope 416
  6. Ovaires 416
  7. Mamelles 418

VI. ANGÉIOLOGIE.

I. SYSTÈME DES VAISSEAUX SANGUINS ... 421
A. Cœur 421
    Préparation 421
  1. Oreillettes 424
  a. Oreillette droite ou oreillette des veines caves 425
  b. Oreillette gauche ou oreillette des veines pulmonaires. 425
  2. Ventricules 425
  a. Ventricule droit ou pulmo-

naire.................... 426
   b. Ventricule gauche ou aor-
     tique................... 426
B. Artères.................... 428
  I. Artère pulmonaire........... 428
  II. Aorte.................... 429
    1. Artère cardiaque ou coronaire
      droite................... 429
    2. Artère cardiaque ou coronaire
      gauche.................. 429
  I. Aorte antérieure............. 430
    1. Artère dorsale............. 430
     a. Petite branche........... 430
     b. Grande branche ou artère
      cervicale transverse....... 431
    2. Artère cervicale supérieure.. 432
     a. Petits rameaux destinés au
      médiastin antérieur, etc.... 432
     b. Première intercostale..... 432
     c. Branche transversale...... 432
     d. Branche ascendante....... 432
    3. Artère vertébrale........... 432
     a. Rameaux internes ou spi-
      naux................... 432
     b. Rameaux externes ou mus-
      culaires................ 432
    4. Artère thoracique interne... 433
     a. Rameaux se rendant au thy-
      mus................... 433
     b. Artère diaphragmatique
      moyenne................. 433
     c. Rameaux musculaires infé-
      rieurs................. 433
     d. Rameaux musculaires su-
      périeurs................ 434
     e. Artère diaphragmatique in-
      férieure................ 434
     f. Artère abdominale anté-
      rieure................. 434
     Artère thoracique externe... 434
   6. — cervicale inférieure.. 434
     a. Branche ascendante....... 434
     b. — transversale...... 434
   7. Carotide................. 435
     a. Rameaux musculaires..... 435
     b. — œsophagiens.... 436
     c. — trachéliens...... 436
     d. Artère parotidienne infé-
      rieure................. 436
     e. Artère thyroïdienne infé-
      rieure................. 436
     f. Artère thyroïdienne supé-
      rieure................. 436
     aa. Rameaux musculaires.... 436
     bb. Rameaux de la trachée.. 436
     cc. Artère laryngée inférieure. 436
     dd. — pharyngienne infé-
      rieure................. 436
     g. Rameaux des ganglions lym-
      phatiques supérieurs du cou. 436
A. Artère occipitale............. 437
     a. Artère supérieure de la
      glande maxillaire.......... 437
     b. Rameaux musculaires..... 437
     c. Petits rameaux pour la po-
      che gutturale, etc......... 437
     d. Artère méningée inférieure. 437
     e. — — supérieure. 437
     a. Branche inférieure ou ré-

     trograde................ 438
     b. Branche supérieure....... 438
     c. Tronc basilaire.......... 438
     aa. Artère spinale......... 438
     bb. Branches destinées à la
      moelle allongée........... 438
     cc. Artère cérébelleuse infé-
      rieure................. 438
     dd. Artère auditive interne... 439
     ee. — cérébelleuse supé-
      rieure................. 439
     ff. Petits rameaux destinés à
      la glande pituitaire........ 439
B. Artère carotide interne....... 439
     a. Petit rameau se rendant au
      plexus choroïde........... 440
     b. Rameau pour la faux du
      cerveau................. 440
     c. Artère cérébrale moyenne. 440
     d. Artères cérébrales infé-
      rieures................. 440
     e. Artère centrale de la rétine. 440
     f. — du corps calleux... 440
     g. Artères ethmoïdales....... 440
     a. Artère cérébrale profonde. 440
C. Artère carotide externe....... 441
     a. Artère moyenne de la glande
      maxillaire............... 441
     b. Artère laryngée supérieure. 441
    1. Artère maxillaire externe... 441
     a. Artère pharyngienne supé-
      rieure................. 441
     b. Artère linguale.......... 442
     c. Artères inférieures de la
      glande sous-maxillaire..... 442
     d. Artère sublinguale........ 442
     e. Rameaux musculaires. ... 442
     f. Artère faciale........... 442
     aa. Rameaux destinés au mas-
      séter, etc............... 442
     bb. Artère coronaire labiale in-
      férieure................ 442
     cc. Artère coronaire labiale su-
      périeure................ 443
     dd. Artère latérale du nez... 443
     ee. — dorsale — ... 443
     ff. — angulaire de l'œil. 444
    2. Artère maxillaire interne ... 444
     a. Petits rameaux destinés aux
      poches gutturales, etc...... 444
     b. Artère massétérine....... 444
     c. — parotidienne supé-
      rieure................. 445
     aa. Artère auriculaire anté-
      rieure................. 445
     bb. Artère auriculaire posté-
      rieure................. 445
     cc. Artère auriculaire infé-
      rieure................. 445
     d. Artère temporale........ 445
     aa. — transverse de la face. 445
     bb. — temporale posté-
      rieure................. 445
     e. Artère dentaire postérieure. 446
     f — méningée moyenne. 446
     g. Branches fournies par la
      maxillaire interne........ 446
     h. Artères temporales anté-
      rieures ou profondes...... 446

i. Artère ophthalmique...... 446
aa. — frontale.......... . 446
aux muscles droits du globe
oculaire, etc.............. 446
bb. Petites branches destinées
cc. Artères ciliaires........ 446
dd. Artère nasale supérieure. 447
k. — buccale.......... 447
l. — palpébrale infé-
rieure................. 447
m. Artère dentaire antérieure. 447
n — nasale postérieure.. 447
o. Artère palatine.......... 447
p. — staphyline..... . . 447
3. Artère axillaire............. 448
A. Artères scapulaires........... 448
a. Artère scapulaire antérieure. 449
aa. Rameau supérieur....... 449
bb. — inférieur....... 449
b. — scapulaire moyenne.. 449
aa. — — postérieu-
re.................... 449
bb. Artère scapulaire externe. 449
cc. Artère scapulaire interne.. 450
dd. Branche continuant l'artère scapulaire moyenne... 450
B. Artère humérale............. 450
a. Artère humérale antérieure
ou circonflexe............ 450
b. Artère humérale profonde. 450
c. Rameaux musculaires..... 450
d. Artère cubitale.......... 450
aa. — nourricière infé-
rieure de l'humérus....... 450
bb. Rameaux se rendant aux
ganglions brachiaux infé-
rieurs................. 451
cc. Rameaux destinés l'huméro olécrânien interne, etc.. 451
dd. Artère peaucière interne.. 451
ee. — — antérieure. 451
ff. Branche terminale........ 451
C. Artère radiale antérieure...... 451
D. Artère radiale postérieure.... 451
a. Rameaux articulaires..... 451
b. Rameaux destinés aux fléchisseurs du métacarpe, etc. 451
c. Artère interosseuse....... 451
aa. Rameau musculaire se dis-
tribuant dans les fléchisseurs des phalanges....... 451
bb. Artère nourricière....... 451
cc. — récurrente....... 451
dd. Rameaux musculaires.... 452
ee. Branche terminale de l'interosseuse.............. 452
d. Artère du réseau postérieur
du carpe................ 452
e. Rameaux musculaires destinés aux fléchisseurs du métacarpe, etc............. 452
E. Artère plantaire externe...... 452
F. — — profonde..... 452
G. — — interne...... 452
H. Artères digitales............. 453
a. Rameaux pour l'articulation
du boulet.............. 453
b. Artères antérieures du paturon............... . 453

c. Artères postérieures du paturon............... 453
d. Artère du coussinet plantaire................. 453
e. Artère coronaire antérieure.. 453
f. — — postérieure. 453
g. — unguéale antérieure
ou préplantaire, ou artère
du tissu podophylleux..... 453
h. Artère unguéale postérieure ou plantaire........... 454
II. Aorte postérieure............. 455
A. Portion thoracique de l'aorte postérieure 455
1. Artère bronchique.. 455
2. — œsophagienne........ 456
3. Artères intercostales........ 456
a. Petits rameaux destinés à
l'aorte, au médiastin, etc... 457
b. Rameau spinal........... 457
c. — dorsal... 457
d. — intercostal........ 457
4. Artères diaphragmatiques antérieures................ 457
B. Portion abdominale de l'aorte postérieure................. 457
1. Artères diaphragmatiques postérieures................ 457
2. Tronc cœliaque.. 458
1. Artère gastrique ou artère coronaire stomachique gauche.. 458
a. Rameau œsophagien...... 458
b. Rameaux de la branche gauche du pancréas......... 458
c. Branche supérieure....... 458
d. — inférieure........ 458
2. Artère hépatique........... 458
a. Vaisseaux destinés au pancréas.................. 458
b. Artère pylorique......... 458
c. — duodénale........ 458
d. Artère gastro-épiploïque
droite................ 459
e. Artère hépatique.......... 459
3. Artère splénique............. 460
a. Divisions destinées à la
branche gauche du pancréas. 460
b. Artères spléniques proprement dites... 460
c. Vaisseaux courts de l'estomac.................. 460
d. Artère épiploïque gauche.. 460
3. Artère mésentérique antérieure. 461
a. Artères de l'intestin grèle. 462
b. Artère hémorrhoïdale antérieure................. 462
c. Artère colique supérieure. 463
d. — — inférieure. 463
e. — iléo-cœcale....... 463
aa. Artères cœcales.......... 463
bb. Artère iléale............ 463
4. Artères rénales............. 463
a. Artère surrénale.......... 464
b. Artères adipeuses......... 464
c. — des ganglions lym-
phatiques des reins....... 464
5. Artères spermatiques internes.. 464
6. Artère mésentérique postérieure. 464
a. Artère hémorrhoïdale moyen- 464

ne	464
b. Artère hémorrhoïdale postérieure	465
7. Artères lombaires	465
a. Branches musculaires	465
b. Rameau spinal	465
c. — dorsal	465
d. Branche terminale	465
8. Artères iliaques ou crurales	465
a. Artère circonflexe iliaque	466
aa. Branche antérieure	466
bb. — postérieure	467
b. Rameaux destinés au petit proas, etc.	467
c. Artère spermatique externe	467
d. — prépubienne ou épigastrique	467
aa. Artère abdominale postérieure	467
bb. Artère honteuse externe	467
A. Artère fémorale	468
a. Artère fémorale profonde	468
aa. Branche interne	469
bb. — externe	469
b. Artère fémorale antérieure	469
c. — sous-cutanée interne	469
d. Rameaux musculaires innominés	469
e. Artère nourricière inférieure du fémur	469
f. Artère fémorale inférieure	469
aa. Branche supérieure ou ascendante	469
bb. Branche inférieure ou descendante	469
B. Artère poplitée	470
a. Branches musculaires	470
b. Artères articulaires	470
C. Artère tibiale postérieure	470
a. Artère nourricière du tibia	470
b. Rameaux musculaires	470
c. Artère malléolaire externe	470
d. — — interne	470
aa. — récurrente tibiale	470
bb. Rameaux destinés aux ligaments articulaires, etc.	470
cc. Artère plantaire postérieure	470
D. Artère tibiale antérieure	471
a. Artère péronière	471
b. Branches musculaires	471
c. Rameaux des ligaments du jarret	471
E. Artère plantaire profonde	471
a. Divisions destinées aux ligaments du jarret	471
b. Branche anastomotique	472
c. Artère nourricière	472
d. Branches destinées au ligament suspenseur du boulet, etc.	472
F. Artère plantaire externe	472
G. Artères digitales	472
9. Artères pelviennes	473
A. Artère iléo-lombaire	474
a. Divisions musculaires	474
b. Rameau spinal	474
c. Rameau dorsal	474
d. Branche terminale	474
B. Artère honteuse interne	474
a. Artère ombilicale	474
b. — rectale interne	474
c. Branche terminale de la honteuse interne	474
aa. Artère périnéenne	474
bb. — pénienne	474
C. Artère fessière postérieure	475
a. Rameaux musculaires	475
b. — spinaux	475
c. Artère coccygienne moyenne	475
d. Artère coccygienne latérale inférieure	476
aa. Artère coccygienne latérale supérieure	476
e. Artère ischiatique	476
D. Artère fessière antérieure	476
E. — — postérieure	476
F. — — inférieure	476
G. — obturatrice	476
a. Rameaux musculaires	477
b. — destinés au col de la vessie	477
c. Artère nourricière de l'ischium	477
d. Branche inférieure	477
e. — supérieure	477
C. Veines	477
I. Veines pulmonaires	477
II. — du cœur	478
a. Veine coronaire gauche	478
b. — — droite	478
III. Veine cave antérieure	478
1. Veines jugulaires	478
A. Veine maxillaire externe ou faciale antérieure	479
1. Veine faciale ou labiale	480
a. Veine angulaire de l'œil	480
b. — dorsale du nez	480
c. — latérale —	480
d. Rameau communicant supérieur	480
aa. Branches de la veine cérébrale inférieure	480
bb. Veine ophthalmique	480
cc. — palpébrale inférieure	480
dd. Veine nasale postérieure	480
ee. — dentaire antérieure	480
ff. — palatine	480
e. Rameaux musculaires	481
f. Veine coronaire labiale supérieure	481
g. Veine coronaire labiale inférieure	481
h. Branche communicante inférieure	481
2. Branches du masséter interne, du digastrique, etc.	481
3. Veines inférieures de la glande maxillaire	481
4. Veine linguale	481
5. — dorsale de la langue	481
6. — sublinguale	481
7. Branches parotidiennes	481
B. Veine maxillaire interne	482
1. Branche communicante inférieure	482

a. Veine buccinatrice ou veine des joues.................. 482
b. Veine dorsale de la langue. 482
c. — dentaire inférieure.. 482
d. — ptérygoïdienne...... 483
e. Veines temporales antérieures ou profondes........ 483
2. Veine temporale............ 483
a. Veine transverse de la face. 483
b. — temporale postérieure.................... 483
re.................... 483
c. Veine cérébrale supérieure. 483
3. Veine parotidienne supérieure................ 483
4. Veine massétérine.......... 483
5. Branches parotidiennes....... 483
C. Veine cérébrale inférieure...... 484
1. Veine méningée inférieure... 484
2. — occipitale............ 484
a. Veine thyroïdienne supérieure................... 484
b. Branches musculaires, œsophagiennes, etc.......... 484
c. Veine cervicale inférieure. 448
d. — sous-cutanée interne. 484
2. Veines thoraciques internes.. 485
a. Veine abdominale antérieure................... 485
b. Veine diaphragmatique inférieure................... 485
c. Veines musculaires supérieures................... 486
d. Veines musculaires inférieures................... 486
e. Veine diaphragmatique moyenne................... 486
f. Veine thoracique interne 486
3. Veines vertébrales.......... 486
a. Rameaux médullaires.... 486
b. — musculaires.... 486
4. Veines cervicales supérieures................... 486
a. Veine cervicale supérieure. 486
aa. Rameaux émanés du ligament cervical, du grand complexus, etc............. 487
bb. Première veine intercostale................... 487
cc. Rameaux du médiastin et du péricarde............. 487
b. Veine dorsale........... 487
aa. Grande branche ou veine transverse de la nuque..... 487
bb. Petite branche......... 487
5. Veine azygos............. 487
a. Veines intercostales postérieures................... 487
b. Veine demi-azygos....... 488
c. Veine œsophagienne...... 488
d. — bronchique......... 488
6. Veines axillaires........... 488
A. Veines digitales............ 488
a. Veines soléaires......... 488
b. — du tissu podophylleux................... 488
c. Veines du bourrelet ou veines coronaires antérieures. 489
d. Veines coronaires postérieures................... 489

e. Veines du coussinet plantaire................... 489
f. Veines antérieures du paturon................... 489
g. Veines postérieures du paturon................... 489
B. Veine plantaire profonde...... 489
C. — — externe....... 489
D. — — interne....... 489
a. Branche la plus courte.... 489
b. — la plus longue.... 489
E. Veine radiale postérieure...... 490
F. — — antérieure..... 490
G. — humérale............. 490
a. Branches musculaires..... 490
b. Veine cubitale........... 490
c. — humérale profonde.. 490
d. — circonflexe de l'humérus................... 490
H. Veine axillaire............. 490
a. Veine scapulaire antérieure................... 490
b. Veine scapulaire moyenne. 490
IV. Veine cave postérieure....... 491
I. Veines iliaques............. 492
a. Veine sacrée moyenne.... 493
b. — ilio-lombaire....... 493
c. — circonflexe de l'ilium. 493
1. Veines crurales............ 493
A. Veines digitales............ 493
B. Veine plantaire postérieure.... 493
C. — — externe........ 493
D. — — interne........ 493
E. — tibiale antérieure....... 494
F. — — postérieure...... 494
G. — poplitée............. 494
H. — crurale............. 494
a. Rameaux musculaires..... 494
b. Veine nourricière inférieure du fémur................ 494
c. — sous-cutanée externe. 494
d. — — interne. 495
e. — fémorale inférieure.. 495
f. — — antérieure. 495
g. — — profonde... 495
h. — honteuse externe.... 495
aa. — sous-cutanée abdominale................... 495
i. Veine abdominale postérieure................... 495
k. Veine spermatique externe. 495
l. — obturatrice......... 495
m. — fessière inférieure.. 495
n. — — antérieure.. 496
2. Veines pelviennes........... 497
A. Veine sacrée latérale......... 497
a. Veines coccygiennes latérale, supérieure et inférieure.................. 497
b. Veine coccygienne médiane.................... 497
c. Veine ischiatique......... 497
d. Veines spinales.......... 497
B. Veine honteuse interne....... 497
a. Veine pénienne profonde.. 497
b. — du périnée......... 498
c. — rectale interne...... 498
C. Veine fessière postérieure..... 498
II. Veines lombaires............ 498

      a. Rameau dorsal... 498
      b.   —   spinal. ... 498
      c.   —   musculaires... 498
III. Veines spermatiques internes... 498
IV. — rénales... 499
      a. Rameaux des ganglions lymphatiques des reins ... 499
      b. Rameaux de la capsule surrénale... 499
      c. Veines des capsules surrénales... 499
V. Veines hépatiques... 499
VI. — diaphragmatiques... 499
VII. — médiastines postérieures. 499
V. Veine porte... 500
I. Veine mésentérique antérieure. 501
      a. Veines de l'intestin grêle.. 501
      b. Veine rectale antérieure... 501
      c. — iléo-cœcale... 501
      d. — colique... 501
II. Veine mésentérique postérieure. 501
III. — gastro-splénique... 501
      a. Veine splénique... 501
      aa. — gastro-épiploïque gauche... 501
      bb. Veines spléniques proprement dites... 502
      cc. Veines courtes de l'estomac... 502
      b. Veine coronaire gastrique supérieure... 502
      a. Veines pancréatiques... 502
      b. Veine duodénale... 502
      c. — gastro-épiploïque droite... 502
      d. Veine coronaire gastrique inférieure... 502
II. Système des vaisseaux lymphatiques... 502
I. Vaisseaux lymphatiques... 503
A. Troncs principaux du système lymphatique... 503
I. Canal thoracique... 503
II. Tronc trachéal droit... 504
B. Vaisseaux lymphatiques de la tête... 504
      a. Vaisseaux lymphatiques superficiels... 504
      b. Vaisseaux lymphatiques profonds... 504
C. Vaisseaux lymphatiques du cou. 505
      a. Vaisseaux lymphatiques superficiels du cou... 505
      b. Vaisseaux lymphatiques profonds du cou... 505
D. Vaisseaux lymphatiques du thorax et des viscères thoraciques... 505
      a. Vaisseaux lymphatiques de la paroi thoracique externe. 505
      b. Vaisseaux lymphatiques de la paroi thoracique interne. 505
      a Vaisseaux lymphatiques du médiastin postérieur... 505
      b. Vaisseaux lymphatiques du médiastin antérieur... 506
      c. Vaisseaux lymphatiques du cœur... 506
      d. Vaisseaux lymphatiques des poumons... 506
E. Vaisseaux lymphatiques de l'abdomen et des viscères abdominaux... 506
      a. Vaisseaux lymphatiques superficiels de la paroi abdominale... 506
      b. Vaisseaux lymphatiques profonds de la paroi abdominale... 506
      a. Vaisseaux lymphatiques des organes génitaux... 506
      aa. Vaisseaux des organes génitaux externes... 506
      bb. Vaisseaux des organes génitaux internes... 506
      b. Vaisseaux lymphatiques des organes urinaires... 507
      c. Vaisseaux lymphatiques du foie... 507
      d. Vaisseaux lymphatiques de la rate... 507
      e. Vaisseaux lymphatiques du pancréas... 507
      f. Vaisseaux lymphatiques de l'estomac... 507
      g. Vaisseaux lymphatiques de l'épiploon... 508
      h. Vaisseaux lymphatiques du tube intestinal... 508
      aa. Vaisseaux lymphatiques de l'intestin grêle... 508
      bb. Vaisseaux lymphatiques du cœcum et du côlon... 508
      cc. Vaisseaux lymphatiques du rectum... 508
F. Vaisseaux lymphatiques des membres antérieurs... 508
      a. Vaisseaux superficiels... 508
      b. — profonds... 508
G. Vaisseaux lymphatiques des membres postérieurs... 509
      a. Vaisseaux superficiels... 509
      b. — profonds... 509
II. Ganglions lymphatiques... 509
A. Ganglions lymphatiques de la tête... 509
      a. Ganglions sous maxillaires. 509
B. Ganglions lymphatiques du cou... 509
      a. Ganglions cervicaux supérieurs... 509
      b. Ganglions cervicaux inférieurs... 509
C. Ganglions lymphatiques du thorax... 510
      a. Ganglions du médiastin antérieur... 510
      b. Ganglions du médiastin postérieur... 510
      c. Ganglions bronchiques ou pulmonaires... 510
D. Ganglions lymphatiques de l'abdomen... 510
      a. Ganglions lymphatiques du foie... 510
      b. Ganglions lymphatiques de la rate ou ganglions spléniques... 510

c. Ganglions lymphatiques de l'estomac................ 510
d. Ganglions lymphatiques du canal intestinal.......... 510
aa. Ganglions de l'intestin grêle................. 510
bb. Ganglions du cœcum et du côlon.............. 510
a. Ganglions du rectum.. 510
e. Ganglions sous-lombaires.. 511
f. — iliaques internes. 511
g. — iliaques externes. 511
h. — pelviens........ 511
E. Ganglions lymphatiques des membres antérieurs........... 511
a. Ganglions brachiaux inférieurs.................... 511
b. Ganglions brachiaux supérieurs.................... 511
c. Ganglions axillaires....... 511
F. Ganglions lymphatiques des membres postérieurs.......... 511
a. Ganglions poplités........ 511
b. — du pli du grasset. 512
c. — du pubis....... 512
d. — inguinaux profonds................... 512

NÉVROLOGIE.

I. Système nerveux de la vie animale. 512
A. Partie centrale................. 512
I. Encéphale.................... 512
1. Enveloppes de l'encéphale... 512
a. Dure-mère.............. 513
b. Arachnoïde............. 514
c. Pie-mère................ 514
2. Cerveau................... 514
a. Face interne............ 515
b. — antérieure.......... 516
c. — postérieure.......... 516
aa. Pédoncules cérébraux.... 516
bb. Tubercule mamillaire.... 516
cc. Hypophyse ou glande pituitaire.................. 516
dd. Infundibulum........... 516
ee. Éminences mamillaires... 516
ff. Tubercules cendrés...... 516
a. Paroi externe........... 517
b. — interne............. 517
c. — antérieure ou voûte. 517
d. — postérieure ou plancher..................... 517
aa. Trigone............... 517
bb. Corps striés........... 518
cc. Plancher des ventricules latéraux.............. 518
dd. Plexus choroïdes des ventricules latéraux......... 519
a. Plexus choroïde moyen.... 519
b. Lame cornée............. 519
c. Couches optiques........ 519
d. Tubercules quadrijumeaux. 519
e. Glande pinéale ou conarium. 520
f. Orifice cérébral inférieur.. 520
g. — — supérieur. 520
h. Ventricule des couches optiques ou troisième ventricule................. 520
i. Aqueduc de Sylvius ou canal des tubercules quadrijumeaux.................. 520
3. Cervelet.................. 520
a. Réseau vasculaire........ 520
b. Plexus médian.......... 520
c et *d.* Plexus latéraux droit et gauche............... 520
e. Lobes latéraux ou hémisphères du cervelet........ 520
f. Lobe médian ou vermis... 521
g. Pédoncules cérébelleux inférieurs ou pédoncules des tubercules quadrijumeaux.. 521
h. Pédoncules cérébelleux latéraux ou pédoncules de la protubérance............. 521
i. Pédoncules cérébelleux supérieurs ou pédoncules de la moelle allongée......... 521
a. Arbre de vie............ 521
b. Valvule cérébelleuse...... 521
c. Ventricule du cervelet ou quatrième ventricule...... 521
4. Protubérance annulaire...... 521
5. Moelle allongée........... 522
a. Face antérieure ou supérieure.................. 522
b Face postérieure et inférieure................... 522
aa. Pyramides............. 522
bb. Corps olivaires......... 522
cc. Corps restiformes....... 522
II. Moelle épinière............. 523
1. Enveloppes de la moelle épinière.................. 523
1. Dure-mère.............. 523
2. Arachnoïde............. 524
3. Pie-mère spinale......... 524
2. Description de la moelle épinière.................. 525
B. Portion périphérique........... 526
I. Nerfs...................... 526
I. Nerfs encéphaliques.......... 526
1. Nerf olfactif.............. 527
2. Nerf optique............. 527
3. Nerf oculo-moteur commun.. 528
1. Branche supérieure....... 528
2. — inférieure....... 529
a. Rameau se rendant au ganglion ophthalmique........ 529
b. Rameaux se rendant au muscle petit oblique....... 529
c. Filets destinés au droit inférieur et au droit interne.. 529
4. Nerf pathétique........... 529
5. — trijumeau.......... 530
I. Nerf ophthalmique.......... 530
1. Nerf lacrymal............ 530
a. Rameau interne.......... 530
b. Rameau externe......... 530
2. Nerf frontal............. 530
3. Nerf nasal.............. 530
a. Nerf ciliaire............. 530
b. Rameau palpébral inférieur ou trochléaire inférieur.... 530
c. Nerf ethmoïdal........... 531
II. Nerf maxillaire supérieur... 531

1. Nerf palpébral inférieur ... 531
2. Nerf sphéno-palatin....... 532
a. Nerf nasal supérieur ou naso-palatin 532
aa. Branche interne ou branche de la cloison nasale.... 532
bb. Branche externe........ 532
b. Grand nerf palatin........ 532
c. Nerfs dentaires supérieurs.. 532
d. Petit nerf palatin ou nerf
staphylin................ 532
e. Plexus sphéno-palatin..... 532
aa. Nerf ptérygoïdien ou vidien.................... 532
3. Nerf orbitaire inférieur ou
sous-orbitaire............ 533
a. Nerf dentaire antérieur ou
alvéolaire antérieur........ 533
b. Nerf nasal superficiel...... 533
c. —   — inférieur... .. 533
d. — de la lèvre supérieure. 533
III. Nerf maxillaire inférieur... 533
1. Nerf massétérin........... 533
2. Nerfs temporaux antérieurs. 533
3. Nerf ptérygoïdien......... 533
a. Ganglion auriculaire ou
otique, ou ganglion d'Arnold. 534
4. Nerf buccinateur.......... 534
5. — temporal superficiel.. 534
a. Branche antérieure........ 534
b. — postérieure....... 534
6. Nerfs parotidiens.......... 534
7. Nerf dentaire inférieur ou
postérieur................ 534
a. Nerf mylo-hyoïdien........ 534
b. Branche dentaire......... 534
c. Nerf mentonnier 534
8. Nerf lingual.............. 534
a. Branche superficielle...... 535
b. — profonde........ 535
6. Nerf oculo-moteur externe... 536
a. Branche supérieure 536
b. Branche inférieure....... 537
7. Nerf facial............... 537
1. Nerf du muscle de l'étrier. 537
2. — du tympan ou corde
du tympan.. 537
3. Nerf auriculaire antérieur.. 537
4. —   — interne ... 537
5. —   — postérieur. 537
6. — temporal postérieur.. 537
7. — styloïdien ou stylo-
hyoïdien................. 537
8. Nerf sous-cutané du cou.. 538
9. Nerfs parotidiens 538
10. Nerf facial proprement dit. 538
a. Nerf buccal antérieur ou
supérieur................ 538
aa. Branche antérieure...... 538
bb. — postérieure..... 538
b. Nerf buccal inférieur ou postérieur................. 538
8. Nerf auditif.............. 538
a. Nerf du limaçon.......... 538
b. — du vestibule. 538
9. Nerf glosso-pharyngien...... 539
1. Nerf tympanique 540
2. Branche innominée...... 540
3. —   — 540

4. Nerf pharyngien. 540
5. — lingual............. 540
a. Branche supérieure....... 540
b. — inférieure....... 540
10. Nerf pneumo-gastrique...... 540
Ganglion supérieur du pneumo-gastrique............ 540
1. Rameau auriculaire du nerf
vague ou nerf auriculaire
inférieur 540
2. Filet anastomotique....... 540
Ganglion inférieur du pneumo-gastrique............ 541
1. Rameaux anastomotiques.. 541
2. Nerf pharyngien.......... 541
a. Branche supérieure....... 541
b. — inférieure...... .. 541
3. Nerf laryngé supérieur.... 541
Portion thoracique du pneumo-gastrique............ 541
1. Nerf laryngé inférieur ou
nerf récurrent, trachéal récurrent ou nerf vocal 541
a. Branches du plexus pulmonaire antérieur........... 541
b. Branche du ganglion cervical inférieur.... 542
c. Branches destinées au tronc
du grand sympathique..... 542
d. Branches œsophagiennes . 542
e. Plexus trachéal........... 542
f. Rameaux musculaires...... 542
2. Plexus pulmonaire antérieur.................... 542
3. Plexus cardiaque 542
4. Plexus pulmonaire postérieur................ 542
Branches terminales du
pneumo-gastrique.,...... 542
1. Branche supérieure....... 542
2. — inférieure........ 542
11. Nerf accessoire ou spinal... 543
1. Rameaux anastomotiques. 543
2. Rameau du plexus palatin. 543
3. Branche inférieure....... 543
4. — supérieure...... 543
12. Nerf hypoglosse........... 543
1. Filets du ganglion cervical
supérieur................ 544
2. Filet se rendant au nerf
vague.... 544
3. Filet se rendant au premier nerf cervical........ 544
4. Filet destiné au plexus palatin.................... 544
5. Rameaux laryngiens 544
6. Rameaux destinés à la
glande maxillaire.......... 544
7. Branche terminale externe. 544
8. — terminale interne..... 544
II. Nerfs de la moelle épinière.... 544
I. Nerfs cervicaux............... 545
1. Premier nerf cervical....... 545
a. Branche supérieure....... 545
b. — inférieure....... 545
2. Second nerf cervical........ 545
a. Branche supérieure....... 545
b. — inférieure........ 545
aa. Nerf sous-cutané de l'o-

reille 545
bb. Nerf sous-cutané du cou. 545
3, 4, 5. Troisième, quatrième et cinquième nerf cervical...... 546
a. Branches supérieures..... 546
b. — inférieures 546
6, 7, 8. Sixième, septième et huitième nerf cervical.......... 546
a. Branches supérieures..... 546
b. — inférieures....... 546
II. Nerfs dorsaux... 546
a. Branches supérieures..... 547
b. — inférieures.... 547
aa. Nerfs intercostaux........ 547
III. Nerfs lombaires............. 547
a. Branches supérieures..... 547
b. — inférieures...... 547
IV. Nerfs sacrés... 548
a. Branches supérieures..... 548
b. — inférieures.. ... 548
V. Nerfs coccygiens 548
a. Branches supérieures..... 548
b. — inférieures..... 548
1. Plexus brachial.... 548
1. Nerfs thoraciques antérieurs.................... 548
2. Nerfs thoraciques postérieurs 549
3. Nerf scapulaire antérieur.. 549
4. — — moyen.... 549
5. — — postérieur. 549
6. Nerf cubital............. 550
a. Nerf cutané interne...... 550
b. Rameaux destinés aux muscles fléchisseurs de la face interne de l'avant-bras 550
c. Branche interne.......... 550
d. — externe.......... 550
7. Nerf brachial antérieur.... 550
a. Grande branche.......... 550
b. Petite branche........... 550
8. Nerf brachial postérieur [nerf radial].............. 550
a. Branche interne.... 550
b. — externe.......... 550
9. Nerf brachial médian.. .. 551
a. Nerf radial antérieur..... 551
b. — — postérieur..... 551
aa. Filets destinés aux muscles de la région postérieure de l'avant-bras............. 551
bb. Nerf interosseux......... 551
c. Nerf plantaire externe.... 551
d. — — profond.... 551
e. — — externe.... 551
f. Nerf digital externe....... 552
aa. Branche antérieure...... 552
bb. — postérieure..... 552
2. Plexus lombaire............ 552
1. Nerf lombo-hypogastrique. 553
a. Branche antérieure....... 553
b. — postérieure 553
2. Nerf lombo-inguinal...... 553
a. Branche antérieure 553
b. — postérieure 553
3. Nerf spermatique externe. 553
a. Branche externe.......... 553
b. — interne.......... 553
4. Nerf fémoral cutané externe. 553

5. Nerf crural antérieur...... 553
a. Nerf fémoral cutané interne. 554
b. Seconde branche......... 554
6. Nerf obturateur.... 554
a. Branche antérieure....... 555
b. — postérieure 555
7. Branches destinées au psoas, etc................... 555
3. Plexus sacré............... 555
1. Nerf fessier antérieur..... 555
2. — — postérieur.... 555
3. Nerf fémoral cutané postérieur..................... 555
4. Nerf honteux interne ou génital interne........... 555
a. Nerf hémorrhoïdal moyen ou anal 555
b. Nerf dorsal du pénis...... 556
5. Nerf hémorrhoïdal postérieur..................... 556
6. Branches musculaires..... 556
7. Nerf sciatique ou tronc crural.................... 556
a. Nerf crural postérieur..... 556
b. — — moyen........ 556
aa. Grande branche... 556
bb. Petite branche 556
a. Nerf cutané postérieur.... 556
b. Petit nerf tibial.......... 556
c. Grand nerf tibial......... 557
aa. Nerf cutané interne de la jambe.................... 557
f. Nerf plantaire externe..... 557
g. — — interne..... 557
II. Système nerveux végétatif ou de la vie organique 558
I. Nerf grand sympathique....... 558
A. Portion céphalo-cervicale.... 558
1. Ganglion cervical supérieur ou fusiforme............. 558
Ses communications avec :
a. Le trijumeau............. 558
b. La 6e paire.............. 559
c. Le nerf facial et l'auditif... 559
d. — glosso-pharyngien. 559
e. — pneumo-gastrique. 559
f. — accessoire........ 559
g. — hypoglosse...... . 559
h. Le premier nerf cervical... 559
2. Ganglion cervical inférieur. 559
a. Branches se reudant au 7e et au 8e nerf cervical...... 559
b. Branche se rendant au plexus pulmonaire antérieur. 559
c. Branches se rendant au plexus cardiaque et au plexus pulmonaire postérieur..................... 559
d. Anastomoses avec le nerf récurrent 559
B. Portion thoracique.......... 560
1. Premier ganglion thoracique...................... 560
a. Branche destinée à l'artère et à la veine vertébrales... 560
b. Rameaux destinés au plexus cardiaque, etc............. 561
2. Autres ganglions thoraciques. 561

a. Second ganglion.......... 561
b. Troisième, quatrième, cinquième, sixième......... 561
c. Du septième au dix-huitième 561
a. Rameau se rendant au nerf diaphragmatique 561
b. Grand nerf splanchnique.. 561
c. Petit nerf splanchnique... 561
C. Portion abdominale........ 561
   a. Filets pour les artères et les veines lombaires 561
   b. Rameaux destinés à l'aorte postérieure, etc. 561
   c. Rameaux se rendant aux plexus mésaraïques....... 561
D. Portion sacrée ou pelvienne. 562
   a. Branche se rendant au dernier nerf sacré.......... 562
   b. Rameaux destinés à la portion postérieure du rectum. 562
E. Plexus des nerfs splanchniques................... 562
   1. Plexus cœliaque ou solaire. 562
   a. Plexus gastrique......... 562
   aa. — coronaire supérieur ou postérieur.......... 562
   bb. Plexus coronaire inférieur ou antérieur...... 562
   b. Plexus hépatique.... 562
   c. — splénique........ 563
   d. — pancréatique...... 563
   2. Plexus mésentérique antérieur................... 563
   3. Plexus rénaux............ 564
   4. — mésentérique postérieur................. 564

   5. Plexus spermatiques...... 564
   6. — pelviens ou hypogastriques............... 564

EMBRYOLOGIE.

I. DÉVELOPPEMENT DE L'ŒUF.......... 565
II. ENVELOPPES FŒTALES............. 567
   1. Placenta.................. 568
   2. Chorion 570
   3. Allantoïde 571
   4. Amnios.................. 572
III. CORDON OMBILICAL............... 573
   1. Veine ombilicale........... 573
   2. Artères ombilicales......... 573
   3. Ouraque................. 574
   4. Gelée de Wharton......... 574
   5. Gaine du cordon ombilical... 574
IV. VÉSICULE OMBILICALE............. 574
V. CHANGEMENTS ÉPROUVÉS PAR L'UTÉRUS DURANT LA GESTATION............. 575
VI. POSITION DU FŒTUS 577
VII. APERÇU DES DIFFÉRENCES ENTRE LES ORGANES DU FŒTUS ET CEUX DES ANIMAUX ADULTES................... 577
   1. Os........ 577
   2. Dents.................... 578
   3. Muscles 578
   4. Organes de la digestion..... 578
   5. — de la respiration... 578
   6. — génito-urinaires.... 579
   7. — de la circulation.... 581
   8. Système nerveux......... 581
   9. Organes des sens.......... 582

FIN DE LA TABLE MÉTHODIQUE.

ANATOMIE

DES

ANIMAUX DOMESTIQUES

ANATOMIE GÉNÉRALE

I. ÉLÉMENTS MORPHOLOGIQUES DU CORPS ANIMAL.

Les différentes parties qui entrent dans la composition du corps des animaux peuvent se diviser, d'après leurs propriétés physiques, en parties *solides* et *liqui-des* ; elles se trouvent toujours réunies, mais en proportion variable.

1. Éléments liquides.

Les éléments liquides l'emportent de beaucoup sur les éléments solides ; ils forment, en effet, près des trois quarts et même des quatre cinquièmes du poids total du corps. Leur coloration, leur odeur, leur saveur, leurs propriétés chimiques, etc., présentent des variétés fort nombreuses.

Le degré de fluidité est fort variable ; les uns, comme le plasma, par exemple, imprègnent les différents tissus qu'ils maintiennent dans un certain état d'humidité ; les autres, tels que le sang, la lymphe, le sérum, circulent librement dans les canaux, les vaisseaux, ou bien se trouvent emprisonnés dans des sacs séreux, des bourses muqueuses, etc.

Les fluides de l'organisme peuvent être également divisés en fluides élastiques ou gazeux, et en fluides non élastiques ou liquides.

Les éléments fluides élastiques ou gazeux sont renfermés, principalement à l'état normal, dans des cavités qui se trouvent en communication directe avec l'air ambiant : nous citerons, comme exemple, les voies respiratoires et le tube digestif, dans lesquels l'air atmosphérique pénètre d'une manière directe. Différents gaz peuvent exister à l'état libre ou sous forme de combinaison, soit dans l'estomac, soit dans l'intestin ; tels sont l'hydrogène, l'acide carbonique, l'azote, l'oxyde de carbone, l'hydrogène sulfuré. Les gaz peuvent également se combiner aux liquides : tels sont l'oxygène, l'azote, l'acide carbonique, que l'on retrouve dans le sang. La vapeur d'eau se mélange aux gaz dans les voies respiratoires, dans le tube digestif, au niveau de la surface cutanée.

Les éléments fluides non élastiques ou liquides sont formés en grande partie par de l'eau, qui tient en dissolution des éléments de nature fort variable. Ces liquides, connus également sous le nom de sucs, circulent dans des vaisseaux, des canaux, ou bien sont renfermés dans des cavités. Nous citerons : le plasma, la lymphe, le chyle, le sang, le sérum, la synovie, le mucus, la salive, le suc gastrique, le suc intestinal, la bile, l'urine, le sperme, le liquide prostatique, le lait, les larmes, le cérumen, les produits sébacés de la peau, la sueur ; nous pourrions également signaler les liquides contenus dans les membranes de l'œuf : l'eau de l'amnios, la gelée de Wharton, etc.

2. Éléments solides.

Les éléments solides sont formés par des substances *organiques* ou *inorganiques* toujours imprégnées de liquides. Les substances organiques les plus importantes dont la chimie a déterminé la composition, sont : la fibrine (1), l'albumine, la caséine, la globuline (qui entre dans la composition des globules du sang), la gélatine, la glutine, la kératine, les graisses.

Les substances inorganiques sont gazeuses ou solides : on y fait rentrer l'oxygène, l'azote, l'acide carbonique, l'hydrogène ; puis la chaux, la potasse, la soude, le chlore, l'ammoniaque, la magnésie, le soufre, le phosphore, le fer, etc. Unis aux acides, ces différents corps constituent les sels que l'on observe dans l'organisme.

Les éléments solides se montrent sous des formes différentes et présentent, au point de vue de leurs propriétés physiques, telles que : l'élasticité, la dureté, la mollesse, etc., des différences nombreuses qui dépendent soit de la quantité de liquide qui imprègne les tissus, soit du plus ou moins de cohésion des différents éléments anatomiques entre eux, soit de la quantité de substances inorganiques contenues dans l'organe. Plus un tissu contient de liquide, plus les adhérences entre les différents éléments qui le composent sont faibles, plus aussi il sera mou, flexible ; au contraire, moins il y aura de liquide, plus les adhérences des éléments entre eux seront fortes, plus les éléments inorganiques seront abondants, plus le tissu deviendra dur et rigide.

Aux tissus solides de l'organisme, qui sont destinés à lui maintenir sa forme, à le protéger contre les influences nuisibles, à faciliter les mouvements, en un mot à présider à sa conservation, appartiennent : le *tissu conjonctif*, le *tissu fibreux*, le *tissu élastique*, les *muscles*, les *nerfs*, les *glandes*, les *cartilages*, les *dents*, les *éléments cornés*.

II. DES CELLULES.

Les cellules et les noyaux de cellule jouent dans l'organisme un rôle capital ; soumis à des transformations, à des métamorphoses, ils forment les éléments des tissus et concourent à la production des sécrétions variées.

(1) La fibrine, l'albumine, la caséine, sont des substances protéiques dérivées de la protéine. Ce corps a été découvert par Mulder dans l'organisme : il est composé de carbone, d'eau, d'oxygène et d'azote, et presque toujours on y rencontre du soufre et du phosphore. — [On admettait autrefois que la fibrine existait à cet état dans le sang et dans les liquides de l'organisme. Denis de Commercy en France, Schmidt en Allemagne ont démontré dans ces dernières années que la fibrine n'était point préformée dans le sang : elle s'y trouve sous forme de substances fibrinogène et fibrinoplastique solubles qui se transforment en fibrine au contact de l'air.]

1. Développement des cellules.

Les anciens histologistes admettaient que les tissus animaux se développent aux dépens d'une substance plus ou moins liquide, en voie d'organisation, ne contenant aucun élément morphologique, et à laquelle ils donnaient le nom de *blastème* ou *cytoblastème*. Ce blastème serait formé par des substances protéiques, de la graisse, des sels, et devrait avoir la propriété, grâce à une force spéciale, inhérente au liquide lui-même, de donner naissance à des éléments anatomiques.

Schwann, le premier, renversa ces théories hypothétiques et erronées, en déclarant que la cellule est le point de départ du corps tout entier.

Il y a quelques années encore, on disait que toute cellule était formée par un noyau, renfermant des nucléoles, puis par une membrane enveloppante, très-mince, transparente, sans structure. L'espace compris entre le noyau et la membrane était désigné sous le nom de cavité cellulaire ; cette cavité était remplie de liquide, tenant en suspension des principes albuminoïdes, de la graisse, des sels, des matières extractives : c'était le contenu cellulaire.

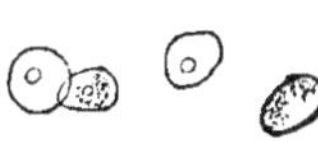
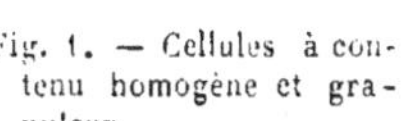

Fig. 1. — Cellules à contenu homogène et granuleux.

Aujourd'hui on comprend sous le nom de cellule un corps d'un volume assez peu considérable, formé par une masse molle qui contient un élément spécial. La masse est la substance du corps cellulaire ; l'élément est le noyau. Quant à la membrane décrite par les anciens, elle manque souvent, et quand elle existe, elle doit être considérée comme un produit tout à fait secondaire (Schultze, Brücke, etc.). La masse primitive qui compose les cellules a été aussi désignée sous le nom de *protoplasma* (Schultze). Cette substance, douée de propriétés vitales extrêmement actives, joue dans la vie cellulaire un rôle d'une importance considérable.

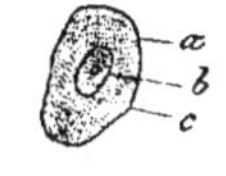

Fig. 2. — Cellules à contenu granuleux (*).

Les éléments cellulaires qui forment les tissus de l'organisme se touchent tous et se tiennent pour ainsi dire d'une manière intime ; aussi est-il difficile d'étudier la substance qui les unit : dans ces derniers temps on a trouvé de nouveaux procédés, et notamment l'imprégnation d'argent, qui permettent de reconnaître les couches les plus minces de substance intercellulaire ou ciment. Le nitrate d'argent colore cette substance unissante et n'attaque nullement les cellules.

2. Multiplication des cellules.

Nous avons déjà dit que les anciens histologistes admettaient que les éléments anatomiques se forment par une sorte de génération spontanée : aujourd'hui on est convenu que les cellules se multiplient en formant des éléments identiques à elles-mêmes.

Remack a été un des premiers à étudier la segmentation cellulaire. Quand l'élément anatomique est libre, sans enveloppe, le corps cellulaire en entier s'é-

(*) *a*, Membrane cellulaire ; *b*, noyau ; *c*, contenu.

trangle à sa partie moyenne ; dans les cellules pourvues de membranes, capsu-

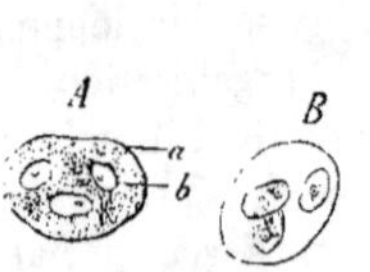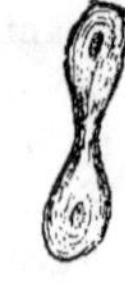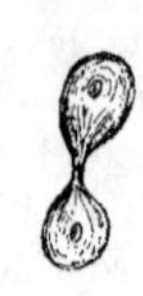

Fig. 3. — Cellules mères et cellules filles (*).

Fig. 4. — Globules sanguins d'un embryon de poulet en voie de segmentation.

les, etc., l'enveloppe ne subit aucun changement, et les éléments prolifèrent dans l'intérieur de la cavité protectrice (multiplication endogène). On peut facilement suivre ce dernier mode de prolifération cellulaire dans les cartilages. Chaque élément se divise, se subdivise. On donne aux nouvelles cellules le nom de cellules filles ; on appelle au contraire du nom fort impropre de cellule mère la capsule qui englobe les éléments de nouvelle formation.

3. Métamorphoses des cellules.

Les cellules subissent des métamorphoses et des modifications multiples qui portent, ou bien sur le contenu cellulaire et le noyau, ou bien sur la membrane cellulaire.

1. Les cellules peuvent conserver leur indépendance dans un liquide, dans la lymphe, le chyle, le sang, etc. Quelques auteurs ont décrit l'ensemble de ces éléments et du liquide qui les tient en suspension sous le nom de tissus à substance intercellulaire liquide.

2. Les cellules peuvent subir des modifications de forme multiples : elles s'allongent, s'aplatissent. Nous citerons, par exemple, les cellules épithéliales, les cellules épidermiques, adipeuses, pigmentaires. Ces cellules peuvent être polygonales (épithélium pavimenteux), aplaties (cellules épidermiques), fusiformes, étoilées (cellules de tissu conjonctif, corpuscules osseux), etc. Elles peuvent renfermer des substances chimiques de nature fort variable, du sérum, de la graisse, de l'hématine, des substances colorantes de la bile, du pigment, de la mucine, etc.

3. La membrane enveloppante des cellules peut aussi subir des changements de structure : elle peut se confondre avec les membranes de cellules voisines, se souder avec la substance intercellulaire. Les cellules peuvent se souder les unes aux autres, de manière à former des tissus de nature spéciale.

a. Elles peuvent être plongées dans la substance intercellulaire, qui leur constitue des cavités protectrices comme dans le cartilage.

b. Elles s'unissent quelquefois bout à bout, de manière à former des traînées ; les parois des cellules qui se touchent se résorbent dans ce cas. Les tubes nerveux, les conduits glandulaires, les capillaires se formeraient par ce procédé, suivant quelques auteurs.

c. On admettait autrefois que les cellules pouvaient se confondre les unes avec les autres, de manière à former de véritables membranes amorphes après la disparition des noyaux et des membranes. Aujourd'hui les auteurs admettent que ces membranes sont le produit d'une simple exsudation cellulaire : c'est

(*) A. Cellule mère avec son contenu granuleux.
a, cellule mère ; *b*, cellule fille.
B. Cellule mère à contenu homogène.

ainsi que se forment la cristalloïde antérieure et postérieure, et les lamelles transparentes de la cornée.

d. Les cellules peuvent prendre une forme étoilée; dans ce cas, leurs prolongements multiples s'anastomosent avec les ramifications de cellules voisines de manière à constituer un vaste réseau cellulaire. C'est là notamment ce que l'on observe dans le tissu osseux.

4. Les cellules se transforment également en fibres : elles se prolongent alors dans deux directions opposées et se réunissent bout à bout de manière à former. soit des fibres de tissu conjonctif, soit des fibres musculaires. (Reichert et Virchow, au contraire, admettent que les fibres de tissu cellulaire proviennent en grande partie de la division en fibrilles du blastème interstitiel.)

5. Enfin les cellules se détruisent. Les unes sont détachées du corps et entraînées par le frottement, comme au niveau de la peau, ou par les liquides, comme dans l'intestin. En général, cependant, les cellules subissent, avant de · disparaître, des changements de composition importants. La membrane peut se rompre, le contenu de la cellule s'échappe alors et le noyau se dissout. Il est probable que la rupture des éléments cellulaires joue un rôle fort important dans les phénomènes de sécrétion des différentes glandes.

Le corps cellulaire subit des modifications multiples, par suite de l'absorption de matériaux nouveaux, de l'excrétion de certains principes; cette activité nutritive est intense surtout dans les cas où de nouveaux éléments se forment dans la cellule même.

Différentes substances peuvent venir se fixer dans le corps cellulaire, même à l'état physiologique : tels sont la graisse, les pigments biliaires, les matières colorantes du sang, etc. Dans certains cas, ces dépôts de corps étrangers provoquent ou hâtent la destruction des cellules. C'est ainsi que l'accumulation de la graisse ou des sels calcaires dans les cellules de cartilage, par exemple, cause la destruction de ces éléments.

Mais les cellules élaborent aussi des produits spéciaux qui jouent dans l'organisme un rôle important; ces produits se trouvent dans toutes les sécrétions et ont été étudiés d'une manière assez complète pour certains organes. C'est ainsi que les glandes salivaires forment la ptyaline, que le suc gastrique renferme de la pepsine, etc.

Le noyau peut également s'altérer : lorsque la cellule prolifère, il grandit et se segmente pour devenir le centre de nouvelles cellules; il peut également subir une altération spéciale qui a été décrite sous le nom de transformation vésiculeuse du noyau. Enfin le noyau peut disparaître ; on ne le retrouve plus dans les substances superficielles de l'épiderme.

D'après Henle, les fibres élastiques seraient formées par des noyaux allongés en forme de bâtonnets.

4. Remarques générales sur les propriétés vitales des éléments anatomiques.

Les éléments anatomiques ne vivent point isolément dans le corps des animaux ; au contraire, ils subissent des échanges nutritifs réciproques continuels. A chaque instant de la vie, de nouvelles substances viennent remplacer les anciennes qui ont été élaborées, brûlées par l'organisme : ces phénomènes, soumis à une force organique spéciale, ont été désignés sous le nom de *nutrition*.

Dès que la nutrition a cessé son rôle, la vie abandonne la machine vivante, et la mort commence son rôle. La vie peut abandonner successivement différents organes : de là trois principaux genres de mort indiqués d'abord par Bichat : la mort par le cerveau (apoplexie), la mort par arrêt du cœur (syncope), la mort par arrêt des fonctions pulmonaires (asphyxie).

La chaleur animale est développée par les phénomènes nutritifs qui se produisent dans l'organisme. Pour que ces phénomènes se manifestent, il faut que les tissus soient baignés d'un liquide toujours chargé de principes actifs et nouveaux : ce liquide est le *sang*.

III. DES TISSUS.

Les éléments anatomiques, sous forme de granulations, de cellules, de tubes, de fibres, de lamelles, concourent par leur union à la formation des tissus si variés que l'on rencontre dans l'organisme.

Pour donner une division réellement physiologique des tissus animaux, il faudrait s'appuyer sur une étude approfondie du développement. Or, la science est incapable aujourd'hui de répondre sur tous ces points. Aussi les divisions adoptées varient-elles suivant les auteurs. Nous étudierons les tissus dans l'ordre suivant, en insistant, à propos de chacun d'eux, sur leur rôle physiologique et pathologique.

1° Tissu adipeux ;	9° Tissu des muqueuses ;
2° Tissu pigmentaire ;	10° Tissu glandulaire ;
3° Tissu cellulaire ;	11° Enveloppes vasculaires ;
4° Tissu séreux ;	12° Tissu nerveux ;
5° Tissu fibreux ;	13° Tissu corné ;
6° Tissu élastique ;	14° Tissu dentaire ;
7° Tissu musculaire ;	15° Cartilage ;
8° Derme ;	16° Os.

1. Tissu adipeux.

A. *Propriétés anatomiques.*

La graisse ne se trouve point à l'état de liberté dans les tissus organiques.

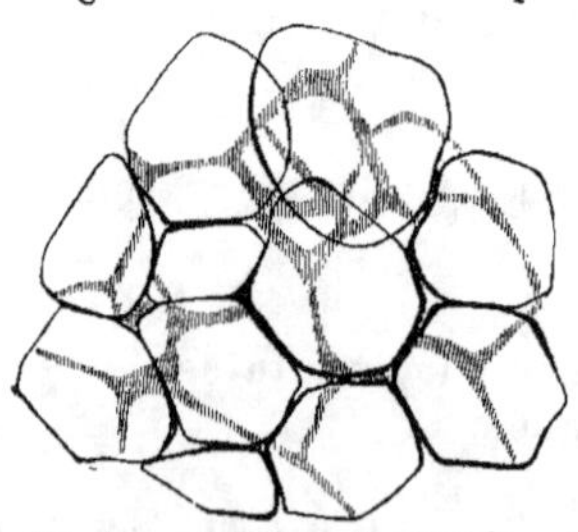

Fig. 5. — Cellules adipeuses de l'épiploon du veau.

Elle est renfermée dans de véritables cellules connues sous le nom de cellules adipeuses. Ces cellules sont rarement isolées : généralement accumulées en grand nombre en un point donné, elles s'aplatissent réciproquement. Quand on examine cet élément sans l'aide de réactif, on n'aperçoit qu'une grosse goutte très-réfringente, formée uniquement de graisse. Mais si l'on fait agir l'acide acétique après avoir coloré par le carmin, on voit apparaître un noyau très-distinct, et une mince couche de protoplasma à la périphérie. Du reste, quand les tissus s'enflamment, la graisse disparaît, et les noyaux des cellules adipeuses prolifèrent; dans le cas d'hydropisie, ces éléments se remplissent de sérosité.

Au lieu de former une seule goutte énorme, la graisse se présente quelquefois sous forme de gouttelettes ou même de cristaux de margarine. Après la mort, il est fréquent d'observer ces cristaux, qui ne se développent que tardivement. Nous parlerons du tissu de la moelle des os à propos du tissu osseux.

La graisse persiste dans certains points du corps, même chez les animaux mal nourris et émaciés : on la trouve dans la cavité orbitaire, entre les muscles de l'orbite, au niveau de l'oreille, etc. Chez les animaux bien nourris, la graisse s'accumule au niveau de la base du cœur, au pourtour des reins, entre les feuillets des épiploons et du mésentère, dans le tissu cellulaire sous-cutané, etc. Certains organes renferment peu ou presque pas de graisse à l'état normal : tels sont les paupières, les poumons, la rate, etc.

B. *Remarques physiologiques et pathologiques.*

Les cellules adipeuses ne sont ni contractiles ni sensibles. La couleur, la consistance, la saveur et l'odeur de la graisse, ainsi que ses propriétés chimiques, varient chez les différents animaux.

La graisse est formée par de l'élaïne ou oléine, par de la stéarine et de la margarine. Ces deux dernières substances donnent à la graisse sa consistance spéciale ; on les retrouve en abondance dans la graisse du mouton et du bœuf ; l'élaïne offre une consistance plus molle ; elle est très-abondante dans la graisse du cheval, du cochon et du chien.

Lorsque le tissu adipeux se développe en grande abondance, comme chez les animaux que l'on engraisse, il refoule en partie les muscles et finit même par les atrophier.

Le tissu adipeux sert d'enveloppe protectrice aux vaisseaux, aux nerfs. C'est ainsi qu'il protége les artères ciliaires et les nerfs de l'œil, les vaisseaux de la moelle des os, etc. Mauvais conducteur de la chaleur, la graisse préserve certains organes du refroidissement auquel ils sont exposés, ou bien elle leur sert de coussinet élastique ; elle facilite les mouvements des organes en leur donnant de la souplesse et en en diminuant le poids spécifique.

La graisse, déposée dans les tissus, semble n'y subir aucune modification nutritive ; elle est reprise par le torrent circulatoire quand on soumet les animaux à une diète prolongée, ou bien aussi dans le cours des maladies aiguës ou chroniques dans lesquelles il y a arrêt complet des fonctions nutritives. Quand la graisse a été complétement résorbée, les cellules adipeuses offrent une teinte légèrement jaunâtre et se remplissent quelquefois de sérosité. La cellule adipeuse ne perd pas cependant sa vitalité. Il est en effet une distinction fort importante à établir entre le cas où la cellule se charge simplement de graisse et celui dans lequel le corps même, c'est-à-dire le protoplasma de la cellule, subit la dégénérescence graisseuse. Dans le premier cas, la cellule peut continuer à se développper, à proliférer ; dans le second, elle est destinée à une destruction rapide et certaine.

Les plaies qui siégent dans les tissus chargés de graisse ont peu de tendance à se réunir ; ce fait est important à noter au point de vue chirurgical.

Les *lipomes* (tumeurs graisseuses) sont très-fréquents chez le cheval. Ils siégent quelquefois sur l'épiploon, se pédiculisent et peuvent amener des étranglements de l'intestin qui se terminent toujours par la mort. Il est une autre variété de tumeur graisseuse, connue sous le nom de *stéatome* ; dans ce cas la masse est traversée par des tractus de tissu fibreux qui donnent à la tumeur une consistance plus ferme que celle du lipome. Il est fréquent de rencontrer des cristaux de *cholestérine* dans les productions pathologiques, dans les artères du cerveau, par exemple; il est curieux de trouver toujours de la graisse dans les cas d'ossification d'un tissu.

2. Tissu pigmentaire.

A. *Propriétés anatomiques.*

Le tissu pigmentaire est formé par des cellules dites pigmentaires, qui renferment des granulations de coloration plus ou moins foncée (pigment). Ces cellules renferment un noyau : elles sont entourées d'une membrane transparente, dépourvue de structure ; elles sont tantôt polygonales, généralement hexagonales, tantôt arrondies. Ces cellules sont quelquefois étoilées, ramifiées, et s'anastomosent.

Le pigment contenu dans les cellules s'y présente sous forme de granulations fort petites, arrondies, tantôt isolées, tantôt rassemblées en masses plus ou moins

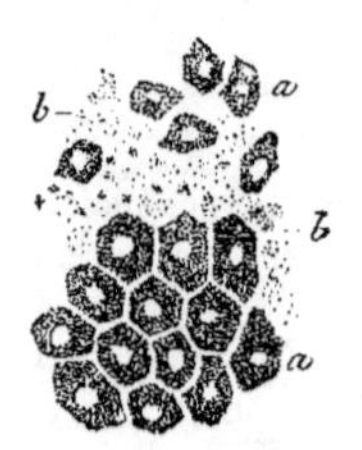

Fig. 6. — Tissu pigmentaire de la choroïde du bœuf (*).

étendues ; ces granulations sont douées d'un mouvement moléculaire très-intense quand elles nagent en liberté dans le liquide. Les cellules pigmentaires isolées offrent en général une coloration brune ; mais quand elles sont réunies par groupes, elles ont une coloration noire foncée.

La coloration brune et noire de la choroïde, des procès ciliaires, de l'épiderme, des tissus cornés, etc., est due à la présence de pigment dans les cellules de ces parties de l'organisme. On trouve également des granulations pigmentaires dans les ganglions bronchiques, les ganglions lombaires, dans les poumons et même dans d'autres organes, comme la rate, par exemple. Le poumon est quelquefois chargé de granulations pigmentaires noires. On a décrit ces cas sous le nom d'*anthracosis*.

Il paraît que les granulations pigmentaires sont formées par une substance particulière, que les chimistes ont désignée sous le nom de *mélanine*.

B. *Remarques physiologiques et pathologiques.*

L'importance et le but physiologique du pigment de la peau des animaux nous sont inconnus ; il n'en est pas de même du pigment oculaire qui est évidemment destiné à assurer la vision.

Chez les animaux on observe assez fréquemment des tumeurs, connues sous le nom de tumeurs *mélaniques* ; ce qu'il y a de curieux, c'est que chez le cheval ces tumeurs se développent presque toujours chez les animaux à poil blanc ; on rencontre ces tumeurs au niveau des séreuses, dans le tissu cellulaire sous-cutané, dans les muscles, les glandes salivaires, au rectum, etc. ; elles sont généralement de mauvaise nature et ont été désignées sous le nom de cancer pigmentaire ou mélanique : *cancer melanodes*.

3. Tissu cellulaire.

A. *Propriétés anatomiques.*

Le tissu *cellulaire* ou *tissu conjonctif* se présente, d'après Henle, sous deux formes différentes : le tissu conjonctif *figuré* et le tissu conjonctif non figuré.

(*) *aa*, cellules pigmentaires ; *bb*, granulations pigmentaires.

Le premier forme les tissus séreux et fibreux ; nous y reviendrons à l'occasion de ces tissus eux-mêmes.

Le second est constitué par une quantité innombrable de fibrilles transparentes, résistantes, élastiques (fibrilles de tissu conjonctif), unies les unes aux autres par un ciment mou, gélatiniforme, homogène ; quand ces fibrilles sont réunies en grand nombre, elles forment des faisceaux aplatis. Ces faisceaux, autour desquels s'enroulent fréquemment en spirale des fibres élastiques, ont un aspect onduleux, et s'entre-croisent en tous sens, en laissant entre eux des espaces plus ou moins étendus, remplis pendant la vie, soit par du sérum ou du plasma, soit par des molécules graisseuses. Ces espaces ne sont point clos, mais communiquent au contraire entre eux ; les phénomènes pathologiques le prouvent ; en effet, lorsqu'il y a des épanchements sanguins ou séreux, ces liquides obéissent toujours aux lois de la pesanteur, et s'accumulent dans les parties les plus déclives. L'emphysème traumatique, que l'on observe à la suite des blessures, prouve également la communication de ces espaces entre eux ; l'air

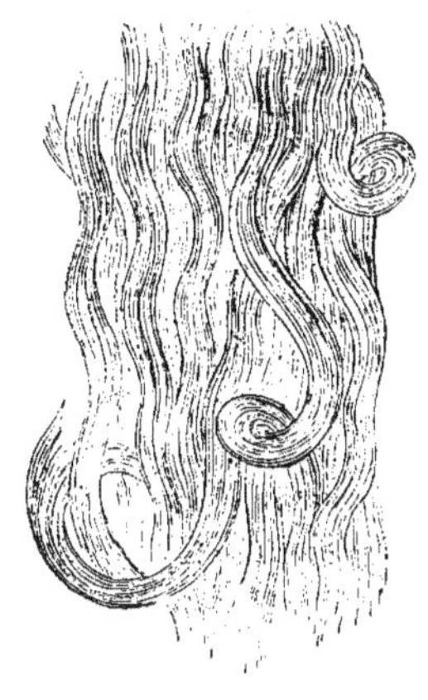

Fig. 7. — Tissu conjonctif pris au niveau des muscles droits de l'abdomen du cheval.

envahit quelquefois le tissu cellulaire sous-cutané dans une étendue fort considérable.

On a distingué le tissu conjonctif en tissu conjonctif *périphérique* et *parenchymateux*. Le premier enveloppe les organes sous forme de membranes ou de gaînes ; le second sert à unir les différentes parties d'un organe entre elles ; il en forme la charpente.

Le tissu conjonctif qui unit les différentes membranes de l'organisme aux organes sous-jacents porte différents noms, suivant les parties où on l'examine. Au niveau de la partie inférieure du derme, il porte le nom de tissu conjonctif *sous-cutané* ; sous les muqueuses, il forme le tissu *sous-muqueux* ; au-dessous des séreuses, il prend le nom de tissu conjonctif *sous-séreux*. Le tissu conjonctif, réuni sous forme de masse considérable, porte le nom de stroma cellulaire quand il sert de charpente à des organes ; étendu sous forme de nappe, ii prend le nom de *membrana cellularis* ; autour des organes cylindriques, il forme des gaînes (*vagina cellularis*).

Le tissu conjonctif renferme, en outre, des fibres élastiques, et, en quelques points du corps, on y observe des fibres musculaires lisses.

Mais l'élément essentiel le plus important du tissu conjonctif, c'est la cellule de tissu conjonctif. Les cellules de tissu conjonctif sont rondes ou ovoïdes à l'origine ; plus tard, elles deviennent fusiformes (cellules fibro-plastiques de Lebert) ; enfin, elles peuvent devenir étoilées, ramifiées (cellules plasmatiques de Virchow). Les ramifications des cellules étoilées communiquent les unes avec les autres et portent le nom de canalicules plasmatiques ou canaux du suc (Kölliker). Ils forment, d'après quelques anatomistes, comme nous le verrons à l'occasion du système circulatoire, l'origine des vaisseaux lymphatiques.

Le tissu conjonctif ne semble pas avoir de nerfs propres ; il est cependant traversé par un grand nombre de troncs nerveux. Les vaisseaux sanguins et lymphatiques y sont fort nombreux et s'y ramifient en tous sens.

On a décrit des variétés nombreuses de tissu conjonctif. 1° Le tissu *conjonctif embryonnaire*, formé de petites cellules rondes, quelquefois allongées; 2° le tissu conjonctif *muqueux*, qui forme le cordon ombilical (gelée de Wharton) et l'humeur vitrée. Il est formé de cellules ramifiées séparées par une substance gélatineuse composée d'albumine et de mucine; 3° le tissu connectif *réticulé* qui forme tous les organes lymphatiques. Les auteurs modernes ont, avec raison, considéré le tissu adipeux comme une variété de tissu conjonctif.

B. *Considérations physiologiques et pathologiques.*

Le tissu conjonctif sert à protéger et à maintenir les différents organes; mais il a également pour usage de relier entre elles les différentes parties qui composent les tissus et les organes. Il comble les lacunes et contribue ainsi, à l'aide de sa mollesse et de son extensibilité, à tous les déplacements que les organes doivent subir; c'est ainsi qu'il joue un rôle très-important comme enveloppe protectrice des vaisseaux et des nerfs. Soumis à la coction, il se résout en gélatine (gluten); c'est cette gélatine qui forme la substance chimique fondamentale du tissu conjonctif. Ce tissu possède parfois un certain degré de contractilité, due uniquement aux fibres musculaires lisses qu'il contient; il jouit, en outre, d'une grande extensibilité. Il parait insensible à l'état sain.

Lorsque le tissu cellulaire est détruit par suite de plaies ou de modifications de texture, il se reproduit avec une grande facilité; il y a peu de tissus qui se régénèrent d'une manière aussi rapide. Aussi le voit-on figurer comme tissu cicatriciel partout, où des solutions de continuité, avec ou sans perte de substance, ont nécessité la réunion ou le remplacement de certaines parties. Cette circonstance et la rapidité avec laquelle se produisent et disparaissent les épanchements morbides dans le tissu cellulaire prouveraient suffisamment, sans même tenir compte de l'absence de sensibilité, que c'est l'activité végétative qui prédomine dans ce tissu.

Les proliférations de tissu cellulaire se rencontrent fréquemment, à la suite de différents processus morbides, dans la peau, dans le tissu cellulaire lui-même, dans les pseudo-membranes, etc.; d'ailleurs ce tissu sert de base à plusieurs néoplasmes pathologiques.

Il arrive souvent que des fluides séreux s'amassent dans le tissu cellulaire; lorsque cette sérosité occupe toute l'étendue du tissu cellulaire, on dit qu'il y a *anasarque*; lorsqu'au contraire, cet amas de sérosité n'occupe que certaines parties du corps, on dit qu'il y a *œdème*. L'infiltration de l'air dans le tissu cellulaire est appelée *emphysème* ou *pneumatose*.

L'inflammation du tissu cellulaire peut être aiguë ou chronique; elle peut être suivie d'exsudation, d'épaississement, d'induration, de suppuration, de putréfaction et même de gangrène.

Le tissu cellulaire est, en outre, le siége très-fréquent de différents produits hétéromorphes et de quelques parasites.

4. Tissu séreux.

Le tissu séreux se compose de fibres de substance conjonctive, réunies en faisceaux, qui s'entre-croisent dans différentes directions, et qui sont mêlées à un grand nombre de fibres élastiques fines (fibres de noyaux), qui donnent à ce tissu une grande extensibilité. Le tissu séreux est donc une variété du tissu conjonctif figuré; on le divise en *membranes séreuses et synoviales.*

I. MEMBRANES SÉREUSES.

A. *Propriétés anatomiques.*

Contrairement aux membranes muqueuses, les séreuses ne se voient que dans des cavités closes de toutes parts; elles se présentent donc sous l'aspect de sacs sans ouverture, dont les différents replis enveloppent les organes correspondants. Il faut cependant excepter de cette règle le péritoine, chez les animaux femelles; en effet, chez ces animaux, cette séreuse, parvenue à l'extrémité des franges de la trompe de Fallope, se continue directement avec la muqueuse de la trompe, et communique ainsi avec l'air, par l'intermédiaire des organes génitaux. Les séreuses sont minces, translucides, incolores ou blanchâtres.

On distingue, dans les membranes séreuses, trois couches. La *couche externe* est formée par le tissu cellulaire sous-séreux. La *couche moyenne* qui est, pour ainsi dire, la charpente de la membrane séreuse, se compose d'un réseau très-serré de faisceaux fibreux entre-croisés dans tous les sens, et entremêlés de fibres élastiques nombreuses. Les fibres élastiques, dont les unes sont simples, les autres bifurquées, ont une grande épaisseur et forment des réseaux à larges mailles. La *couche interne*, qui tapisse la cavité de la séreuse,

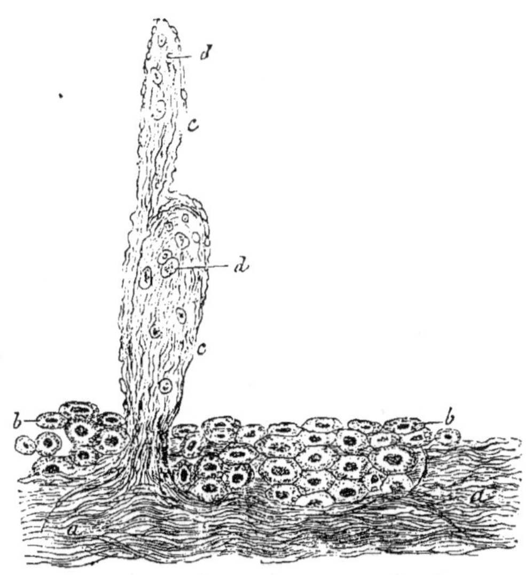

Fig. 8. — Membrane séreuse. Plèvre du cheval (grossissement 350) (*).

est une membrane épithéliale (*épithélium pavimenteux*) (1).

Chaque membrane séreuse présente *deux surfaces*. La *surface externe* est inégale et adhère aux parties voisines à l'aide d'un tissu conjonctif lâche, sous-séreux. La *surface interne* est libre, luisante, lubréfiée par la sérosité. A un examen superficiel, cette surface interne paraît complétement lisse, mais, au microscope, on y voit un grand nombre de villosités.

Les vaisseaux et les nerfs sont très-peu abondants, au moins dans certaines sé-

(*) *aa*. Charpente de la séreuse constituée par du tissu conjonctif et des fibres élastiques.
bb. Epithélium pavimenteux à noyaux arrondis et allongés, entouré d'une substance très-finement granulée.
cc. Prolongement normal de forme celluleuse.
dd. Cellules isolées (indication d'un épithélium).

(1) [Entre les cellules épithéliales on aperçoit, à l'aide de l'imprégnation d'argent, de petits orifices qui ont été décrits sous le nom de *stomata*, et qui semblent constituer l'origine des vaisseaux lymphatiques (Recklinghausen).]

reuses ; car, jusqu'à présent, on n'a pu les suivre dans la plupart des séreuses que jusque dans le tissu cellulaire sous-séreux.

B. *Séreuses dans l'économie anima'e.*

Les séreuses qui se présentent chez les animaux sont les suivantes :
a. L'arachnoïde cérébrale et spinale.
b. La plèvre, qui forme deux sacs sans ouverture.
c. Le feuillet interne du péricarde et celui qui recouvre le cœur.
d. Le péritoine et ses prolongements.

La membrane amniotique qui recouvre le fœtus avait été considérée primitivement comme une séreuse ; mais elle a été rayée de la liste des séreuses, de même que la membrane du sac amniotique, la capsule du cristallin et la membrane hyaloïde, ces membranes étant complétement anhistes. Il en est de même de l'endocarde et de la tunique interne des vaisseaux sanguins et lymphatiques.

C. *Considérations physiologiques et pathologiques.*

Les séreuses sont très-élastiques, extensibles, non contractiles et insensibles à l'état sain. Les inflammations de ces membranes sont, au contraire, généralement accompagnées de grandes douleurs. A leur face interne, qui est libre, il se produit un liquide appelé *sérosité*, composé principalement d'eau, d'albumine et de différents sels (chlorhydrate et phosphate de soude, phosphate de chaux) qui y sont dissous en très-petite quantité. La sérosité remplit l'espace qui sépare les deux faces libres de la séreuse, et la rend continuellement humide et lisse, de manière à faciliter les mouvements des viscères qu'entoure cette membrane et d'empêcher leur adhérence à d'autres organes.

Lorsque la sérosité se produit en trop grande abondance, elle donne lieu à l'*hydropisie* de la séreuse. Les plaies des séreuses guérissent complétement ; d'ailleurs ces membranes se régénèrent avec une grande facilité. Les néoplasies de séreuses (lipomes, kys'es, tumeurs fibreuses, etc.) peuvent occuper aussi bien la tunique séreuse proprement dite, que le tissu cellulaire sous-séreux. Lorsqu'il se dépose un exsudat inflammatoire à la face interne d'une séreuse, ce produit, s'il n'est pas résorbé, peut donner lieu à des adhérences plus ou moins intimes entre des organes voisins ou entre un organe et sa séreuse ; par exemple les adhérences du poumon et de la plèvre, du cœur et du péricarde, du testicule et de la tunique vaginale, etc. On constate la production accidentelle de tissu séreux dans certaines tumeurs de la peau et ailleurs.

II. — MEMBRANES SYNOVIALES.

A. *Caractères anatomiques.*

Les synoviales sont analogues aux membranes séreuses ; elles se composent également d'une couche épithéliale, de faisceaux de tissu cellulaire diversement entre-croisés et de fibres élastiques fines ; mais ces couches sont plus compactes et plus intimement unies, de façon que les synoviales sont très-solides malgré leur peu d'épaisseur. L'épithélium est pavimenteux, et disposé en une ou en plusieurs couches. La synoviale diffère de la séreuse en ce qu'elle ne forme pas de sac sans ouverture ; en effet, son épithélium seul se continue sur les cartilages articulaires et interarticulaires, ainsi que sur les ligaments.

On ne trouve donc les synoviales qu'à la surface interne des capsules fibreuses articulaires, c'est-à-dire qu'elles cessent là où la capsule s'insère sur les bords articulaires des os. A partir de ces points, l'épithélium seul se prolonge sur la face libre des cartilages articulaires et interarticulaires pour se confondre avec les couches pavimenteuses des chondroplastes. Ce passage de l'épithélium à l'état de chondroplaste se fait d'une manière insensible. Les synoviales possèdent très-peu de vaisseaux, mais elles reçoivent un grand nombre de branches nerveuses à travers la capsule fibreuse.

B. *Synoviales de l'économie.*

A ce système se rattachent les *membranes synoviales* des articulations, les *gaînes synoviales* des tendons et les *bourses muqueuses*.

Les *synoviales articulaires* adhèrent, par leur surface externe, aux capsules fibreuses, à l'aide d'un tissu conjonctif lâche et sans forme particulière. Leur surface interne fait partie de la cavité articulaire, et est recouverte d'une couche épithéliale. Dans certaines articulations, surtout dans celles de la hanche et du genou, la synoviale présente, à sa surface interne, de petits appendices (replis) d'un aspect jaune rougeâtre, qui pénètrent dans la cavité articulaire. D'après Gerlach, ces appendices sont formés par du tissu cellulaire amorphe contenant dans ses mailles des corpuscules graisseux (granules graisseux) et traversé par de nombreux vaisseaux capillaires. Ces replis graisseux ont été considérés comme des glandules synoviales (glandules de Havers), chargées de sécréter la *synovie* ; mais cette sécrétion se fait sur toute la surface libre de la synoviale. Au bord libre de ces replis, les fibres de tissu conjonctif forment des prolongements villeux, ce qui leur donne un aspect frangé. Ces prolongements, ainsi que les replis, sont recouverts d'une couche épithéliale.

Les *gaînes synoviales des tendons* ou *gaînes tendineuses* sont des sacs sans ouverture, de formes diverses, qui accompagnent et recouvrent les tendons à leur passage sur un os ou sur un cartilage. Ces sacs se forment de la manière suivante : la synoviale qui entoure le tendon se replie suivant toute sa longueur, et c'est ce repli qui s'applique sur le tendon de manière à représenter un emboîtement de deux gaînes dont les surfaces séreuses se toucheraient. La surface externe de cette synoviale est également en rapport avec une couche fibreuse. Les gaînes tendineuses voisines des articulations communiquent parfois avec les cavités articulaires.

Bourses muqueuses. — On comprend sous cette dénomination des sacs synoviaux plus ou moins volumineux qui se présentent soit entre un os et un tendon (*bourses muqueuses des tendons*), soit entre les téguments et les apophyses osseuses (*bourses muqueuses sous-cutanées*). Il n'est pas rare de voir, dans la cavité des bourses sous-cutanées, des subdivisions formées par des replis de la synoviale.

C. *Considérations physiologiques et pathologiques.*

Les synoviales sécrètent un liquide jaune, filant, épais et visqueux, appelé synovie, et qui ne diffère de la sérosité que par une plus grande quantité d'albumine. Ce liquide séro-albumineux maintient les surfaces articulaires dans un état d'humidité et de poli qui facilite les mouvements et diminue les frottements. Dans les gaines tendineuses elle rend plus faciles les mouvements de va-et-vient du tendon.

A la suite d'inflammations donnant lieu à une hypersécrétion de synovie, les synoviales peuvent subir une dilatation pathologique appelée *hydarthrose*, pour les articulations, et *hydropisie*, pour les gaines tendineuses. Cet état peut s'accompagner d'épaississements et d'excroissances des capsules articulaires. Les plaies des synoviales articulaires sont toujours graves et peuvent donner lieu à des désordres articulaires quelquefois incurables. On trouve parfois dans ces synoviales des corpuscules osseux ou cartilagineux, sans adhérences ; on les appelle *arthrophytes* ou *corps étrangers articulaires* ; ces corps peuvent être composés également d'albumine ou de tissu cellulaire condensé.

5. Tissu fibreux.

A. *Caractères anatomiques*.

Le *tissu fibreux* ou *tendineux* n'est, comme nous l'avons déjà indiqué, qu'une forme particulière du tissu conjonctif ; il en diffère cependant par les connexions plus intimes et la disposition plus régulière de ses fibres et de ses faisceaux. Les parties qu'il compose jouissent, en outre, d'une forme particulière et d'une

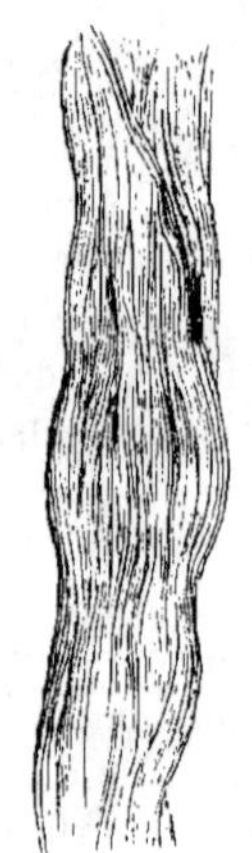

texture simple dont les propriétés diffèrent de celles du tissu conjonctif. Les faisceaux compactes et solides du tissu tendineux se composent de fibres de tissu conjonctif unies d'une manière tellement intime qu'on ne peut les séparer que très-difficilement à l'état frais. Les faisceaux tendineux sont parallèles ou croisés. Ils sont unis entre eux par un tissu cellulaire peu abondant, contenant quelques fibres élastiques.

Le tissu fibreux se distingue des autres tissus par sa couleur qui, sauf quelques exceptions, est d'un blanc nacré ; ce reflet est probablement dû aux ondulations des fibrilles primitives.

Tous les organes fibreux sont doués d'une très-grande densité, de solidité et de résistance ; c'est pour cette raison qu'ils résistent le plus longtemps aux tractions violentes. Leurs surfaces et leurs extrémités sont rugueuses et attachées aux parties voisines par un tissu cellulaire plus ou moins lâche ; leur élasticité est très-faible et ils manquent de contractilité.

Les vaisseaux sanguins sont très-rares dans le tissu fibreux, à l'exception du périoste ; les lymphatiques paraissent y manquer complétement, ainsi que les nerfs ; car leur sensibilité est bien faible à l'état normal ; cependant les inflammations de ces organes y éveillent des douleurs très-vives.

Fig. 9. — Tissu fibreux d'un tendon de cheval (grossissement 310).

B. *Organes fibreux*.

Il faut ranger dans le système fibreux de l'économie : les *tendons*, les *aponévroses*, les *ligaments*, les *membranes fibreuses* et le *tissu caverneux*.

a. Tendons.

Les *tendons* sont des organes d'un blanc brillant, solides, en forme de cordes, dont les fibres sont excessivement serrées et se réunissent en faisceaux mêlés à quelques fibres élastiques. Les fibres tendineuses sont parallèles à l'axe du tendon et paraissent ondulées. Par une extrémité elles adhèrent aux muscles et par l'autre aux os et aux cartilages. Il y a, en outre, des tendons dont les deux extrémités se continuent par des muscles. D'après Gerlach cette union se fait de la manière suivante : des fibres de tissu conjonctif provenant du sarcolemme entourent l'extrémité arrondie des fibrilles musculaires et donnent ainsi lieu à la formation du tendon. Cette question exige encore des explications ultérieures. D'après une autre opinion (Ehrenberg), les fibrilles musculaires se convertissent insensiblement en fibres tendineuses, c'est-à-dire, que le tissu musculaire se transformerait en tissu tendineux. Du reste, il ne faut pas considérer le passage du tissu musculaire au tissu tendineux, comme une séparation brusque, d'autant plus que les tendons s'avancent plus ou moins, soit sur le bord soit à l'intérieur des muscles, de façon que les fibres musculaires s'arrêtent plus ou moins loin. L'adhérence des tendons avec les os et les cartilages se fait le plus souvent à l'aide du périoste et du périchondre dans les éléments semblables desquels le tissu tendineux paraît se continuer sans interruption. Cependant il y a parfois des adhérences directes avec les os, surtout sans l'intermédiaire du périoste ; dans ces parties, le périoste manque et le tissu tendineux recouvre la surface de l'os de manière à se conformer exactement aux inégalités que présente cette surface ; c'est ce qui a lieu pour le tendon d'Achille dans son implantation sur le calcanéum.

Les tendons peuvent être libres, comme les petits tendons des muscles du tronc, ou contenus dans une gaîne, comme les longs tendons des membres. Ailleurs, comme au pli de certaines articulations, ils passent sur des cartilages ou sur des os ; quelquefois le tendon lui-même représente une poulie de forme cartilagineuse, comme le tendon du biceps brachial sur l'épitrochlée de l'humérus. Leur position est fixée sur certains os par des gouttières qui les reçoivent ; sur d'autres, par des ligaments ; certains tendons sont maintenus par d'autres tendons qu'ils traversent. Ainsi le tendon du muscle hyoglosse est traversé par celui du digastrique, etc.

En ce qui concerne la forme des tendons, ils peuvent être plats, arrondis, creux, etc.

b. Aponévroses.

Ces membranes se composent des mêmes faisceaux nacrés que les tendons et s'insèrent de même à des muscles d'un côté, à des os, cartilages, etc., de l'autre, à l'exception du centre aponévrotique du diaphragme qui est entouré de toutes parts de tissu musculaire. Elles diffèrent des tendons par la direction entre-croisée aussi bien que parallèle de leurs faisceaux fibreux ; de plus, certaines aponévroses, comme celle du grand oblique de l'abdomen, possèdent un plus grand nombre de fibres élastiques et présentent parfois la structure même et l'apparence jaunâtre des membranes élastiques. Parmi les muscles pourvus d'aponévroses, notons les muscles peauciers, les muscles larges du dos, les muscles dentelés, les muscles de l'abdomen, ainsi que des muscles communs des membres antérieurs et postérieurs. Bien que les aponévroses et les tendons soient en communication avec les muscles, ils n'ont cependant pas la contractilité, propriété particulière au tissu musculaire.

c. Ligaments.

Les ligaments dont il est question ici sont des organes en forme de cordes, blancs nacrés ou légèrement jaunâtres, ayant la même structure et les mêmes propriétés que les tendons. Ils ont pour fonctions d'unir et de maintenir les os entre eux. Sur les extrémités articulaires, ils occupent généralement les côtés où il ne se produit pas de mouvement. Sans être élastiques, les ligaments sont très-flexibles. Les ligaments articulaires se divisent en *capsulaires* et *accessoires*. Les ligaments capsulaires se composent d'une couche fibreuse interne et d'une membrane synoviale. Les ligaments accessoires se distinguent, suivant leur position, en *externes*, *internes*, *antérieurs*, *postérieurs*, *supérieurs*, *inférieurs*, *obliques*, etc.; suivant leur forme, en *ronds*, *larges*, *longs*, *courts*, etc. Lorsqu'un ligament unit deux os seulement, c'est un *ligament particulier*; lorsqu'il réunit plusieurs os, on l'appelle *ligament commun*.

d. Membranes fibreuses.

Les membranes fibreuses se distinguent des organes fibreux que nous venons de mentionner, par le nombre plus considérable de leurs fibres élastiques et des faisceaux conjonctifs qui les traversent. Leurs fibres sont parallèles ou entre-croisées; elles sont parfois tellement enchevêtrées qu'on ne peut pas leur assigner de direction déterminée.

Parmi ces membranes, il faut noter :

Les *gaînes musculaires*, les *gaînes* et les *ligaments des tendons*; les gaînes musculaires, adhérentes aux os, forment une enveloppe aux muscles qui passent sur ces os. Les gaînes tendineuses, prolongements des gaînes musculaires, entourent les tendons comme des tubes ou bien les attachent, sous forme de ligaments, aux os ou à d'autres organes.

Plusieurs *ligaments membraneux*, par exemple : le *ligament obturateur*.

La *membrane moyenne du tympan*.

Le *périoste* et le *périchondre*; ces deux membranes entourent la surface externe des os et des cartilages et contiennent les vaisseaux nourriciers de ces organes. Le périchondre est cependant bien moins vasculaire que le périoste.

Les *ligaments capsulaires des articulations*; ce sont des tubes creux qui unissent les extrémités articulaires de deux ou de plusieurs os.

Les organes fibreux sous forme de sphères creuses, comme : la sclérotique de l'œil, la capsule fibreuse du rein, la capsule surrénale, l'enveloppe du testicule, de l'ovaire et de la rate ; la dure-mère cérébrale et spinale, la membrane fibreuse du péricarde.

e. Tissu caverneux.

Le tissu caverneux forme la partie aréolaire du clitoris, du pénis et de l'urèthre des animaux mâles. Le tissu des corps caverneux et les prolongements qu'ils présentent à leur intérieur, possèdent, à côté des éléments fibreux qui leur sont propres, des fibres élastiques fines et des fibres musculaires lisses ; ce sont ces muscles qui donnent aux corps caverneux la propriété de l'érection et c'est à cause de cette propriété spéciale que ce tissu est nommé *tissu érectile*.

C. *Considérations physiologiques et pathologiques.*

On peut voir, par ce qui précède, que le système fibreux est très-répandu aussi bien à l'extérieur qu'à l'intérieur du corps ; ses usages, dus à sa solidité et à sa résistance, paraissent être purement mécaniques. Les organes fibreux (ligaments) sont principalement destinés à unir les os, les cartilages, etc. ; ils sont les conducteurs de la force musculaire (tendons) en transmettant cette force des muscles aux os et aux cartilages ; ce sont donc les moyens d'union des organes de la locomotion. Ils servent, en outre, comme enveloppes, à protéger certains tissus contre les violences extérieures. Le tissu fibreux se compose principalement de substance gélatineuse, mais se résout plus difficilement que d'autres parties, en gélatine.

Les échanges nutritifs sont très-lents dans le tissu tendineux ; ce fait paraît tenir au petit nombre des vaisseaux et des nerfs. Après la section sous-cutanée d'un tendon, avec précaution de ne pas laisser pénetrer l'air, la guérison se fait rapidement ; la lacune entre les deux bouts de la section se remplit d'un exsudat formé à la surface de la plaie et donnant lieu à la reproduction de fibres de tissu conjonctif. Mais lorsqu'on soumet, pendant quelque temps, un tendon à l'air, il ne tarde pas à se détruire.

Les anomalies du tissu fibreux sont les solutions de continuité, le détachement des membranes fibreuses par un choc ou une contusion, les inflammations avec leurs conséquences (induration et suppuration), les dépôts osseux, les néoplasies (tumeurs fibreuses), etc.

6. Tissu élastique.

A. *Caractères anatomiques.*

Le tissu élastique ne se présente jamais à l'état simple, dans l'économie animale ; il contient toujours une quantité plus ou moins grande de tissu conjonctif. Ses éléments se composent de fibres solides, cylindriques, souvent aussi plates, rubanées, qui présentent un aspect jaunâtre lorsqu'elles sont réunies en grandes quantités. Ces fibres élastiques paraissent provenir aussi bien de cellules que de noyaux ; leur largeur est variable ; leurs bords sont complétement lisses, et décrivent des ondulations. On trouve, dans ce tissu, très-peu de vaisseaux sanguins, nulle trace de lymphatiques ni de nerfs.

B. *Système élastique.*

Les fibres élastiques les plus fines, qui ne se distinguent en rien des fibres de noyaux, se trouvent principalement dans le tissu cellulaire amorphe et dans les membranes séreuses ; leur direction est tantôt rectiligne, tantôt flexueuse, avec de nombreux entre-croisements. Les fibres élastiques un peu épaisses se présentent dans la peau, le poumon et la rate. Quant aux fibres les plus larges, elles sont contenues

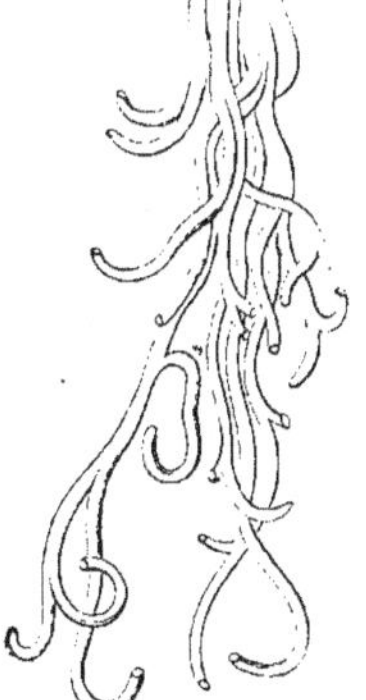

Fig. 10. — Fibres élastiques du ligament cervical du veau (grossissement 320).

principalement dans les organes dont elles forment le tissu fondamental, comme le ligament cervical, la tunique moyenne des artères, etc. Les fibres élastiques se présentent sous forme de réseaux ou sous forme de membranes.

Les organes principalement formés de fibres élastiques sont :

La tunique moyenne des artères, le ligament cervical, les ligaments jaunes de la colonne vertébrale, les ligaments du larynx et des voies aériennes, ainsi que les ligaments de la griffe chez le chat. On trouve plus souvent le tissu élastique associé à d'autres tissus et notamment au tissu conjonctif, sous forme de fibres isolées, de faisceaux ou de réseaux, dans les téguments, les poumons, la rate, les membranes fibreuses, tendineuses, les tissus caverneux du pénis et du clitoris, le prépuce, la vulve, les membranes séreuses, etc.

C. *Considérations physiologiques et pathologiques.*

Ce tissu, comme son nom l'indique, possède une grande élasticité; il est d pourvu de contractilité et est insensible parce qu'il n'a pas de nerfs. Sa pauvreté en vaisseaux sanguins paraît expliquer le peu d'activité des échanges nutritifs; aussi ne se reproduit-il pas, bien que les néoplasies du tissu élastique ne soient point rares. Doué d'extensibilité, le tissu élastique est très-résistant; il ne se dissout ni dans l'eau, ni dans l'alcool, ni dans les acides acétique et chlorhydrique; soumis à une coction prolongée (pendant 24 heures), il se transforme en une masse brunâtre ayant l'odeur de la colle forte.

Le tissu élastique, un des plus répandus dans l'organisme, unit les os entre eux, et favorise, par sa grande extensibilité, les fonctions des organes des mouvements.

Les plaies, avec ou sans perte de substance, guérissent par un cal fibreux; les anomalies de ce tissu sont les mêmes, en général, que celles du tissu fibreux.

7. Tissu musculaire.

A. *Définition et division du tissu musculaire.*

On désigne sous le nom de *muscles* des parties molles rougeâtres et élastiques du corps animal, qui présentent une structure fibreuse nettement accusée, appartiennent aux organes du mouvement et possèdent la propriété remarquable de se contracter sous des influences excitatrices, avec ou sans le concours de la volonté; de cette façon, elles se raccourcissent et rapprochent plus ou moins les points éloignés de deux organes mobiles. Cette propriété des muscles, que l'on appelle *irritabilité* ou *contractilité*, se perd avec la cessation de l'excitation. Dans le langage vulgaire le mot *muscle* est remplacé par celui de *viande*. La substance chimique principale du tissu musculaire est la *fibrine musculaire* ou *syntonine* (Lehmann), analogue à la fibrine du sang; les muscles contiennent, en outre, une grande quantité d'eau, peu de gélatine, cette substance se trouvant surtout dans le tissu conjonctif inhérent aux muscles.

Le tissu musculaire se compose de fibres isolées, de forme arrondie ou aplatie, composées elles-mêmes de fibrilles excessivement fines; ces fibrilles appelées *fibrilles primitives* ou *élémentaires*, dernier terme de la division des muscles, sont unies entre elles par une substance homogène, amorphe, visqueuse, et constituent les *fibres secondaires*, également entourées d'une membrane mince et amorphe, le *sarcolemme*. La réunion d'un nombre plus ou moins grand de ces fibres secondaires donne lieu aux *faisceaux musculaires*, qui se réunissent eux-mêmes à l'aide du tissu conjonctif pour former ces couches musculaires d'épaisseur variable que nous appelons muscles.

Le tissu musculaire se présente sous deux formes différentes; ce sont : les *fibres musculaires striées* et les *fibres musculaires lisses*.

a. Anatomie du tissu musculaire strié.

Les fibres des muscles striés sont composées d'un grand nombre de fibrilles très-fines, ayant un aspect articulé ou régulièrement noueux (variqueux). Ces fibrilles donnent aux muscles un aspect strié suivant leur longueur, et la juxtaposition des stries transversales correspondantes les fait ressembler à la réunion de petits disques empilés les uns sur les autres. Les fibrilles forment, par leur réunion, les faisceaux musculaires qui, se réunissant en nombre variable, constituent les muscles.

Les fibres musculaires striées du cœur sont également rouges, et présentent ceci de particulier que leurs fibrilles sont plus fines et s'anastomosent entre elles.

Tout muscle est entouré d'une gaîne propre, le *périmysium*, composé principalement de tissu conjonctif auquel s'ajoutent un certain nombre de fibres élastiques ou de fibres tendineuses. Le périmysium est le soutien des vaisseaux et des nerfs du muscle et sert également à unir les muscles entre eux ou avec les parties voisines.

Les fibres musculaires striées constituent tous les muscles soumis à la volonté. Il faut excepter de cette règle le cœur, la membrane musculaire du pharynx et les fibres musculaires qui entourent les grosses veines à leur embouchure dans le cœur ; en effet, ces muscles, tout en ayant

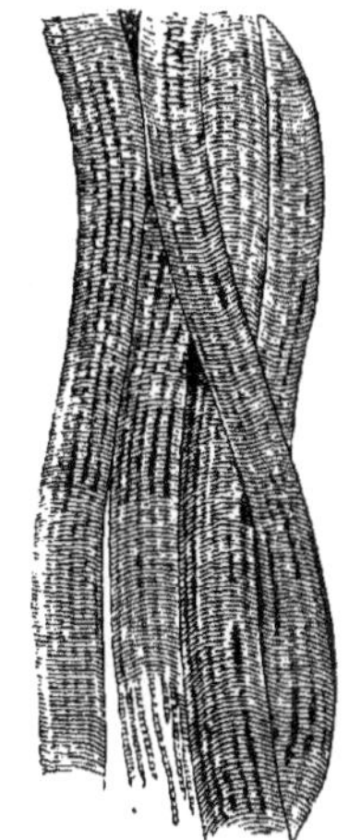

Fig. 11. — Fibres musculaires striées du cheval (grossissement 310).

les stries et la couleur rouge des muscles volontaires, appartiennent cependant, sous le rapport physiologique, aux muscles indépendants de la volonté. Les *muscles striés, volontaires* ou de *la vie animale,* se distinguent principalement par l'aspect strié de leurs fibres, par leur couleur rouge vive, et par la solidité de leur texture ; ils forment une partie considérable de l'économie, se trouvent bien plus à la superficie qu'à l'intérieur du corps et contribuent en grande partie à sa forme extérieure. Ils se terminent soit par des tendons, soit par des aponévroses et s'insèrent à des os et à des cartilages ; dans d'autres cas leurs fibres s'écartent en pinceau pour se perdre dans des parties molles correspondantes. Ils sont doués d'un grand degré de contractilité et servent aussi bien aux déplacements des organes entre eux qu'aux mouvements de totalité du corps.

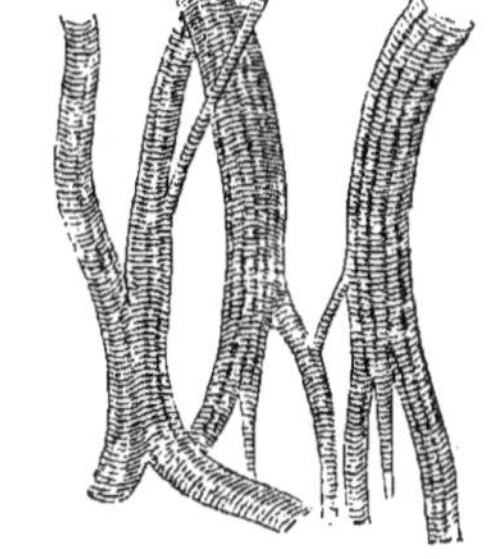

Fig. 12. — Fibres musculaires du cœur du cheval (grossissement 310).

Les muscles de la vie animale possèdent des vaisseaux sanguins nombreux qui les pénètrent en différents points et se divisent, à une certaine profondeur, en rameaux ascendants et descendants, qui, suivant la direction des faisceaux musculaires, vont se rendre dans les réseaux capillaires. Les vaisseaux lymphatiques sont très-rares dans le tissu musculaire ; les nerfs moteurs, bien plus que les nerfs sensitifs, lui viennent du cerveau et de la moelle.

b. Anatomie du tissu musculaire lisse.

La seconde forme de tissu musculaire est constituée par les fibres musculaires lisses, qui se trouvent seulement dans les organes indépendants de la volonté.

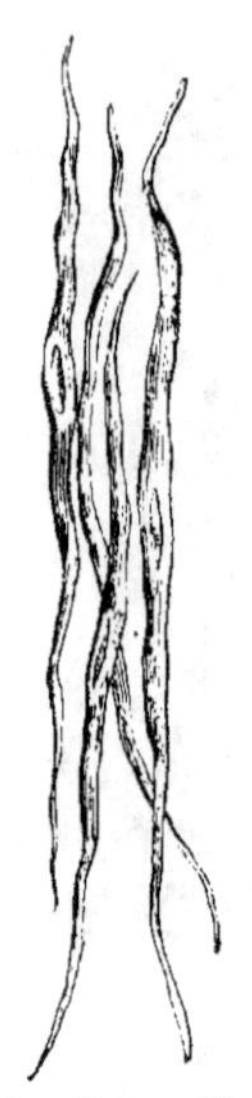

Les muscles formés par ces fibres lisses sont désignés également sous les noms de *muscles organiques*, *végétatifs* ou *involontaires*. Les fibres musculaires lisses sont composées de fibrilles microscopiques courtes, fusiformes, que Kölliker désigne sous le nom de *fibres-cellules contractiles* ou *musculaires*. Les fibres-cellules se composent d'une substance molle, homogène ou finement granulée, contenant un noyau de forme allongée. Les fibres-cellules se réunissent en faisceaux arrondis, le plus souvent aplatis, faisceaux des muscles lisses ; ces faisceaux suivent une direction parallèle ou se réunissent en réseaux et sont unis entre eux par des gaines délicates de tissu conjonctif et par des fibres élastiques fines. Ils reçoivent des ramifications nombreuses des vaisseaux sanguins, et leurs nerfs, qui sont proportionnellement peu nombreux, appartiennent pour la plupart au système ganglionnaire.

Le tissu musculaire lisse est plus mou et plus pâle que le tissu des muscles striés ; sa solidité est très-faible, vu qu'il sert, à peu d'exceptions près, à former des réservoirs et des canaux plus ou moins larges. Les muscles lisses se trouvent, pour la plupart, dans les cavités du corps ; ils ne s'insèrent ni aux os ni aux cartilages, et ne se terminent pas par des tendons, comme les muscles de la vie animale ; à l'exception des ligaments suspenseurs de la verge, ils ne forment pas de masses musculaires isolées, ils apparaissent, en général, sous

Fig. 13. — Fibres musculaires lisses du sphincter interne de l'anus (grossissement 310).

forme de membranes, appelées membranes musculeuses, ou bien de faisceaux isolés contenus dans le tissu cellulaire avec lequel ils forment le *tissu cellulaire contractile*. Leur fonction consiste à rétrécir et à dilater les cavités afin d'en faire progresser le contenu suivant sa destination.

Les fibres musculaires lisses composent les tissus suivants :

1° La membrane musculeuse de la partie inférieure de l'œsophage, celle de l'estomac et des intestins. D'après Kölliker, ces couches musculaires donnent également des fibres à la surface externe de la muqueuse et quelquefois jusque dans les villosités ;

2° La couche moyenne des conduits excréteurs un peu volumineux des glandes salivaires, de la vésicule biliaire et du canal cholédoque ;

3° D'après Kölliker, on trouve également des fibres musculaires lisses dans le tissu splénique ;

4° La tunique musculeuse des conduits aériens et de leurs branches ;

5° La tunique musculeuse de la vessie, des uretères et du bassinet ;

6° Le dartos des bourses et les fibres musculeuses du tissu cellulaire sous-cutané de l'urèthre ;

7° La tunique musculeuse des conduits séminifères et des vésicules séminales, des conduits excréteurs de la prostate et des glandes de Cowper, enfin le tissu musculaire du gland et les ligaments suspenseurs de la verge ;

8° La tunique musculeuse des trompes, de l'utérus et du vagin ; le tissu musculaire du gland, du clitoris, celui des ligaments larges qui atteint surtout un grand développement pendant la grossesse, et le tissu musculaire lisse des conduits galactophores ;

9° Les faisceaux musculaires de l'iris (1) ;

10° La tunique moyenne des veines, des vaisseaux lymphatiques et, en partie, des artères ;

11° Les faisceaux musculaires des téguments.

Les muscles respirateurs, bien qu'appartenant aux muscles de la vie animale, sous le rapport histologique et fonctionnel, forment une sorte de transition entre les muscles volontaires et les muscles organiques ; en effet, ils agissent d'une manière permanente même pendant le sommeil et à l'état de syncope où la volonté et la conscience animale n'existent pas.

B. *Distribution des muscles et rapports avec les tendons.*

On peut diviser les muscles en *pleins* et en *creux* : ces derniers présentent, d'après leur forme, un certain nombre de subdivisions.

En ce qui concerne les muscles pleins, on peut les ramener à ces quatre formes principales.

A. *Muscles longs.* — Ce sont les muscles dont le diamètre longitudinal l'emporte sur les autres; ils sont généralement pourvus de tendons arrondis d'une longueur plus ou moins grande. Leur extrémité peut être simple (muscles simples) ou divisée (muscles composés). On observe, en effet, que certains muscles commencent par plusieurs chefs et se terminent par un seul, ou réciproquement, commencent par un seul chef et se divisent en plusieurs tendons. On considère à ces muscles une extrémité supérieure ou *origine*, une extrémité inférieure ou *terminaison*, et un milieu ou *corps*. L'origine est formée par un tendon généralement court ; la terminaison, par le tendon terminal, ordinairement long, et le corps, par la partie charnue intermédiaire. Cette forme de muscle se trouve principalement dans les membres. Par leurs tendons allongés, les muscles peuvent agir sur des parties éloignées, près desquelles ils ne pouvaient pas s'insérer.

B. *Muscles larges.* — Ces muscles s'étendent principalement en surface et présentent souvent une assez grande circonférence ; leur terminaison a lieu par des membranes tendineuses au lieu de tendons arrondis. On les trouve principalement au tronc et aux membres.

C. *Muscles épais* (courts). — Ce sont les muscles dont toutes les dimensions, longueur, largeur, épaisseur, sont à peu près égales, comme les muscles rotateurs du bassin et plusieurs autres.

D. *Muscles orbiculaires.* — Ces muscles entourent la plupart des orifices naturels qui s'ouvrent à l'extérieur ; ils sont situés entre la peau et une muqueuse et, comme leurs extrémités se confondent généralement ensemble d'une manière complète, ils ont peu de rapports avec le squelette.

Les muscles creux présentent ordinairement une forme membraneuse ; à l'exception du cou et de l'arrière-bouche, ils font partie du système de la vie

---

(1) [Chez les oiseaux les fibres musculaires de l'iris sont formées par des fibres striées.]

végétative et représentent soit des organes complets (cœur), soit des parties de différents organes (œsophage, estomac, intestins, vessie, utérus, etc.).

Le mode de connexion des muscles avec les tendons a également donné lieu à des divisions. Ainsi, lorsqu'un tendon s'insère par ses deux extrémités à des parties musculaires, on appelle *digastrique* ce genre de muscles ; si le tendon se prolonge dans l'intérieur du muscle en recevant sur ses deux bords des faisceaux musculaires obliques, le muscle est appelé *penniforme* ; lorsque le muscle s'insère obliquement sur un seul bord du tendon, il est dit *demi-penni-forme*.

Lorsqu'un muscle prend son origine par plusieurs tendons qui, après s'être recouverts isolément de fibres charnues, vont se rendre au même corps de muscle, on dit que le muscle est *uni, bi, tri, quadriceps*, suivant le nombre de ses origines.

Chaque muscle a, comme on sait, deux insertions, l'une est considérée comme le point fixe, l'autre comme l'insertion mobile. On peut du reste, dans certaines circonstances, changer pour chaque muscle, le point fixe en point mobile et réciproquement. Lors de la contraction d'un muscle, le point mobile se rapproche du point fixe, ce n'est qu'exceptionnellement que l'on voit, comme dans la conque de l'oreille, un muscle s'insérer à deux points mobiles.

Deux muscles qui, par suite de leur position et de leurs insertions, font mouvoir le même organe suivant des directions opposées, sont dits *antagonistes*. On a des exemples de muscles antagonistes dans les fléchisseurs et les extenseurs, les élévateurs et les abaisseurs, les abducteurs et les adducteurs, etc. Les muscles sont appelés muscles *communs* lorsque leur action s'étend sur plusieurs parties ; ils sont appelés muscles *propres* lorsqu'ils n'agissent que sur une seule partie.

C. *Considérations physiologiques et pathologiques.*

Pendant la vie, les muscles, que l'on peut considérer comme les organes actifs du mouvement, possèdent outre un certain degré d'élasticité, la propriété spéciale que nous avons déjà mentionnée, de se raccourcir sous l'influence d'excitations soit intérieures, soit extérieures. Cette contractilité est la qualité prédominante des muscles et paraît dépendre aussi bien de l'afflux du sang artériel que de l'influence des nerfs. Le peu de fibres nerveuses sensitives qui accompagnent les nerfs musculaires, nous fait comprendre le faible degré de sensibilité des muscles ; aussi, dans les opérations, la section de la peau est-elle bien plus douloureuse que celle des muscles.

L'activité nutritive paraît être très-vive dans les muscles ; en effet, les nombreux vaisseaux qu'ils reçoivent ne semblent pas avoir d'autre but que d'y porter le sang nécessaire à la nutrition. Si l'on ralentit ou qu'on arrête la circulation dans un muscle, on voit cesser plus ou moins rapidement ses propriétés fonctionnelles. Cette observation se présente souvent lors de l'obstruction ou de l'oblitération des artères, surtout de celles des membres postérieurs (artères du bassin et du fémur) ; on voit alors se produire une paralysie plus ou moins prononcée des muscles correspondants. L'examen par le toucher rectal est ici d'une grande utilité ; car, chez les grands animaux domestiques surtout, les artères obstruées ou oblitérées présentent la sensation d'un cordon dur, sans pulsation.

Lorsque la substance musculaire est intéressée dans une plaie, elle ne se reproduit plus et la continuité du muscle est rétablie par du tissu fibreux (cal tendineux).

La diminution de l'afflux sanguin, la compression par un organe voisin, la paralysie et surtout les douleurs violentes donnent lieu à la disparition (*atrophie*) de la substance musculaire. L'hypertrophie musculaire est la conséquence de l'inflammation par diverses causes, et de l'interposition des produits inflammatoires dans la trame des muscles. L'inflammation des muscles peut se terminer par induration, suppuration et gangrène. Parmi les néoplasies qui peuvent se présenter dans le tissu musculaire, il faut noter surtout le tissu fibreux, les productions ossiformes, le cancer (cancer de la langue). Les entozoaires produisent souvent, chez le cochon et le chien, la tumeur de la langue, du cou et du cœur, que l'on connaît sous le nom de cysticerque celluleux.

Le raccourcissement des muscles et de leurs tendons donne lieu à diverses difformités du squelette des membres, comme on le voit souvent chez le cheval.

On appelle *crampe* ou *spasme* une contraction musculaire involontaire, accompagnée ordinairement de douleur et pouvant persister ou revenir à des intervalles variables ; cette contraction, lorsqu'elle s'étend à tout le système musculaire, constitue l'état morbide appelé *tétanos*.

8. Tissu du derme.

A. *Caractères anatomiques.*

Ce tissu forme, de dehors en dedans, la seconde couche du tégument commun (1) du corps ; il se compose d'un nombre considérable de fibres lamineuses très-fines, serrées les unes contre les autres, et dont les faisceaux se croisent et s'enchevêtrent dans tous les sens, de manière à former une membrane très-solide et extensible, le *derme* ou *chorion*. A sa surface externe, le derme est très-ferme et très-dense, pourvu d'un grand nombre de petits prolongements qui présentent les formes les plus diverses ; ce sont les *corpuscules du tact* ou *papilles*. La face interne présente une structure plus lâche et un grand nombre de lacunes contenant des vésicules adipeuses, et se prolongeant dans le tissu cellulaire qui unit le derme aux muscles sous-cutanés. Entre les faisceaux serrés qui forment la partie principale du derme, on trouve des fibres élastiques, des fibres musculaires lisses, ainsi qu'un grand nombre de follicules pileux, de glandules sébacées et sudoripares.

Le derme est très riche en vaisseaux sanguins et lymphatiques et en nerfs ; ceux-ci forment des réseaux nombreux qui envoient des branches aux papilles où siége le sens du toucher.

B. *Considérations physiologiques et pathologiques.*

Le derme possède un certain degré de contractilité ; sous l'influence d'une excitation, cette membrane se fronce, fait proéminer les bulbes pileux et dresser les poils. Il possède une grande sensibilité due aux nombreux nerfs sensitifs qui s'y rendent ; c'est ce qu'on voit facilement dans les opérations. Lorsqu'il se produit une perte de substance dans le derme, la reproduction ne s'y fait que d'une manière incomplète ; en effet, le tissu nouveau, c'est-à-dire la cicatrice, est complètement dépourvu de papilles, de glandules et de poils.

Parmi les maladies de la peau, qui sont très-fréquentes, les plus importantes à noter sont les inflammations exanthémateuses aiguës et chroniques (2). Les verrues s'y présentent aussi très-souvent.

9. Tissu muqueux.

Le tissu muqueux est très riche en vaisseaux et en nerfs, comme le derme avec lequel il se continue à tous les orifices extérieurs ; il forme les membranes que l'on appelle *muqueuses.*

(1) La description détaillée du tégument se trouve avec celle des organes des sens.
(2) [Les épithéliómes.]

A. *Distribution des muqueuses.*

Les muqueuses tapissent, dans l'intérieur du corps, toutes les cavités et les canaux qui communiquent directement avec l'air extérieur. On les divise, suivant les organes qu'elles tapissent, en cinq sortes :

1. La muqueuse des organes digestifs.
2. La muqueuse des organes respiratoires.
3. La muqueuse des paupières et du globe de l'œil.
4. La muqueuse des organes génito-urinaires.
5. La muqueuse des glandes mammaires.

1. *La muqueuse des organes de la digestion* commence à la fente buccale, tapisse tout le canal alimentaire et se termine à l'anus. Mais, outre la cavité buccale, le pharynx et l'œsophage, l'estomac et le tube intestinal, elle tapisse encore tous les organes dont les cavités et les conduits communiquent avec le tube alimentaire. Ainsi, dans la bouche, elle communique avec les conduits excréteurs de la salive et du mucus ; dans le canal intestinal, avec les conduits excréteurs qui partent du foie et du pancréas.

2. *La muqueuse des organes respiratoires* commence aux deux narines, tapisse les fosses nasales et leurs cavités secondaires, se continue à travers l'arrière-gorge, le larynx, la trachée jusque dans les ramifications bronchiques, pour se terminer dans le parenchyme pulmonaire avec les plus fines ramifications des bronches. Dans la cavité nasale, elle communique avec la conjonctive palpébrale à travers le canal naso-lacrymal ; dans le pharynx, où elle rencontre la muqueuse des organes digestifs, elle traverse la trompe d'Eustache pour pénétrer dans la caisse du tympan ; elle forme en outre les sacs à air particuliers à la race chevaline.

3. *La muqueuse des paupières et du globe oculaire* (conjonctive) recouvre la face interne des paupières et la face antérieure du globe de l'œil ; elle communique, en outre, avec la muqueuse respiratoire, par l'intermédiaire des conduits excréteurs de la glande lacrymale, des conduits lacrymaux, du sac et du canal lacrymal.

4. *La muqueuse des organes génito-urinaires* commence, chez le mâle, à l'orifice extérieur de l'urèthre, tapisse ce conduit, la vessie, les uretères ainsi que le bassinet où elle communique, par les papilles, avec les canalicules urinifères. Dans la portion pelvienne de l'urèthre, elle communique avec les conduits excréteurs de la prostate et des glandes de Cowper, et tapisse, en outre, les conduits éjaculateurs, les vésicules séminales et les conduits séminifères par l'intermédiaire desquels elle se perd insensiblement dans l'épididyme. Chez la femelle, cette muqueuse commence au bord libre de la vulve, tapisse le vagin, l'utérus et les trompes aux franges desquelles elle se termine en se confondant immédiatement avec le tissu du péritoine. Par le vagin, cette muqueuse pénètre dans l'urèthre et dans la vessie, et tapisse les uretères et le bassinet où elle se termine de la même façon que chez le mâle ; elle se met, de plus, en rapport avec les différents conduits et canaux excréteurs des glandes du vagin.

5. *La muqueuse des glandes mammaires* commence à l'orifice des mamelons et tapisse les réservoirs et les conduits galactophores.

B. *Caractères anatomiques.*

Le tissu muqueux se compose de trois *couches* superposées. La *couche externe* ou *celluleuse* est composée de faisceaux conjonctifs très-serrés, entre-croisés dans toutes les directions possibles et contenant en certains points (pharynx, estomac, intestin, etc.), un grand nombre de fibres élastiques et de fibres musculaires lisses. C'est de l'épaisseur de cette couche que dépend l'épaisseur de la muqueuse. Elle manque ordinairement dans les plus fines ramifications des bronches et dans les conduits glandulaires où l'on ne trouve plus que la couche épithéliale amorphe. La *couche moyenne* présente une épaisseur variable ; elle est formée d'une membrane fine, amorphe, tantôt homogène, tantôt plus ou moins granuleuse et qui constitue la charpente de la muqueuse. La *couche interne* ou épithéliale se compose de cellules à noyaux de formes diverses ; cet épithélium, qui forme la *couche superficielle* de la muqueuse, peut être *pavimenteux*, *cylindrique* ou *vibratile*.

On considère à toute membrane muqueuse une *surface externe* et une *surface interne*. La *surface externe* n'est jamais libre ; un tissu cellulaire sous-muqueux la fait adhérer aux parties voisines (périoste, muscles) ; la *surface interne* est libre, formée par l'épithélium et tournée vers la cavité que tapisse la muqueuse. On y trouve un très-grand nombre de prolongements et de dépressions qui constituent les *papilles* (nerveuses) de la langue et d'autres muqueuses très-sensibles, les *villosités* de l'intestin, les *fossettes* et les *lacunes*, etc. Les duplicatures de la muqueuse donnent lieu aux replis et aux valvules qui s'avancent dans les cavités et servent à différents usages ; on trouve de ces replis sur la muqueuse de l'estomac et de l'intestin, du vagin, de l'utérus et d'autres organes.

Les vaisseaux et les nerfs sont très-abondants dans les muqueuses ; ils y forment en général des réseaux très-riches, à l'exception de la muqueuse tympanique et de celle qui tapisse les arrière-cavités des fosses nasales. Les nerfs tiennent à la fois du système cérébro-spinal et du système ganglionnaire. Les lymphatiques y sont également très-abondants ; ils forment des réseaux très-riches et présentent un grand intérêt physiologique, surtout dans le canal intestinal.

Le tissu muqueux contient, en outre, un grand nombre de glandes muqueuses tant simples que composées.

La couleur des muqueuses est d'un rouge variable ; les parties des muqueuses qui se trouvent à l'intérieur du corps sont toujours plus pâles que celles qui communiquent avec l'air. D'après Hyrtl (1) cette rougeur plus grande des muqueuses les plus extérieures tiendrait moins à une plus grande vascularité qu'à l'oxydation directe, qu'éprouverait le sang de leurs capillaires au contact immédiat de l'air atmosphérique ; c'est cette propriété physiologique que Hyrtl a appelée *activité respiratoire* des muqueuses.

C. *Considérations physiologiques et pathologiques.*

Les muqueuses servent à la sécrétion du mucus ; ce liquide, d'une densité supérieure à celle de l'eau, est tantôt aqueux et incolore, tantôt filant et d'un blanc jaune ou grisâtre.

---

(1) *Lehrbuch der Anatomie des Menschen*, etc. 4e édit., p. 181. Wien, 1853.

Il se compose d'eau, de mucine, de corpuscules muqueux (épithélium) auxquels se mêlent accidentellement des matières étrangères. A l'état d'irritation ou d'inflammation (toux, gourme des chevaux) des muqueuses, le mucus se produit plus abondamment et se mêle d'un grand nombre de globules de pus. Le mucus a pour objet de lubréfier les muqueuses et de les préserver des influences extérieures ; il se produit sur toute la surface des muqueuses, et non dans les glandes seules.

Les muqueuses présentent un grand pouvoir d'absorption ; elles sont très-extensibles et peuvent jouir d'un certain degré de contractilité dû à la présence de fibres musculaires. Il suit de là que la contractilité n'appartient pas en propre au tissu muqueux. Les muqueuses sont assez sensibles ; elles présentent, sous ce rapport, un fait particulier. On peut dire d'une manière générale, que les muqueuses dont les nerfs viennent du système cérébro-spinal sont plus sensibles que celles qui reçoivent des nerfs ganglionnaires. Il faut compter parmi les premières, celles qui avoisinent les orifices naturels, et, parmi les autres, celles qui tapissent des cavités à l'intérieur du corps. Ainsi des substances irritantes très-bien senties par les muqueuses buccale et pharyngienne, peuvent passer inaperçues par l'œsophage, l'estomac et l'intestin. De même la muqueuse nasale et celle du larynx sont très-sensibles à des excitations qui ne provoquent qu'une faible sensation sur la muqueuse des bronches. Certaines portions de muqueuses présentent, en outre, une sensibilité spéciale pour des impressions de nature particulière ; ainsi la muqueuse nasale pour l'odorat, la muqueuse buccale pour le goût.

Les affections de l'estomac et les maladies inflammatoires modifient la coloration des muqueuses ; celles-ci deviennent alors plus pâles ou plus rouges, ou jaunâtres, etc.

Les plaies superficielles des muqueuses guérissent facilement par régénération de tissu ; mais lorsque la p'aie est profonde, avec une grande perte de substance, la réunion ne peut avoir lieu que par un tissu cicatriciel. L'obstruction et l'oblitération d'un canal tapissé par une muqueuse sont des faits très-rares ; mais ces cavités peuvent être rétrécies d'une manière permanente ou passagère, ce qui donne lieu à divers inconvénients.

Les maladies du tissu muqueux sont : la congestion, l'hémorrhagie, les inflammations aiguës et chroniques, exsudatives, ulcéreuses et autres qui modifient de diverses manières aussi bien la fonction sécrétoire que le produit de sécrétion. La plupart des néoplasies, telles que polypes, lipomes, kystes, etc., ont leur siége dans le tissu cellulaire sous-muqueux ; d'autres, au contraire, telles que les tubercules (dans la morve), le cancer, etc., se produisent dans le parenchyme lui-même.

10. Tissu glandulaire.

Le tissu glandulaire présente à considérer des organes de formes et de colorations diverses que l'on appelle *glandes*. Les *glandes* sont des *organes de sécrétion*, c'est-à-dire qu'elles séparent certaines parties contenues dans le sang ou forment, à l'aide de ce liquide, des produits particuliers qui vont se déposer à la surface libre soit externe soit interne de l'économie ; ces substances sont liquides, de consistance variable, et sortent des glandes soit par les *conduits excréteurs*, soit à travers les parois mêmes.

A. *Caractères anatomiques des glandes.*

Les glandes contiennent des cellules glandulaires (vésicules), des conduits excréteurs, des vaisseaux lymphatiques et sanguins, des nerfs et du tissu cellulaire ; ces différentes parties contiennent elles-mêmes des fibres élastiques, des muscles lisses et du tissu adipeux. L'enveloppe des glandes se compose de tissu conjonctif, fibreux ou séreux. Elle maintient réunies les différentes parties d'une glande, les attache aux organes voisins afin de les fixer dans leur position. On considère donc, dans toute glande, l'enveloppe et le tissu sécréteur.

Les vésicules glandulaires, ainsi que les conduits excréteurs les plus fins, sont tapissées d'un épithélium, dont la surface externe répond à une couche de tissu cellulaire. Les parois des conduits plus larges possèdent, de plus, une membrane moyenne, composée de tissu fibreux et élastique ; enfin les conduits excréteurs principaux des glandes volumineuses se composent, près de leur extrémité, d'une couche celluleuse externe, d'une couche moyenne de fibres élastiques et musculaires lisses, et d'une couche interne ou muqueuse. Les conduits les plus fins des sacs glandulaires se confondent insensiblement avec les glandules à orifices, tandis qu'ils ne font que s'aboucher avec les follicules clos.

Les artères des glandes envoient de nombreuses ramifications dans le tissu conjonctif, entourent de leurs réseaux capillaires les follicules et les conduits excréteurs, et fournissent les matériaux nécessaires à leur fonctionnement. Bien que la présence des lymphatiques dans les glandes soit connue, on ne sait encore rien sur leur mode de distribution. Les nerfs des glandes se ramifient sur les parois des vaisseaux et des conduits excréteurs; ils ont des filets sensitifs et des filets moteurs et proviennent des systèmes cérébro-spinal et ganglionnaire.

B. *Divisions des glandes.*

On appelle glandes *vraies*, *sécrétoires* ou *excrétoires*, celles qui possèdent des conduits excréteurs; celles, au contraire, qui ne possèdent pas de conduits et dont les fonctions ne sont pas encore bien connues, sont désignées sous le nom de *glandes vasculaires sanguines*. Ce sont des organes mous, très-vasculaires, dont le parenchyme présente une structure particulière, tandis que leur apparence extérieure est très-analogue à celle des glandes sécrétoires. Ces glandes sont : la *thyroïde*, le *thymus*, la *rate* et les *capsules surrénales*.

Nous parlerons ailleurs de ces glandes vasculaires sanguines, ainsi que des glandes lymphatiques qui n'ont aucun rapport avec les vraies glandes. Nous réservons de même, pour une autre place, les organes tels que l'ovaire et le poumon qui, tout en ayant bien des ressemblances avec les glandes, doivent être considérés néanmoins comme des organes spéciaux, à cause des particularités de leur structure et de leurs fonctions.

Les glandes vraies ou sécrétoires se divisent en *simples* et en *composées*, suivant la forme et la terminaison de leurs conduits.

a. Glandes simples (follicules glandulaires, cryptes).

Les glandes simples se présentent sous l'aspect soit de follicules clos sans conduits excréteurs, soit de petits tubes simples ou peu divisés et se terminant en cul-de-sac. Ces glandules sont quelquefois tellement petites qu'elles ne se composent que d'une seule vésicule close ou d'un simple petit cul-de-sac. Elles sont tantôt isolées, comme les follicules solitaires, tantôt réunies, comme les follicules agminés, et se présentent aussi bien dans la peau que dans les muqueuses. On divise les glandes simples en plusieurs variétés, suivant la forme qu'elles présentent.

Glandes en grappes. — Ces glandes ont un conduit excréteur unique pour plusieurs vésicules glandulaires ; ce sont les glandes sébacées, muqueuses, les glandes de Brunner (dans le duodénum), et les glandes de Meïbomius.

Glandes en tubes. — Elles sont formées d'un tube simple ou peu divisé qui se termine en cul-de-sac. Ce sont : les glandes cérumineuses, les glandes sudoripares, celles de l'utérus, les glandes à pepsine et les glandes de Lieberkühn du canal intestinal.

Follicules clos. — Ces glandes, dépourvues de conduit excréteur, sont des vésicules closes de toutes parts. Leur produit de sécrétion peut s'échapper soit à travers les parois, soit par suite de leur rupture. Ce sont : les glandes de Peyer, les follicules solitaires de l'estomac et de l'intestin, et les vésicules de Graaf de l'ovaire.

b. Glandes composées.

On désigne sous ce nom les glandes formées par la réunion de plusieurs glandes simples et qui, à l'exception de la mamelle, déposent leur produit de sécrétion à la surface libre d'une muqueuse, par l'intermédiaire d'un ou de plusieurs conduits excréteurs. Leurs conduits excréteurs présentent de nombreuses ramifications dont les branches les plus fines se terminent par des culs-de-sac (vésicules terminales) ou par des anses. La substance glandulaire du foie présente une disposition particulière qui n'est pas encore très-bien connue.

Les glandes composées se divisent en *glandes en grappes* et *glandes en tubes.*

Les *glandes en grappes,* appelées aussi *glandes acineuses,* se composent de lobules, et chaque lobule est formé par des vésicules terminales (acini). Les conduits excréteurs venant des lobules se réunissent pour former des conduits plus larges qui se réunissent, à leur tour, pour former un ou plusieurs conduits communs. Dans les glandes à plusieurs conduits excréteurs, les conduits les plus larges ne se réunissent pas d'une manière complète : c'est ce qu'on voit dans les glandes lacrymales, dans quelques glandes salivaires, etc.

Nous avons déjà décrit les glandes en grappes simples ; remarquons encore que les glandes peuvent présenter toutes les formes intermédiaires entre deux sortes ; c'est ainsi que les glandes en grappes simples forment la transition entre les glandes simples et les glandes composées.

Les glandes en grappes composées sont : les glandes lacrymales, les glandes salivaires, le pancréas, la prostate, les glandes de Cowper, les glandes du vagin et les mamelles.

Les *glandes en tubes (glandes tubuleuses)* ont pour rcaractère principal la présence de conduits excréteurs très-longs, à direction rectiligne ou flexueuse, et présentant des divisions bien moins fréquentes que ceux des glandes en grappes. Ce sont : les *reins,* organes excréteurs de l'urine, et les *testicules,* qui sécrètent le sperme.

C. *Considérations physiologiques et pathologiques.*

Les glandes servent à extraire certaines parties du sang ou à fabriquer des substances particulières à l'aide des matériaux fournis par ce liquide ; cette fonction a lieu soit par le passage du plasma sanguin à travers les parois des capillaires et des conduits glandulaires, soit dans les cellules mêmes de la glande. Il est admis généralement que le plasma sanguin subit une modification chimique due à l'activité organique de la glande, pendant son passage à travers les parois des conduits et des vésicules. Mais nous ne savons pas encore de quelle manière se produit cette modification chimique, et nous ne sommes pas en état d'expliquer pourquoi souvent des glandes tout à fait semblables par leur structure élaborent des produits différents. Les glandes de structure différente ne sécrètent jamais le même liquide. Les glandes les plus importantes sous le rapport de ce processus chimique, sont les vésicules closes, puisqu'elles peuvent seules fabriquer leur produit de sécrétion, qui ne s'en échappe que par transsudation ou par la rupture des parois.

La quantité et la composition des produits de sécrétion dépendent et de la structure de la glande et de la qualité du sang. Plus le sang est fluide, plus le produit de sécrétion est abondant. Lorsqu'un produit de sécrétion s'accumule dans le sang, on le retrouve en plus grande quantité dans les liquides sécrétés. Ainsi, lorsque les fonctions glandulaires subissent une interruption, les produits qui doivent s'éliminer restent dans le sang pour en être excrétés en plus grande quantité lorsque la glande reprend son activité normale. Ces sécrétions abondantes, suite de divers états morbides, constituent ce qu'on appelle les évacuations critiques.

En ce qui concerne la structure des glandes, il faut noter que le produit de sécrétion est d'autant plus important que la glande est plus riche en vaisseaux et que ses capillaires sont plus larges. Du reste, la sécrétion augmente sous l'influence de toute excitation qui augmente l'afflux sanguin dans la glande.

La plupart des glandes empruntent leurs produits de sécrétion au sang artériel ; le foie seul paraît faire exception en empruntant à la veine porte les matériaux de sécrétion de la bile.

L'excrétion du produit sécrété se fait probablement aussi bien dans les vésicules glandulaires et dans les réseaux des conduits glandulaires que sur toute la surface interne des canaux excréteurs.

L'influence des nerfs sur les sécrétions est un fait très-important. A cette occasion, il faut surtout noter que certaines excitations nerveuses n'agissent que sur certaines glandes ; tout le monde sait, en effet, que la peur augmente la sécrétion de l'urine ; la colère, celle de la bile ; l'appétit, celle de la salive ; la lasciveté, celle du sperme. Ces états nerveux n'agissent pas seulement sur la quantité, mais aussi sur la qualité des sécrétions. L'activité trop grande d'une glande a souvent pour effet de diminuer celle d'une autre glande ; ainsi les sueurs abondantes diminuent la production de l'urine ; la diarrhée diminue la sécrétion du lait (1).

La progression des produits de sécrétion se fait à l'aide des contractions, quelquefois par simple pression des conduits excréteurs ; c'est ainsi que les glandes salivaires sont comprimées dans les mouvements du maxillaire inférieur, les glandes intestinales, par les mouvements péristaltiques de l'intestin. Les glandes qui sécrètent d'une manière continue possèdent des réservoirs qui communiquent avec les conduits excréteurs (vésicule du fiel, vessie, etc.), et où s'accumulent les produits de sécrétion jusqu'au moment où ils doivent servir. Lorsqu'un produit de sécrétion reste longtemps dans son réservoir, il subit une modification, c'est-à-dire qu'il devient plus concentré à mesure qu'il perd ses matières fluides.

Lorsque la glande cesse pendant quelque temps de fonctionner, elle perd peu à peu son action sécrétoire ; lorsque c'est une des grandes glandes chargées d'éliminer un grand nombre de matériaux contenus dans le sang, la suppression de ses fonctions, celles du rein par exemple, peut causer la mort. On peut voir par là que les glandes ont des fonctions très-importantes dans l'organisme. Si, comme nous venons de le voir, certaines glandes jouent un rôle aussi considérable dans l'économie animale, il y en a d'autres aussi qui peuvent cesser de fonctionner et même être extirpées sans exercer une grande influence sur le maintien de l'organisme. On peut citer, parmi ces dernières, les testicules et les ovaires, qu'on peut extirper sans aucun danger, par la castration (2).

(1) [Tout le monde connaît aujourd'hui les remarquables recherches de Cl. Bernard sur les glandes salivaires.]

(2) La rate a été également extirpée chez l'homme et les animaux (Philippeaux et Péan).]

Un grand nombre de glandes sécrètent des liquides qui ont une certaine utilité dans l'intérieur de l'économie : ainsi la salive, la bile, le suc gastrique et le suc intestinal servent à la digestion. D'autres ne doivent servir qu'au dehors, tels que le lait et le sperme. Enfin il y a des glandes dont le produit de sécrétion (sueur, urine) doit être simplement éliminé sans avoir aucun usage.

Les glandes paires se compensent réciproquement ; lorsque l'une d'elles cesse de fonctionner par suite de maladie, de plaie, ou même d'extirpation, l'autre devient plus active et augmente ordinairement de poids et de volume.

On peut admettre que la nutrition est très-active dans les glandes, puisqu'elles font partie des organes les plus vasculaires de l'économie. La substance glandulaire ne se régénère pas à la suite de l'extirpation ou des pertes de substance. Les plaies des glandes, et principalement de leurs canaux excréteurs, sont généralement, mais pas toujours, suivies de fistules ; on peut citer comme exemple les plaies du conduit de Sténon.

Les maladies du tissu glandulaire sont : l'inflammation, l'induration, la suppuration, la mélanose, le cancer, les kystes, les plaies, la dilatation des canaux excréteurs, leur obstruction par des concrétions, des parasites, etc.

11. Tissu vasculaire.

Cette dénomination n'est pas bien rigoureuse, puisque le tissu dont il s'agit est composé d'éléments d'autres tissus ; cependant nous devons parler des vaisseaux dans un chapitre spécial afin de donner, dans l'anatomie générale, un aperçu complet des différentes parties qui constituent les systèmes et les organes. Nous allons donc décrire sous le nom de *tissu vasculaire* le système vasculaire de l'économie.

Le *système vasculaire* est composé de tubes membraneux, de calibre variable, qui envoient de nombreuses ramifications dans toutes les parties du corps. On les distingue, d'après leur contenu, en *vaisseaux sanguins* et *lymphatiques*. Ces derniers constituent les canaux excréteurs et une portion notable du parenchyme de certaines glandes sécrétoires ; nous en parlerons à l'occasion de ces glandes.

Le système vasculaire comprend les *vaisseaux sanguins* et le *cœur*, les *vaisseaux* et les *ganglions lymphatiques*.

I. VAISSEAUX SANGUINS.

Les vaisseaux sanguins partent du *cœur*, qui est leur organe central, et se divisent en *artères*, en *capillaires* et en *veines*. L'ensemble de ces vaisseaux constitue, avec le cœur, le système vasculaire sanguin. Le cœur est un organe musculeux, de forme conoïde, divisé en quatre cavités ; situé dans le thorax, il reçoit continuellement le sang des veines et le pousse dans les artères ; ce cours du sang s'appelle *circulation*. Nous décrirons le cœur d'une manière plus complète, dans la partie de l'anatomie spéciale qui traitera des vaisseaux.

1. Artères.

A. *Caractères anatomiques.*

On peut distinguer dans les parois des *artères*, trois tuniques, une *interne*, une *moyenne* et une *externe*.

a. La *tunique interne* se compose de *deux couches*. La *couche interne* ou *épithéliale* est très-mince et constituée par des cellules pavimenteuses, fusiformes, ayant un noyau à leur intérieur. Plus en dehors, on trouve une membrane élastique mince, homogène ou striée longitudinalement ; cette membrane présente un grand nombre de trous de divers diamètres et a reçu de Henle le nom de *membrane fenêtrée* ou *striée*.

b. La *tunique moyenne* ou *tunique élastique et musculaire*, *tunique à fibres circulaires* de Henle, est jaunâtre, élastique et très-épaisse dans les grandes artères. Elle diminue d'épaisseur d'une manière absolue, mais augmente relativement à mesure qu'on s'éloigne du tronc principal et se perd complétement dans les capillaires. Cette membrane se compose de fibres circulaires élastiques et musculaires.

c. La *tunique externe* ou *adventice* se compose d'une couche interne élastique et d'une couche externe celluleuse. Les fibres élastiques proviennent de la tunique moyenne ; elles forment des réseaux à mailles étroites et vont se perdre dans la couche celluleuse externe, dont les limites ne sont pas bien distinctes.

La tunique interne des vaisseaux est complétement dépourvue de vaisseaux et de nerfs ; ceux-ci ne se ramifient que dans la tunique externe et parfois dans la tunique moyenne. La tunique celluleuse des grosses artères reçoit de petits vaisseaux appelés *vasa vasorum*, branches de petites artères voisines, et qui forment dans cette tunique des réseaux très-fins. Les lymphatiques paraissent manquer complétement. Les nerfs vasculaires proviennent en partie du système cérébro-spinal, en partie du grand sympathique.

Après la naissance de l'animal, toutes les artères proviennent de deux troncs principaux, l'aorte et l'artère pulmonaire, qui partent du cœur ; à mesure qu'elles s'éloignent du cœur, elles se divisent, le plus souvent sous des angles aigus, en branches, rameaux et ramuscules de différents calibres, qui deviennent de plus en plus fins pour se terminer en vaisseaux capillaires. A mesure qu'elles se divisent, les artères deviennent plus nombreuses, leur diamètre diminue et leurs parois, principalement la tunique moyenne, diminuent d'épaisseur. Les grosses branches ont généralement une direction rectiligne suivant les organes où elles se rendent ; les petites artères décrivent très-souvent des trajets plus ou moins flexueux, principalement dans les organes sujets à des déplacements ou à des changements de volume, comme la langue, l'utérus, la vessie, l'estomac, etc. Les artères spermatiques et les artères ombilicales du fœtus présentent des flexuosités très-remarquables. Sur les articulations, les grosses artères occupent généralement le côté de la flexion ou au moins elles en sont très-rapprochées ; on ne les trouve jamais du côté de l'extension. Cette disposition paraît avoir pour but de les protéger contre les tractions et les ruptures, pendant les mouvements de flexion. Dans les membres, les grosses artères ne sont jamais sous-cutanées, elles sont situées profondément et se rapprochent le plus souvent des os. L'origine et le trajet des artères sont sujets à un grand nombre de variations, qui cependant n'exercent aucune influence fâcheuse sur la circulation. Lorsqu'une artère est accompagnée d'une ou plus souvent de deux veines, ces vaisseaux sont contenus dans la même gaine. Une artère peut s'ouvrir directement dans une autre artère ; c'est ce qu'on appelle *anastomose* ; ce mode de communication peut avoir lieu de différentes façons ; il est beaucoup plus fréquent dans les petites artères que dans les grosses. L'anastomose peut avoir lieu sous forme d'*arcade* ; elle peut être établie par une branche transversale ; la réunion de deux artères peut se faire sous un angle aigu, etc. Les anastomoses paraissent avoir pour but de régulariser la distribution du sang, d'en faciliter le cours, d'éviter les coagulations qui pourraient se produire dans des vaisseaux comprimés par les tissus voisins. Les *réseaux vasculaires* proviennent de la réunion d'un grand nombre de petits vaisseaux suivant diverses directions.

B. *Considérations physiologiques et pathologiques.*

L'*aorte* reçoit le sang du ventricule gauche du cœur et le distribue aux différents organes, qui y puisent les matériaux nécessaires à leur nutrition. L'*artère pulmonaire* reçoit, au contraire, le sang veineux mélangé de lymphe et de chyle qui vient du ventricule droit, pour le porter dans les poumons, où il se transforme en sang artériel sous l'influence de l'air atmosphérique.

Les artères jouissent d'une assez grande élasticité et d'un certain degré de contractilité. Le pouvoir contractile des parois artérielles a son siége dans la tunique moyenne (tunique musculo-élastique); il sert à rétrécir le calibre du vaisseau et probablement aussi à pousser le sang en avant. L'ondée sanguine arrive par des poussées dont le choc dilate le vaisseau ; c'est ce qui produit le phénomène du pouls lorsqu'on appuie le doigt sur une artère soutenue par un plan résistant. Le nombre de pulsations normal est de 36 à 40 par minute chez le cheval, de 45 à 50 chez le bœuf, de 60 à 65 pour les moutons et la chèvre, de 60 à 80 chez le chien et le chat. Le pouls est plus fréquent chez les animaux jeunes que chez les adultes. La sensibilité des tuniques artérielles est nulle ou presque nulle, car elles ne reçoivent que peu de nerfs sensitifs.

Lorsque, sur un animal vivant, on fait la section transversale d'une artère, la tunique élastique se rétracte dans sa gaine celluleuse, et, celle-ci rétrécissant la lumière de la section, l'hémorrhagie est par cela même diminuée ; par contre, lorsque la section n'occupe qu'une partie de la circonférence du vaisseau, la rétraction des lèvres de la plaie donne lieu à une hémorrhagie abondante à travers cet orifice béant. L'issue du sang par une plaie artérielle se fait avec force et par saccades. C'est le retrait de la tunique élastique qui rend si difficile la recherche des bouts d'une artère divisée. Sur le cadavre, la section d'une artère est également suivie du retrait des parois ; mais la lumière du vaisseau ne diminue pas.

Lorsque la circulation artérielle se trouve interrompue par la ligature, la compression ou l'obstruction d'un vaisseau, les branches anastomotiques se dilatent peu à peu de manière à compenser suffisamment ce vaisseau sans produire de trouble dans la circulation; il se produit dans ces cas comme une circulation nouvelle, la *circulation collatérale*. Lorsqu'on fait la ligature d'une artère, il se produit, à l'endroit lié, un bouchon solide (thrombus), qui finit par former un cordon arrondi, assez ferme, avec la paroi artérielle (1).

La formation de vaisseaux nouveaux a lieu chez le fœtus et chez l'adulte, comme dans l'utérus pendant la grossesse, et dans certaines néoplasies. La dilatation pathologique d'une artère qui, chez le cheval adulte, occupe généralement la mésentérique antérieure, est désignée sous le nom d'*anévrysme artériel* ; la présence d'un bouchon donne lieu à l'*obstruction* et l'adhérence des parois à l'*oblitération*. Parmi les maladies des artères, il faut encore noter les athéromes, l'ossification des parois, leur déchirure spontanée, les parasites, et particulièrement le *strongylus armatus*, que l'on rencontre si fréquemment dans les anévrysmes de la mésentérique antérieure chez le cheval.

____

(1) [Otto Weber a démontré que ce caillot était organisé.]

2. Vaisseaux capillaires.

A. *Caractères anatomiques.*

Les *vaisseaux capillaires* sont des *tubes vasculaires* excessivement fins, qui forment, par des réseaux très-riches, la communication entre les artères et les veines. Il est difficile d'indiquer nettement les limites qui séparent les capillaires des artères et des veines. On pourrait admettre comme une loi générale que les capillaires sont les vaisseaux dont la division n'entraîne pas une diminution de diamètre, dont par conséquent le calibre reste partout le même.

Les capillaires présentent des anastomoses très-nombreuses formant les réseaux capillaires, qui ont dans chaque organe une disposition particulière. Cette disposition dépend à la fois du calibre des capillaires et de la largeur ainsi que de la forme des mailles. En ce qui concerne le calibre des capillaires, il faut remarquer qu'il est en rapport, pour chaque animal, avec le diamètre des globules sanguins, de manière à le dépasser un peu.

Outre ces capillaires fins, on admet encore l'existence de vaisseaux plus ténus dont le diamètre serait inférieur à celui des globules sanguins; ceux-ci ne peuvent donc pas contenir de globules (sang rouge), mais seulement le liquide incolore du sang (plasma sanguin); on les appelle *vaisseaux séreux*, et quelques auteurs (Hyrtl et Al.) prétendent en avoir vu dans la cornée (1).

La largeur et la forme des réseaux varient suivant les différents organes. En ce qui concerne la largeur, il paraît que les mailles sont d'autant plus serrées que l'organe est plus riche en vaisseaux, qu'il a besoin de plus de sang, que ses fonctions sécrétoires sont plus actives (poumon, foie, rein, etc.). La forme des réseaux capillaires dépend surtout de la structure de l'organe. Dans les organes où prédomine la structure fibreuse (muscles et nerfs), les capillaires forment des réseaux fins à mailles allongées, plus ou moins régulières. Dans les organes glandulaires, ils présentent des formes variables. J. Müller a trouvé des ramuscules artériels terminés en culs-de-sac dans le tissu aréolaire de la racine du pénis; il les appelle *vasa helicina*. Ces vaisseaux se séparent à angle droit des rameaux principaux, se contournent en tire-bouchon dans les espaces aréolaires des corps caverneux, et se terminent par une dilatation ampullaire en cul-de-sac.

Les parois des capillaires sont constituées par une membrane amorphe très-fine, élastique et complétement incolore, présentant un aspect lisse sur ses deux faces et contenant dans son épaisseur des noyaux arrondis ou allongés. Cette membrane amorphe possède, malgré sa grande ténuité, une résistance assez forte; elle ne paraît pas douée de contractilité. Les capillaires un peu larges présentent une paroi plus épaisse et une structure un peu plus compliquée. On n'a pas encore pu déterminer la fusion des parois des capillaires avec celles des vaisseaux plus larges.

B. *Considérations physiologiques et pathologiques.*

Dans les capillaires, le courant sanguin ne présente plus de saccades, mais un mouvement assez régulier. Les parois de ces vaisseaux, sans avoir de pores, sont cependant per-

(1) [Kölliker leur a donné le nom de canaux du suc.]

méables et laissent échapper au dehors la partie liquide du sang ou *plasma sanguin* ; aussi est-ce à travers ces parois que se produisent tous les échanges nutritifs, c'est-à-dire les échanges de matériaux entre le sang et le parenchyme des organes. Une fois sorti du torrent circulatoire, le plasma s'étend de proche en proche, imbibe les tissus et leur fournit les sucs nutritifs. C'est de cette façon que le fluide nourricier peut également parvenir dans les tissus qui n'ont pas de vaisseaux (tissus cornés) ; on voit donc par là que les tissus non vasculaires ne sont pas tout à fait exclus des phénomènes de nutrition.

La rupture des capillaires produit généralement de petites *extravasations sanguines*, (*ecchymoses*). Les *pétéchies* ne sont pas de vraies hémorrhagies, mais des transsudations dues à une modification de la qualité du sang ; le cruor est dissous dans le plasma, de sorte qu'il donne un aspect rougeâtre aux tissus imbibés par ce liquide. Les vaisseaux séreux admis dans la cornée ne peuvent pas être démontrés à l'état sain ; on ne les voit que dans l'inflammation, lorsqu'ils contiennent également des globules rouges.

3. Veines.

A. *Caractères anatomiques.*

Les *veines* ont toutes des parois plus minces que les artères ; le sang, vu par transparence, leur donne une coloration violacée ; elles se composent de trois couches, de même que les parois des artères. La *tunique interne*, à l'exception des valvules qu'elle présente, se comporte comme celle des artères. La *tunique moyenne* se compose d'un tissu cellulaire contenant quelques fibres élastiques et musculaires lisses, dirigées dans le sens longitudinal ainsi que dans le sens circulaire. Elle est plus mince que celle des artères, et sa couleur est rouge pâle au lieu d'être jaunâtre. La *tunique externe* est celluleuse ; elle contient quelques fibres élastiques. Les capillaires veineux ont la même structure que les capillaires artériels. Les gros troncs veineux qui se rendent au cœur présentent, en outre, des couches assez épaisses de fibres musculaires striées.

Les tuniques externe et moyenne sont pourvues de vaisseaux et de nerfs ; les nerfs, comme ceux des artères, proviennent en grande partie du système sympathique. Leurs artères nourricières proviennent des branches artérielles voisines, et leurs veines s'ouvrent ordinairement dans les vaisseaux, dans les parois desquels elles prennent leur origine. Les rameaux nerveux des veines sont peu nombreux et ne peuvent être démontrés que sur les grosses veines. La membrane interne ne possède ni vaisseaux ni nerfs.

Les *valvules des veines* sont formées par du tissu cellulaire recouvert d'épithélium ; leur forme est semi-lunaire et disposée de telle façon que le bord libre se dirige toujours dans le sens du courant sanguin, c'est-à-dire vers le cœur. C'est pour cette raison que les veines doivent être injectées des petites branches vers les troncs et non pas dans le même sens que les artères. Les troncs veineux présentent, à des intervalles divers, deux et plus rarement trois valvules associées ; les branches, au contraire, ne présentent que des valvules isolées et seulement à leur embouchure dans les troncs. Les veines dépourvues de valvules sont : les capillaires veineux, les deux veines caves, les veines pulmonaires, les veines du cerveau et de la moelle, les rénales, les gros troncs de la veine porte, les veines de l'utérus, la veine ombilicale, chez le fœtus, enfin, toutes les veines qui concourent à former la substance glandulaire. Les valvules ont pour usage de soutenir la colonne sanguine dans les endroits où elle progresse, contre la pesanteur ; elles servent, en outre, à empêcher le reflux du sang dans les parties soumises à des pressions et surtout lors des contractions musculaires.

Les veines forment des réseaux nombreux, de fréquentes anastomoses, et accompagnent généralement les artères. Très-fréquemment, on trouve deux veines pour une artère, tandis qu'on voit rarement deux artères pour une veine, comme dans le cordon ombilical. Le nombre des veines et leurs dimensions sont proportionnellement plus grands que ceux des artères ; ce sont surtout les veines sous-cutanées dont le calibre l'emporte de beaucoup sur celui des artères. Les veines présentent, de même que les artères, un grand nombre de variétés individuelles, qui ne gênent en rien la circulation du sang.

B. *Considérations physiologiques et pathologiques.*

Toutes les veines naissent des réseaux capillaires ; elles se réunissent, dans leur trajet, pour former les ramuscules, les rameaux, les branches et les troncs principaux. Ces troncs principaux sont : les veines caves antérieure et postérieure, la veine coronaire, les veines pulmonaires, la veine porte et la veine ombilicale. Les veines caves, ainsi que la veine coronaire, portent le sang veineux dans l'oreillette droite ; les veines pulmonaires amènent le sang artériel dans l'oreillette gauche. Ces veines ramènent, par conséquent, à l'organe central de la circulation, c'est-à-dire au cœur, le sang veineux provenant du système capillaire périphérique. La veine porte et la veine ombilicale présentent cependant une exception. La veine porte, en effet, constitue un système veineux spécial, communiquant dans le foie, avec la veine cave postérieure ; son tronc principal se comporte comme une artère en formant, dans le parenchyme hépatique, un réseau capillaire, d'où naissent les veines sus-hépatiques qui se rendent dans la veine cave postérieure. La veine ombilicale, chez le fœtus, constitue un tronc veineux spécial ; elle verse dans la veine porte le sang provenant de la mère.

La contractilité des parois veineuses est plus faible, mais leur élasticité est plus grande que celle des parois artérielles ; c'est pour cette raison que la rupture d'une artère n'entraîne pas celle des veines qui l'accompagnent.

Les artères, les capillaires et les veines contiennent un liquide rouge, coagulable, d'une saveur un peu salée, qui circule continuellement dans le corps pour y entretenir la nutrition des tissus et les sécrétions ; ce liquide est désigné sous le nom de *sang*.

Les substances qui entrent dans la composition chimique du sang sont les suivantes : Eau, albumine, fibrine, globuline, hématine, matières grasses et extractives, sels, fer, ainsi que des gaz (oxygène, azote, acide carbonique). Les gaz sont en dissolution dans le sang comme dans les eaux minérales. Le sang artériel diffère du sang veineux par sa couleur plus vermeille et sa richesse plus grande en matières plastiques et en oxygène. Le sang veineux a, au contraire, une couleur rouge foncé et contient plus d'acide carbonique.

Sur le vivant, le sang se compose d'une quantité innombrable de cellules, les unes colorées, les autres incolores, *globules, corpuscules, cellules* du sang, et d'un liquide clair, transparent, d'un jaune pâle, nommé plasma ou partie liquide du sang. Les globules colorés du sang se composent d'une enveloppe amorphe simple, qui contient dans son épaisseur et dans sa cavité une substance liquide et une matière colorante rouge (hématine). Les globules incolores, dont le nombre est bien moins considérable, ne se distinguent en rien des corpuscules de la lymphe et du chyle. La partie liquide du sang ou plasma est constituée par une solution aqueuse d'albumine et de fibrine mêlées à des sels et à de la graisse ; le plasma peut encore contenir des acides biliaires, de l'urée et de l'hématine.

Le plasma traverse les parois des vaisseaux capillaires et imbibe toutes les parties du corps dont il est le liquide nourricier ; il peut encore servir à transporter des substances étrangères qui pénètrent dans le corps soit avec les aliments, soit sous forme de médicaments et qui en sont de nouveau expulsées par les différents organes d'élimination.

Lorsqu'on pratique la section d'une veine, les parois des bouts de section s'appliquent l'une contre l'autre, toutes les fois qu'elles ne sont pas adhérentes au parenchyme des organes. Aussi la section des petites veines dont les parois s'affaissent ne produit-elle qu'une légère hémorrhagie ; les plaies des grosses veines provoquent au contraire des hémorrhagies difficiles à arrêter et très-dangereuses, bien que le sang n'y arrive point par saccades ni avec la même force que dans les artères ; c'est ce qu'on observe surtout pour les veines dont les parois sont adhérentes (comme dans le foie) au parenchyme qui les entoure. Les plaies des veines guérissent plus facilement que celles des artères.

On appelle *varice* la dilatation pathologique des veines, qui peuvent également subir des rétrécissements. L'adhérence des parois dans un point d'une veine est désignée sous le nom d'*oblitération* ; on appelle *obstruction* l'arrêt de la circulation produit par un caillot sanguin (thrombus). L'inflammation des veines (phlébite), quelque bénigne qu'elle paraisse au début, est toujours une affection grave et souvent mortelle à cause de l'infection purulente (pyohémie), qu'elle peut entraîner.

II. VAISSEAUX ET GANGLIONS LYMPHATIQUES.

Les *vaisseaux lymphatiques* ou *absorbants* constituent, avec les ganglions lymphatiques, un système à part, désigné sous le nom de *système lymphatique*.

1. VAISSEAUX LYMPHATIQUES.

A. *Caractères anatomiques*.

Les parois des vaisseaux lymphatiques sont plus minces et plus transparentes que celles des veines de même calibre ; mais elles sont en même temps plus résistantes, plus extensibles et plus élastiques. Ces vaisseaux se distinguent des vaisseaux sanguins par leur contenu et par le mode de terminaison particulier de leurs capillaires.

On considère aux vaisseaux lymphatiques *trois tuniques* : la *tunique interne* se compose d'une membrane élastique à fibres longitudinales, tapissée par une couche épithéliale. La *tunique moyenne* est composée de fibres élastiques et musculaires lisses dirigées dans le sens transversal ; enfin la *tunique externe* présente des faisceaux longitudinaux de tissu conjonctif contenant quelques fibres élastiques.

Les parois des capillaires lymphatiques se comportent comme celles des capillaires sanguins. La membrane interne des vaisseaux lymphatiques forme de nombreuses valvules, qui ne font défaut que dans les vaisseaux les plus fins. Ces valvules, de même que celles des veines, ont leur bord libre tourné dans le sens du courant de leur contenu ; elles se distinguent également en valvules des troncs et valvules des branches. Le calibre des vaisseaux lymphatiques n'est pas uniforme ; il est plus large autour des valvules, ce qui donne à ces vaisseaux, quand ils sont pleins, un aspect moniliforme. Les valvules semblent avoir pour fonction d'empêcher le reflux du liquide contenu dans les lymphatiques. Les vaisseaux nourriciers des lymphatiques se comportent, sur le tronc principal, comme ceux des veines ; mais la présence de nerfs n'a jamais pu y être démontrée.

Les vaisseaux lymphatiques présentent de nombreuses ramifications dans toutes les parties du corps ; ils naissent dans les différents organes par des capillaires excessivement fins. Ces capillaires forment de nombreuses anastomoses qui constituent les *réseaux lymphatiques*; de ces réseaux naissent les rameaux qui se réunissent pour former des branches, puis deux troncs principaux qui communiquent avec le système veineux. Peut-être existe-t-il des communications entre d'autres branches lymphatiques et les veines; mais la question est encore indécise. Le plus gros des deux troncs principaux, le *canal thoracique* (1), se jette, le plus souvent dans la veine sous-clavière gauche, tandis que le plus petit ou *grande veine lymphatique droite* aboutit à la sous-clavière droite. Il arrive très-rarement qu'un rameau lymphatique né d'un réseau capillaire aille se jeter directement dans un de ces troncs principaux sans avoir traversé d'abord au moins *un* ganglion lymphatique.

On n'est pas encore bien fixé sur la manière dont les capillaires lymphatiques naissent dans les tissus de l'organisme. Cette question est difficile à résoudre, d'abord parce que la présence des valvules est un obstacle à l'injection des lymphatiques par leurs troncs principaux; en second lieu, parce que les ramuscules les plus fins, contenant un liquide incolore, échappent à tout examen microscopique. La plupart des observations s'accordent avec la théorie qui fait naître les lymphatiques par des réseaux fermés dans les membranes séreuses et par des extrémités ouvertes dans les aréoles du tissu conjonctif.

Les capillaires lymphatiques sont loin de se comporter comme les capillaires sanguins; les premiers, en effet, puisent leurs matériaux dans les organes, tandis que les autres leur abandonnent la partie liquide de leur contenu (plasma sanguin); aussi n'existe-t-il aucune communication entre ces deux espèces de capillaires.

On distingue les lymphatiques, suivant leur position, en *superficiels* et en *profonds*. Les *lymphatiques superficiels* sont sous-cutanés et accompagnent généralement les veines sous-cutanées; les *lymphatiques profonds* sont sous-aponévrotiques et accompagnent les vaisseaux profonds, veines et artères.

Le trajet des lymphatiques est ordinairement rectiligne; ils se bifurquent souvent pour se réunir plus loin ou pour pénétrer dans les ganglions. On appelle *vaisseaux afférents*, les lymphatiques qui pénètrent dans les ganglions, et *vaisseaux efférents*, ceux qui en sortent.

L'absence des lymphatiques dans les produits cornés est un fait certain; ce qui est moins démontré, c'est leur présence dans d'autres organes tels que le tissu fibreux, les cartilages, etc.

2. Ganglions lymphatiques.

A. *Caractères anatomiques.*

Les *glandes* ou *ganglions lymphatiques* représentent des pelotons formés par l'agglomération des rameaux lymphatiques. Leur volume est celui d'un pois ou d'un haricot, quelquefois plus grand encore; leur forme est arrondie ou ovale, etc., leur couleur est rouge pâle, rouge-brun, grise ou noirâtre. Ils se trouvent sur le trajet des lymphatiques, soit isolés, soit en groupes.

Tout ganglion lymphatique présente à considérer une *enveloppe* et un *paren-*

---

(1) Panizza prétend que, chez le cochon, il y a une communication constante entre la veine azygos et le canal thoracique.

chyme. L'enveloppe est constituée par du tissu conjonctif avec quelques fibres élastiques fines ; elle entoure tout le ganglion à l'exception d'un ou de plusieurs points où pénètrent et sortent les vaisseaux sanguins et lymphatiques. Kölliker désigne ces endroits sous le nom de *hile* ; il distingue le parenchyme lui-même en substance *corticale* et *substance médullaire*.

La *substance corticale*, couche externe du ganglion, est une masse jaune pâle ou gris-rougeâtre qui présente à l'extérieur, et en partie à la coupe, un aspect granuleux, vésiculaire. A un examen plus minutieux, on constate cependant qu'elle consiste en aréoles régulières formées par des prolongements plus ou moins épais provenant de la surface interne de l'enveloppe et limitant des espaces alvéolaires. Chaque alvéole est traversée par une quantité considérable de fibres et de lamelles très-ténues s'anastomosant fréquemment entre elles de manière à former un tissu spongieux très-gracieux. Le contenu de ce tissu est une pulpe grisâtre traversée par de nombreux capillaires sanguins ; cette pulpe consiste en un liquide contenant des noyaux et des cellules arrondies tout à fait analogues à celles de la lymphe et du chyle.

La *substance médullaire*, entourée par la substance corticale, présente une coloration blanchâtre ou gris rosé ; elle est formée par un stroma de tissu cellulaire contenant des vaisseaux sanguins assez volumineux et un plexus lymphatique serré qui est en rapport intime avec les vaisseaux efférents.

Le mode de distribution des vaisseaux lymphatiques dans les ganglions mêmes a été l'objet de recherches récentes de la part de Ludwig et Noll ainsi que de Kölliker ; d'après ces anatomistes, les plus fines ramifications des lymphatiques s'ouvriraient librement dans les alvéoles de la substance corticale. De même les vaisseaux efférents prendraient leur origine dans les alvéoles par une quantité innombrable de vaisseaux lymphatiques excessivement fins. Ceux-ci, par de fréquentes anastomoses dans la substance médullaire, y forment un riche plexus d'où partent un ou plusieurs vaisseaux d'un certain calibre qui abandonnent le ganglion à côté des branches artérielles afférentes.

Les branches artérielles un peu volumineuses pénètrent par le hile dans l'intérieur du ganglion ; leurs rameaux terminaux s'arrêtent dans la substance corticale, où ils forment un riche réseau capillaire. Les veines, dont la distribution est analogue à celle des artères, se réunissent généralement en un tronc un peu plus gros, qui abandonne le ganglion lymphatique, à côté de l'artère afférente. Les nerfs sont très-rares dans les ganglions lymphatiques ; les filets nerveux minces qui y pénètrent avec les ramuscules artériels ne peuvent être suivis que dans la substance corticale.

B. *Considérations physiologiques et pathologiques sur les vaisseaux et les ganglions lymphatiques.*

Le contenu des lymphatiques est désigné tantôt sous le nom de *lymphe*, tantôt sous celui de *chyle*. Les vaisseaux qui portent la lymphe, liquide jaunâtre ou rosé, sont appelés lymphatiques ; ceux qui portent le chyle, liquide laiteux, sont nommés *chylifères*. Comme ces liquides se voient par transparence à travers les parois minces des vaisseaux, les lymphatiques sont incolores ou rougeâtres, tandis que les chylifères sont blancs.

La lymphe et le chyle se composent, comme le sang, d'un liquide (plasma) et d'éléments solides.

La *lymphe* est un liquide clair et incolore ou d'une couleur se rapprochant du jaune ou du rouge et qui se coagule hors des vaisseaux. La partie liquide de la lymphe a généralement la même composition que le plasma sanguin. Les éléments figurés sont : des granulations élémentaires, des noyaux libres, des cellules incolores composées d'un noyau et d'une enveloppe (corpuscules lymphatiques).

Le *chyle* a une couleur blanche provenant de granulations innombrables et excessivement fines, composées d'une enveloppe de matière protéique et de graisse. On trouve dans le chyle un très-grand nombre de cellules incolores (corpuscules du chyle), tandis que les noyaux libres y sont très-rares et manquent tout à fait dans le canal thoracique.

Les lymphatiques absorbent le plasma sanguin qui imbibe les tissus et qui a perdu ses qualités nutritives, c'est-à-dire qu'ils rapportent dans la circulation sanguine des parties formées dans l'organisme et qui lui appartiennent en propre. Les vaisseaux chylifères s'emparent, au contraire, du liquide nutritif (chyle) élaboré dans l'estomac et dans l'intestin aux dépens des substances alimentaires; ils portent, par conséquent, dans la circulation sanguine des matériaux hétérogènes qui n'ont été acquis au corps que par les fonctions digestives. Hyrtl a observé, dans l'absorption des lymphatiques et des chylifères, un antagonisme remarquable; ainsi chez les animaux qui ont été soumis à une longue abstinence, on trouve les vaisseaux lymphatiques pleins de liquide, tandis que les chylifères sont vides; le contraire a lieu quand les animaux ont bien mangé peu avant leur mort.

Dans son passage à travers les ganglions, la lymphe subit une modification essentielle; elle devient plus riche en fibrine, plus coagulable, et prend une couleur rougeâtre. Cette coloration est surtout remarquable dans les vaisseaux efférents des ganglions un peu volumineux qui se trouvent au voisinage du canal thoracique. Cette modification de la lymphe dans les ganglions est surtout produite par le sang; on la désigne sous le nom d'assimilation.

Lorsque l'équilibre n'existe pas entre la transsudation des capillaires sanguins et l'absorption des lymphatiques, il peut en résulter plusieurs états pathologiques. Lorsque, par exemple, la transsudation l'emporte sur l'absorption, il s'ensuivra une coagulation et une accumulation de liquides constituant l'*œdème*, à un degré faible, et les *hydropisies*, lorsque l'affection est plus prononcée.

Cependant les lymphatiques n'absorbent pas seulement les matériaux propres à la circulation, mais encore tous ceux qui se trouvent à leur portée; parmi ces substances, il faut noter les produits morbides qui naissent dans l'organisme, tels que : différents exsudats, le pus, la sanie, etc.; les substances toxiques qui pénètrent du dehors par résorption ou par la voie d'une plaie; ce sont : les matières excitantes, les poisons, surtout les poisons morbides et cadavériques, etc. Ces absorptions donnent ordinairement lieu à l'inflammation des lymphatiques et des ganglions qui se tuméfient, se durcissent, passent à la suppuration et peuvent même causer la mort.

Les néoplasies les plus fréquentes des ganglions lymphatiques sont : les tubercules (dans la phthisie pulmonaire et la morve), le cancer et les productions pigmentaires; ces dernières proviennent des hémorrhagies qui sont très-fréquentes dans les ganglions lymphatiques, et leur donnent un aspect rouge-brun ou même noir.

12. Tissu nerveux.

Les organes qui se composent de substance nerveuse, sont : le cerveau, la moelle, les ganglions et les cordons nerveux. Ces parties constituent un système spécial, le *système nerveux*. Le cerveau et la moelle, ainsi que les ganglions, forment les *organes centraux*, et les nerfs, les parties *périphériques* du système nerveux.

A. *Éléments microscopiques du tissu nerveux.*

Les éléments microscopiques du tissu nerveux sont : les *fibres* et les *cellules nerveuses* et les *corpuscules de Pacini*.

a. Fibres nerveuses.

Les *fibres nerveuses* ou *tubes nerveux*, encore appelées *fibres primitives* ou *tubes primitifs*, sont des filaments minces, mous, cylindriques et translucides à l'état frais ; on y distingue une *enveloppe membraneuse* et un *contenu demi-liquide*. L'enveloppe ou *gaine* est une membrane amorphe, très-délicate et incolore, douée d'une certaine élasticité et paraissant manquer tout à fait dans les fibres les plus fines du système nerveux central et périphérique. Le contenu de cette gaine est appelé *moelle nerveuse* ; cette substance présente, à l'état frais, l'aspect d'une substance molle, complétement homogène, translucide, visqueuse, composée d'eau, d'albumine, de sels, d'osmazôme et de phosphore. Sous l'influence du froid, de l'eau, des acides, etc., elle subit de grandes modifications et surtout la coagulation, plus rapide à la périphérie qu'au centre, et qui donne aux nerfs cette coloration blanche que l'on trouve toujours sur le cadavre.

La moelle nerveuse présente en outre une fibre cylindrique ou aplatie, molle et flexible, douée cependant de résistance et d'élasticité. Désignée par Remak sous le nom de *ruban* ou *canal primitif*, elle a été nommée par Purkyné, *cylindre-axe*. Il y a, du reste, des fibres nerveuses sans moelle ; dans ces cas, l'enveloppe est immédiatement appliquée sur le *cylindre-axe*. Ces fibres se trouvent aussi bien à l'origine qu'à la terminaison des nerfs.

Il existe une seconde classe de fibres nerveuses, ce sont les fibres grises, organiques, *fibres de Remak*, qui les a découvertes, *fibres gélatineuses*, d'après Henle ; ces fibres sont plus fines et plus délicates que les fibres primitives et se rencontrent principalement dans le système nerveux végétatif.

Les fibres organiques présentent une structure homogène et ne paraissent être (d'après Valentin et Kölliker), qu'une forme particulière du tissu conjonctif ; aussi leur a-t-on refusé, jusqu'à un certain point, toute qualification d'éléments nerveux. Elles donnent aux tissus nerveux dont elles font partie, une coloration grise et une consistance plus faible. Ainsi les nerfs végétatifs, outre leurs fibres primitives, contiennent une quantité variable de ces fibres grises qui forment par endroits des réseaux anastomotiques ; c'est cette diversité même des fibres qui donne lieu à la distinction histologique en nerfs de la vie de relation et nerfs végétatifs.

Les fibres primitives sont réunies, par un tissu conjonctif amorphe, en fibres nerveuses secondaires ; celles-ci, en faisceaux dont un certain nombre constituent les cordons un peu gros, c'est-à-dire les nerfs. Les cordons nerveux sont entourés d'une membrane assez résistante appelée *névrilème*.

Les fibres nerveuses, qui constituent la plus grande partie des nerfs et des centres nerveux, présentent, sur tout leur trajet (ondulé), un diamètre tout à fait uniforme ; elles ne se divisent pas et ne forment pas d'anastomoses.

b. Cellules nerveuses.

Les *cellules nerveuses*, *cellules ganglionnaires*, sont des cellules à noyau, de forme et de dimensions variables, le plus souvent un peu aplaties, avec ou sans prolongements ; elles se composent d'une *enveloppe*, d'un *noyau* et d'un *contenu*, et se trouvent en grande quantité dans la substance grise du cerveau et dans les ganglions nerveux. On les a également trouvées dans des troncs nerveux et dans l'épanouissement terminal de certains nerfs (rétine et nerf auditif).

L'enveloppe de ces cellules est une membrane amorphe, homogène, transparente, très-délicate et par conséquent facile à déchirer. Le noyau se voit très-nettement sous la forme d'une vésicule arrondie ou ovale à parois nettes, avec un contenu clair et liquide. La paroi du noyau contient une masse limpide avec un et plus rarement deux nucléoles. Entre le noyau et l'enveloppe amorphe de la cellule nerveuse se trouve le *contenu*, composé de granulations fines, et d'une matière visqueuse, transparente, pâle ou colorée. Les cellules colorées contiennent des granulations pigmentaires jaunes, brunes ou noires,

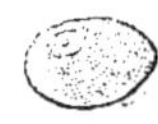

Fig. 14. — Cellule nerveuse apolaire.

d'où dépend leur coloration. Les cellules nerveuses peuvent être *apolaires*, c'est-à-dire sans prolongements; ou bien elles présentent des prolongements qui se continuent fréquemment avec les fibres nerveuses.

c. Corpuscules de Pacini.

Outre les fibres et les cellules nerveuses, il existe d'autres éléments qui appartiennent également au tissu nerveux ; ces éléments se présentent sous la forme de corpuscules particuliers, ovales ou piriformes, nommés *capsules de Pacini*, du nom de celui qui les a découverts. Ils se trouvent quelquefois en très-grand nombre, principalement dans les nerfs rachidiens et les nerfs ganglionnaires ; ces corpuscules se composent de couches de tissu cellulaire s'emboîtant l'une dans l'autre. Les capsules les plus extérieures (périphériques) laissent entre elles des espaces remplis d'un liquide séreux, tandis que les plus internes sont accolées l'une à l'autre. La couche la plus interne ou *capsule centrale* circonscrit une cavité allongée, *cavité centrale*; dans cette cavité pénètre une seule fibre primitive qui se divise en deux branches terminées librement par un petit renflement légèrement granuleux. Le rameau artériel qui accompagne la fibre nerveuse d'un corpuscule de Pacini, fournit également aux parois du corpuscule.

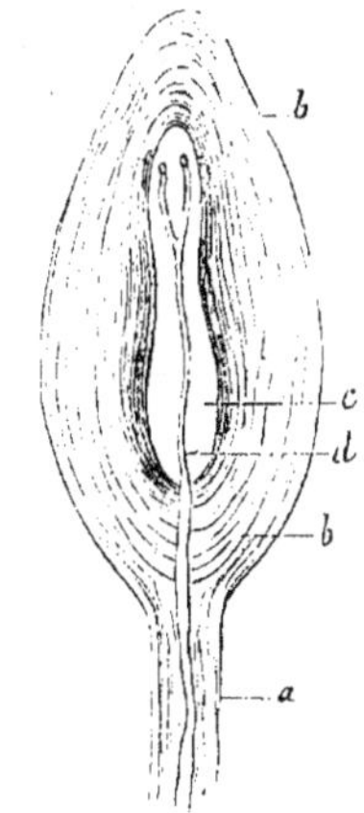

Fig. 15. — Corpuscule de Pacini du mésentère du chat (Gross. 310) (*).

B. *Organes centraux du système nerveux.*

Comme nous l'avons déjà indiqué plus haut, l'*encéphale* et la *moelle épinière* sont les *centres nerveux de la vie animale*, tandis que les *ganglions* sont ceux de la *vie végétative*.

a. Encéphale et moelle épinière.

L'*encéphale* présente la forme d'un ovoïde situé dans la cavité crânienne; la *moelle épinière*, continuation de l'encéphale, présente au contraire la forme d'un cordon logé dans le canal vertébral. Ces deux organes centraux sont entourés de trois membranes : la *dure-mère*, l'*arachnoïde* et la *pie-mère*. Nous parlerons de ces membranes ainsi que des divisions de l'encéphale et de la moelle épinière, à l'occasion de l'anatomie spéciale; nous ne nous occuperons ici que

(*) *a*, pédicule; *b*, couches concentriques de tissu conjonctif; *c*, cavité centrale; *d*, fibre nerveuse.

des éléments en général qui entrent dans la composition de ces organes. La texture de ces centres nerveux présente à considérer *deux substances différentes,* la *substance blanche* et la *substance grise.*

La *substance blanche* ou *médullaire* est entourée par la substance grise dans le cerveau et dans le cervelet; elle est, au contraire, extérieure à cette substance, dans la protubérance annulaire, la moelle allongée et la moelle épinière. Elle est blanche et composée uniquement des tubes nerveux primitifs que nous avons déjà décrits; ceux-ci, dirigés parallèlement les uns aux autres, vont se continuer directement avec les nerfs.

La *substance grise* ou *corticale* forme la couche extérieure du cerveau et du cervelet et la couche centrale de la protubérance, de la moelle allongée et de la moelle; elle est d'un gris rougeâtre et présente à la fois des fibres nerveuses et un grand nombre de cellules implantées dans une substance fondamentale finement granuleuse (noyaux libres). Les fibres nerveuses de la substance grise la parcourent dans tous les sens, et forment, d'après Valentin, des anses qui, venant de la substance blanche dans la substance grise, se replieraient dans celle-ci pour revenir dans la substance blanche. Dans la moelle, les fibres nerveuses constituent à peu près la moitié de la substance grise. La substance fondamentale granuleuse se compose de petits corpuscules arrondis ou ovalaires, c'est-à-dire des noyaux libres, contenant un ou plusieurs nucléoles. Les cellules nerveuses sont très-abondantes dans la couche profonde de la substance grise; dans la couche superficielle, elles sont, au contraire, très-rares et disséminées dans la gangue finement granuleuse. Les cellules nerveuses varient dans leurs dimensions et dans leur forme; elles sont pourvues d'un (unipolaire), de deux (bipolaires) ou de plusieurs prolongements (multipolaires) qui se continuent avec

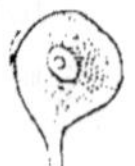  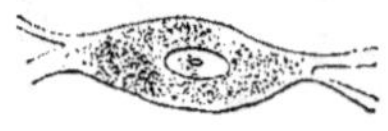

Fig. 16.
Cellule nerveuse unipolaire.

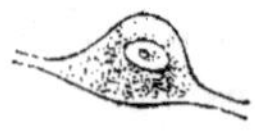

Fig. 17.
Cellule bipolaire.

Fig. 18.
Cellule multipolaire.

les tubes nerveux primitifs et forment ainsi la communication entre les cellules et les fibres primitives. Les cellules indépendantes (apolaires) que l'on trouve dans l'encéphale et dans la moelle sont libres de toute communication avec les fibres nerveuses. Outre ces éléments, la substance grise présente encore des cellules pigmentaires. Les fibres nerveuses de la substance grise font partie de la substance médullaire; elles forment, d'après Valentin, les anses que nous avons déjà mentionnées, ou bien elles se continuent avec les prolongements des cellules.

Les substances grise et blanche de l'encéphale et de la moelle sont très-riches en vaisseaux sanguins; on y voit se ramifier les capillaires les plus fins qui forment des mailles serrées et régulières dans la substance grise et de larges mailles allongées dans la substance blanche.

b. Ganglions nerveux.

Les *ganglions nerveux* appartiennent tant au système cérébro-spinal qu'au système des nerfs sympathiques. Ce sont des éléments de dimensions variables, de forme irrégulière, le plus souvent d'un gris rosé, composé de fibres et de cellules nerveuses et entourés d'une enveloppe de tissu conjonctif. L'enveloppe des ganglions se continue avec le névrilème des nerfs afférents et efférents. Dans les ganglions du grand sympathique, elles envoient des prolongements qui cloisonnent l'intérieur du ganglion et séparent les cellules nerveuses. Les faisceaux nerveux qui pénètrent dans les ganglions, se divisent en fibres primitives, lesquelles vont communiquer directement avec les cellules ganglionnaires. Les ganglions du sympathique contiennent un grand nombre de fibres gélatineuses (de Remak). Les vaisseaux sanguins forment, dans les ganglions, des réseaux analogues à ceux de la substance grise encéphalique.

Les ganglions nerveux sont très-nombreux dans le système sympathique; quant aux ganglions du système cérébro-spinal, on les trouve sur la cinquième, la neuvième et la dixième paire crânienne, ainsi que sur tous les nerfs rachidiens.

Comme les ganglions du sympathique constituent la partie centrale du système nerveux végétatif, ils sont aux nerfs végétatifs ce que l'encéphale et la moelle sont aux nerfs de la vie animale.

C. *Nerfs.*

Les nerfs sont des cordons d'un blanc nacré ou d'un gris rougeâtre, variables pour la longueur et la solidité; ils sont formés par la réunion des tubes nerveux primitifs en faisceaux et de ceux-ci en cordons plus ou moins gros, entourés d'une membrane celluleuse résistante, le *névrilème*. Cette membrane sert de support aux vaisseaux sanguins du tissu nerveux.

Les nerfs blancs appartiennent à la *vie de relation*; ceux d'un gris rosé, à la *vie végétative.*

Les *nerfs cérébro-spinaux* ou de la *vie animale* sortent symétriquement de l'encéphale et de la moelle; de là, ils se dirigent vers la périphérie du corps pour se ramifier dans les organes soumis à l'empire de la volonté; les fibres de ces nerfs sont des tubes primitifs plus ou moins larges. Le névrilème, composé de tissu conjonctif, contient les vaisseaux sanguins des nerfs; il est beaucoup plus mince sur les parties intracrâniennes et intravertébrales des nerfs que sur leurs parties extérieures.

Les *nerfs végétatifs* ou *ganglionnaires* ont un aspect qui peut varier du gris au gris rosé ou devenir blanchâtre comme dans les nerfs de la vie animale. Outre des fibres primitives qui sont toujours fines, ils contiennent une grande quantité de fibres gélatineuses (de Remak). Les fibres nerveuses y sont plus intimement unies, ce qui rend leur séparation difficile; leur névrilème est très-compacte et solide. Ces nerfs ont leur extrémité centrale dans les ganglions et leur extrémité périphérique dans les organes indépendants de la volonté.

a. Distribution et terminaison des nerfs.

Dans leur trajet des organes centraux vers la périphérie, les gros troncs nerveux se divisent en branches et en rameaux, à mesure qu'il s'en sépare des faisceaux nerveux plus ou moins épais; de sorte que les divisions terminales les plus fines ne se composent plus que d'un seul tube nerveux primitif. Les faisceaux qui émanent d'un rameau nerveux peuvent pénétrer dans le parenchyme d'un organe ou n'abandonner leur tronc principal que pour s'attacher au tronc ou à une branche d'un nerf voisin avec lequel ils continuent leur trajet dans une gaîne unique. Ce mode de communication s'appelle *anastomose nerveuse*. La différence entre les anastomoses nerveuses et les anastomoses vasculaires consiste en ce que celles-ci présentent une communication entre deux cavités, tandis que les premières sont uniquement des changements de direction, comme des échanges de faisceaux nerveux. Lorsque plusieurs nerfs voisins s'envoient réciproquement des faisceaux, il se forme un *plexus nerveux*. Les plexus situés aux extrémités périphériques des nerfs se nomment *plexus périphériques* ou *terminaux*; ceux qui se présentent dans les ganglions, sont appelés *centraux* ou *ganglionnaires*. On appelle *ganglions nerveux*, les épaississements qui se forment sur le trajet des nerfs.

Le mode de terminaison périphérique des nerfs n'est pas encore bien démontré pour tous les tubes nerveux. Voici les opinions qui règnent sur cette question :

1. Les fibres primitives, les plus fines, se divisent pour s'anastomoser avec les tubes primitifs voisins, ou pour disparaître dans le tissu des organes avec lesquels ils se confondraient parce qu'on ne peut plus distinguer la moelle de l'enveloppe.

2. Il est démontré d'une manière évidente, que les fibres primitives de certains nerfs se terminent librement dans les corpuscules de Pacini, par une extrémité parfois renflée, sans communiquer avec les parties voisines.

3. Les fibres nerveuses se terminent (d'après Valentin, Gerber, etc.), par des anses qui passent d'une fibre à l'autre pour former ce qu'on appelle les *anses terminales*.

D. *Considérations physiologiques et pathologiques concernant le tissu nerveux.*

L'encéphale et la moelle sont le siége de l'activité animale et des sensations; c'est aussi par eux que se provoquent les mouvements; considérés comme des organes d'un ordre supérieur, ils sont nommés *organes centraux* ou *système nerveux central*. Les nerfs, parties d'un ordre inférieur, sont les intermédiaires des mouvements et des sensations et constituent le système *nerveux périphérique*.

On a également distingué le système nerveux en système *animal* et système *végétatif*. Le système *nerveux animal* ou *cérébro-spinal* se compose de l'encéphale, de la moelle, des nerfs crâniens et des nerfs rachidiens. Ce système est également le conducteur des impressions et des mouvements qui sont en rapport avec la conscience. Le système *végétatif, sympathique, organique ou ganglionnaire* est constitué par les gros troncs des nerfs sympathiques avec leurs ganglions; ce système produit les actes végétatifs, tels que la nutrition et les sécrétions, ainsi que tous les mouvements inconscients qui se rattachent à ces actes. La partie centrale du système nerveux ganglionnaire est constituée par les nombreux ganglions, et la partie périphérique, par les nerfs ganglionnaires.

Les nerfs de la vie animale sont les conducteurs et jamais les excitateurs des impressions. Leurs fibres primitives ont des fonctions différentes; car il est nettement démontré que certaines fibres primitives ne transmettent que des sensations, tandis que d'autres ne transmettent que des mouvements. Les *nerfs sensitifs* n'agissent que de la périphérie vers le centre (centrifuges), et les *nerfs moteurs* du centre vers la périphérie (centripètes). La rapidité extraordinaire avec laquelle les impressions subies par l'organisme se transmettent du centre à la périphérie et *vice versâ* est analogue à celle du courant électrique dans les fils télégraphiques. Malgré ces faits physiologiques, on n'est pas encore parvenu à trouver une différence anatomique entre les fibres sensitives et les fibres motrices.

Les fibres des nerfs ganglionnaires paraissent se diviser, de même que les nerfs cérébro-spinaux, en motrices et sensitives. Les nerfs afférents et efférents des ganglions sont centripètes et centrifuges par rapport à ces ganglions. Les nerfs qui prennent leur origine dans les ganglions forment, avec ces organes, un système autonome qui dépend cependant du système cérébro-spinal à cause des nombreuses communications qu'il présente avec ce système. Les fonctions des organes innervés par le système ganglionnaire, tel que le cœur, l'estomac, les intestins, etc., se produisent d'une manière inconsciente.

Les nerfs établissent une communication particulière entre les organes auxquels ils se distribuent et les organes centraux du système nerveux.

Les nerfs crâniens, à l'exception de la première (nerf olfactif), de la deuxième (nerf optique) et de la huitième paire (nerf auditif), sont composés à la fois de fibres sensitives et de fibres motrices. Les nerfs rachidiens présentent une séparation plus nette, sous le rapport physiologique; en effet, il est notoirement démontré que les fibres nerveuses des racines supérieures sont exclusivement sensitives et celles des racines inférieures, exclusivement motrices.

Lorsqu'un nerf est excité soit mécaniquement, soit chimiquement, soit par un procédé dynamique, il réagit toujours par un mouvement, si c'est un nerf moteur, et par une sensation, si c'est un nerf sensitif. Mais il y a des nerfs qui ne sont sensibles qu'à certaines impressions (spécifiques) : ainsi le nerf optique produira une sensation lumineuse, le nerf auditif, une sensation acoustique, le nerf olfactif, une sensation odorante et le nerf du goût, une sensation gustative, même lorsque ces nerfs sont excités mécaniquement.

La contractilité et l'élasticité sont peu accusées dans les nerfs; les échanges nutritifs n'y paraissent pas non plus très-actifs.

Lorsqu'on produit ou qu'il se produit accidentellement une solution de continuité d'un nerf, on voit cesser les fonctions de l'organe correspondant. Lorsque le nerf est simplement sectionné, sans perte de substance, les surfaces de section se réunissent par la néoproduction de substance nerveuse et l'organe recouvre son activité. Les parties séparées d'un nerf se réunissent encore lorsqu'il y a eu perte de substance ; mais dans ce cas, la réunion, au lieu de se produire par la substance nerveuse, ne se produit que par un cal de tissu conjonctif qui interrompt généralement la conductibilité du nerf (1). La section des nerfs est une opération que l'on pratique dans les affections chroniques des membres, accompagnées de douleurs persistantes; c'est ainsi que, chez le cheval, on pratique souvent la section du nerf tibial dans l'affection connue sous le nom de coxalgie [comme aussi celle du nerf plantaire dans la maladie naviculaire]. Lorsque, dans ces cas, on veut atteindre le but proposé, il faut, pour prévenir la réunion des deux bouts de section, faire la résection d'une petite portion du nerf. Afin d'éviter à l'animal des douleurs inutiles, on fait la résection sur la portion périphérique du nerf sectionné. Pour la même raison, lorsqu'il s'agit d'enlever une tumeur, l'opérateur doit avoir pour règle de porter d'abord le bistouri sur les parties où pénètrent les nerfs principaux.

Il est à remarquer que les plantes narcotiques exercent une influence stupéfiante particulière sur le système nerveux. Leur action diminue ou supprime complétement l'excitabilité nerveuse soit immédiatement, soit après une excitation préalable.

Les modifications pathologiques auxquelles est soumis le tissu nerveux sont : l'hypertrophie, l'atrophie, l'inflammation, l'hypérhémie, les hémorrhagies, les plaies, l'œdème, les néoplasies et les parasites.

13. Tissu corné.

A. *Considérations générales.*

Le *tissu corné*, quelles que soient les variétés qu'il présente au point de vue des propriétés physiques, ne se compose que de cellules de formes diverses,

(1) [En faisant des expériences sur les animaux, on est parvenu, dans ces dernières années, à démontrer la reproduction des tubes nerveux après la section.]

plus ou moins racornies et superposées en couches qui communiquent ensemble. Le tissu corné est produit par une couche fondamendale (matrice) très-riche en vaisseaux ; il est lui-même complétement privé de vaisseaux et de nerfs et présente l'aspect d'une masse celluleuse compacte, tantôt dure et cassante, tantôt molle et élastique qui, suivant la quantité et la coloration du pigment qu'elle contient, paraît incolore, jaunâtre, blanche, grise ou noire. Lorsqu'il est dépourvu de pigment, le tissu corné est incolore et transparent dans ses couches minces, tandis que les couches plus épaisses sont blanches, comme les sabots des onguiculés. La substance chimique fondamentale du tissu corné est la *kératine* ; cette substance est insoluble dans l'eau, l'alcool et l'éther, mais elle se dissout facilement dans les alcalis caustiques, les acides sulfurique et acétique concentrés ; elle résiste très-longtemps à la putréfaction.

Les couches du tissu corné se distinguent en couche *interne* et couche *externe*. La *couche interne* se compose de jeunes cellules nucléées qui se forment dans un blastème liquide (1). Ces cellules sont d'abord sphériques, contenant dans leur cavité un liquide limpide ; peu à peu ce contenu se solidifie, la paroi de la cellule devient trouble et opaque et le noyau ne peut plus être distingué, c'est-à-dire que la cellule se durcit, se racornit. Pendant ce racornissement, les cellules perdent leur forme primitive, s'aplatissent pour former de petites lamelles écailleuses (lamelles cornées), qui, n'ayant plus aucune activité vitale, se séparent et tombent ; ces cellules racornies constituent la couche externe du produit corné. Le blastème qui donne naissance à ces cellules paraît également subir le racornissement et servir dans cet état, comme moyen d'union des cellules. Ce moyen d'union fait adhérer intimement les différentes cellules pour former les masses cornées plus ou moins épaisses ; de sorte que les lamelles cornées qui se séparent, se composent toujours de plusieurs cellules, et non pas d'une seule. Plus la couche extrême de la masse cornée est soumise aux influences extérieures et surtout à l'air atmosphérique, plus les cellules se durcissent rapidement ; elles perdent ainsi leur forme pleine et arrondie pour s'aplatir graduellement. Les cellules épithéliales des séreuses et des muqueuses ne présentent pas ce mode de desséchement, par la raison bien simple qu'elles sont toujours en contact avec des liquides (mucus et sérum) et que l'air n'y arrive point partout.

Tandis que les cellules cornées de la couche superficielle s'usent et se détachent, il se produit toujours au-dessous d'elles une quantité proportionnelle de jeunes cellules ; de sorte qu'il y a toujours simultanément production de jeunes cellules et usure de cellules anciennes ; la couche la plus profonde est continuellement repoussée jusqu'à ce qu'elle devienne la couche superficielle.

Le tissu corné est insensible et ne saigne pas lorsqu'il est blessé ; mais c'est de tous les tissus, celui qui se régénère le plus facilement ; il n'a pas de mouvement propre, et comme il est privé de vaisseaux et de nerfs, il ne peut pas avoir de maladies par lui-même. Le tissu corné protége, contre les influences extérieures chimiques et mécaniques, les organes avec lesquels il est en rapport ; mais il sert en outre, comme mauvais conducteur de la chaleur, à préserver tout l'organisme contre les refroidissements.

(1) [On n'admet plus aujourd'hui la formation des éléments anatomiques aux dépens des blastèmes. Quant à la substance fondamentale qui unit les cellules, elle est formée par les cellules elles mêmes.]

B. *Distribution des produits cornés.*

Le tissu corné se trouve à l'extérieur du corps, sur les téguments et, à l'intérieur, principalement sur les muqueuses et les séreuses.

1. Tissus cornés de la partie extérieure du corps.

Les produits cornés de la surface extérieure du corps sont : l'*épiderme*, les *poils*, les *sabots*, les *ongles*, les *griffes* et les *cornes*.

a. Épiderme.

L'épiderme, membrane dénuée de vaisseaux et de nerfs, constitue l'enveloppe externe du corps. Il prend naissance sur le derme dont les vaisseaux laissent transsuder constamment un blastème liquide dans lequel se développent les cellules cornées ; celles-ci, disposées en plusieurs couches superposées, constituent une membrane poreuse, incolore, translucide, peu élastique, en voie de croissance continuelle, qui s'applique d'une manière tout à fait exacte sur la face externe du derme. Elle présente, en outre, un grand nombre de dépressions pour les conduits excréteurs des glandes sébacées et sudoripares, et, aux grands orifices naturels du corps, elle se continue directement avec les couches épithéliales internes, principalement avec celles des muqueuses.

Les cellules cornées de la couche superficielle de l'épiderme se détachent sous forme de petites écailles ou lamelles blanchâtres et opaques pendant qu'à la couche profonde, il se produit constamment des cellules nouvelles ; de cette façon chaque couche de cellules repousse la couche qui lui est superposée et la couche superficielle se détache constamment. On ne considère généralement comme couche épidermique que la couche composée de cellules cornées (lamelles épidermiques ou cornées) que l'on peut détacher comme une membrane isolée. La couche la plus profonde de l'épiderme, celle qui repose immédiatement sur le derme, se compose de cellules molles, de nouvelle formation, contenant la matière pigmentaire de la peau que l'on voit par transparence à travers la couche superficielle ; cette couche profonde est connue sous le nom de couche muqueuse ou réseau muqueux de Malpighi. L'épiderme est généralement grisâtre ou noirâtre ; c'est seulement chez les animaux blancs à leur naissance, où cette couche de pigment fait défaut, que la peau est incolore ou d'un rose pâle.

L'épaisseur de l'épiderme varie suivant les différentes parties du corps ; cette variation dépend aussi bien de certaines lois de développement que des influences mécaniques extérieures ; c'est ainsi que, chez le chien à l'état fœtal, l'épiderme est déjà plus épais à la plante des pieds que sur les autres parties du corps. Dans toutes les parties où l'épiderme est très-mince, il se laisse facilement traverser par les substances liquides qui agissent sur cette membrane soit à sa face extérieure soit à sa surface interne. L'application d'un emplâtre vésicant, du feu ou de toute autre matière excitante et cause d'inflammation détermine sous forme de vésicules la séparation de l'épiderme et du derme ; c'est ce qui a lieu également dans la plupart des affections exanthémateuses. Les proliférations de l'épiderme se présentent sous forme de durillons, de produits cornés, de cors, etc.

L'épiderme, par sa dureté, sa solidité, etc., protége contre toute influence nuisible, le derme qui est si riche en vaisseaux et en nerfs, il contribue également à maintenir la température animale, en diminuant les pertes de chaleur par irradiation.

b. Poils.

On désigne sous le nom de *poils*, les produits cornés, filiformes, solides et cependant très-élastiques, qui recouvrent en quantité, en épaisseur et en longueur variables, à peu près toute la surface extérieure du corps des animaux. Ces produits sont très-résistants et, en même temps, très-flexibles et très-élastiques; ils sont privés de vaisseaux et de nerfs et présentent de grandes variations dans leur longueur, leur épaisseur, leur consistance, leur couleur, leur direction, etc. Considérés par rapport aux parties qu'ils recouvrent et à leurs usages, on les distingue en *poils, barbe, chevelure, crinière, queue, houppes et papilles*; par rapport à leur texture, les poils crépus du mouton sont appelés *laine*, ceux qui se trouvent chez la chèvre au-dessous des poils ordinaires s'appellent *duvet*; les poils roides du porc sont désignés sous le nom de *soies*.

On considère dans les poils une partie qui dépasse la surface de la peau pour se terminer en pointe, c'est la *tige*, et une partie contenue dans l'épaisseur du derme ou dans le tissu cellulaire sous-cutané, la *racine du poil*.

La *tige du poil* présente généralement *trois couches* différentes, une *externe*, une *moyenne* et une *interne*. La *couche externe* ou *épithéliale* ou encore *cuticule* du poil se compose de cellules épithéliales cornées, imbriquées les unes sur les autres comme les tuiles d'un toit; elles forment une membrane très-mince et transparente qui adhère intimement à la substance corticale et est tout à fait analogue aux lamelles cornées de l'épiderme. La *couche moyenne, substance fibreuse* ou *corticale*, qui constitue la partie principale du poil et lui donne sa forme, est composée de fibres fines, un peu aplaties, droites et assez roides (fibres cornées), qui parcourent toute la longueur du poil et sont plus intimement adhérentes dans ce sens que dans celui de la largeur; c'est ce qui explique la facilité avec laquelle on peut diviser les poils suivant leur longueur. La couche corticale présente fréquemment des granulations pigmentaires ou de petites cavités contenant de l'air ou des liquides, ce qui donne aux poils un aspect moucheté ou pointillé. La *couche interne* ou *substance médullaire*, appelée aussi *moelle pileuse*, se présente sous forme d'une bandelette mince à l'intérieur de la substance corticale, c'est-à-dire qu'elle occupe la partie moyenne du poil; elle s'étend de la partie supérieure du bulbe pileux jusqu'à la pointe du poil et se compose de cellules arrondies ou polygonales. Le contenu de ces cellules présente un aspect granuleux qui l'a fait considérer longtemps comme des gouttelettes graisseuses ou des granulations pigmentaires; mais l'observation a démontré que ces corpuscules ne sont autre chose que des bulles d'air. L'*extrémité libre* ou *pointe de la tige pileuse* est plus mince que le reste du poil; elle est solide, c'est-à-dire qu'elle ne contient pas de substance médullaire. Les lamelles épithéliales y sont plus rares et parfois même interrompues. Les soies du porc sont généralement divisées en deux ou trois filets à leur pointe.

La *racine du poil* est la partie logée dans l'épaisseur du derme, sa structure est la même, en général, que celle de la tige. A sa partie externe, la racine se continue avec la tige, tandis qu'à sa partie interne elle présente un renflement appelé *bulbe pileux*. Ce bulbe présente, à son intérieur, des cellules fraîches, arrondies, nucléées, et, à son extérieur, des cellules allongées, également nucléées. La racine peut être située dans l'épaisseur du derme, comme pour les poils simples, ou dans le tissu cellulaire sous-cutané, comme pour les poils du tact ou papilles.

La racine du poil est logée dans un sac particulier, formé par le derme et que l'on appelle *gaine* ou *follicule pileux*. Ce follicule est implanté obliquement dans le derme et reçoit les conduits excréteurs de deux glandes sébacées généralement voisines dont le produit de sécrétion doit entretenir la souplesse du poil. D'après Kölliker, le follicule pileux présente trois couches : la *couche externe* se compose de tissu cellulaire figuré et de fibres longitudinales ; elle constitue un prolongement du derme et contient de nombreux capillaires et des fibres nerveuses propres ; la *couche moyenne*, dénuée de vaisseaux et de nerfs, se compose de fibres circulaires qui s'étendent de la base du follicule jusqu'au voisinage des orifices glandulaires ; enfin la *couche interne* est une membrane transparente et amorphe.

Le fond en cul-de-sac du follicule pileux présente la *papille du poil*, prolongement arrondi, ovoïde, riche en vaisseaux et en nerfs, qui pénètre dans l'intérieur du bulbe pileux et se compose de tissu conjonctif fibreux et de noyaux cellulaires. Cette papille répond à une papille du derme, et c'est de là que vient cette dénomination. Elle est en rapport intime avec le follicule et le bulbe du poil et constitue l'origine du développement du poil (1).

L'épiderme s'introduit dans l'orifice du follicule pileux, ce qui constitue une *gaine* double autour de la racine du poil. La superposition des couches épidermiques présente à distinguer deux gaines, l'une externe, correspondant à la couche profonde de l'épiderme, l'autre interne, correspondant à la couche superficielle.

La couleur des poils présente toutes les nuances, depuis le blanc le plus clair jusqu'au noir le plus foncé ; tantôt ils sont mats, tantôt ils présentent un reflet métallique. Les variétés de couleur des poils dépendent d'un pigment qui se trouve principalement dans la substance corticale et moins abondamment dans la partie presque incolore constituant la substance médullaire. Les poils de certains animaux présentent, au moment de la naissance, une autre couleur qu'à l'état adulte ; c'est ainsi qu'on voit des chevaux blancs venir au monde avec des poils bruns, noirs ou même fauves. L'âge des animaux exerce également une influence considérable sur la coloration des poils : ainsi, avec les progrès de l'âge, les poils de couleur foncée deviennent gris ou même blancs sur certaines parties du corps.

Les poils ne doivent nullement être considérés comme des parties mortes de l'organisme animal ; ils paraissent, au contraire, se trouver dans une certaine dépendance vis-à-vis de l'organisme et surtout des téguments dont les vaisseaux leur fournissent les liquides nécessaires à leur entretien et à leur accroissement. Peut-être reçoivent-ils également certains matériaux de l'air atmosphérique.

On peut, d'après la structure des poils, tirer des conclusions sur l'état de santé de l'animal, et, en particulier, sur l'activité fonctionnelle de la peau. Quel

___

(1) [Les bulbes pileux sont munis à leur base de fibres musculaires lisses qui viennent s'y fixer. Cette disposition permet aux poils de s'ériger.]

est, en effet, le vétérinaire qui ignore ce fait que, lorsque l'activité de la peau est normale, les poils sont appliqués à plat sur la peau et présentent un aspect lisse et brillant, tandis que, dans certains états pathologiques qui modifient l'activité de la peau, les poils sont secs, cassants, hérissés et dénués de brillant. L'aspect mat et hérissé appartient également à ce qu'on appelle la toison d'hiver. La coloration grise que les poils prennent peu à peu avec les progrès de l'âge ainsi que la couleur blanche que l'on voit quelquefois survenir rapidement paraissent dépendre d'une décoloration de la substance corticale. Les poils peuvent se présenter d'une manière anormale sur les muqueuses et dans les tumeurs. Les cicatrices de la peau n'en présentent jamais.

Le phénomène de la *mue* consiste dans la chute des poils qui sont remplacés dans les follicules, par des poils de nouvelle formation. Mais on peut admettre aussi une véritable néo-production de poils, quoiqu'elle n'ait pas encore été complétement démontrée.

La plupart des poils et principalement les poils proprement dits, protégent le corps par leur quantité, leur longueur, leur élasticité et leur solidité, contre les influences nuisibles et surtout celles du froid et de l'humidité ; ils servent, en outre, comme mauvais conducteurs, à empêcher les déperditions de chaleur. Les *poils papillaires* ajoutent à ces usages les fonctions des organes du tact.

c. Sabots et ongles.

Les masses cornées de solidité et d'élasticité variables qui entourent, sous forme de capsules, les parties inférieures et latérales du pied, sont désignées sous le nom de *sabot* chez le cheval, et sous celui d'ongles pour les ruminants et le porc. La matrice de ces produits est constituée par ce qu'on appelle la partie molle du pied (1). La substance de l'ongle, composée de cellules cornées, répond, le plus souvent, à celle de l'épiderme ; cependant ses parties constituantes présentent généralement une autre forme, car au lieu de se diviser en lamelles, comme l'épiderme, elles se divisent en *fibres* et en *lamelles cornées*.

Les parties cornées se divisent en *paroi*, *sole*, et chez le cheval, la *fourchette*.

La *paroi cornée* est cette partie du sabot qui entoure, sous forme d'une large lame, les parties latérales du pied (dernières phalanges) ; elle se dirige obliquement en bas et en dehors. On lui considère une *couche externe*, composée de tubes, et une *couche interne* formée par des lamelles. Les tubes cornés prennent naissance dans la couronne et se dirigent obliquement en bas et en dehors vers le bord inférieur de la paroi. D'après *Brauell* (2), les tubes cornés, bien que leur nombre ne soit pas plus considérable près de la couronne qu'au bord libre, y sont cependant réunis en masse plus compacte ; d'après cet anatomiste, ce fait s'explique facilement par la production de matière cornée intermédiaire qui se fait plus activement à la partie inférieure qu'à la partie supérieure et s'interpose entre les petits tubes du sabot. Cette disposition des tubes et de la substance intermédiaire nous explique également pourquoi la paroi peut présenter, à épaisseur égale, une circonférence plus grande à sa partie inférieure qu'en haut. La

(1) [Sous cette dénomination se trouvent réunis le *bourrelet,* le *tissu podophylleux* et le tissu *velouté;* elle correspond à celle aussi générale de *tissus sous-cornés.*]

(2) *Magasin für Thierheilkunde* von Gurlt und Hertwig, Jahrg. XIX, Heft IV.

partie supérieure de la paroi présente une gouttière qui reçoit le bourrelet ; on remarque, dans cette partie, une quantité innombrable d'orifices semblables à des trous d'épingle. Ces trous ne se prolongent qu'à une certaine distance dans l'intérieur des tubes cornés, ils ont la forme infundibuliforme, pour recevoir les *papilles nerveuses* ou *vasculaires* du bourrelet. On conçoit ainsi que les tubes cornés ne sont pas creux dans toute leur longueur, mais seulement dans la portion qui reçoit ces papilles nerveuses et vasculaires. La *couche interne* (1) de la paroi présente des lamelles minces, blanches ou d'un blanc jaunâtre qui s'insinuent entre les lamelles de la paroi molle et s'étendent du bord supérieur au bord inférieur. Leur matrice est constituée par la paroi molle et leur structure est fibreuse. A partir de la paroi molle, les lamelles osseuses se dirigent obliquement en bas et en dehors pour s'unir à la couche cornée externe de la paroi. Entre la paroi et la sole, les lamelles osseuses forment une masse blanche et solide, appelée *ligne blanche*, qui forme, à la face plantaire du sabot, la limite entre la paroi et la sole et n'est pas sans intérêt pour la ferrure.

On peut voir par ces considérations que le développement de la paroi a deux points de départ. La couronne la fait croître en longueur, et la paroi molle en épaisseur (2). Cependant le développement suivant la longueur dépasse toujours celui de l'épaisseur, et c'est seulement dans l'état pathologique du pied noueux (3) que la matière cornée qui naît (en quantité anormale) de la paroi molle atteint une épaisseur exagérée, surtout à la partie inférieure de la paroi.

Immédiatement au-dessus du bord supérieur de la paroi, on voit se déposer à la face externe de la paroi, une *bordure* (4) ou couche mince de substance cornée qui naît du bourrelet ; cette bordure présente, comme la paroi, des tubes cornés qui reçoivent également des papilles provenant de la matrice ; à sa surface externe, elle présente une enveloppe cornée très-mince qui ne paraît être autre chose qu'un prolongement de l'épiderme.

La sole cornée se trouve à la face plantaire du sabot et son bord externe est recouvert par la paroi ; elle prend naissance dans la sole charnue (5) qui envoie également des papilles dans les tubes de la sole. Les tubes de la sole se comportent comme ceux de la paroi ; ainsi ils sont également creux à leur partie supérieure et pleins à la partie inférieure. Ces tubes sont parallèles les uns aux autres et vont obliquement de haut en bas.

La fourchette cornée qui, comme nous l'avons dit, ne se présente que chez les onguiculés, est située comme la sole à la partie plantaire du sabot et s'enfonce comme un coin entre les deux extrémités de la paroi cornée. Elle présente les mêmes tubes que la sole et sa matrice a les mêmes papilles que la

---

(1) [Les vétérinaires français désignent cet ensemble de lamelles cornées, formant la couche interne de la paroi, sous le nom de tissu *kéraphylleux*.]

(2) [Nous renverrons l'élève désireux de bien connaître la sécrétion de la corne, dans l'état normal et dans l'état pathologique, à l'excellent article *Fourbure* du *Nouveau Dictionnaire pratique de médecine, de chirurgie et d'hygiène vétériaires*, où M. H. Bouley développe (pages 294 et suiv.) ce sujet avec une netteté parfaite.]

(3) [C'est ce que les vétérinaires appellent pied *fourbu*.]

(4) [C'est le *périople*, et la partie du bourrelet qui la sécrète s'appelle *bourrelet périoplique*, tandis que l'autre partie a le nom de *bourrelet principal*.]

(5) [C'est la partie des tissus sous-cornés qu'on appelle, en vétérinaire, tissu *velouté*.]

sole. Ici aussi, les tubes cornés se dirigent obliquement de haut en bas. Le développement de la soie et de la fourchette se fait de haut en bas.

Les cellules cornées qui sont immédiatement contiguës aux parties molles sont elles-mêmes plus molles que les couches externes. La cohésion entre les tubes est produite par une substance intermédiaire amorphe qui n'est probablement rien autre qu'un blastème racorni qui ne se transforme pas en cellules cornées (1).

La couleur du sabot vient d'une matière pigmentaire (cellules pigmentaires cornées). Les sabots sont noirs, gris ou blanc-jaunâtre; cette coloration peut être uniforme sur tout le sabot ou disposée en bandes, qui sont alors alternativement claires et foncées. La coloration foncée de la paroi dépend toujours du bourrelet et jamais de la paroi molle, car dans le cas où la surface externe du sabot est complétement noire, les lamelles cornées de la paroi conservent un aspect blanchâtre.

La paroi, la sole et la fourchette cornée, présentent généralement un accroissement continuel; on ne les coupe de temps à autre qu'aux endroits qui ne s'usent pas, afin de leur conserver leur forme.

Les sabots sont l'organe protecteur des pieds pour leur aider à supporter le poids du corps.

d. Griffes.

On appelle *griffes* les capsules cornées qui entourent les doigts des carnassiers; elles s'appliquent immédiatement sur la couche vasculaire et nerveuse du derme, à l'exception d'une petite partie de la face inférieure qui est recouverte par un épiderme épais. Elles se composent de plusieurs couches de cellules cornées sécrétées par le derme et plus compactes que celles de l'épiderme. Chez le chien, on trouve entre les cellules cornées deux bandes parallèles de cellules pigmentaires foncées.

(1) [La texture tubuleuse de la corne du sabot du cheval, signalée pour la première fois par M. Gurlt, de Berlin, en 1836, admise ensuite par Delafond et M. Bouley, a été, dans ces dernières années, l'objet de recherches intéressantes de la part de MM. Chauveau (1853), Ercolani (1861) et Gourdon (1866). Nous ne pouvons mieux faire que de renvoyer les élèves aux travaux de ces auteurs; cependant nous tenons à indiquer ici, d'après M. le professeur Gourdon, la structure élémentaire du tissu corné.

Les seuls éléments constitutifs de la corne sont des lamelles épithéliales entassées et diversement combinées pour former les tubes.

Elles sont très-minces, pâles, polygonales et généralement oblongues. Les bords en sont nets et les faces très-finement granulées. Elles présentent quelquefois un noyau avec nucléole simple ou multiple, noyau qui occupe tantôt le centre, tantôt un autre point de la surface, et qu'on rencontre même quelquefois sur les bords. Très-variables de forme et d'étendue, elles peuvent mesurer, dans leur plus grand diamètre, jusqu'à 7 ou 8 centièmes de millimètre.

Sans être disposées régulièrement en couches stratifiées, comme le pense M. Chauveau, elles sont plus tassées autour des tubes que dans les intervalles qui séparent ceux-ci. Dans le tissu kéraphylleux, elles sont groupées en séries parallèles qui se dirigent toutes obliquement en bas vers le bord libre de chaque feuillet.

Quant aux corpuscules pigmentaires et à la matière amorphe intratubulaire, considérés par M. Chauveau comme deux autres éléments histologiques de la corne, M. Gourdon n'en reconnaît pas l'existence. Il a vu, mêlés à la matière cornée, une multitude de points noirs, plus abondants dans les cornes fortement colorées que dans les cornes claires, et il pense que ce ne sont autre chose que des lamelles placées de champ ou serrées de manière à intercepter plus complètement la lumière.

La coloration de la corne est due, pour M. Gourdon, à une teinte plus ou moins foncée de l'ensemble de la substance fondamentale.

La matière amorphe, il la considère comme de la substance cornée ordinaire, devant par conséquent se trouver non-seulement dans l'intérieur des tubes, mais dans toutes les parties du sabot, tout en ne se montrant distinctement que dans les cavités des tubes; elle lui paraît exclusivement formée de lames épithéliales groupées par petites masses.]

Chaque griffe présente à considérer une *base* ou *racine* située dans la phalange, une *partie moyenne* ou *corps* et une *pointe libre*, mousse chez le chien et acérée chez le chat. La surface extérieure des griffes est convexe, et recouverte en certains endroits par une couche épidermique. La surface interne, concave, est en rapport avec le derme, et présente de fines lamelles cornées, dirigées parallèlement suivant leur longueur, et s'appliquant exactement dans les interstices des lamelles du derme. L'onglet ou capsule unguéale produit le développement en longueur des griffes, et les lamelles dermiques, leur développement en épaisseur.

Les griffes sont les organes protecteurs du derme très-sensible des phalanges digitales. Le chien s'en sert pour marcher, pour gratter, etc., et c'est ainsi que la pointe s'use et devient mousse, tandis que, chez le chat qui les retire en marchant, elles ne touchent pas le sol et conservent leur acuité. Cet animal s'en sert pour grimper, pour saisir ses aliments et sa proie, ainsi que pour s'en faire une arme.

e. Cornes.

Les apophyses osseuses du frontal, chez les ruminants, sont entourées de capsules cornées, appelées *cornes*. La forme des cornes dépend, en général, de celle des apophyses qui varient dans les différentes races de ruminants. Il est inutile de dire que les apophyses et les cornes ne sont pas encore formées au moment de la naissance, et ne se développent que peu à peu avec les progrès de l'âge. Leur matrice est constituée par la membrane, très-riche en vaisseaux et en nerfs, qui entoure les apophyses, et forme à leur base un bourrelet circulaire pour se perdre dans le derme des téguments. Cette membrane sécrète un blastème donnant naissance à des cellules qui se racornissent, et qui contiennent, dans les cornes de coloration foncée, des cellules pigmentaires qui se racornissent également. Les cornes se composent de couches concentriques emboîtées les unes dans les autres et qui, dans des coupes fines, se présentent sous l'aspect de lignes ondulées. Le bourrelet circulaire est le point de départ du développement en longueur et la membrane vasculaire de l'apophyse, celui du développement en épaisseur des cornes.

On distingue, dans les cornes, une *racine*, en rapport avec le bourrelet circulaire, une *partie moyenne* ou *corps* qui entoure l'apophyse et une *pointe* qui dépasse cette apophyse. La base de la corne est sa partie la plus large, mais présente la paroi la plus mince; à mesure qu'on s'en éloigne, le contour diminue et la paroi augmente d'épaisseur pour se terminer par une pointe solide. La cavité de la corne présente son plus grand diamètre à la racine, elle se rétrécit de bas en haut et devient pleine à la pointe. On voit se prolonger de cette cavité dans la pointe, des canalicules étroits qui reçoivent les papilles de la membrane vasculaire. La surface extérieure des cornes est bombée, plus ou moins rugueuse et foliacée, entourée de rainures et de bourrelets annulaires et recouverte en partie par l'épiderme de la tête. La surface intérieure qui circonscrit la cavité est en rapport avec la membrane vasculaire de l'apophyse frontale.

Les cornes servent en guise d'armes aux ruminants et, en particulier, au bœuf et à la chèvre.

2. Éléments cornés de la surface intérieure du corps.

Ces éléments cornés comprennent les *épidermes internes* et les *épithéliums*; ce sont des parties membraneuses qui tapissent les surfaces libres des muqueuses et des séreuses, et recouvrent, en outre, la surface interne du cœur et des vaisseaux. Les épithéliums se composent de cellules de formes et de grandeurs variables, et chaque cellule est constituée par une enveloppe et un noyau. L'enveloppe est une membrane amorphe qui entoure le noyau d'une manière d'autant plus étroite que la cellule est plus jeune. Le noyau est ordinairement situé excentriquement, et présente le plus souvent, un ou plusieurs nucléoles. Le contenu des cellules épithéliales est un liquide aqueux ou une substance finement granuleuse. Les cellules épithéliales prennent naissance dans les parties sous-jacentes; les couches les plus superficielles se détachent, tandis que des couches nouvelles sont en voie continuelle de formation.

Les formes des épithéliums varient suivant celles que prennent les cellules pendant leur développement. On distingue, en général, *deux formes* différentes : l'*épithélium pavimenteux* et l'*épithélium cylindrique*.

a. Épithélium pavimenteux ou stratifié.

L'*épithélium pavimenteux* se compose de cellules qui sont d'abord sphériques, et qui s'aplatissent par pression réciproque jusqu'à devenir polyédriques. Elles sont tellement serrées les unes contre les autres, qu'on ne peut pas distinguer la substance intercellulaire qui, probablement aussi, ne s'y trouve qu'en très-petite quantité.

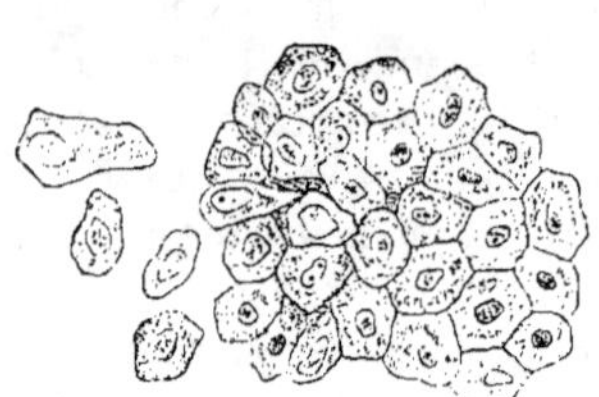

Fig. 19. — Épithélium pavimenteux de la séreuse péricardique chez le cheval. (Gross. 310.)

L'*épithélium pavimenteux* peut être *simple* ou *composé*. L'*épithélium simple* est formé d'une couche unique; l'*épithélium composé* ou *stratifié* se rencontre plus fréquemment et se compose de plusieurs couches superposées, à différents degrés de développement. L'épithélium pavimenteux simple se trouve principalement à la surface libre des séreuses, à la surface interne des vaisseaux sanguins et lymphatiques, et sur quelques muqueuses très-ténues, comme celles de la cavité tympanique, des canaux glandulaires ramifiés, etc. L'épithélium pavimenteux composé se trouve principalement à la surface libre des synoviales, de la muqueuse buccale, sur une partie de la muqueuse pharyngée, œsophagienne, sur celle de la moitié gauche de l'estomac, sur celle qui avoisine les orifices inférieurs des fosses nasales et sur la conjonctive oculaire; on le trouve, en outre, sur le clitoris, à la partie postérieure du vagin, dans la vessie, les uretères et le bassinet.

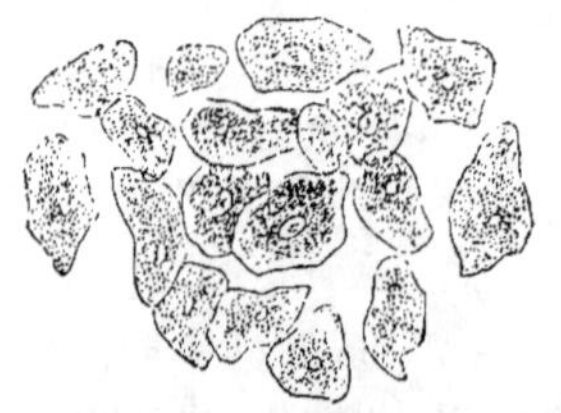

Fig. 20. — Épithélium pavimenteux des gencives, chez le cheval. (Gross. 310.)

L'épithélium pavimenteux stratifié présente une épaisseur variable suivant les organes; c'est ainsi que dans la cavité gauche de l'estomac du cheval, dans les trois premières divisions de l'estomac des ruminants, il présente une telle épaisseur qu'on peut facilement le détacher par la macération. Le contenu des cellules de l'épithélium stratifié, d'abord clair et liquide, se modifie dans les couches superficielles, de manière à devenir granuleux, consistant et parfois même corné; c'est ce que l'on remarque surtout sur la muqueuse de la face dorsale de la langue chez le cheval, les ruminants et le chat.

On trouve une couche très-analogue à l'épithélium pavimenteux, sur tous les orifices naturels où la peau se replie en dedans pour se continuer avec la muqueuse.

b. Épithélium cylindrique.

Les cellules de l'épithélium cylindrique ne s'accroissent que suivant une seule direction, allant de leur lieu d'origine vers la cavité des organes; de cette façon, les cellules allongées sont disposées les unes à côté des autres, perpendiculairement à la membrane qui les supporte; leur extrémité la plus étroite est appliquée sur cette membrane, tandis que la plus large proémine librement dans la cavité correspondante. Le noyau présente, comme dans l'épithélium pavimenteux, un ou plusieurs nucléoles; il est situé, le plus souvent, au milieu de la cellule de forme pyramidale ou conique dont il remplit généralement, sinon toujours, toute la cavité. Le contenu de la cellule est moins clair et un peu plus granuleux. Les cellules cylindriques ne sont pas en contact parfait dans tous leurs points, à cause de leur forme conoïde; il en résulte des lacunes qui sont comblées par une substance intercellulaire, ou par des cellules en voie de formation.

L'épithélium cylindrique ne se trouve que sur les muqueuses, et principalement dans les conduits excréteurs des glandes lacrymales, dans la moitié droite de l'estomac, dans le canal intestinal, dans les branches les plus larges des conduits salivaires, dans le foie, les mamelles, la prostate et les glandes de Cowper, les conduits séminifères, les vésicules séminales, la muqueuse de l'urèthre, etc.

Il faut mentionner, comme une forme particulière, l'épithélium vibratile qui peut avoir pour base l'épithélium pavimenteux, mais bien plus fréquemment les cellules cylindriques. Cette forme d'épithélium présente, à l'extrémité libre des cellules (cellules vibratiles), des prolongements courts, très-ténus, capillaires, terminés en pointe plus ou moins mousse, appelés *cils vibratiles.*

Le nombre de cils dont les extrémités libres se trouvent au même niveau, peut être de quatre à seize et au-dessus pour une cellule.

Les cils vibratiles présentent une activité particulière; ils exécutent des mouvements d'ondulation qui paraissent tout à fait indépendants de l'influx nerveux et de toute influence extérieure. Ce mouvement a pour objet de faire progresser, vers une direction déterminée, les liquides correspondants

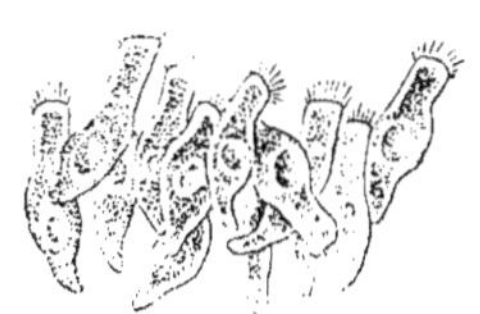

Fig. 21. — Épithélium vibratile de la trachée chez la vache. (Gross. 310.)

et les corpuscules qu'ils contiennent. Dans une membrane vibratile, le courant suit toujours une direction opposée à celle suivant laquelle sont placés les cils; de cette façon, la progression des matériaux se fait, dans la plupart des cas, vers l'orifice du conduit muqueux.

On trouve l'épithélium vibratile sur la muqueuse des fosses nasales, des arrière-cavités des fosses nasales, des glandes lacrymales, du sac et du canal lacrymal, de la conjonctive dans l'angle interne de l'œil, de la face pharyngienne du voile du palais, de la trompe d'Eustache, du larynx et des conduits aériens; on le trouve, de plus, sur la partie antérieure de la muqueuse vaginale, sur la muqueuse utérine et sur celle des trompes de Fallope, de même que sur le revêtement membraneux des ventricules encéphaliques.

14. Tissu dentaire.

Le tissu dentaire se rapproche, par son mode de développement, du tissu corné, bien que ses propriétés physico-chimiques soient, en général, celles du tissu osseux ; en effet, la première couche des dents (le follicule dentaire) est constituée, comme Arnold l'a démontré, par la muqueuse gingivale qui pénètre dans l'alvéole. Les organes composés de tissu dentaire, sont les dents.

A. *Caractères anatomiques des dents.*

On appelle *dents*, des organes durs et de formes diverses, composés de plusieurs substances, présentant beaucoup d'analogie avec le tissu osseux et dont la couronne s'avance dans la cavité buccale, tandis que la racine est implantée dans les alvéoles des maxillaires ; considérées au point de vue physiologique, elles font partie des organes de la digestion.

Les substances qui constituent les dents naissent dans le *follicule dentaire* constitué par un repli rétréci de la muqueuse gingivale. Ce follicule se compose d'une enveloppe riche en vaisseaux et nerfs, au fond de laquelle se forme, d'après Hannover (1), le *germe de la dentine*, servant de base au *germe de l'émail* sur lequel se dépose le *germe du cément*. Le germe de la dentine donne naissance au développement de la substance propre de la dent ; l'émail provient du germe de l'émail et le germe du cément donne naissance à la partie osseuse.

La dent contient des parties dures et des parties molles ; les premières sont constituées par la *substance osseuse*, l'*émail* et l'*ivoire* ; les autres sont le *germe*, le *périoste alvéolo-dentaire* et la *gencive*.

1° La *substance osseuse* ou *cément* a une coloration mate, blanc-jaunâtre ; c'est la moins dure des trois parties dentaires; ses propriétés physiques et chimiques sont les mêmes que celles du tissu osseux. Elle se compose d'une substance fondamentale homogène ou granuleuse contenant des cavités osseuses canaliculées et parfois également des canalicules de Havers. Dans les molaires du cheval et du bœuf, la substance fondamentale est disposées par couches.

Chez tous les animaux domestiques, le cément forme la couche externe de la racine des dents ainsi que de la couronne des incisives et des molaires, chez le cheval et les ruminants. La couronne des incisives et des molaires, chez le cheval, celle des molaires chez les ruminants, présente des replis à la surface de frottement ; la substance osseuse paraît prendre part à ces replis, de sorte qu'en ces points elle forme à la fois la couche externe et la couche interne.

(1) *Die Entwickelung und der Bau des Säugethierzahns.* Breslau et Bonn, 1856.

A la couronne des molaires, la substance osseuse est bien plus épaisse qu'à la couronne des incisives.

Chez les herbivores et principalement chez les ruminants, les faces latérales de la couronne des molaires ainsi que plusieurs parties de la couronne des incisives, présentent une matière brillante, d'un noir brunâtre composée de corpuscules particuliers dont le centre est granuleux et le contour annulaire ; cette matière est désignée sous le nom de *substance corticale*.

Il ne faut pas confondre avec cette substance corticale la matière tartreuse des dents qui est composée principalement de carbonate de chaux et paraît être un dépôt formé par les liquides de la cavité buccale.

2° L'*émail* ou *substance vitrée* est très-cassant, d'un blanc bleuâtre, d'un aspect lisse et brillant à sa surface. L'émail n'est pas seulement la partie la plus dure du tissu dentaire, mais aussi de tout l'organisme en général : il se compose, en effet, presque exclusivement de matières inorganiques. A l'examen microscopique, l'émail que l'on trouve uniquement à la couronne des dents, présente des fibres très-solides, légèrement ondulées, se dirigeant de la substance éburnée vers la surface de la dent et très-intimement unies ensemble sans le secours d'aucune substance intermédiaire. On trouve cependant diverses lacunes entre ces fibres ; ce sont : les prolongements des canalicules dentaires, des cavités allongées provenant de l'élargissement de ces canalicules, enfin des lacunes en fente à la partie moyenne ainsi qu'à la partie externe de l'émail. Ces fibres de l'émail sont des prismes à cinq ou six pans qui présentent des stries transversales analogues à celles des fibres musculaires de la vie animale. Par l'une de leurs extrémités, ces prismes répondent à la substance éburnée, et par l'autre, au *cuticule de l'émail*. Cette membrane est une couche excessivement mince, calcaire et amorphe qui recouvre la surface de l'émail ; par sa dureté et son imperméabilité, elle préserve la couronne dentaire des décompositions chimiques. Elle est cependant tellement adhérente à l'émail qu'on ne peut l'en séparer qu'en la traitant par l'acide chlorhydrique.

L'émail forme la couche dentaire externe, chez le cochon et les carnassiers, et la deuxième couche, chez le cheval et les ruminants ; il est, en effet, recouvert chez ces derniers, par une couche mince de substance ossiforme. L'émail, comme le cément, présente une couche double partout où se forment des replis.

La *substance éburnée* ou *ivoire*, également appelée *dentine*, est la partie la plus dure après l'émail ; elle est plus dure et plus cassante que la substance osseuse compacte elle-même.

La dentine présente une structure où domine la forme tubuleuse : elle constitue la partie principale des dents ; à l'état frais, elle est d'un blanc jaunâtre, tandis qu'elle offre un brillant nacré au bord tranchant des dents desséchées. On lui considère une *substance fondamentale homogène* et une quantité de petits tubes nommés *tubes de la dentine*, *canalicules dentaires*. Les canalicules dentaires sont excessivement nombreux, très-fins et très-serrés ; leur direction est généralement oblique, décrivant des flexuosités légèrement ondulées, allant du ca-

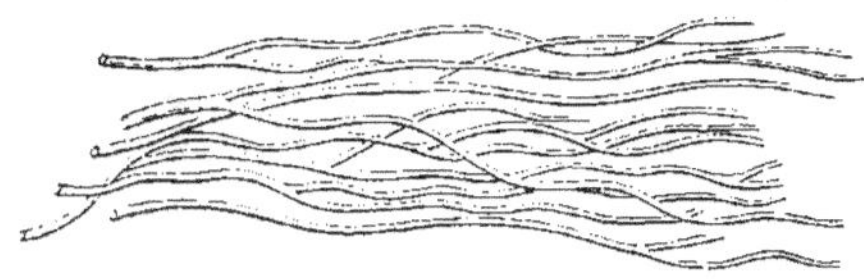

Fig. 22. — Tubes de la dentine d'une incisive de cheval.
(Gross. 310.)

nal dentaire vers l'émail, qui est en dehors. Leur extrémité interne s'ouvre dans le canal dentaire ; leur extrémité externe présente de nombreuses branches de bifurcation formant de fréquentes anastomoses qui se prolongent jusque dans l'émail. A l'état frais, les canalicules dentaires sont remplis d'un liquide provenant des vaisseaux du germe, tandis qu'à l'état sec, ils contiennent de l'air ; le contenu liquide produit la coloration jaunâtre, et l'air, l'aspect nacré des dents.

L'ivoire constitue la couche la plus interne et aussi la plus forte des dents ; cette substance circonscrit le canal dentaire et est recouverte par l'émail à la couronne, et par le cément, à la racine. Le canal dentaire s'étend depuis la pointe de la racine jusqu'à la couronne ; il contient le germe dentaire et se rétrécit avec l'âge. A la pointe de la racine, ce canal présente un orifice assez considérable pour l'entrée des nerfs et des vaisseaux ; d'autres ouvertures plus petites le font communiquer, dans toute sa longueur, avec les canalicules.

A mesure que la dent se développe, le canal se remplit successivement par des dépôts continuels de substance éburnée et son orifice peut se fermer complétement par suite de l'augmentation du cément, de manière à ne plus recevoir ni vaisseaux ni nerfs. L'ivoire contient assez souvent un pigment d'un brun noirâtre que l'on aperçoit distinctement, chez le bœuf et le cheval, à la surface masticatrice des incisives et des molaires.

Les substances dentaires que nous venons de décrire, présentent de nombreuses variations, dans la manière dont elles se suivent, soit sur des dents différentes, soit sur une même dent. A la couronne des molaires, chez les ruminants, à celle des molaires et des incisives, chez le cheval, le cément forme la couche externe, puis vient une couche d'émail, une couche d'ivoire, et de nouveau, une couche d'émail et une couche de cément. A la couronne des incisives, chez les ruminants, et des canines, chez le cheval, on trouve, en dehors, une couche de cément, puis une couche d'émail qui recouvre la couche d'ivoire. Chez le porc et les carnassiers, la couronne de toutes les dents se compose uniquement d'ivoire recouvert par l'émail. Chez tous les animaux domestiques, la racine des dents présente une couche externe de cément qui recouvre directement l'ivoire.

Le *germe* ou la *pulpe dentaire* est une masse peu consistante, de couleur rougeâtre, composée d'un tissu conjonctif à fibres peu accusées renfermant des noyaux libres et des nucléoles, des vaisseaux et des nerfs nombreux ; elle remplit complétement le canal dentaire et communique avec le périoste alvéolaire par les ouvertures qui se trouvent à la racine de la dent. Elle est entourée d'une membrane mince et amorphe sous laquelle on trouve plusieurs rangées de cellules cylindriques ou coniques contenant des noyaux allongés et des nucléoles et très-analogues aux cellules de l'épithélium cylindrique. Ces cellules semblent être les cellules formatrices chargées de fournir les dépôts qui constituent la dentine et qui, avec les progrès de l'âge, obstruent presque complétement le canal dentaire et constituent le réseau capillaire lâche de la pulpe. On n'y a pas encore découvert de vaisseaux lymphatiques. Les artères sont accompagnées de branches nerveuses assez fortes qui forment de riches plexus dans la pulpe dentaire.

Le *périoste des dents*, *périoste alvéolo-dentaire*, produit une adhérence très-intime entre la racine dentaire et l'alvéole ; il diffère du périoste ordinaire par sa consistance plus faible, l'absence de fibres élastiques et sa richesse en plexus nerveux.

La *gencive* est une portion de muqueuse buccale qui entoure le collet des dents.

B. *Divisions des dents.*

On peut diviser chaque dent en trois parties qui ne sont pas toujours nettement distinctes. La partie qui s'avance librement dans la cavité buccale s'appelle *couronne de la dent*, la partie entourée par la gencive, c'est le *collet*; enfin la partie contenue dans l'alvéole, c'est la *racine*.

On divise en outre les différentes dents en *incisives, canines* et *molaires*, suivant leur situation, leur forme et leur destination.

Les *incisives* sont logées dans les alvéoles du corps du maxillaire postérieur et des petits maxillaires; le maxillaire antérieur n'en est dépourvu que chez les ruminants. Les deux incisives du milieu sont appelées *dents internes*, les deux dents qui les touchent de chaque côté sont les *moyennes*, enfin celles qui sont plus en dehors s'appellent dents *angulaires*. Chez les ruminants les dents moyennes sont doubles de chaque côté et se distinguent en *internes* et *externes*.

Les *canines* (*laniaires* ou *unicuspidées*) sont appelées *défenses* chez certains animaux. Les alvéoles qui les reçoivent sont situées sur les bords intermédiaires du maxillaire postérieur, du grand et du petit maxillaire. Elles sont parfois à l'état rudimentaire chez la jument et manquent tout à fait chez les ruminants. Les canines sont divisées en antérieures et postérieures, distinguées elles-mêmes en droites et gauches.

Les *molaires* sont implantées dans les alvéoles des branches du maxillaire postérieur et du grand maxillaire. On les distingue par les dénominations numériques de première, seconde, troisième, etc., en commençant par celle qui est le plus rapprochée du bord interdentaire.

Considérées par rapport à leur durée, les dents présentent à étudier des *dents de lait* et les *dents permanentes*. Les *dents de lait* percent la gencive avant ou après la naissance, tombent à une certaine époque pour faire place aux dents permanentes.

Les dents permanentes peuvent remplacer les dents de lait ou se montrer à des endroits qui n'étaient pas encore garnis de dents. Elles persistent pendant le reste de la vie et ne peuvent jamais repousser une fois qu'elles sont tombées. Chez le cheval, on voit apparaître sous forme de dents de lait toutes les incisives, les canines et les trois premières molaires de chaque rangée; toutes les autres dents sont permanentes.

C. *Considérations physiologiques et pathologiques.*

Bien que les dents, à leur développement complet, soient des organes très-durs et très-résistants, on ne peut cependant pas leur refuser toute espèce d'échange nutritif. Les canalicules dentaires avec leurs ramifications, les lacunes de l'émail, les canalicules et les cavités du cément sont au tissu dentaire ce que sont au tissu osseux les cavités des os ; en effet, ces cavités contiennent, pendant la vie, un liquide provenant de la pulpe dentaire et des vaisseaux du périoste alvéolo-dentaire. Cependant l'activité nutritive est plus grande dans les os que dans les dents : c'est ce que l'on voit principalement en donnant à l'animal de la garance qui ne colore nullement les dents. Ce qui prouve encore une certaine nutrition, c'est la disparition graduelle des racines des dents de lait pendant l'apparition des dents permanentes. L'activité nutritive paraît le plus faible dans l'émail ; elle est plus énergique dans le cément et surtout dans l'ivoire. Le cément seul paraît susceptible de régénération ; l'émail et l'ivoire ne se reproduisent jamais. Les dents présentent un certain degré de sensibilité qui a pour agents les nerfs de la pulpe ; les dents des animaux peuvent, par conséquent, aussi bien, mais peut-être moins que celles des hommes, ressentir les effets des influences mécaniques, chimiques, etc. C'est la surface mastica·trice qui paraît présenter le plus de sensibilité ; en effet, on sent parfaitement, pendant la mastication, les corps étrangers, tels que petites pierres, grains, etc., qui peuvent se mêler aux aliments et donner lieu parfois à des sensations très-désagréables. Les dents servent en général à saisir et à diviser les aliments, outre leurs fonctions masticatrices, elles peuvent encore servir comme organes de défense.

Dans un âge avancé, les incisives des ruminants deviennent très-cassantes ; elles peuvent ainsi s'ébrécher en tombant par morceaux. Chez les carnassiers, on constate souvent une grande usure de la couronne et même la chute de quelques dents. Les molaires du cheval s'usent fréquemment d'une manière irrégulière ; on trouve également une usure considérable sur les incisives des chevaux tiqueurs. Les dents peuvent présenter des vices de conformation dus à une disposition anormale et à l'usure irrégulière qui en résulte ; on peut trouver, par exemple, des dents à couronne très-longue opposées à d'autres dont la couronne est beaucoup trop courte. Les molaires du cheval présentent parfois des prolongements pointus appelés crochets ou pointes et qui occasionnent des douleurs pendant la mastication. A la mâchoire supérieure ces pointes sont en dehors et blessent les joues ; à la mâchoire inférieure elles sont en dedans et blessent la langue. Chez les chevaux âgés la couronne des incisives peut s'allonger outre mesure, tandis que la racine est très-petite. Le nombre des dents peut présenter des anomalies en plus ou en moins. La collection anatomo-pathologique de notre ville contient le squelette d'un étalon nubien (Ali pacha) dont le maxillaire inférieur est dépourvu de canines et ne présente que quatre incisives. Il n'est pas rare de trouver des incisives surnuméraires ; ces anomalies proviennent de ce que la dent permanente prend une direction anormale et laisse persister la dent de lait. Les molaires surnuméraires, que l'on trouve fréquemment chez le cheval, sont appelées généralement *dents de loup*. On voit parfois des dents se présenter d'une manière anormale sur d'autres parties du crâne ; cependant ces produits hétérogènes sont généralement peu développés. Les dents peuvent encore figurer comme produits hétérogènes dans les kystes de l'ovaire, du testicule, etc.

Les dents peuvent présenter des fractures qui sont généralement incurables chez les animaux domestiques ; cependant il n'est pas impossible que la guérison ait lieu par un dépôt de cément. Cette matière peut s'hypertrophier et donner ainsi lieu à des exostoses. Les affections dentaires sont bien plus rares chez les animaux que chez l'homme ; elles occupent généralement la racine. La carie de la racine des dents est, le plus souvent, liée à la tuméfaction et à la carie du maxillaire ; dans ces cas, il se produit, dans l'intérieur de l'os, des fistules qui vont s'ouvrir au dehors. La nécrose des dents est la conséquence de la destruction du germe et de la séparation du périoste qui recouvre la racine (1).

15. Tissu cartilagineux.

Le tissu cartilagineux se rapproche du tissu corné par son élasticité et sa solidité. Les organes formés par ce tissu sont désignés, en général, sous le nom de *cartilages*.

(1) [On a indiqué dans ces derniers temps comme cause de la carie l'acidité de la salive (Magitot) et la pénétration du *leptothrix buccalis* dans les canalicules dentaires (Leber).]

A. *Caractères anatomiques des cartilages.*

Les cartilages sont des organes denses, durs, et cependant flexibles et élastiques, dont la couleur peut être tout à fait blanche, bleuâtre ou jaunâtre. Leur structure est très-simple ; car on n'y trouve qu'une substance fondamentale avec des cavités qui renferment des cellules de cartilages ou *chondroplastes*.

La substance fondamentale du tissu cartilagineux est homogène ou fibreuse. Lorsqu'elle est homogène, elle constitue une masse solide, transparente sur des coupes fines ; ce qui lui a valu la dénomination de *substance hyaline*. La seconde

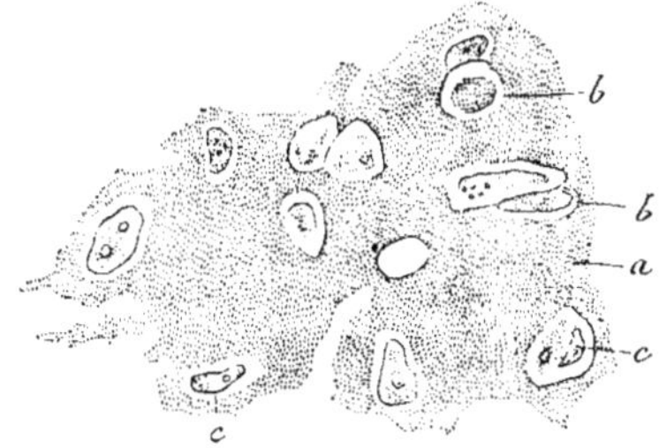

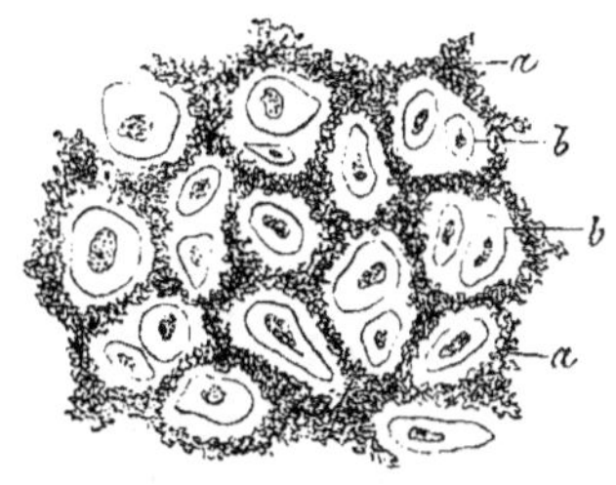

Fig. 23. — Cartilage vrai de la trachée du cheval (*).   Fig. 24. — Fibro-cartilage de l'épiglotte du
(Gross. 310.)   cheval (**). (Gross. 310.)

forme de la substance fondamentale présente une structure nettement fibreuse ; ce sont des fibres d'une espèce particulière, différant des fibres de tissu conjonctif et des fibres élastiques par leur solidité et leur roideur, ainsi que par leurs bords rugueux et inégaux ; elles se croisent dans les directions les plus diverses et forment, par leur enchevêtrement, une masse compacte et feutrée.

Les *chondroplastes* présentent des formes diverses et se présentent, dans la plupart des cas, sous forme de noyaux libres ou de véritables cellules entourées d'une enveloppe distincte (cellules de cartilage) à l'intérieur des cavités cartilagineuses. On trouve parfois des gouttelettes graisseuses à côté des noyaux.

Les éléments chimiques du tissu cartilagineux sont de nature *organique* et *inorganique*. La matière organique est constituée par la *chondrine*, substance gélatineuse que l'on obtient par l'ébullition prolongée du cartilage dans l'eau. Cette matière diffère de la gélatine par une certaine quantité de soufre. Les *parties inorganiques* du cartilage consistent en sels et principalement en carbonate et sulfate de soude. Le tissu cartilagineux contient, en outre, une grande quantité d'eau qui est la principale cause de sa flexibilité et de sa couleur.

L'enveloppe fibreuse du cartilage, nommée *périchondre*, est très-fine et contient, tant que le cartilage est en voie de développement, des vaisseaux sanguins très-nombreux qui pénètrent dans les petits canalicules de la substance cartilagineuse. Ces vaisseaux fournissent le blastème liquide qui entretient la nutrition du cartilage. Les cartilages articulaires et interarticulaires sont dépourvus de périchondre.

(*) *a*, substance hyaline ; *b, b*, cavités du cartilage ; *c, c*, cellules cartilagineuses avec des noyaux.
(**) *aa*, stroma fibreux ; *b, b*, cellules de cartilage.

Quant aux nerfs du cartilage, Kölliker a démontré leur présence dans la cloison nasale du veau.

B. Division des cartilages.

On divise les cartilages d'après la structure de leur substance fondamentale, leur durée, les parties de l'organisme où ils se trouvent et leurs usages.

D'après la structure de la substance fondamentale, on distingue :

Les *cartilages vrais* ou *hyalins*; ce sont tous ceux dont la substance fondamentale est une masse homogène et solide : les cartilages du nez, de la cloison, les cartilages tarses, le cartilage thyroïde, le cartilage cricoïde, une partie des aryténoïdes, les cerceaux cartilagineux des voies aériennes, les cartilages articulaires, les cartilages costaux, celui de la pointe et de la fourchette du sternum, celui de l'omoplate, etc.

Les *fibro-cartilages*; ceux-ci diffèrent des cartilages vrais par la structure fibreuse de leur substance fondamentale qui ne donne que peu ou pas de chondrine par l'ébullition et se rapproche davantage du tissu élastique. On range dans cette classe de cartilages : la plus grande partie du pavillon de l'oreille, les trompes cartilagineuses, l'épiglotte, les cartilages interarticulaires, les fibro-cartilages intervertébraux, ceux des grandes cornes de l'os hyoïde, les anneaux cartilagineux que l'on trouve sur les bords de certaines cavités articulaires pour en augmenter le diamètre, les dépôts cartilagineux de certains tendons, etc. Les cartilages aryténoïdes du larynx présentent ces deux variétés de cartilages passant insensiblement de l'un à l'autre (1).

Par rapport à leur durée, les cartilages peuvent être *permanents* ou *s'ossifier*.

Les *cartilages permanents* persistent, à peu d'exceptions près, pendant toute la durée de la vie, sans s'ossifier ; ce sont : le pavillon de l'oreille, les cartilages du nez, l'épiglotte, etc.

Les *cartilages d'ossification* se transforment plus ou moins rapidement en substance osseuse ; ils perdent alors toutes leurs propriétés et principalement la flexibilité et l'élasticité ; ils deviennent plus durs, plus cassants et se fracturent facilement par suite d'influences mécaniques. Les cartilages vrais ont une grande tendance à l'ossification, principalement dans la vieillesse ; c'est ainsi que, chez les animaux âgés, la partie supérieure de la cloison nasale, le cartilage thyroïde et le cartilage cricoïde du larynx, les cartilages osseux, etc., peuvent présenter une ossification partielle, tandis que les fibro-cartilages, qui sont en général, plus élastiques et plus flexibles, s'ossifient très-rarement; quelques-uns même n'ont jamais présenté d'ossification.

Si on considère les parties sur lesquelles se distribuent les cartilages, on y trouve les variétés suivantes :

Cartilages prolongeant ou complétant des os; ce sont les cartilages costaux, l'appendice xiphoïde du sternum, le cartilage de l'omoplate, le cartilage du sabot, les anneaux cartilagineux de plusieurs cavités articulaires, etc. Ces parties flexibles et élastiques paraissent remplacer des parties osseuses dans le but de faciliter des mouvements.

Cartilages articulaires; ce sont les disques cartilagineux qui recouvrent les

______

(1) [Les auteurs modernes admettent une variété de cartilage connue sous le nom de cartilage réticulé.]

surfaces articulaires des os auxquelles ils adhèrent intimement ; leur surface libre est lisse et dirigée vers la cavité articulaire. On n'y trouve pas de périchondre ; d'ailleurs la portion osseuse qu'ils recouvrent est également dénuée de périoste. Ils reçoivent de l'extrémité osseuse les matières nécessaires à leur nutrition. Les cartilages articulaires de l'humérus et du fémur présentent presque constamment une fossette irrégulièrement circonscrite dont le fond est formé par l'os lui-même mis à nu et excavé dans ces parties. Cette absence partielle du cartilage ne gêne cependant pas la marche du cheval.

Cartilages interarticulaires; ce sont des disques mobiles, de formes diverses, assez épais, et dont le périchondre est remplacé par une couche épithéliale sur les faces libres dirigées vers les cavités articulaires. Chaque articulation du maxillaire postérieur présente un de ces cartilages; l'articulation postérieure du genou en présente deux.

Cartilages ligamenteux ; ce sont ceux qui servent à unir ensemble deux os, on les trouve à la symphyse pubienne et à la symphyse sacro-iliaque du bassin.

Les cartilages peuvent être classés suivant les organes qu'ils concourent à former ; ils représentent des lames, des anneaux, etc., qui constituent le squelette de certains organes. Ce sont : les cartilages de l'oreille, du larynx, de la trachée.

C. *Considérations physiologiques et pathologiques.*

Les cartilages non ossifiés sont très-solides, élastiques ; ils se laissent facilement plier sans se casser et peuvent être coupés avec le couteau. Privés de contractilité, ils sont également tout à fait insensibles par la raison qu'ils ne contiennent pas de nerfs ; on peut en effet les irriter et même les blesser sans provoquer aucune douleur. Cependant il n'en est plus de même dans certains états pathologiques où ils présentent souvent une très-grande sensibilité.

L'activité nutritive, très-énergique dans les cartilages en voie de développement, devient très-faible dans le cartilage développé. Comme le cartilage adulte ne possède pas de vaisseaux propres, c'est seulement par une imbibition du plasma sanguin que l'on peut expliquer sa nutrition et sa conservation. Aussi, lorsqu'on en détache le périchondre qui est l'organe de nutrition du cartilage, on voit celui-ci se détruire rapidement. C'est ce qui a lieu également pour les cartilages articulaires lorsqu'ils cessent d'être entretenus par les vaisseaux des extrémités osseuses correspondantes.

Le tissu cartilagineux ne se régénère pas (1) ; ses fractures se consolident par un cal fibreux, et si l'on trouve parfois un cal osseux, c'est seulement sur les cartilages (cartilages costaux) qui présentent, à l'état normal, une tendance à l'ossification. Lorsque, dans la trachéotomie, on enlève une ou plusieurs parties cartilagineuses, la lacune se comble peu à peu par un tissu cellulo-fibreux qui dérive probablement d'une prolifération du périchondre.

Les cartilages servent de base aux organes qui sont sujets, par leurs fonctions, à des rétrécissements et à des dilatations (larynx, trachée, etc.), d'autres fois ils sont des moyens d'union des os, et ils paraissent, en général, à cause de leur flexibilité et de leur élasticité assez considérables, constituer des parties presque indispensables pour le mécanisme (appareil locomoteur) de l'organisme animal.

Les états pathologiques des cartilages sont: l'atrophie (disparition), les solutions de continuité par cause mécanique (fractures de côtes assez fréquentes chez le cheval), la destruction par suppuration et gangrène ; par exemple, le cartilage du sabot quand il est le

(1) [Il est démontré aujourd'hui que le cartilage peut se régénérer aux dépens du périchondre.]

siége de fistules, les cartilages de l'omoplate dans les plaies produites par le garrot, etc. Le tissu cartilagineux constitue très-souvent des produits morbides, comme dans les pseudarthroses, dans certains tendons et autres parties molles, et même dans les os ; ces néoplasies sont désignées sous le nom de *tumeurs cartilagineuses, enchondrome*.

16. Tissu osseux.

Le *tissu osséux* et le tissu dentaire constituent les parties les plus solides et les plus dures de l'économie animale ; ce sont aussi, de tous les tissus, ceux qui résistent le plus nettement à la putréfaction.

A. *Parties constituantes et propriétés des os.*

Les os ont une coloration qui varie du blanc au blanc jaunâtre ; ils sont très-denses, excessivement solides et durs sans être cependant dénués d'élasticité. La partie fondamentale des os contient à la fois des éléments *organiques* et des corps *inorganiques*.

La base organique est constituée par le *cartilage de l'os*, et les parties inorganiques se composent de sels calcaires, *sels des os, partie terreuse des os*. La partie organique est la seule qui soit exposée à la pourriture. Le cartilage de l'os se résout, dans l'eau bouillante, en une matière visqueuse appelée *gélatine*. La partie terreuse est constituée principalement par des *phosphates* et des *carbonates* ; les phosphates calcaires sont ceux qui y prédominent, ils constituent avec les carbonates calcaires environ 68 ou 72 pour 100 de la substance de l'os.

Les parties tant organiques qu'inorganiques conservent dans l'os leurs propriétés physiques et présentent entre elles des rapports qui varient avec l'âge : c'est ainsi que chez les jeunes animaux, la partie cartilagineuse prédomine et donne à l'os une mollesse et une flexibilité plus grandes. Chez les animaux âgés, le contraire a lieu, c'est-à-dire que leurs os présentent une quantité prédominante de matières terreuses qui rendent les os plus durs et plus cassants. On peut facilement séparer les parties organiques des parties inorganiques ; si on laisse, par exemple, pendant un certain temps, un os dans un acide minéral étendu, acide sulfurique ou chlorhydrique, la partie terreuse se dissout, tandis que la partie cartilagineuse reste à peu près intacte. Ce procédé ne modifie en rien la forme extérieure de l'os ; il le rend plus mou et permet de le plier sans le fracturer. Lorsqu'au contraire on soumet un os à une température élevée, la partie cartilagineuse se détruit par la chaleur, et l'os, tout en conservant sa forme, perd ses propriétés de manière à devenir très-friable. Par conséquent, la partie terreuse donne à l'os sa densité, sa solidité et sa dureté ; et la partie cartilagineuse, son élasticité et sa flexibilité.

B. *Substances osseuses.*

Le tissu osseux ne présente pas la même densité partout où il se trouve ; on peut le diviser sous ce rapport en tissu *compacte, spongieux et réticulé.*

La *substance compacte* est la partie la plus dure du tissu osseux, celle qui lui donne principalement sa solidité. A un examen superficiel, elle représente une masse uniforme et solide ; mais lorsqu'on la regarde attentivement, même à l'œil nu, on voit à sa surface de petits pores qui conduisent dans des canalicules très fins appelés *canalicules médullaires*. Sur les os longs, cette substance présente sa plus grande épaisseur à la partie moyenne (corps de l'os); elle diminue peu à peu vers les extrémités articulaires, de manière à ne plus former qu'une couche mince à l'extrémité des os. Sur d'autres os (corps des vertèbres), elle recouvre la substance spongieuse d'une couche très-mince et, sur les os plats (os du crâne, etc.), elle constitue une table externe et une table interne, appelées aussi *tables vitrées*. Entre ces deux tables, se trouve la substance spongieuse et aréolaire, connue sous le nom de *diploë*.

La *substance spongieuse* se distingue par sa texture plus lâche, constituée par des lamelles osseuses diversement entre-croisées, et circonscrivant des cavités irrégulières qui communiquent les unes avec les autres, cavités ou cellules médullaires.

La *substance réticulée* est analogue à la substance spongieuse; elle contient également des cellules médullaires, seulement, au lieu d'être circonscrites par des lamelles, ces cellules sont formées par des fibres osseuses diversement entre-croisées. Ces deux substances osseuses se trouvent surtout aux deux extrémités des os longs et courts, dans le corps des vertèbres, entre les lames des os larges et autres. Elles se confondent l'une avec l'autre sans limites précises et donnent aux os l'avantage de présenter, à volume égal, une plus grande légèreté sans être pour cela moins solides.

C. *Structure des os.*

Les substances organiques et inorganiques (cartilage de l'os et sels), qui forment la base du tissu osseux présentent, par leur réunion, une structure lamelleuse. En effet, l'examen microscopique démontre que la substance osseuse consiste en un grand nombre de lamelles excessivement fines et très-intimement unies les unes aux autres, connues sous le nom de lamelles osseuses. Ces lamelles présentent une disposition concentrique; de sorte qu'elles constituent une série de cylindres emboîtés, dans les os longs, tandis que, dans les os plats, les lamelles de la substance compacte (tables vitrées) sont parallèles à la surface de l'os. Pour se faire une idée exacte de la disposition des lamelles dans les os longs, il suffit de se représenter une série de cylindres emboîtés les uns dans les autres, et dont l'axe formerait les canalicules et cavités médullaires.

Bien que les lamelles osseuses soient, comme nous venons de le dire, très-intimement unies entre elles, il ne faut cependant pas se représenter le tissu osseux comme une masse tout à fait compacte et imperméable; car il possède, au contraire, une texture éminemment poreuse. En effet, les lamelles osseuses contiennent un grand nombre de petites cavités microscopiques (*corpuscules osseux, ostéoplastes*), diversement ramifiées et communiquant entre elles, ainsi qu'un grand nombre de canalicules très-étroits (*canalicules médullaires*) qui parcourent toute l'épaisseur des os. Les cavités plus grandes sont constituées par les *cellules et cavités médullaires*.

Les *ostéoplastes* sont de petits corpuscules arrondis ou oblongs, diversement ramifiés, disséminés dans la substance fondamentale des os; ces corpuscules sont complétement creux, ce qui leur a valu le nom de *cavités osseuses*. Leurs branches, appelées *canalicules osseux*, décrivent des arcs de cercle et s'anastomosent entre elles ainsi qu'avec les canalicules médullaires. Ces canalicules se terminent parfois en cul-de-sac ou bien s'ouvrent aux surfaces libres externe et interne des os. Virchow (1) a découvert dans les cavités osseuses, à l'état frais, des cellules à paroi très mince, contenant un noyau et un liquide limpide (*plasma sanguin*). Ces cellules remplissent complétement la cavité osseuse et communiquent, par des prolongements creux, très-ténus, qui pénètrent dans les canalicules osseux, avec des prolongements semblables venant des cellules voisines. Il existe donc une communication entre les cavités des cellules osseuses ainsi qu'une circulation de leur contenu, c'est-à-dire du plasma sanguin.

Les *canalicules médullaires* ou *canalicules vasculaires*, appelés encore *canalicules de Havers*, parce que cet anatomiste les a découverts, sont des tubes très-fins qui parcourent en divers sens la substance compacte et sont renfermés dans les lamelles osseuses concentriques dont ils constituent les axes. Ils s'ouvrent par une quantité innombrable d'orifices excessivement fins à la surface externe

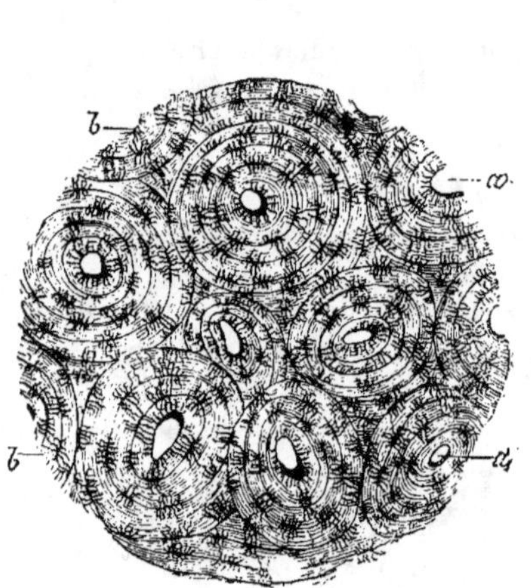

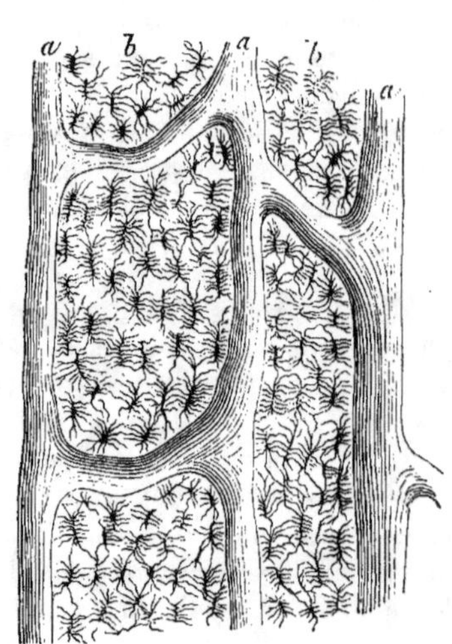

Fig. 25. — Coupe transversale d'un tibia de cheval (Gross. 150) (*).   Fig. 26. — Coupe longitudinale d'un tibia de cheval (Gross. 310) (**).

ainsi qu'à la surface interne des os. Dans les os plats, ces canalicules sont parallèles à la surface des lames vitrées et disposés de façon à partir tous d'un même point sous forme de pinceau ou de rayons. Ils présentent une disposition différente dans les os cylindriques et les os longs (côtes, etc.); là, ils sont généralement parallèles à l'axe longitudinal de l'os, et communiquent fréquemment entre eux par des rameaux obliques ou transversaux; il s'ensuit que l'os est complétement traversé par un réseau de canalicules. Dans les os spongieux, on

(1) *Verhandl. der Würzburger physik. med. Gesellschaft*, Bd. I, n° 13.

(*) *aa*, Canaux de Havers, entourés de lamelles concentriques. — *bb*, Nombreux ostéoplastes avec les canalicules ramifiés.

(**) *aa*, Canaux de Havers. — *bb*, Ostéoplastes.

ne trouve des canalicules médullaires que dans les lamelles et les fibres d'une certaine dimension.

On appelle *cellules médullaires* les petites cavités que l'on trouve entre les lamelles et les fibres des os spongieux et réticulés ; elles se présentent en très-grand nombre aux extrémités des os cylindriques, entre les tables des os plats, et surtout dans les os de nature spongieuse. Les cellules médullaires, ainsi que les canalicules, communiquent avec la cavité médullaire.

Les *cavités médullaires* sont des cavités assez considérables, situées dans le corps des os longs, dont elles constituent le canal central. On voit s'ouvrir dans ces cavités un très-grand nombre de canalicules médullaires et osseux. Les cavités médullaires et les cellules un peu grandes des os cylindriques contiennent un tissu médullaire très riche en graisse ; les cavités cellulaires de la substance spongieuse des os plats et courts contiennent, au contraire, une substance rougeâtre et aqueuse qui diffère de la vraie moelle graisseuse.

Tout os est entouré d'une membrane fibreuse que l'on appelle *périoste*. Le périoste est une membrane très-vasculaire, d'un blanc brillant ou d'un blanc jaunâtre mat, composée de tissu conjonctif et de fibres élastiques ; il recouvre toute la surface externe des os à l'exception des parties recouvertes de cartilage articulaire et de celles qui présentent une adhérence directe entre la substance osseuse et un fibro-cartilage, un ligament ou un tendon.

Le périoste présente une adhérence assez lâche sur le corps des os longs et cylindriques ainsi que sur les tables des os plats ; il est, au contraire, intimement adhérent aux extrémités des os cylindriques, des os courts et, en général, sur tous les os spongieux. Lorsque le périoste est peu adhérent, il est uniquement appliqué sur les os et maintenu par les vaisseaux et les nerfs qu'il envoie dans la substance osseuse.

L'adhérence intime du périoste avec les os est produite principalement par les vaisseaux et nerfs d'un certain diamètre ainsi que par les fibres tendineuses que cette membrane envoie dans le tissu osseux. Dans les endroits où le périoste se rencontre avec une muqueuse, l'adhérence entre ces deux membranes est tellement intime qu'elles ne paraissent former qu'une membrane unique d'une épaisseur plus ou moins considérable ; c'est ce qui a lieu, par exemple, dans les fosses nasales, dans les arrière-cavités des fosses nasales et dans la cavité tympanique.

Le périoste contient, principalement chez les jeunes animaux, un grand nombre de vaisseaux sanguins dont les capillaires forment des réseaux à larges mailles et envoient des rameaux excessivement fins dans les canalicules médullaires. On a bien démontré la présence de nerfs dans le périoste, mais on n'est pas encore fixé sur leur mode de terminaison.

Le périoste est la partie la plus importante de l'os ; il contient, en effet, la plus grande partie des vaisseaux nourriciers qui pénètrent dans l'intérieur de l'os par les nombreux orifices de différents diamètres que l'on voit à la surface externe. La nutrition de l'os dépend donc principalement du périoste ; car, dès que le périoste est décollé, soit sur un os entier, soit seulement sur une portion d'os, tout échange nutritif cesse, à cause de l'absence de vaisseaux afférents, et par conséquent l'os meurt (se nécrose).

La *membrane médullaire* est cette membrane, connue également sous le nom de *périoste interne*, qui se trouve dans la cavité centrale, sur la paroi interne des os creux ; cependant ce n'est pas, à vrai dire, une membrane que l'on puisse détacher d'une seule pièce, elle se compose uniquement d'un tissu cellulaire un peu condensé, provenant de la moelle et contenant des vaisseaux et des nerfs.

La *moelle des os* ou *graisse des os*, n'est que de la graisse tout à fait semblable à celle que l'on trouve dans les autres parties du corps, seulement elle est plus molle et plus flexible, parce qu'elle contient plus d'élaïne. La graisse des os est renfermée dans des cellules sans noyaux et logée, en plus ou moins grande abondance, dans la cavité centrale, les cellules médullaires et les canalicules les plus larges. Les cellules graisseuses se trouvent dans un tissu conjonctif lâche, à larges mailles et sans forme déterminée, dans lequel se ramifient des vaisseaux et des nerfs nombreux. Dans la diaphyse des os longs, la moelle présente l'aspect d'une masse demi-molle, translucide, d'un blanc jaunâtre, qui se compose, d'après Berzélius, dans l'humérus du bœuf, de 96 centièmes de graisse, 1 centième de tissu conjonctif et de vaisseaux, 3 centièmes de liquide, matières extractives et sels ; dans les épiphyses, le diploë des os larges et lisses, dans la substance celluleuse des os courts et surtout dans le corps des vertèbres, dans le sternum, etc., la moelle présente une couleur rouge, une consistance plus faible, et se distingue, en outre, par ses propriétés chimiques de celle qui est contenue dans la cavité médullaire des os longs. D'après Berzélius, cette variété de moelle contient 75,5 d'eau, et 25,5 de substances solides (albumine, fibrine, matières extractives et sels, et seulement de faibles traces de graisse). La moelle des os paraît avoir pour usage d'entourer et de protéger les vaisseaux, et de les préserver des déchirures auxquelles ils sont exposés lorsque l'os éprouve une violente commotion.

Vaisseaux sanguins et *nerfs* des os. — Les vaisseaux excessivement nombreux des os proviennent en partie des vaisseaux du périoste et en partie des artères voisines. Les vaisseaux venant du périoste traversent, sous forme de rameaux très-ténus, les canalicules médullaires et la substance osseuse, pour s'anastomoser avec les capillaires de la moelle. Sur les os creux et autres, les vaisseaux appelés *nourriciers* pénètrent dans l'intérieur de l'os, à travers les orifices assez considérables appelés *trous nourriciers* qui se trouvent aux extrémités et sur le corps de l'os ; de là, ils vont se ramifier dans la moelle pour y former un grand nombre de réseaux capillaires très-fins ; les vaisseaux de la moelle envoient dans les canalicules de Havers des ramuscules très-fins qui s'y anastomosent avec les vaisseaux provenant du périoste, de manière à former un réseau capillaire très-riche qui traverse toute l'épaisseur de la substance osseuse. Le retour du sang se fait par les veines. Les branches veineuses un peu considérables sortent de l'os par les trous nourriciers. Les cartilages articulaires, fibro-cartilages, etc., qui font partie du système osseux ne contiennent pas de vaisseaux à l'état normal, tandis que les cartilages costaux, en présentent d'une manière très nette, chez les animaux adultes. Les vaisseaux lymphatiques paraissent manquer tout à fait dans le tissu osseux.

Le tissu osseux contient également des nerfs qui pénètrent dans l'intérieur de l'os, soit par les trous nourriciers, avec les vaisseaux sanguins, soit à travers les canalicules de Havers ; ces nerfs se ramifient aussi bien dans la substance spongieuse et dans la substance compacte que dans la moelle de la cavité centrale.

D. *Développement des os.*

Tous les os de l'animal, à l'exception de quelques os de la tête qui ont pour base du tissu fibreux, consistent d'abord en une substance cartilagineuse qui ne s'ossifie généralement d'une manière complète qu'après la naissance. Ainsi la formation du cartilage précède toujours celle de l'os. La forme générale de l'os futur est déjà représentée à l'état cartilagineux, et les épiphyses osseuses y sont plus ou moins indiquées.

L'apparition et le développement du cartilage d'ossification concordent avec ceux des cartilages permanents, seulement le cartilage d'ossification se distingue des cartilages permanents par sa richesse plus grande en chondroplastes. Lorsque l'ossification commence à se faire, les corpuscules cartilagineux se disposent en séries et subissent, en même temps, un allongement de leurs cavités. La substance intercellulaire qui sépare deux cavités cartilagineuses, se résorbe de manière qu'une rangée de corpuscules cartilagineux se transforme en canaux (tubes); ce sont les premiers canalicules médullaires dont le contenu (cellules et noyaux) se résout en une masse gélatineuse, demi-transparente et visqueuse. Dans cette masse se développent des vaisseaux sanguins qui se prolongent dans ces canalicules médullaires de nouvelle formation, étendus jusqu'à la surface libre de l'os, et vont ainsi communiquer avec les vaisseaux du périoste. Pendant que ces modifications se produisent, la masse cartilagineuse interposée aux canalicules se divise en lamelles entre lesquelles se dépose, peu à peu, la matière terreuse des os, sous forme de corpuscules isolés, excessivement petits et opaques; à la même période, les corpuscules cartilagineux qui ne se sont pas transformés en canalicules et, peut-être aussi, des corpuscules cartilagineux de nouvelle formation paraissent se transformer en corpuscules osseux, par condensation et ossification. Pendant cette ossification, la matière terreuse se combine chimiquement avec les parois épaissies des cellules, et le contenu de ces cellules fait place à un liquide clair et limpide.

Cependant l'ossification ne commence pas en même temps dans toutes les parties du cartilage; elle part de certains points, appelés *points d'ossification*, d'où elle s'étend peu à peu à tout le reste de l'os. Les os plats présentent un ou plusieurs points d'ossification, tandis qu'ils sont si nombreux sur les os longs qu'on voit déjà des morceaux d'os dans les premiers temps de la vie. Sur la première espèce d'os, les points occupent d'abord le milieu des lames, et sur la dernière espèce, la partie médiane du corps de l'os. C'est la continuité osseuse du corps avec les extrémités qui se produit le plus tard. L'ossification n'a pas lieu à la même époque dans tous les cartilages: ainsi l'ossification du corps des vertèbres, celle de la partie moyenne des côtes et celle du maxillaire inférieur précèdent de beaucoup celle de tous les autres os.

Dans les os longs, l'ossification se produit de dehors en dedans, de telle façon que pendant que les couches osseuses les plus internes disparaissent peu à peu par résorption, il se dépose sous le périoste de nouvelles couches externes cartilagineuses qui vont subir également toutes les périodes de l'ossification. En effet, les os creux sont pleins à l'état cartilagineux et leur cavité centrale ne se forme que plus tard. Ce mode d'ossification donne aux os une épaisseur plus grande: l'allongement se produit par la naissance de couches cartilagineuses, et par la suite osseuses, qui se déposent aux extrémités de l'os, c'est-à-dire à l'endroit où le corps se réunit aux extrémités. Une fois que l'os a atteint sa forme et ses dimensions, il cesse de se développer davantage.

E. *Division des os.*

D'après la forme extérieure, les os se divisent en *longs*, *larges* et *courts*; cependant il y a des os qui présentent une transition graduelle entre ces différentes formes et qui sont appelés, pour cette raison, *os mixtes.*

Les os *longs* ou *tubuleux* se distinguent des autres par la prédominance de leur diamètre longitudinal. Tout os long se divise en *corps* ou *partie moyenne* (*diaphyse*) et en *deux extrémités* ou *épiphyses*. Le corps de l'os contient la cavité médullaire et la plus grande partie de la moelle, il se compose presque exclusivement de substance compacte. Les extrémités sont ordinairement un peu plus épaisses que la diaphyse; elles sont formées en grande partie par les substances aréolaire et spongieuse entourées d'une couche mince de tissu compacte. Les os longs les plus développés sont ceux des membres où les épiphyses sont recouvertes de cartilage articulaire. Chez les jeunes animaux, où les os n'ont pas encore atteint leur développement complet, la partie moyenne est unie aux extrémités par de la substance cartilagineuse et l'on peut la séparer facilement par action mécanique ou par la macération.

Les os *larges* ou *plats* présentent leur plus grande étendue suivant leur surface; leur longueur et leur largeur dépassent donc de beaucoup leur épaisseur. Leur forme aplatie, la convexité de leur face externe et la concavité de leur face interne les rendent surtout propres à la formation de cavités qui, à l'exemple de celles du crâne, doivent contenir et surtout protéger des parties importantes de l'organisme. Ils se composent de deux lames compactes séparées par une couche de substance spongieuse, appelée *diploë*. Les os larges sont : ceux de la tête, l'omoplate, l'os iliaque, etc.

Les os *courts* ont généralement une forme irrégulière ; ils sont petits, le plus souvent juxtaposés ou superposés les uns aux autres, et ne contiennent que des cellules médullaires. Leur plus grande partie est composée de substance spongieuse entourée par une couche externe, plus ou moins épaisse, de tissu compacte. Parmi les os courts, on compte les vertèbres, les os sésamoïdes, les métatarsiens, l'astragale, etc.

F. *Surfaces externe et interne des os.*

Les surfaces libres des os présentent des *faces*, des *bords*, des *angles*, des *aspérités*, des *dépressions*, dont la forme et les dimensions sont aussi variables que leurs usages.

1. Faces, bords et angles.

a. Faces. — Les faces peuvent être convexes ou concaves, planes, inégales ou lisses. Les faces lisses, recouvertes de cartilage, sont appelées surfaces articulaires ou tendineuses; elles sont entourées d'une synoviale dont le produit les maintient lisses et unies. Les faces inégales sont plus ou moins adhérentes au périoste et servent à l'insertion des ligaments, des tendons et des muscles.

b. Bords. — Les bords sont les limites des faces ; sur certains os, ils sont libres, tandis que sur d'autres, comme ceux de la tête, ils sont en rapport avec les os voisins. Les bords peuvent être lisses ou rudes, larges ou étroits, droits ou courbés, tranchants ou mousses, etc.

c. *Angles*. — Les angles sont les parties d'un os qui forment le bord commun de deux faces ou l'intersection de deux bords ou de deux faces. Ils peuvent être arrondis, mousses, obtus, aigus, etc.

2. Éminences ou apophyses des os.

On comprend sous le nom d'*éminences osseuses*, d'*apophyses*, ou de *processus*, toutes les aspérités un peu prononcées que l'on trouve sur les os. Les apophyses peuvent être lisses ou inégales ; celles qui sont lisses et recouvertes de cartilage servent de poulie aux tendons de quelques muscles; celles qui sont inégales constituent des points d'insertion de ligaments, de muscles et de tendons. Chez des animaux très-jeunes, et principalement chez les nouveau-nés, les apophyses sont légèrement dessinées, comme sur quelques os de la tête, ou bien complétement imperceptibles; aussi, pour la démonstration, doit-on se servir toujours des os d'un animal âgé, c'est-à-dire complétement développé.

Les apophyses se distinguent entre elles par leur forme, leur destination, leur ressemblance avec d'autres objets et leur direction. On admet les variétés suivantes :

a. *Tête articulaire*. — Les apophyses arrondies ont généralement une forme hémisphérique ; elles sont lisses et recouvertes de cartilage et se trouvent à l'extrémité d'un os qu'elles sont destinées à articuler avec un autre. La partie rétrécie qui est au-dessous de la tête articulaire s'appelle *col*.

b. *Condyle*. — Cette espèce d'apophyse présente également une forme arrondie, mais elle est, en général, plus aplatie (plate et un peu plus large) que la précédente. Elle s'articule également avec un autre os.

c. *Trochlée*. — Cette espèce d'éminence est enfoncée dans le milieu et élevée sur les bords; ses faces sont lisses et recouvertes de cartilage et sont destinées soit à une articulation, soit au passage d'un tendon.

d. *Tubérosités*. — Ce sont des éminences inégales, à large base, appelées encore *trochanters* ou *trochiters*. Quelques-unes présentent des faces lisses et recouvertes de cartilage disposées pour le passage de certains tendons. Ainsi, le tendon du muscle épineux postérieur [ou sous-épineux] passe sur la tubérosité externe lisse de l'humérus.

e. *Arête*. — On désigne sous ce nom des éminences assez longues et très-proéminentes. Lorsque ces apophyses sont moins proéminentes, on les appelle *crêtes*; quand elles sont très-étroites, on les désigne sous le nom de *lignes*.

f. *Pointe* ou *épine*. — Ce sont des apophyses longues, plus ou moins pointues.

g. *D'après leur ressemblance avec les autres objets*, les apophyses prennent les noms de ap. styloïde, aile ; ap. mastoïde, odontoïde, etc.

h. Suivant leur direction, on les dit transversales, obliques, etc.

3. Dépressions des os.

Les dépressions sont des excavations pratiquées à la surface des os ou au niveau des orifices de canaux qui les traversent. On peut les ramener généralement aux formes suivantes :

a. *Cavités articulaires*. — Ce sont des dépressions lisses, recouvertes de cartilage, qui s'articulent avec une apophyse de forme correspondante. Ces cavités peuvent être plus ou moins profondes : dans ce dernier cas, on les appelle *cotyles*.

b. Fossettes. — On appelle ainsi des dépressions qui sont inégales, sauf très-peu d'exceptions, et qui servent à l'insertion de parties molles (tendons, muscles, etc.).

c. Gouttières ou *sillons*. — Ce sont des fossettes allongées qui servent à recevoir des parties molles (vaisseaux, nerfs et tendons).

d. Fentes ou *scissures*. — Ce sont des sillons qui intéressent toute l'épaisseur de l'os ou qui sont étroits et très-profonds.

e. Incisures. — Ce sont des dépressions allongées qui se trouvent sur les bords des os.

f. Trous ou *foramina*. — On désigne ainsi soit de simples trous, soit les orifices des canaux.

g. Canaux. — Ce sont des conduits de longueur et de largeur variables qui traversent les os, d'une face à l'autre, dans une direction quelconque ; ils sont constitués par un ou deux os, rarement par un plus grand nombre.

h. Antres ou *sinus*. — Ce sont des cavités plus ou moins considérables situées dans l'épaisseur du tissu osseux et qui s'ouvrent à l'extérieur par une ou plusieurs ouvertures. Les sinus de quelques os du crâne sont tapissés par une muqueuse et remplis d'air. Dans le corps des os longs, on les appelle *cavités médullaires* ; les petits espaces creux des épiphyses s'appellent *cellules médullaires*.

G. Union des os avec les cartilages articulaires.

Les extrémités articulaires des os se composent de substance spongieuse recouverte d'une couche mince de tissu compacte aussi bien sur les faces latérales qu'à l'endroit où se trouve le cartilage articulaire. Les extrémités articulaires des os, comme toutes les parties, en général, qui composent une articulation, sont recouvertes d'une couche cartilagineuse de l'épaisseur d'une ligne : c'est ce qu'on appelle *cartilage articulaire*. Cette couche cartilagineuse présente une épaisseur assez uniforme en son milieu ; elle s'amincit peu à peu vers les bords, où elle devient très-mince (1).

Les cartilages articulaires présentent une surface libre, qui est lisse, et une surface adhérente à l'os, qui est inégale. Les surfaces rugueuses des cartilages, aussi bien que celles des os, forment, par leurs sinuosités, une foule d'aspérités et de dépressions qui se correspondent réciproquement ; mais on n'a encore aucune donnée certaine pour expliquer l'adhérence intime qui existe entre les os et leurs cartilages d'encroûtement. Sur une coupe verticale d'une extrémité articulaire, on voit nettement, il est vrai, une ligne foncée qui sépare la partie cartilagineuse de la partie osseuse ; mais on ne sait précisément pas encore en quoi consiste cette ligne de communication. Elle paraît formée par une substance particulière n'ayant ni les caractères de l'os ni ceux du cartilage et constituant, en définitive, le moyen d'union entre ces deux tissus.

En ce qui concerne la structure des cartilages articulaires, la partie profonde ou dirigée vers l'os présente des chondroplastes disposés en séries longitudinales dans la substance fondamentale ; dans la partie libre, ou tournée vers la cavité

(1) [Telle est la disposition du cartilage qui recouvre une surface convexe ; l'inverse a lieu pour celui qui tapisse une cavité, c'est-à-dire que son épaisseur augmente du centre à la périphérie.]

articulaire, la substance fondamentale est presque entièrement repoussée par des chondroplastes dirigés transversalement (horizontalement). Les chondroplastes disposés en rangées horizontales présentent beaucoup d'analogie avec les cellules de l'épithélium pavimenteux ; cet épithélium, d'ailleurs, bien qu'on ne puisse pas l'isoler, recouvre la surface libre du cartilage articulaire et se confond, près des bords de l'articulation, avec l'épithélium de la synoviale.

On observe l'usure partielle des cartilages articulaires, sous forme de petites pertes de substance occupant le milieu des surfaces articulaires ; cette disposition me paraît constante dans l'articulation du bras, aux extrémités articulaires de l'humérus et du cubitus et à l'articulation du pied, tant à l'extrémité du tibia qu'à celle du péroné.

II. *Connexions des os entre eux.*

Les os sont généra'ement attachés les uns aux autres par des ligaments, des membranes, des muscles, des cartilages et des parties osseuses. Ces connexions présentent tous les degrés de mobilité, depuis l'immobilité complète jusqu'aux mouvements les plus étendus ; on les distingue, sous ce rapport en *mobiles* et *immobiles.*

I. Les *connexions mobiles* sont formées, soit par des articulations, c'est-à-dire par des synoviales et des ligaments, soit par des muscles et du cartilage sans qu'il y ait articulation (!).

1. Les *connexions mobiles avec synoviales* (diarthroses) sont désignées généralement sous le nom d'*articulations* ; elles sont constituées par la réunion de deux ou de plusieurs os dont les extrémités lisses, encroûtées de cartilage, se touchent immédiatement ou d'une manière médiate et sont maintenues par des ligaments de façon à pouvoir exécuter un ou plusieurs mouvements dans différentes directions. La contiguïté médiate entre deux extrémités articulaires se produit au moyen de cartilages interarticulaires. Le mouvement d'une articulation dépend, à la fois, de la forme des extrémités osseuses et de la disposition des ligaments ; il est sensiblement facilité par le liquide (synovie) contenu dans les synoviales. D'après le mode de leur mouvement, les articulations présentent les divisions suivantes :

a. Articu'ations libres (arthrodies) (2). — Cette forme d'articulation est composée d'une tête articulaire reçue dans une cavité d'un autre os ; le plus souvent, les dimensions de la tête l'emportent sur celles de la cavité. Les arthrodies présentent des mouvements dans tous les sens ; c'est généralement la tête qui se meut dans la cavité, laquelle est alors le point fixe. On n'y trouve qu'un ligament capsulaire sans autre ligament accessoire. Les arthrodies sont les articulations de l'épaule et de la hanche.

b. Articulations par emboîtement réciproque (ginglymes). — Ces articulations présentent à la fois un ligament capsulaire et des ligaments accessoires ; on les

---

(¹) [En France, en vétérinaire, comme en anatomie humaine, toutes les connex'ons des os entre eux sont des articulations. Nous appelons les connexions mobiles *diarthroses*, les connexions tout à fait immobiles *synarthroses*, et celles qui sont à peine mobiles *amphiarthroses*.]

(²) [Ce sont les *énarthroses* des auteurs français. Toutefois Rigot conserve le nom d'*arthrodie* à l'articulation composée d'une tête et d'une cavité, quand l'emboîtement est peu profond. Il donne comme exemple l'articulation scapulo-humérale, tandis que l'articulation coxo-fémorale est pour lui le type de l'*énarthrose*. M. Chauveau appelle *arthrodie*, ou *diarthrose planiforme*, une articulation à facettes planes ou presque planes, l'articulation carpo-métacarpienne, par exemple.]

divise en *complètes* et *incomplètes*, suivant la nature de leurs mouvements.

aa. Les *ginglymes articulaires complets* ou *charnières* ne permettent que les mouvements suivant un seul plan, c'est-à-dire la flexion et l'extension. Dans ce genre d'articulations les élévations et les dépressions de chaque extrémité articulaire correspondent réciproquement aux dépressions et élévations de l'autre. On trouve des ginglymes complets à l'articulation de la tête, à celles des côtes, des cartilages costaux, du coude, du genou, c'est-à-dire de la partie supérieure avec celle qui est au dessous et avec le radius ; de plus l'articulation du paturon, de la couronne et du sabot ainsi que l'articulation tibio-péronière.

bb. Ginglymes incomplets. — Ce sont des articulations permettant quelques mouvements de latéralité, outre la flexion et l'extension. Elles se distinguent de toutes les autres par la présence de cartilages interarticulaires ; on les trouve à la mâchoire inférieure et à l'articulation fémoro-tibiale.

c. Les *articulations rotatoires* ou *trochoïdes* sont constituées par la réception d'une épiphyse conoïde dans une cavité, de telle façon que l'un des os puisse exécuter autour de l'autre une rotation à peu près équivalente à une demi-circonférence. On peut comparer cette articulation à celle d'une roue avec l'essieu. La seule articulation de ce genre est représentée par l'articulation atloïdo-axoïdienne où l'atlas représente la roue et l'axis l'essieu.

d. Les *amphiarthroses* ou *symphyses* sont la réunion de deux ou même de plusieurs os, munis de surfaces articulaires planes, à l'aide de ligaments courts et solides ; cette union est tellement étroite qu'elle ne permet que des mouvements insignifiants. Ce mode d'articulation se trouve au genou, entre les os de chaque rangée, entre les os de la rangée inférieure, le tibia et les deux styloïdiens, entre les os du talon, entre ceux-ci, le tibia et les styloïdiens.

2. *Connexions osseuses dépourvues de capsule synoviale.* — Dans ce cas, on ne trouve pas de véritable ligament capsulaire ni d'extrémités articulaires lisses encroûtées de cartilage. Ces connexions sont maintenues soit par des muscles, comme celles des membres antérieurs et du tronc, soit par du cartilage et des fibres ligamenteuses, comme celles des corps des vertèbres, des grandes cornes de l'os hyoïde avec les temporaux, des côtes avec les cartilages costaux, des deux moitiés du bassin entre elles. Ces articulations présentent différents degrés de mobilité ; ainsi le membre antérieur exécute des mouvements très-étendus par rapport au tronc ; la dernière vertèbre lombaire fait avec le sacrum comme un mouvement de charnière ; les corps des vertèbres sont réunis comme par symphyse, avec cette différence cependant qu'on y constate des mouvements dans tous les sens.

II. Les *connexions osseuses immobiles* (synarthroses) se forment par *suture* ou par *enclavement* (gomphose).

a. La *suture* se présente sous différentes formes entre les os de la tête ; elle est constituée par la réunion des bords plus ou moins inégaux de deux os voisins ; ces bords peuvent s'engrener l'un dans l'autre, se superposer ou simplement se juxtaposer sans autre moyen d'union. Entre ces bords se trouve une bande mince, appelée *cartilage de suture*, qui cependant, d'après Kölliker, se compose uniquement de tissu conjonctif. Les sutures ne sont d'ailleurs bien nettes, à l'exception de l'extrémité inférieure des os du nez, que dans les premières années de la vie ; car dans un âge avancé, la bande cartilagineuse est remplacée par de la substance osseuse qui fait disparaître complétement les traces de la suture et les contours des os de la tête. Les sutures présentent les variétés suivantes :

aa. La *suture vraie* est formée par l'engrenage exact des bords dentelés de deux os, c'est ce qui a lieu pour les pariétaux de la tête et les frontaux des deux côtés.

bb. Suture squameuse. Cette suture est constituée par le rapprochement de deux os dont les bords contigus présentent des lames minces qui se superposent l'une à l'autre comme des écailles ; cette suture est représentée par la connexion du pariétal avec le temporal.

cc. La *suture foliée* est constituée par l'interposition de lamelles osseuses de la face inférieure d'un os dans les espaces que présente la face supérieure d'un os voisin. C'est ce que l'on voit entre le frontal et les os du nez, entre les os lacrymaux (*unguis*) et les grands maxillaires, etc.

dd. La *suture fausse* ou *harmonique* est la juxtaposition de deux os voisins dont les bords sont sensiblement dépourvus d'aspérités et n'ont par conséquent pas de moyens d'union : c'est ce qui a lieu entre les os nasaux et entre le temporal et l'os de la pommette.

b. La *gomphose* ne se trouve qu'aux dents dont les racines s'implantent comme des pieux dans les alvéoles des maxillaires.

I. *Considérations physiologiques et pathologiques.*

Les os font partie de l'appareil locomoteur de l'économie et constituent les leviers mis en mouvement par les muscles. On peut donc dire que les os sont les organes passifs, les muscles et les tendons, les organes actifs de la myotilité. Le système osseux sert de point d'appui aux parties molles et détermine, avec les muscles volontaires, la forme extérieure du corps. Plusieurs os, tels que les vertèbres et les os du crâne, forment des cavités qui logent des organes très-importants pour mieux les protéger contre les violences extérieures.

Malgré la solidité et la dureté du tissu osseux, on y constate cependant un certain degré d'élasticité ; mais, par contre, il est complétement dénué de contractilité et de sensibilité. La nutrition est très-active dans le tissu osseux et surtout dans celui des jeunes animaux qui n'a pas encore atteint tout son développement ; c'est ce que semble prouver d'une manière non douteuse la présence des nombreux vaisseaux qui parcourent et baignent de leur plasma toute l'épaisseur des os. C'est aussi par cette raison que l'on comprend la facile régénération de ce tissu (1).

Les états pathologiques des os sont très-nombreux et très-divers ; ils atteignent directement l'os lui-même, ou bien ils proviennent secondairement d'une maladie du périoste ou des organes voisins.

L'affection la plus fréquente, surtout chez le cheval, c'est l'inflammation du périoste ; cette membrane dépose, dans ce cas, un exsudat qui, plus que tout autre produit, tend à l'ossification et donne lieu à des déformations diverses des os ou de différentes parties du squelette.

Les tumeurs qui se présentent à la surface externe des os sont appelées *exostoses* ou *ostéophytes ;* celles qui sont à l'intérieur, c'est-à-dire dans la cavité médullaire, sont les *énostoses.* Lorsqu'il se forme un néoplasme osseux dans une articulation, de manière à rendre les mouvements impossibles, on dit qu'il y a *ankylose.*

Les solutions de continuité des os peuvent être complètes, ce qu'on appelle *fractures,* ou incomplètes, c'est-à-dire des *fissures.*

---

(1) [La nutrition des os se fait également par l'intermédiaire des vaisseaux du périoste dont l'importance, au point de vue de la régénération des os et des cartilages, a été étudiée d'une manière si complète dans ces dernières années (Ollier, Sédillot).]

L'*atrophie* des os se produit par suite de compression prolongée; c'est ce que l'on voit pour les os de la face à la suite de polypes nasaux, et pour ceux du crâne dans les cas de *cœnurus cerebralis*.

Les maladies propres au tissu osseux sont la *fragilité des os* où les os se cassent comme du verre et présentent des fractures pour les causes les plus légères et le *ramollissement* (*ostéomalacie*) qui rend les os très-flexibles.

La *suppuration des os* (carie) donne souvent lieu à la mort ou nécrose d'une partie de l'os qui suppure. Les parties cariées présentent ordinairement autour d'elles une production d'ostéophytes.

La mort d'un os ou d'une partie d'os s'appelle *nécrose*; la portion séparée du reste (portion nécrosée) s'appelle *séquestre*.

Les néoplasies du système osseux sont: les tumeurs fibreuses, l'enchondrome, le cancer, etc. Parmi les variétés de cancer, la plus importante, c'est celle qui est connue sous le nom de *spina ventosa*.

IV. DIVISION DU CORPS ANIMAL EN RÉGIONS.

La forme extérieure du corps, tout en étant particulière à chaque espèce animale, subit cependant une foule de variations dépendant les unes du squelette, les autres du développement des masses musculaires, de la quantité de graisse; il y a encore bien des différences suivant l'âge, la race, le sexe, etc.

D'après ses contours extérieurs, on peut diviser le corps animal en trois parties principales: la *tête*, le *tronc* et les *membres*; et chacune de ces parties se subdivise à son tour en plusieurs régions.

1. La *tête* se divise d'abord en une partie crânienne et une partie faciale, l'une supérieure et l'autre inférieure; ce sont le *crâne* et la *face*.

A. Les diverses régions du *crâne* sont:

a. L'*occiput*,
b. Le *front*,
c. Les *oreilles*, entre lesquelles il y a, chez le cheval, un bouquet de crins retombant sur le front (1),
d. Les *tempes* et les *salières*, ou *fosses temporales*, qui sont de chaque côté de la tête, au-dessous de la nuque.

Chez les bêtes bovines, le front se termine supérieurement par une protubérance transversale, nommée *chignon*, des deux côtés de laquelle se détachent les *cornes*.

Le crâne loge l'encéphale, ses enveloppes et ses vaisseaux, puis, de chaque côté, l'appareil auditif.

B. Les régions de la *face* sont:

a. Le *chanfrein* avec les *arcades orbitaires*,
b. Les *paupières* et le *globe de l'œil*, logés dans les orbites,
c. Les *joues* qu'on peut diviser en une partie supérieure et une inférieure,
d. Le *bout du nez* avec les *naseaux*,
e. Les *lèvres* qui, avec leurs *commissures*, forment l'orifice de la *bouche*,
f. Le *menton*,
g. Les *ganaches*, ou bords de la mâchoire inférieure,
h. L'*auge*.

C'est à la face que se trouvent l'une des extrémités du canal alimentaire, le commencement des voies respiratoires et plusieurs organes des sens.

(1) [C'est ce bouquet de crins que l'on désigne en extérieur sous le nom de *toupet*.]

2. Au tronc on distingue l'*encolure*, la *poitrine*, le *ventre*, le *bassin*.

A. L'*encolure* se divise comme il suit :

a. La *nuque*, qui relie l'encolure à l'occiput,

b. La *crinière*, ou bord supérieur de l'encolure,

c. Le *gosier*, ou bord inférieur de l'encolure, dont la partie supérieure forme la *gorge* et la partie inférieure le *fanon* des bêtes bovines,

d. Les deux *côtés de l'encolure*, distingués en droit et en gauche.

Au bord inférieur de l'encolure se trouvent la trachée, l'œsophage, des artères, des veines et des nerfs très-importants.

B. Les régions de la *poitrine* sont :

a. Le *garrot*, qui continue le bord supérieur de l'encolure,

b. Le *dos*, ou bord supérieur de la poitrine,

c. Les *côtes*, qui se confondent en avant avec les épaules,

d. Le *poitrail*, où, chez les bêtes bovines, il y a le fanon,

e. L'*ars*, avec le passage des sangles, qui forme le dessous de la poitrine.

La poitrine renferme le cœur avec le péricarde, les poumons et l'extrémité de la trachée, se subdivisant en deux bronches, une portion de l'œsophage et de grands vaisseaux très-importants.

C. Les régions du *ventre* sont :

a. L'*antérieure*, qui va du cartilage xiphoïde du sternum jusqu'à une ligne qui passerait par les dernières côtes; là se trouvent la région sternale et les régions sous-costales droite et gauche ;

b. La *médiane*, qui va de la ligne sus-indiquée à celle qu'on tirerait d'un ilium à l'autre, et comprenant la région *lombaire*, ou les *reins*, la région des *flancs* et la région *ombilicale* ;

c. La *postérieure*, s'étendant jusqu'au bassin et présentant les régions *inguinales*, gauche et droite, entre lesquelles se trouvent les *organes de la génération*.

Pour les bêtes mâles, ce sont les bourses, le fourreau et la verge; pour les femelles, seulement les mamelles. Chez le porc, le chien et le chat, les mamelles s'étendent jusqu'à la région sternale de la poitrine ; les *plis de l'aine* sont compris dans la partie postérieure du ventre. Celui-ci, à l'intérieur, renferme l'estomac et les intestins, le foie, la rate et le pancréas, les épiploons et le mésentère, et enfin une grande partie des organes génito-urinaires.

D. Les régions du *bassin* sont :

a. La *croupe*,

b. Les deux *hanches*,

c. La *queue*,

d. L'*anus*,

e. Le *périnée*, plus long chez les mâles que chez les femelles, se confondant avec les limites des cuisses ; c'est au périnée que se trouve la *vulve* chez les femelles.

Le bassin loge les dernières parties du canal digestif, l'urèthre avec la vessie et, chez les femelles, l'orifice des organes de la reproduction.

3. Les *membres*, ou *extrémités*, sont distingués en *antérieurs*, ou *pectoraux*, et *postérieurs*, ou *pelviens*; deux à droite, deux à gauche.

A. Aux *membres antérieurs* il y a à considérer :

a. L'*épaule*, située sur les côtés de la poitrine,
b. Le *bras*,
c. La *pointe de l'épaule*, entre l'épaule et le bras,
d. L'*avant-bras*, qui porte la *châtaigne* à sa face interne,
e. Le *coude*, reliant le bras et l'avant-bras,
f. Le *genou*,
g. Le *canon*, avec le tendon,
h. Le *boulet*, avec le fanon et l'ergot ;

chez les ruminants l'ergot est double, comme chez le porc.
i. Le *paturon*, correspondant à la première phalange,
j. La *couronne*, correspondant à la seconde phalange,
k. Le *sabot*, qui recouvre le dernier phalangien, composé de plusieurs onglons chez les ruminants et chez le porc, et remplacé par des ongles chez les carnivores.

Les trois dernières régions sont doubles chez les ruminants, quadruples chez le porc, quintuples chez les carnassiers.

B. A chaque membre postérieur on distingue :

a. La *cuisse*,
b. Le *grasset*,
c. La *jambe*,
d. La *fesse*,
e. Le *jarret*,

f. Le *canon*, avec sa *châtaigne* et le *tendon*,
g. Le *boulet*,
h. Le *paturon*,
i. La *couronne*,
j. Le *sabot*.

Une autre division du corps animal consiste à prendre la *moitié antérieure* et la *moitié postérieure* (1) ; la première comprend la tête, l'encolure, le thorax et les membres antérieurs ; la dernière, le ventre, le bassin, la queue et les membres postérieurs : c'est le diaphragme qui forme la ligne de démarcation.

On a aussi divisé le corps animal par une ligne ou plutôt un plan passant par le milieu du corps depuis la tête jusqu'à la queue, et le divisant en deux moitiés symétriques, la *moitié gauche* et la *moitié droite* ; la ligne de démarcation est appelée ligne médiane. Les organes coupés par cette ligne médiane sont simples et impairs, tandis que ceux placés sur les côtés sont toujours doubles et pairs ; pour la dénomination de gauche et de droit, on suppose toujours l'organe vu de derrière.

Pour pouvoir bien distinguer les extrémités, les bords et les faces des divers organes, on les désigne par le côté vers lequel ces parties sont dirigées. C'est ainsi que les extrémités, bords ou faces dirigés vers la ligne médiane sont dits *internes*, tandis que ceux qui se trouvent opposés sont dits *externes* ; ceux tournés vers la tête sont *antérieurs*, ceux qui regardent la queue *postérieurs* ; ce qui est dirigé vers le sol est dit *inférieur* par opposition à *supérieur*, qui s'applique aux parties dirigées en haut.

(1) [C'est l'ancienne division de Bourgelat en avant-main et arrière-main.]

ANATOMIE DESCRIPTIVE

L'anatomie descriptive, dite encore *spéciale* (*A. specialis*), étudie la forme, la situation, les rapports, la structure des divers organes, en même temps que leur origine et leur état.

La description des divers organes se fait dans l'ordre des rapports particuliers qu'ils ont entre eux, c'est à-dire qu'on étudie à la fois tout un appareil ou un système.

Les systèmes à décrire seront étudiés dans l'ordre suivant :

1° *L'ostéologie*, ou étude des os ;

2° La *syndesmologie* (1), ou étude des ligaments ;

3° La *myologie*, ou étude des muscles ;

4° *L'esthésiologie*, ou étude des sens ;

5° La *splanchnologie*, ou étude des viscères ;

6° La *névrologie*, ou étude des nerfs ;

7° *L'angéiologie*, ou étude des vaisseaux ;

8° *L'embryologie*, ou étude du fœtus.

Dans la description de ces systèmes, il sera surtout question de l'anatomie du cheval et ce n'est qu'à titre de comparaison qu'on signalera les différences pour les autres animaux domestiques.

Quelques considérations sur la physiologie des organes ou des systèmes suivront leur description anatomique.

I. OSTÉOLOGIE (*Osteologia*).

L'ostéologie étudie chaque os en particulier, quand, par la macération, il a été débarrassé de toute partie molle. Les os constituent, dans leur ensemble, le *squelette* (sceleton), c'est-à-dire la charpente osseuse du corps.

Quand les os restent réunis par leurs ligaments naturels, ils forment le sque-

---

(1) [Aucun mot ne rend mieux l'allemand (*Bænderlehre*)].

lette naturel ; s'ils sont au contraire réunis par des corps étrangers, des vis ou des fils métalliques, ils forment le squelette artificiel.

On distingue au squelette les os de la tête, les os du tronc et les os des membres.

Nous donnons un aperçu sommaire du nombre des os du squelette de nos principaux animaux domestiques, c'est-à-dire du cheval, du bœuf, du porc, du chien et du chat.

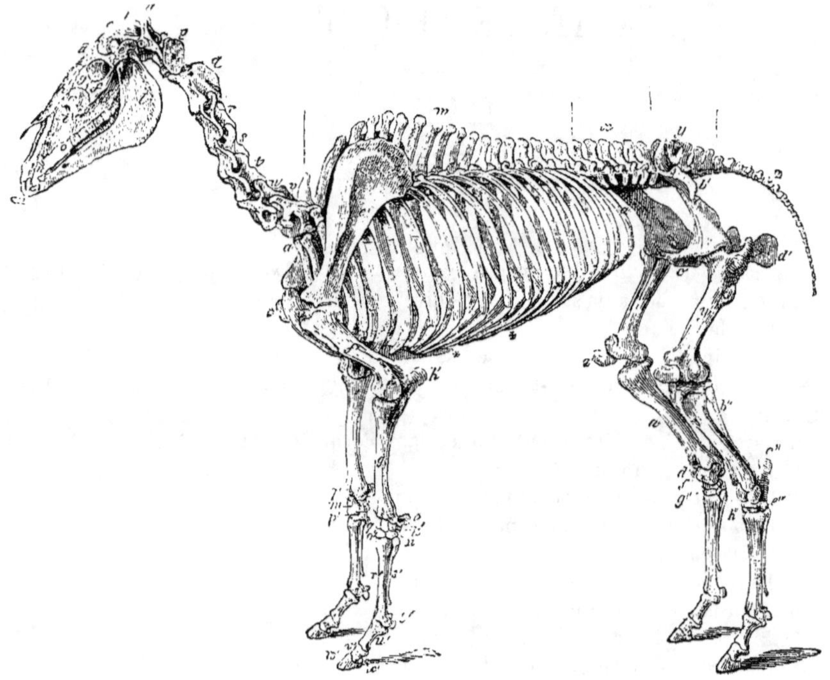

Fig. 27. — Squelette du cheval.

I. OS DE LA TÊTE.

A. *Os du crâne.*

	Nombre.		Nombre.
Os occipital *a*................ ...	1	Les osselets de l'ouïe, au nombre de huit, savoir :	
Os falciforme *b*	1	Les marteaux..................	2
Os pariétaux *c*..................	2	Les enclumes.................	2
		Les étriers...................	2
Os frontaux *d*..................	2	Les lenticulaires...........	2
		Le sphénoïde...................	1
Os temporaux *e*..	2	L'ethmoïde.................... ...	1

B. *Os de la face.*

	Nombre.		Nombre.
Les sus-nasaux h............	2	Les cornets...................	4
Les lacrymaux g............	2	Le maxillaire inférieur l...........	1
Les zygomatiques f...........	2	L'hyoïde......................	1
Les grands sus-maxillaires i........	2	Les dents, soit :	
Les petits sus-maxillaires k.........	2		
Les palatins................	2	Les incisives m...............	12
Les ptérygoïdiens.............	2	Les crochets n...............	4
Le vomer.	1	Les molaires o...............	24

II. OS DU TRONC.

A. *Os de la colonne vertébrale.*

Les vertèbres cervicales p-v........	7	Le sacrum y...................	1
Les vertèbres dorsales w...........	18	Les vertèbres coccygiennes z......	18
Les vertèbres lombaires x..........	6		

B. *Os de la poitrine.*

Les côtes a'-a'..	36	Le sternum *...................	1

C. *Os du bassin.*

Les iliums b'.................	2	Les ischiums d'................	2
Les pubis c'.................	2		

III. OS DES MEMBRES.

A. *Os des membres antérieurs.*

Les scapulums e'...............	2	Les os naviculaires o'..........	2
Les humérus f'...............	2	Les os semi-lunaires p'........	2
Les radius g'...............	2	Les os pisiformes q'............	2
Les cubitus h'...............	2	Les métacarpiens médians r'......	2
Les os du carpe, savoir (1) :		Les métacarpiens latéraux s'........	4
Les os crochus i'............	2	Les grands sésamoïdes t'..........	4
Les os multiangulaires k'......	2	Les premières phalanges u'........	2
Les os cunéiformes l'..........	2	Les secondes phalanges v'....	2
Les os cuboïdes m'.............	2	Les troisièmes phalanges w'.......	2
Les os coniformes u'..........	2	Les petits sésamoïdes x'...........	2

B. *Os des membres postérieurs.*

Les fémurs y'.................	2	Les grands cunéiformes g''......	2
Les rotules z'.................	2	Les petits cunéiformes h''.......	2
Les tibias a''.................	2	Les métatarsiens médians..........	2
Les péronés b''...............	2	Les métatarsiens latéraux..........	4
Les os du tarse, savoir :		Les grands sésamoïdes.............	4
Les calcanéums c''..........	2	Les premières phalanges...........	2
Les astragales d''.............	2	Les secondes phalanges...........	2
Les cuboïdes e''.............	2	Les troisièmes phalanges..........	2
Les scaphoïdes f''.............	2	Les petits sésamoïdes.............	2

Le total des os du squelette du cheval est de 252.

(1) [En France, l'anatomie humaine seule donne aux os du carpe des noms particuliers d'après leurs formes. Les vétérinaires les désignent, a chaque rangée, par leur numéro d'ordre, premier, second, etc., en comptant de dehors en dedans.]

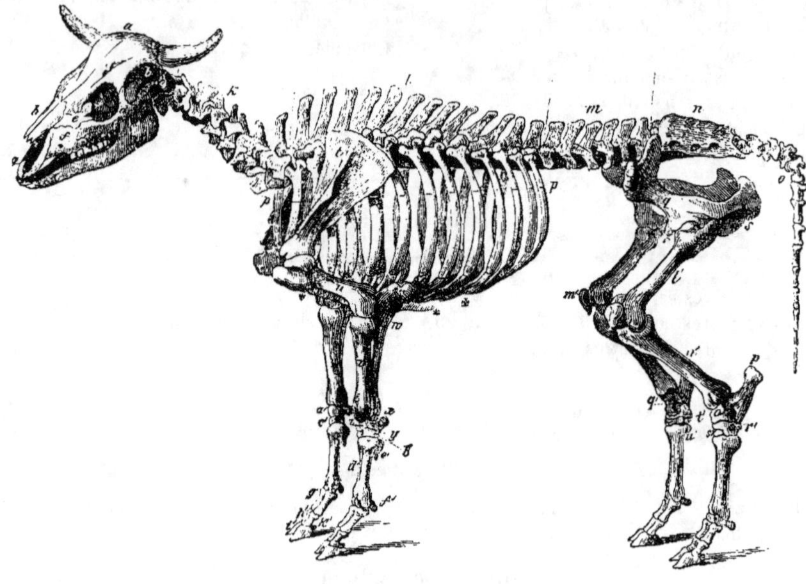

Fig. 28. — Squelette du bœuf.

I. OS DE LA TÊTE.

A. *Os du crâne.*

	Nombre.		Nombre.
L'occipital	1	Les enclumes	2
Les pariétaux *b*	2	Les étriers	2
Les frontaux *a*	2	Les lenticulaires	2
Les temporaux *c*	2	Le sphénoïde	1
Les osselets de l'ouïe :		L'ethmoïde	1
Les marteaux	2		

B. *Os de la face.*

	Nombre.		Nombre.
Les sus-nasaux *h*	2	Le vomer	1
Les lacrymaux *e*	2	Les cornets	4
Les zygomatiques *d*	2	Le maxillaire inférieur *i*	1
Les grands sus-maxillaires *f*	2	L'hyoïde	1
Les petits sus-maxillaires *g*	2	Les dents, savoir :	
Les palatins	2	Les incisives	8
Les ptérygoïdiens	2	Les molaires	24

II. OS DU TRONC.

A. *Os de la colonne vertébrale.*

	Nombre.			Nombre.
Les vertèbres cervicales k...........	7	Le sacrum n......................		1
— dorsales l.............	13	Les vertèbres coccygiennes o.......		20
— lombaires m...........	6	(La chèvre n'en a que 9.)		

B. *Os de la poitrine.*

	Nombre.		Nombre.
Les côtes $p\text{-}p$......................	26	Le sternum *	1

C. *Os du bassin.*

Les iliums q......................	2	Les ischiums s......................	2
Les pubis r......................	2		

III. OS DES MEMBRES.

A. *Os des membres antérieurs.*

Les omoplates t...................	2	Les os coniformes b'...........	2
Les humérus u...................	2	Les os semi-lunaires c'........	2
Les radius v...................	2	Les métacarpiens médians d'.......	2
Les cubitus w...................	2	Les métacarpiens latéraux e'........	4
Les os du carpe, savoir :		Les grands sésamoïdes f'...........	8
Les os crochus x...............	2	Les premières phalanges g'.........	4
Les os multiangulaires y.......	2	Les secondes phalanges h'..........	4
Les os cunéiformes z...........	2	Les troisièmes phalanges i'..........	4
Les os cuboïdes a'.............	2	Les petits sésamoïdes k'..........	4

B. *Os des membres postérieurs.*

Les fémurs l'......................	2	Les grands cunéiformes s'...........	2
Les rotules m'......................	2	Les petits cunéiformes t'...........	2
Les tibias n'......................	2	Les métatarsiens médians..........	2
		Les métatarsiens latéraux u'........	2
Les os du tarse, savoir :		Les grands sésamoïdes..........	8
Les os coronaires o'............	2	Les premières phalanges..........	4
Les calcanéums p'.............	2	Les secondes phalanges..........	4
Les astragales q'.............	2	Les troisièmes phalanges..........	4
Les scaphoïdes r'.	2	Les petits sésamoïdes..........	4

IV. OS NON RELIÉS AU SQUELETTE.

Les os du cœur......................	2

Le total des os du squelette du bœuf est de 246.

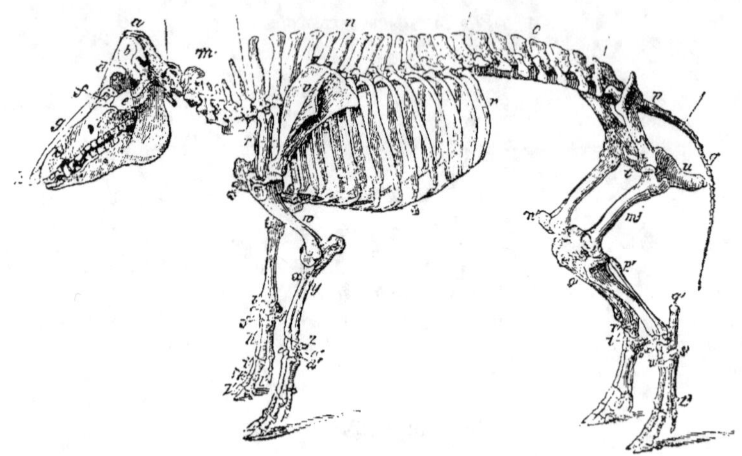

Fig. 29. — Squelette du porc.

I. OS DE LA TÊTE.

A. *Os du crâne.*

	Nombre.		Nombre.
L'occipital *a*	1	Les osselets de l'ouïe	8
Les pariétaux *b*	2	Le sphénoïde	1
Les frontaux *d*	2	L'ethmoïde	1
Les temporaux *c*	2		

B. *Os de la face.*

	Nombre.		Nombre.
Les sus-nasaux *g*	2	Le vomer	1
L'os du groin *h*	1	Les cornets	4
Les lacrymaux *f*	2	Le maxillaire inférieur *l*	1
Les zygomatiques *e*	2	L'hyoïde	1
Les grands sus-maxillaires *i*	2	Les dents, savoir :	
Les petits sus-maxillaires *k*	2	Les incisives	12
Les palatins	2	Les canines	4
Les ptérygoïdiens	2	Les molaires	28

II. OS DU TRONC.

A. *Os de la colonne vertébrale.*

Les vertèbres cervicales *m*	7	Le sacrum *p*	1
— dorsales *n*	14	Les coccygiens *q*	18
— lombaires *o*			

B. *Os de la poitrine.*

	Nombre.		Nombre.
Les côtes *r-r*	28	Le sternum *	1

C. *Os du bassin.*

	Nombre.		Nombre.
Les iliums *s*	2	Les ischiums *u*	2
Les pubis *t*	2		

III. OS DES MEMBRES.

A. *Os des membres antérieurs.*

Les omoplates *v*	2	Les os coniformes *d'*	2
Les humérus *w*	2	Les scaphoïdes *e'*	2
Les radius *x*	2	Les semi lunaires *f'*	2
Les cubitus *y*	2	Les pisiformes *g'*	2
Les os du carpe, savoir :		Les métacarpiens *h'*	8
		Les grands sésamoïdes	16
Les os crochus *z*	2	Les premières phalanges *i'*	8
Les os multiangulaires *a'*	2	Les secondes — *k'*	8
Les os cunéiformes *b'*	2	Les troisièmes —	8
Les os cuboïdes *c'*	2	Les petits sésamoïdes *l'*	8

B. *Os des membres postérieurs.*

Les fémurs *m'*	2	Les petits scaphoïdes *u'*	2
Les rotules *n'*	2	Les grands et les petits cunéifor-	
Les tibias *o'*	2	mes *v'*, *w'*	4
Les péronés *p*	2	Les métatarsiens *principaux*	8
Les os du tarse :		Les métatarsiens latéraux *x'*	2
		Les grands sésamoïdes	16
Les calcanéums *q'*	2	Les premières phalanges	8
Les astragales *r'*	2	Les secondes phalanges	8
Les cuboïdes *s'*	2	Les troisièmes phalanges	8
Les scaphoïdes *t'*	2	Les petits sésamoïdes	8

Le total des os du squelette du porc est de 325.

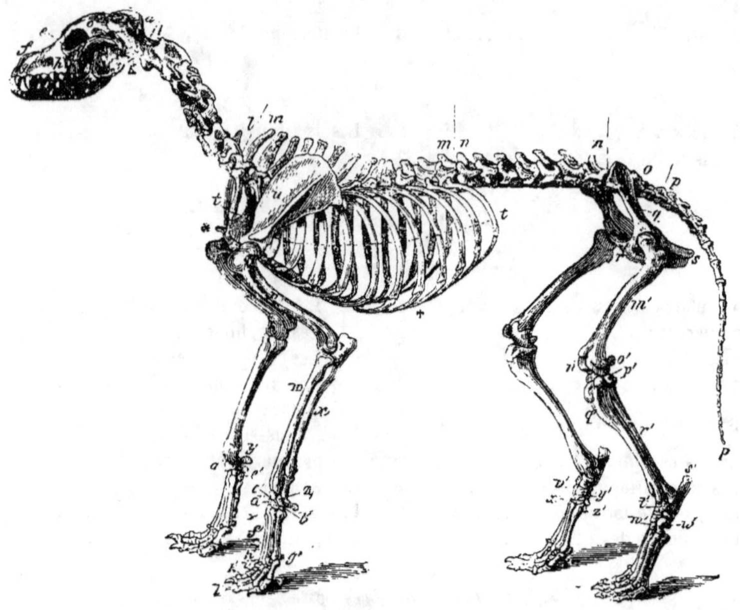

Fig. 30. — Squelette du chien.

I. OS DE LA TÊTE.

A. *Os du crâne.*

	Nombre.		Nombre.
L'occipital *a*	1	Les osselets de l'ouïe	8
Les pariétaux *b*	2	Le sphénoïde	1
Les frontaux *c*	2	L'ethmoïde	1
Les temporaux *k*	2		

B. *Os de la face.*

	Nombre.		Nombre.
Les sus-nasaux *f*	2	Les cornets	4
Les lacrymaux *e*	2	Le maxillaire inférieur *i*	1
Les zygomatiques *d*	2	L'hyoïde	1
Les grands sus-maxillaires *h*	2	Les dents, savoir :	
Les petits — *g*	2		
Les palatins	2	Les incisives	12
Les ptérygoïdiens	2	Les canines	4
Le vomer	1	Les molaires	26

II. OS DU TRONC.

A. *Os de la colonne vertébrale.*

	Nombre.		Nombre.
Les vertèbres cervicales *l-l*	7	Le sacrum *o*	1
— dorsales *m-m*	13	Les vertèbres coccygiennes *p-p*	20
— lombaires *n-n*	7		

B. *Os de la poitrine.*

	Nombre.		Nombre.
Les côtes *t-t*	26	Le sternum *	1

C. *Os du bassin.*

	Nombre.		Nombre.
Les iliums *q*	2	Les ischiums *s*	2
Les pubis *r*	2		

III. OS DES MEMBRES.

A *Os des membres antérieurs.*

	Nombre.		Nombre.
Les omoplates *u*	2	Les scaphoïdes *c'*	2
Les humérus *v*	2	Les semi-lunaires *d'*	2
Les radius *w*	2	Les lenticulaires *e'*	2
Les cubitus *x*	2	Les sésamoïdes	2
Les os du carpe, savoir :		Les métacarpiens *f'*	10
		Les sésamoïdes antérieurs *h'*	10
Les os crochus *y*	2	— postérieurs *g'*	20
Les os multiangulaires *z*	2	Les premiers phalangiens *i'*	10
Les cuboïdes *a'*	2	Les seconds — *k'*	8
Les os coniformes *b'*	2	Les troisièmes — *l'*	10

B. *Os des membres postérieurs.*

	Nombre.		Nombre.
Les fémurs *m'*	2	Grands scaphoïdes *v'*	2
Les rotules *n'*	2	Petits scaphoïdes *w'*	2
Les tibias *q'*	2	Grands cunéiformes *x'*	2
Les péronés *r'*	2	Petits — *y'*	2
Les sésamoïdes fémoraux *o'*	4	Métatarsiens principaux	8
— du tibia *p'*	2	— latéraux *z'*	2
Les os du tarse :		Sésamoïdes antérieurs	16
		— postérieurs	8
Calcanéums *s'*	2	Les premiers phalangiens	8
Astragales *t'*	2	Les seconds —	8
Cuboïdes *u'*	2	Les troisièmes —	8

IV. OS NON DIRECTEMENT RELIÉS AU SQUELETTE.

	Nombre.		Nombre.
Les clavicules	2	L'os du pénis	1

Le nombre total des os du chien est de 342.

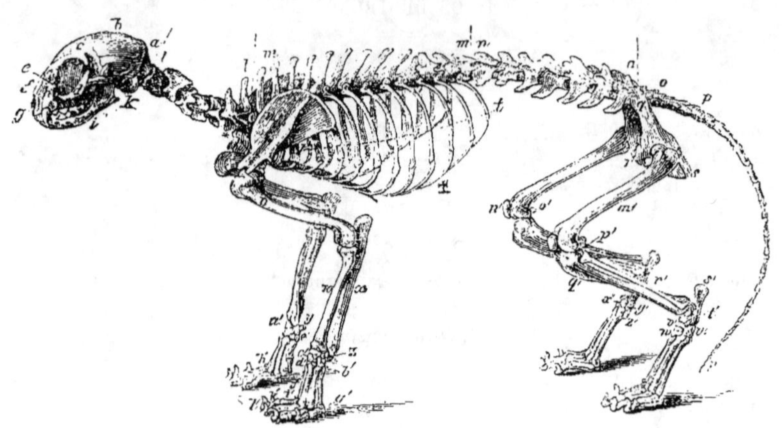

Fig. 31. — Squelette du chat.

I. OS DE LA TÊTE.

A. *Os du crâne.*

	Nombre.		Nombre.
L'occipital *a*	1	Les temporaux *k*	2
L'os falciforme	1	Les osselets de l'oreille	8
Les pariétaux *b*	2	Le sphénoïde	1
Les frontaux *c*	2	L'ethmoïde	1

B. *Os de la face.*

	Nombre.		Nombre.
Les sus-nasaux *f*	2	Les cornets	4
Les lacrymaux *e*	2	Le maxillaire inférieur *i*	1
Les zygomatiques *d*	2	L'hyoïde	1
Les grands sus-maxillaires *h*	2	Les dents, soit :	
Les petits sus-maxillaires *g*	2		
Les palatins	2	Les incisives	12
Les ptérygoïdiens	2	Les canines	4
Le vomer	1	Les molaires	14

II. OS DU TRONC.

A. *Os de la colonne vertébrale.*

Les vertèbres cervicales *l-l*	7	Le sacrum *o*	1
— dorsales *m-m*	13	Les vertèbres coccygiennes *p-p*	20
— lombaires *n-n*	7		

B. *Os de la poitrine.*

	Nombre.		Nombre.
Les côtes *t-t*..................	26	Le sternum *.................	1

C. *Os du bassin.*

Les iliums *q*...............	2	Les ischiums *s*...............	2
Les pubis *r*...............	2		

III. OS DES MEMBRES.

A. *Os des membres antérieurs.*

Les omoplates *u*...............	2	Les scaphoïdes *c'*...............	2
Les humérus *v*...............	2	Les semi-lunaires *d'*...............	2
Les radius *w*...............	2	Les lenticulaires *e'*...............	2
Les cubitus *x*...............	2	Les métacarpiens *f'*...............	10
Les os du carpe :		Les sésamoïdes postérieurs *g'*.......	20
Les os crochus *y*...............	2	— antérieurs *h'*........	10
Les os multiangulaires *z*........	2	Les premières phalanges *i'*.........	10
Les cuboïdes *a'*...............	2	Les secondes phalanges *k'*.........	8
Les os coniformes *b'*...........	2	Les troisièmes phalanges *l'*.........	10

B. *Os des membres postérieurs.*

Les fémurs *m'*...............	3	Les petits scaphoïdes *w'*........	2
Les rotules *n'*...............	2	Les grands et les petits cunéifor-	
Les sésamoïdes du fémur *o'*........	2	mes *x'*, *y'*...............	4
Les tibias *r'*...............	2	Les métacarpiens principaux	8
Les péronés *q'*...............	2	— latéraux *z'*........	2
Les sésamoïdes du tibia *p'*.......	2	Les sésamoïdes antérieurs...........	16
Les os du tarse :		— postérieurs.........	8
Les calcanéums *s'*...............	2	Les premières phalanges..........	8
Les astragales *t'*...............	2	Les secondes —	8
Les cuboïdes *u'*...............	2	Les troisièmes —	8
Les grands scaphoïdes *v'*........	2		

IV. OS NON DIRECTEMENT LIÉS AU SQUELETTE.

Les clavicules...............	2	L'os du pénis...............	1

Le nombre total des os du chat est de 329.

Tableau comparatif du nombre d'os du squelette de nos principaux animaux domestiques.

	CHEVAL.	BŒUF.	PORC.	CHIEN.	CHAT.
I. — OS DE LA TÊTE.					
A. *Os du crâne.*					
Occipital.	1	1	1	1	1
Os falciforme	1	»	»	»	1
Pariétaux	2	2	2	2	2
Frontaux	2	2	2	2	2
Temporaux	2	2	2	2	2
Osselets de l'ouïe : Marteaux	2	2	2	2	2
— Enclumes	2	2	2	2	2
— Etriers	2	2	2	2	2
— Lenticulaires	2	2	2	2	2
Sphénoïdes	1	1	1	1	1
Ethmoïdes	1	1	1	1	1
B. *Os de la face.*					
Sus-nasaux	2	2	2	2	2
Lacrymaux	2	2	2	2	2
Zygomatiques	2	2	2	2	2
Grands sus-maxillaires	2	2	2	2	2
Petits sus-maxillaires	2	2	2	2	2
Palatins	2	2	2	2	2
Ptérygoïdiens	2	2	2	2	2
Vomer	1	1	1	1	1
Cornets	4	4	4	4	4
Maxillaire inférieur	1	1	1	1	1
Hyoïde	1	1	1	1	1
Os du groin	»	»	1	1	»
Dents : Incisives	12	8	12	12	12
— Canines	4	»	4	4	4
— Molaires	24	24	28	26	14
II. — OS DU TRONC.					
A. *Os de la colonne vertébrale.*					
Vertèbres cervicales	7	7	7	7	7
— dorsales	18	13	14	13	13
— lombaires	6	6	7	7	7
Sacrum	1	1	1	1	1
Vertèbres coccygiennes (9 chez la chèvre)	18	20	18	20	20
B. *Os de la poitrine.*					
Côtes	36	26	28	26	26
Sternum	1	1	1	1	1
C. *Os du bassin.*					
Iliums	2	2	2	2	2
Pubis	2	2	2	2	2
Ischiums	2	2	2	2	2

	CHEVAL.	BOEUF.	PORC.	CHIEN.	CHAT.
III. — OS DES MEMBRES.					
A. *Os des membres antérieurs.*					
Omoplates	2	2	2	2	2
Humérus	2	2	2	2	2
Radius	2	2	2	2	2
Cubitus	2	2	2	2	2
Os du carpe : Os crochus	2	2	2	2	2
— Os multiangulaires	2	2	2	2	2
— Os cunéiformes	2	2	2	»	»
— Cuboïdes	2	2	2	2	2
— Os coniformes	2	2	2	2	2
— Scaphoïdes	2	2	2	2	2
— Semi-lunaires	2	»	2	2	2
— Lenticulaires	2	»	2	2	2
— Sésamoïdes	»	»	»	»	»
Métacarpiens principaux	2	2	8	10	10
— latéraux	4	2	»	»	»
Sésamoïdes postérieurs	4	8	16	20	20
— antérieurs	»	»	»	10	10
Premières phalanges	2	4	8	10	10
Secondes phalanges	2	4	8	8	8
Troisièmes phalanges	2	4	8	10	10
Petits sésamoïdes	2	4	8	»	»
B. *Os des membres postérieurs.*					
Fémurs	2	2	2	2	2
Rotules	2	2	2	2	2
Sésamoïdes du fémur	»	»	»	4	4
Tibias	2	2	2	2	2
Péronés	2	»	2	2	2
Sésamoïdes du tibia	»	»	»	2	2
Os du tarse : Os coronaires	»	2	»	»	»
— Calcanéums	2	2	2	2	2
— Astragales	2	2	2	2	2
— Cuboïdes	2	»	2	2	2
— Grands scaphoïdes	2	2	2	2	2
— Petits scaphoïdes	2	2	2	2	2
— Os pyramidaux	2	»	»	»	»
— Petits cunéiformes	»	»	2	2	2
— Grands cunéiformes	»	»	2	2	2
— Os ronds	»	2	»	»	»
Métatarsiens principaux	2	2	8	8	8
— latéraux	4	2	2	2	2
Sésamoïdes antérieurs	4	8	16	16	16
— postérieurs	»	»	»	»	8
Premières phalanges	2	4	8	8	8
Secondes phalanges	2	4	8	8	8
Troisièmes phalanges	2	4	8	8	8
Petits sésamoïdes	2	4	8	8	»
IV. — OS NON DIRECTEMENT RELIÉS AU SQUELETTE.					
Clavicules	»	»	»	2	2
Os du coccyx	»	2	»	»	»
Os du pénis	»	»	»	1	1

DESCRIPTION DES OS EN PARTICULIER.

I. OS DE LA TÊTE.

A. Os du crane (*Ossa cranii*).

Les os du crâne sont placés à la partie supérieure de la tête et constituent la *boîte crânienne*, cavité présentant un certain nombre d'ouvertures et destinée à loger le cerveau (1). Comme nous l'avons indiqué dans le tableau sommaire, il y a, parmi les os du crâne, des os pairs et des os impairs.

1. Occipital (*Os occipitis*).

Position. — [Placez la face concave en avant et en bas, la protubérance transversale en haut.]

L'*occipital* forme l'extrémité supérieure de la tête ; dans le jeune âge, il est composé de 4 pièces isolées; il est uni en bas au sphénoïde, aux pariétaux et à l'os falciforme, sur les côtés aux temporaux et en arrière à la première vertèbre, par une articulation ginglymoïdale parfaite. On lui reconnaît une *face externe*, très-irrégulière et une *face interne*, dirigée du côté de la cavité crânienne.

La *face externe* présente, à sa partie la plus supérieure, la *protubérance occipitale* ou *de la nuque*, laquelle constitue une éminence très-forte, convexe en arrière, confondue des deux côtés avec la portion écailleuse du temporal; en avant une *crête médiane*, qui se continue par les crêtes pariétales; en arrière la *protubérance cervicale*. Celle-ci, quelquefois peu développée, n'est souvent représentée que par des rugosités qui servent à l'attache du ligament cervical; au-dessous se trouve une fossette également très-rugueuse. Sur les côtés naissent deux *apophyses styloïdes*, longues éminences, terminées en pointe mousse, qui servent à l'attache des muscles stylo-mastoïdien, stylo-hyoïdien, digastrique et atloïdo-styloïdien. En arrière et en dedans de ces apophyses, on voit les deux *condyles*, éminences articulaires lisses et recouvertes de cartilage (à l'état frais), répondant à la surface articulaire de l'atlas; entre les condyles, le *trou occipital*, qui livre passage à la moelle épinière, à la onzième paire de nerfs encéphaliques et à l'artère cérébrale postérieure; sous les condyles, les *trous condyliens*, un de chaque côté, qui donnent passage à la douzième paire des nerfs de l'encéphale et à l'artère méningée inférieure. Du point de réunion des deux condyles part l'*apophyse sphénoïdale ou basilaire*, qui s'unit au corps du sphénoïde ; elle présente, sur sa face postérieure voussée, deux éminences servant à l'attache de muscles; sa face antérieure est lisse, légèrement excavée, et supporte la moelle allongée; ses côtés forment avec le sphénoïde et le temporal ce qu'on a appelé le *trou déchiré*, ou *trou jugulaire*, vaste ouverture irrégulière, donnant passage à l'artère occipitale interne, à la méningée moyenne, à la troisième branche de la cinquième paire des nerfs de l'encéphale, ainsi qu'aux nerfs des neuvième, dixième et onzième paires.

La *face interne* de l'occipital est légèrement concave et présente une surface mamelonnée formant la voûte de la cavité qui loge le cervelet.

Développement. — [Les quatre pièces sont ainsi disposées: Deux médianes, dont l'une, supérieure, correspond à la protubérance occipitale et aux crêtes mastoï-

( ) [On traduit généralement par le mot cerveau l'expression *Gehirns*. Mais l'auteur a voulu évidemment indiquer l'encéphale.]

diennes qui en partent, et l'autre, inférieure, à l'apophyse basilaire ; deux latérales
présentant chacune un condyle, une apophyse styloïde et un trou condylien.]

Différences. — Chez le *bœuf*, l'*occipital* est plus large et situé plus en arrière, à la partie
culminante de la tête. Sa face externe, tout à fait tournée en arrière, rugueuse, présente
une ligne transversale au lieu de la protubérance cervicale ; la crête médiane ainsi que
la fossette cervicale manquent complétement. Le trou occipital est plus grand et, près
de chacun des condyles, il y a deux trous condyliens inégaux. Les apophyses styloïdes
sont plus larges, plus courtes, et un peu concaves en dedans. L'apophyse basilaire,
fortement saillante, forme, près de son point de réunion avec le sphénoïde, deux éminences rugueuses séparées par une cannelure assez allongée. La face interne présente
partout une surface mamelonnée pour recevoir l'encéphale.

Chez le *porc*, la face postérieure de l'occipital est excavée, la protubérance occipitale
courbe et fortement saillante ; la protubérance cervicale manque. Les apophyses styloïdes
sont longues et droites, les trous condyliens simples ; l'apophyse basilaire est courte et
large avec une crête longitudinale sur la ligne médiane.

Chez le *chien*, il y a une protubérance étroite de laquelle part une crête qui fait saillie
entre les pariétaux ; à la face postérieure et de chaque côté un trou qui pénètre dans le crâne.
Les apophyses styloïdes sont très-courtes et à pointe mousse. Au-dessus de chaque trou
condylien se trouvent deux orifices pénétrant dans le crâne, et communiquant entre eux
par un canal. L'apophyse basilaire est large et présente, de chaque côté, une gouttière
qui forme avec la portion pétrée du temporal un canal dirigé en avant vers la boîte crânienne, en arrière vers le trou déchiré, lequel est formé par l'occipital et la portion tubéreuse du temporal.

L'occipital du *chat* diffère de celui du chien en ce que la protubérance, qui va pénétrer
entre les pariétaux, est constituée, comme chez le cheval, par un os spécial, l'os falciforme. Les deux orifices, qui chez le chien sont près des trous condyliens, manquent absolument et les apophyses styloïdes sont très-courtes.

2. Os falciforme (*Os falciformes*. Wormianna) (1).

Position. — [Placez la protubérance en bas et tournez en avant celle de ses trois crêtes qui est le
moins prolongée.]

L'os *falciforme*, encore dit *interpariétal*, de forme carrée, est situé entre l'occipital et les pariétaux. Ce n'est que dans le jeune âge, où alors il est formé de
deux noyaux, qu'il peut se séparer des os qui l'environnent ; plus tard il se
soude avec eux si intimement qu'il ne paraît plus constituer un os spécial. On
reconnaît à l'interpariétal *quatre bords* et *deux faces*.

Les bords se distinguent en *supérieur, inférieur, gauche* et *droit*.

La face *externe* est lisse durant la jeunesse, et ce n'est qu'avec les années
qu'il se forme, sur la ligne de suture des noyaux, une crête longitudinale qui
se confond en arrière avec la crête occipitale et en avant avec les deux crêtes
des pariétaux. La *face interne* forme la *protubérance falciforme*, éminence très-
forte, faisant verticalement saillie dans la boîte crânienne, dirigée en haut vers
le cervelet et en bas vers le cerveau.

La face inférieure de cette protubérance présente une éminence allongée, la
crête falciforme, qui la divise en deux surfaces plus petites, légèrement excavées et
fortement mamelonnées pour recevoir des circonvolutions et des scissures du cerveau. Cette crête falciforme donne attache à la dure-mère, qui y est très-adhé-

(1) [Est confondu par les anatomistes français avec le pariétal dont il constitue la protubérance médiane ; de même Leyh distingue deux pariétaux.]

rente, comme à la protubérance ; sur les côtés de cette crête médiane se trouvent des gouttières allongées transversalement et destinées à loger des sinus veineux.

Développement. — [Un seul noyau d'ossification.]

Différences. — Chez les *ruminants*, il n'y a pas d'os interpariétal ; chez le *chien*, il est constitué par une apophyse de l'occipital.

L'interpariétal du chat, également situé entre l'occipital et les pariétaux, a une face externe munie d'une crête et une face interne concave, par conséquent sans protubérance falciforme.

3. Pariétaux *(Ossa parietalia)* (1).

Position. — [Placez la face concave en bas et en dedans, le bord rectiligne en avant et sur la ligne médiane. L'extrémité de la crête de la face externe la plus rapprochée de ce bord est supérieure.]

Les *pariétaux*, encore dits *os du sommet de la tête,* sont ces os plats, fortement incurvés en voûte, qui concourent à former la paroi antérieure de la boîte crânienne ; ils sont reliés en haut à l'occipital, sur les côtés aux temporaux, en bas aux frontaux, au milieu à l'interpariétal et entre eux. Chaque pariétal offre à considérer une *face externe,* une *face interne* et *quatre bords.*

La *face externe,* convexe et rugueuse dans une partie de son étendue, en dehors, donne attache au muscle temporo-maxillaire ; sur la ligne de suture des pariétaux, il se forme, chez les animaux adultes, une crête qui se confond en haut avec celle de l'interpariétal, et se continue en bas avec celle du frontal correspondant. [Cette crête décrit une courbe à concavité externe et limite en haut la fosse temporale.]

La *face interne* est concave et pourvue de nombreuses impressions digitales propres à recevoir les circonvolutions du cerveau. Au point de réunion des deux os se voit la continuation de la crête falciforme qui sert à l'attache de la partie correspondante de la dure-mère (la faux du cerveau) ; puis, de chaque côté de la ligne médiane, une gouttière qui fait suite à celle de l'os interpariétal et qui loge un sinus veineux.

Les bords sont distingués en *supérieur, inférieur, externe* et *interne.* Le bord supérieur se relie à l'occipital, l'inférieur au frontal correspondant, l'externe au temporal, l'interne à l'autre pariétal et à l'interpariétal.

Développement. — [Les pariétaux ne se développent chacun que par un noyau d'ossification.]

Différences. — Chez le *bœuf*, les pariétaux se soudent bientôt après la naissance avec l'occipital ; ils concourent avec cet os à former la base du chignon. La face postérieure est rugueuse, elle présente en son milieu la protubérance cervicale et quelquefois diverses ouvertures. La face latérale, concave, contribue à former la fosse temporale et se trouve séparée de la face postérieure par un bord très-saillant. A la face interne manque la protubérance falciforme ; et entre les deux tables de l'os, il y a, sur les animaux adultes, des cavités qui communiquent avec les sinus frontaux.

Chez le *mouton* et la *chèvre,* les pariétaux sont plus larges, plus courbés, et ne sont pas creusés de sinus intérieurs.

Chez le *porc,* les pariétaux sont placés comme chez le cheval ; on peut leur reconnaître quatre faces : une antérieure, droite et unie ; une latérale, qui est creuse et contribue à former la fosse temporale ; une supérieure irrégulière, rugueuse, recouverte par l'occipital, et enfin une interne présentant les impressions digitales de l'intérieur du crâne ;

___

(1) [Ils sont décrits comme un os unique et impair par la plupart des anatomistes français.]

une gouttière remplace la crête falciforme. Il y a, comme chez le bœuf, des sinus communiquant avec ceux des frontaux.

Chez le chien et le chat, même disposition générale à l'intérieur que chez le cheval ; seulement les crêtes pariétales, très-développées chez le chien, sont nulles chez le chat ; à l'intérieur, l'os pariétal du chien présente une protubérance falciforme très-saillante, tandis que celui du chat en est complétement dépourvu.

4. Frontaux (*Ossa frontis*).

Position. — [Placez la face unie la plus large en avant, l'apophyse en dehors ; la crête de la face externe est concave en haut et en dehors.]

Les *frontaux* contribuent à la fois à former la partie antérieure du crâne, la face et les orbites. Ce sont deux os plats, reliés en haut aux pariétaux et aux temporaux, en arrière au sphénoïde, aux palatins et aux grands sus-maxillaires, en bas aux lacrymaux et aux sus-nasaux et sur la ligne médiane à l'ethmoïde et entre eux. A chaque frontal on peut reconnaître *trois faces* et *quatre bords*.

La *face externe* ou *faciale*, formée par la lame osseuse externe, est lisse et unie, tantôt bombée, tantôt creuse, suivant la forme de la tête. A sa partie supérieure elle présente la *crête frontale*, qui n'est que la continuation de la crête pariétale, et qui se dirige en dehors et en bas jusqu'au bord de l'*apophyse orbitaire*. Cette apophyse est une longue et forte éminence, aplatie, recourbée en bas et en dehors pour rejoindre l'apophyse zygomatique ; à sa base, se trouve le *trou surcilier*, qui donne passage à l'artère surcilière et à la cinquième paire des nerfs de l'encéphale. Un peu au-dessus du trou surcilier, on voit souvent, chez les animaux nouveau-nés, une ouverture en forme de fente qui, chez les adultes, devient souvent une protubérance rappelant celle qui forme la base des cornes.

La face *latérale*, encore dite *orbitaire*, est creuse et sert, par la plus grande partie de son étendue, à former l'orbite ; on y remarque une fossette peu profonde logeant la glande lacrymale, c'est la *fossette lacrymale* ; près de la base de l'apophyse orbitaire, une légère dépression répondant au coude décrit par le muscle grand oblique de l'œil, quand il s'infléchit sur son cartilage comme sur une poulie de renvoi. Cette face latérale se subdivise par une fente longitudinale en une *portion orbitaire* et une *portion temporale*. Au bord interne de la portion orbitaire, il y a une échancrure arrondie qui forme avec le sphénoïde le *trou orbitaire* antérieur, aboutissant dans le crâne.

La *face interne*, formée par la lame osseuse interne, présente un relief transversal qui correspond à l'ethmoïde et qui la divise en deux parties, la partie crânienne et celle des sinus frontaux ; la première présente de nombreuses impressions digitales pour recevoir les circonvolutions du cerveau. La crête falciforme se continue sur la ligne de suture des deux frontaux et se *prolonge jusqu'à l'apophyse crista-galli* ; en dehors est une échancrure semi-lunaire qui reçoit la grande aile du sphénoïde. La seconde partie, celle qui correspond au sinus frontal, se relie à la lame criblée de l'ethmoïde ; entre les deux lames qui constituent les os frontaux, il y a ce qu'on appelle les *sinus frontaux*, divisés par une lame transversale chacun en deux parties (1), qui elles-mêmes sont cloisonnées par des lames osseuses. Ces sinus sont séparés l'un de l'autre par une cloison médiane, double dans le jeune âge et constituée à l'âge adulte par une seule lame d'os.

Le *bord supérieur* du frontal se relie au pariétal et au temporal : [il est épais à la partie interne, mince à sa partie externe, taillé en biseau aux dépens de sa

(1) [Cette division est toujours fort incomplète.]

lame interne en dedans, aux dépens de sa lame externe en dehors]; le bord *inférieur* répond au sus-nasal et au lacrymal; [il est également moins épais en dehors qu'au dedans où il est taillé en biseau aux dépens de sa lame externe]; le *postérieur* répond au sphénoïde, au palatin et au grand sus-maxillaire, et enfin l'*interne* à l'os du même nom du côté opposé.

Développement. — [Les frontaux sont ordinairement décrits comme un os impair qui se développe par deux noyaux d'ossification latéraux, soudés assez tard l'un avec l'autre.]

Différences. — Chez le *bœuf*, les frontaux sont plus larges, plus longs et forment avec les sus-nasaux toute la face antérieure de la tête. A leur partie supérieure, on voit les *chevilles osseuses* coniques qui sont les supports des cornes et qui ont des positions assez variées; entre elles s'étend le bord supérieur, large et épais, qui remplace la protubérance occipitale; chez les bêtes sans cornes il y a, au milieu de ce bord, une forte éminence. La crête frontale fait défaut; le trou surcilier s'ouvre dans une gouttière sur la face frontale, et l'apophyse orbitaire, très-courte, se relie à une apophyse du zygomatique. Le trou orbitaire proprement dit est formé tout entier par le frontal. Les sinus frontaux s'étendent davantage en bas et en haut et se prolongent dans les chevilles latérales, dans le pariétal et même jusque dans l'occipital.

Chez le *mouton* et la *chèvre*, le bord antérieur des frontaux est plus bombé et les chevilles osseuses pour les cornes plus rapprochées (1).

Chez le *porc*, les frontaux sont étroits et proportionnellement très-longs. Les apophyses orbitaires sont courtes et ont leurs extrémités libres recourbées en arrière; les trous surciliers sont situés à proximité du bord de l'orbite où il y a une ouverture, qui se continue en avant par un canal, dirigé en bas et un peu en dedans jusque vers le milieu des sus-nasaux. Le bord inférieur se termine en une pointe logée entre le sus-nasal et le grand sus-maxillaire. Les sinus frontaux se prolongent dans le pariétal et sont en communication avec les cavités nasales.

Le frontal du *chien* a la face externe bombée et pourvue d'une forte crête; le trou surcilier manque et l'apophyse orbitaire n'est reliée au zygomatique que par un ligament. Le trou orbitaire n'est formé que par le frontal. Le bord inférieur fait deux saillies inégales, entre lesquelles vient se souder le grand sus-maxillaire; les sus-nasaux sont logés entre les deux saillies internes; le frontal ne s'articule pas avec le temporal chez le chien.

Chez le *chat*, le frontal est moins bombé et la crête médiane moins dessinée.

5. Temporaux (*Ossa temporum*).

Position. — [Placez le bord le plus tranchant en haut, la face lisse en dehors et apophyse qui part de cette face en avant.]

Les *temporaux* forment la paroi latérale de la cavité crânienne; ils sont formés chacun de deux pièces osseuses distinctes qui sont désignées sous les noms de *portion écailleuse* et de *portion pétrée* ou *tubéreuse* du temporal. Ces deux pièces s'articulent par sutures avec l'occipital, l'ethmoïde, le sphénoïde, les pariétaux et les frontaux; par diarthrodie avec le maxillaire inférieur.

La *portion écailleuse* (*pars squamosa*) est un os mince, de conformation irrégulière, présentant à *sa face interne* une partie lamelleuse qui la met en rapport avec les autres os, une partie à impressions cérébrales et supérieurement une gouttière diagonale qui, unie à une gouttière analogue du pariétal et avec la portion tubéreuse, forme le *conduit temporal* (2).

(1) [Le frontal du bœuf, du mouton et de la chèvre ne s'articule pas avec le temporal et le palatin, d'après M. Chauveau.]

(2) [C'est le conduit pariéto-temporal des anatomistes français.]

La face *externe* est rugueuse, donne attache au muscle temporal et contribue à former la *fosse temporale*; elle présente cinq éminences dont la plus forte est l'*apophyse zygomatique*. Celle-ci, avec l'apophyse temporale du zygomatique et une apophyse du grand sus-maxillaire, forme l'*arcade orbitaire*; elle se termine par un coin qui se loge entre l'apophyse orbitaire du frontal et le zygomatique. A la base de cette apophyse, à son bord postérieur, se trouve la surface articulaire correspondant au maxillaire inférieur : un *condyle* analogue à une poulie, allongé transversalement, qui s'articule avec le maxillaire par charnière imparfaite; derrière le condyle, l'éminence *mammiforme*, dite *sus-condylienne*, contre laquelle vient s'appuyer le condyle du maxillaire; entre les deux, la cavité glénoïde; au-dessus de l'éminence sus-condylienne, il y a un orifice du conduit temporal. Le bord supérieur de l'apophyse zygomatique se continue par une crête jusqu'à la protubérance occipitale.

La *portion pétrée*, ou *tubéreuse (pars petrosa)*, est un os rugueux, dur, ressemblant à un morceau de rocher, auquel on peut reconnaître *quatre faces*.

La *face externe* est irrégulière et présente, à sa partie supérieure, une gouttière, légèrement courbe, qui contribue à former le conduit temporal. Une tubérosité rugueuse, située au-dessous, nommée l'*apophyse mastoïde*, est percée à sa base d'un petit trou, le trou mastoïdien : c'est l'orifice de l'aqueduc de Fallope, canal flexueux, qui traverse l'os d'outre en outre et donne passage à la septième paire des nerfs crâniens. En avant de l'apophyse mastoïde, se voit un conduit cylindrique, le *conduit auditif externe* (1), auquel fait suite l'oreille externe, puis l'*hiatus de Glaser*, qui laisse passer le nerf du tympan; en arrière, le *prolongement hyoïdien*, petite apophyse cylindrique, unie à l'état frais par un prolongement cartilagineux à la grande branche de l'hyoïde. A la partie la plus inférieure de la portion pétrée du temporal, et en avant, se trouve l'*apophyse styloïde*, éminence très-pointue à laquelle s'insèrent le muscle stylo-staphylin et la trompe d'Eustache; à la base de cette apophyse et en dedans, un conduit qui pénètre dans la cavité du tympan; c'est l'orifice de la *trompe d'Eustache*.

La *face interne* est légèrement concave et présente des impressions digitales pour recevoir le cervelet; entre ces impressions, vers la partie inférieure, le *conduit auditif interne*, au fond duquel plusieurs trous donnent passage aux nerfs encéphaliques de la septième et de la huitième paire; derrière le conduit auditif interne une fente étroite, l'*orifice interne de l'aqueduc du limaçon*, et au-dessus une plus grande fente qui conduit à l'*aqueduc du vestibule*.

La *face inférieure* se continue en dehors avec la portion écailleuse du temporal; en dedans elle est libre et présente des impressions cérébrales. Au point de réunion de la face antérieure et de la face interne est une *crête* fortement saillante, à laquelle adhère une partie de la tente du cervelet; cette crête sépare le compartiment cérébral de la cavité crânienne du compartiment cérébelleux.

La *face supérieure*, inégale et poreuse, est reliée à l'apophyse styloïde de l'occipital; en dedans elle est lisse et un peu incurvée : c'est la face du *tympan* qui recouvre la cavité du même nom; à son bord libre, il y a quelques éminences styloïdes.

L'*intérieur* de la portion pétrée des temporaux sera examiné à propos des organes de l'ouïe.

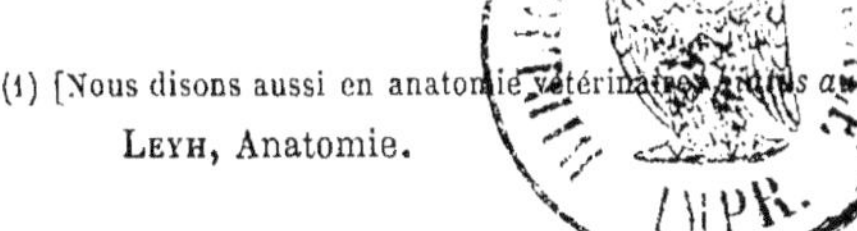

(1) [Nous disons aussi en anatomie vétérinaire *conduit auditif*.]

Développement. — [Quatre noyaux d'ossification principaux : un pour la portion écailleuse, un pour le rocher, un pour la portion mastoïdienne, un enfin pour le prolongement hyoïdien.]

Différences. — Chez le *bœuf*, la portion écailleuse et la portion pétrée des temporaux se soudent et ne forment qu'une pièce. Le conduit auditif externe est situé horizontalement de dedans en dehors et se continue en bas par une plaque osseuse excavée, au fond de laquelle est le prolongement hyoïdien. Le tympan est plus grand et soudé à l'apophyse styloïde, qui est très-large. L'apophyse zygomatique ne se relie qu'avec le sommet de l'os zygomatique, elle a à sa base un trou rond qui aboutit dans le conduit temporal. Les surfaces articulaires de l'éminence articulaire et de la protubérance mastoïdienne sont convexes et fort larges.

Chez le *porc*, la crête mastoïdienne est confondue avec la racine supérieure de l'apophyse zygomatique; il y a une saillie considérable formée par la protubérance mastoïdienne. Le conduit auditif externe est presque vertical. Le prolongement hyoïdien se trouve au fond d'une cavité formée par l'apophyse styloïde de l'occipital, par le tympan et la protubérance mastoïdienne; l'apophyse styloïde est très-courte.

Chez le *chien* et le *chat*, la crête mastoïdienne est confondue avec la racine supérieure de l'apophyse zygomatique, elle est formée tout entière par la portion squameuse, et la protubérance mastoïdienne est énorme. L'orifice du conduit temporal du chien est situé au-dessus de cette protubérance. Le conduit auditif externe a un orifice très-large situé en dehors du tympan. L'apophyse styloïde, relativement petite, est plus grande chez le chien que chez le chat; il n'y a point de prolongement hyoïdien. En haut et un peu en arrière du tympan s'ouvre le trou jugulaire (encore dit carotidien); enfin signalons sur la partie pétrée, chez le chien, en dessous et en avant du conduit auditif interne, un autre orifice qui donne passage à la cinquième paire des nerfs encéphaliques.

Chez le *bœuf* et le *chien*, il y a, à la face interne de la portion pétrée du temporal, une crête qui fait saillie dans la boîte crânienne, comme chez le cheval, et où s'attache la tente du cervelet; chez le *porc* et chez le *chat*, cette crête fait partie de la portion squameuse; chez le chat, elle se confond avec la crête pariétale.

6. Sphénoïde (*Os sphenoideum*).

Position. — [Tournez en arrière et en bas la face convexe, placez en haut les petites ailes et en bas les grandes ailes.]

Le sphénoïde forme la base de la cavité crânienne et est constitué, dans la première jeunesse, par deux pièces distinctes. Il est entouré par l'occipital, les temporaux et les frontaux, le vomer, l'ethmoïde, les palatins et les ptérygoïdiens. On lui reconnaît un *corps* et des *ailes*.

Le corps a une *face externe* et une *interne*, une *extrémité supérieure* et une *inférieure*.

La *face externe* est convexe et, sur les bêtes adultes, elle présente, au point de réunion avec l'occipital, deux éminences très-fortes qui servent à l'attache de quelques muscles fléchisseurs de la tête; de chaque côté une gouttière étroite qui forme plus bas, avec les ailes du sphénoïde et les ptérygoïdiens, le *conduit vidien*; ce canal commence au fond de l'hiatus orbitaire, en avant de l'articulation maxillaire, où il a un très-petit orifice, et se termine sur le côté du corps du sphénoïde, au-dessus de l'orifice du conduit sous-sphénoïdal.

La *face interne* présente plusieurs impressions cérébrales, puis, sur la ligne médiane, en avant, une saillie qui se continue avec la crête ethmoïdienne, formant l'*apophyse crista-galli*, et donne attache au septum médian de la dure-

mère. Au-dessus de cette saillie est une fossette transversale, la *fossette optique* (1),
qui se continue des deux côtés par les *conduits optiques,* conduits aboutissant dans
les orbites ; c'est dans cette fossette que les nerfs optiques s'entre-croisent avant
de se rendre, par les conduits optiques, aux globes oculaires. Au-dessus se trouve
la *fossette pituitaire*, dépression assez légère, qui loge la glande pituitaire du cerveau. Sur les côtés du corps, des gouttières étroites aboutissant aux conduits
optiques donnent passage aux nerfs de la sixième paire encéphalique et à des
branches de la cinquième, et quelquefois de la quatrième.

L'*extrémité supérieure* est large, rugueuse et obtuse, reliée à l'apophyse
basilaire de l'occipital. L'*extrémité inférieure* présente les *sinus sphénoïdaux,*
c'est-à-dire deux excavations séparées l'une de l'autre par une lame osseuse
verticale, très-mince ; par les sinus du palatin, ces sinus sphénoïdaux sont en
communication avec les divers sinus latéraux du nez. Sur les côtés du corps
sont les *apophyses ptérygoïdes*, longues éminences aplaties qui s'articulent avec
les apophyses ptérygoïdes des palatins et se confondent même plus tard avec
elles ; à leur base, le *grand canal ptérygoïde* donne passage à l'artère maxillaire
interne ; et derrière celui-ci, le *petit canal ptérygoïde* donne passage à une
branche de l'artère temporale antérieure.

En avant et sur les côtés s'étendent les *ailes supérieures* ou *petites ailes* et les
ailes inférieures ou *grandes ailes.*

Les petites ailes ont à leur face interne une large gouttière continuée en
haut par le canal ptérygoïde et en bas par le *conduit maxillaire*, qu'une lame
mince sépare du conduit orbitaire postérieur. Cette gouttière loge la seconde
branche du cinquième nerf encéphalique et, à sa partie inférieure, l'artère
maxillaire postérieure qui débouche par le grand conduit ptérygoïde ; le nerf
et l'artère passent par le conduit maxillaire dans l'orbite.

La face externe présente, en arrière du conduit orbitaire postérieur et en
avant du petit canal ptérygoïde, un petit conduit dit *trochléaire* qui donne passage au quatrième nerf encéphalique.

Les *grandes ailes* sont sensiblement plus grandes que les autres, ainsi que
leur nom l'indique, et sont reçues par l'échancrure semi-lunaire du frontal,
où elles concourent à borner les orbites. Au bord libre des grandes ailes, il y
a, chez tous les jeunes animaux, une partie cartilagineuse, qui, d'après MM. Muller
et Gurlt, représente les cornes frontales. A la base des ailes antérieures se trouve
le conduit optique et au-dessus une échancrure qui forme, avec le frontal
correspondant, le trou orbitaire antérieur.

La *face interne* des deux ailes est concave et présente diverses saillies et excavations qui répondent aux sillons et aux circonvolutions du cerveau. La *face
externe* a plusieurs rugosités pour l'attache de divers muscles du globe oculaire et de la paupière supérieure.

Développement. — [Deux noyaux impairs. Au supérieur appartiennent la scissure vidienne, l'apophyse sous-sphénoïdale et les conduits sous-sphénoïdaux,
la fossette pituitaire ; à l'inférieur, la fossette optique, les conduits optiques, les
sinus sphénoïdaux.]

Différences. — Chez le *bœuf*, la face interne présente une fosse profonde pour loger la
glande pituitaire du cerveau ; derrière cette fosse, est une saillie assez élevée qui la sépare

____

(1) [On l'appelle encore *selle turcique* ou *fossette sus-sphénoïdale.*]

de l'apophyse basilaire ; en avant, la fossette optique est située assez haut. Des deux côtés de cette fossette il y a les trous ovales qui donnent passage à la troisième branche des nerfs de la cinquième paire encéphalique. Les ailes supérieures ont chacune une échancrure qui, avec le frontal et l'occipital, forme le trou carotidien relativement très-petit. Le conduit ptérygoïde, à la base des ailes inférieures, formées de deux lames assez minces, est petit; le trou orbitaire postérieur et le trou maxillaire sont confondus en un grand trou placé au-dessous du trou optique. Le trou trochléaire manque.

Chez le *porc*, le sphénoïde ressemble à celui du bœuf, seulement les trous carotidiens sont plus grands ; le trou ovale et le trou ptérygoïde, ainsi que les sinus sphénoïdaux, manquent complétement ; les grandes ailes sont recourbées en arrière.

Chez le *chien* et le *chat*, le corps du sphénoïde est plat, mince et uni à sa face externe ; il n'y a pas de sinus sphénoïdaux ; les ailes inférieures sont plus petites que les supérieures et la face interne présente une forte saillie.

Les orifices du sphénoïde, vus du dehors, sont, chez le chien, en commençant à l'orbite : le trou optique, le trou orbitaire postérieur, le trou trochléaire, très-petit, et le trou maxillaire ; viennent ensuite le trou ptérygoïde et le trou ovale, puis le trou carotidien correspondant avec la boite crânienne, et enfin, en dehors, l'orifice assez grand du conduit d'Eustache. Le trou ptérygoïde et le trou maxillaire sont réunis entre eux par un canal dans lequel pénètre le trou rond. Ce canal manque chez le chat ; le trou orbitaire postérieur et le trou maxillaire sont confondus, le trou ptérygoïde est très-petit, et l'orifice du conduit d'Eustache et du trou ovale est commun.

7. Ethmoïde (*Os ethmoideum*).

Position. — [Tournez la lame criblée en haut, le bord concave de la crête médiane en arrière et en haut].

L'*ethmoïde* sépare les cavités nasales de la boîte crânienne; il est relié en avant et des deux côtés avec les frontaux ; en arrière, avec le vomer, le sphénoïde et les palatins; en bas, avec les cornets antérieurs. On lui reconnaît une partie moyenne à deux faces, *supérieure* et *inférieure*, et deux parties latérales.

La *face supérieure* de la partie moyenne, dirigée vers la boîte crânienne, forme une lame criblée, couchée presque horizontalement, et présente en son milieu une saillie assez forte, qu'on appelle *crête ethmoïdale* ou *apophyse crista-galli*; cette saillie se continue en arrière avec la crête du sphénoïde, et en avant avec la crête falciforme des frontaux; elle donne attache au septum médian de la dure-mère crânienne. Sur les côtés de la crête, la lame criblée forme les *fosses ethmoïdales*, dans lesquelles s'ouvrent un grand nombre d'orifices, rappelant les trous d'un tamis et désignés sous le nom de trous des *volutes ethmoïdales* : ils laissent passer les branches des nerfs olfactifs.

La face inférieure, dirigée vers les fosses nasales, présente, juste à l'opposite de la crête, une lame osseuse mince, qui se continue en avant par la cloison médiane du nez, et se relie, en haut aux frontaux, en bas au vomer : c'est la *lame perpendiculaire*.

Des deux côtés de l'ethmoïde sont les *labyrinthes*, distingués en gauche et droit et constitués par un nombre assez considérable de lamelles osseuses enroulées sur elles-mêmes : ce sont les *volutes* proprement dites, formant les *masses latérales* de l'ethmoïde et pénétrant en bas dans les fosses nasales où elles se confondent un peu avec les cornets antérieurs.

Développement. — [Trois noyaux d'ossification : un pour la lame perpendiculaire et la lame criblée, un pour chaque masse latérale.]

Différences. — Chez le *bœuf*, la crête ethmoïdale est plus saillante et irrégulière, la lame perpendiculaire plus longue, et les labyrinthes plus petits que chez le cheval (1).

Chez le *porc*, les lames latérales sont inclinées en haut et en avant, la crête est tranchante et la lame perpendiculaire assez longue.

Chez le *chien* et le *chat*, les lames latérales ont la même disposition que chez le porc, la crête forme une lame osseuse assez mince ; les fosses ethmoïdales sont plus profondes, et la lame perpendiculaire est très-longue.

B. Os de la face (*Ossa faciei*).

Les os de la face forment la partie inférieure et antérieure de la tête et constituent la base osseuse de l'orifice buccal et des fosses nasales. On distingue les os de la *mâchoire supérieure*, ou *antérieure*, et ceux de la *mâchoire inférieure*, ou *postérieure*.

1. Sus-nasaux (*Ossa nasi*).

Position.— [Placez la face convexe en avant et en haut, l'extrémité pointue en bas, le bord droit en dedans.]

Les *sus-nasaux*, ou *os propres du nez*, sont des os plats, isolés, allongés de haut en bas, qui, avec les frontaux, forment la partie antérieure et médiane de la face. Ils sont en rapport en haut avec les frontaux, latéralement avec les lacrymaux et les grands et petits sus-maxillaires, en arrière et en dedans avec les cornets du nez et la cloison cartilagineuse médiane. On reconnaît à chacun d'eux *deux faces* et *deux extrémités* (2).

La face *externe*, ou *antérieure*, est lisse, un peu plus large en haut qu'en bas, tantôt plane, tantôt convexe, tantôt concave, suivant la forme de la tête. La face *interne*, ou *postérieure*, est concave, partie lisse, partie rugueuse ; la partie rugueuse donne attache aux cornets avec lesquels les sus-nasaux forment la gouttière nasale antérieure. Sur la ligne de réunion des deux sus-nasaux, s'étend, dans la fosse nasale, une crête qui se loge dans la cloison cartilagineuse du nez.

L'*extrémité supérieure* est large, convexe, et forme, avec celle de l'os opposé, une échancrure qui reçoit une pointe des frontaux, auxquels les sus-nasaux sont reliés par un biseau interne. L'*extrémité* inférieure se termine en une pointe formant l'*épine nasale*, qui sert à l'insertion de divers muscles.

Développement. — [Chaque sus-nasal se développe par un seul noyau d'ossification.]

Différences. — Chez les *bêtes bovines*, les sus-nasaux sont plus courts et leur extrémité inférieure est terminée en deux pointes ; la face antérieure est fortement bombée ; la postérieure, reliée au cornet antérieur dans sa partie externe, est excavée en gouttière dans sa partie interne.

Chez le *mouton*, les sus-nasaux sont bombés de haut en bas et l'épine nasale est simple, comme chez le cheval.

Chez le *porc*, les sus-nasaux sont relativement longs ; la face externe, légèrement

---

(1) [Toutefois la volute antérieure est relativement volumineuse ; c'est elle qu'on désigne sous le nom d'*antre olfactif*.]

(2) [Ajoutons deux bords, l'un interne, l'autre externe : le premier, relativement épais, s'articule avec celui de l'os opposé ; le second, plus mince, répond au lacrymal et aux sus-maxillaires dans ses deux tiers supérieurs et reste libre dans son tiers inférieur.]

bombée, présente en haut une gouttière qui vient du trou surcilier ; la face interne est fortement excavée ; le bord externe ne se relie pas au lacrymal :

Chez le *chien* et le *chat*, le sus-nasal présente quatre faces : la face supérieure est plus étroite en haut qu'en bas et un peu déprimée au milieu ; la face postérieure est excavée en gouttière ; la face interne est rugueuse et reliée au sus-nasal correspondant ; la face externe, ou latérale, également rugueuse, est articulée avec les frontaux, les grands et petits sus-maxillaires. L'extrémité supérieure est étroite, creuse en son milieu ; à l'extrémité inférieure, l'épine nasale est déjetée en dehors, de sorte qu'il y a une échancrure semi-circulaire entre les deux.

2. Lacrymaux (*Ossa lacrymalia*) (1).

Position. — [Placez la face la plus étroite, concave, en haut, de telle sorte que le trou qu'elle présente soit en dedans.]

Les *lacrymaux* sont situés sur les côtés de la face, chacun entre le frontal, le sus-nasal, le grand sus-maxillaire et le zygomatique du même côté. On leur reconnaît *trois faces*.

L'*externe*, ou *faciale*, est lisse, pourvue d'un *tubercule*, dit *lacrymal*, qui se trouve près du point de suture avec le sus-nasal et sert d'insertion au tendon du muscle orbiculaire des paupières. La face *supérieure*, appelée *orbitaire*, est concave et forme la paroi inférieure de l'orbite ; elle présente l'orifice infundibuliforme du *conduit lacrymal* et, au point de réunion avec le zygomatique, une légère excavation, la *fossette lacrymale*, dans laquelle s'insère le muscle petit oblique de l'œil. Ces deux faces sont séparées l'une de l'autre par une crête courbe, rugueuse, pourvue de *tubérosités* et d'*échancrures*, quelquefois d'un petit trou rond qui livre passage à une branche nerveuse de la cinquième paire encéphalique. La *face interne* forme une partie du sinus maxillaire; on y remarque deux fosses séparées l'une de l'autre par une éminence arrondie, qui renferme la partie supérieure du canal lacrymal.

Développement. — [Un seul noyau d'ossification.]

Différences. — Chez les *ruminants*, les lacrymaux sont proportionnellement très-grands ; à la face orbitaire, il y a, en dehors, une protubérance, creuse, à parois très-minces, limitée par une échancrure, et dont la cavité intérieure fait partie du sinus maxillaire ; en avant et en dedans de cette protubérance s'ouvre l'orifice du canal lacrymal, qui a la forme d'une fente. La face externe est grande et sans tubercule lacrymal. Elle présente, chez le *mouton*, une dépression qui loge un appareil glandulaire.

Chez le *porc*, les lacrymaux ne sont pas reliés aux sus-nasaux ; la face orbitaire est creusée d'une fossette lacrymale assez profonde ; la face externe, d'une fosse larmière et de deux conduits lacrymaux qui se réunissent bientôt dans l'intérieur de l'os pour ne former qu'un seul canal.

Chez les *carnivores*, les lacrymaux ne sont pas non plus reliés aux sus-nasaux, mais bien aux palatins. La face externe est très-petite, sans tubercule lacrymal; pas de fossette lacrymale à la face orbitaire.

3. Zygomatiques (*Ossa zygomatica*).

Position. — [Placez la face lisse en dehors; dirigez l'apophyse en haut et en arrière.]

Les *os zygomatiques*, encore dits *jugulaires*, placés entre les lacrymaux, les grands sus-maxillaires et les temporaux, offrent à considérer *trois faces*.

(1) [*Ossa unguis*, chez l'homme.]

La *face externe*, ou *faciale*, présente une crête allongée qui fait suite à celle du sus-maxillaire et forme l'épine maxillaire à laquelle s'insère le masséter. La face *supérieure*, ou *orbitaire*, lisse et légèrement concave, contribue à former l'orbite; ces deux faces se continuent en haut par l'*apophyse temporale* qui se relie à l'apophyse zygomatique du temporal et constitue ce qu'on appelle le *pont jugal*, ou l'*arcade zygomatique*.

La *face interne* présente à son pourtour des lamelles pour sa suture avec le grand sus-maxillaire; le reste est excavé et contribue à former le sinus maxillaire.

Développement. — [Un seul noyau d'ossification.]

Différences. — Chez le *bœuf*, le zygomatique est proportionnellement plus grand et les deux faces, externe et orbitaire, sont concaves. Au-dessous du bord orbitaire se dessine la crête zygomatique. L'extrémité supérieure est divisée en deux apophyses, l'apophyse orbitaire réunie à celle du frontal pour former l'arcade orbitaire, et l'apophyse temporale formant avec l'apophyse zygomatique du temporal l'arcade zygomatique.

Les zygomatiques du *porc* ne présentent que deux faces : l'externe, lisse et convexe, n'a pas de crête, l'interne est concave. Le bord antérieur est court, aplati ; le bord postérieur tranchant, plus long et courbe; l'extrémité inférieure est creusée d'une fossette et l'extrémité supérieure est bifurquée, comme chez le bœuf ; mais l'apophyse orbitaire ne rejoint pas l'apophyse correspondante du frontal, l'arcade orbitaire est incomplète.

Chez le *chat*, la bifurcation de l'extrémité supérieure est plus évidente que chez le *chien*, l'apophyse orbitaire est plus grande ; l'extrémité inférieure est aussi bifurquée. Le bord supérieur, plus court que l'inférieur, présente comme lui des échancrures. A la face externe convexe, au lieu de la crête zygomatique, nous ne retrouvons qu'une éminence linéaire.

4. Grands sus-maxillaires (*Ossa maxillaria majora*).

Position. — [Placez le bord alvéolaire en bas et en dehors et dirigez-le de bas en haut et d'avant en arrière ; tournez en bas l'extrémité terminée en pointe.]

Les *grands sus-maxillaires*, les os les plus grands de la face, sont situés sur les côtés du chanfrein et concourent à former la voûte palatine et les fosses nasales. Contigus en haut aux frontaux, aux lacrymaux, aux zygomatiques et aux palatins; en avant, aux sus-nasaux; en bas, aux petits sus-maxillaires ; en dedans, au vomer et aux cornets postérieurs, ils présentent chacun *trois faces* et *deux extrémités*.

La *face externe*, ou *faciale*, est munie d'une forte crête dirigée en avant et en bas, faisant suite à celle du zygomatique et formant l'*épine maxillaire*. Au-dessous d'elle s'ouvre le trou *maxillaire inférieur*, orifice du conduit sus-maxillo-dentaire, qui se continue quelque temps par une légère excavation en gouttière, logeant les vaisseaux sanguins et les nerfs qui ont traversé le conduit.

La *face postérieure*, ou *palatine*, forme avec la face correspondante de l'autre sus-maxillaire la majeure partie de la voûte palatine ; elle est lisse et présente plusieurs petits trous qui livrent passage à des vaisseaux et à des nerfs; sur toute la longueur du bord dentaire existe une gouttière parallèle à ce bord, dite *scissure palatine*, qui forme continuation du conduit palatin et loge l'artère palatine, ainsi que le nerf du même nom. Le *bord dentaire* sépare ces deux faces; à sa partie supérieure, il est creusé de six cavités quadrangulaires, nommées *alvéoles*, dans lesquelles sont implantées autant de dents molaires ; quelquefois une cavité arrondie est placée en avant de la première alvéole pour loger une dent supplémentaire ; plus bas, ce bord devient plus mince, il est libre, et forme, avec le petit sus-maxillaire, l'*espace interdentaire* supérieur. Les alvéoles répondent, quant à la forme, à celle des racines des dents molaires et sont séparés l'un de l'autre par des cloisons osseuses ; au fond de chaque alvéole, il y a des trous assez étroits, en nombre correspondant à celui des racines dentaires, destinés à donner passage aux vaisseaux et aux nerfs dentaires.

La *face interne*, ou *nasale*, présente, sur la ligne de suture avec le sus-maxillaire correspondant, une crête rugueuse à laquelle se fixe le vomer ; à côté de cette crête, une gouttière longitudinale, logeant le canal de Jacobson. Vers le haut, l'os se partage en deux lames laissant entre elles un espace pour la formation du sinus maxillaire. Sur la lame externe, une scissure se prolonge jusqu'à l'extrémité inférieure de l'os, fait suite au conduit osseux lacrymal, et loge le canal du même nom, c'est la *gouttière lacrymale* ; la lame interne présente à sa partie antérieure un bord libre, arrondi, qui renferme le *conduit sus-maxillo-dentaire*, occupé par une artère et un nerf ; derrière ce conduit existe une scissure courbe qui, avec une scissure correspondante du palatin, forme le *conduit palatin*. Ce canal commence près de l'orbite par le trou palatin supérieur et débouche dans la scissure palatine.

L'*extrémité supérieure* présente au-dessus de la dernière molaire une protubérance creusée intérieurement, la *tubérosité alvéolaire*, rugueuse en arrière, lisse en dedans ; la surface rugueuse donne attache au muscle molaire interne ; la surface lisse présente plusieurs petits trous donnant passage aux nerfs dentaires supérieurs. Entre la partie lisse et le palatin, une gouttière étroite et peu profonde loge les vaisseaux et les nerfs du voile du palais. Au-dessous de l'épine maxillaire, il y a le *trou maxillaire supérieur*, encore dit *hiatus maxillaire* (1), orifice du conduit sus-maxillo-dentaire ; et, en arrière de celui-ci, l'*orifice supérieur du conduit palatin.*

L'*extrémité inférieure* se termine en pointe et montre, surtout chez le mâle, une cavité qui forme l'alvéole du crochet en s'unissant à une semblable cavité du petit sus-maxillaire.

Développement. — [Cet os si volumineux ne se développe que par un seul noyau d'ossification.]

Différences. — Chez les *ruminants,* les grands sus-maxillaires sont plus courts mais plus larges que chez le cheval ; la face externe est convexe ; l'épine maxillaire est remplacée par une tubérosité rugueuse, se prolongeant en crête courbe de haut en bas. Le trou maxillaire inférieur, placé au-dessus de la première molaire, est tantôt multiple, tantôt simple. La surface palatine est plus petite, lisse, légèrement concave, sans trou palatin et sans gouttière. En avant du bord alvéolaire se dessine une crête courbe à concavité externe ; pas d'alvéole pour crochet. La face nasale est fortement concave, sinueuse et contribue à former le sinus maxillaire et les fosses nasales. La crête rugueuse située à l'union des deux os est fortement saillante et présente une scissure pour recevoir le vomer. La gouttière pour la formation du conduit palatin fait défaut, ainsi que la protubérance alvéolaire ; celle-ci est remplacée par une crête qui se termine par derrière en pointe ; c'est de là que part une légère apophyse qui se continue par l'apophyse temporale. Le com-

(1) [Ce que nous appelons *hiatus maxillaire*, c'est une large excavation située en dedans de la tubérosité maxillaire, et c'est dans son fond que s'ouvrent à la fois le conduit sus-maxillo-dentaire et le conduit palatin, auxquels nous ajouterons le trou nasal.]

mencement du conduit sus-maxillaire est une fente étroite. Enfin l'extrémité inférieure est échancrée en dedans et divisée en deux branches.

Chez le *porc*, cet os est proportionnellement plus court et plus étroit, la face externe concave, l'épine maxillaire étroite et courte ; au-dessus est l'orifice assez grand du conduit sus-maxillaire. Près de l'alvéole de la dent canine la lame externe forme un relief considérable. A la face palatine existe le trou palatin avec la gouttière qui le continue. La face nasale est excavée. A l'extrémité supérieure, le trou maxillaire supérieur est assez grand et se continue par un canal. Le conduit palatin est tout entier creusé dans le grand sus-maxillaire. Le bord dentaire présente sept alvéoles dont les dimensions vont en augmentant de la première à la dernière ; l'alvéole du crochet dans l'espace interdentaire est très-grand.

Chez le *chien*, le grand sus-maxillaire est proportionnellement plus long que chez le *chat ;* l'épine maxillaire manque et le trou maxillaire inférieur est placé au-dessus de la quatrième molaire. La gouttière palatine est un peu éloignée du bord dentaire et assez peu profonde ; le conduit palatin est percé dans la substance même de l'os. La face nasale est excavée et ne contribue qu'à la formation des fosses nasales, car les sinus maxillaires manquent complétement.

Chez le *chat*, il y a, au lieu du conduit sus-maxillaire et au lieu du conduit palatin, un simple orifice. Le bord dentaire, qui a chez le chien six alvéoles, rarement sept, n'en présente que quatre chez le chat.

5. Petits sus-maxillaires (*Ossa maxillaria minora*).

Position. — [Placez la face convexe en avant ; dirigez le bord lisse, le plus long et le plus épais, de bas en haut et d'avant en arrière ; le bord alvéolaire est convexe en dehors et en avant.]

Les *petits sus-maxillaires* occupent l'extrémité de la tête, à la mâchoire supérieure ; ils sont en rapport avec les sus-nasaux, les grands sus-maxillaires, le vomer, et réunis l'un à l'autre sur la ligne médiane. On leur reconnaît *deux extrémités.*

L'*extrémité inférieure*, ou *corps de l'os*, est épaisse et présente une face *antérieure*, ou *labiale*, lisse et convexe, une face *postérieure*, ou *palatine*, concave et pourvue de plusieurs petits trous, enfin une face interne, rugueuse, articulée avec le petit sus-maxillaire correspondant et formant avec lui le *trou palatin*, encore dit *incisif*, scissure inflexe qui donne passage à des vaisseaux. La face labiale est séparée de la face palatine par le *bord dentaire*, ou *alvéolaire*, creusé de trois alvéoles et muni de trois dents incisives.

L'*extrémité supérieure* est bifurquée et forme deux *apophyses* : l'interne, la plus petite, est dite *palatine* ; l'externe, la plus forte et la plus longue, est dite *nasale* ; entre les deux, une *échancrure* étroite et profonde prend le nom de *fente palatine*, ou *incisive*. L'apophyse palatine forme, par sa face postérieure qui est lisse, la partie inférieure de la voûte platine ; son bord interne continue la gouttière du vomer avec le petit sus-maxillaire correspondant, et loge la partie inférieure de la cloison cartilagineuse du nez. La pointe de l'apophyse palatine se soude avec celle du vomer et avec le grand sus-maxillaire. L'apophyse nasale a une face externe lisse et convexe et présente à sa base, principalement chez le mâle, une cavité qui est l'alvéole du crochet, formée avec le grand sus-maxillaire ; sa face interne concourt à former la paroi externe des fosses nasales.

Développement. — [Un seul noyau d'ossification.]

Différences. — Chez les *ruminants*, le corps du petit sus-maxillaire est plus plat, la face labiale plus étroite ; son bord libre est dépourvu d'alvéoles ; une fente très-large remplace le trou incisif, l'extrémité de l'apophyse nasale est plus forte.

Chez le *porc*, comme chez le cheval, trois alvéoles à chaque petit sus-maxillaire pour un nombre égal de dents incisives ; la face nasale est en rapport avec l'os du groin. Point de trou incisif, il y a une fente ovale. L'apophyse nasale est très-longue et très-large.

Chez le *chien* et le *chat*, trois alvéoles également ; le trou incisif, très-petit chez le chien, manque complétement chez le chat.

6. Os du groin (*Os rostri*).

Cet os, particulier à l'espèce porcine, impair et situé à l'extrémité inférieure de la cloison cartilagineuse du nez, forme la base du groin. Son *extrémité postérieure* repose sur le corps des petits sus-maxillaires. Son *extrémité antérieure* est large et présente *trois coins*, dont les deux inférieurs sont libres et séparés par une légère échancrure, tandis que le supérieur se relie à la pointe des sus-nasaux. Le *corps* présente trois faces, une *inférieure* et deux *latérales*; celles-ci sont réunies en un bord à gouttière qui reçoit l'extrémité inférieure de la cloison cartilagineuse du nez. L'os du groin est relié par des filaments tendineux aux os sus-nommés.

7. Palatins (*Ossa palatina*).

Position. — [Tournez la face concave en dedans et placez sa partie la plus étroite en bas, dans la direction de la voûte du palais ; le bord lisse et arrondi est postérieur.]

Les *palatins* sont situés à l'extrémité supérieure de la voûte palatine, qu'ils concourent à former en même temps que les cavités nasales et les orbites. Ils sont reliés en bas et latéralement avec les grands sus-maxillaires; en haut, avec les frontaux, le sphénoïde, les ptérygoïdiens, le vomer et l'ethmoïde. Chacun d'eux présente à examiner *trois faces* et *deux extrémités*.

La face *postérieure*, ou *palatine*, termine la voûte palatine; elle est lisse, présente quelques trous nourriciers, et forme avec le grand sus-maxillaire le trou palatin moyen. La *face interne*, ou *nasale*, est lisse à sa partie supérieure, concave, et dirigée vers les cavités nasales. Ces deux faces sont séparées l'une de l'autre par le bord guttural, lisse et arrondi, auquel s'attache le voile du palais. La *face externe* est lisse en son milieu et dirigée vers l'orbite; elle s'articule en haut, par une partie rugueuse assez petite, avec le sphénoïde, en bas par une surface plus grande, lamelleuse et denticulée, avec le grand sus-maxillaire ; c'est sur cette dernière partie qu'existe la *scissure palatine* qui forme le *conduit palatin* avec une scissure correspondante du grand sus-maxillaire. Derrière cette scissure, un assez grand trou, le *trou nasal*, donne passage à l'artère nasale et au nerf du même nom.

L'*extrémité supérieure* est large et formée de deux lames osseuses minces, entre lesquelles est compris le *sinus palatin*, qui communique avec le sinus sphénoïdal et la cavité nasale; elle présente en arrière une lame osseuse large, repliée en dehors, rugueuse, qu'on appelle l'*apophyse ptérygoïdienne*. L'*extrémité inférieure*, étroite et repliée en dedans, s'articule avec l'extrémité correspondante de l'autre palatin; c'est à ce point de réunion que naît la crête nasale, dans la cavité de ce nom, crête qui est articulée avec le vomer.

Développement. — [Un seul noyau d'ossification.]

Différences. — Chez les *ruminants*, les os palatins sont très-grands ; les trous palatins moyens sont quelquefois doubles. La face nasale est large et lisse ; entre elle et la face externe existe le sinus palatin, très-vaste et anfractueux. Le conduit palatin est tout entier creusé dans l'os palatin, il est court. Au bord guttural il y a deux éminences ptérygoïdiennes légèrement contournées en dehors, ce qui forme à ce bord trois échancrures dont la moyenne conduit dans les fosses nasales ; le trou nasal est fort large.

Chez la *brebis* et la *chèvre*, le conduit palatin est formé par l'os palatin et le grand sus-maxillaire.

Chez le *porc*, la face palatine a plutôt une forme triangulaire, et présente plusieurs petits trous, les uns conduisant au dehors, les autres dirigés vers les cavités nasales. Le conduit palatin et le trou nasal manquent à cet os. La face nasale est lisse, et, au point de réunion des deux palatins, une crête nasale très-forte s'articule avec le vomer. Le bord palatin libre est tranchant et les éminences ptérygoïdiennes sont larges, tout à fait latérales et dirigées en arrière. Il n'y a pas de sinus palatins.

Chez le *chien* et le *chat*, les faces palatines, assez grandes, ne vont cependant pas jusqu'aux bords dentaires des maxillaires, elles sont plus au milieu de l'ouverture gutturale des cavités nasales. Il n'y a pas de crête à la face nasale ; à la face palatine s'ouvrent ordinairement plusieurs petits trous qui communiquent avec le conduit palatin. La face externe est libre en haut et n'est reliée au grand sus-maxillaire que par sa partie inférieure très-petite. Le bord palatin libre présente une petite éminence pointue, plus apparente chez le chat que chez le chien, placée au point d'articulation des deux palatins. Point de sinus palatins.

8. Ptérygoïdiens (*Ossa pterygoidea*).

Position. — [Tournez la face lisse en dedans et placez en bas l'extrémité qui porte une apophyse allongée avec une échancrure ; cette apophyse est concave en arrière et en dehors.]

Les ptérygoïdiens sont de petits os très-étroits et allongés, logés entre les palatins, le sphénoïde et le vomer, auxquels on reconnaît *deux faces* et *deux extrémités*.

La *face interne* du ptérygoïdien est lisse et tournée vers le pharynx ; la *face externe* est rugueuse en haut où elle s'articule avec les os sus-nommés, lisse et libre en bas. L'*extrémité supérieure* est mince, triangulaire, et se termine en pointe ; elle forme avec le corps du sphénoïde le *conduit vidien*. L'*extrémité inférieure* est libre, recourbée en arrière, et présente une petite apophyse avec une échancrure bien arrondie, sur laquelle glisse le tendon du péristaphylin externe.

Développement. — [Un seul noyau d'ossification.]

Différences. — Chez les *ruminants*, les ptérygoïdiens sont plus larges et leur extrémité inférieure est incurvée en crochet.

Chez le *porc*, les ptérygoïdiens sont courts et larges, leur extrémité inférieure forme une fossette avec le sphénoïde et le palatin.

Chez le *chien* et le *chat*, les ptérygoïdiens, presque carrés et très-forts, forment la partie supérieure d'un demi-canal qui vient des cavités nasales. Le bord postérieur forme, à son extrémité supérieure, un petit crochet chez le chien, et une apophyse assez longue chez le chat.

9. Vomer (*Os vomeris*).

Position. — [Placez l'os sur la ligne médiane, obliquement de haut en bas et d'arrière en avant ; tournez la gouttière en haut et en avant ; l'extrémité la plus large est supérieure.]

Le vomer est un os impair, allongé et étroit, situé dans le plan médian de la tête, dans les cavités nasales. Il est relié en haut aux ptérygoïdiens, aux palatins, à l'ethmoïde et au sphénoïde, en bas aux petits sus-maxillaires, en arrière aux grands sus-maxillaires. On lui reconnaît *deux faces, deux bords* et *deux extrémités.*

Les faces, distinguées en *droite* et *gauche*, sont lisses, plus larges en bas qu'en haut. Le *bord antérieur*, excavé en gouttière, loge la cloison cartilagineuse du nez ; le *bord postérieur*, libre, tranchant et lisse dans sa partie supérieure, est épais et rugueux dans sa partie inférieure, par laquelle il s'appuie sur la suture médiane des palatins, des grands et des petits sus-maxillaires. L'*extrémité supérieure* est large et se partage en deux prolongements latéraux qui s'articulent par leurs faces antérieures un peu rugueuses avec le sphénoïde, l'ethmoïde, les palatins et les ptérygoïdiens. L'*extrémité inférieure* est étroite et vient reposer sur les apophyses palatines des petits sus-maxillaires.

Développement. — [Un seul noyau d'ossification.]

Différences. — Chez le *bœuf*, la partie supérieure du bord postérieur du vomer est libre, tranchante, en forme de faux ; la partie inférieure n'est rugueuse que sur une petite étendue ; elle répond aux petits et aux grands sus-maxillaires. Il n'y a pas d'articulation avec les palatins (1) et la partie supérieure des grands sus-maxillaires. Le bord antérieur présente une gouttière très-large, l'extrémité supérieure n'est pas [longuement] bifurquée.

Chez le *porc*, le vomer est très-long ; l'extrémité supérieure, assez étroite, présente une légère gouttière à la partie libre du bord postérieur ; le reste de ce bord postérieur est rugueux et s'articule avec les palatins, les grands et les petits sus-maxillaires ; les faces sont très-larges au niveau de l'articulation avec les palatins.

Le vomer du *chien* et du *chat* diffère peu de celui du cheval.

10. Cornets (*Conchæ nasales*).

Position. — [Tournez la face convexe en dedans, placez la grosse extrémité en haut et en arrière.]

Les cornets sont au nombre de quatre, deux de chaque côté, distingués en *antérieur* et *postérieur* (2). Chaque cornet est formé d'une lame osseuse très-mince, parsemée de trous, roulée plusieurs fois sur elle-même ; on lui reconnaît *deux faces, deux bords* et *deux extrémités.*

La face *interne*, libre et convexe, est en regard de la cloison cartilagineuse du nez ; la face *externe*, un peu rugueuse en quelques points, est fixée au sus-nasal pour le cornet antérieur, et au grand sus-maxillaire pour le cornet postérieur.

Les *bords* sont libres ; l'un est antérieur, l'autre est postérieur ; ils forment avec les sus-nasaux et les grands sus-maxillaires les *méats*, ou *gouttières nasales* ; chaque fosse nasale est ainsi divisée en trois méats : *antérieur, moyen* et *postérieur*. L'antérieur est formé par le bord antérieur du cornet antérieur et le sus-nasal ; le moyen sépare les deux cornets, sa paroi externe est formée par le grand sus-maxillaire ; le postérieur est formé par le bord postérieur du cornet postérieur et le plancher de la fosse nasale, c'est-à-dire le grand sus-maxillaire et le vomer.

(1) [Il n'est pas exact de dire que le vomer ne s'articule pas avec les palatins, car ceux-ci présentent à leur bord supérieur deux petites lames, comprenant entre elles une excavation rugueuse, et dont l'interne s'insinue entre le vomer et le sphénoïde.]

(2) [On les appelle encore l'un *cornet ethmoïdal*, l'autre *cornet maxillaire*.]

L'*extrémité supérieure* du cornet antérieur s'articule avec le labyrinthe de l'ethmoïde et avec le frontal, sa cavité intérieure concourt à la formation du sinus frontal; l'extrémité du cornet postérieur est soudée au grand sus-maxillaire, et sa cavité fait partie du sinus maxillaire. L'*extrémité inférieure* du cornet antérieur présente, à l'état frais, un bourrelet prolongé jusqu'à l'orifice externe du nez et formé d'un cartilage que tapisse la muqueuse nasale; celle du cornet postérieur est plus large, non terminée en pointe, et ne va pas jusqu'aux ailes du nez; c'est la muqueuse seule qui la relie aux cartilages du nez.

Développement. — [Chaque cornet se développe par un noyau d'ossification.]

Différences. — Chez les *ruminants*, le cornet postérieur est plus grand et plus criblé de trous que l'antérieur; sa cavité ne fait pas partie du sinus maxillaire. Les deux sont moins enroulés que chez le cheval.

Chez le *porc*, les cornets sont plus longs et simples, c'est-à-dire que la lame osseuse qui les forme n'est pas enroulée autant de fois sur elle-même.

Chez le *chien* et le *chat*, les cornets, surtout les postérieurs, sont très-enroulés.

11. Maxillaire inférieur (*Maxilla inferior*).

Position. — [Placer les bords alvéolaires en avant et en haut; l'angle formé par les branches est ouvert en arrière.]

Le *maxillaire inférieur*, ou *postérieur*, est le plus grand os de la tête; deux pièces le forment dans la première jeunesse, mais elles ne tardent pas à se souder tellement bien ensemble, sur la ligne médiane, qu'elles ne constituent réellement qu'un os unique à l'âge adulte. Il s'articule avec la mâchoire supérieure par deux condyles, correspondant aux surfaces articulaires de la portion squameuse du temporal. Les articulations sont à charnière imparfaite chez les herbivores et le porc, où elles doivent permettre des mouvements de diduction et de propulsion; tandis que, chez les carnivores, qui ont besoin d'une mâchoire solide pour saisir et déchirer leur proie, il y a charnière parfaite. Le maxillaire inférieur loge douze molaires; quelquefois, mais plus rarement qu'à la mâchoire supérieure, deux molaires supplémentaires; en outre, deux crochets et six incisives. On reconnaît au maxillaire inférieur *un corps* et *deux branches*.

Le *corps* est la partie inférieure et médiane. Il présente une face *postérieure, labiale* ou *mentonnière*, rugueuse et convexe; une face *antérieure*, lisse et concave, dite *buccale* ou *linguale*. Les deux faces sont séparées en avant par le *bord dentaire* et latéralement par les *espaces interdentaires*, ou les *barres*. Le bord dentaire est creusé de six alvéoles pour loger les incisives inférieures, leur forme correspond exactement à celle des racines des dents. Les barres sont plus ou moins tranchantes et présentent, chez les animaux mâles, de chaque côté, un alvéole pour les crochets. Chez les juments, les alvéoles des barres font défaut ou du moins sont très-petits, parce que les crochets, quand ils existent, sont toujours rudimentaires.

Les *deux branches*, distinguées en droite et gauche, offrent à considérer *deux faces, deux extrémités* et *deux bords*.

La *face externe* est pourvue de plusieurs rugosités dans sa partie supérieure, la plus large, pour l'attache du masséter; sa partie inférieure, plus étroite et lisse, présente, près du corps de l'os, le *trou mentonnier*, orifice externe du *conduit maxillaire inférieur* (1), qui livre passage au nerf dentaire et à l'artère dentaire postérieure. La *face interne* est également rugueuse et concave à sa partie supérieure, la plus large, et donne attache au muscle ptérygo-maxillaire. On y remarque, près du bord antérieur, l'orifice interne, ou supérieur, du conduit maxillaire inférieur, long canal qui descend entre les deux lames de l'os, en passant sous les racines des molaires, et qui se termine par le trou mentonnier. La partie inférieure de cette face montre, au-dessous du bord dentaire, une ligne longitudinale saillante, dite *ligne myléenne*, sur laquelle s'insèrent des muscles. L'espace compris entre les deux branches s'appelle l'*auge* (2).

L'*extrémité supérieure* porte une longue apophyse pénétrant dans la cavité temporale, appelée apophyse *coronoïde* ou plutôt *coracoïde* (3), et en arrière de celle-ci une apophyse articulaire transversale, un peu convexe, le *condyle*, qui, par l'intermédiaire d'un cartilage interarticulaire, se relie à la cavité articulaire du temporal pour former l'articulation temporo-maxillaire. Entre les deux éminences existe l'échancrure *sigmoïde*, par laquelle passe un nerf qui va dans le masséter. L'*extrémité inférieure*, plus mince, se relie au corps de l'os et forme, avec l'extrémité du côté opposé, l'angle d'écartement des branches au sommet duquel se voit une petite surface rugueuse donnant attache à plusieurs muscles et nommée *surface génienne*.

Le *bord antérieur* commence à l'apophyse coronoïde et s'étend jusqu'au corps de l'os ; à sa partie supérieure il est libre, échancré, et donne attache à des muscles ; à sa partie moyenne, il présente les alvéoles pour les dents molaires (aussi l'appelle-t-on bord dentaire) ; ces alvéoles sont plus petits que ceux de la mâchoire supérieure ; à sa partie inférieure enfin, il contribue à la formation des barres. Le *bord postérieur* s'étend du condyle articulaire à l'angle mentonnier ; sa partie supérieure, verticale, convexe et rugueuse, donne insertion à plusieurs muscles ; sa partie inférieure, qui forme avec l'autre un angle presque droit, est à peu près rectiligne ; épaisse et arrondie chez les jeunes animaux, elle devient tranchante et mince avec les progrès de l'âge ; cette différence tient au changement qui se produit dans les dimensions des racines des dents molaires. On rencontre, sur cette partie du bord postérieur, une scissure oblique et transversale, donnant passage au canal de Sténon, à une artère et à une veine ; c'est la *scissure maxillaire*.

Développement. — [Deux noyaux d'ossification latéraux.]

Différences. — Chez les *ruminants*, les deux pièces du maxillaire inférieur ne se soudent qu'à un âge assez avancé (4) ; on trouve au bord dentaire des alvéoles pour huit dents incisives ; ils sont peu profonds et contribuent moins que les gencives à la fixation des dents qui sont d'ailleurs généralement un peu mobiles. Les trous mentonniers sont très-grands ; il n'y a pas d'alvéoles pour crochets. Les branches sont en général plus petites et plus étroites que chez le cheval, elles sont surtout très-faibles à leur point d'union avec le corps de l'os. La partie supérieure du bord postérieur est mince et concave au-dessous du condyle ; le bord dentaire présente six alvéoles dont les postérieurs sont plus

---

(1) [On appelle encore ce conduit *maxillo-dentaire* et *dentaire inférieur*.]
(2) [Ou encore espace *intramaxillaire*.]
(3) [Jamais, en France, nous ne donnons à cette apophyse le nom de *Coracoïde*.]
(4) [On peut même dire qu'elles restent distinctes et mobiles pendant toute la durée de la vie, chez le bœuf du moins. Des exceptions ne se présentent, d'après Rigot, que pour le mouton et la chèvre.]

grands que les antérieurs ; ils sont en général moins profonds que chez le cheval. L'apophyse coronoïde incurvée en arrière est plus longue ; le condyle, au contraire, plus petit et un peu convexe ; en arrière du corps s'ouvrent deux trous superposés.

Chez le *porc*, le corps de l'os, de bonne heure soudé, est relativement grand ; le bord dentaire y présente les alvéoles de six incisives ; ceux des coins sont les plus petits ; l'alvéole pour la dent canine est très-fort, surtout chez le mâle et chez l'animal un peu sauvage, chez le sanglier. Vers l'angle mentonnier il y a deux trous opposés qu'on peut appeler *trous mentonniers internes*. Les branches sont très-fortes à leur réunion avec le corps de l'os ; le bord postérieur est mince en haut, épais en bas ; la scissure maxillaire, peu prononcée. Le bord dentaire présente sept alvéoles dont le premier, le plus petit, est tout près de celui du crochet. Le conduit maxillaire postérieur débouche à la face externe de la branche près du corps par quatre ou cinq trous. L'apophyse coronoïde fortement recourbée en arrière est très-courte ; sa pointe se trouve à peu près au même niveau que l'apophyse condylienne, qui en est assez écartée.

Chez le *chien* et le *chat*, le corps reste divisé en deux parties dont chacune présente trois alvéoles pour les incisives ; l'espace interdentaire, très-court, est creusé d'un alvéole pour la dent canine. Le conduit maxillaire inférieur débouche par trois orifices qui sont placés, chez le chat, en avant et au-dessous de la première molaire, chez le chien, l'un sous la troisième molaire, le second (le plus grand) sous la première, et le troisième sous l'incisive mitoyenne. La face externe de la branche maxillaire présente vers le haut une forte excavation pour l'insertion du masséter. Le bord dentaire est creusé des alvéoles pour les dents molaires, au nombre de sept pour le chien, de trois pour le chat. L'apophyse coronoïde est large, un peu dirigée en dehors ; l'apophyse articulaire représente un cylindre transversal ; au-dessous l'on voit une échancrure assez prononcée, puis une tubérosité fortement saillante et recourbée en dehors, destinée à des insertions musculaires.

12. Hyoïde (*Os hyoïdeum*).

L'*hyoïde*, ou l'*os de la langue*, est situé derrière la mâchoire supérieure entre les branches du maxillaire inférieur. Il est relié au moyen de cylindres fibro-cartilagineux aux apophyses hyoïdes des temporaux, par diarthroses sans capsules synoviales. L'hyoïde supporte la langue et la fixe, en même temps qu'il assure la position du larynx. A cet appareil osseux spécial on distingue *trois paires de branches* et le *corps*, qui est impair. Les branches, au nombre de trois de chaque côté, se distinguent en *supérieure*, *moyenne* et *inférieure*.

Les *branches supérieures*, les plus grandes, se dirigent obliquement en bas et en avant, et présentent *deux extrémités*, *deux faces* et *deux bords*. A l'*extrémité supérieure* se trouve une surface articulaire étroite qui, par un fibro-cartilage, s'articule avec l'apophyse hyoïdienne du temporal ; puis un coude très-large, destiné à des attaches musculaires et séparé de la surface indiquée par une échancrure peu profonde. Les *bords*, assez tranchants, sont distingués en *antérieur* et *postérieur*. La face externe, un peu rétrécie en son milieu, montre, près de son extrémité inférieure, une rugosité transversale, peu saillante, servant à des insertions musculaires ; à la face interne, un peu concave vers le haut, on trouve également des empreintes pour attaches musculaires. A l'*extrémité inférieure*, assez étroite, il y a une surface articulaire, recouverte de cartilage, par laquelle la branche supérieure s'unit à la branche moyenne.

Les *branches moyennes* (1), situées entre les supérieures et les inférieures, sont très-petites, cylindroïdes; elles présentent à leurs extrémités des surfaces articulaires lisses, enduites de cartilage, et sont réunies par des ligaments capsulaires aux autres branches. Souvent, chez les animaux adultes, les branches moyennes et supérieures se soudent ensemble, et alors les premières paraissent manquer.

Les *branches inférieures*, reliées au corps, sont plus grandes que les moyennes avec lesquelles elles forment un angle presque droit. Par leurs extrémités supérieures, elles s'articulent avec ces branches moyennes, et, par leurs extrémités inférieures, avec le corps au moyen de fossettes qui reçoivent des éminences articulaires convexes du corps.

Aux branches inférieures se relie le *corps* de l'hyoïde, qui ressemble à une fourche à deux dents et qui offre à considérer une *partie moyenne* et les *apophyses*. La *pièce moyenne*, transversale, assez forte, a de chaque côté une tubérosité lisse, arrondie, pour l'articulation avec les branches inférieures. Son bord postérieur est excavé et libre; du bord antérieur part, sur la ligne médiane, une forte apophyse, dite *appendice antérieur*, qui pénètre dans le tissu musculeux de la langue et offre à considérer deux *faces latérales*, deux *bords*, *supérieur* et *inférieur*, et enfin une *extrémité*, obtuse et libre. En arrière des surfaces articulaires naissent les *cornes latérales*, dirigées en arrière et en haut presque parallèlement aux branches supérieures et qui, terminées par un cartilage, s'articulent avec le cartilage thyroïde du larynx.

L'appareil osseux qui forme l'hyoïde donne attache à divers muscles de la langue, de l'hyoïde, du pharynx et du larynx, ainsi qu'à plusieurs ligaments.

Développement. — [Trois noyaux d'ossification pour le corps : un pour l'appendice antérieur, un pour chaque branche de la fourche. — Deux noyaux pour chaque petite branche, dont un pour son extrémité inférieure. — Un noyau pour chaque grande branche. En tout neuf. — Encore faut-il ajouter deux noyaux pour les branches moyennes, car les cartilages qui les constituent s'ossifient presque toujours en partie.]

Différences. — Chez les *ruminants*, l'hyoïde est formé, comme chez les solipèdes, du corps et de trois paires de branches. Les branches supérieures ont à leur bord supérieur une éminence tournée en dedans ; les branches moyennes sont plus grandes, les inférieures plus courtes et plus grosses que chez le cheval. L'appendice antérieur est court et obtus.

L'hyoïde du *porc* est formé par deux paires de branches et le corps. Les branches supérieures sont longues, étroites, contournées en S, et épaissies à leurs deux extrémités. L'extrémité supérieure s'articule avec les apophyses du temporal par un cartilage ordinairement ossifié à un certain âge ; à l'extrémité inférieure, il y a également un cartilage, relié par des fibres élastiques, paraissant remplacer la branche moyenne, et réunissant l'inférieure et la supérieure, qui sont très-larges. Pas d'appendice antérieur, il existe seulement une crête ; la face externe des cornes est convexe et leurs extrémités sont continuées par des cartilages allongés.

Chez le *chien* et le *chat*, l'hyoïde offre à considérer neuf pièces, à savoir : trois paires de

---

(1) [Elles consistent simplement en deux petits noyaux, longtemps cartilagineux, qui n'ont pas été décrits par les anatomistes français comme branches distinctes de l'hyoïde, bien qu'ils en soient assurément les vestiges, ainsi que le démontre l'examen de l'hyoïde du bœuf, qui présente réellement trois branches de chaque côté.]

branches et un corps formé de trois pièces. Les branches supérieures sont plus petites que les moyennes, et recourbées en S, comme chez le porc ; les inférieures sont courtes et fortes. La pièce médiane du corps, qui ne porte pas d'appendice, est reliée aux pièces latérales par une couche cartilagineuse (1).

13. Dents (*Dentes*).

Les *dents* sont les organes les plus durs du corps animal ; elles appartiennent aux deux mâchoires, elles sont logées dans des cavités creusées dans les os, les *alvéoles*, et maintenues par les gencives.

a. Incisives (2) (*Dentes incisivi*).

Le cheval a douze incisives, six à la mâchoire supérieure et six à la mâchoire inférieure, distinguées en pinces, mitoyennes et coins ; elles sont d'autant plus saillantes au-dessus des gencives qu'elles sont plus écartées de la ligne médiane. Elles présentent sur la surface de frottement (3) une fossette allongée transversalement, qui ne communique pas avec le canal dentaire, et qu'on désigne sous le nom de *marque*, de *germe de fève*, ou de *cornet dentaire*. A la mâchoire supérieure, ces dents sont plus fortes et plus inclinées, les marques pénètrent plus profondément et subsistent plus longtemps qu'à la mâchoire inférieure. Chaque marque est entourée d'une couche d'émail qui l'encadre, pour ainsi dire, et autour de laquelle il y a l'ivoire, ou substance osseuse proprement dite ; elle est colorée par une masse brun foncé, assez semblable à la substance corticale.

A la couronne des incisives on trouve le cément et l'émail en doubles couches : d'abord une couche de cément et une couche d'émail, entourant la matière osseuse, ou ivoire, puis, en dedans de la cavité, une nouvelle couche d'émail et une couche de cément.

L'incisive a une forme pyramidale et offre à considérer trois *faces*, une *antérieure*, une *postérieure*, et enfin une *supérieure* (4), dite *surface de frottement*. La *face antérieure*, dirigée vers les lèvres, est convexe et présente une cannelure longitudinale ; la *face postérieure*, dirigée vers la cavité buccale, est arrondie et allongée ; ces deux faces sont séparées par deux

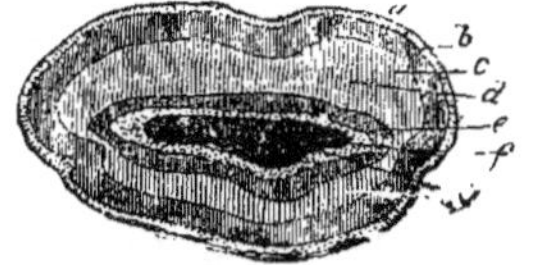

Fig. 32. — Surface de frottemen d'une incisive du maxillaire inférieur d'un cheval de cinq ans (grossie de moitié) (*).

bords dont l'interne est toujours plus épais que l'externe. Le coin a, en général, la forme d'une pyramide triangulaire et présente conséquemment trois faces latérales. La *surface de frottement* dont il a été question plus haut est, dans les râteliers normaux, en rapport direct avec celle des incisives de l'autre mâchoire.

On admet que, dans une année, chaque incisive éprouve une usure d'une li-

---

(1) [Si, pour continuer l'examen comparatif, nous prenons l'hyoïde de l'homme, nous trouvons de notables différences : les grandes branches et les branches moyennes font absolument défaut. — Les branches inférieures sont excessivement courtes, presque rudimentaires, représentées seulement par deux petites tubérosités du corps : on les appelle *petites cornes de l'hyoïde*. Au corps l'appendice antérieur manque ; mais les cornes latérales existent très-développées ; elles portent le nom de *grandes cornes de l'hyoïde*.]

(2) [Chez tous les animaux les incisives tombent à des époques variables et repoussent une fois.]

(3) [L'auteur a en vue, cela va sans dire, les dents d'un jeune sujet.]

(4) [Cette face est supérieure, si l'on considère une incisive de la mâchoire inférieure ; elle serait inférieure, si l'on prenait une dent de la mâchoire supérieure.]

(*) *a*, couche externe de cément. — *b*, couche externe d'émail. — *c*, masse osseuse ou ivoire. — *d*, raies pigmentaires. — *e*, couche interne d'émail. — *f*, couche interne de cément. — *g*, marque.

gne ($0^m,0025$) et se trouve poussée d'autant hors de l'alvéole, de sorte qu'elle se raccourcit constamment et que la marque formée par le cornet dentaire, qui ne traverse pas la dent dans toute sa longueur, va en disparaissant petit à petit, bien que la couronne conserve ses dimensions. Par une usure normale des dents, la marque des pinces disparaît avec la sixième année, celle des mitoyennes disparaît à sept ans, et celle des coins à huit ans : on dit alors que les dents sont *rasées*.

Les surfaces de frottement des incisives ont des formes différentes suivant les âges, ce qui dépend à la fois de l'usure et de la croissance, comme de la forme de la dent elle-même qui, aplatie d'avant en arrière vers la couronne, devient ronde plus loin, puis triangulaire, et enfin ovale d'arrière en avant vers la racine de la dent ; au point que, à cette extrémité, les faces deviennent les bords et les bords deviennent les faces. Ces diverses formes de la surface de frottement caractérisent les périodes successives d'évolution de la dent ; elles permettent de reconnaître assez exactement l'âge des chevaux. Depuis l'âge de six ans jusqu'à l'extrême vieillesse, on admet quatre périodes : la première (ovale-transversale), qui dure de six à douze ans ; la ronde, qui dure de douze à dix-huit ; la triangulaire, qui va de dix-huit à vingt-quatre, et l'ovale antéro-postérieure (biangulaire), qui va de l'âge de vingt-quatre ans à la fin de la vie (1).

Les incisives servent, comme la langue, à la préhension des aliments, elles peuvent même servir de défenses.

Différences. — Chez les *ruminants*, il n'y a pas d'incisives à la mâchoire supérieure ; par contre, il y en a huit à la mâchoire inférieure. On les désigne sous les noms de pinces, de mitoyennes internes [ou premières mitoyennes], de mitoyennes externes [ou secondes mitoyennes], et de coins. La couronne est en forme de palette, et n'a pas de marque proprement dite ; l'absence d'incisives à la mâchoire supérieure fait qu'il n'y a pas d'usure réciproque, comme chez les autres animaux ; la racine est plus arrondie, creuse dans les jeunes dents, pleine dans les dents anciennes, et nettement séparée de la couronne par un collet. Avec l'âge, la couronne s'usant par son bord antérieur et sa face supérieure, les dents paraissent s'écarter les unes des autres, il ne reste plus que des chicots qui bientôt finissent par tomber eux-mêmes ; cela arrive d'autant plus facilement qu'il n'y a pas, comme chez le cheval, un resserrement constant des alvéoles et que les dents sont plutôt retenues par les gencives que par le maxillaire.

Le *porc* a, comme le cheval, six incisives à la mâchoire supérieure et autant en bas ; celles du haut sont autrement conformées que celles du bas. Les pinces de la mâchoire supérieure, les plus fortes, sont incurvées et présentent à leur surface de frottement une cavité ; les mitoyennes, séparées de celles-ci par un petit espace interdentaire, sont plus courtes et également recourbées ; les coins, encore plus petits, sont aussi écartés des voisines ; la couronne est trilobulaire. Les pinces et les mitoyennes de la mâchoire inférieure sont placées presque horizontalement ; elles sont plus rapprochées les unes des autres ; leurs couronnes sont plus allongées et leurs surfaces de frottement ont la forme de quadrilatères allongés ; la face antérieure est creusée d'une ou de deux cannelures ; pas de collet, la dent se termine en pointe par une racine assez longue. Les coins ont une couronne très-courte, sans surface de frottement, et sont assez peu écartés des mitoyennes.

Le *chien* et le *chat* ont également six incisives à la mâchoire supérieure et six en bas, les premières plus grandes que les autres. Les couronnes sont formées dans le jeune âge (jusqu'à trois ans) par trois tubercules qu'on a appelés fleurs de lis. Les coins, dont la

(1) [Ces périodes ne correspondent pas à celles généralement adoptées en France, ce sont celles de Baumeister ; Girard et après lui les divers auteurs français acceptent des périodes plus courtes : ainsi la triangulaire dure pour eux de quatorze à dix-sept ans. La vérité ne se trouve-t-elle pas entre les deux ?]

couronne ressemble un peu en haut à celle de la canine, sont plus forts que les pinces ; il y a un collet évident entre la couronne et la racine.

b. Crochets (1) (Dentes laniarii s. canini).

Les *crochets*, encore dits dents *canines* ou *laniaires*, sont au nombre de quatre, fixés dans les espaces interdentaires des mâchoires supérieure et inférieure. Complétement développés chez le mâle, ils sont rudimentaires ou font complétement défaut chez la femelle. Leur face externe est convexe, l'interne montre, en son milieu, une saillie longitudinale, avec deux sillons de chaque côté. Ces deux faces sont séparées l'une de l'autre par les deux bords, tranchants dans le jeune âge et plus tard arrondis. Les crochets n'ont pas de collet proprement dit. Avec l'âge et par suite de l'usure, les bords tranchants et les sillons disparaissent, la dent devient une masse informe ; le canal dentaire, apparent dans le jeune âge, se remplit de matière éburnée et la dent devient pleine. Il n'y a pas usure réciproque des crochets ; ceux de la mâchoire inférieure sont toujours plus rapprochés des coins que ceux de la mâchoire supérieure, l'usure de ces dents est plutôt due au frottement du mors et de la langue.

Différences. — Chez les *ruminants*, les crochets n'existent pas.

Les crochets du *porc* sont, comme ceux du cheval, logés dans les espaces interdentaires. Courts à la mâchoire supérieure, épais, fortement incurvés, ils ont une couronne obtuse, dirigée en dehors et en haut ; on leur distingue deux faces et deux bords. Très-longs, au contraire, à la mâchoire inférieure, de forme triangulaire, repliés en arc, ils offrent à considérer trois faces, une externe, une interne et une supérieure ; trois bords, un antérieur et deux postérieurs. La couronne, très-forte, est effilée à son extrémité et souvent présente à son bord postérieur, chez les animaux sauvages surtout, une surface de frottement pour le crochet supérieur. Les crochets faisant une forte saillie hors de la bouche, les animaux ne peuvent jamais la fermer complétement. Les crochets des femelles sont plus petits, ils n'ont pas de collet.

Chez le *chien* et le *chat*, les quatre crochets, placés également dans les alvéoles des espaces interdentaires, sont recourbés et aplatis d'avant en arrière. La couronne, qui ressemble assez à celle des crochets du cheval, se continue sans collet avec la racine. Chez le chat, les canines sont proportionnellement plus grandes et leur couronne plus allongée, avec l'extrémité libre pointue. Les canines de la mâchoire inférieure sont plus rapprochées des incisives que celles de la mâchoire supérieure.

Les crochets du cheval ne paraissent pas avoir de fonction spéciale ; chez le porc, ces dents servent de défenses, et chez les carnivores elles servent en même temps à tenir les proies.

c. Molaires (2) (Dentes buccales s. molares).

Les molaires sont les dents les plus fortes, elles ont quelquefois jusqu'à 8 centimètres de longueur ; elles sont au nombre de vingt-quatre, dont six à chaque bord dentaire des deux grands sus-maxillaires et des deux branches du maxillaire inférieur. Quelquefois il existe des molaires supplémentaires en avant des premières, au nombre de quatre, plus ordinairement de deux cependant, car elles sont rares à la mâchoire inférieure. On désigne les molaires par leurs numéros d'ordre en commençant par en bas ; la première est toujours plus courte que les autres.

(1) [Ils poussent plus tard que les incisives et ils ne sont pas caducs.]
(2) [Les trois premières molaires de chaque arcade sont caduques.]

Les molaires de la mâchoire inférieure sont un peu comprimées de dedans en dehors, tandis que celles de la mâchoire supérieure sont presque carrées. Les *faces interne* et *externe* des molaires de la mâchoire supérieure ont deux sillons longitudinaux et deux saillies, tandis qu'à la mâchoire inférieure il n'y a qu'un sillon médian. Les *faces postérieure* et *antérieure* sont assez unies. La face antérieure des premières molaires des deux mâchoires, comme la face postérieure des dernières, prend plutôt la forme d'un bord, de sorte que ces dents sont un peu triangulaires ; elles ont un sillon longitudinal bien plus prononcé, qui reçoit une crête correspondante de l'alvéole. La première molaire de la mâchoire supérieure est proportionnellement pius large que celle de la mâchoire inférieure.

Les *surfaces de frottement* sont irrégulièrement ondulées, avec alternance d'éminences transversales et de sillons ; les sillons des dents de la mâchoire inférieure reçoivent les saillies de celles de la mâchoire supérieure, et réciproquement. Le collet est entouré par les gencives et se confond en bas avec la racine ; celle-ci est à deux branches à la mâchoire inférieure, à trois ou quatre branches à la mâchoire supérieure ; et chaque branche présente une cavité qui conduit dans le canal dentaire ; les racines des molaires de la mâchoire supérieure sont plus serrées qu'à la mâchoire inférieure. La racine de la dernière molaire de la mâchoire supérieure décrit une courbe dirigée en haut et en arrière, de sorte qu'il y a entre cette dent et la cinquième un espace triangulaire, qui fait partie du sinus maxillaire.

Les rangées des molaires de la mâchoire inférieure sont plus rapprochées que celles de la mâchoire supérieure, les surfaces de frottement ne se correspondent pas exactement, elles s'usent irrégulièrement et deviennent obliques ; à la mâchoire supérieure, elles sont inclinées de dehors en dedans et de bas en haut, tandis qu'à la mâchoire inférieure, elles sont obliques de dedans en dehors et de haut en bas ; on croirait qu'aux molaires de la mâchoire supérieure, c'est le bord externe qui est le moins usé, tandis qu'à la mâchoire inférieure ce serait le bord interne (1). Par suite de cette inclinaison oblique, la surface de frottement pour la trituration des aliments est plus développée. Par suite de l'usure irrégulière des molaires, il se forme fréquemment des pointes plus ou moins saillantes qui, dans les mouvements de la mastication, blessent souvent les joues ou la langue et occasionnent un manque d'appétit (2).

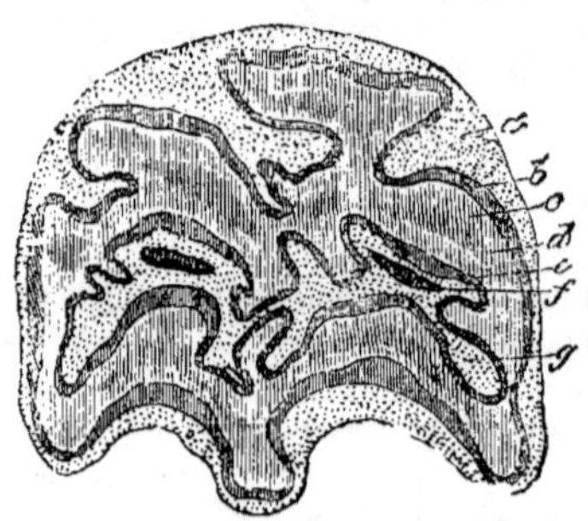

Fig. 33. — Surface de frottement d'une molaire de la mâchoire supérieure d'un cheval adulte (grossissement d'un tiers) (*).

(1) D'après Hannover, cette disposition des molaires ne serait pas d'une absolue nécessité pour la trituration des aliments ; mais elle serait due à ce que, dans la mâchoire inférieure, la partie externe de la pulpe dentaire s'ossifie (se dentifie) plus tôt que la partie interne, les surfaces les premières formées sont aussi celles qui s'usent le plus vite.

(2) [L'auteur dit manque d'appétit, non pas comme effet immédiat de la disposition vicieuse des dents. Celle-ci rend d'abord la mastication difficile, puis incomplète, et ensuite occasionne de mauvaises digestions.]

(*) *a*, couche externe de substance osseuse (cément ?). — *b*, couche externe d'émail. — *c*, ivoire. — *d*, raies pigmentaires brunes. — *e*, couche interne d'émail. — *f*, excavation noirâtre, non remplie de substance osseuse. — *g*, couche interne de substance osseuse (cément ?).

A la couronne des dents molaires, les diverses substances qui les constituent se rangent comme suit : la couche externe, formée par le cément, puis une couche d'émail, puis l'ivoire, une nouvelle couche d'émail, et enfin une couche centrale de cément.

Différences. — Les molaires des *ruminants* sont plus petites que celles du cheval ; mais leur nombre et leur position sont les mêmes (1). A la mâchoire inférieure, la première molaire est la plus petite, les autres vont en augmentant jusqu'à la dernière ; les molaires de la mâchoire supérieure sont plus fortes que celles d'en bas ; les saillies des surfaces de frottement sont plus fortes et plus tranchantes que chez le cheval ; les racines sont divisées en deux ou quatre branches assez longues.

Chez le *porc*, il y a vingt-huit molaires, dont sept à chaque arcade maxillaire ; elles vont en augmentant de dimensions depuis la première jusqu'à la dernière. Elles sont très-rapprochées l'une de l'autre à la mâchoire supérieure, tandis qu'il y a, à la mâchoire inférieure, un certain espace entre la première et la seconde. Les couronnes des trois premières molaires sont tranchantes, à trois pointes ; elles sont presque carrées à la quatrième et à la cinquième, allongées, avec beaucoup de pointes, aux deux dernières. Les racines sont, comme chez les ruminants, à plusieurs branches.

Le *chien* a six molaires à chaque rangée de la mâchoire supérieure et sept en bas : par conséquent, vingt-six (2). Le *chat* n'a que quatorze molaires, dont quatre à chaque rangée inférieure et trois à chaque rangée supérieure. Chez les chiens, les trois premières molaires, dans les deux mâchoires, sont assez écartées l'une de l'autre, ce qui n'arrive pas pour les autres. A la mâchoire inférieure, c'est la cinquième molaire la plus grande ; en haut, c'est la quatrième et la cinquième qui dominent. Elles sont presque toutes terminées par des lobes assez aigus. Chez le chat, les dents vont en augmentant de grosseur d'avant en arrière.

Les molaires servent à réduire, à triturer ou à écraser les aliments.

(1) [Les trois premières molaires sont caduques, comme chez le cheval.]
(2) [Les trois premières de la mâchoire supérieure et les quatre premières de la mâchoire inférieure sont des dents caduques.]

Le tableau suivant donne un aperçu général sur les époques d''éruption et de remplacement des dents de nos mammifères domestiques.

	CHEVAL.		RUMINANTS.		PORC.		CHIEN.	
	ÉRUPTION.	REMPLACEM^t.	ÉRUPTION.	REMPLACEM^t.	ÉRUPTION.	REMPLACEM^t.	ÉRUPTION.	REMPLACEM^t.
I. — Dents incisives.								
Pinces	Avant ou quelques jours après la naissance.	2 1/2 ans.	Avant ou quelques jours après la naissance.	1 1/2 an.	3 à 4 mois.	2 1/2 à 3 ans.	4 à 6 semaines.	3 à 4 mois.
1res mitoyennes	4 à 6 semaines.	3 1/2 ans.	Id.	2 1/2 ans.	Id.	Id.	Id.	Id.
2es mitoyennes	—	—	14 jours.	3 1/2 ans.	—	—	—	—
Coins	6 à 9 mois.	4 1/2 ans.	2 à 3 semaines.	4 1/2 ans.	Avant ou quelques jours après la naissance.	6 mois.	Id.	5 mois.
II. — Crochets.								
Crochets	6 mois.	4 à 5 ans.	—	—	Id.	1 an.	Id.	5 à 6 mois.
III. — Molaires.								
Premières	Avant ou quelques jours après la naissance.	2 1/2 ans.	Avant ou quelques jours après la naissance.	1 1/2 an.	Avant ou quelques jours après la naissance.	—	3 à 4 mois.	—
Secondes	Id.	Id.	Id.	2 1/2 ans.	Id.	2 ans.	4 à 5 semaines.	5 à 6 mois.
Troisièmes	Id.	3 1/2 ans.	Id.	3 1/2 ans.	Id.	2 ans.	Id.	Id.
Quatrièmes	10 à 12 mois.	—	6 à 9 mois.	—	5 à 6 mois.	Id.	Id.	Id.
Cinquièmes	2 à 2 1/2 ans.	—	2 1/2 ans.	—	1 an.	—	4 à 5 mois.	—
Sixièmes	4 à 5 ans.	—	4 à 5 ans.	—	1 1/2 à 2 ans.	—	5 à 6 mois.	—
Septièmes	—	—	—	—	3 ans.	—	5 1/2 à 6 1/2 mois.	—
Nombre de dents.								
Mâles	40		32		44		Le chien..	42
Femelles	36						Le chat...	30

II. OS DU TRONC.

A. Os de la colonne vertébrale (*Ossa spinæ dorsalis*).

La *colonne vertébrale*, ou *épine dorsale*, ou *rachis*, est une tige solide et flexible située sur la ligne médiane du corps, creusée d'un canal, le *canal vertébral*, qui présente sur les côtés de nombreuses ouvertures, et qui loge la moelle épinière avec ses enveloppes.

Elle est formée par les *vertèbres* qu'on distingue en *cervicales, dorsales, lombaires, sacrées* (soudées pour former le *sacrum*) et *coccygiennes*.

Position des vertèbres. — [Une vertèbre étant donnée, on dirigera son grand trou d'avant en arrière, on placera en haut l'épine plus ou moins saillante qu'elle présente, et on tournera en avant la surface articulaire convexe.]

1. Vertèbres cervicales (*Vertebrœ colli s. cervicis*).

Le nombre des *vertèbres cervicales* est de sept chez tous nos mammifères domestiques ; elles se dirigent obliquement de la tête vers la première vertèbre dorsale, en arrière et en bas, constituent la base solide de l'encolure, et sont partout entourées de muscles. On distingue à chacune d'elles un *corps*, une *voûte* [ou partie annulaire], des *apophyses*, des *orifices* et des *échancrures*.

La *première vertèbre cervicale*, qu'on a désignée sous le nom d'*atlas*, formée, dans la première jeunesse, de trois pièces distinctes, s'articule en avant avec l'occipital, par une articulation à ginglyme parfait, et, en arrière avec la seconde vertèbre, par une articulation trochoïde. Le *corps*, court et épais, présente à sa face externe une éminence rugueuse, pour l'attache du muscle dorso-atloïdien. La *face interne* concourt à former le trou vertébral, et présente *deux surfaces articulaires* lisses, recouvertes de cartilages, en rapport avec l'apophyse odontoïde de l'axis, puis *deux fossettes* rugueuses où se fixe le ligament interne de l'articulation atloïdo-axoïdienne. La partie antérieure du corps offre deux *cavités articulaires* qui répondent aux condyles de l'occipital ; son extrémité postérieure, *deux facettes articulaires*, planes et lisses, qui répondent à deux facettes analogues de la seconde vertèbre.

La *voûte* est opposée au corps et forme, par sa face interne, concave, la paroi supérieure du trou médullaire ; sa face externe, convexe, présente en son milieu une crête longitudinale, puis, en avant et en arrière, une échancrure pour fixer les ligaments supérieurs des articulations. Des deux côtés s'étendent les *ailes*, ou *apophyses transverses*, assez larges, dont la face externe, en partie convexe, est recouverte par le muscle axoïdo-atloïdien, et dont la face interne, concave, présente également des empreintes musculaires. Les bords libres de ces apophyses sont épais, un peu relevés, et donnent attache à des muscles. Chaque aile est percée de quatre orifices, deux antérieurs, distingués en interne et externe, un moyen et un postérieur. Les *deux trous antérieurs*, réunis par une gouttière, logent une branche de l'artère occipitale ; le *trou moyen* conduit de la face interne dans l'intérieur du canal vertébral ; le *trou postérieur*, quelquefois double, le plus grand, livre passage à une artère qui va de la face externe de l'aile à la face interne.

La *seconde vertèbre cervicale*, ou l'*axis* (epistropheus), la plus longue, est formée, dans le jeune âge, de cinq pièces, comme les vertèbres suivantes. En avant, elle se relie à l'atlas par une articulation trochoïde ; en arrière, elle s'articule avec la troisième vertèbre. Au corps on reconnaît, sur le milieu de la face externe, une crête longitudinale terminée inférieurement par un tubercule. Sur les côtés, les deux *apophyses transverses* présentent les *trous trachéliens*, occupés par les artères cervicales. L'extrémité antérieure offre à considérer l'*apophyse odontoïde*, qui se loge dans le trou médullaire de l'atlas et forme le pivot de l'articulation ; la face inférieure de cette apophyse est lisse et recouverte de cartilage, sa face supérieure est creusée de deux fossettes pour l'attache de ligaments. A la base et sur les côtés de cette apophyse, les *apophyses obliques antérieures* (1) présentent leurs facettes lisses, ondulées, recouvertes de cartilage, qui s'articulent avec les surfaces correspondantes de l'atlas. Au-dessous de la face postérieure de l'apophyse odontoïde et entre les deux apophyses obliques, se trouve une *fossette rugueuse*, où s'attache le ligament inférieur de l'apophyse odontoïde. L'extrémité postérieure du corps présente une cavité articulaire, recouverte de cartilage, qui reçoit la tête de la troisième vertèbre. Sa face interne, tournée vers le trou médullaire, est un peu bombée en son milieu. La *voûte* est concave et lisse à sa face interne et forme, avec le corps, le canal médullaire, très-long dans cette vertèbre ; sa face externe présente sur la ligne médiane une forte crête longitudinale, bifurquée en arrière, et donnant insertion, entre ses deux branches, au ligament cervical ; en arrière de cette crête sont les *apophyses obliques postérieures*, dont les surfaces articulaires sont dirigées en bas ; au-dessous, deux échancrures qui forment, avec celles de la troisième vertèbre, les *trous intervertébraux* ou *trous de conjugaison*, distingués en gauche et droit. A l'extrémité antérieure de la *voûte*, se voient les trous vertébraux, remplaçant les échancrures, par lesquels passent les nerfs de la deuxième paire cervicale et des vaisseaux.

Les *troisième*, *quatrième* et *cinquième* vertèbres cervicales ne diffèrent guère l'une de l'autre. Le corps présente à sa face inférieure une crête médiane ; sur les côtés, les *apophyses transverses* fortement saillantes, ayant chacune le *trou trachélien* à leur base et deux extrémités libres ; en avant, la *tête* articulaire ; en arrière, la *cavité articulaire* correspondant à la tête de la vertèbre suivante. Sa face interne forme, avec la voûte, encore dite partie annulaire, le trou médullaire. A la voûte, on reconnaît, sur la ligne médiane : une légère crête ; à l'extrémité antérieure, les *apophyses obliques antérieures*, à surfaces articulaires lisses, dirigées en haut ; à l'extrémité postérieure, les *apophyses obliques postérieures*, à facettes articulaires dirigées en bas. Entre celles-ci et le corps sont les *trous intervertébraux*, ou plutôt les échancrures qui, avec celles de la vertèbre suivante, forment des trous que traversent des vaisseaux et des nerfs.

La *sixième vertèbre cervicale* est plus courte et plus large que les précédentes, l'arête du corps est plus petite, les apophyses transverses sont à trois branches, avec trou trachélien plus grand ; les apophyses obliques ont des surfaces articulaires plus grandes, et, au lieu de la crête de la ligne médiane, il y a, sur la voûte, une petite apophyse épineuse.

La *septième vertèbre cervicale* a déjà plus de ressemblance avec la première vertèbre dorsale ; elle est plus courte que les précédentes ; les apophyses transverses sont simples et sans trous trachéliens. De chaque côté de la cavité articulaire du corps, on trouve une *petite surface articulaire* lisse, recouverte de cartilage, qui, avec une surface articulaire analogue placée sur le côté de la tête de la première vertèbre dorsale, forme la *cavité articulaire* destinée à recevoir la tête de la première côte. Les apophyses obliques antérieures sont plus grandes que les postérieures. Enfin l'apophyse épineuse placée sur

---

(1) [Les *apophyses obliques* sont désignées, en France, sous le nom d'*apophyses articulaires*.]

la voûte est plus longue, le trou médullaire plus court et plus large qu'aux autres vertèbres.

Différences.— Chez les *ruminants*, les vertèbres cervicales sont plus courtes et plus fortes. Aux apophyses transverses de la première, le trou postérieur manque, et du trou supérieur part un second conduit qui pénètre dans le canal médullaire. Les rugosités sur la voûte sont plus fortes; les facettes articulaires postérieures, plus larges, se confondent en bas. La crête de la seconde vertèbre est simple, les surfaces articulaires des apophyses obliques antérieures se confondent en bas, l'apophyse odontoïde, plus courte et plus forte, constitue une demi-gouttière, c'est-à-dire qu'elle est convexe en bas et concave en haut ; les trous trachéliens sont petits. De la seconde à la quatrième vertèbre cervicale, les apophyses épineuses vont en augmentant, les apophyses transverses ont deux branches, et les trous trachéliens sont plus grands. A la sixième, l'apophyse épineuse est plus forte et plus longue, la branche inférieure de l'apophyse transverse très-large et aplatie (en forme d'aile), le trou trachélien très-large. L'apophyse épineuse de la septième vertèbre cervicale la fait fortement ressembler à la première vertèbre dorsale ; comme chez le cheval, il n'y a pas de trou trachélien et l'apophyse transverse est simple.

Chez le *porc*, les vertèbres cervicales sont courtes et serrées, ce qui explique le peu de longueur de son cou. A la première vertèbre cervicale on voit deux trous antérieurs des apophyses transverses, tout à fait analogues à ceux du cheval ; il y a quelquefois deux trous postérieurs, dont l'un commence à la face inférieure, forme un canal assez court, et débouche au bord postérieur de l'apophyse. A l'axis on trouve l'apophyse odontoïde arrondie, la crête médiane simple et très-élevée. Pour les autres vertèbres, la partie annulaire est étroite, les apophyses épineuses vont en augmentant depuis la troisième jusqu'à la dernière et se terminent en pointe, les trous trachéliens sont doubles de chaque côté et se retrouvent même à la septième vertèbre. Les apophyses transverses sont à deux branches, dont l'inférieure, très-large et en forme d'aile, va en augmentant jusqu'à la sixième vertèbre ; l'apophyse transverse de la septième est simple. Les surfaces articulaires latérales sont planes.

Chez le *chien* et le *chat*, la voûte supérieure de la première vertèbre est bien plus large que l'inférieure ; à la place du trou moyen, il n'y a sur l'apophyse transverse qu'une échancrure. Les cavités articulaires de l'extrémité antérieure sont profondes et les surfaces articulaires latérales concaves. A la seconde vertèbre, la crête médiane est tranchante et très-longue, les apophyses obliques antérieures convexes, l'apophyse odontoïde étroite, arrondie et assez longue ; il n'y a pas de trou trachélien. L'apophyse épineuse est faible à la troisième, mais elle va en augmentant de longueur jusqu'à la septième ; les apophyses transverses sont larges et inclinées en bas. Chez le chien, les apophyses transverses de la sixième vertèbre ressemblent à celles des ruminants ; chez le chat, elles sont divisées en trois branches. L'apophyse transverse de la septième vertèbre est simple, assez longue et sans trou trachélien.

2. **Vertèbres dorsales** (*Vertebræ dorsi s. thoracis*).

Les *vertèbres dorsales*, ou *thoraciques*, sont au nombre de dix-huit (1) chez le cheval, l'âne et le mulet; généralement plus petites que les vertèbres cervicales, elles sont situées entre celles-ci et les vertèbres lombaires ; les six premières décrivent avec les dernières cervicales une courbe marquée, et les douze dernières se continuent en une ligne à peu près droite avec les vertèbres lombaires jusqu'au sacrum. Chez l'âne, la série des vertèbres dorsales et lombaires décrit une courbe à convexité supérieure, une espèce de voûte, qui contribue puis-

---

(1) Exceptionnellement ce nombre peut varier et l'on trouve alors, à côté d'un nombre normal de vertèbres lombaires, soit une vertèbre dorsale de plus, soit une de moins, c'est-à-dire qu'il peut y avoir tantôt dix-neuf vertèbres dorsales, tantôt seulement dix-sept.

samment à leur donner de la force pour porter sur le dos. Des deux côtés les vertèbres dorsales s'articulent avec les côtes et forment, avec leurs extrémités supérieures, la paroi supérieure de la cavité thoracique. A chaque vertèbre dorsale on distingue le *corps* et la *voûte*, ou *partie annulaire*.

Le *corps* présente : en avant une éminence arrondie en forme de tête, la *tête articulaire*, bien détachée aux deux premières vertèbres ; en arrière, une *cavité articulaire*. Sa face supérieure est creusée au milieu d'un trou, et, à chaque extrémité, d'un sillon transversal étroit, qui, avec le corps de la vertèbre voisine et le fibro-cartilage intervertébral, forme une gouttière pour recevoir le ligament rond des côtes. Sa face inférieure offre au milieu, pour les cinq premières et les deux dernières vertèbres, une crête tranchante longitudinale, pour les autres, une surface arrondie sans saillie particulière. Sur les côtés se voit, de part et d'autre, une ouverture livrant passage à des vaisseaux ; c'est l'orifice d'un conduit qui débouche communément à la face supérieure du corps dans le canal vertébral. En avant et en arrière, il y a, de chaque côté de la tête ou de la cavité articulaire, une légère *excavation articulaire* lisse, recouverte de cartilage, un peu oblique, qui, avec celle de la vertèbre précédente ou suivante, forme la *fossette articulaire* où est reçue la tête de la côte correspondante. A la base de cette fossette s'ouvre un trou par lequel le ligament rond de la tête de la côte pénètre dans le canal vertébral ; ces fossettes articulaires manquent à la partie postérieure de la dernière vertèbre dorsale.

La *partie annulaire* forme avec le corps le *trou médullaire* et présente, en avant et en arrière, une échancrure pour la formation des *trous intervertébraux*, dits *trous de conjugaison* ; dans quelques cas cette échancrure est transformée par une tige osseuse en trou complet. Au-dessus s'étendent les *apophyses obliques* [ou *articulaires*] qui ont leurs plus grandes dimensions aux deux premières vertèbres ; les antérieures ont leurs faces articulaires dirigées en haut, les postérieures les présentent dirigées en bas. Sur les côtés, les *apophyses transverses* offrent chacune une surface articulaire plane, un peu excavée seulement pour les deux premières vertèbres, avec laquelle vient s'articuler la tubérosité d'une côte. Aux deux ou trois dernières vertèbres dorsales, les surfaces articulaires des apophyses transverses se confondent avec celles qui reçoivent les têtes des côtes ; il y a alors un ligament capsulaire commun. Au milieu de la face externe de la voûte se dressent les *apophyses épineuses* ; elles vont en augmentant de longueur jusqu'à la cinquième vertèbre, puis diminuent de la sixième à la douzième, et ensuite conservent à peu près la même longueur. Quant à leur direction, oblique en arrière depuis la première jusqu'à la douzième, elle devient ensuite à peu près verticale. Les faces latérales de ces apophyses donnent attache à des muscles, les bords antérieurs et postérieurs, aux ligaments inter-épineux, les extrémités supérieures, renflées en tubérosités, aux ligaments cervical et sus-épineux.

Différences. — Les *ruminants* ont treize vertèbres dorsales. Les apophyses épineuses des cinq premières sont longues et larges, puis elles vont en diminuant jusqu'à la dernière vertèbre, elles sont inclinées en arrière, la dernière seule est verticale. Pour les deux dernières vertèbres, les apophyses obliques postérieures sont convexes en bas et s'articulent pour ainsi dire en demi-gond avec l'excavation que présente l'apophyse oblique antérieure de la vertèbre suivante. Le corps est plus grand que chez le cheval. Les échancrures pour les trous de conjugaison sont partout remplacées, chez le bœuf au moins, par de véritables trous placés en arrière de chaque vertèbre. La face inférieure du corps présente une arête plus arrondie aux vertèbres antérieures. Aux apophyses transverses des deux dernières vertèbres dorsales, on constate quelquefois l'absence de surfaces articulaires.

Le *porc* a quatorze vertèbres dorsales, quelquefois quinze, plus rarement seize ou dix-sept, en rapport avec le nombre des paires de côtes. Les apophyses épineuses de la seconde à la neuvième vertèbre sont dirigées en arrière ; celle de la première est dirigée en avant. Outre les trous intervertébraux de conjugaison, il y a, de chaque côté de chaque vertèbre, à la base des apophyses transverses, deux orifices, distingués en supérieur et inférieur, qui vont déboucher en commun dans le canal vertébral. Aux trois dernières vertèbres, les surfaces articulaires des apophyses transverses sont confondues avec celles du corps. Le corps est convexe à sa face inférieure et sans proéminence. Aux quatre dernières vertèbres dorsales, les apophyses obliques ressemblent à celles des vertèbres lombaires, c'est-à-dire que les surfaces articulaires pénètrent l'une dans l'autre comme des gonds.

Chez le *chien* et le *chat*, il y a, comme chez les ruminants, treize vertèbres dorsales, quelquefois quatorze cependant chez le chien. Les apophyses épineuses des trois premières sont les plus longues, les autres vont en diminuant jusqu'à la dernière, en même temps qu'elles se redressent. Chez le chat, plus que chez le chien, l'apophyse épineuse de la douzième vertèbre est courte, large à la base, pointue en haut et placée verticalement, tandis que celle de la onzième est dirigée en arrière et celle de la treizième en avant. La face inférieure du corps est convexe et sans arête. Les échancrures pour les trous de conjugaison sont analogues à celles du cheval. Chez le chat, il n'y a pas de surfaces articulaires pour les tubérosités des côtes aux deux dernières vertèbres.

3. Vertèbres lombaires (*Vertebræ lumborum*).

Il y a, chez le cheval et chez le mulet, six *vertèbres* lombaires, tandis qu'il n'y en a que cinq chez l'âne (1) ; placées entre les vertèbres dorsales et le sacrum, elles relient l'avant-train du corps à l'arrière-train et forment, pour ainsi dire, un pont qu'on peut considérer comme la partie la plus faible de toute la colonne vertébrale. Comme aux vertèbres dorsales, on distingue le *corps* et la *voûte*, avec des *apophyses* et des *orifices*.

Le corps des trois premières vertèbres lombaires présente au milieu et à sa face externe une crête longitudinale ; le corps de la quatrième est arrondi, celui de la cinquième et de la sixième est plat. A son extrémité antérieure, on trouve la tête articulaire, à peu près plate, et, à son extrémité postérieure, la surface articulaire, peu excavée. Des deux côtés s'étendent les apophyses transverses énormément développées, aplaties de dessus en dessous, et dirigées horizontalement en dehors ; on leur reconnaît une face inférieure et une supérieure, un bord antérieur et un postérieur, une extrémité libre. Les apophyses transverses de la première vertèbre lombaire présentent quelquefois, à leur bord antérieur, une surface articulaire en rapport avec une surface correspondante qu'on trouve au bord postérieur de la dernière côte. D'autres fois cette apophyse prend la forme d'une côte et même devient une dix-neuvième côte, articulée avec la vertèbre. Les bords des quatre premières apophyses transverses sont libres et tranchants, tandis que le bord postérieur de la cinquième et les deux bords de la sixième présentent des surfaces articulaires pour l'articulation de ces deux vertèbres entre elles et de la dernière avec le sacrum. Dans les quatre premières

____

(1) Chez des chevaux d'origine arabe on ne trouve fréquemment que cinq vertèbres lombaires, le nombre des vertèbres dorsales restant normal.

vertèbres lombaires, ces apophyses sont larges et minces, tandis qu'elles sont plus épaisses pour les deux dernières. Les apophyses transverses de la première vertèbre lombaire sont un peu recourbées en arrière ; celles des trois suivantes sont directement dirigées en dehors, et celles des deux dernières un peu dirigées en avant.

Comme pour les vertèbres dorsales, il y a, près de la partie annulaire, des échancrures pour former les trous de conjugaison.

Les apophyses obliques antérieures sont plus grandes que les postérieures ; les premières ont une surface articulaire excavée et dirigée en haut, tandis que les secondes présentent une forte convexité dirigée en bas ; elles pénètrent l'une dans l'autre, comme un bouchon, ou plutôt comme un gond, et donnent ainsi plus de solidité à la région lombaire.

Les apophyses épineuses sont larges et toutes de la même hauteur que celle de la dernière vertèbre dorsale. Sur les faces de ces apophyses épineuses s'attachent des muscles ; sur les bords tranchants, les ligaments inter-épineux ; sur l'extrémité supérieure, tubéreuse, le ligament sus-épineux. La portion du canal médullaire formée par les vertèbres lombaires a un diamètre transverse plus grand et un diamètre vertical plus petit que dans les vertèbres dorsales.

Différences. — Le nombre des vertèbres lombaires, chez les *ruminants*, est également de six. Les apophyses épineuses sont larges et basses. Les apophyses transverses sont toutes dirigées en avant, longues, fortes, et bien écartées l'une de l'autre ; celles de la première vertèbre sont les plus courtes ; celles de la troisième, de la quatrième et de la cinquième, de même dimension, sont les plus longues ; celles de la dernière sont de nouveau plus courtes. Les bords antérieurs et postérieurs des apophyses transverses de toutes les vertèbres lombaires sont tranchants et libres ; les deux dernières ne sont nullement articulées entre elles, ni la dernière avec le sacrum, comme chez le cheval. La face inférieure du corps présente une légère crète. Les trous de conjugaison des quatre dernières vertèbres lombaires sont très-grands, et souvent on trouve aux deux premières des trous complets.

Le *porc* a ordinairement sept vertèbres lombaires, souvent six pourtant, quelquefois même seulement cinq, le nombre des vertèbres dorsales restant néanmoins normal. Les apophyses épineuses sont légèrement inclinées en avant. Les apophyses transverses sont recourbées vers le bas ; la première et la dernière sont les plus courtes ; pas d'articulation entre celle-ci et le sacrum. A la base de chaque apophyse transverse s'ouvre un petit orifice ; à côté des trous de conjugaison formés par la réunion des deux échancrures, il y a encore, dans les trois premières vertèbres lombaires, et de chaque côté, un second trou du même genre.

Le *chien* et le *chat* ont également sept vertèbres lombaires (1). Les apophyses épineuses sont très-larges à leurs bases. Les apophyses obliques postérieures des quatre premières vertèbres sont à deux branches, les externes, étroites et sans surfaces articulaires. Les apophyses transverses vont en augmentant de longueur de la première à la dernière et sont fortement recourbées d'avant en arrière.

4. Sacrum (*Os sacrum*).

Position. — [Placez les apophyses épineuses en haut, sur la ligne médiane, et l'extrémité la plus large de l'os en avant.]

Le *sacrum*, ou *os sacré*, est formé, dans le jeune âge, de cinq vertèbres sacrées, isolées (*Vertebræ sacrales s. spuriæ*), qui ne se soudent que plus tard en un os

(1) Chez le chien, il y a quelquefois seulement six vertèbres lombaires, par contre quatorze vertèbres dorsales et autant de côtes.

unique, articulé en avant avec la dernière vertèbre lombaire, en arrière avec la première coccygienne, et en haut avec les deux iliums. Le sacrum, considéré comme un os unique, offre à considérer une *extrémité antérieure* et une *postérieure*, une *face supérieure* et une *inférieure*, deux *bords latéraux* et le *canal médullaire*.

L'*extrémité antérieure* présente les deux *apophyses transverses*, très-larges, dont la surface supérieure, rugueuse, est fixée par des ligaments aux iliums et les bords antérieurs, convexes, lisses, articulés avec les apophyses transverses de la dernière vertèbre lombaire; c'est un ligament capsulaire qui réunit les deux surfaces articulaires.

La face inférieure est lisse, libre, et tournée vers le bassin.

Les deux *apophyses obliques* sont petites et reçoivent dans leurs surfaces articulaires concaves les apophyses obliques postérieures de la dernière vertèbre lombaire. La *tête articulaire* est plate et reliée par une couche épaisse de fibro-cartilage à la cavité correspondante de la dernière vertèbre lombaire, formant ainsi une articulation par ginglyme parfait; entre cette tête et les apophyses transverses, il y a les échancrures pour les trous de conjugaison.

L'*extrémité postérieure* présente une surface articulaire rugueuse, en rapport, par l'intermédiaire de fibro-cartilage, avec la première vertèbre coccygienne. Souvent le corps de la vertèbre coccygienne est relié au sacrum par du tissu osseux, de sorte que le sacrum paraît formé de six vertèbres. Il est plus rare de voir la dernière vertèbre lombaire soudée au sacrum. Les échancrures, une de chaque côté, sont formées par le corps de l'os et la partie annulaire, et donnent passage à la cinquième paire des nerfs lombaires.

La *surface supérieure*, formée par la fusion des parties annulaires des diverses vertèbres, présente en son milieu cinq apophyses épineuses, un peu inclinées en arrière, dont la première est plus mince et plus étroite que les autres. L'extrémité supérieure de ces apophyses, celle de la première exceptée, est renflée en tubérosité. A leurs bases, il y a les quatre trous dits *sus-sacrés* ou *inter-épineux*. Ces orifices pénètrent dans le canal rachidien et communiquent avec quatre autres trous placés à côté; ils livrent passage aux nerfs lombaires supérieurs.

La *face inférieure*, formée par la réunion des corps des vertèbres sacrées, montre, comme traces de la séparation primitive, des sillons transversaux; elle est un peu concave et très-large en avant. De chaque côté, vers les bords, s'ouvrent quatre trous assez larges, dits *sous-sacrés*, qui permettent la sortie des nerfs lombaires inférieurs.

Les *bords*, formés par la fusion des apophyses transverses, se distinguent en droit et en gauche. Ils sont rugueux, plus larges en avant qu'en arrière, et portent diverses empreintes musculaires et ligamenteuses. Le *canal médullaire* est surtout large près de la première vertèbre; il va en diminuant sensiblement jusqu'à la dernière et renferme la queue de cheval de la moelle épinière.

Différences. — Chez les *ruminants*, le sacrum, proportionnellement plus grand et convexe en haut, est également formé de cinq fausses vertèbres. Les apophyses transverses sont courtes et larges et n'ont pas de surfaces articulaires à leurs bords antérieurs. L'extrémité postérieure est relativement très-large, les apophyses épineuses souvent soudées ensemble et fortement épaissies à leurs extrémités. La face supérieure présente encore des rudiments d'apophyses obliques, généralement fondues ensemble. La face inférieure est concave. Les bords latéraux sont très-larges et se terminent en bas en une crête tranchante.

Le sacrum du *porc* est formé de quatre fausses vertèbres. Les apophyses transverses sont courtes et les surfaces rugueuses qui les relient aux iliums sont tout à fait latérales, il n'y a pas d'articulation entre ces apophyses et celles de la dernière vertèbre lombaire. A la face supérieure, comme à la face inférieure, il n'y a, de chaque côté, que trois trous sacrés. Il n'y a pas d'apophyse épineuse correspondant à la seconde vertèbre, et celles des autres vertèbres sont très-petites. Entre les parties annulaires, il y a des espaces vides et tout l'os est, comme chez le bœuf, plus convexe en haut.

Chez le *chien* et le *chat*, le sacrum n'est formé que de trois fausses vertèbres. Les apophyses transverses sont larges et ne s'articulent qu'avec les iliums. La face supérieure montre trois apophyses épineuses bien séparées, avec deux trous sus-sacrés et des traces d'apophyses obliques. La face inférieure est large, concave, et présente, de chaque côté, deux trous sous-sacrés. Les bords sont obtus.

5. Vertèbres coccygiennes (*Vertebræ caudæ s. coccygis*).

Les *vertèbres coccygiennes*, au nombre de dix-huit ordinairement chez le cheval, sont accolées à l'extrémité du sacrum ; ce sont les plus petites des vertèbres, mais aussi les plus mobiles. Les trois premières sont les plus grandes et on leur reconnaît distinctement les diverses apophyses. A leur corps court, épais et arrondi, dont la face supérieure présente un orifice, on trouve, en avant et en arrière, une surface articulaire convexe, qui est réunie, par une couche épaisse de fibro-cartilage, avec la vertèbre précédente ou avec la suivante. La première vertèbre coccygienne est quelquefois soudée au sacrum et n'est que peu mobile. Sur les côtés, il y a deux apophyses transverses. La partie annulaire des premières vertèbres, qui forme avec les corps un canal fermé, présente, au milieu, une légère apophyse épineuse, et en avant, des apophyses obliques rudimentaires. A partir de la quatrième vertèbre coccygienne, il n'y a plus d'apophyse épineuse et, au lieu du canal intérieur, il n'y a plus qu'une gouttière supérieure. Les apophyses transverses deviennent de plus en plus petites, de sorte que les dernières vertèbres coccygiennes ne sont plus que des os cylindriques, évidés en leur milieu, renflés à leurs extrémités, où ils présentent des surfaces articulaires convexes.

Développement des vertèbres en général. — [Presque toutes les vertèbres se développent par trois noyaux d'ossification principaux, un pour le corps et deux pour la voûte, ou partie spinale. — Il y a, en outre, cinq petits noyaux surajoutés, disposés comme il suit : un pour les sommets de l'apophyse épineuse et des apophyses transverses, un pour chaque surface articulaire du corps.]

Différences. — Les vertèbres coccygiennes sont au nombre de dix-huit à vingt chez le *bœuf* et le *mouton*, de neuf seulement chez la *chèvre*. Chez le bœuf, les quatre ou cinq premières vertèbres sont encore munies d'un canal, d'une petite apophyse épineuse et d'apophyses transverses. Quant aux apophyses obliques, il n'y en a qu'en avant et il n'y a pas de surfaces articulaires. Les autres vertèbres ressemblent à celles du cheval.

Chez le *porc*, le nombre des vertèbres coccygiennes est de seize à dix-huit ; les cinq premières ont des apophyses transverses, des apophyses obliques, antérieures et postérieures, pourvues de surfaces articulaires, un canal, et une crête remplaçant les apophyses épineuses. Chez les autres, il n'y a plus de canal et les apophyses disparaissent à mesure que les vertèbres diminuent de volume.

Le *chien* et le *chat* ont de vingt à vingt-deux vertèbres coccygiennes, dont les cinq premières ont un canal et des apophyses obliques, antérieures et postérieures, avec surfaces articulaires ; il n'y a point d'apophyses épineuses, et les apophyses transverses, assez longues chez le chat, sont dirigées en arrière.

B. Os de la poitrine (*Ossa thoracis*).

1. Côtes (*Costæ*).

Position. — [Placez en haut l'extrémité irrégulière, en dedans la face concave, en arrière le sillon creusé sur cette face.]

Les *côtes*, qui servent à former la paroi supérieure et les parois latérales du thorax, se relient en haut aux vertèbres dorsales, par une articulation arthrodiale, et en bas aux cartilages costaux. Leur nombre est en rapport avec celui des vertèbres dorsales, de sorte qu'il y a généralement dix-huit côtes de chaque côté, soit en tout trente-six. Chez le cheval, il y a quelquefois une dix-neuvième paire de côtes, et cela, tantôt avec six, tantôt avec cinq vertèbres lombaires ; il arrive que la dix-neuvième côte est formée par l'apophyse transverse de la première vertèbre lombaire. Quelquefois il part de cette apophyse transverse un ligament, qui, plus loin, se réunit à un os pointu ou à un cartilage. (Muller, *Vierteljahresschrifft*, VII, 1.)

Les huit premières côtes, qui se relient par les cartilages costaux au sternum, sont dites *vraies côtes*, ou *côtes sternales* (*costæ sternales s. veræ*) ; les dix suivantes, qui, par les cartilages, ne se relient qu'entre elles, sont dites *côtes asternales, abdominales*, ou *fausses côtes* (*costæ abdominales s. spuriæ*).

A chaque côte, on a à considérer les *deux extrémités* et la *partie moyenne*.

L'*extrémité supérieure* présente deux éminences, la *tête costale* et une *tubérosité*, qui se trouvent séparées, sauf aux trois dernières côtes, par une partie rétrécie qu'on appelle le *col* ; durant la vie fœtale, ces deux pièces sont distinctes. La *tête de la côte* présente, en son milieu, une rainure rugueuse, qui sert à l'attache d'un ligament et qui la divise en deux facettes ; en avant et en arrière, la surface est lisse, recouverte de cartilage, et correspond à la fossette articulaire qui se trouve au point de réunion de deux vertèbres dorsales. La fossette articulaire qui reçoit la tête de la première côte est formée par la dernière vertèbre cervicale et la première dorsale. La *tubérosité* a également une facette articulaire lisse et recouverte de cartilage, qui se trouve en rapport avec une facette correspondante de l'apophyse transverse de la vertèbre dorsale. Aux premières côtes, la tête et la tubérosité sont fortement saillantes et séparées l'une de l'autre ; il n'en est pas de même pour les dernières côtes, où ces deux éminences sont très-petites et les surfaces articulaires confondues en une seule.

La *partie moyenne* a une *face externe*, convexe, creusée par une large gouttière dans sa partie antérieure, et une *face interne*, concave, lisse, présentant en arrière un léger sillon ; un *bord antérieur*, concave et tranchant, et un *postérieur*, convexe, plus épais. Les espaces intercostaux sont remplis par des muscles du même nom qui s'attachent aux bords des côtes.

L'*extrémité inférieure* est large, obtuse, rugueuse et réunie par un ligament fibreux au cartilage costal correspondant. Quelquefois la dernière côte n'est en rapport à son extrémité ni avec un cartilage, ni avec une autre côte ; elle reste flottante. La *grandeur*, la *longueur*, la *convexité* et la *mobilité* des différentes côtes sont variables. La première est la plus courte, les autres vont en augmentant de longueur jusqu'à la neuvième, puis diminuent jusqu'à la dernière. La largeur va en augmentant de la première à la sixième, et en diminuant de la septième à la quinzième; les quatre dernières ont à peu près la même largeur. Quant à la courbure des côtes, insensible pour la première, elle va en augmentant jusqu'à la huitième, et diminue ensuite jusqu'aux dernières. La convexité est dirigée en arrière et en dehors ; la première côte est presque perpendiculaire au plan médian, les dernières s'inclinent davantage. Enfin la mobilité des côtes, faible pour la première, devient de plus en plus étendue jusqu'à la neuvième et diminue ensuite peu à peu.

Développement. — [Les côtes se développent par trois points osseux, dont un primitif, qui apparaît pour le corps, et deux épiphysaires pour la tête et la tubérosité.]

Différences. — Les *ruminants* ont treize côtes de chaque côté, huit sternales et cinq asternales, généralement plus longues et plus larges que celles du cheval. Le col est plus long, par suite les têtes se trouvent plus écartées des tubérosités ; les surfaces articulaires de ces dernières sont un peu excavées. Les surfaces articulaires manquent aux apophyses transverses des deux dernières vertèbres dorsales, on ne les trouve pas non plus aux tubérosités des deux dernières côtes. Les extrémités inférieures de la deuxième à la neuvième côte présentent une surface articulaire concave et sont reliées aux cartilages costaux par arthrodie.

Les côtes du *porc* sont au nombre de quatorze de chaque côté, dont sept vraies et sept fausses. De même que le nombre des vertèbres dorsales peut varier, de même on voit varier celui des côtes. Leur partie moyenne est plus droite et l'incurvation se fait assez haut, on retrouve presque l'angle de la côte de l'homme. Les deuxième, troisième et quatrième sont les plus larges ; pour les trois dernières, la surface articulaire de la tête et celle de la tubérosité sont confondues. Aux extrémités inférieures des seconde, troisième, quatrième et cinquième côtes, il y a des surfaces articulaires.

Le *chien* et le *chat* ont treize côtes de chaque côté, dont neuf vraies et quatre fausses ; elles sont plus rondes ; chez le chat, on ne trouve pas de surfaces articulaires aux tubérosités des deux dernières côtes ; ces tubérosités sont d'ailleurs très-peu saillantes.

2. Sternum (*Os pectoris s. sternum*).

Position. — [Les faces qui présentent des cavités articulaires sont latérales; l'extrémité la plus large est postérieure, et la face concave est supérieure.]

Le *sternum* est un os impair, opposé aux premières vertèbres dorsales, et formant la partie inférieure du thorax; il est fixé aux cartilages costaux des vraies côtes. Dans la jeunesse, cet os est formé de six pièces distinctes, de structure spongieuse, reliées entre elles par des fibro-cartilages.

Le sternum, considéré comme un os unique, présente une *extrémité antérieure* et une *postérieure*, deux *faces latérales*, un *bord supérieur* et un *inférieur*.

L'*extrémité antérieure* présente une large lame cartilagineuse, aplatie d'un côté à l'autre, placée verticalement et recourbée en haut ; c'est le *cartilage rostral*, ou *prolongement trachélien*, auquel viennent s'attacher plusieurs muscles, le sterno-hyoïdien, le sterno-thyroïdien et le sterno-maxillaire. A l'*extrémité postérieure* se trouve également une lame cartilagineuse large, aplatie de haut en bas et horizontale, qu'on appelle le *cartilage xiphoïde*, ou *prolongement abdominal*. A la face supérieure de ce cartilage se fixe le diaphragme, et à sa face inférieure le grand sterno-huméral et les muscles droits de l'abdomen.

Les *faces latérales*, distinguées en gauche et en droite, sont plus larges en avant qu'en arrière, et présentent, aux points de réunion des diverses pièces qui constituent le sternum, des fossettes articulaires allongées, lisses, recouvertes de cartilage, pour recevoir les cartilages costaux de la seconde à la huitième paire et quelquefois même ceux de la neuvième.

Le bord supérieur commence au cartilage rostral et va jusqu'au cartilage xiphoïde. Sur le cartilage rostral, il présente deux cavités articulaires, séparées par un bord saillant, pour recevoir les cartilages costaux des premières côtes ; vers la quatrième pièce osseuse, le bord se transforme en face, qui va toujours en s'élargissant jusqu'à l'extrémité postérieure. *Le bord inférieur* est convexe, mince et fortement proéminent dans sa moitié antérieure où il forme une *crête* ou *carène*; dans sa moitié postérieure, il s'élargit et devient une face au niveau du cartilage xiphoïde.

Quant aux dimensions variables de la cavité thoracique, il en sera question dans la description des organes de la respiration.

Développement. — [Le sternum se développe par six points osseux qui restent réunis par de la substance cartilagineuse, même chez l'adulte, plutôt qu'ils ne se soudent les uns aux autres.]

Différences. — Au sternum des *ruminants*, on voit très-distinctement, dans le jeune âge, les sept pièces qui le constituent et qui, plus tard, la première exceptée, se soudent en une seule ; de sorte que, chez l'animal adulte, le sternum est formé d'une petite pièce antérieure et d'une grande pièce postérieure articulées. L'extrémité antérieure est épaisse et présente un petit prolongement trachélien ; l'extrémité postérieure, triangulaire, lisse, se termine par le cartilage xiphoïde. On distingue une face supérieure et une inférieure, toutes deux plus larges en arrière qu'en avant; un bord droit et un gauche, qui sont creusés de huit cavités articulaires pour recevoir les cartilages costaux des vraies côtes.

Le sternum du *porc* est formé de sept pièces ; la première reste séparée, comme chez le bœuf, et s'articule avec les autres qui n'en forment qu'une. Les cinquième et sixième noyaux se soudent de bonne heure et l'on croit quelquefois pouvoir ne reconnaître au sternum que cinq pièces. Les extrémités, l'antérieure surtout, se terminent en pointes mousses, le prolongement trachélien est assez petit. Il n'y a sur les côtés que six surfaces articulaires pour les cartilages costaux ; celles qui sont destinées aux cartilages des premières côtes se trouvent en haut de la première pièce osseuse, elles sont convexes et ont un ligament capsulaire commun.

Le sternum du *chien* et du *chat* est formé de huit pièces isolées, allongées et renflées à leurs extrémités (les deux dernières exceptées). On leur reconnaît une face supérieure, une face inférieure, étroite, et des faces latérales qui reçoivent, dans des cavités articulaires, les cartilages costaux des vraies côtes.

Les *cartilages costaux* (*cartilagines costarum*) sont, comme les côtes, distingués en *sternaux* (*vrais*) et *asternaux* (*faux*). Les cartilages sternaux relient les huit premières côtes au sternum ; ils sont plus forts que les asternaux et vont en augmentant de longueur du premier au huitième. Leurs extrémités supérieures font suite aux côtes et leurs extrémités inférieures, un peu renflées, s'articulent avec le sternum. Les huitième et neuvième cartilages sont toujours soudés ensemble. Ceux des fausses côtes sont plus longs, étroits, et en forme de stylets ; par leurs extrémités supérieures ils se rattachent, comme les cartilages sternaux, aux côtes; leurs extrémités inférieures, terminées en pointes libres, sont reliées entre elles par les muscles intercostaux et par les ligaments élastiques. Le premier cartilage asternal étant soudé au dernier cartilage sternal, c'est par celui-ci que toutes les côtes asternales prennent un appui indirect sur le sternum. Les cartilages vrais concourent à la formation de la cage thoracique ; les asternaux contribuent davantage à la formation de l'abdomen.

Différences. — Chez les *ruminants*, il y a treize cartilages costaux de chaque côté, huit sternaux et cinq asternaux, plus larges que chez le cheval; du second au neuvième ils s'articulent par synarthrose avec les côtes correspondantes.

Le *porc* a quatorze cartilages costaux de chaque côté ; les deux premiers sont petits, pourvus de surfaces articulaires concaves et, comme chez le cheval, réunis au sternum par un ligament capsulaire commun. Il y a sept cartilages sternaux et sept asternaux; les second, troisième, quatrième et cinquième s'articulent par synarthrose avec les côtes correspondantes.

Chez le *chien* et le *chat*, treize cartilages costaux de chaque côté comme chez le bœuf. Les deux premiers sont relativement longs ; on en distingue neuf sternaux et quatre asternaux.

C. Os du bassin (*Ossa pelvis*).

Position. — [Tournez en dehors la large cavité articulaire, placez en bas la portion de l'os qui présente un vaste trou ovale ; la grosse éminence située en arrière de ce trou est la partie postérieure du coxal.

Les *os du bassin*, encore dits os *innominés*, ou *coxaux* (*ossa innominata s. coxarum*), forment avec le sacrum la cavité pelvienne ou du bassin, qui renferme une partie des organes de la digestion, des organes urinaires et des organes génitaux du mâle ou de la femelle. Les deux coxaux sont reliés en haut au sacrum et en bas aux fémurs. Chaque coxal correspond par sa position comme aussi par sa forme au scapulum du membre antérieur et peut conséquemment être considéré comme l'os supérieur du membre postérieur.

On reconnaît dans le coxal trois pièces ou trois parties, qui sont : l'*ilium*, le *pubis* et l'*ischium*.

1. Ilium (*Os ileum s. ilium*).

L'*ilium* est le plus grand et le plus antérieur des trois os du bassin; on lui décrit une *face externe*, ou *supérieure*, et une *face interne*, ou *inférieure*, *trois bords* distingués en *antérieur*, *externe* et *interne*, et *trois angles*, distingués en *externe*, *interne* et *postérieur*.

La *face externe* est excavée en avant, d'un angle à l'autre, et devient un peu bombée en arrière; elle est recouverte de nombreuses empreintes musculaires. La *face interne*, convexe, présente dans son milieu une surface articulaire entourée de rugosités, qui correspond à l'apophyse transverse du sacrum et qu'on appelle *facette auriculaire*; derrière elle se trouve un bord rugueux et saillant qui forme la limite entre le grand et le petit bassin.

Le *bord antérieur*, légèrement concave, va de l'angle interne à l'angle externe, il est rugueux et destiné à des insertions musculaires. Le *bord externe*, étendu de l'angle externe jusque près de la cavité cotyloïde, présente, vers son extrémité postérieure, un trou nourricier. Le *bord interne* est tranchant et va de l'angle interne jusqu'à l'angle postérieur. [Sa partie postérieure, concave, constitue la *grande échancrure sciatique*.]

L'*angle interne* présente, à son extrémité libre, une tubérosité arrondie, diri-

gée en haut ; il donne attache à des muscles et à des ligaments. L'*angle externe*,
plus grand et large, est dirigé en dehors, il forme la *hanche*, d'où le nom d'os de
la hanche donné à l'ilium. On lui reconnaît une tubérosité antérieure et une
postérieure, séparées l'une de l'autre par une légère dépression, et donnant
insertion à un grand nombre de muscles très-importants (1). L'*angle postérieur*,
épais, est triangulaire et concourt, avec l'ischium et le pubis, à la formation de
la cavité cotyloïde. Le bord interne présente, vers cet angle postérieur, une
échancrure (2) et, au-dessus de la cavité cotyloïde, une crête rugueuse, dite
iléo-pectinée, allongée d'avant en arrière, à laquelle s'insèrent des muscles. Le
bord externe, plus arrondi, offre, au-dessus de la cavité cotyloïde, un trou nourricier, puis le commencement d'une crête destinée à des insertions tendino-mus-
culaires. A la face externe de l'angle postérieur il y a plusieurs empreintes
pour divers muscles ; en avant, une excavation pour insertion tendineuse.

Développement. — [D'après M. le professeur Goubaux, l'ilium se développe par
quatre noyaux d'ossification : un pour l'angle antérieur externe, un pour la
lèvre rugueuse du bord antérieur, un pour l'angle antérieur interne, un pour
le reste de l'os.]

2. Pubis (*Os pubis s. pectinis*).

Le *pubis* est le plus petit des os du bassin, il est placé à la paroi inférieure
du bassin entre l'ilium et l'ischium. On lui reconnaît une *branche antérieure*
et une *postérieure*, avec leurs *bords*, une *face supérieure* et une *inférieure*.

La *branche antérieure*, transversale, se relie en dehors à l'angle postérieur de
l'ilium et à l'ischium, pour la formation de la cavité cotyloïde, et en dedans
avec la branche correspondante du pubis du côté opposé. Le *bord anté-*
rieur de cette branche présente plusieurs trous nourriciers et, à proximité de
la cavité cotyloïde, une forte éminence, qui se continue par la *crête iléo-pectinée*
jusque sur l'ilium ; le *bord postérieur* est échancré et limite en avant le trou
ovale. La *branche* postérieure est plus petite et part de l'extrémité interne de
la branche antérieure pour se réunir en arrière avec l'ischium ; le *bord interne*,
épais et rugueux, se soude au même bord du pubis opposé ; le *bord ex-*
terne, libre, arrondi, forme la limite interne du trou ovale. La *face supérieure*
du pubis est dirigée vers le bassin ; excavée en avant, elle est un peu convexe
en arrière ; la *face inférieure* est modérément convexe et présente, près de la
cavité cotyloïde, une gouttière rugueuse où s'insère une branche tendineuse
du muscle droit de l'abdomen.

Développement. — [Le pubis se développe par un seul noyau d'ossification.]

3. Ischium (*Os ischii s. coxendicis*).

L'*ischium* forme avec le même os du côté opposé la partie postérieure de la
paroi inférieure du bassin ; en avant il est en rapport avec l'ilium et le pubis.
On lui reconnaît un *corps* et deux *branches* distinguées en externe et interne.

Le *corps*, large et aplati, forme la partie postérieure du coxal ; sa face supé-

(1) [A l'angle externe de l'ilium, sans qu'il y ait de fracture ancienne, on trouve quelquefois, chez les
chevaux, une apophyse dirigée en bas, souvent très-forte, et complétement enveloppée par le muscle ilio-
fémoral externe.]
(2) [C'est la grande échancrure sciatique.]

rieure est légèrement concave et lisse ; sa face inférieure est également lisse en dehors, rugueuse en dedans. Le bord antérieur est arrondi, échancré, et forme le contour postérieur du trou ovale ; le bord externe est épais, arrondi, également échancré, et présente ce qu'on appelle l'*échancrure sciatique externe* (1) ; le bord interne est épais, rugueux et relié à l'ischium du côté opposé, continuant ce qu'on appelle la *symphyse pelvienne* ou ischio-pubienne ; le bord postérieur est épais, rugueux et forme, avec le bord correspondant de l'ischium opposé, l'*échancrure sciatique postérieure ou grande échancrure* ou encore *arcade ischiale* (2). Le long de ce bord, il y a une crête rugueuse et saillante, la *crête ischiale*, qui se continue vers la face inférieure et sert d'insertion à plusieurs muscles.

La *branche externe* de l'ischium est épaisse, assez longue, et se relie à l'ilium et au pubis pour former la *cavité cotyloïde* ; son bord antérieur forme une crête au-dessus de la cavité cotyloïde, laquelle crête se continue avec la sus-cotyloïdienne de l'ilium ; son bord interne est arrondi, il limite le trou ovale en dehors et présente un trou nourricier ; son bord externe se continue avec celui du corps et concourt à la formation de l'échancrure sciatique externe. La branche interne, plus petite, se réunit en avant avec la branche postérieure du pubis ; son bord interne, rugueux, concourt à former la symphyse pelvienne, son bord externe forme le contour interne du trou ovale, sa face supérieure est lisse, l'inférieure au contraire rugueuse.

L'union des pubis et des ischiums, par la *symphyse pelvienne*, se fait dans le jeune âge par une masse fibro-cartilagineuse, d'où une certaine mobilité, quoique faible, de ces deux os. Ce n'est qu'avec l'âge, et non chez tous les animaux domestiques, qu'il y a soudure par ossification ; alors les deux os ne paraissent en former qu'un seul.

La *cavité cotyloïde*, fosse articulaire profonde, limitée par un bord fortement saillant, est formée par la soudure des parties correspondantes de l'ilium, du pubis et de l'ischium ; elle présente à son fond une fossette rugueuse et profonde, qui donne attache au ligament rond de l'articulation de la hanche ; en bas et en dedans, existe une échancrure du bord pour une branche tendineuse du muscle droit de l'abdomen.

Le *trou ovale, ouverture ovalaire, trou sous-pubien* ou *obturateur*, est constitué par l'ischium et le pubis ; ce trou, qui perfore le plancher de la cavité pelvienne, est fermé par un ligament dit obturateur, attaché à ses bords libres, livrant passage à des vaisseaux et à des nerfs, et recouvert par quelques muscles qui s'y insèrent.

Le bassin de la jument diffère quelque peu de celui des mâles ; chez la jument, le bassin est situé plus haut et est plus vaste dans le sens transversal comme dans le sens vertical. L'ischium et le pubis sont plus excavés à leur face supérieure, et leur corps est plus mince ; l'arcade ischiale est plus large et moins profonde, et la face inférieure du sacrum plus bombée.

Développement. — | L'ischium se développe par deux noyaux d'ossification, un pour la tubérosité ischiale, un pour le reste de l'os. |

Différences. — Chez les *ruminants*, l'ilium est plus perpendiculaire et son angle posté-

(1) [Nous l'appelons petite échancrure sciatique.]
(2) [Arcade ischiale est le seul nom usité en France ; on a vu, page 130, que nous réservons celui de grande échancrure sciatique à l'échancrure du bord interne de l'ilium.]

rieur est moins épais que chez le cheval. Le pubis et l'ischium sont plus minces, mais plus larges ; le bord postérieur de l'ischium est fortement excavé ; le trou ovale plus grand et entouré d'un bord tranchant. Les deux coxaux ne se soudent que rarement et seulement à un âge avancé. Les éminences osseuses, aux angles externe et interne de l'ilium, ainsi qu'aux bords postérieur et interne de l'ischium, sont des pièces osseuses isolées, entourées de matière cartilagineuse, qui ne se réunissent que plus tard à l'os principal par ossification. L'épiphyse du bord interne de l'ischium a été considérée par M. Muller (*Viertel-jahresschrift*, VIII, 2) comme un os indépendant, qu'il a décrit sous le nom d'*os inter-ischial*.

Chez le *porc*, il faut distinguer à l'ilium une face externe et une face interne, un bord antérieur et un postérieur. Le bord antérieur est recourbé, les limites entre l'angle externe et l'interne sont peu dessinées. La face externe présente une crête qui se confond avec le bord supérieur. Le pubis est étroit, l'ischium offre, à la place de la crête, une protubérance mamelonnée ; enfin la cavité cotyloïde est profonde.

Chez le *chien* et le *chat*, il y a peu de distance entre les angles interne et externe de l'ilium, comme chez le porc, et le bord supérieur décrit un arc d'un angle à l'autre. La face externe présente une fosse assez allongée et lisse, tandis que la face interne est rugueuse ; l'angle postérieur est relativement large. Les ischiums sont très-larges et se développent en ailes en dehors et en arrière.

Chez le *porc*, le *chien* et le *chat*, les angles internes des iliums sont proportionnellement bien plus écartés que chez le cheval et les bêtes bovines.

III. — OS DES MEMBRES.

A. Os des membres antérieurs.

1. Omoplate (*Scapula s. omoplata*).

Position. — [Placez le bord le plus court en haut et la face qui présente une longue épine en dehors. Dirigez cette épine obliquement de haut en bas et d'arrière en avant.]

L'*omoplate*, ou *scapulum*, l'os de la région supérieure des membres antérieurs, est un os large et plat, de forme triangulaire, situé sur les faces latérales du thorax, dans une direction oblique de haut en bas et d'arrière en avant ; son bord postérieur part de l'extrémité supérieure de la sixième côte pour arriver à l'extrémité inférieure de la première. Il est fixé au tronc par des muscles et s'articule avec l'humérus par un ligament capsulaire.

On distingue à l'omoplate *deux faces*, l'une *externe*, l'autre *interne*, un *bord antérieur*, un *postérieur* et un *supérieur*, et *trois angles*, dits *antérieur*, *postérieur* et *inférieur*.

La *face externe* offre à considérer, un peu plus près du bord antérieur que du postérieur, une éminence considérable, dirigée de haut en bas et aplatie d'avant en arrière, qu'on appelle l'*épine de l'omoplate* ou l'*épine acromienne*. Cette arête divise la face externe en deux *fosses*, dont l'antérieure, la plus petite, est dite *sus-épineuse*, et la postérieure *sous-épineuse*, fosses légèrement excavées, plus larges en haut qu'en bas et remplies par des muscles. A la face *inférieure* de la fosse sous-épineuse se voient quelques rugosités et un trou nourricier. En haut, comme en bas, l'épine se confond insensiblement avec la surface de l'os, tandis qu'en son milieu, au point le plus saillant, elle présente une tubérosité dirigée en arrière.

La *face interne*, dirigée vers le thorax, comme l'externe plus large en haut qu'en bas, offre en son milieu, à l'opposite de la crête acromienne, une fosse oblongue, dite *sous-scapulaire* [qui loge le muscle sous-scapulaire] ; puis en bas, quelques sillons pour loger des vaisseaux, et en haut, deux surfaces triangulaires rugueuses, parsemées d'empreintes musculaires.

Le *bord antérieur*, tranchant et rugueux en haut, est concave et arrondi à sa *partie inférieure* ; le *bord postérieur*, épais, large et rugueux en haut, est de même concave et arrondi, quoique un peu rugueux, en bas ; le *bord supérieur*, large et rugueux, reçoit le cartilage de prolongement du scapulum.

L'*angle antérieur*, ou *cervical*, est celui où se rencontrent le bord antérieur et le supérieur ; l'*angle postérieur*, ou *dorsal*, est celui où se rencontrent le bord postérieur et le supérieur ; ces deux angles donnent attache à des muscles.

L'*inférieur*, ou huméral, forme la partie inférieure du scapulum ; il présente en dessous une surface articulaire ovale, lisse, recouverte de cartilage et bordée d'un relief interrompu par une échancrure du côté interne ; c'est la *cavité glénoïde*, qui répond à la tête de l'humérus. En avant et sur le contour de la marge qui circonscrit cette cavité, s'élève une tubérosité rugueuse qui donne attache au long fléchisseur de l'avant-bras ; puis, en dedans de cette tubérosité, une éminence, dite *apophyse coracoïde*, sur laquelle s'implante le muscle coracobrachial ; ces deux apophyses forment une pièce séparée dans le jeune âge. La partie rétrécie qui se trouve au-dessus de la surface articulaire est le *col* de l'omoplate.

Le *cartilage de prolongement du scapulum* (*cartilago scapulæ*) est une production cartilagineuse, aplatie d'un côté à l'autre, qui paraît compléter l'omoplate à sa partie supérieure. On lui reconnaît un bord supérieur et un inférieur, une face externe et une interne. Le bord supérieur courbe, tranchant et libre, s'élève presque au niveau des pointes des apophyses épineuses du garrot ; le bord inférieur, plus épais, est relié au bord supérieur du scapulum par des filaments ligamenteux. La face externe est un peu convexe, l'interne un peu concave et renversée en dedans. Ce cartilage est recouvert par des muscles et donne attache à quelques-uns d'entre eux.

Développement. — [Le scapulum se développe par trois points osseux dont un pour le corps, un pour l'apophyse coracoïde, un pour l'espace compris entre l'apophyse et la cavité glénoïde, avec une partie de cette cavité. Le dernier n'est pas admis par Rigot, ni par M. Chauveau.]

Différences. — Chez les *ruminants*, l'épine acromienne est plus élevée et ne s'abaisse pas insensiblement ; vers le col de l'os, elle s'élève, au contraire, jusqu'à la rencontre d'une autre arête pour se terminer en une pointe aiguë et saillante qui s'appelle l'*acromion*.

Chez le *bœuf*, elle est incurvée en arrière ; chez le mouton, et surtout chez la chèvre, elle l'est au contraire en avant. Le trou nourricier se trouve à la partie inférieure du bord postérieur.

Chez le *porc*, l'épine est très-élargie au milieu de son bord libre et fortement renversée en arrière ; elle a un prolongement triangulaire qui recouvre la fosse sous-épineuse ; ses deux extrémités se confondent avec la surface de l'os ; le bord postérieur de l'omoplate est large et l'antérieur convexe. Le trou nourricier occupe la même place que chez le bœuf.

Chez le *chien* et le *chat*, l'épine est très-développée et faiblement incurvée en arrière. Le bec de l'acromion descend à peu près jusqu'au niveau de la cavité glénoïde, et rappelle l'apophyse acromion du scapulum des animaux munis de clavicule. Le bord supérieur est fortement convexe et se continue, sans former d'angle, avec le bord antérieur ; le bord postérieur est fortement excavé en bas, large, et pourvu du trou nourricier. Les deux fosses épineuses sont à peu près égales ; la tubérosité, près de l'angle inférieur, est petite et l'apophyse coracoïde manque. Au dessus de la cavité glénoïde, vers le bord postérieur, existe une petite tubérosité rugueuse. Pas de cartilage de prolongement.

L'épaule présente chez ces animaux. outre le scapulum, des clavicules rudimentaires n'ayant aucune connexion directe ni avec l'omoplaté, ni avec le sternum; il en sera question plus loin.

2. Humérus (*Os humeri s. brachii*).

Position. — [Dirigez l'os obliquement de haut en bas et d'avant en arrière. — Placez la grosse extrémité en haut, la surface articulaire de cette extrémité en arrière, la gouttière du corps en dehors.]

L'*humérus*, encore appelé l'*os du bras*, s'articule en haut avec l'omoplate. en bas et en arrière avec le radius et le cubitus ; il est dirigé de haut en bas et d'avant en arrière. On lui reconnaît une *extrémité supérieure*, une *partie moyenne*, ou *corps*, et une *extrémité inférieure*.

L'*extrémité supérieure* présente en haut et en arrière la *tête* de l'os, surface articulaire, assez peu détachée, arrondie, lisse, recouverte de cartilage, franchement limitée par une bordure et reçue incomplétement dans la cavité glénoïde de l'omoplate; en dehors de la tête, une tubérosité lisse, recouverte de cartilage, sur laquelle glisse le tendon du muscle sous-épineux ; cette tubérosité est rugueuse au-dessus de la surface lisse et sert à l'implantation d'un muscle ; elle s'appelle *trochiter* ou *grand trochanter* ; en dedans de la tête, une autre éminence, le *trochin* ou *petit trochanter*, destiné également à des attaches musculaires et tendineuses. En avant de la surface articulaire et entre les deux éminences trochantériennes se voit une coulisse à deux gorges, recouverte de cartilage, c'est la *coulisse bicipitale*, qui sert au glissement du tendon supérieur du muscle huméro-radial. La gorge externe est plus profonde que l'interne. Au-dessous du trochiter existe une rugosité pour insertion musculaire. Entre la tête de l'humérus et les éminences trochantériennes, la fossette articulaire présente plusieurs trous nourriciers.

La *portion moyenne*, ou le *corps de l'humérus*, offre à considérer quatre faces qui, vers le bas, empiètent l'une sur l'autre par suite d'une sorte de torsion. La face antérieure, large et lisse en haut, présente une crête qui continue la sous-trochitérienne ; la face interne présente vers son milieu une légère éminence, dite *tubérosité interne*, où s'insèrent les tendons de quelques muscles, plus bas, un *grand trou nourricier*. La face postérieure est arrondie et lisse ; la face externe présente en haut une éminence rugueuse, très-saillante, renversée en arrière, *c'est la tubérosité externe du corps de l'humérus*, ou *crête sous-trochit - rienne*, puis au-dessous une large gouttière oblique.

L'*extrémité inférieure* s'articule avec l'extrémité supérieure du radius et du cubitus. On remarque tout à fait en bas sa surface articulaire, allongée transversalement, convexe d'avant en arrière, divisée par deux gorges en trois reliefs différents, un externe, le plus petit, un moyen, et un interne plus considérable ; ce dernier est le *condyle*, les deux autres forment la *trochlée*. En dedans et en dehors de la surface articulaire se trouvent des excavations destinées à des insertions ligamenteuses; puis, en arrière et au-dessus, des tubérosités rugueuses, auxquelles s'insèrent plusieurs muscles, l'interne, ou *épicondyle*, plus forte que l'externe, dite *épitrochlée*. Entre ces deux tubérosités existe la fosse *olécranienne* (1) ; à l'opposé de celle-ci, en avant et au-dessus de la

(1) [Ainsi appelée parce qu'elle reçoit le bec de l'olécrane dans l'extension forcée de l'avant-bras.]

surface articulaire, on trouve la fossette coronoïdienne, dans laquelle se loge l'apophyse coronoïde du radius lors de la flexion forcée de l'avant-bras.

Développement. — [L'humérus se développe par six noyaux d'ossification : un pour le corps, un pour la tête et le trochin, un pour le trochiter, un pour la surface articulaire inférieure, un pour le condyle et un pour l'épitrochlée.]

Différences. — Chez les *ruminants*, la coulisse bicipitale est simple, c'est une gorge unique, lisse, limitée par les deux éminences trochantériennes, dont l'interne est plus petite que l'externe ; le corps est proportionnellement court et la tubérosité externe moins volumineuse. Le trou nourricier se trouve à la partie inférieure de la face postérieure. A l'extrémité inférieure, la surface articulaire présente quatre reliefs séparés par de légères coulisses ; c'est-à-dire qu'il y a deux trochlées.

Chez le *porc* également, la coulisse bicipitale est simple ; il n'y a pas de crête sous-trochitérienne. Les faces antérieure et postérieure sont plus étroites que l'interne et l'externe ; le trou nourricier est placé comme chez le bœuf. La fosse olécranienne communique quelquefois par un grand trou rond avec la fossette coronoïdienne, placée au-dessus et en avant de l'articulation.

Chez le *chien* et le *chat*, la coulisse bicipitale est encore simple ; le corps est relativement long, sans tubérosité interne, et la crête sous-trochitérienne est peu saillante. La surface articulaire inférieure est étroite et repose sur le cubitus ; comme chez le porc, l'humérus est souvent traversé d'outre en outre par un trou qui fait communiquer la fosse olécranienne avec la fossette coronoïdienne. Chez le chat, il y a, au côté interne de cette même extrémité, au-dessus de la tubérosité, un trou particulier, allongé, qui sert au passage de nerfs et de vaisseaux.

3. Radius (*Radius*).

Position. — [Placez-le verticalement ; portez en haut la surface articulaire concave et tournez en dehors la double gorge de cette surface qui répond à la trochlée de l'humérus ; la face convexe du corps est antérieure.]

Le *radius*, placé verticalement entre l'extrémité inférieure de l'humérus et les os du carpe, avec la rangée supérieure desquels il s'articule, est soudé en arrière au cubitus. Cet os est, dans le jeune âge, formé de quatre pièces, une pour le *corps*, une pour l'*extrémité supérieure* et deux pour l'*inférieure* (1).

L'*extrémité supérieure* présente trois cavités articulaires, séparées l'une de l'autre par deux reliefs : en dehors une *double gorge*, qui reçoit la trochlée humérale, et en dedans une *cavité*, répondant au condyle de l'humérus. Ici également on trouve, comme à la surface articulaire de l'humérus, une fossette rugueuse qui rappelle les fosses articulaires de l'articulation fémoro-tibiale. Des deux côtés, il y a des *tubérosités* pour l'attache des ligaments articulaires latéraux ; l'externe est plus forte que l'interne. En avant, un peu du côté de la tubérosité interne et au-dessous de la surface articulaire, il y a une forte empreinte musculaire séparée de la tubérosité interne par une coulisse transversale.

[Signalons encore, en avant de la surface articulaire supérieure et à peu près vers le milieu, une petite éminence, qu'on appelle l'apophyse coronoïde ; en arrière, deux facettes articulaires lisses, qui répondent à de pareilles facettes du cubitus.]

Le *corps* présente une face *antérieure*, convexe, généralement lisse, et une face *postérieure*, un peu concave, qui se trouve, du côté externe, reliée par des ligaments au cubitus. A peu près au milieu de la face postérieure, il y a une em-

____

(1) Voyez la note 2 de la page 137.

preinte musculaire allongée verticalement. Les deux faces sont séparées l'une de l'autre par des bords arrondis distingués en *externe* et en *interne,* et qu'on trouve recouverts de muscles. Vers l'extrémité supérieure, le radius est un peu resserré, c'est le col de l'os ; c'est en ce point qu'il est séparé du cubitus et qu'il forme l'*arcade radio-cubitale,* au fond de laquelle se trouve un grand trou nourricier. Vers l'extrémité inférieure du bord externe, il y a une tubérosité allongée, soudée au radius, qui, avec la portion articulaire externe de l'extrémité inférieure, pourrait être considérée comme une portion du cubitus.

L'*extrémité inférieure* constitue une éminence articulaire cylindrique et recouverte de cartilage, en rapport avec la rangée supérieure des os carpiens. La moitié interne de cette surface est plus élevée et s'articule avec le cuboïde, l'autre partie est plus basse et plus large et s'articule en avant avec l'os cunéiforme, en dehors avec le multiangulaire, et en arrière avec l'os crochu. Des deux côtés de cette éminence articulaire, il y a les tubérosités externe et interne donnant attache à des ligaments articulaires. La tubérosité externe forme une pièce séparée durant la vie fœtale (1) et reste, même après la fusion avec l'os principal, toujours séparée de la surface articulaire médiane par une rainure, surtout profonde en arrière, où le point de démarcation est bien dessiné. Au-dessus de la surface articulaire, en avant et sur les côtés, on remarque plusieurs rainures [ou coulisses], séparées les unes des autres par des arêtes longitudinales, et dans lesquelles glissent des tendons. Il y en a trois sur la face antérieure ; l'interne, la plus étroite, est oblique en bas et en dedans, elle loge le tendon de l'extenseur oblique du métacarpe ; la médiane, plus large, reçoit le tendon de l'extenseur antérieur ; enfin l'externe, plus large encore et verticale, reçoit le tendon de l'extenseur antérieur des phalanges. Une coulisse du même genre divise la tubérosité externe et donne passage au tendon de l'extenseur latéral des phalanges. Par derrière, la surface articulaire est surmontée d'une forte crête transversale, à laquelle s'insèrent des ligaments ; au-dessous de cette crête, à peu près au milieu, il y a une petite fossette articulaire qui, lorsque le genou est plié, reçoit une partie de l'os cunéiforme.

Développement. — [Trois noyaux d'ossification : un pour le corps et un pour chaque extrémité (2).]

Différences. — Chez les *ruminants,* le radius est proportionnellement plus court et un peu plus large que chez le cheval. Les surfaces articulaires de l'extrémité supérieure sont plus excavées. Le trou nourricier est au-dessus de l'arcade cubito-radiale. Le cubitus concourt à la formation de la surface articulaire de l'extrémité inférieure. Les éminences articulaires de cette extrémité ont une direction oblique de dehors en dedans, et de haut en bas ; les excavations sont plus marquées, comme à l'extrémité supérieure. La coulisse de glissement externe est large et est formée par le cubitus ; en arrière de l'éminence articulaire il y a deux fossettes et plusieurs trous nourriciers.

Chez le *porc,* l'avant-bras est également court et l'extrémité inférieure du radius est plus forte que la supérieure. A la face postérieure du corps il y a un trou nourricier. L'éminence articulaire de l'extrémité inférieure ressemble à celle du bœuf.

Le radius du *chien* et du *chat* est long, plus large en bas qu'en haut ; une articulation diarthrodiale l'unit au cubitus ; l'extrémité supérieure présente effectivement en arrière une surface articulaire transversale, convexe et étroite, qui répond au cubitus. La face postérieure est tantôt rugueuse, tantôt lisse, et montre au bord externe, au-dessus du milieu du corps, une petite fossette allongée, recouverte de cartilage, en rapport avec une éminence du cubitus; au-dessus de cette fossette il y a une petite tubérosité pour insertion tendineuse. L'extrémité inférieure ne s'articule qu'avec un os du carpe et elle présente, à sa face externe, une excavation allongée où est reçue une surface convexe du cubitus.

4. Cubitus (*Ulna s. cubitus*).

Position. — [Placez-le verticalement, l'extrémité la plus grosse en haut; tournez en avant la surface articulaire concave de cette extrémité, en dehors sa face convexe.]

Le *cubitus* est un os assez allongé, plus large en haut qu'en bas, où il se termine en pointe; dans le jeune âge, on peut lui reconnaître distinctement deux pièces; il est placé en arrière du radius et concourt à former l'articulation du bras avec l'avant-bras.

On lui reconnaît une *extrémité supérieure*, une *partie moyenne* et une *extrémité inférieure*.

L'*extrémité supérieure*, la plus forte, est très-peu mobile sur le radius qu'elle dépasse de beaucoup en haut. Sa face externe est convexe et rugueuse, l'interne, unie et concave; toutes deux présentent plusieurs trous nourriciers. Son bord postérieur est arrondi et l'antérieur assez tranchant. Le sommet consiste en une forte apophyse, large et rugueuse, dite *tubérosité du coude* ou *olécrane*; cette apophyse donne insertion aux muscles extenseurs de l'avant-bras. A la partie inférieure du bord antérieur se voit un prolongement recourbé qu'on appelle le *bec olécranien*, et qui répond à une gorge de l'humérus; au-dessous de ce bec, une échancrure, une surface articulaire, concave de haut en bas, convexe transversalement, recouverte de cartilage et répondant à la même gorge humérale [c'est la *cavité sigmoïde*] ; sur cette surface articulaire, près du radius et un peu en dehors, il y a une fossette rugueuse, peu profonde, comparable à celles de l'humérus et du radius.

La *partie moyenne* est de forme pyramidale; on y considère trois faces plus larges en haut qu'en bas, et trois bords qui viennent se réunir à l'extrémité inférieure de l'os. La face antérieure est rugueuse, soudée en bas et en haut avec le radius, et libre vers le milieu [elle présente, tout à fait en haut, deux petites surfaces articulaires répondant aux facettes du radius]; la partie libre forme l'arcade radio-cubitale, sous laquelle passent des vaisseaux et des nerfs. Les deux autres faces sont lisses. Le bord postérieur est arrondi et lisse, les autres sont tranchants.

L'*extrémité inférieure* est une pointe aiguë, quelquefois un petit bouton, toujours soudé, chez les animaux adultes, avec le radius.

Développement. — [Le cubitus se développe par trois noyaux d'ossification : un pour le sommet, un pour le corps, et un pour l'extrémité inférieure.]

Différences. — Chez les *ruminants*, le cubitus est plus long que le radius; le corps se soude avec le radius aussi intimement que chez le cheval. L'extrémité inférieure forme, dans le jeune âge, une pièce séparée, qui cependant se soude au radius plus tôt que le reste de l'os; derrière on trouve une fossette articulaire, qui est en rapport avec l'os multiangulaire.

Le cubitus du *porc* ressemble beaucoup à celui des ruminants ; seulement l'arcade cubitale est plus petite et à la face antérieure il y a un trou nourricier très-évident. Le cubitus ne se soude pas au radius.

Chez le *chien* et le *chat*, on trouve, à l'extrémité supérieure et à la face anté ieure, une surface articulaire transversale, concave, pour l'articulation avec le radius. La partie moyenne est plus forte en bas qu'en haut, elle offre les mêmes faces et les mêmes bords que chez les ruminants. L'extrémité inférieure est un peu tournée en dehors et présente en dedans une petite tubérosité, qui est reçue dans une fossette correspondante du radius ; en dessous, une petite surface articulaire, lisse et recouverte de cartilage, est en rapport avec l'os multiangulaire. Le cubitus et le radius restent séparés et sont presque égaux en volume ; ils ne se correspondent que par leurs extrémités.

5. Os du carpe *(Ossa carpi).*

Les *os du carpe,* ou *du genou,* au nombre de huit de diverses grandeurs, sont disposés, chez tous nos animaux domestiques, sur deux rangées. La rangée supérieure est unie par une articulation diarthrodiale avec l'extrémité inférieure du radius ; la rangée inférieure s'articule avec les métacarpiens ; cette dernière articulation est peu mobile, comme celle que les os carpiens forment entre eux.

Les divers os du carpe sont, en commençant en dehors : pour la *rangée supérieure,* l'os *crochu,* l'os *multiangulaire,* le *cunéiforme,* le *cuboïde;* pour la *rangée inférieure,* l'os *coniforme,* le *naviculaire,* le *semi-lunaire* et le *pisiforme.*

a. L'os *crochu,* ou *sus-carpien (os hamatum),* correspond à l'os *pisiforme* de l'homme (1) ; il est situé en dehors et en arrière de l'articulation du genou, et se trouve en rapport en avant avec le radius et l'os multiangulaire.

On lui reconnaît *deux faces, deux bords* et *deux extrémités.* La face externe est rugueuse, convexe, et creusée d'une coulisse de glissement qui la parcourt de haut en bas ; l'interne, concave, également rugueuse, est percée de plusieurs trous. Le bord supérieur est arrondi, l'inférieur plus tranchant. L'extrémité postérieure est renflée en tubérosité, l'extrémité antérieure présente deux facettes articulaires, la supérieure concave, l'inférieure convexe, la première en rapport avec le radius, la seconde avec l'os multiangulaire.

b. L'os *multiangulaire,* ou *trapézoïde (os multangulum),* correspond à l'os *triquetrum* ou *pyramidal* de l'homme ; il est situé en dehors de la rangée supérieure entre le radius en haut, l'os coniforme en bas, le cunéiforme en dedans, et l'os crochu en arrière. On lui reconnaît *quatre faces* : l'externe, un peu convexe, rugueuse et poreuse ; l'interne, divisée en deux facettes articulaires, en rapport avec le

---

(1) [Il n'est peut-être pas sans utilité de faire observer, à propos de cette comparaison, que le *pisiforme* de l'homme est situé *en avant* et *en dedans* du carpe, bien qu'il corresponde exactement à l'os *crochu* du cheval, placé *en arrière* et *en dehors* de la même région.

Cette différence tient à ce que l'anatomie humaine considère comme face antérieure et comme côté interne des extrémités du membre abdominal ce qui est, pour les vétérinaires, face postérieure et côté externe.

Au point de vue de l'anatomie comparée, la position naturelle des mains de l'homme serait la pronation, tandis qu'on considère comme telle la supination. Dans la pronation, en effet, le cubitus est en arrière du radius, l'olécrane en dedans, l'extrémité inférieure en dehors ; les tendons extenseurs passent en avant du carpe et les fléchisseurs en arrière, comme chez les animaux ; enfin le pisiforme est en dehors, correspondant à l'os crochu (des animaux domestiques) et l'os crochu (de l'homme) également en dehors, à la seconde rangée, correspondant à l'os coniforme (des animaux).

cunéiforme; la supérieure, concave, en rapport avec le radius; l'inférieure, ondulée, articulée avec l'os coniforme.

c. L'os *cunéiforme* (*os cuneiforme*) correspond au *semi-lunaire* de l'homme; il est en rapport en haut avec le radius, en bas avec le naviculaire et le coniforme, en dedans avec le cuboïde, et en dehors avec le multiangulaire. Il présente *six faces* : la supérieure s'articule avec l'éminence du radius; l'inférieure montre deux parties, dont la plus petite s'articule avec l'os coniforme, et la plus grande avec le naviculaire; la face externe, comme l'interne, est rugueuse en son milieu et parsemée de trous; la face antérieure est large, rugueuse et poreuse; la postérieure est tubéreuse.

d. Le *cuboïde* (*os cuboideum*) correspond à l'*os naviculaire,* ou *scaphoïde,* de l'homme; c'est le plus interne et en même temps le plus grand des os de la rangée supérieure; il est en rapport en haut avec le radius, en bas avec le naviculaire et le semi lunaire, en dehors avec le cunéiforme. On lui reconnaît *six faces* : la supérieure et l'inférieure sont inégales et en rapport l'une avec le radius, l'autre avec le naviculaire et le semi-lunaire; les faces antérieure, postérieure et interne sont rugueuses, irrégulières et parsemées de trous; la face externe, concave dans sa majeure partie, est articulaire dans sa partie inférieure pour ses rapports avec le cunéiforme.

e. L'os *coniforme* (*os coniforme*) correspond à l'*os crochu* de l'homme et est le premier de la rangée inférieure en commençant en dehors; en haut, il est en rapport avec le multi-antigulaire et le cunéiforme, en bas avec le métacarpien latéral externe et le métacarpien principal et en dedans avec le naviculaire. On lui reconnaît une *base,* un *sommet* et *trois faces.* La base, ou face antérieure, est large, rugueuse et poreuse; le sommet, tourné en arrière, forme une saillie tubéreuse. La face interne, rugueuse et excavée en son milieu, présente en avant et en arrière deux surfaces articulaires, qui sont en rapport avec le naviculaire; la face supérieure est articulaire et convexe, en rapport en dehors avec le multiangulaire, en dedans avec le cunéiforme; la face inférieure est divisée par deux éminences linéaires en trois petites facettes, dont l'externe s'articule avec le métacarpien latéral externe, et les deux autres avec le métacarpien principal.

f. L'os *naviculaire,* ou *scaphoïde* (*os naviculare*), correspond à l'*os capitatum,* ou *grand os,* de l'homme; c'est le plus gros de la rangée inférieure; il est en rapport en haut avec le cunéiforme et le cuboïde, en bas avec le métacarpien principal et le métacarpien latéral interne, en dehors avec le coniforme et en dedans avec le semi-lunaire. On lui décrit *six faces* : la face supérieure articulaire se divise en trois facettes, dont l'interne, située en avant et concave, s'articule avec le cuboïde, l'externe, également antérieure et concave, avec le cunéiforme comme la postérieure qui est convexe. La face inférieure, plus unie, repose sur le métacarpien principal. La face antérieure est large et rugueuse, la postérieure mince et inégale. La face externe, rugueuse en son milieu, lisse et recouverte de cartilage dans le reste de son étendue, est en rapport avec l'os coniforme; la face interne présente une facette supérieure, deux inférieures et une postérieure qui s'articulent avec le semi-lunaire et la tête du métacarpien latéral interne; le reste de la surface est excavé et rugueux.

g. Le *semi-lunaire* (*os semilunare*) correspond au petit *os multiangulaire* ou au *trapézoïde* de l'homme; il est placé en dedans de la rangée inférieure et est en rapport en haut avec le cuboïde, en bas avec le métacarpien latéral interne, et en dehors avec le naviculaire. On lui reconnaît *quatre faces* : la supérieure, articulaire et convexe, en rapport avec le cuboïde; l'inférieure, unie, articulée avec le métacarpien latéral; l'interne, convexe, rugueuse et libre ; l'externe, présentant trois facettes articulaires qui la mettent en rapport avec le naviculaire, rugueuse dans le reste de son étendue.

h. L'*os pisiforme* (*os pisiforme*) correspond au *grand os multiangulaire*, ou *trapèze*, de l'homme; c'est un petit os, à peu près du volume d'un pois, qui présente en avant deux facettes articulaires, dont la supérieure est en rapport avec le semi-lunaire, et l'inférieure avec le métacarpien latéral interne; ses autres faces sont convexes et rugueuses.

L'os pisiforme ne se rencontre pas constamment, et souvent il est constitué par un osselet sans facettes articulaires, logé dans le ligament commun interne de l'articulation carpienne. L'os pisiforme s'observe surtout sur les chevaux de grande taille et de race commune (1).

Développement. — [Chacun des os du carpe se développe par un seul noyau d'ossification.]

Différences.—Les *ruminants* ne présentent que six os carpiens, dont quatre à la rangée supérieure et deux à la rangée inférieure : ce sont : pour la rangée supérieure, l'os crochu, le multiangulaire, le cunéiforme, le cuboïde ; pour la rangée inférieure, le coniforme et le naviculaire.

L'os crochu est court, épais, et n'a à son extrémité antérieure qu'une surface articulaire pour le multiangulaire.

L'os multiangulaire s'articule en haut par une surface très-large avec le cubitus ; le cunéiforme et le cuboïde ne présentent point de différences ; le coniforme est plus grand et plus carré ; le naviculaire paraît formé par la fusion de cet os avec le semi-lunaire.

Le *porc* a, comme le cheval, huit os carpiens qui sont : pour la rangée supérieure, l'os crochu, le multiangulaire, le cunéiforme et le cuboïde; pour la rangée inférieure, le coniforme, le naviculaire, le semi-lunaire et le pisiforme.

L'os crochu, long et étroit, est tourné davantage vers le côté externe ; il ne présente qu'une seule surface articulaire, un peu concave, qui le met en rapport avec le multiangulaire. Le multiangulaire, le cunéiforme et le cuboïde ressemblent à ceux du bœuf; le cunéiforme a sur ses deux faces latérales une échancrure correspondant à une échancrure de la face interne du multiangulaire et à une autre de la face externe du cuboïde, d'où résultent deux petits canaux. L'os coniforme ressemble à celui du bœuf et repose sur les deux métacarpiens externes, le naviculaire repose sur le métacarpien principal interne. La surface articulaire du semi-lunaire repose sur le métacarpien latéral interne et sur une partie du métacarpien principal interne. Le pisiforme est un osselet qui, comme chez le cheval, est placé derrière le semi-lunaire et présente une facette articulaire pour ses rapports avec cet os.

Le *chien* et le *chat* (2) ont sept os carpiens dont trois à la rangée supérieure et quatre en bas; les premiers sont : l'os crochu, le multiangulaire et le cuboïde; à la rangée inférieure, il y a l'os coniforme, le naviculaire, le semi-lunaire et le pisiforme.

L'os crochu est long, épais à son extrémité postérieure; en avant il s'articule avec le multiangulaire et le cubitus. Le cuboïde est très-grand, parce qu'il paraît s'être confondu avec le cunéiforme. A la face externe libre de cet os on trouve, ainsi que M. Goubaux l'a

(1) [Il n'est pas admis par nos anatomistes-vétérinaires, qui ne décrivent que sept os dans le carpe ; cependant MM. Chauveau et Lavocat parlent d'un os surnuméraire qu'on trouve quelquefois.]

(2) [M. Chauveau dit qu'il y a huit os chez le chat, parce que, chez cet animal, le cunéiforme et le cuboïde ne sont pas confondus en une seule pièce.]

démontré, un petit os sésamoïdien, qui sert de soutien à un tendon extenseur de la couche profonde, c'est le quatrième os de la rangée supérieure. Le coniforme repose sur le premier et le second métacarpien, le naviculaire sur le troisième, le semi-lunaire sur le quatrième et le pisiforme sur le cinquième.

6. Métacarpiens (*Ossa metacarpi*).

Ces os sont au nombre de trois; le plus grand, le *métacarpien principal*, est au milieu, et présente de chaque côté des *métacarpiens latéraux* ou *rudimentaires*.

a. Métacarpien principal.

Position. — [Dirigez-le verticalement, tournez la face convexe en avant, placez en bas la surface articulaire convexe, en dedans le condyle le plus grand.]

Le *métacarpien principal*, encore dit *os principal du canon*, se trouve placé verticalement entre la rangée inférieure des os carpiens, avec lesquels il forme une articulation peu mobile, et la première phalange avec laquelle il s'articule par ginglyme parfait. Cet os est formé, dans le jeune âge, de trois pièces qui constituent l'*extrémité supérieure*, le *corps*, et l'*extrémité inférieure*. (Voir le développement.)

L'*extrémité supérieure* montre tout en haut une surface articulaire ondulée, formée par la réunion de plusieurs facettes planes; sur l'antérieure, la plus grande, repose l'os naviculaire, et sur les externes, l'os coniforme. En avant de cette surface articulaire et en dedans, on trouve une tubérosité à insertions musculaires; en arrière et au milieu, une arête rugueuse et transversale pour insertions ligamenteuses; de chaque côté, deux facettes diarthrodiales, séparées par une scissure, qui répondent à des facettes semblables des métacarpiens latéraux.

Le *corps* présente une face antérieure, convexe, lisse, et une postérieure plus plane, où se trouve vers le milieu un trou nourricier. La face antérieure est recouverte par les tendons extenseurs des phalanges, et la face postérieure par le ligament suspenseur du boulet et les tendons fléchisseurs. Les bords externe et interne présentent près de la face postérieure deux *excavations rugueuses*, longitudinales, reliées par des brides ligamenteuses aux métacarpiens latéraux.

L'*extrémité inférieure* présente une *surface articulaire* cylindrique qui est divisée en deux par un relief médian étroit et assez saillant; des deux condyles qui en résultent, l'interne est plus grand que l'externe. Au-dessus de cette surface articulaire et en arrière, se trouvent deux excavations séparées par la crête médiane, et qui, lors de la flexion des extrémités, logent les angles supérieurs des grands sésamoïdes; dans ces cavités s'ouvrent plusieurs trous nourriciers. La partie antérieure et inférieure de l'éminence articulaire est en rapport avec la première phalange, et la partie postérieure avec les grands sésamoïdes. De chaque côté sont creusées des excavations destinées à l'attache de faisceaux ligamenteux.

Développement. — [Les anatomistes français n'indiquent que deux noyaux d'ossification, dont un pour le corps et l'extrémité supérieure tout à la fois.]

b. Métacarpiens latéraux.

Position. — [Dirigez-les verticalement ; placez le bouton terminal en bas, la face rugueuse en avant. La facette articulaire située sur un côté de l'extrémité supérieure est en rapport avec le métacarpien principal ; elle est donc interne pour le métacarpien rudimentaire externe, externe pour le métacarpien rudimentaire interne.]

Les *métacarpiens latéraux* ou *rudimentaires*, encore dits *péronés*, sont des os arrêtés dans leur développement ; ils sont placés en arrière et sur les côtés du métacarpien principal et s'articulent en haut avec les os carpiens. A ces os ayant la forme de stylets, on reconnaît une *extrémité supérieure*, une *partie moyenne* et une *extrémité inférieure*.

L'*extrémité supérieure*, ou la *tête*, présente, au métacarpien interne, deux facettes articulaires supérieures, dont la plus grande est en rapport avec le semi-lunaire et la plus petite avec le naviculaire ; la tête du métacarpien externe n'a qu'une facette unique et s'articule avec le coniforme. Sur un côté de chaque tête, se trouve une facette articulaire qui répond à une facette semblable du métacarpien principal ; du côté opposé, les têtes sont rugueuses, et servent à l'insertion des ligaments latéraux de l'articulation du genou. L'extrémité supérieure forme dans le jeune âge une pièce séparée.

La *partie moyenne* va en s'amincissant de plus en plus vers le bas, et permet de distinguer une face externe, convexe, unie, une interne, légèrement excavée, et une antérieure, rugueuse ; les deux premières sont libres, la dernière adhère par des ligaments aux bords du métacarpien principal ; souvent ces ligaments s'ossifient, et chez les animaux adultes la soudure est ordinairement complète.

L'*extrémité inférieure* se termine quelquefois par une pointe, mais le plus souvent par une tubérosité, le *bouton* du péroné, qui est ordinairement libre, non soudé au métacarpien principal.

Développement. — [Un seul noyau d'ossification.]

Différences. — Chez les *ruminants*, la surface articulaire supérieure du métacarpien principal est divisée en deux parties, en avant par une échancrure, en arrière par une éminence linéaire lisse ; sur cette surface repose en dehors l'os coniforme, et en dedans le naviculaire ; en arrière il n'y a qu'une surface articulaire pour un métacarpien rudimentaire externe. Au corps, on distingue, sur la face antérieure, en haut et en bas, des trous nourriciers réunis par une légère gouttière. A l'extrémité inférieure, la surface articulaire est divisée par une échancrure profonde, la partie interne est plus élevée que l'externe, et chacune des surfaces articulaires ressemble à la surface unique du cheval, c'est-à-dire que chacune est encore divisée par une arête médiane et répond à une première phalange. Le métacarpien latéral unique est très-petit ; c'est un os court, arrondi, terminé en bas par une petite pointe.

Chez la *chèvre*, la surface articulaire interne et inférieure est légèrement divisée et l'on trouve un petit sésamoïde en arrière de chaque éminence articulaire.

Le *porc* a quatre métacarpiens ; les deux médians, encore dits principaux ou vrais, sont plus grands que les latéraux, qu'on appelle faux. Ils s'articulent en haut avec les os carpiens de la rangée inférieure, latéralement entre eux, et en bas avec les premières phalanges et les grands sésamoïdes. Aux métacarpiens latéraux, l'extrémité inférieure est plus épaisse que la supérieure ; les surfaces articulaires de l'extrémité inférieure sont simples en avant, mais divisées en arrière par une échancrure.

Chez le *chien* et le *chat*, il y a cinq métacarpiens placés librement les uns à côté des autres; l'interne, le plus grand, est un peu porté en arrière. Les articulations supérieures sont simples, convexes; les surfaces articulaires latérales, par lesquelles ces os sont reliés entre eux, sont plus planes. Pour le métacarpien interne, il n'y a qu'une surface articulaire externe, et pour l'externe, une interne seulement; les faces libres sont rugueuses et présentent des insertions ligamenteuses. Le corps est un peu convexe et lisse en avant. L'extrémité inférieure s'articule en bas avec les premières phalanges et en arrière avec les sésamoïdes.

7. Sésamoïdes (*Ossa sesamoidea*).

Position. — [Placez le sommet en haut, la surface articulaire en avant et la p'us petite des faces du côté de l'axe du métacarpien principal.]

Les *sésamoïdes*, plus particulièrement appelés *grands sésamoïdes*, sont de petits os courts, de conformation pyramidale, assez poreux, placés par paires à la face postérieure de l'éminence articulaire inférieure du métacarpien principal, reliés par des ligaments à cet os, ainsi qu'aux deux premières phalanges et entre eux. Ils laissent glisser derrière eux, et entre eux les tendons fléchisseurs du pied. On leur reconnaît *cinq faces* et *trois angles*.

La *face antérieure*, *articulaire*, un peu excavée, lisse et recouverte de cartilage, est en rapport avec le condyle du métacarpien; la *face postérieure*, ou *tendineuse*, opposée à la précédente, inclinée obliquement en dedans, se trouve, à l'état frais, recouverte de cartilage, elle est lisse, et forme la surface de glissement des tendons fléchisseurs des phalanges. La *face latérale* la plus éloignée de l'axe du métacarpien, excavée et rugueuse, donne attache aux ligaments latéraux qui fixent ces os; la *face opposée*, rugueuse en arrière, présente l'insertion du ligament qui réunit les sésamoïdes; lisse en avant, elle forme une facette articulaire allongée, en rapport avec l'arête qui sépare les condyles métacarpiens; la *face inférieure* est un carré long, rugueux, poreux, qui sert à des attaches ligamenteuses. Les cinq faces sont bornées par des *bords*; l'*angle supérieur* forme une pointe mousse; des deux inférieurs, l'un est large et obtus, l'autre étroit.

Développement. — [Un seul noyau d'ossification pour chaque grand sésamoïde.]

Différences. —Chez les *ruminants*, on trouve à chaque métacarpien principal quatre sésamoïdes; les deux plus éloignés de l'axe ont quelque ressemblance avec l'os crochu en ce qu'ils sont allongés postérieurement; les autres sont légèrement convexes en arrière; à la face inférieure des quatre on trouve encore une petite facette articulaire, qui repose sur la première phalange. A proximité des sésamoïdes il existe deux petits osselets arrondis, qui sont librement placés dans les ergots.

Le *porc* a deux sésamoïdes pour chaque métacarpien, en tout huit, assez semblables à ceux des ruminants.

Le *chien* et le *chat* ont quinze grands sésamoïdes, dont trois pour chaque métacarpien, deux placés en arrière entre le métacarpien et la première phalange et l'autre placé en avant de l'articulation.

8. Première phalange (*Phalanx prima*).

Position. — [Dirigez l'os obliquement en bas et en avant. — Tournez en avant la face convexe, en haut la surface articulaire concave, en dedans la portion la plus large de cette surface.]

La *première phalange*, encore appelée *os du paturon*, se relie en haut au métacarpien principal et en bas à la seconde phalange par articulations bien mobiles. Sa direction est oblique de haut en bas et d'arrière en avant, on lui reconnaît une *extrémité supérieure*, une *partie moyenne* et une *extrémité inférieure*.

L'*extrémité supérieure* est large et présente une *triple cavité articulaire*, moulée sur l'extrémité articulaire inférieure du métacarpien principal. La partie interne est plus large que l'externe; la partie moyenne est une gorge étroite et profonde. Des deux côtés et un peu en arrière, il y a des *tubérosités* qui servent à l'insertion des ligaments articulaires latéraux du boulet et des ligaments sésamoïdiens.

La *partie moyenne* [ou *corps*] présente une face antérieure lisse, légèrement convexe, et une face postérieure, toutes deux recouvertes par les tendons qui vont à la couronne ou à la troisième phalange. La seconde offre deux empreintes linéaires, réunies à angle aigu, qui servent à des insertions ligamenteuses, et plusieurs trous nourriciers. Les bords latéraux sont épais, arrondis et présentent également quelques empreintes.

L'*extrémité inférieure* présente deux *condyles articulaires* lisses et recouverts de cartilage, séparés par une gorge médiane également articulaire, allongée d'avant en arrière; le condyle interne est un peu plus grand que l'externe; de chaque côté se trouve une petite tubérosité rugueuse pour l'insertion du ligament latéral de l'articulation de la couronne.

Développement. — [Deux noyaux d'ossification, dont un pour le corps et l'extrémité inférieure ensemble (1).]

Différences. — Les *ruminants* ont deux premières phalanges distinguées en externe et interne. A l'extrémité supérieure de chacune d'elles, la cavité articulaire la plus rapprochée de l'axe est la plus petite; en arrière de chaque cavité l'on trouve une seconde facette articulaire pour les sésamoïdes. Le corps présente une face antérieure et une face latérale qui sont lisses, convexes, et se confondent; une face postérieure un peu excavée, présentant en haut deux tubérosités séparées par une échancrure, et une autre face latérale tournée vers celle de l'autre phalange. L'extrémité inférieure de chaque phalange a deux condyles articulaires, placés obliquement, et de chaque côté une excavation au lieu de tubérosité.

Le *porc* a quatre premières phalanges qui, comme pour les métacarpiens, se distinguent en deux vraies et deux fausses; les vraies sont plus grandes que les fausses. Elles ressemblent aux phalangiens des ruminants.

Le *chien* et le *chat* ont cinq phalanges qui sont, quant à la longueur, dans les mêmes rapports que les métacarpiens.

9. Seconde phalange (*Phalanx secunda*).

Position. — [Dirigez l'os obliquement de haut en bas et d'arrière en avant. La surface articulaire concave est supérieure et sa partie la plus large est interne; la face convexe est antérieure.]

La *seconde phalange*, ou *phalangine*, encore dite *os de la couronne*, est située entre la première phalange d'une part, la troisième phalange et l'os naviculaire, d'autre part, dans une direction oblique de haut en bas et d'arrière en avant, en haut comme en bas il y a une articulation très-mobile. A cet os formé, dans son jeune âge de trois pièces (2), on distingue une *extrémité supérieure*, une *partie moyenne* et une *extrémité inférieure*.

(1) [Remarquez que les extrémités du métacarpien principal et de la première phalange qui se développent isolément sont celles qui se touchent (moyen mnémonique).]

(2) [Voir le développement.]

L'*extrémité supérieure* présente deux surfaces articulaires concaves, lisses, recouvertes de cartilages, séparées par une légère crête médiane, l'interne un peu plus grande que l'externe ; en avant et vers le milieu du bord articulaire, on voit une éminence en pointe mousse qui s'appelle *éminence coronaire* ; en arrière, vers la face postérieure, une *bande transversale*, recouverte de cartilage, et qui sert de surface de glissement au tendon fléchisseur superficiel ; des deux côtés il y a des tubérosités à insertions ligamenteuses.

Le *corps* a une surface antérieure convexe, une postérieure un peu concave ; toutes deux rugueuses, parsemées de trous, recouvertes par des tendons et séparées par des bords latéraux également arrondis.

L'*extrémité inférieure* a tout à fait la même disposition que celle de la première phalange, seulement elle présente latéralement des tubérosités au lieu d'excavations pour l'insertion des ligaments. Cette extrémité s'articule en dessous avec la troisième phalange, en arrière avec l'os naviculaire.

Développement. — [Il n'y a réellement que deux noyaux d'ossification, dont un pour l'extrémité supérieure seule.]

Différences. — Les *ruminants* ont deux phalanges, dont les cavités articulaires de l'extrémité supérieure répondent aux éminences articulaires des premières phalanges. Au corps on distingue deux faces latérales, dont l'une présente inférieurement une fossette ligamenteuse profonde ; une face postérieure excavée ; un bord antérieur, un interne et un externe obtus. A l'extrémité inférieure, la surface articulaire, plus étroite en avant qu'en arrière, s'étend jusque vers le milieu du bord antérieur.

Le *porc* a deux phalangines vraies et deux fausses phalangines, les premières plus grandes que les secondes, et ne différant guère de celles des ruminants.

Le *chien* et le *chat* n'ont que quatre phalangines ; il n'y en a pas au doigt interne. A la face antérieure de l'articulation de la couronne il n'y a pas d'os sésamoïdes, mais de petits morceaux de cartilage qui soutiennent les tendons des extenseurs.

10. Troisième phalange (*Phalanx tertia*).

Position. — [Le bord tranchant circulaire est sur un plan horizontal, la face convexe est antérieure, enfin la surface articulaire doit se tourner en haut et en arrière, et sa partie la plus large est interne.]

La *troisième phalange*, ou *phalangette*, ou *os du pied*, le dernier os des membres, est très-poreuse et complétement enveloppée par le sabot, à l'exception de sa partie supérieure, qui se trouve en rapport avec la seconde phalange et l'os naviculaire. On lui reconnaît *trois faces, deux bords* et *deux extrémités*.

La *face supérieure* est lisse, recouverte de cartilage, et fait voir deux cavités articulaires, séparées par un relief médian, qui répondent complétement à la surface articulaire de la partie inférieure de la seconde phalange, avec laquelle elle s'articule par ginglyme parfait. En avant de la surface articulaire et vers le milieu de son bord se remarque l'*éminence pyramidale*, forte éminence triangulaire, qui donne attache au tendon extenseur ; en arrière, une surface articulaire transversale sur laquelle repose l'os naviculaire. Des deux côtés, au-dessous de la surface articulaire, il y a deux *excavations*, distinguées en *interne* et *externe*, qui servent à l'insertion des ligaments latéraux de l'articulation du pied.

La *face antérieure*, ou pariétale, convexe et poreuse, est en rapport avec les parties charnues du pied ; en avant, vers la pince, elle est plus élevée que sur les côtés ; sa partie interne est en général plus courte et moins inclinée que l'externe. De chaque côté l'on trouve une scissure, dite *scissure de la paroi*, ou *préplantaire*, qu'on peut considérer comme une continuation du canal qui sépare les apophyses de l'extrémité, et qui va se perdre dans un trou pénétrant dans l'os ; cette scissure loge l'artère préplantaire.

La *face inférieure*, ou *solaire*, est divisée en deux par la *crête semi-lunaire* ; la partie antérieure, la plus grande, est excavée, criblée de très-fines porosités, et recouverte par les parties charnues de la sole : la postérieure, plus profonde, présente en son milieu une *tubérosité* pour l'insertion du tendon fléchisseur. Des deux côtés de cette tubérosité sont creusées des *scissures*, dites *scissures de la sole* ou *plantaires*, qui prennent naissance près des extrémités postérieures, se dirigent en avant et en dedans, et vont se perdre dans les trous plantaires ; elles logent l'artère digitale. Les deux trous plantaires communiquent, dans l'intérieur de l'os par un canal en arc à convexité antérieure, qui présente sur ses parois de nombreux orifices et se divise dans la masse de l'os où il distribue les vaisseaux et les nerfs.

Le *bord supérieur*, ou *articulaire*, limite la surface articulaire de l'os du pied et sert à l'attache du ligament capsulaire ; le *bord inférieur*, modérément tranchant et disposé en demi-cercle, sépare la surface de la paroide la surface de la sole. Il présente plusieurs grands orifices qui pénètrent dans l'os du pied ou plutôt dans le canal semi-lunaire qui fait communiquer les trous plantaires.

Les *deux extrémités*, encore dites *branches de l'os du pied*, sont distinguées en externe et interne ; ce sont deux saillies, dirigées en arrière, situées de chaque côté à la réunion des trois faces. Une échancrure profonde, quelquefois un trou, point de départ de la scissure préplantaire, divise cette extrémité en deux (1). A chaque extrémité il y a un fibro-cartilage latéral.

Les *fibro-cartilages latéraux* doivent être considérés comme des cartilages de prolongement de l'os du pied, ils sont distingués en droit et en gauche, et présentent chacun *deux faces, deux bords* et *deux extrémités*. La face externe est convexe, l'interne un peu concave. Le bord inférieur est très-épais et est appuyé par sa partie antérieure sur le bord

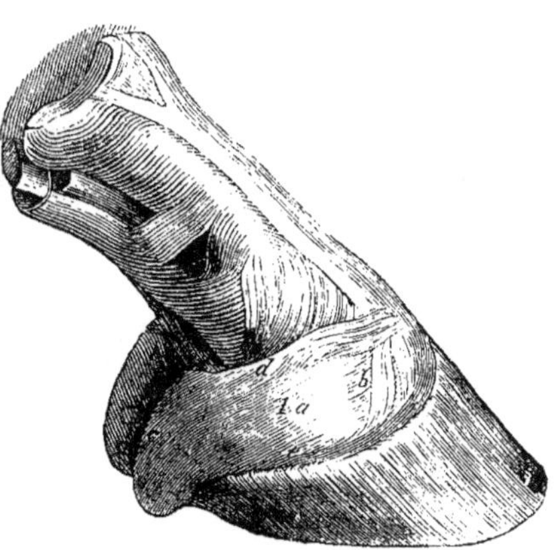

Fig. 34. Pied antérieur droit du cheval avec le cartilage latéral (*).

supérieur de la branche de l'os du pied ; le bord supérieur est mince et libre. L'extrémité antérieure est reliée par des brides ligamenteuses au tendon de l'extenseur du pied ; l'extrémité postérieure est courbe et libre.

---

(1) [Les deux éminences particulières des extrémités de l'os du pied sont désignées par les anatomistes français, la supérieure par le nom d'*apophyse basilaire* (H. Bouley), l'inférieure, plus prolongée en arrière, par le nom d'*apophyse retrossale* (Bracy-Clark).)]

(*) I, fibro-cartilage. — *a*, face externe. — *b*, extrémité supérieure. — *c*, extrémité postérieure. — *d*, bord supériur. — *e*, bord inférieur.

Développement. — [La troisième phalange se développe par un seul point osseux.]

Différences. — Chez les *ruminants*, il y a deux phalangettes qui représentent assez bien la troisième phalange du cheval qu'on aurait coupée verticalement dans son plan médian. Cette face médiane de section présente à proximité de l'éminence pyramidale un grand trou; elle est séparée de la face latérale par un bord antérieur. La face solaire présente un grand nombre de trous. La phalange se termine antérieurement en pointe; en arrière elle n'a pas d'apophyses et pas de cartilage latéral; en général la troisième phalange du bœuf est moins poreuse que celle du cheval, les divers canaux vasculaires sont moins nombreux mais plus spacieux.

Dans les ergots du bœuf on trouve deux petits os rudimentaires qui sont les analogues des seconde et troisième phalanges.

Chez le *porc*, il y a deux vraies phalangettes et deux fausses qui ne diffèrent que peu de celles des ruminants; les fausses phalanges sont plus petites que les autres.

Chez le *chien* et le *chat*, il y a cinq phalangettes; à chacune on reconnaît une base et une pointe. A la base il y a une surface articulaire en rapport avec la seconde phalange et en avant une rainure circulaire où se trouve logé l'ongle corné; la pointe est recourbée, plus épaisse en arrière qu'en avant, un peu relevée chez le chat.

11. Os naviculaire (*Os naviculare*).

Position. — [Placez-le transversalement en arrière de la surface articulaire de la troisième phalange; la surface articulaire est antérieure et supérieure, le bord creusé d'une rainure est antérieur.]

L'*os naviculaire*, ou *petit sésamoïde*, en forme de navette, est un os allongé, étroit, assez spongieux, placé transversalement derrière l'articulation du pied. Cet os s'articule avec la deuxième et la troisième phalange et supporte le glissement du tendon fléchisseur profond, surtout pendant la flexion. On lui reconnaît *deux faces, deux bords* et *deux angles*.

La *face antérieure, articulaire*, présente deux excavations séparées par un relief pour répondre à la surface articulaire de la deuxième phalange; la *face postérieure, tendineuse*, offre également un relief en son milieu; elle est lisse, recouverte de cartilage et forme une surface de glissement pour le tendon. Le *bord supérieur* est excavé en son milieu, large, rugueux et poreux : c'est là que se fixent les ligaments supérieurs et latéraux de l'os naviculaire. Le *bord inférieur* présente antérieurement une surface articulaire étroite pour ses rapports avec l'os du pied, et en arrière une rainure pour les ligaments qui fixent l'os naviculaire à la troisième phalange; les extrémités servent à des insertions ligamenteuses.

Différences. — Les *ruminants* ont deux os naviculaires, qui sont plus courts et plus larges que ceux du cheval.

Le *porc* en a quatre.

Chez le *chien* et le *chat*, il n'y a pas d'os naviculaire, et l'on trouve à leur place une base cartilagineuse mobile, servant au glissement des tendons fléchisseurs.

B. Os des membres postérieurs.

1. Fémur (*Os femoris*).

Position. — [Dirigez l'os obliquement de haut en bas et d'arrière en avant. Placez la tête articulaire en haut et en dedans. Tournez la face convexe en avant.]

Cet os, le plus long du squelette, est formé dans la jeunesse de trois pièces isolées. Sa direction est oblique en bas et en avant. Il forme en haut, avec la cavité cotyloïde du coxal, une arthrodie [ou énarthrose], en bas, avec le tibia et deux cartilages interarticulaires, un ginglyme imparfait. La rotule s'articule avec lui en bas et en avant.

Comme à tous les os longs, on lui reconnaît une *extrémité supérieure*, un *corps* et une *extrémité inférieure*.

L'*extrémité supérieure* présente en dedans la *tête articulaire* arrondie, lisse, fortement saillante, reçue dans la cavité cotyloïde du coxal, et creusée à son sommet d'une fossette profonde et rugueuse qui donne insertion au ligament rond ; la tête est réunie au corps par une partie rétrécie qu'on appelle le *col*. En dehors et à l'opposé de la tête se trouve une forte éminence rugueuse faisant saillie en dehors et en haut, c'est le *trochanter supérieur* ou *grand trochanter* ; sa face externe est convexe, l'interne concave ; il donne insertion à plusieurs muscles importants. Entre le trochanter et la tête, un peu en arrière, il y a la *fosse trochantérienne*, profonde et garnie d'empreintes pour insertions musculaires. Au-dessous du grand trochanter se trouve le *trochanter moyen* (1), plus court et plus large, séparé du supérieur par une échancrure et relié à la tête par une crête saillante et inégale. La face interne de cette éminence est concave, rugueuse, pourvue de plusieurs trous, et sert à des insertions musculaires. Sa face externe est lisse, recouverte de cartilage, rugueuse en bas ; elle forme la *convexité* trochantérienne et sert de surface de glissement au tendon d'un muscle fessier qui s'insère sur la rugosité placée en dessous.

La *partie moyenne*, ou *corps du fémur*, est longue, plus forte en bas qu'en haut, et offre à considérer quatre faces. La face externe est lisse, un peu excavée et recouverte par des muscles ; elle présente en haut le *trochanter inférieur* (2), forte éminence recourbée en avant qui sert à l'insertion du muscle fessier externe, en bas une *fosse* (3) entourée de rugosités, où s'insèrent des tendons et des muscles. La face antérieure est arrondie, lisse et recouverte de muscles. L'interne présente en haut une rugosité allongée, la *crête* (4), qui sert à l'insertion des psoas ; au-dessous un trou nourricier assez grand ; plus bas elle est recouverte de muscles ; la face postérieure est large en haut, étroite en bas et présente plusieurs empreintes musculaires.

L'*extrémité inférieure* présente en avant une éminence articulaire lisse, disposée en *trochlée* et recouverte de cartilage ; c'est une poulie sur laquelle glisse la rotule, dont la gorge est un peu oblique de haut en bas et de dehors en dedans, et dont la lèvre interne est plus épaisse et plus saillante que l'externe (5) ; en arrière deux grosses éminences *condyliennes*, arrondies et recouvertes de cartilage ; le condyle externe est plus grand que l'interne. Tous deux sont reçus dans les cavités des ménisques fibro-cartilagineux qui les séparent de la surface articulaire du tibia. Entre les deux se trouve une profonde *échancrure*, dite *intercondylienne*, où l'on remarque plusieurs trous nourriciers avec trois fossettes rugueuses pour des ligaments de l'articulation fémoro-tibiale. Chaque

(1) [Le trochanter moyen est considéré par les auteurs français comme une partie du grand trochanter.]
(2) [C'est la crête *sous-trochantérienne* de M. Chauveau, la *tubérosité externe* du corps du fémur, pour Rigot.]
(3) [*Fosse sus-condylienne*.]
(4) [*Trochantin* ou *petit trochanter* des auteurs français.]
(5) [Un point fort important en anatomie comparée, c'est la disposition inverse de la trochlée chez l'homme. La lèvre externe est sensiblement plus saillante que l'interne.]

condyle supporte sur le côté une *tubérosité* et une *fossette* pour insertions tendineuses et ligamenteuses. Entre le condyle externe et la gorge externe de la trochlée il y a une fossette digitale à insertions musculaires.

Développement. — [Le fémur se développe par quatre noyaux d'ossification : un pour l'extrémité inférieure, un pour le corps, un pour le trochanter et un pour la tête.]

Différences. — Chez les *ruminants*, la tête du fémur est plus petite que chez le cheval et la fossette ligamenteuse moins profonde ; le trochanter moyen est confondu avec le supérieur en une seule éminence ; il n'y a pas de trochanter inférieur et, au lieu de la crête, on trouve, au-dessous de la tête, une tubérosité rugueuse ; la fossette postérieure pour insertion tendineuse est petite et peu profonde. L'extrémité inférieure ne se différencie pas beaucoup de celle du cheval.

Chez le *porc*, l'extrémité supérieure du fémur ressemble à celle des ruminants. Le corps est plus arrondi, il a son trou nourricier à la partie supérieure de la face antérieure ; à la place de la fossette externe il y a une tubérosité. A l'extrémité inférieure, la trochlée présente ses deux reliefs à peu près de même grandeur.

Chez le *chien* et le *chat*, le fémur ne diffère guère de celui des ruminants et du porc ; seulement il n'a pas de tubérosité à la face externe. A l'extrémité inférieure, il présente, en arrière et au-dessus de chaque condyle, une petite facette articulaire, qui se trouve en rapport avec un os sésamoïdien.

2. Rotule (*Patella s. Rotula*).

Position. — [Placez la pointe en bas et la surface articulaire en arrière. La facette la plus large et la plus profonde est interne.]

La *rotule*, située en avant de la trochlée du fémur, constitue un véritable sésamoïde ; c'est un os court, irrégulièrement triangulaire, qu'on peut considérer comme une annexe du tibia auquel il est relié par des ligaments en même temps qu'au fémur. On lui reconnaît *deux faces, une base* et *un sommet*.

La *face antérieure* est convexe, rugueuse, et sert à des insertions musculaires, tendineuses et ligamenteuses.

La *face postérieure, articulaire*, est en rapport avec la trochlée du fémur, elle est lisse, recouverte de cartilage, et présente, vers son milieu, une éminence qui divise la surface en une portion externe plus petite et une portion interne plus grande.

La *base*, dirigée en haut, est large, poreuse, et présente un angle interne continué par un fibro-cartilage, un médian faisant saillie en haut et un externe obtus ; cette base sert d'insertion à des muscles. Le *sommet* est dirigé en bas.

Développement. — [Un seul noyau d'ossification.]

Différences. — La rotule des *ruminants* est proportionnellement plus petite et plus étroite ; sa face antérieure est plus bombée et irrégulière.

A la rotule du *porc*, la base est convexe ; la face antérieure présente une crête rugueuse qui la divise en deux portions dont l'externe est la plus grande.

Chez le *chien* et le *chat*, la rotule est plus allongée et comme aplatie.

3. Tibia (*Tibia*).

Position. — [Dirigez-le obliquement de haut en bas et d'avant en arrière. Placez la grosse extrémité en haut, la face concave en dehors le bord le plus saillant en avant.]

Le *tibia*, ou *grand os de la jambe*, est un os long, fort, ayant une direction oblique en bas et en arrière, articulé en haut avec le fémur par ginglyme imparfait, en bas avec les os du tarse, notamment avec l'astragale, par ginglyme parfait. On lui reconnaît une *extrémité supérieure*, un *corps* et une *extrémité inférieure*.

L'extrémité supérieure est plus volumineuse que l'inférieure et placée plus en avant; on y trouve *deux surfaces articulaires* lisses, recouvertes de cartilage, distinguées en interne et externe, celle-ci un peu plus élevée que l'autre. Des fibro-cartilages, ou ménisques, les mettent en rapport avec les condyles du fémur. Au-dessous de la surface articulaire interne, et en dedans, des rugosités servent pour l'insertion du ligament latéral interne; au-dessous de la surface externe, une facette articulaire répond à la tête du péroné. En arrière de cette même surface externe, une éminence osseuse donne insertion à des ligaments qui fixent le ménisque externe. Les deux surfaces articulaires sont séparées en arrière par une *fossette*, en avant par l'*épine tibiale*, éminence articulaire divisée en deux parties latérales par une rainure d'insertion, et présentant à sa base, en avant et en arrière, quatre fossettes d'insertion. En avant de l'extrémité supérieure du tibia se trouve une tubérosité qui commence la *crête tibiale* et se continue avec le bord antérieur de l'os; elle donne attache à des ligaments et à plusieurs muscles. En dehors de la crête, une échancrure profonde, lisse, recouverte de cartilage, sert au glissement d'un tendon; en dedans de la crête, on voit également une échancrure lisse, recouverte de cartilage, et, au-dessous, des rugosités.

Le corps est pyramidal et présente *trois faces* et *trois bords*. La *face postérieure* est rugueuse et recouverte de muscles; elle présente en haut un trou nourricier, orifice d'un canal qui traverse obliquement la surface compacte de l'os et débouche dans la portion médullaire. La *face externe*, lisse, large et concave en haut, unie et étroite en bas, est également recouverte de muscles. La *face interne*, plus large aussi en haut qu'en bas, et en partie rugueuse, ne se trouve recouverte que par la peau. Le *bord antérieur* est arrondi dans sa partie inférieure, et forme en haut la crête tibiale; le *bord externe* forme l'arcade tibiale avec le péroné, enfin le *bord externe* est épais et droit.

L'extrémité inférieure présente *deux cavités articulaires* lisses, recouvertes de cartilage, l'externe plus profonde, mais toutes deux dirigées obliquement d'avant en arrière et de dehors en dedans, et séparées par un *relief articulaire* médian de même direction. Cette surface articulaire est en rapport avec l'astragale. Sur les côtés sont des *tubérosités*, distinguées en *externe* et *interne*, où s'insèrent les ligaments latéraux de l'articulation. L'externe, un peu plus petite, est traversée dans son milieu par une scissure qui loge un tendon. Elle forme, dans le jeune âge, une pièce séparée, dont on voit encore les limites à la surface articulaire, chez les animaux adultes, et qu'on peut considérer comme l'extrémité inférieure du péroné.

Développement. — [Le tibia se développe d'ordinaire par quatre noyaux d'ossification, un pour le corps, deux pour l'extrémité supérieure, dont un pour la tubérosité antérieure, et un pour l'extrémité inférieure. — Il arrive que la tubérosité externe de cette extrémité forme un noyau à part.]

Différences. — Le tibia des *ruminants* présente, à son extrémité supérieure, sur les côtés de la tubérosité externe, au lieu d'une excavation, une petite éminence pointue, dirigée en bas, qui remplace le péroné et qui se continue par une bride ligamenteuse paraissant remplacer la partie moyenne du péroné. Les surfaces articulaires sont à peu près situées sur le même plan. Le corps est un peu tordu en arrière et en dedans, ce qui fait paraître le bord interne concave. A l'extrémité inférieure, les cavités articulaires ne sont pas dirigées obliquement mais bien directement d'avant en arrière. La tubérosité interne se prolonge en bas ; l'externe présente une surface articulaire irrégulière, libre, recouverte de cartilage, qui répond à l'os coronoïde du tarse.

Chez le *porc*, les surfaces articulaires ressemblent à celles du cheval ; la cavité qui reçoit la tête du péroné est située un peu plus en arrière ; la crête est fortement saillante. Le corps est, comme chez le bœuf, un peu tordu en arrière et en dedans ; le trou nourricier est situé presque au milieu du bord externe. Les cavités articulaires de l'extrémité inférieure ne sont pas obliques ; il y a en dehors une facette articulaire pour le péroné dont l'extrémité remplace la tubérosité du tibia.

Chez le *chien* et le *chat*, les deux surfaces articulaires supérieures sont à la même hauteur ; le corps et l'extrémité inférieure sont semblables à ceux du tibia du porc, seulement, chez le chien, la partie inférieure du péroné est soudée au tibia.

En dehors et sur la surface articulaire supérieure externe on trouve, chez le *chien* et le *chat*, un petit os sésamoïde relié par des ligaments au tibia.

4. Péroné (*Fibula*).

Position. — [Placez-le en dehors de l'extrémité supérieure du tibia, la pointe en bas, la facette articulaire en dedans.]

Le *péroné*, ou *petit os de la jambe*, est un os allongé, situé en dehors du tibia, mince, et formé de deux pièces dans le jeune âge. On lui décrit une *extrémité supérieure*, une *partie moyenne* et une *extrémité inférieure*.

L'*extrémité supérieure*, encore appelée la tête, est large et aplatie. La *face interne* porte une *facette diarthrodiale*, pour s'articuler avec la tubérosité externe et supérieure du tibia, puis des rugosités pour l'insertion des ligaments. Sa *face externe* est rugueuse, un peu convexe, et donne insertion au ligament latéral externe de l'articulation fémoro-tibiale.

La *partie moyenne* est mince et en forme de stylet ; elle forme, avec le bord externe du tibia, une arcade qui livre passage à des vaisseaux et à des nerfs ; elle se termine en *pointe* vers le milieu du tibia et donne attache à des fibres ligamenteuses qui l'unissent à cet os.

La longueur du péroné est des plus variables, souvent il n'y a que la tête, terminée par une petite pointe, et continuée par une bride cartilagineuse.

Développement. — [Un seul noyau d'ossification.]

Différences. — Chez les *ruminants*, ainsi qu'on l'a vu à propos du tibia, le péroné est très-rudimentaire et confondu avec la tubérosité externe et supérieure du tibia. L'os coronoïde, qui sera décrit avec les os du tarse, peut être considéré comme l'extrémité inférieure de cet os. M. Müller a rencontré sur une vache un péroné ne différant pas de celui du cheval.

Chez le *porc*, le péroné est aussi long que le tibia et, dans le jeune âge, il est formé de trois pièces. L'extrémité supérieure est articulée avec le tibia. Le corps est plus mince en bas qu'en haut et offre à considérer un bord antérieur et un postérieur, une face interne rugueuse et une externe présentant une crête. L'extrémité inférieure redevient plus forte et s'articule en dedans avec le tibia, puis avec le calcanéum et l'astragale ; en dehors elle est irrégulière et rugueuse ; elle remplace la tubérosité externe qui manque à l'extrémité inférieure du tibia.

Chez le *chien* et le *chat*, le péroné est également long et formé de trois pièces. L'extrémité supérieure est courte, large et reliée à la tubérosité externe du tibia ; le corps est plus étroit en haut qu'en bas. Chez le chien, l'extrémité inférieure se soude au tibia, ce qui ne s'observe pas chez le chat ; elle est épaisse et s'articule avec le tibia et l'astragale.

5. Os du tarse (*Ossa tarsi*).

Position. — [On les réunit généralement au moyen de ficelles, de sorte que nous pouvons, pour simplifier, indiquer la position du tarse dans son ensemble. — Les deux os les plus volumineux forment la rangée supérieure ; le plus long est en dehors, et sa face la plus étendue est externe.]

Les *os du tarse*, ou *du jarret*, sont au nombre de six, placés entre l'extrémité inférieure du tibia et les métatarsiens. L'astragale forme avec le tibia une articulation par ginglyme parfait ; mais il y a bien moins de mobilité dans l'articulation des os du tarse entre eux et avec les métatarsiens.

Les os du tarse sont disposés sur trois rangs superposés ; on reconnaît à leur ensemble quatre faces, l'externe un peu plus convexe que l'interne, l'antérieure un peu excavée, et la postérieure étroite et droite.

Les *os de la rangée supérieure* sont : le *calcanéum* et l'*astragale* ; ceux de la *rangée moyenne*, le *grand scaphoïde* et la partie supérieure du *cuboïde* ; ceux de la *rangée inférieure*, la partie inférieure du *cuboïde*, le *petit scaphoïde* et le *cunéiforme*.

a. Le *calcanéum* (*calcaneus*), situé en arrière et en dehors de l'astragale, est le plus élevé des os du tarse ; on lui reconnaît une *extrémité supérieure* et une *inférieure*.

L'*extrémité supérieure* présente une face externe unie et une interne lisse, un peu excavée, toutes deux percées de nombreux petits trous et limitées par un bord antérieur, arrondi en haut, muni de deux facettes articulaires en bas, et un bord postérieur, large et rugueux. Au sommet se trouve une grosse *tubérosité* qui, dans la jeunesse, forme une pièce séparée, et qui fournit en avant l'insertion du tendon du bifémoro-calcanéen, en arrière la surface de glissement du tendon des fléchisseurs.

L'*extrémité inférieure*, ou le *corps de l'os*, irrégulière, large, courte, offre à considérer une face *externe*, une *interne*, une *antérieure*, une *postérieure* et une *inférieure*. La *face externe* fait suite à la même face de l'extrémité supérieure ; la *face interne* est étroite, et porte en arrière une tubérosité rugueuse pour l'insertion des ligaments. La *face antérieure*, la plus grande, excavée au milieu, rugueuse et parsemée de trous, présente en dehors deux petites facettes articulaires et en dedans une plus grande, qui la mettent en rapport avec l'astragale. La *face postérieure* continue la surface de glissement du sommet, elle est recouverte de cartilage. La *face inférieure* est étroite et constitue une surface concave, lisse, recouverte de cartilage, pour l'articulation avec le cuboïde.

b. L'*astragale* (*astragalus*) se relie en haut par ginglyme parfait avec le tibia, en arrière avec le calcanéum, en bas avec le *grand scaphoïde* et le *cuboïde* : ces dernières articulations ne sont presque pas mobiles. On lui reconnaît une *face antérieure*, une *postérieure*, une *externe*, une *interne* et une *inférieure*.

La *face antérieure* présente la *poulie articulaire* : ce sont deux grosses lèvres arrondies, séparées par une gorge profonde et ayant une direction oblique de haut en bas et de dedans en dehors. Toute la poulie est lisse, recouverte de cartilage, et répond parfaitement à la surface articulaire inférieure du tibia. Au-dessous de chaque lèvre existe une fossette rugueuse. La *face postérieure* est creusée de plusieurs cavités pour insertions ligamenteuses, et elle porte trois surfaces articulaires, de dimensions différentes, pour ses rapports avec le calcanéum. La face *externe* donne insertion à des ligaments dans une fossette rugueuse; l'*interne*, excavée en son milieu, présente deux tubérosités pour l'insertion des ligaments, l'inférieure est la plus forte. La *face inférieure* est représentée par une surface articulaire légèrement convexe, divisée en deux parties par une rainure linéaire à insertions ligamenteuses, la partie externe en rapport avec le cuboïde, l'interne, plus grande, avec le grand scaphoïde; on voit enfin vers le milieu une fossette ligamenteuse.

c. Le *grand scaphoïde* (1) (*os naviculaire*) correspond au scaphoïde de l'homme; c'est un os aplati de dessus en dessous, situé entre l'astragale en haut, le petit scaphoïde et le cunéiforme en bas, le cuboïde en dehors. On lui reconnaît *deux faces* et *deux bords.*

La *face supérieure*, lisse, recouverte de cartilage, légèrement concave, présente une fossette à insertions ligamenteuses; elle est en rapport avec l'astragale; la *face inférieure* présente en dedans une facette articulaire pour le cunéiforme, en dehors une plus grande pour le petit scaphoïde au milieu de laquelle est creusée une fossette pour ligaments; ces deux facettes sont séparées par une rainure d'insertion. Le *bord antérieur* est convexe, rugueux, et donne attache à des ligaments; le *postérieur* est irrégulier, creusé de deux échancrures; en dehors sont deux facettes qui s'adaptent à des facettes semblables du cuboïde.

d. Le *cuboïde* (os cuboideum) occupe, sur le côté externe du jarret, la rangée moyenne et inférieure des os du tarse, en rapport en haut avec le calcanéum et l'astragale, en bas avec le métatarsien principal et le métatarsien latéral externe, en dedans avec les deux scaphoïdes; on lui reconnaît *quatre faces.*

La *face supérieure*, lisse, recouverte de cartilage, sauf dans une fossette où s'insèrent des ligaments, est en rapport avec le calcanéum; la *face inférieure* a deux facettes articulaires dont l'interne répond au métatarsien principal et l'externe, plus grande, à la tête du métatarsien latéral externe. La *face interne* présente en son milieu une rainure incurvée qui forme avec les deux scaphoïdes un conduit vasculaire; au-dessus et au-dessous de cette rainure plusieurs empreintes ligamenteuses. La face externe est recourbée d'avant en arrière et de dedans en dehors, elle est rugueuse et présente deux tubérosités pour insertions ligamenteuses et tendineuses.

e. Le *petit scaphoïde* (2) correspond au troisième cunéiforme de l'homme; il est plus petit que le grand scaphoïde mais aplati comme lui de haut en bas, situé entre ce grand scaphoïde en haut, le métatarsien principal en bas, le cuboïde en dehors et le cunéiforme en dedans. On lui décrit *deux faces* et *deux bords.*

La *face supérieure* s'articule avec le grand scaphoïde; elle est lisse, recouverte de cartilage, et présente en son milieu une fossette pour insertion ligamenteuse communiquant par une rainure avec l'intérieur du tarse; la *face inférieure* est également lisse, recouverte de cartilage, et repose sur le métatarsien principal; elle a aussi une fossette en son milieu. Le *bord antérieur* est convexe, rugueux, recouvert de tubérosités en dedans; le *bord postérieur* est divisé en deux parties : l'externe présente deux facettes articulaires pour ses rapports avec le

(1) [Scaphoïde des auteurs français.]
(2) [Grand cunéiforme de MM. Rigot et Chauveau.

cuboïde, l'interne une facette qui répond au cunéiforme; dans le reste de son étendue il donne attache à des ligaments.

f. Le *cunéiforme* (1), ou *pyramidal* (*os cuneiforme*), correspond au premier cunéiforme de l'homme ; c'est le plus petit des os du tarse; souvent il est divisé en deux et l'on a deux cunéiformes. Il est placé en dedans du tarse, à la rangée inférieure, entre les deux scaphoïdes, le métatarsien principal et le métatarsien latéral interne. On lui considère *deux faces, deux bords* et *deux extrémités*.

La *face externe* est rugueuse et sert à des insertions ligamenteuses; la *face interne* est large et également rugueuse ; elle offre en son milieu une échancrure profonde, parsemée de petits trous, et en avant une facette articulaire correspondant au petit scaphoïde. Le *bord supérieur* présente deux facettes pour l'articulation avec le grand scaphoïde ; l'*inférieur* en a trois postérieures en rapport avec le métatarsien latéral, une antérieure en rapport avec le métatarsien principal. L'*extrémité postérieure* est large et rugueuse; l'*extrémité antérieure* est obtuse et présente deux facettes articulaires, l'interne pour le petit scaphoïde, l'inférieure pour le métatarsien principal.

Développement. — [Un seul noyau d'ossification pour chacun des os du tarse, sauf pour le calcanéum, qui en a un particulier pour son sommet et un pour le reste de son étendue.]

Différences. — Chez les *ruminants*, le tarse est également composé de six os, ce sont : pour la rangée supérieure; le *calcanéum*, l'*astragale*, l'*os coronoïde*; pour la rangée moyenne, le *grand scaphoïde*, qui est soudé avec le cuboïde; pour la rangée inférieure, le *petit scaphoïde* et le *cunéiforme*, ou os rond.

Le calcanéum est proportionnellement plus long que chez le cheval ; à la face antérieure du corps on trouve, sur le bord externe, une surface articulaire convexe en haut, concave en bas, qui est en rapport avec l'os coronoïde.

La poulie de l'astragale est plus petite et non oblique ; la fossette située au-dessous est grande. La face inférieure présente deux saillies articulaires, séparées par une échancrure, et qui sont en rapport avec le grand scaphoïde; la face postérieure est convexe, lisse, recouverte de cartilage, et articulée avec le calcanéum ; la face interne est inégale et rugueuse; l'externe, excavée vers son milieu, a deux facettes articulaires pour le calcanéum et une plus large pour l'os coronoïde.

L'os coronoïde (2), que l'on ne trouve que chez les ruminants, et qu'on considère quelquefois comme l'extrémité inférieure du péroné, est placé entre le tibia, le calcanéum et l'astragale. On lui reconnaît deux faces et quatre bords. La face externe est libre, un peu convexe et rugueuse ; l'interne, aussi inégale, est rugueuse en bas et présente en haut une surface articulaire oblique pour l'astragale. Le bord supérieur offre une facette articulaire allongée, mince, et une petite éminence pointue qui pénètre dans le tibia. Le bord inférieur est plus large et muni d'une facette articulaire comme pour le calcanéum ; les bords antérieur et postérieur sont rugueux.

Le grand scaphoïde, soudé en une seule pièce avec le cuboïde, présente à sa face supérieure, vers le milieu et un peu en dedans, deux fossettes articulaires et une élevure pour ses rapports avec l'astragale, en dehors une surface articulaire étroite, dirigée obliquement de haut en bas et d'arrière en avant, pour le calcanéum. La surface articulaire inférieure est inégale en ce que la moitié externe est plus élevée que l'interne, la première reposant sur le métatarsien, la seconde sur le petit scaphoïde; en arrière est une fossette

_____

(1) [Petit cunéiforme de MM. Rigot et Chauveau.]
(2) [Décrit par Rigot sous le nom de grand os irrégulier et considéré par M. Chauveau comme la tubérosité externe de l'extrémité inférieure du tibia.]

pour l'os rond. Le bord antérieur courbe est plus élevé en dehors qu'en dedans ; le bord postérieur présente en dedans une forte éminence dirigée en haut qui sert d'appui à l'astragale.

Le petit scaphoïde est carré, petit, et remplit l'espace compris entre le grand scaphoïde et le métatarse ; il est en rapport par des surfaces articulaires avec ces os et l'os rond.

L'os rond correspond au cunéiforme du cheval ; c'est un petit os rond, un peu aplati de haut en bas ; on lui reconnaît une circonférence, large et rugueuse, avec facette articulaire en dedans pour le petit scaphoïde ; une face supérieure, un peu concave, pour le grand scaphoïde et une face inférieure, un peu convexe, qui repose sur le métatarse.

Le tarse du *porc* présente sept os isolés qui sont : pour la rangée supérieure, le *calcanéum* et l'*astragale* ; pour la rangée médiane, le *scaphoïde* et la partie supérieure du *cuboïde* ; pour la rangée inférieure, la partie inférieure du *cuboïde*, le *petit scaphoïde*, le *petit* et le *grand cunéiforme*.

Le calcanéum ne diffère guère de celui des ruminants, seulement la surface articulaire convexe du bord externe de la face antérieure s'articule avec l'extrémité inférieure du péroné, et la partie postérieure lisse de la tubérosité présente en haut une échancrure pour recevoir une insertion tendineuse du fléchisseur de la couronne.

L'astragale ressemble à celui des ruminants, il est seulement un peu plus long, légèrement oblique, et sa face externe s'articule en dehors avec le péroné.

Le cuboïde, de forme irrégulière, est, comme chez le cheval, un os isolé qui occupe, à la face externe du tarse, la rangée moyenne et la rangée inférieure. Sa face supérieure s'articule avec le calcanéum et l'astragale, l'inférieure avec les deux métatarsiens externes ; les faces antérieure et postérieure sont rugueuses, la dernière présente en haut et en bas une protubérance ; la face externe, également rugueuse, est creusée d'une échancrure vers le bas ; la face interne présente plusieurs facettes articulaires et des fossettes à insertions ligamenteuses, qui mettent l'os en rapport avec les deux scaphoïdes.

Le grand scaphoïde est placé en avant et en dedans de la seconde rangée, en rapport en haut, par une surface articulaire concave, avec l'astragale, en bas avec le petit scaphoïde, le grand et le petit cunéiforme, et en dehors avec le cuboïde.

Le petit scaphoïde s'articule en haut avec le grand scaphoïde, en bas avec le vrai métatarsien interne, en dehors avec le cuboïde, en dedans et en arrière avec le petit cunéiforme ; il ressemble à celui des ruminants.

Le petit cunéiforme, ou pyramidal, est un petit os carré, allongé ; la face postérieure est rugueuse et inégale, l'antérieure a des facettes articulaires pour le petit scaphoïde ; l'extrémité supérieure se relie au grand scaphoïde et l'inférieure avec le métatarsien vrai interne.

Le grand cunéiforme est un os allongé, placé en dedans presque sur le côté postérieur du tarse, en rapport en haut avec le grand scaphoïde, en bas avec les métatarsiens internes.

Chez le *chien* et le *chat*, le tarse est composé de sept os qui sont : pour la rangée supérieure, le *calcanéum* et l'*astragale* ; pour la rangée médiane, la partie supérieure du *cuboïde* et le *grand scaphoïde* ; pour la rangée inférieure, la partie inférieure du *cuboïde*, le *petit scaphoïde*, le *grand* et le *petit cunéiforme*.

Le calcanéum ne se trouve en rapport, par sa face inférieure, qu'avec le cuboïde ; sa face antérieure touche l'astragale seulement par sa partie externe, elle est libre en dedans, rugueuse, et sert à des insertions ligamenteuses.

La poulie de l'astragale est large et la lèvre interne s'articule, comme chez le porc, avec le péroné. En bas l'astragale porte une tête, séparée du reste de l'os par un col, dirigée en dedans, et articulée par sa face inférieure avec le grand scaphoïde.

Le cuboïde a la même hauteur que les deux scaphoïdes placés l'un au-dessus de l'autre. La surface supérieure s'articule avec le calcanéum, l'inférieure avec les deux métatarsiens externes, l'interne avec les scaphoïdes. La face antérieure est libre, un peu concave et lisse ; l'externe et la postérieure sont également libres et pourvues d'empreintes.

Le grand scaphoïde est en rapport par sa face supérieure avec l'astragale, en bas, par trois facettes articulaires, avec le petit scaphoïde et les deux cunéiformes, en dehors avec le cuboïde.

Le petit scaphoïde est placé à la face antérieure du tarse, il est plus haut que large; sa face antérieure est lisse et forme un carré long; sa face supérieure est reliée au grand scaphoïde, sa face inférieure aux trois métatarsiens externes, et sa face externe au cuboïde.

Le petit cunéiforme, plus petit que le petit scaphoïde, mais de même hauteur, est en rapport en haut avec le grand scaphoïde, en bas avec le métatarsien interne, en dehors avec le petit scaphoïde et en dedans avec le grand cunéiforme.

Le grand cunéiforme est en dedans et en arrière dans la rangée inférieure; c'est un os allongé, qui s'articule en haut avec le grand scaphoïde, en bas avec le métatarse et en dehors avec le petit cunéiforme.

Les os des membres postérieurs qui restent à décrire ressemblent assez exactement aux os correspondants des membres antérieurs, et il n'y a qu'à indiquer quelques différences.

6. Os du métatarse (*Ossa metatarsi*).

a. Métatarsien principal.

Le *métatarsien principal*, ou *médian*, encore dit *os du canon*, est plus long que le métacarpien, moins gros et plus arrondi. A son extrémité supérieure il y a trois surfaces articulaires dont la médiane, la plus grande, est pour le petit scaphoïde, l'externe pour une partie du cuboïde, l'interne pour une partie du cunéiforme. A la face externe se trouve un sillon peu profond qui loge une artère.

b. Métatarsiens latéraux.

Les *métatarsiens latéraux*, ou *rudimentaires*, ou *péronés*, sont proportionnellement plus longs que ceux du membre antérieur, la tête de l'externe est plus forte que celle de l'interne; le premier présente une surface articulaire pour le cuboïde; le second deux facettes pour le cunéiforme.

7. Sésamoïdes (*Ossa sesamoidea*).

Les os sésamoïdes sont plus longs et en général plus grands qu'aux membres antérieurs.

8. Première phalange (*Phalanx prima*).

La *première phalange* est ordinairement plus mince et plus longue que celle du membre antérieur, cependant la différence est faible.

9. Seconde phalange (*Phalanx secunda*).

La même chose s'observe pour l'*os de la couronne* qui est plus mince et plus long qu'au membre antérieur.

10. Troisième phalange (*Phalanx tertia*).

L'*os du pied* est en général plus petit, les faces latérales, surtout l'interne, moins inclinées, la sole plus excavée, et le bord inférieur un peu terminé en pointe vers la pince.

11. Os naviculaire (*Os naviculare*).

L'*os naviculaire* lui-même diffère un peu de celui du membre antérieur en ce qu'il est plus court et plus mince.

Différences. — Chez les *ruminants*, le *métatarsien principal* est, comme chez le cheval, plus long, plus mince que le métacarpien, avec un corps presque carré. A l'extrémité supérieure il y a encore une facette articulaire pour l'os rond; au lieu d'une échancrure, il y a en arrière un conduit vasculaire; en dehors, au haut de la face postérieure, on trouve une facette articulaire qui reçoit un petit os sésamoïde aplati. A la face antérieure le sillon vasculaire est plus profond.

Les *métatarsiens latéraux* manquent chez les bêtes bovines; ce sont les petits sésamoïdes, placés en arrière et en haut du métatarsien principal, qui paraissent les remplacer.

Chez le *porc*, les métatarsiens, distingués en deux vrais et deux faux, sont également plus longs que les métacarpiens. Les faux métatarsiens sont plus élevés à l'extrémité supérieure que les vrais; à la partie supérieure des deux métatarsiens vrais et du faux externe existent de fortes protubérances dirigées en arrière et en haut; la protubérance du métatarsien vrai interne présente une surface articulaire pour un sésamoïde de forme triangulaire.

Le *chien* et le *chat* n'ont que quatre métatarsiens bien développés qui sont également plus longs que les métacarpiens; les externes sont, par leur extrémité supérieure, chez le chat surtout, bien plus élevés que les deux internes.

A l'extrémité supérieure du métatarsien interne, un petit os styloïde, rudiment d'un cinquième métatarsien, représente le pouce. Ce petit os, articulé en haut avec le grand cunéiforme, se trouve en outre uni par des ligaments au métatarsien interne.

Les sésamoïdes sont au nombre de douze dont quatre antérieurs et huit postérieurs.

Il n'est pas rare de voir, chez des chiens de grande race, un doigt supplémentaire exister aux membres de derrière, lequel doigt comprend les mêmes os que le doigt interne des membres antérieurs; cependant ces os, comme tout ce qui est rudimentaire, sont plus petits. M. le professeur Fuchs de Carlsruhe a trouvé, chez un chien de Terre-Neuve, quatre vrais ongles et deux faux; l'interne correspondait à un petit métatarsien bien développé, tandis que l'externe n'en avait qu'un rudimentaire, terminé en pointe, relié au tarse par un simple ligament.

Chez les *ruminants* et le *porc*, on ne trouve pas de différences dans les phalanges du pied de derrière comparées à celles du pied de devant, si ce n'est que la phalange et la phalangine sont plus longues.

Il est fort difficile de distinguer les os des onglons de derrière de ceux du devant.

Le *chien* et le *chat* ont quatre phalanges, quatre phalangines et quatre phalangettes. Comme au pied de devant, il n'y a pas d'os naviculaire.

IV. OS N'AYANT PAS DE RAPPORT DIRECT AVEC LE SQUELETTE.

1. Clavicule (*Os claviculare s. Clavicula*).

La *clavicule* est un petit os qui, dans nos animaux domestiques, ne se rencontre que chez le *chien* et le *chat*; elle est libre, sans rapport avec les autres os, et se trouve, à chaque membre antérieur, à la face interne du muscle commun du bras, du cou et de la tête. Celle du chien est petite, large, lisse et presque triangulaire; celle du chat, au contraire, est allongée, mince, arrondie et recourbée. Ce n'est réellement que le rudiment de la clavicule que l'on

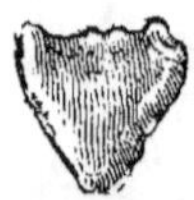 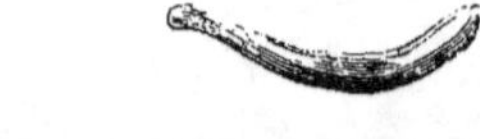

Fig. 35. — Clavicule du chien (grossie de moitié).   Fig. 36. — Clavicule du chat (grandeur naturelle).

trouve bien développé chez l'homme et les rongeurs, et qui relie l'omoplate au sternum. Chez le chat, on voit souvent l'os rudimentaire complété par des ligaments qui vont du sternum à l'omoplate.

2. Os du cœur (*Ossa cordis*).

Les *os du cœur* sont distingués en droit et gauche, le premier plus grand que l'autre : les deux sont situés dans les parois des cavités du cœur, à proximité du point où l'anneau artériel s'adosse aux zones auriculo-ventriculaires, à la base des valvules, entre les ventricules et les oreillettes. L'*os du côté droit* est situé plus en arrière et présente *trois angles, deux faces* et *trois bords.* L'angle antérieur est plus fort et plus long que les deux postérieurs. La face droite est un peu convexe, la gauche un peu concave; le bord supérieur et l'inférieur limitent les faces en haut et en bas; tous trois sont minces. L'*os gauche* est plus petit que le droit; on lui reconnaît également *trois angles, deux faces* et *trois bords.* Les angles sont distingués en deux antérieurs et un postérieur, les faces en supérieure et inférieure, et les bords en postérieur, droit et gauche.

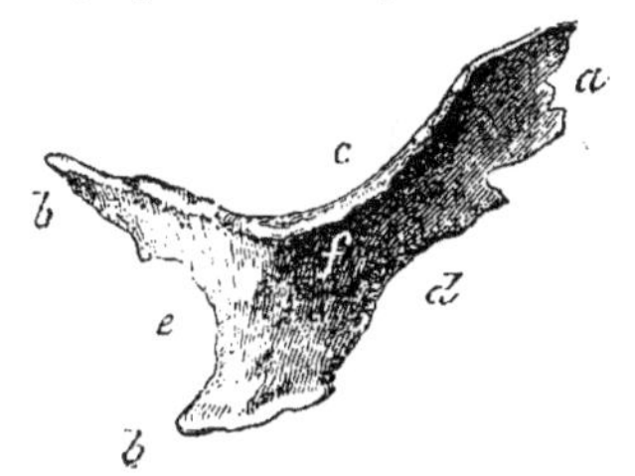

Fig. 37. — Os du cœur du côté droit du bœuf (grandeur naturelle) (*).

Chez le *cheval* et le *porc,* on trouve à la même place que l'os du bœuf un cartilage qui quelquefois s'ossifie avec l'âge, mais seulement partiellement.

3. Os du pénis (*Os penis*).

L'*os du pénis* est impair et forme la base osseuse de la verge chez le chat et le chien. Chez le chien, suivant la dimension de l'espèce ou de la race, il a quelquefois plusieurs pouces de longueur; chez le chat, il est plus petit, triangulaire et ne paraît pas exister constamment; du moins M. Lepp ne l'a rencontré que rarement. A l'os pénien du chien on distingue une *extrémité antérieure,* une *partie moyenne* et une *extrémité postérieure.*

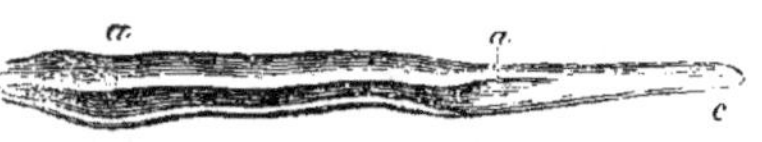

Fig. 38. — L'os du pénis du chien (moitié de la grandeur naturelle d'un chien d'assez grande taille) (**).

L'*extrémité antérieure* se termine en pointe mousse et est pourvue d'un petit cartilage de prolongement également pointu, enveloppé par le corps spongieux du gland. La *partie moyenne* présente une face latérale droite et une gauche, un bord supérieur tranchant et un bord inférieur creusé d'une rainure longitudinale où est logée la portion pénienne de l'urèthre. L'*extrémité postérieure* est épaisse, rugueuse, également prolongée par un cartilage, et reliée au corps caverneux du pénis.

(*) *a,* angle antérieur. — *bb,* angle postérieur. — *c,* bord supérieur. — *d,* bord antérieur. — *e,* bord postérieur. — *f.* surface droite.

(**) *aa,* rainure du bord inférieur. — *b,* extrémité antérieure. — *c,* extrémité postérieure.

II. SYNDESMOLOGIE.

La *syndesmologie* consiste dans l'étude des articulations et plus particulièrement des ligaments ; on n'y décrit que les ligaments formés de tissu fibreux ou élastique qui servent à relier des os. Tous les autres ligaments, dont la fonction est d'assurer la position de quelques organes mous ou de relier des cartilages (comme ceux du larynx), seront examinés dans l'étude de chacun de ces organes.

Les ligaments sont distingués en *capsulaires* et *funiculaires*, ainsi que cela se trouve indiqué dans l'anatomie générale. Les *ligaments funiculaires* constituent des bandelettes arrondies ou aplaties, des cordes, attachées par leurs extrémités sur les deux os qu'elles réunissent et destinées à limiter leurs mouvements dans différents sens ; les *ligaments capsulaires* entourent les articulations comme des membranes soit complétement, soit d'une manière incomplète.

[L'étude des articulations ainsi comprise est tout à fait insuffisante. Ce n'est pas assez, en effet, de connaître les ligaments qui unissent les os entre eux, il faut encore examiner les surfaces par lesquelles ces os se correspondent, se rendre compte des mouvements qu'ils peuvent exécuter l'un sur l'autre, considérer les moyens qui facilitent ces mouvements. Rien de mieux sous ce rapport que la description classique adoptée chez nous, dans laquelle on passe en revue: 1o les surfaces articulaires ; 2o les moyens d'union; 3o les synoviales qui facilitent les mouvements ; 4o ces mouvements eux-mêmes.

Nous sommes donc obligé ici de multiplier un peu les notes et les additions pour combler autant que possible les lacunes de cette partie de l'ouvrage de Leyh, en suivant le plan des auteurs français. Toutefois, pour simplifier, au lieu de rappeler les dispositions des surface articulaires, nous renverrons le lecteur à l'ostéologie, il ne nous restera alors qu'à indiquer les synoviales et à faire connaître les mouvements dont chaque articulation est le siége.

Les ligaments décrits par Leyh ne correspondent pas toujours à ceux qu'indiquent les auteurs français, les noms sont souvent changés. Nous signalerons ces particularités toutes les fois qu'elles se présenteront.

Enfin nous donnerons, aussi brièvement que possible, la manière de préparer les articulations.

[Il y aurait lieu de donner ici la classification des articulations, mais l'élève la trouvera dans l'anatomie générale, pages 73 et suivantes.]

I. ARTICULATIONS DE LA TÊTE.

A. ARTICULATION MAXILLAIRE [ARTICULATION TEMPORO-MAXILLAIRE].

Préparation. — [Enlevez le masséter et la parotide ; divisez la tête par un trait de scie à peu près sur la ligne médiane ; ouvrez l'articulation en dehors pour voir le ménisque interarticulaire.]

L'apophyse articulaire de chaque branche du maxillaire inférieur, reliée par l'intermédiaire d'un fibro-cartilage interarticulaire avec la portion squameuse du temporal correspondant, forme avec cet os une articulation ginglymaire imparfaite.

Le *cartilage interarticulaire (cartilago interarticularis)* *(fig.* 39, *a)* est un disque fibro-cartilagineux, allongé transversalement, présentant une face supérieure concave en avant, convexe en arrière, une face inférieure concave et un bord plus épais en avant qu'en arrière.

Ligaments. — 1. Le *ligament capsulaire* (*ligamentum capsulare articuli maxillaris*) part du contour de la surface articulaire du temporal, adhère au bord du fibro-cartilage inter-articulaire et descend jusqu'au contour de la surface articulaire du maxillaire inférieur. Extérieurement ce ligament capsulaire est continu ; intérieurement, au contraire, il paraît divisé et forme, avec le fibro-cartilage, deux sacs clos, dont l'un renferme la cavité articulaire supérieure, l'autre la cavité articulaire inférieure.

2. Le *ligament latéral externe* (1) (*lig. maxillæ laterale externum*) (*fig.* 39 *b*), situé en dehors de l'articulation maxillaire, formé de fibres d'un blanc brillant, s'insère en haut à la face externe de l'apophyse zygomatique du temporal, adhère au ligament capsulaire, et se termine au-dessous du condyle du maxillaire, près du bord postérieur de l'os.

3. Le *ligament postérieur* (*lig. maxillæ posticum*) (*fig.* 39 *c*), placé en arrière de l'articulation maxillaire, formé de fibres élastiques, naît à la surface rugueuse de l'apophyse mastoïde du tempo-ral et se termine au-dessous de l'éminence articulaire, vers le bord postérieur du maxillaire inférieur.

Ce ligament postérieur ne se rencontre que chez le cheval et les ruminants.

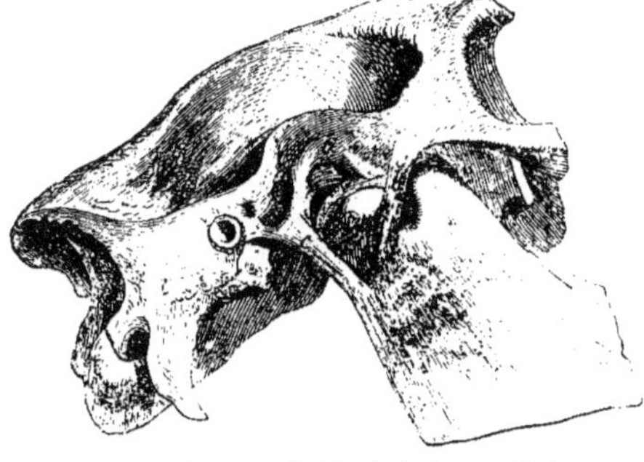

Fig. 39. — Ligaments de l'articulation maxillaire (*).

Synoviales. — [Deux capsules synoviales facilitent les mouve-ments dans cette articulation, elles sont séparées par le fibro-cartilage inter-articulaire.

Mouvements. — La mâchoire inférieure exécute des mouvements d'abaissement, d'élévation, de latéralité et de glissement dans le sens antéro-postérieur.]

B. Articulations de l'hyoïde.

Préparation. — [Désarticulez la mâchoire inférieure. Disséquez au droit de chaque articulation les muscles qui peuvent en cacher la vue.]

Les grandes branches de l'hyoïde sont réunies en haut par des fibro-cartilages à un prolongement hyoïdien du temporal (2); en bas elles se relient aux branches moyennes, celles-ci aux inférieures, et ces dernières au corps de l'hyoïde par *trois paires de ligaments capsulaires* (*lig. capsularia ossis hyoidei*) (3).

1. Les *ligaments capsulaires supérieurs* (*fig.* 40 *b*) unissent les branches supérieu-res et les moyennes.

2. Les *ligaments capsulaires médians* (4) (*fig.* 40 *c*) relient les branches moyennes

(1) [Ce ligament et le suivant sont considérés par Rigot et M. Chauveau comme des dépendances, des parties plutôt du ligament capsulaire.]

(2) [Articulations extrinsèques de l'hyoïde. — Articulations temporo-hyoïdiennes.]

(3) [Articulations intrinsèques de l'hyoïde, ou inter-hyoïdiennes.]

(4) [Les ligaments capsulaires supérieurs et médians, qui paraissent souvent exister réellement, ne sont

(*) *a.* Cartilage inter-articulaire. — *b.* Ligament latéral externe. — *c.* Ligament postérieur.

avec les inférieures. Dans les cas où ces branches sont confondues avec les supérieures, les ligaments capsulaires supérieurs font défaut.

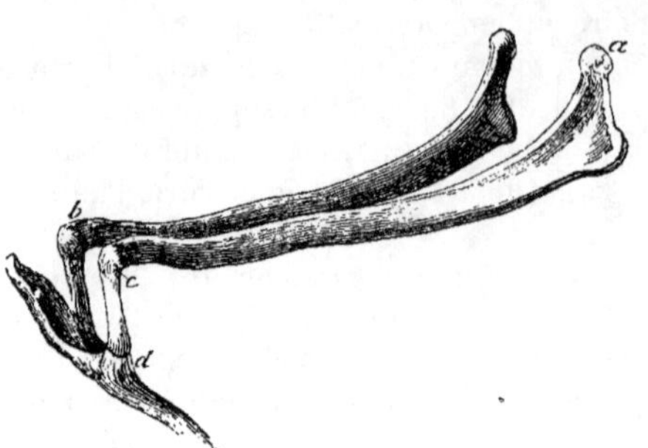

3. Les *ligaments capsulaires inférieurs* (*fig*. 40 *d*) sont un peu plus forts et relient les branches inférieures au corps de l'hyoïde.

Synoviale. — [Une petite synoviale tapisse l'intérieur de cette dernière articulation.

Mouvements. — Les mouvements sont possibles à peu près dans tous les sens.]

Fig. 40. — Ligaments de l'hyoïde (*).

Différences. — Chez le *porc*, il n'y a que la paire de ligaments inférieurs; par contre un ligament très-élastique, remplaçant la branche osseuse médiane, va de l'extrémité inférieure de la branche supérieure à l'extrémité supérieure de la branche inférieure.

C. Articulation de la tête [atloido-occipitale].

Préparation. — [Débarrassez-vous immédiatement de toutes les parties molles qui vont du cou à la tête et qui recouvrent l'articulation. — Disséquez particulièrement les muscles fléchisseurs, les muscles droits et petits obliques de la tête. Pour voir les synoviales, incisez sur les côtés le ligament capsulaire.]

L'*articulation de la tête* est formée par l'occipital et la première vertèbre cervicale.

Ligaments. — 1. Les *ligaments capsulaires*, au nombre de deux (1) (*lig. articularia capitis*), sont fixés au pourtour des condyles de l'occipital, d'une part, et sur le contour des cavités articulaires de l'extrémité antérieure de l'atlas, d'autre part.

2. Les *ligaments latéraux* (2) (*lig. lateralia atlantis*) (*fig*. 42 *a*) sont formés de fibres d'un blanc brillant qui partent du bord postérieur des apophyses styloïdes de l'occipital, se dirigent obliquement en arrière et en bas, et vont se fixer à la partie antérieure du bord libre des apophyses transverses de l'atlas.

3. Le *ligament supérieur*, ou *postérieur* (*lig. obturatorium posterius cervicis* de l'homme) (*fig*. 42 *b*), est placé au-dessus de l'articulation de la tête et remplit l'espace compris entre l'occipital et l'atlas. Ses fibres se croisent et sont reliées aux ligaments capsulaires.

4. Le *ligament inférieur*, ou *antérieur* (*lig. obturatorium anterius cervicis* de l'homme) (*fig*. 43 *a*), opposé au ligament supérieur, moins large que lui, remplit l'espace inférieur compris entre l'occipital et l'atlas; il se relie également aux

pas décrits par les auteurs français. La pièce cartilagineuse qui constitue la branche moyenne de l'hyoïde pour les Allemands est considérée chez nous comme le seul moyen d'union direct entre les deux autres branches. (Voy. la note de la page 112.)]

(1) [Rigot et M. Chauveau ne décrivent qu'un seul ligament capsulaire; Leyh a distingué les deux moitiés latérales de ce ligament, qui correspondent aux deux synoviales.]

(2) [Les ligaments latéraux, ainsi que le supérieur et l'inférieur, sont considérés chez nous comme des faisceaux de renforcement du ligament capsulaire.]

(*) *a*. Point où la grande branche de l'hyoïde se relie par du fibro-cartilage avec le temporal — *b*. Ligament capsulaire entre la branche supérieure et la moyenne. — *c*. Ligament capsulaire entre la branche moyenne et l'inférieure. — *d*. Ligament capsulaire entre la branche inférieure et le corps.

ligaments latéraux et envoie un prolongement à la face inférieure de la dure-mère de la moelle allongée.

Synoviales. — [Deux synoviales facilitent le glissement des surfaces articulaires, elles s'adossent en haut et en bas sur la ligne médiane.

Mouvements. — Les mouvements possibles sont ceux de flexion, d'extension, d'inclinaison latérale et de circumduction.]

II. ARTICULATIONS DU TRONC.

A. ARTICULATIONS DE LA COLONNE VERTÉBRALE.

Ligaments. — Les *ligaments* qui unissent les vertèbres entre elles (*Ligamenta vertebralia*) sont *communs* ou *spéciaux*. Le mouvement de deux vertèbres l'une sur l'autre est, sauf pour l'atlas et l'axis, des plus bornés, quoique possible dans tous les sens. La mobilité des vertèbres lombaires, dont les apophyses obliques sont articulées à la manière de gonds, et celle des vertèbres dorsales, qui sont en rapport avec les côtes, sont moindres que celle des vertèbres cervicales.

1. Ligaments communs.

Préparation. — [Enlevez toutes les parties molles qui entourent la colonne vertébrale en dessous comme en dessus et sur les côtés. — Prenez des précautions pour ne pas blesser le ligament longitudinal inférieur en enlevant les piliers du diaphragme et les psoas, pour ne pas intéresser les ligaments qui unissent les apophyses articulaires entre elles et les apophyses transverses des vertèbres dorsales aux côtes en enlevant le transversaire épineux et les sus-costaux.

Pour voir le ligament longitudinal supérieur, séparez les corps des vertèbres de leurs parties annulaires au moyen d'un trait de scie ou de coups de ciseau, enlevez la dure-mère rachidienne et la moelle ; vous aurez en même temps la face inférieure des ligaments inter-annulaires.

Examinez un fibrocartilage intervertébral par deux coupes, l'une transversale, à égale distance de deux vertèbres, l'autre longitudinale, sur la ligne médiane des corps vertébraux.]

1. Le *ligament cervical* (*lig. nuchæ*) (*fig.* 41 et 45 e), mieux appelé *ligament sus-épineux*, est formé de tissu fibreux jaune très-élastique, et s'étend de l'occipital au sacrum ; c'est le plus grand et le plus long du corps animal (1).

Ce ligament sus-épineux naît à la tubérosité cervicale de l'occipital par deux *cordes* que sépare du tissu cellulaire, cordes bien arrondies en avant, élargies en arrière ; elles passent librement par-dessus les deux premières vertèbres cervicales, puis s'unissent à toutes les vertèbres situées entre la troisième cervi-

(1) [Tous les anatomistes français décrivent séparément les deux portions de ce ligament, l'une sous le nom de ligament sus-épineux cervical, l'autre sous celui de ligament sus-épineux dorso-lombaire. Ce qui motive cette distinction, c'est la différence de structure, c'est la différence d'élasticité, en rapport avec la mobilité des vertèbres dans les régions cervicale et dorso-lombaire, différence sur laquelle Leyh n'insiste pas suffisamment, ce nous semble. Le ligament sus-épineux dorso-lombaire est en effet composé presque uniquement de tissu fibreux blanc, surtout en arrière.

Un point fort intéressant d'anatomie comparée, c'est l'absence de fibres élastiques dans le ligament cervical de l'homme, qui ne consiste qu'en une fine bandelette fibreuse insérée à la protubérance occipitale et à toutes les apophyses épineuses cervicales, sauf à la première. Un ligament élastique n'a sa raison d'être, en effet, que chez les animaux à station quadrupède, pour faire équilibre à une force incessante, la pesanteur, qui tend à abaisser la tête tout en permettant des mouvements très-étendus.]

cale et la quatrième dorsale par l'intermédiaire d'une *portion lamellaire ;*
plus loin elles ne forment plus qu'une seule corde qui s'attache sur le sommet
des apophyses épineuses de toutes les dernières vertèbres dorsales ou des vertèbres lombaires et sacrées.

La *portion lamellaire du ligament cervical* forme, dans la région supérieure du
cou, une cloison médiane fixée par de forts prolongements dentelés aux apo-

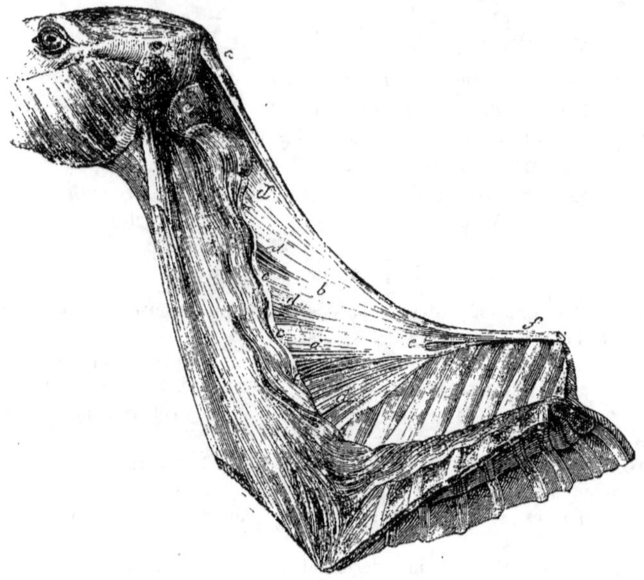

Fig. 41. — Le ligament cervical (*).

physes épineuses des cinq dernières vertèbres cervicales ; les deux dernières
languettes sont faibles et ne renferment que quelques faisceaux élastiques isolés. Elle se compose de deux lames, séparées par un tissu cellulaire lâche, et
en rapport avec différents muscles. Les espaces compris entre les languettes
sont remplis par du tissu cellulaire et des fibres élastiques croisées.

Dans la région dorso-lombaire, le ligament sus-épineux est relié des deux
côtés à des aponévroses musculaires.

Dans la région du garrot, il est fort et large, il présente à sa face supérieure
un sillon depuis la troisième vertèbre cervicale jusqu'à la treizième dorsale ;
à partir de ce point, il devient de plus en plus faible et moins élastique. Signalons enfin un espace ovale qu'il circonscrit au-dessus des apophyses épineuses
des premières vertèbres dorsales, espace rempli de tissu cellulaire et de tissu
adipeux.

L'usage du ligament sus-épineux est de maintenir les vertèbres et la tête dans leurs positions normales pendant le repos, tout en permettant des mouvements fort étendus. Il donne insertion à différents muscles.

2. Le *ligament longitudinal inférieur* (1) (*lig. longitudinale anterius* de l'homme) (*fig.* 46 *dd*), formé de fibres albuginées, commence à la face inférieure du corps de la septième vertèbre cervicale, adhère ensuite à la crête du corps des vertèbres dorsales et lombaires, puis à la face inférieure du sacrum et du coccyx. Jusqu'à la cinquième vertèbre dorsale il est assez étroit, mais alors il prend de l'épaisseur et s'élargit; à la région lombaire, il se trouve relié aux piliers du diaphragme et se confond des deux côtés avec les ligaments larges du bassin.

3. Le *ligament longitudinal supérieur* (2) (*lig. longitudinale posterius* de l'homme) (*fig.* 43 *c*) est placé dans le canal vertébral, à la face supérieure du corps des vertèbres; il s'étend depuis l'axis jusqu'au sacrum. Ses fibres s'attachent aux corps des vertèbres ainsi qu'aux disques fibro-cartilagineux interposés; il est plus large au niveau des disques qu'à celui des vertèbres, ce qui lui donne un aspect festonné.

Différences. — Chez le *bœuf*, le ligament sus-épineux se divise, à l'apophyse épineuse de la première vertèbre dorsale, en trois branches dont la médiane se continue comme chez le cheval, tandis que les latérales s'attachent sur les côtés des apophyses épineuses jusqu'à la dixième vertèbre, où elles se réunissent de nouveau à la branche médiane.

Chez le *mouton* et la *chèvre*, il n'y a, au cou, qu'une seule corde.

Chez le *porc*, le ligament cervical commence derrière la crête de l'axis et ne va que jusqu'aux dernières vertèbres lombaires. Au cou, il remplit les espaces compris entre les apophyses épineuses et forme ici évidemment des ligaments inter-épineux.

Chez les *carnivores*, le ligament convexe ne s'étend également que de l'axis à la fin du dos; il n'y a pas de portion lamellaire au cou.

2. Ligaments spéciaux.

I. Ligaments de l'articulation atloïdo-axoïdienne.

Préparation. — [Il suffit d'enlever les parties molles qui entourent l'articulation pour voir le ligament inter-annulaire, le ligament inter-épineux et le ligament odontoïdien inférieur; mais pour examiner le ligament odontoïdien supérieur et la synoviale, il faut séparer l'atlas et l'axis par la moitié, au moyen d'un trait de scie longitudinal, d'un côté à l'autre.]

La première et la seconde vertèbre cervicale forment entre elles une articulation par pivot, ou trochoïde; c'est la seule articulation de ce genre qu'on trouve dans le squelette.

1. Le *ligament capsulaire* (3) va du contour des surfaces articulaires postérieures de l'atlas à celles des apophyses obliques [ou articulaires] de l'axis et aux bords de l'apophyse odontoïde.

Différences. — Chez le *porc* et les *carnivores*, ce ligament est double.

2. Le *ligament inter-annulaire* (*lig. intercrurale*) (*fig.* 42 *d*) est relié par du tissu cellulaire au ligament capsulaire; il s'étend du bord postérieur de la voûte

---

(1) [Ligament vertébral commun inférieur de Rigot et de M. Chauveau. Ces anatomistes ne le font commencer qu'à la sixième ou huitième vertèbre dorsale et ne le voient plus en arrière du sacrum.]

(2) [Ligament vertébral commun supérieur.]

(3) [C'est tout simplement la synoviale de l'articulation. Rigot et M. Chauveau décrivent comme *capsule fibreuse, ligament capsulaire*, le ligament inter-annulaire de Leyh, dont chaque moitié réunit le ligament inter-épineux et le ligament odontoïdien inférieur.]

de l'atlas au bord antérieur de la partie annulaire de l'axis, occupant ainsi l'espace assez grand que les deux vertèbres laissent entre leurs parties annulaires.

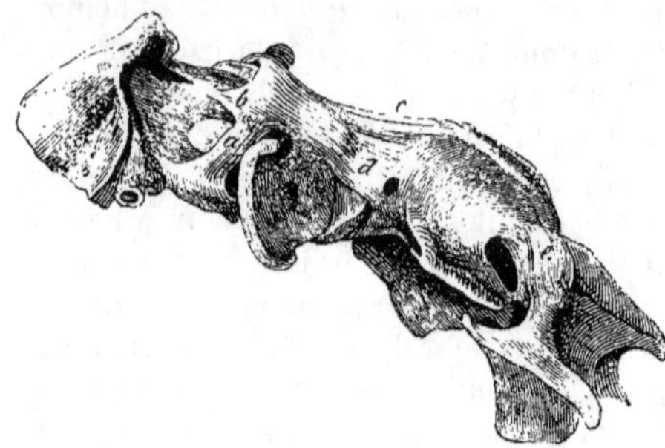

Fig. 42. — Ligaments de l'articulation de la tête et des vertèbres cervicales (*).

3. Le *ligament inter-épineux* (1) (*lig. interspinosum atlantis et epistrophei* (*fig.* 42 *c*) s'insère, d'une part, à la rugosité de la voûte de l'atlas et, d'autre part, à la partie antérieure de la crête de l'axis; il est formé de deux petits faisceaux de fibres élastiques.

4. Le *ligament odontoïdien inférieur* (2) (*lig. processus odontoidei inferius*) (*fig.* 44 *a*) part de la tubérosité du corps de l'atlas, se dirige en arrière et en bas, et se termine en partie dans la fossette située entre les apophyses obliques, [ou articulaires], et l'apophyse odontoïde, en partie à la crête inférieure du corps de l'axis. Ce ligament est digastrique et assez fort. Il manque chez le porc.

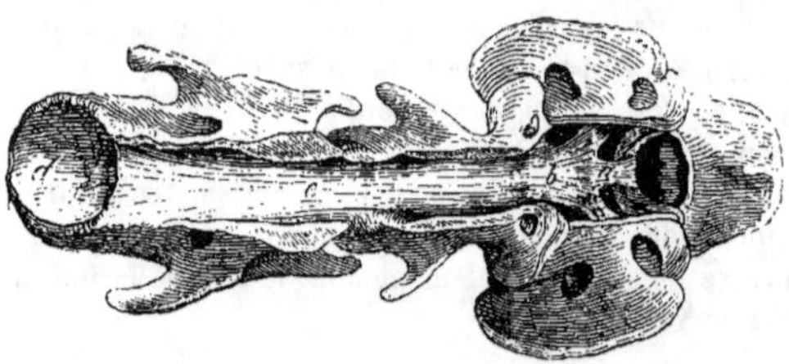

Fig. 43. — Ligaments de l'articulation de la tête et des vertèbres cervicales (canal médullaire ouvert par en haut) (**).

5. Le *ligament odontoïdien supérieur* (3) (*lig. suspensorium processus odontoidei*) (*fig.* 43 *b*), situé dans le canal vertébral, est large et court; il s'étend de la face supérieure du corps de l'atlas à la face supérieure excavée de l'apophyse odontoïde de l'axis.

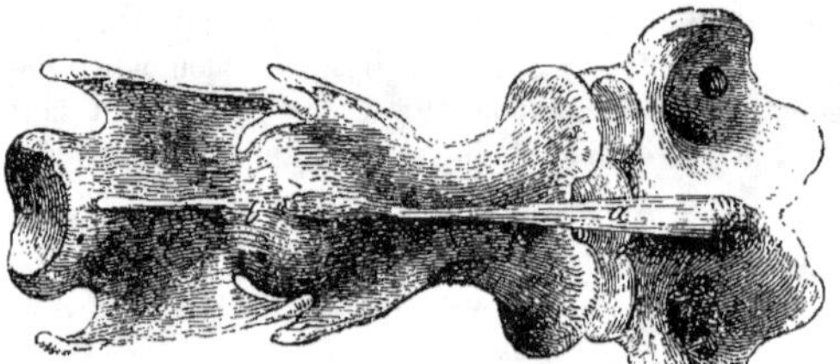

[*Synoviale*. — Une synoviale très-étendue et très-lâche tapisse le ligament inter-annulaire, le ligament inter-épineux, ou axoïdo-atloïdien supérieur, et le ligament odontoïdien supérieur.

Mouvements. — L'articulation axoïdo-atloïdienne est le siége d'un mouvement de rotation très-étendu.

Fig. 44. — Ligaments de l'articulation axoïdo-atloïdienne et des autres vertèbres cervicales (les trois premières vertèbres cervicales vues en dessous) (***).

(1) [Ligament axoïdo-atloïdien supérieur.]
(2) [Ligament axoïdo-atloïdien inférieur.]
(3) [Ligament odontoïdien des auteurs français.]

(*) *a*. Ligament latéral de l'articulation de la tête. — *b*. Ligament supérieur de l'articulation de la tête. — *c*. Ligament supérieur de l'articulation atloïdo-axoïdienne.— *d*. Ligament inter-annulaire de l'articulation atloïdo-axoïdienne. — *e*. Ligament capsulaire des apophyses obliques.

(**) *a*. Ligament inférieur de l'articulation de la tête. — *b*. Bord supérieur de l'apophyse odontoïde. — *c*. Commencement du ligament longitudinal vertébral supérieur. — *d*. Cavité articulaire de la troisième vertèbre avec fibro-cartilage.

(***) *a*. Ligament odontoïdien inférieur. — *b*. Ligament intervertébral.

L'atlas tourne autour de l'apophyse odontoïde comme pivot et entraîne la tête
dans son mouvement.

C'est pour cette raison que les auteurs français, aussi bien en anatomie humaine qu'en anatomie vétérinaire, comprennent dans l'articulation de la tête
avec la colonne vertébrale non-seulement l'atlas, mais encore l'axis.]

Différences. — Chez le *porc* et les *carnivores*, l'apophyse odontoïde est encore maintenue dans sa position par un ligament transversal (1).

II. Ligaments des autres vertèbres.

1. Les *ligaments capsulaires des apophyses obliques*, [*ou articulaires*] (*lig. articularia
processuum obliquorum*) (*fig.* 42 *e*), jaunes et élastiques dans la région cervicale, blancs, au contraire, et peu extensibles dans les régions du dos et des
lombes, relient les apophyses obliques postérieures d'une vertèbre aux apophyses obliques antérieures de la vertèbre suivante.

[*Synoviale*. — Une synoviale facilite le glissement des surfaces articulaires de
deux apophyses correspondantes.]

2. Les *ligaments capsulaires des apophyses transverses* (*lig. articularia processum
transversariorum* (*fig.* 51 *b*) n'existent que chez les solipèdes, entre les apophyses
transverses des cinquième et sixième vertèbres lombaires, et quelquefois entre
celles des quatrième et cinquième lombaires.

3. Les *ligaments inter-vertébraux* (*lig. intervertebralia*) (*fig.* 44 *b*, 46 *e*) sont composés de fibres (2) courtes, blanches, nacrées, qui se croisent entre elles, et qui
entourent les fibro-cartilages intervertébraux ; ils s'insèrent au pourtour de la
cavité articulaire du corps d'une vertèbre, puis au pourtour de la tête articulaire de la vertèbre suivante.

4. Les *fibro-cartilages intervertébraux* (*cartilagines intervertebrales*) (*fig.* 43 *d*), destinés à relier les corps des vertèbres, sont surtout épais dans la région cervicale
et entre les dernières vertèbres lombaires. M. Luschka a fort bien démontré
qu'ils ne sont autre chose que des capsules articulaires qui font des articulations
des corps vertébraux de véritables amphiarthroses. Ces capsules, encore appelées anneaux fibreux, présentent en effet des couches excentriques évidemment
fibreuses, assez denses, puis une couche centrale molle, sans fibres apparentes,
réellement cartilagineuse. C'est dans celle-ci qu'on trouve un espace vide où il
y a souvent une matière analogue à de la synovie.

5. Les *ligaments inter-annulaires* (3) (*lig. intercruralia*) (*fig.* 43 *d*) ferment les
orifices supérieurs du canal vertébral compris entre deux vertèbres qui se suivent ; ils vont du bord postérieur d'une voûte vertébrale au bord antérieur de
la vertèbre suivante.

6. Les *ligaments inter-épineux* (*lig. interspinalia*) (*fig.* 43 *d*) remplissent les espaces compris entre les apophyses épineuses ; leurs fibres vont du bord postérieur d'une apophyse épineuse au bord antérieur de l'apophyse de la vertèbre
suivante. Aux vertèbres cervicales, ils sont formés de tissu élastique et vont

(1) [Ce ligament existe aussi chez l'homme.]
(2) [Ce sont les fibres les plus superficielles de la couche fibreuse excentrique des fibro-cartilages. —
Rigot et M. Chauveau en indiquent parfaitement la disposition, mais ils n'en font pas des ligaments
distincts.]
(3) [Comme les suivants, ces ligaments sont élastiques dans la région du cou.]

de la crête de l'une des vertèbres à l'éminence de la vertèbre suivante. Ces ligaments sont pairs ; ils manquent chez les carnivores.

7. Les *ligaments intertransversaires* (*lig. intertransversaria*) (*fig. 51 a*) vont du bord postérieur d'une apophyse transverse au bord antérieur de l'apophyse correspondante de la vertèbre suivante. Ils sont surtout forts aux vertèbres lombaires et ne se rencontrent que chez le cheval.

8. [*Mouvements de la colonne vertébrale.* — Pièces nombreuses articulées, leur union assez intime, leur mobilité restreinte, telle est la disposition la plus favorable pour que la colonne vertébrale puisse tout à la fois avoir une solidité parfaite et exécuter pourtant des mouvements d'ensemble assez étendus. Les mouvements possibles sont la flexion, l'extension, l'inclinaison latérale et même un léger mouvement de torsion de la colonne.]

B. Articulations des côtes et du sternum.

Les côtes forment avec les vertèbres, et les cartilages costaux avec le sternum, des articulations ginglymaires parfaites.

1. Le *ligament capsulaire de la tête de la côte* (1) (*lig. capsulare capituli costæ*) se fixe au pourtour de la surface articulaire de la tête et sur le bord de la fossette articulaire formée par les deux vertèbres correspondantes.

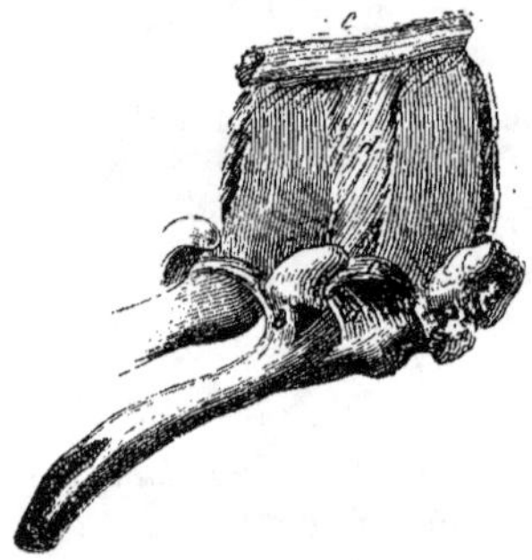

2. Le *ligament capsulaire de la tubérosité costale* (2) (*lig. capsulare tuberculi costæ*) s'étend du bord de la surface articulaire de cette tubérosité au contour de celle de l'apophyse transverse de la vertèbre dorsale.

A la dernière côte, la surface articulaire de la tête est souvent confondue avec celle de la tubérosité ; même chose s'observe pour les surfaces articulaires des vertèbres ; il n'y a alors qu'un ligament capsulaire commun.

3. Le *ligament externe antérieur de la tubérosité costale* (*lig. colli costæ externum*) (*fig. 45 a*) s'insère,

Fig. 45. — Ligaments des vertèbres dorsales et des côtes (vus de côté) (*).

d'une part, à la partie annulaire de la vertèbre et, d'autre part, au-dessous et en avant de la tubérosité costale.

4. Le *ligament externe postérieur de la tubérosité costale* (*lig. transversarium externum*) (*fig. 45 b*), plus fort que le précédent, se trouve comme lui en dehors du thorax ; il prend son origine derrière l'apophyse transverse de la vertèbre et se termine au-dessous de la tubérosité, au bord postérieur de la côte.

5. Le *ligament interne antérieur de la tête costale* (*lig. colli costæ internum*) (*fig. 46 a*) est très-fort ; il naît au-dessous de la fossette articulaire, sur le corps

---

(1) [Ce ligament n'est décrit ni par Rigot ni par M. Chauveau. Vraisemblablement l'auteur a en vue la synoviale articulaire, car celle-ci n'est séparée en haut des muscles sus-costaux que par du tissu cellulaire.]

(2) [Même observation que précédemment.]

(*) *a*. Ligament externe antérieur de la tubérosité costale. — *b*. Ligament externe postérieur de la tubérosité costale. — *c*. Ligament inter-annulaire. — *d*. Ligament inter-épineux. — *e*. Une portion du ligament cervical.

de la vertèbre antérieure, et se termine au bord antérieur de la côte, au-dessous de la tête.

6. Le *ligament interne postérieur de la tête costale* (*lig. transversarium internum*) (*fig.* 46 *b*) situé derrière le précédent et aussi en dedans du thorax, large et court, naît sur le corps de la vertèbre postérieure, au-dessous de la cavité articulaire, et s'insère derrière la tête de la côte, tant à la face inférieure qu'au bord postérieur.

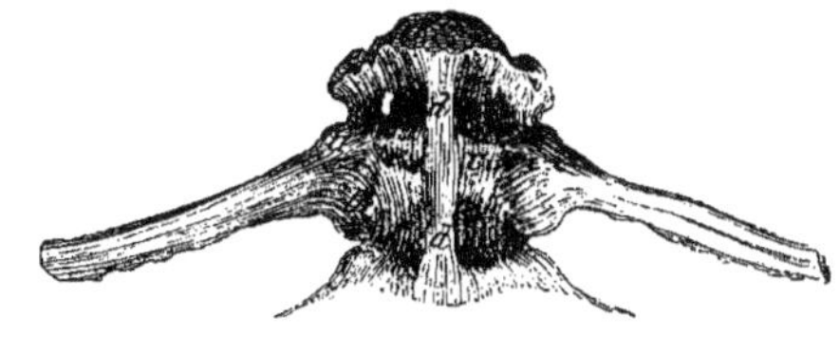

Fig. 46. — Ligaments des vertèbres dorsales et des côtes (vus de dessous) (*).

[A ces deux ligaments de la tête costale, ajoutez-en un troisième, situé entre eux, étendu de la face inférieure de la tête au contour inférieur du disque intervertébral, et vous aurez les trois bandelettes fibreuses qui constituent le *ligament périphérique inférieur* ou *rayonné* des anatomistes français.]

7. Le *ligament rond* (1) (*lig. teres*) (*fig.* 47 et 48) prend son origine dans la fossette ligamenteuse de la tête d'une côte, passe entre deux vertèbres au niveau de la

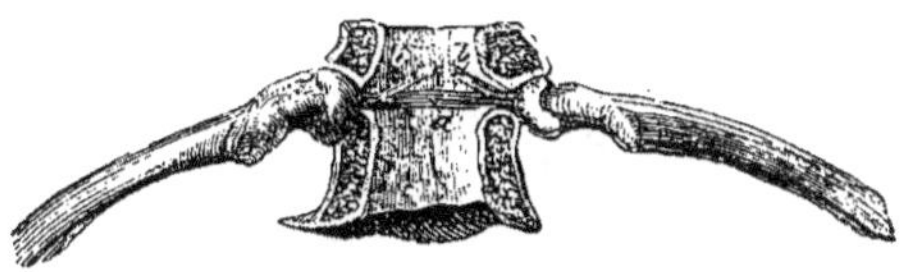

Fig. 47. — Ligaments des côtes (le canal vertébral est ouvert et le corps des vertèbres vu de dessus) (**).

cavité articulaire, pénètre dans le canal médullaire, et là se subdivise en deux branches; la plus petite se fixe au contour supérieur du disque intervertébral, tandis que la plus longue suit son trajet entre les deux vertèbres à travers le canal médullaire et se confond avec le même ligament de

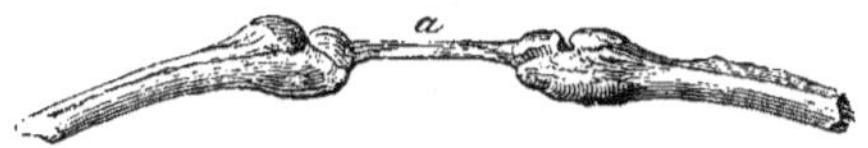

Fig. 48. — La huitième paire de côtes avec le ligament rond (***).

la côte opposée ; on peut dire que les deux côtes ont un ligament rond commun (2).

8. Les *ligaments fibreux des côtes* (3) (*lig. fibrosa cartilaginum costarum*) (*fig.* 49 *e*) relient l'extrémité inférieure rugueuse des côtes à la surface supérieure ru-

(1) [Ligament inter-articulaire de Rigot et de M. Chauveau ; on peut le voir très-bien sur la préparation que nous avons indiquée (p. 163) pour le *ligament longitudinal supérieur*.]

(2) [Il y a donc, sauf exception, deux articulations entre chaque côte et la colonne vertébrale, l'une entre la tête de la côte et les corps vertébraux, l'autre entre la tubérosité de la côte et l'apophyse transverse d'une vertèbre ; la première appelée chez nous *vertébro-costale*, la seconde désignée sous le nom de *transverso-costale*.

A l'articulation vertébro-costale appartiennent les ligaments décrits par Leyh sous les noms de *ligaments capsulaires de la tête*, *ligaments internes de la tête* et *ligament rond*.

Elle présente deux synoviales adossées entre lesquelles passe le ligament rond.

Pour l'articulation transverso-costale, Leyh indique le *ligament capsulaire* et les *ligaments externes de la tubérosité*.

Une synoviale tapisse ces ligaments et facilite le glissement des surfaces articulaires.]

(3) [Pour mettre à découvert les articulations des côtes avec les cartilages, des cartilages avec le sternum et des cartilages entre eux, vous enlevez avec soin la plèvre, le triangulaire du sternum, le diaphragme, le transverse de l'abdomen, puis les pectoraux, le grand oblique, le transversal des côtes et les intercostaux.]

(*) *a*. Ligament interne antérieur de la tête de la côte. — *b*. Ligament interne postérieur de la tête de la côte. — *c*. Ligament intervertébral. — *dd*. Une partie du ligament longitudinal inférieur.

(**) *a*. Ligament rond dans sa position normale. — *b*. Ses branches.

(***) *a*. Ligament rond.

gueuse des cartilages costaux (1) ; ils sont composés de fibres mêlées intimement au périoste et au périchondre.

Différences. — Chez les *ruminants*, les extrémités inférieures de la seconde à la neuvième côte, et chez le *porc* celles de la seconde à la cinquième, sont pourvues de surfaces articulaires, comme les cartilages correspondants ; il y a alors, pour chaque articulation, outre le ligament fibreux, encore un ligament capsulaire (2).

9. Les *ligaments capsulaires des cartilages costaux* (*lig. capsularia cartilaginum costarum*) (*fig.* 49 *f*) ne se trouvent qu'aux huit premières côtes ; ils naissent

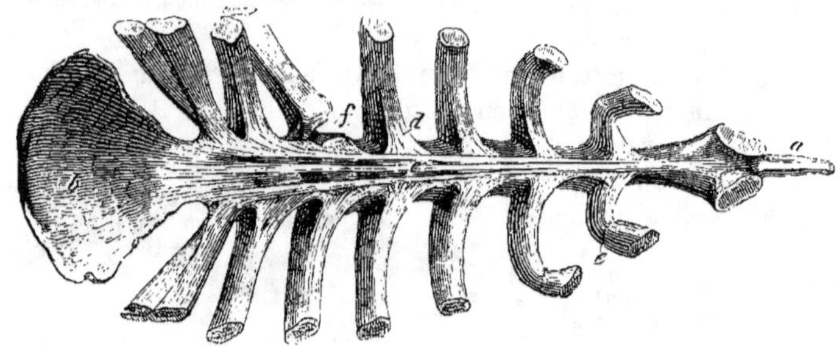

Fig. 49. — Ligaments des cartilages costaux et du sternum (*).

aux bords des surfaces articulaires du sternum et s'insèrent autour des surfaces articulaires correspondantes des cartilages (3). Les cartilages costaux de la première paire répondent à une surface articulaire commune du sternum, ils n'ont qu'un ligament capsulaire pour eux deux.

Même disposition chez le porc, où les sept premières paires de côtes, chez les carnivores, où les neuf premières paires se relient par leurs cartilages au sternum à l'aide de ligaments capsulaires.

10. Le *ligament rayonné* (4) (*lig. radiatum*) (*fig.* 49 *d*) court, très-fort et formé de fibres blanches nacrées, s'étend du bord supérieur du sternum à la face interne du cartilage costal.

11. Les *ligaments des fausses côtes* sont courts, composés de tissu élastique, et vont de l'extrémité inférieure d'un cartilage au bord postérieur du cartilage qui le précède.

12. Le *ligament sternal supérieur* (*lig. sterni proprium superius*) (*fig.* 49 *c*) se compose de fibres albuginées qui naissent entre les deux premiers cartilages costaux au bord supérieur du sternum ; il se dirige en arrière et se divise en trois

(1) [Articulations chondro-costales.]

(2) [Ce que Leyh appelle ligament capsulaire n'est autre chose évidemment que la synoviale qu'on trouve dans ces articulations du bœuf et du porc.]

(3) [Articulations chondro-sternales.

Il y a une synoviale pour chacune d'elles, sauf pour celles de la première paire qui en ont une commune.]

(4) [Rigot et M. Chauveau appellent ainsi la partie supérieure du ligament capsulaire, et non pas un ligament spécial. Ils décrivent de même un ligament rayonné inférieur.]

(*) *a*. Cartilage trachélien. — *b*. Cartilage xiphoïde. — *c*. Ligament sternal supérieur. — *d*. Ligament rayonné des cartilages costaux. — *e*. Ligament fibreux chondro-costal. — *f*. Ligament capsulaire ouvert.

branches, dont une médiane et deux latérales, qui se perdent à la face supérieure du cartilage xiphoïde.

Différences. — Les autres animaux domestiques présentent de plus un *ligament sternal inférieur (lig. sterni proprium inferius)*.

Chez les *ruminants* et le *porc*, la partie antérieure du sternum est mobile sur la posté rieure. Les moyens d'union de ces deux pièces sont des fibres blanches qui vont de l'une à l'autre et un ligament capsulaire (1).

Mouvements du thorax. — [Les articulations du thorax sont le siége de mouvements peu étendus, qui produisent la dilatation et le resserrement de la poitrine dans le sens transversal. Dans ces mouvements, les côtes sont portées alternativement en avant et en arrière, de telle sorte que le plan de chacune d'elles devient successivement perpendiculaire à l'axe de la cavité thoracique et incliné sur cet axe. Leur mobilité varie d'ailleurs suivant leur situation; elle augmente de la première à la dernière.]

C. Articulations du bassin.

Préparation. — [On voit tous les ligaments en enlevant avec soin les parties molles qui sont en rapport avec le sacrum et les coxaux.]

Ligaments. — Ils unissent les os du bassin entre eux et avec le sacrum et celui-ci avec la dernière vertèbre lombaire d'une manière assez intime. L'articulation sacro-lombaire est seule diarthrodiale.

1. Le *ligament sacro-iliaque supérieur* (2) (*lig. ilio-sacrum breve* de l'homme) (*fig.* 50 *a*) s'insère, d'une part, à la tubérosité de l'angle interne de l'ilium et,

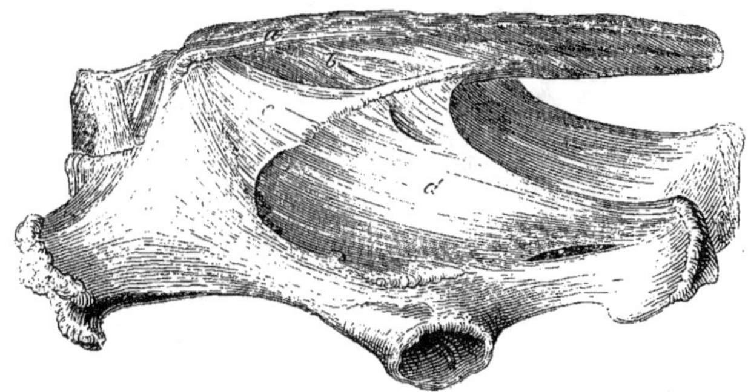

Fig. 50. — Ligaments du sacrum et des os du bassin (*).

d'autre part, aux apophyses épineuses du sacrum où il se réunit au ligament correspondant du côté opposé.

2. Le *ligament sacré* (3) (*lig. sacrum*) (*fig.* 50 *b*) est formé de fibres albuginées très-fortes, qui se fixent sur les côtés des apophyses épineuses et sur la face

(1) [Ligament capsulaire qui n'est autre chose encore qu'une petite synoviale.]
(2) [Ligament ilio-sacré supérieur.]
(3) [Il est particulier au sacrum et ne fait point partie de l'articulation sacro-iliaque.]

(*) *a.* Ligament sacro-iliaque supérieur. — *b.* Ligament sacré. — *c.* Ligament sacro-iliaque latéral. — *d.* Ligament large du bassin.

supérieure du sacrum. Chez les jeunes animaux, où les vertèbres sacrées ne sont pas encore soudées, elles sont maintenues par ce ligament.

3. Le *ligament sacro-iliaque latéral* (1) (*lig. ilio-sacrum laterale* de l'homme) (*fig.* 50 *c*) est large, triangulaire et d'un blanc brillant ; s'insère en arrière de l'angle interne et au bord interne de l'ilium, puis au bord latéral rugueux du sacrum. Son bord postérieur est libre.

4. Le *ligament large du bassin* (2) (*lig. tuberoso et spinoso-sacrum* de l'homme) (*fig.* 50 *d*) commence à la face inférieure du sacrum, où il est confondu avec le ligament longitudinal inférieur de la colonne vertébrale, puis il s'insère, d'une part, à la première vertèbre coccygienne et au bord latéral du sacrum, d'autre part, au bord postérieur de l'angle iliaque interne, au bord externe et à la tubérosité de l'ischium. Au droit des échancrures de l'ilium et de l'ischium, il présente des ouvertures qui livrent passage, l'une à des nerfs et à des vaisseaux, l'autre au tendon commun des muscles pyramidal et obturateur interne. La première, l'antérieure, correspond à la petite échancrure sciatique, la seconde, postérieure, à la grande échancrure sciatique. Ce ligament forme presque toute la paroi latérale de la cavité pelvienne.

Différences. — Il est bien plus étroit chez le *chien* et le *chat*.

5. Le *ligament sacro-iliaque inférieur* (3) (*lig. laterale anticum* de l'homme) (*fig.* 51 *d*) est composé de fortes fibres albuginées, courtes, qui commencent aux rugosités de la face inférieure de l'ilium, passent sur le ligament capsulaire sacro-iliaque, et vont se fixer au bord rugueux des apophyses transverses du sacrum.

6. Le *ligament capsulaire sacro-iliaque* (*lig. capsulare sacro-iliacum*), renforcé par le ligament sacro-iliaque inférieur, prend insertion autour des surfaces articulaires lisses et recouvertes de cartilage qu'on trouve à la face supérieure des apophyses transverses du sacrum et à la face inférieure de l'ilium. Il diffère des autres ligaments capsulaires en ce qu'il a un grand nombre de prolongements de toutes formes qui pénètrent dans la cavité diarthrodiale. Celle-ci renferme en petite quantité un liquide analogue à la synovie.

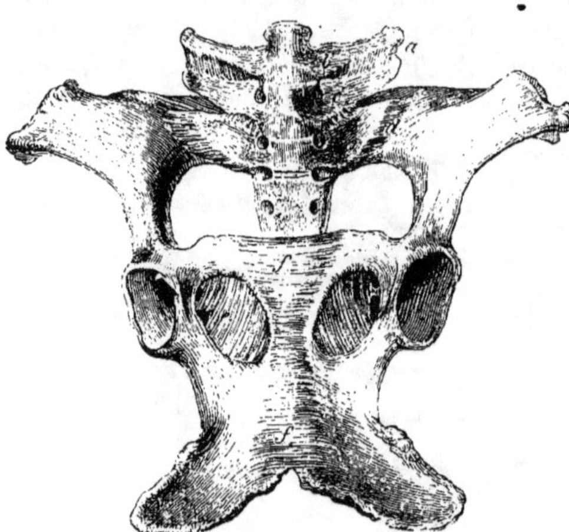

Fig. 51. — Ligaments des vertèbres lombaires, du sacrum et des os du bassin (le bassin est vu d'en bas) (*).

(1) [Ligament ilio-sacré inférieur.]
(2) [Ligament sacro-sciatique.]
(3) [C'est la partie inférieure du ligament sacro-iliaque de Rigot et de M. Chauveau.]

(*) *a.* Ligament intertransversaire des vertèbres lombaires. — *b.* Ligament capsulaire des apophyses transverses des cinquième et sixième vertèbres lombaires. — *c.* Ligament capsulaire du sacrum. — *d.* Ligament sacro-iliaque inférieur. — *e.* Ligament obturateur. — *ff.* Ligament transverse de la symphyse ischio-pubienne.

Ce ligament capsulaire, d'abord décrit par Rigot, l'a été plus tard par M. Müller.

[L'articulation sacro-iliaque est excessivement solide ; les mouvements y sont très-restreints.]

7. Le *ligament capsulaire sacro-lombaire* (*lig. capsulare sacro-lumbale*) (*fig.* 51 *c*) est un fort ligament qui maintient en rapport les surfaces articulaires des apophyses transverses de la dernière vertèbre lombaire et des apophyses transverses du sacrum.

[Mais la dernière vertèbre lombaire ne répond pas au sacrum seulement par ses apophyses transverses ; elle est articulée encore avec la première vertèbre sacrée par son corps et ses apophyses articulaires, comme le sont deux autres vertèbres.

Des synoviales facilitent les mouvements, qui sont d'ailleurs peu étendus.]

Un ligament capsulaire (*fig.* 51 *b*) réunit également les apophyses transverses des cinquième et sixième vertèbres chez le cheval.

Différences. — Chez les autres animaux, ces surfaces articulaires manquent, et il n'y a pas de ligament capsulaire.

8. Le *ligament obturateur* (*lig. obturatorium*) (*fig.* 51 *e*) est une membrane aponévrotique mince qui se fixe au contour du trou ovalaire du coxal et le ferme ; il présente des orifices pour le passage de vaisseaux et de nerfs. En haut et en bas, les muscles obturateurs le recouvrent.

9. Le *ligament transverse de la symphyse ischio-pubienne* (*lig. transversum*) (*fig.* 51 *f*) est impair. Il est formé de faisceaux fibreux de longueurs inégales, s'étendant transversalement d'un pubis à l'autre et d'un ischium à celui du côté opposé, au-dessus comme au-dessous de la symphyse. Ceux de la face inférieure sont plus forts et plus abondants. Ils adhèrent au fibro-cartilage interposé entre les deux coxaux.

III. ARTICULATIONS DES MEMBRES.

1. Membres antérieurs.

L'épaule est fixée au tronc par des muscles uniquement, il n'y a point de ligaments, les mouvements du membre se font facilement sans capsules synoviales. Par en bas, l'omoplate se trouve reliée à l'humérus avec lequel elle forme une articulation libre enarthrodiale ; c'est l'*articulation du bras* ou de l'*épaule*.

A. ARTICULATION DU BRAS [ARTICULATION SCAPULO-HUMÉRALE].

Préparation. — [Détachez un membre du tronc. Relevez les extrémités supérieures des muscles qui s'insèrent au voisinage de la cavité glénoïde de l'omoplate ; abaissez les extrémités inférieures de ceux qui s'insèrent à l'extrémité supérieure de l'humérus ou un peu au-dessous en ménageant les adhérences de leurs tendons avec le ligament capsulaire. — Vous pouvez laisser en place le scapulo-huméral grêle pour mieux voir ses rapports.]

Ligaments. — 1. Le *ligament capsulaire* (*lig. capsulare humeri s. brachii*) (*fig.* 52 *a*) est un manchon fibreux assez lâche, fixé au bord de la cavité glénoïde de l'omoplate et au pourtour de la tête de l'humérus.

[Il est plus fort en avant où l'on remarque des faisceaux de renforcement dont deux principaux s'étendent de la base de l'apophyse coracoïde aux tubérosités de l'extrémité supérieure de l'humérus.]

C'est le seul ligament; mais des muscles nombreux qui vont du scapulum à l'humérus et aux os de l'avant-bras, appliqués sur la capsule fibreuse, soit par leur partie charnue, soit par leurs tendons, entourent l'articulation de toutes parts et lui donnent une grande solidité.

[*Synoviale*. — Une synoviale double en dedans le ligament capsulaire.

Mouvements. — Tous les mouvements dont une articulation peut être le siége sont possibles : flexion, extension, abduction, adduction, circumduction, rotation.

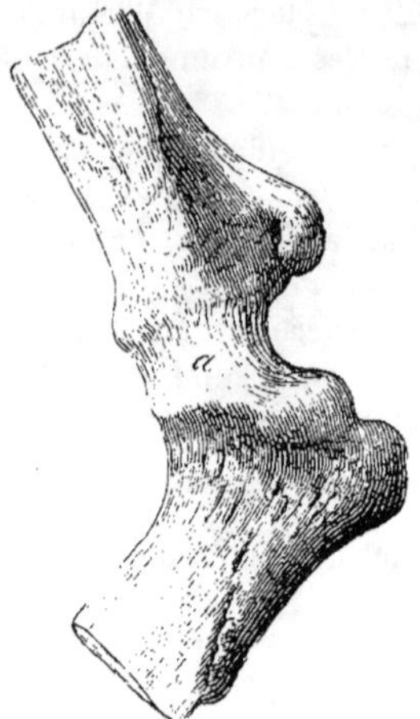

Fig. 52. — Ligaments de l'articulation du bras (*).

Le ligament capsulaire est très-lâche, avons-nous vu ; sur le cadavre on peut, après avoir fait pénétrer de l'air dans l'articulation, écarter les surfaces d'environ 2 centimètres. Mais, comme le fait observer Rigot, cet écartement est impossible pendant la vie, grâce à la pression atmosphérique qui s'exerce en dehors de l'articulation, grâce aussi aux muscles qui maintiennent la tête humérale assez exactement appliquée sur la cavité glénoïde de l'omoplate.

La laxité de la capsule est utile uniquement pour laisser une grande étendue aux mouvements, principalement à la flexion et à l'extension, dans lesquelles un de ses côtés est complétement tendu, et à la circumduction, qui lui fait subir une véritable torsion.]

B. ARTICULATION DU COUDE.

Préparation. — [Abaissez l'extrémité inférieure des fléchisseurs de l'avant-bras, enlevez les muscles olécraniens, épicondyliens et épitrochléens, en prenant soin de ne pas intéresser les ligaments auxquels ils adhèrent assez intimement.]

L'humérus forme avec le radius et le cubitus une articulation ginglymaire parfaite.

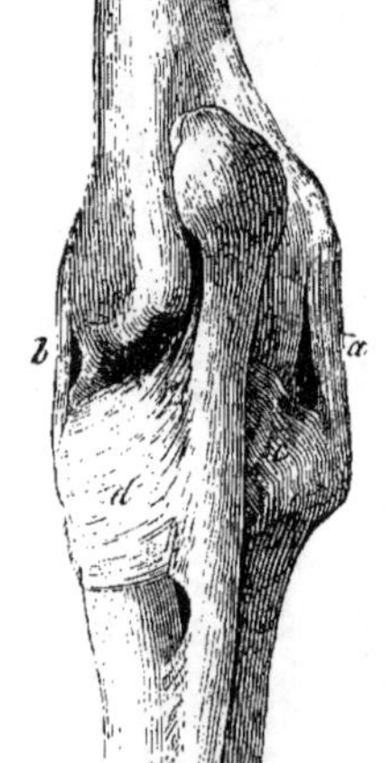

Fig. 53. — Ligaments de l'articulation du coude et des os de l'avant-bras (**).

Ligaments. — 1. Le *ligament capsulaire* (*lig. capsulare antibrachii*) se fixe au bord de l'éminence trochléo-condylienne de l'humérus, puis au bord des cavités correspondantes du radius et de la surface articulaire du cubitus ; il enveloppe et clôt donc

(*) *a*. Ligament capsulaire.
(**) *a*. Ligament latéral externe de l'articulation du coude. — *b*. Ligament latéral interne de l'articulation du coude. — *c*. Ligament transversal externe cubito-radial. — *a*. Ligament transversal interne cubito-radial.

les surfaces articulaires de ces trois os. La couche fibreuse du ligament capsulaire se trouve sensiblement fortifiée par des fibres albuginées qui vont de la
face antérieure du radius à l'extrémité inférieure de l'humérus (1).

2. Le *ligament latéral externe* (*lig. laterale externum*) (*fig. 53 a*), court et fort,
s'insère, d'une part, dans la fossette latérale de l'extrémité inférieure de l'humérus et un peu au-dessus, d'autre part, à la tubérosité externe du radius.

Différences. — Chez les *carnassiers*, l'extrémité inférieure de ce ligament se divise
en deux branches et s'insère au radius et au cubitus.

3. Le *ligament latéral interne* (*lig. laterale internum*) (*fig. 53 b*), plus faible, mais
plus long que le précédent, naît à la tubérosité du condyle de l'humérus et un
peu au-dessus et se termine au-dessous de la tubérosité du bord interne du
radius.

Différences. — Chez les *ruminants* et le *porc*, ce ligament est plus court que l'externe.
Chez les *carnivores*, son extrémité inférieure se bifurque comme celle de l'externe, pour
s'insérer au radius et au cubitus.

Synoviale. — [Une synoviale facilite le glissement des surfaces articulaires
(voy. note 1).

Mouvements. — Les *mouvements* de flexion et d'extension sont seuls possibles.]

C. Articulation cubito-radiale.

Préparation. — [L'articulation cubito-radiale se trouve préparée en même temps que
la précédente.]

Chez le *cheval*, les *ruminants* et le *porc*, le radius et le cubitus forment entre
eux une articulation synarthrodiale, tandis qu'ils s'articulent par diarthrose chez
les *carnivores*. A l'âge adulte, on trouve toujours, chez le cheval, les deux os soudés par leur partie inférieure.

Ligaments. — 1. Le *ligament transversal radio-cubital externe* (2) (*lig. transversum radii et ulnæ externum*) (*fig. 53 c*) est formé de fibres courtes, blanches, qui
vont transversalement de la tubérosité externe et supérieure du radius au
bord externe du cubitus et à la face externe de l'olécrane ; elles se mêlent à
celles du ligament latéral huméro-radial.

2. Le *ligament transversal radio-cubital interne* (*lig. transversum radii et ulnæ
internum*) (*fig. 53 d*), plus long et plus large que le précédent, s'étend de la tubérosité interne et supérieure ainsi que du bord interne du radius au bord interne du corps du cubitus et à la face interne de l'olécrane.

3. Le *ligament interosseux* (*lig. interosseum*) est constitué par des fibres courtes
qui unissent la face rugueuse antérieure et l'extrémité inférieure du cubitus à
la face correspondante du radius. Ce ligament s'ossifie avec l'âge.

Différences. — Chez le *chien* et le *chat*, il est plus long, parce que les deux os sont plus
écartés l'un de l'autre ; le ligament transversal manque en dedans. Les extrémités supérieures du radius et du cubitus sont maintenues dans une diarthrose par un ligament an-

---

(1) [Ce que Rigot et M. Chauveau décrivent comme ligament capsulaire, c'est tout simplement cette
couche fibreuse qui s'étend d'un ligament latéral à l'autre en avant de l'articulation et ne se retrouve
pas en arrière. On voit donc que Leyh a décrit comme ligament capsulaire la synoviale qui, en avant,
double la couche fibreuse et en arrière se trouve libre.]

(2) [Ce ligament et le suivant correspondent au *ligament périphérique* de Rigot et de M. Chauveau.]

nulaire ; [leurs extrémités inférieures forment également une articulation mobile, deux surfaces lisses se correspondent et sont entourées d'une capsule fibreuse.]

Synoviales. — [Chez le cheval, les ruminants et le porc, un prolongement de la synoviale de l'articulation du coude s'interpose entre le radius et le cubitus sur une petite étendue. Chez les carnassiers, l'articulation radio-cubitale supérieure et l'articulation radio-cubitale inférieure présentent chacune une petite synoviale.

Mouvements. — Il n'y a que chez les carnassiers que le radius et le cubitus soient mobiles l'un sur l'autre ; le radius tourne autour du cubitus. Au repos, sa face convexe est en avant, il est en pronation ; quand cette face se tourne en dehors, il se met en supination.]

D. Articulation du genou.

Préparation. — [Enlevez les tendons qui entourent l'articulation, détachez leurs gaînes tendineuses en ménageant les ligaments.]

L'articulation du genou ou du carpe est formée, comme nous l'avons vu dans l'ostéologie, par la réunion de huit os chez le cheval et le porc, de six chez le bœuf, de sept chez le chien et le chat ; ces os sont disposés sur deux rangées, la supérieure forme avec les os de l'avant-bras une articulation mobile, avec la rangée inférieure une articulation mobile aussi, mais à un moindre degré ; cette rangée inférieure s'articule avec les métacarpiens sur lesquels elle est peu mobile.

Ligaments. — On distingue parmi les ligaments qui unissent ces os les ligaments communs et les ligaments spéciaux.

I. — Ligaments communs.

1. Le *ligament capsulaire* (*lig. capsulare carpi*) est composé, comme tous les ligaments capsulaires, d'une membrane externe et d'une membrane interne : il n'existe qu'à la face antérieure de l'articulation. La première couche est fibreuse et forme avec les gaînes des muscles de l'avant-bras des canaux que traversent les tendons ; elle naît sur le contour antérieur de l'éminence articulaire radiale, se fixe au bord libre et rugueux des os carpiens des deux rangées, et se termine au pourtour de la surface articulaire métacarpienne en avant. La membrane interne n'est autre chose que la synoviale (1) qui, continuée avec les cartilages d'encroûtement des surfaces articulaires, forme trois compartiments clos dans lesquels est renfermée la synovie ; le compartiment supérieur est compris entre le radius et la rangée supérieure, l'os crochu excepté ; le moyen, entre les deux rangées ; l'inférieur, le plus petit, entre la rangée inférieure et les métacarpiens.

2. Le *ligament latéral externe* (*lig. carpi laterale externum*) (*fig.* 54 *b*) naît à la tubérosité externe de l'extrémité inférieure du radius, se fixe au trapèze et au coniforme, et se termine à la tête du métacarpien rudimentaire externe.

3. Le *ligament latéral interne* (*lig. carpi laterale internum*) (*fig.* 54 *a*) est large,

---

(1) [Pour les auteurs français, la première membrane constitue à elle seule le ligament capsulaire ou antérieur.]

à trois branches, et plus fort que le précédent; il commence à la tubérosité interne et inférieure du radius, se fixe au cuboïde, au naviculaire et au semilunaire, et se termine au métacarpien latéral interne ainsi qu'au métacar-

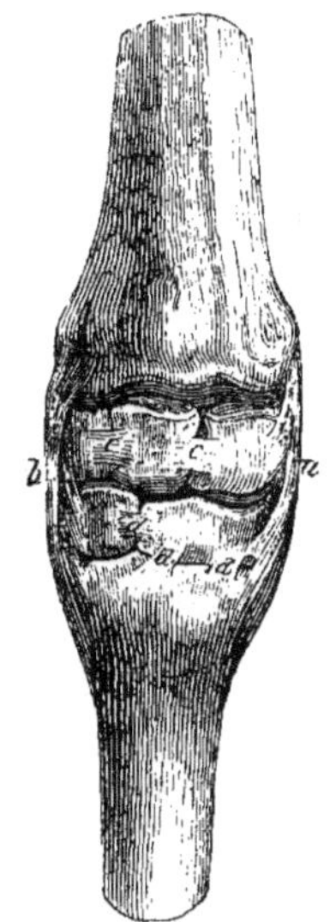
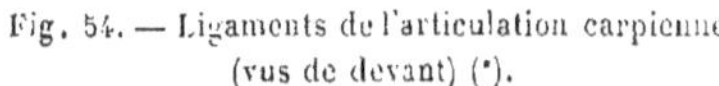

Fig. 54. — Ligaments de l'articulation carpienne (vus de devant) (*).

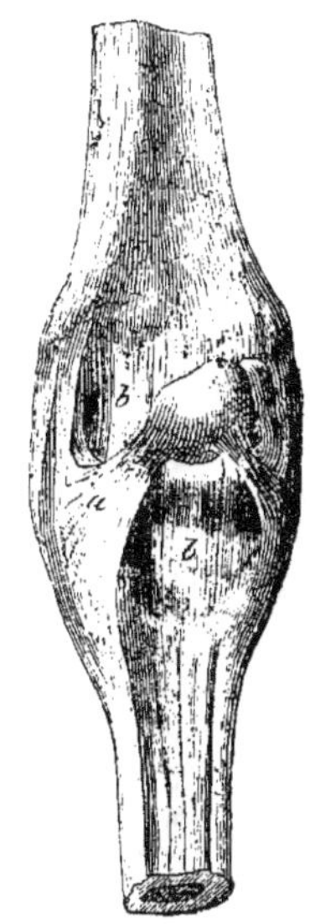

Fig. 55. — Ligaments communs de l'articulation du genou (vus de derrière) (**).

pien principal. Ce ligament renferme quelquefois l'os lenticulaire dans son épaisseur.

4. Le *ligament sus-carpien* (1) (*lig. carpi volare commune* de l'homme) (*fig.* 55 *a*) part de l'extrémité postérieure de l'os crochu, se dirige obliquement vers le bord interne du carpe, et là se fixe aux os carpiens, au métacarpien principal et au péroné interne. Ce ligament est très-fort; il se confond avec la gaîne musculaire de l'avant-bras et concourt à former l'arcade fibreuse où glissent les tendons fléchisseurs.

5. Le *ligament postérieur* (*lig. carpi posterius*) (*fig.* 55 *bb*) recouvre toute la face postérieure de l'articulation carpienne où il est en rapport avec le ligament capsulaire (2) et avec les os carpiens ; il s'étend de la crête du radius à l'extrémité supérieure des métacarpiens, où il se confond avec le ligament suspenseur du boulet et fournit une branche qui soutient le tendon du perforant. En dehors, il recouvre la face interne de l'os crochu et se confond avec le ligament qui relie cet os au métacarpien interne, c'est-à-dire avec le ligament sus-carpien.

(1) [Il n'est pas décrit par Rigot et M. Chauveau comme un ligament du carpe, mais comme un pont fibreux concourant à former la *gaîne carpienne* dans laquelle passent les tendons fléchisseurs. (Chauveau, p. 262.)]

(2) [C'est la synoviale, ainsi que Leyh le dit lui-même à la page précédente.]

(*) *a*. Ligament latéral interne. — *b*. Ligament latéral externe. — *c*. Ligaments interosseux de la rangée supérieure. — *d, d, d*. Ligaments interosseux de la rangée inférieure.

(**) *a*. Ligament sus-carpien. — *bb*. Ligament postérieur.

II. Ligaments spéciaux (1).

1. Le *ligament latéral externe supérieur* (*lig. carpi laterale externum superius*) (*fig.* 57 *a*) naît au-dessous de la tubérosité externe du radius et se termine sur le côté externe du trapèze.

2. Le *ligament latéral externe inférieur* (*lig. carpi laterale externum inferius*) (*fig.* 57 *b*) offre deux branches : la plus petite va du trapèze à l'os coniforme, la plus longue du trapèze à la tête du métacarpien latéral externe ; ces ligaments, comme les deux suivants, sont recouverts par les ligaments latéraux communs et se confondent avec eux.

3. Le *ligament latéral interne supérieur* (*lig. carpi laterale internum superius*) (*fig.* 56 *a*) naît au-dessous de la tubérosité interne du radius et se termine au cuboïde.

4. Le *ligament latéral interne inférieur* (*lig. laterale internum inferius*) (*fig.* 56 *b*) s'étend du cuboïde à l'os semi-lunaire et à la tête du métacarpien latéral interne.

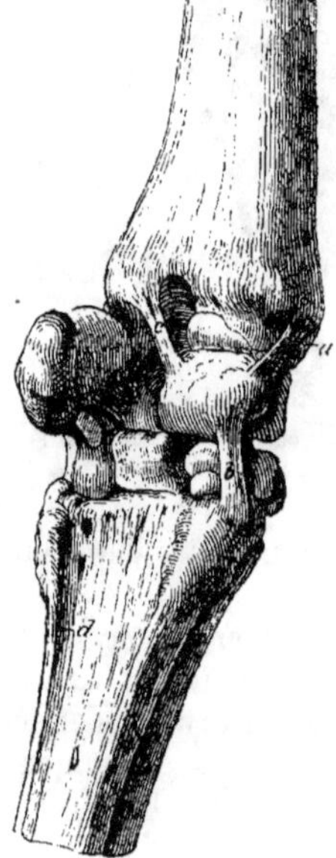

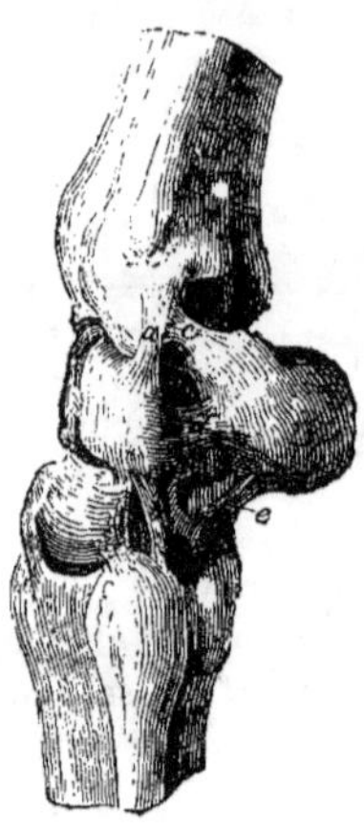

5. Le *ligament oblique* (*lig. carpi volare obliquum*) (*fig.* 56 *c*), situé à la face postérieure du genou et recouvert par le ligament commun postérieur, se dirige obliquement en bas et en dedans de la tubérosité externe du radius à la face postérieure du cuboïde.

6. Le *ligament capsulaire de l'os crochu* (*lig. capsulare ossis hamati*) s'insère au pourtour de la facette articulaire antérieure de cet os et au bord de la facette correspondante du trapèze.

7. Le *ligament supérieur de l'os crochu* (*lig. volare ossis hamati et radii*) (*fig.* 57 *c*), situé comme les deux suivants au côté externe

Fig. 56. — Ligaments spéciaux de l'articulation carpienne (vue de derrière et de dedans) (*).

Fig. 57. — Ligaments spéciaux de l'articulation carpienne (vue de dehors) (**).

du genou, va de la tubérosité externe du radius au bord supérieur de l'os crochu.

8. Le *ligament moyen de l'os crochu* (*lig. volare ossis hamati et multanguli*) (*fig.* 57 *d*), assez large, s'étend de la face externe et du bord antérieur de l'os crochu au trapèze.

---

(1) [Rigot et M. Chauveau décrivent successivement ceux de l'articulation radio-carpienne, puis ceux de l'articulation des deux rangées entre elles, enfin ceux de l'articulation carpo-métacarpienne, sans leur donner de noms particuliers. Leyh prend d'abord ceux d'un côté du carpe, puis ceux d'un autre côté, et les désigne d'après leur situation. Au fond les descriptions ne diffèrent pas.]

(*) *a*. Ligament supérieur interne. — *b*. Ligament inférieur interne. — *c*. Ligament oblique. — *d*. Ligament interosseux.

(**) *a*. Ligament externe supérieur. — *b*. Ligament externe inférieur. — *c*. Ligament supérieur de l'os crochu. — *d*. Ligament moyen de l'os crochu. — *e*. Ligament inférieur de l'os crochu.

9. Le *ligament inférieur de l'os crochu* (*lig. volare ossis hamati, coniformis et metacarpi*) (*fig.* 57 *e*), plus long que les deux précédents, s'insère au bord inférieur de l'os crochu, d'une part, et, d'autre part, à l'os coniforme et à la tête du métacarpien latéral externe.

10. Les *ligaments interosseux* (*lig. intermedia*) (*fig.* 54 *c, c, d, d, d*) sont formés par des fibres courtes, raides, albuginées, qui relient les os d'une même rangée entre eux, la rangée supérieure à la rangée inférieure, et celle-ci au métacarpe. Chez le cheval, il n'y a pas de ligaments interosseux antérieurs reliant une rangée à l'autre et au radius, mais il y en a deux qui vont de la rangée inférieure aux métacarpiens.

[*Synoviales.* — Quatre synoviales distinctes se rencontrent dans l'articulation du carpe. La première, située entre le radius et la première rangée du carpe, envoie des prolongements entre les os de cette rangée ; la seconde, entre les deux rangées, a des prolongements dans les intervalles des os et communique avec la troisième qui tapisse les surfaces correspondantes de la seconde rangée et du métacarpe. Enfin la quatrième, qui n'est quelquefois qu'un diverticulum de la première, facilite le glissement du sus-carpien sur le trapèze.

Mouvements. — L'articulation du genou est le siége de deux mouvements principaux, flexion et extension, qui se produisent surtout entre le radius et le carpe, et auxquels il faut ajouter un léger mouvement de latéralité. Celui-ci n'est bien sensible que lorsque le genou est déjà dans la flexion, mais il faut bien considérer comme indépendante de lui l'abduction du pied qui coïncide avec la flexion, cette abduction tenant uniquement à l'obliquité du plan des surfaces articulaires.]

E. Articulations inter-métacarpiennes.

Les métacarpiens latéraux ne sont presque pas mobiles sur le métacarpien principal.

1. Les *ligaments interosseux* (*lig. interossea metacarpi*) (*fig.* 56 *d*), qui les unissent d'une manière très-intime, se composent de fibres assez courtes, interposées entre les surfaces rugueuses correspondantes des métacarpiens latéraux et du métacarpien principal. On ne les trouve qu'à l'extrémité supérieure et à la partie moyenne, l'extrémité inférieure étant libre. Ils s'ossifient avec l'âge.

F. Articulation du boulet [Articulation métacarpo-phalangienne].

Préparation. — [Abaisser les tendons de l'extenseur antérieur et de l'extenseur latéral des phalanges après avoir détruit avec précaution leur adhérence au ligament capsulaire. Inciser de haut en bas la gaine métacarpo-phalangienne et abaisser les tendons fléchisseurs].

L'articulation du boulet, à ginglyme parfait, est formée par le métacarpien principal, la première phalange et les grands sésamoïdes.

Ligaments. — 1. Le *ligament capsulaire* (1) (*lig. capsulare phalangis primæ*) s'insère au-dessus de la surface articulaire du métacarpien, puis autour des cavi-

______

(1) [Il n'existe qu'en avant, ce qui permet à la synoviale de se distendre en arrière au-dessus des sésamoïdes.]

tés glénoïdes de la première phalange. Il est très-fort et se trouve en rapport, par devant, avec les tendons extenseurs et, de côté, avec les ligaments latéraux.

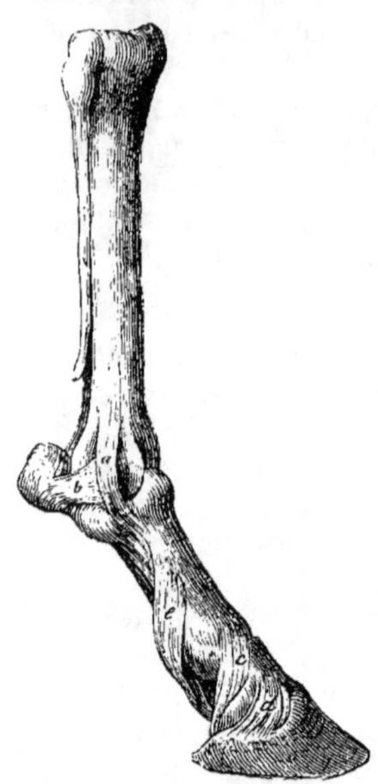

Fig. 58. — Ligaments de l'articulation du boulet, des sésamoïdes, de la couronne et du pied (vus de dedans) (*).

2. Le *ligament latéral externe* (*lig. laterale ulnare phalangis primæ*) et

3. Le *ligament latéral interne* (*lig. laterale radiale phalangis primæ*) (*fig.* 59 *a*), placés sur les côtés de l'articulation du boulet, sont composés chacun de deux faisceaux fibreux ; le faisceau profond, le plus court, s'insère, en haut, dans l'excavation latérale de l'extrémité inférieure du métacarpien, en bas, par deux branches, à l'extrémité supérieure de la première phalange et sur le côté du sésamoïde ; le faisceau superficiel s'insère sur le métacarpien, au-dessous du bouton du péroné, et sur l'extrémité supérieure de la première phalange.

[*Synoviale*. — Une seule synoviale tapisse les surfaces articulaires et les ligaments. Elle fait saillie entre le métacarpien et le ligament suspenseur du boulet (1), dans le cas de molettes articulaires.

Mouvements. — La flexion et l'extension sont les seuls mouvements possibles (2).]

Différences. — Chez les autres animaux domestiques, le nombre des ligaments qui unissent le métacarpe aux phalanges dépend du nombre d'articulations, à cette exception près cependant que, chez les *ruminants* et le *porc*, les deux métacarpiens vrais et les deux phalanges vraies n'ont ensemble que deux ligaments latéraux, l'un interne et l'autre externe.

G. Articulation des sésamoïdes.

Les sésamoïdes, placés derrière l'extrémité inférieure du métacarpien principal et l'extrémité supérieure de la première phalange, sont reliés par des ligaments à ces os et entre eux. Les tendons fléchisseurs glissent sur leur face postérieure.

(1) [Ce n'est pas sans raison que l'on décrit d'ordinaire le ligament suspenseur du boulet comme ligament postérieur de l'articulation métacarpo-phalangienne. Leyh le place parmi les ligaments des sésamoïdes. (Voy. plus loin.)]

(2) [Rigot et M Chauveau indiquent un léger mouvement de latéralité. Est-ce réellement un mouvement de latéralité qu'un déplacement insensible dû simplement au jeu des surfaces articulaires, déplacement qu'aucune force normale ne tend à produire et qui n'est jamais déterminé qu'artificiellement par la main de l'observateur ?

Quoi qu'il en soit, ce mouvement s'exagère quand les muscles extenseurs et fléchisseurs des phalanges sont relâchés, quand, par exemple, une vive douleur au pied oblige l'animal à le soustraire à l'appui. Dans ce cas il est accompagné d'un choc très-faible du relief du métacarpien contre les parois de l'excavation qui le reçoit, choc qui donne assez bien la sensation de crépitation ; il y a de plus de la douleur et de la tuméfaction dans la région. Ces phénomènes réunis, mouvement anormal, crépitation, tuméfaction, douleur, peuvent parfois, comme le fait observer M. Trasbot dans ses leçons cliniques, sembler dépendre d'une cause commune et faire croire à une fracture de la première phalange.]

(*) *a*. Ligament latéral interne du boulet. — *b*. Ligament latéral interne des sésamoïdes. — *c*. Ligament latéral interne de la couronne. — *d*. Ligament latéral interne du pied. — *e*. Ligament latéral interne des articulations phalangiennes ou ligament latéral interne postérieur.

1. Le *ligament latéral externe* (*lig. laterale ossium sesamoideorum externum*) et

2. Le *ligament latéral interne* (*lig. lat. ossium sesamoideorum internum*) (*fig. 58 b*) s'insèrent aux rugosités de la face des sésamoïdes la plus éloignée de l'axe du membre et se portent en avant aux fossettes de l'extrémité inférieure du métacarpien (1), ainsi qu'aux tubérosités de la première phalange.

3. Le *ligament transverse* (2) (*lig. ossium sesamoideorum transversum*) (*fig. 59 a*) réunit les deux sésamoïdes, complète a cavité articulaire qu'ils forment en avant et la surface de glissement qu'ils offrent en arrière aux deux tendons fléchisseurs.

4. Le *ligament croisé* (3) (*lig. ossium sesam. cruciatum*) (*fig. 59 b*) est court et recouvert par le ligament sésamoïdien inférieur; il naît à la face inférieure des sésamoïdiens par deux bandelettes fibreuses qui se croisent et vont se fixer entre les tubérosités de l'extrémité supérieure de la première phalange.

5. Le *ligament sésamoïdien supérieur* (*lig. volare rectum ossium sesamoidorum superius*) (*fig. 60 a*), plus particulièrement connu sous le nom de *ligament suspenseur du boulet*, commence assez haut sur la face postérieure du métacarpien principal, où il se confond avec le ligament commun postérieur du carpe. C'est une longue et forte lanière de tissu fibreux blanc, qui se bifurque au-dessus des sésamoïdes et dont chaque branche se fixe à la face externe d'un de ces os, puis donne naissance à une bride qui se dirige en avant et en bas pour rejoindre le tendon de l'extenseur antérieur des phalanges.

Différences. — Chez le *porc* et les *carnassiers*, ce ligament est remplacé par des muscles ; chez les solipèdes, on trouve également quelquefois des faisceaux musculaires dans son épaisseur.

6. Le *ligament sésamoïdien inférieur* (*lig. vol. rectum ossium sesam. inferius*) (*fig. 60 bbb*) présente trois branches : la médiane (4), la plus large et la plus longue, naît à la face inférieure des sésamoïdes, passe librement sur la face postérieure de la première phalange et va s'insérer à la saillie transversale de la couronne, en se confondant avec les deux ligaments postérieurs de l'articulation de la couronne ; les deux branches latérales s'insèrent de chaque côté de la médiane à la face inférieure des sésamoïdes et se dirigent obliquement en bas l'une vers l'autre pour se fixer aux reliefs de la face postérieure de la première phalange.

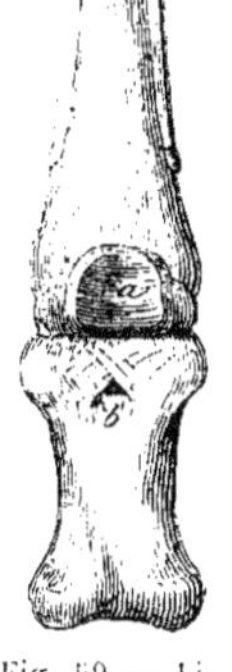

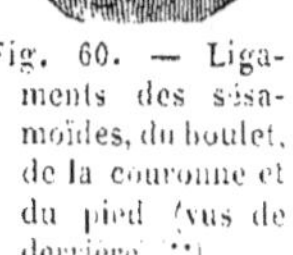

Fig. 59. — Ligaments sésamoïdiens (vus de derrière) (*).

Fig. 60. — Ligaments des sésamoïdes, du boulet, de la couronne et du pied (vus de derrière) (**).

---

(1) [Rigot et M. Chauveau n'admettent pas l'insertion de ces ligaments au métacarpien principal.]
(2) [Ligament intersésamoïdien.]
(3) [C'est le plus profond des trois ligaments *sésamoïdiens inférieurs* des anatomistes français.]
(4) [C'est le ligament sésamoïdien inférieur superficiel de Rigot, tandis que les branches latérales représentent le ligament sésamoïdien inférieur moyen.]

(*) *a*. Ligament transverse. — *b*. Ligament croisé.
(**) *a*. Ligament sésamoïdien supérieur suspenseur du boulet). — *b*. Ligament sésamoïdien inférieur. — *c*. Ligament annulaire. — *dd*. Ligaments postérieurs de la couronne. — *ee*. Ligaments latéraux de l'os naviculaire. — *ff*. Ligament inférieur de l'os naviculaire.

7. Le *ligament annulaire* (*lig. ossium sesam. annulare*) (*fig.* 60 *e*) s'étend de la face externe d'un sésamoïde à la face externe de l'autre en arrière des tendons du perforant et du perforé qu'il maintient. Il n'est qu'une continuation des ligaments latéraux sésamoïdiens et se confond avec la gaîne tendineuse (1).

H. Articulation de la couronne.

Préparation. — [Enlevez le tendon extenseur. Incisez la gaîne métacarpo-phalangienne et abaissez les tendons fléchisseurs.]

L'articulation de la couronne, à ginglyme parfait, est formée par la première et la seconde phalange.

Ligaments. — 1. Le *ligament capsulaire* (2) (*lig. capsulare phalangis secundæ*) relie la surface articulaire de l'extrémité inférieure de la première phalange à la surface correspondante de la seconde phalange, formant une espèce de manchon adhérent aux contours de ces surfaces ; en avant, il adhère au tendon de l'extenseur des phalanges.

2. Le *ligament latéral externe* (*lig. later. ulnare phalangis secundæ*) et

3. Le *ligament latéral interne* (*lig. lat. radiale phalangis secundæ*) (*fig.* 58 *c*) sont courts, larges, très-forts, et confondus avec les ligaments latéraux de l'articulation du pied ; ils naissent aux tubérosités inférieures de la première phalange pour se terminer aux tubérosités supérieures de la seconde.

4. Les *deux ligaments postérieurs* (*lig. posteriora phalangis secundæ*) (*fig.* 60 *dd*) naissent à la partie inférieure de la face postérieure de la première phalange, embrassent la branche médiane du ligament sésamoïdien inférieur, et se terminent avec elle à la face postérieure de la seconde phalange [en arrière de la surface articulaire].

Synoviale. — [Une synoviale tapisse les surfaces articulaires, les ligaments latéraux et postérieurs, et le tendon de l'extenseur antérieur des phalanges (voy. ci-dessus, 1, *ligament capsulaire*, note 2).

Mouvements. — Flexion et extension. — De plus, le jeu des surfaces articulaires permet un léger mouvement de latéralité (voy. note 2, p. 180).]

I. Articulation du pied.

Préparation. — [Enlevez le tendon du fléchisseur profond ; enlevez les fibro-cartilages complémentaires de la troisième phalange, en évitant de blesser la capsule synoviale. Vous pouvez laisser l'extrémité inférieure du tendon extenseur.]

L'articulation du pied, également à ginglyme parfait, est formée par la réunion de la seconde phalange, de l'os du pied et de l'os naviculaire.

Ligaments. — 1. Le *ligament capsulaire* (*lig. capsulare phalangis tertiæ*) se fixe au bord articulaire de l'extrémité inférieure de l'os de la couronne, d'une part, et au bord de la surface formée par la troisième phalange et l'os naviculaire, d'autre part, indiquant ainsi les limites des surfaces articulaires (3).

2. Le *ligament latéral externe* (*lig. laterale ulnare phalangis tertiæ*) et

---

(1) [Son usage principal et presque unique, qui est de maintenir les tendons, fait qu'on ne le décrit pas d'ordinaire comme ligament sésamoïdien. On en parle à propos de la gaîne *métacarpo-phalangienne* qu'il concourt à former.]

(2) [C'est la membrane synoviale. Il n'y a pas de ligament capsulaire à vrai dire.]

(3) [On reconnaît là la capsule synoviale.]

3. Le *ligament latéral interne* (1) (*lig. laterale radiale phalangis tertiæ*) (*fig.* 58 *d*)
sont placés sur les côtés de l'articulation ; ils sont courts et épais, naissent dans
les fossettes latérales de la seconde phalange, se dirigent obliquement en bas et
en arrière, et vont s'insérer dans les fossettes situées de chaque côté de l'éminence pyramidale de la troisième phalange.

4. Le *ligament latéral externe des articulations phalangiennes* (*lig. laterale ulnare
phalangis primæ et tertiæ*) et

5. Le *ligament latéral interne des articulations phalangiennes* (2) (*lig. later. radiale phal. primæ et tertiæ*) (*fig.* 58 *e*), plus particulièrement connus sous le nom
de *ligaments latéraux postérieurs*, sont deux ligaments très-longs et très-forts qui
commencent sur les côtés du corps de la première phalange et se dirigent obliquement en bas et en arrière ; vers l'articulation de la couronne, ils se réunissent entre eux et avec le tendon du fléchisseur du pied ; plus bas, ils se fixent
aux apophyses rétrossales des branches de l'os du pied et aux cartilages latéraux ; ils forment une gaîne pour les tendons fléchisseurs.

Les *cartilages latéraux* de l'os du pied sont reliés par des brides fibreuses entre
eux, avec l'os du pied, avec la seconde phalange, l'os naviculaire et le tendon
extenseur du pied.

[*Synoviale.* — Une membrane synoviale facilite les mouvements de l'articulation du pied ; elle fait saillie dans trois points où elle n'est pas soutenue : en
arrière, au-dessus du petit sésamoïde et, sur les côtés, entre les deux ligaments
latéraux, à la face profonde des fibro-cartilages (3).

Mouvements. — Flexion et extension peu étendues.]

K. Articulation de l'os naviculaire.

L'os naviculaire (4), que nous avons déjà vu en rapport avec l'os de la couronne
dans l'articulation du pied, forme aussi une articulation, peu mobile il est vrai,
avec l'os du pied. Il sert de point d'appui au tendon fléchisseur de l'os du
pied. Il est relié par plusieurs ligaments à la troisième et à la première phalange, ainsi qu'aux cartilages latéraux.

1. Le *ligament supérieur externe* (*lig. ossis navicularis externum superius*)
(*fig.* 61 *a*), et

2. Le *ligament supérieur interne* (5) (*lig. ossis navicularis internum superius*) (*fig.*
61 *a*) descendent de l'extrémité inférieure de la première phalange dans une direction oblique en arrière, se confondent avec les ligaments latéraux de l'articulation de la couronne, et se terminent aux extrémités de l'os naviculaire après
s'être réunis aux ligaments latéraux de l'articulation du pied et entre eux.

3. Le *ligament inférieur* (6) (*lig. ossis navicularis inferius* (*fig.* 61 *b*) est formé de

---

(1) [Ce sont les ligaments latéraux antérieurs des anatomistes français.]

(2) [Ce sont tout à la fois les ligaments latéraux de la première articulation interphalangienne et les ligaments latéraux postérieurs de l'articulation du pied, qui d'ailleurs se font suite.]

(3) [Cette synoviale est décrite par Leyh comme ligament capsulaire (Voy. note 3, page 182). Il est
facile de la blesser en faisant l'extirpation du fibro-cartilage dans l'opération du javart cartilagineux.]

(4) [Il fait réellement partie de l'articulation du pied dans laquelle il concourt, avec la troisième phalange, à former la cavité qui reçoit la surface articulaire de la deuxième.]

(5) [On les considère généralement comme faisant partie des ligaments latéraux postérieurs de l'articu-
ation du pied.]

(6) [Ligament interosseux des anatomistes français.]

fibres courtes et fortes qui vont du bord inférieur rugueux de l'os naviculaire à la surface solaire de l'os du pied, au-dessous de la surface articulaire.

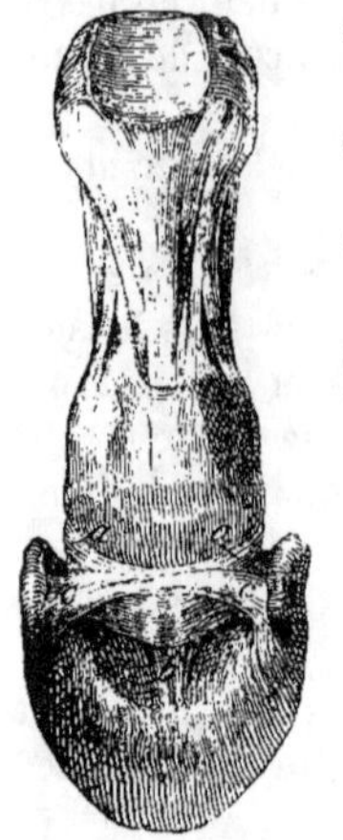

4. Le *ligament latéral externe* (*lig. laterale ossis navicularis externum*) (*fig.* 61 c) et

5. Le *ligament latéral interne* sont formés de fibres albuginées courtes et fortes, qui partent des angles de l'os naviculaire, et se dirigent transversalement en dehors pour s'insérer tant à la face interne des cartilages latéraux qu'aux branches de l'os du pied.

Différences. — Chez le *bœuf*, le ligament supérieur de l'os naviculaire est principalement composé de fibres élastiques, et il ne va que de la seconde phalange à l'os naviculaire.

Chez le *bœuf* et le *porc*, il y a un ligament transverse spécial qui part de l'angle de l'os naviculaire d'un onglon pour rejoindre l'os naviculaire de l'autre doigt et qui empêche un écartement trop considérable des onglons; c'est le *ligament interdigité*.

Fig. 61. — Ligaments de l'os naviculaire (articulations de la couronne et du pied vues de derrière) (*).

2. Membres postérieurs.

A. Articulation de la hanche.

Préparation. — [Enlevez tous les muscles qui entourent l'articulation. Pour voir l'intérieur, divisez par une incision circulaire le ligament capsulaire.]

L'articulation de la hanche, formée par la tête du fémur reçue dans la cavité cotyloïde du coxal, est un type d'énarthrose.

Ligaments. — 1. Le *ligament capsulaire* (*lig. capsulare femoris*), vaste manchon assez fort, s'attache par une de ses extrémités au sourcil de la cavité cotyloïde et au cartilage qui le surmonte, puis enveloppe par son ouverture opposée la tête du fémur.

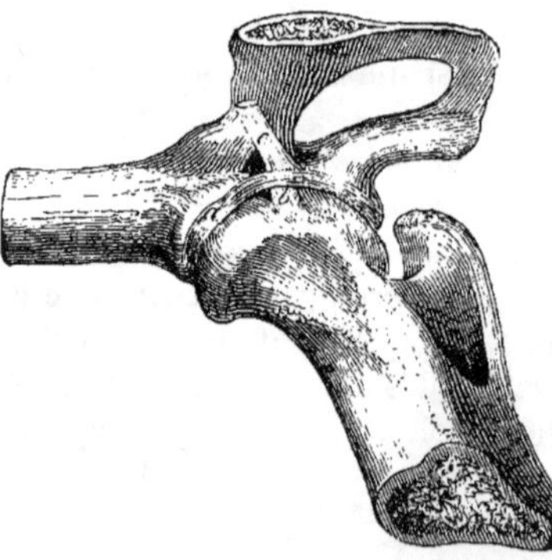

2. Le *ligament rond* (*lig. teres* de l'homme) (*fig.* 62 b) s'insère, d'une part, dans la fossette que présente la tête du fémur, d'autre part, dans celle du fond de la cavité cotyloïde. Il se confond en bas avec une branche tendineuse du muscle droit de l'abdomen (*fig.* 62 c), dite ligament *pubio-fémoral*, qui passe par l'échancrure interne du sourcil de la cavité cotyloïde sous le bourrelet complémentaire et se fixe à la tête du fémur. Ce second ligament n'existe que chez le cheval.

Fig. 62. — Ligaments de l'articulation de la hanche (vus de dessous et de devant (**).

3. Le *ligament complémentaire* (*lig. cotyloideum*) (1) (*fig.* 62 a) est plutôt un fibro-

1) [Bourrelet cotyloïdien des auteurs français.]

(*) *aa.* Ligaments supérieurs externe et interne. — *b*. Ligament inférieur. — *c, c*. Ligaments latéraux externe et interne.

(**) *a*. Ligament complémentaire. — *b*. Ligament rond. – *c*. Ligament pubio-fémoral.

cartilage fixé sur le sourcil de la cavité cotyloïde, destiné à le prolonger et à le compléter ; il transforme l'échancrure en trou pour le passage du ligament pubio-fémoral : c'est là qu'il est le plus fort.

Différences. — Chez le *bœuf*, il est très-fort.

A l'extrémité inférieure du fémur, on trouve, chez les *carnivores*, deux os sésamoïdes qu'un ligament capsulaire fixe à l'os principal.

[*Synoviale*. — Une membrane synoviale tapisse le ligament capsulaire, les surfaces articulaires, sauf dans leurs points rugueux, et s'adosse aux ligaments interarticulaires.

Mouvements. — L'articulation coxo-fémorale est le siége de tous les mouvements possibles, flexion, extension, adduction, abduction, rotation, circumduction.

L'abduction est très-étendue chez les animaux qui n'ont pas de ligament pubio-fémoral, chez les ruminants par exemple. C'est pourquoi l'on dit qu'un animal *rue en vache* quand il donne un coup de pied par un mouvement d'abduction très-étendu.]

B. Articulation du grasset.

Cette articulation, la plus complexe de l'économie, est formée par la réunion du fémur avec le tibia et la rotule. Entre le fémur et le tibia se trouvent les ménisques ou cartilages interarticulaires.

Ligaments.

1. Ligaments entre le fémur et le tibia.

Préparation. — [Enlevez les parties molles qui entourent l'articulation, en évitant de blesser la membrane synoviale. Pour voir les ligaments croisés, faites une section verticale antéro-postérieure du fémur de manière à séparer les condyles.]

1. Le *ligament capsulaire* (1) (*lig. capsulare tibiæ*) s'insère au-dessus des condyles du fémur, descend en adhérant aux ménisques, et se fixe en bas au pourtour des surfaces articulaires du tibia. Il n'existe qu'en arrière entre les deux ligaments latéraux.

Différences. — Chez le *chien* et le *chat*, le ligament capsulaire renferme également l'osselet placé sur la surface articulaire externe du tibia.

2. Le *ligament latéral externe* (*lig. tibiæ laterale externum*) (*fig. 64 b*) naît tant sur la tubérosité latérale que dans l'excavation externe de l'extrémité inférieure du fémur et se termine à la tubérosité externe du tibia (2) et sur la tête du péroné.

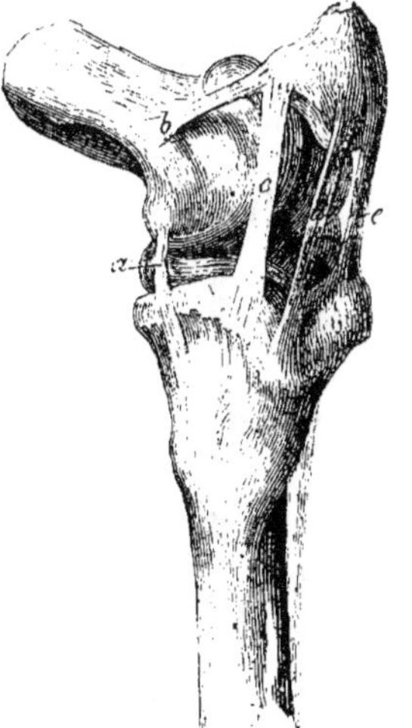

Fig. 63. — Ligaments de l'articulation fémoro-tibiale et rotulienne (vus de dedans) (*).

(1) [C'est le ligament postérieur des anatomistes français.]
(2) [Pour Rigot et M. Chauveau, il glisse sur la tubérosité externe du tibia, mais ne s'y insère pas.]

(*) *a*. Ligament latéral interne. — *b*. Ligament transversal interne de la rotule. — *c*. Ligament droit interne de la rotule. — *d*. Ligament droit médian de la rotule. — *e*. Ligament droit externe de la rotule.

3. Le *ligament latéral interne* (*Lig. tibiæ laterale internum*) (*fig.* 63 *a*) commence à la tubérosité interne du fémur et se termine à la tubérosité interne de l'extrémité supérieure du tibia.

4. Le *ligament croisé antérieur* (*lig. cruciatum anticum*) s'insère, en bas, dans la fossette située au milieu de l'épine tibiale, entre les deux surfaces articulaires, se dirige obliquement en haut et en arrière, et va se fixer en dedans de l'échancrure intercondylienne, à la face interne du condyle externe du fémur.

5. Le *ligament croisé postérieur* (*lig. cruciatum posticum*) (*fig.* 64 *c*) commence à une petite tubérosité placée en arrière de la surface articulaire du tibia; de là, il se dirige en avant et en haut, croise le ligament précédent et va s'insérer en dehors du condyle interne du fémur.

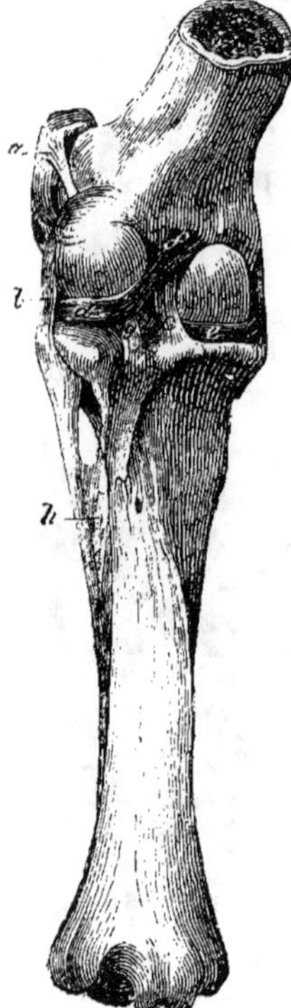

Fig. 64. — Ligaments de l'articulation fémoro-tibiale et rotulienne (vus de derrière) (*).

2. Ligaments de la rotule.

La rotule, qui se trouve en rapport avec la trochlée du fémur et qui donne attache à des muscles puissants, est reliée au fémur et au tibia par quelques forts ligaments.

1. Le *ligament capsulaire* (*lig. patellæ capsulare*) s'étend du bord supérieur de la surface articulaire de la rotule au contour de la trochlée du fémur.

2. Le *ligament transversal externe* (*lig. patellæ transversum externum*) (*fig.* 64 *a*) naît à la face externe du condyle du fémur et va transversalement jusqu'à l'angle externe de la rotule où il se fixe.

3. Le *ligament transversal interne* (*lig. transversum patellæ internum*) (*fig.* 63 *b*) commence à la face interne et au-dessus du condyle du fémur et se termine à l'angle interne de la rotule. Il est plus large que le précédent et aussi bien plus mince.

4. Le *ligament droit interne* (*lig. patellæ rectum internum*) (*fig.* 63 *c*) s'étend de l'angle interne et du cartilage de prolongement de la rotule, où il se trouve confondu avec le ligament transversal interne, à la tubérosité interne du tibia.

5. Le *ligament droit médian* (*lig. patellæ rectum medium*) (*fig.* 63 *d*), placé entre le précédent et le suivant, s'insère à la crête antérieure de la rotule, puis à la rugosité placée au-dessous de l'échancrure du tibia, entre la crête et le bord interne de cet os.

6. Le *ligament droit externe* (*Lig. patellæ rectum externum*) (*fig.* 63 *e*) se fixe, d'une part, sur la face antérieure de la rotule, vers l'angle externe, d'autre part, à l'extrémité supérieure de la crête du tibia.

(*) *a*. Ligament transversal externe de la rotule. — *b*. Ligament latéral externe. — *c*. Ligament croisé postérieur. — *d*. Ménisque cartilagineux externe. — *e*. Ménisque cartilagineux interne. — *f*. Ligament postérieur et supérieur du ménisque externe. — *g*. Ligament postérieur et inférieur du ménisque externe. — *h*. Ligament interosseux péronéo-tibial.

. Ces trois derniers ligaments ne servant pas seulement à maintenir des os, mais aussi à transmettre des mouvements, devraient plutôt être considérés comme des tendons appartenant aux muscles droit antérieur de la cuisse, vaste externe et vaste interne, et dont la rotule serait le sésamoïde.

3. Ligaments des ménisques.

Les *ménisques*, ou *cartilages semi-lunaires*, placés entre le fémur et le tibia, sont des fibro-cartilages distingués en *externe* (*fig.* 65 *d*) et *interne* (*fig.* 65 *b*) et présentant chacun *deux bords* et *deux faces* : le bord externe, de forme demi-circulaire, assez épais, adhère au ligament capsulaire ; le bord interne, échancré, tranchant, reste libre. La face supérieure est concave et reçoit le condyle correspondant du fémur ; l'inférieure, très-peu excavée, repose sur la surface articulaire de l'extrémité supérieure du tibia. Ces deux fibro-cartilages sont reliés par des ligaments au fémur et au tibia.

1. *Ligaments du ménisque externe.*

a. Le *ligament antérieur* (*lig. anticum cartilaginis semilunaris externæ*) (*fig.* 65 *e*) part de la partie antérieure du bord externe du ménisque et va s'insérer dans une fossette de l'épine tibiale.

b. Le *ligament postérieur et supérieur* (*lig. posticum superius cartilag. semilun. externæ*) (*fig.* 64 *f*) naît à la partie postérieure du bord épais du fibro-cartilage interarticulaire et se termine, en arrière, dans l'échancrure intercondylienne sur le condyle interne.

c. Le *ligament postérieur et inférieur* (*lig. posticum inferius cartil. semil. externæ*) (*fig.* 64 *g*), plus court que le précé-

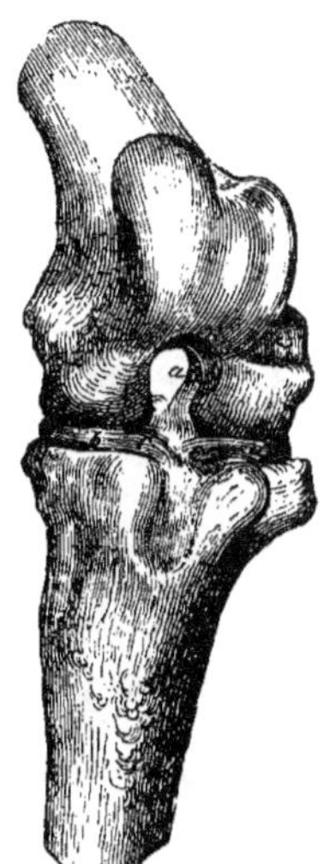

Fig. 65. — Ligaments de l'articulation fémoro-tibiale (vus de devant)(*).

dent, commence avec lui sur le bord du ménisque et va s'insérer dans une fossette située en arrière de la surface articulaire externe du tibia.

2. *Ligaments du ménisque interne.*

a. Le *ligament antérieur* (*lig. anticum cartil. semilun. internæ*) (*fig.* 65 *c*) commence à la partie antérieure du bord épais du ménisque et s'insère à la fossette interne de l'épine tibiale.

b. Le *ligament postérieur* (*lig. posticum cartil. semil. internæ*), recouvert par le ligament croisé postérieur, commence à la partie postérieure du bord épais du ménisque et se termine dans une fossette située en arrière de l'épine du tibia.

[*Synoviales.* — Trois capsules synoviales facilitent les glissements dans l'articulation du grasset : l'une entre la rotule et le fémur, les autres entre le fémur et le tibia. Celles-ci sont séparées par les ligaments croisés.

Mouvements. — La flexion et l'extension sont très-étendues. Quant au mouvement de rotation, il n'est pas bien évident pour nous.]

(*) *a.* Ligament croisé antérieur. — *b.* Ménisque interne. — *c.* Son ligament antérieur. — *d.* Ménisque externe. — *e.* Son ligament antérieur.

C. Articulation péronéo-tibiale.

Le tibia et le péroné se relient par un ligament capsulaire et par un ligament interosseux ; leurs mouvements l'un sur l'autre sont des plus bornés.

1. Le *ligament capsulaire* (*lig. fibulæ capsulare*) se compose de fibres blanches qui vont de la tête du péroné à la tubérosité externe du tibia.

2. Le *ligament interosseux* (*lig. interosseum tibiæ et fibulæ*) (*fig.* 64 *h*) relie la partie moyenne et la pointe du péroné à la partie correspondante du bord externe du tibia ; en haut se présente une arcade qui livre passage à des nerfs et à des vaisseaux.

D. Articulation du tarse.

Préparation. — [Enlevez les tendons qui entourent l'articulation. Incisez couche par couche les fibres superficielles des ligaments latéraux.]

L'astragale forme avec le tibia une articulation très-mobile, un ginglyme angulaire. Les autres os forment entre eux et avec les métatarsiens une articulation qui n'est le siége que de mouvements très-restreints.

Ligaments. — Comme à l'articulation carpienne, il y a à distinguer des ligaments communs et des ligaments spéciaux.

1. Ligaments communs.

1. Le *ligament capsulaire* (1) (*lig. tarsi capsulare*) est très-fort et composé de plu-

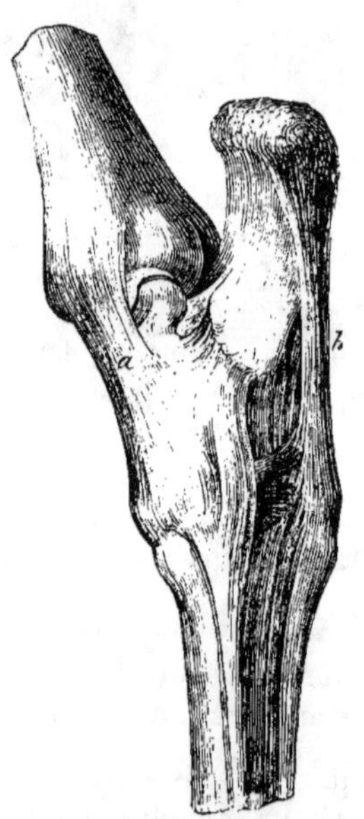

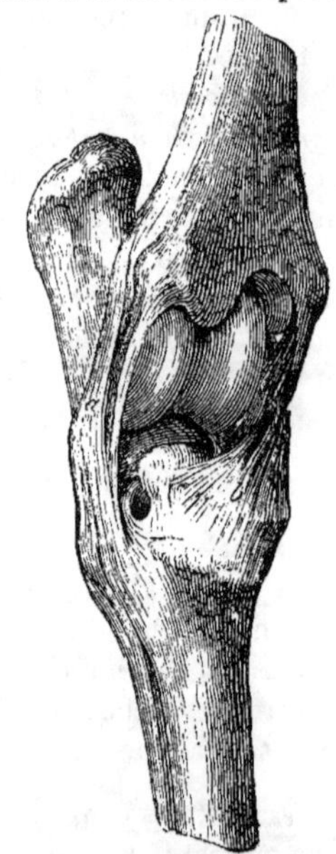

Fig. 66. — Ligaments communs du tarse (vus de dedans et de derrière) (*).   Fig. 67. — Ligaments communs du tarse (vus de dehors et de devant) (**).

sieurs couches de fibres. En avant, il s'insère, d'une part, au bord de la surface

(1) [Il représente le ligament antérieur et le ligament postérieur des anatomistes français.]

(*) *a.* Ligament latéral long interne. — *b.* Ligament postérieur.
(**) *a.* Ligament latéral long externe. — *b.* Ligament antérieur.

articulaire du tibia, d'autre part, à l'astragale, au scaphoïde et au grand cunéiforme; en arrière, il prend attache au-dessus de la surface articulaire tibiale, puis sur l'astragale et le calcanéum.

2. Le *ligament latéral long externe* (1) (*lig. tarsi laterale externum longum*) (*fig.* 67 *a*), très-fort, placé sur le côté externe du jarret, naît à la tubérosité externe et inférieure du tibia, se dirige en bas, et se fixe au calcanéum, à l'astragale, au cuboïde et à la tête du métatarsien latéral externe, ainsi qu'au métatarsien principal.

3. Le *ligament latéral long interne* (2) (*lig. tarsi laterale internum longum*) (*fig.* 66 *a*) est également très-fort et recouvre la face interne du jarret; il naît à la tubérosité interne et inférieure du tibia, se dirige en bas, et s'insère au calcanéum et à l'astragale, aux os internes des deux autres rangées du tarse, et enfin à la tête du métatarsien interne et au métatarsien principal.

4. Le *ligament antérieur* (3) (*lig. tarsi anterius*) (*fig.* 67 *b*), large, court et fort, s'insère à la tubérosité de la face interne de l'astragale, s'étend en rayonnant sur la face antérieure du jarret, et se fixe aux os des rangées moyenne et inférieure,

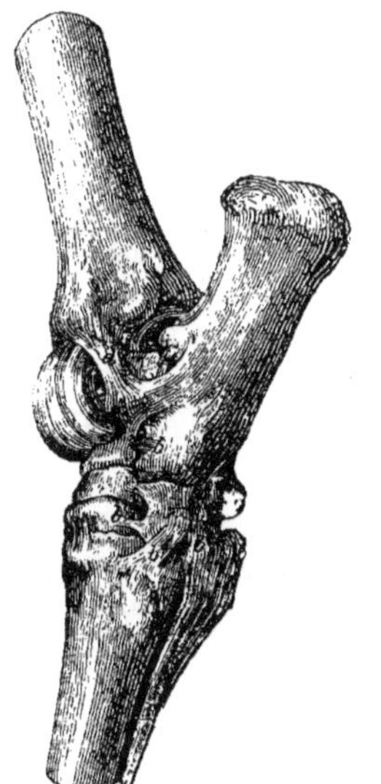

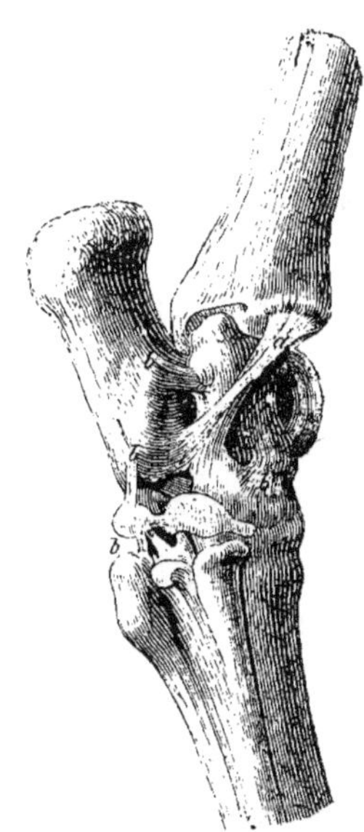

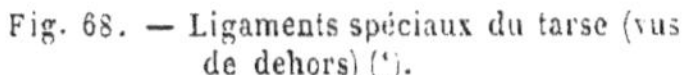

Fig. 68. — Ligaments spéciaux du tarse (vus de dehors) (*).

Fig. 69. — Ligaments spéciaux du tarse (vus de dedans) (**).

puis à la partie supérieure du métatarsien principal et à la tête du métatarsien rudimentaire interne.

5. Le *ligament postérieur* (4) (*lig. tarsi posterius*) (*fig* 66 *b*), très-fort et très-large, recouvre la face postérieure du jarret; il naît au-dessous de la tubérosité et au

(1) [C'est le ligament externe superficiel.]
(2) [C'est le ligament interne superficiel.]
(3) [Ligament astragalo-métatarsien.]
(4) [Ligament calcanéo-métatarsien.]

(*) *a*. Ligament latéral court externe. — *b*, *b*, *b*, *b*. Ligaments interosseux.
(**) *a*. Ligament latéral court interne. — *b*, *b*, *b*, *b*. Ligaments interosseux.

bord postérieur du calcanéum et se termine à la tête du métatarsien latéral externe et au métatarsien principal. Ce ligament fournit une branche qui, sous forme de gaîne, se confond avec le tendon des fléchisseurs des phalanges.

2. Ligaments spéciaux.

1. Le *ligament latéral court externe* (1) (*lig. tarsi laterale extern. breve*) (*fig.* 68 *a*) est recouvert par le ligament commun externe ; il naît au-dessus de la tubérosité externe du tibia, se dirige en bas, et se divise en deux branches, dont l'une s'insère à la fossette rugueuse de la face externe de l'astragale et l'autre à la face externe du calcanéum.

2. Le *ligament latéral court interne* (*lig. tarsi laterale internum breve*) (*fig.* 69 *a*) est recouvert par le ligament latéral commun ; il naît au-dessous de la tubérosité du tibia, se dirige obliquement en bas et en arrière, et se divise près de l'astragale en deux branches, dont la plus courte s'insère à la tubérosité de l'astragale (2) et la plus longue à la face interne du calcanéum (3).

3. Les *ligaments interosseux* (*lig. intermedia*) (*fig.* 68 et 69 *b, b, b, b*) sont courts et forts ; ils relient les divers os du tarse entre eux et ceux de la rangée inférieure avec les métatarsiens dans des articulations peu mobiles.

[*Synoviales*. — Une membrane synoviale facilite le glissement entre le tibia et l'astragale ; elle communique avec celle qui existe entre les deux rangées des os du tarse. C'est son développement anormal en avant et en arrière qui constitue les vessigons tarsiens articulaires.'

Il y a encore une synoviale particulière entre la rangée inférieure et le métatarse.

Mouvements. — Flexion et extension dans l'articulation tibio-**astragalienne**. — Mouvements restreints et obscurs pour le reste du jarret.]

E. Articulations du boulet, de la couronne et du pied.

Ces articulations sont tout à fait semblables à celles des membres antérieurs et ne demandent pas par conséquent une description spéciale.

---

(1) [Ligament latéral externe profond.]
(2) [Ligament interne profond.]
(3) [Ligament interne moyen.]

III. MYOLOGIE.

Les muscles peuvent se diviser, comme les os et les articulations, en ceux de la tête, ceux du tronc et ceux des membres. On les distingue ensuite, suivant les organes auxquels ils appartiennent, en muscles de l'oreille, des yeux, des lèvres, de la langue, du pharynx, etc.

Nous adoptons dans ce manuel la description des muscles suivant leur position, c'est-à-dire couche par couche, dans l'ordre où ils se présentent dans les diverses régions du corps, sans prendre en considération les organes auxquels ils appartiennent. La raison, c'est qu'elle facilite l'étude de l'anatomie au point de vue des opérations chirurgicales. Les figures intercalées dans le texte reproduisent des préparations où les muscles ont été mis à découvert couche par couche de dehors en dedans. Nous aurons donc à examiner une première couche musculaire, une seconde, une troisième, aussi bien à la tête qu'au tronc et aux membres.

Toutefois, pour rappeler la division des muscles d'après les organes qu'ils mettent en mouvement, nous en donnerons immédiatement un tableau sommaire où nous indiquerons leur nombre pour chaque espèce d'animaux domestiques.

Nous avons déjà dit ce qui est relatif à l'anatomie générale des muscles et des tendons qui sont en rapport avec eux ou les terminent.

Tableau sommaire des muscles suivant les organes auxquels ils appartiennent (1).

	CHEVAL.	RUMINANTS	PORC.	CHIEN.	CHAT.	PAGES (2).
I. — MUSCLES DE LA TÊTE.						
A. MUSCLES PEAUCIERS.						
1. Peauciers de la face...........	2	2	2	2	2	99
B. MUSCLES DES OREILLES EXTERNES.						
1. Parotido-auriculaires.....	2	2	2	2	2	201
2. Communs de l'oreille. [Temporo-auriculaires externes]....	2	2	2	2	2	201
3. Fronto-auriculaires. [Portions des temporo-auriculaires externes]........................	2	2	2	2	2	201
4. Temporo-auriculaires. [Zygomato-auriculaires]....	2	2	2	2	5	201
5. Pariéto-auriculaires. [Temporo-auriculaires internes]........	2	2	2	2	2	203
6. Cervico-auriculaires externes..	2	2	2	2	2	204
7. — moyens...	2	2	2	2	2	204

(1) [Nous avons soin d'inscrire entre [ ] les noms adoptés par les auteurs français, principalement par Rigot et M. Chauveau, quand ils diffèrent de ceux qu'emploie Leyh.]

(2) [Les muscles sont décrits couche par couche, et la table des matières les indique dans le même ordre. Cette méthode n'étant pas celle usitée en France dans les ouvrages d'anatomie et dans les cours des écoles, nous pensons que l'élève pourrait prendre trop de peine à chercher les muscles des différentes couches. Pour obvier à cet inconvénient, nous transformons en table le présent tableau, qui groupe les muscles par régions.

	CHEVAL.	RUMINANTS.	PORC.	CHIEN.	CHAT.	PAGES.
8. Cervico-auriculaires internes...	2	2	2	2	2	204
9. Scuto-auriculaires externes inférieures................	2	2	2	2	2	202
10. Scuto-auriculaires externes moyens................	2	2	2	2	2	202
11. Scuto-auriculaires externes supérieurs................	2	2	2	2	2	202
12. Grands scuto-auriculaires internes................	2	2	2	2	2	203
13. Petits scuto-auriculaires internes................	2	2	2	2	2	203
14. Mastoïdo-auriculaires..........	2	2	2	2	2	204
C. MUSCLES DES YEUX.						
a. *Des paupières.*						
1. Orbiculaires................	2	2	2	2	2	205
2. Palpébraux inférieurs. [Lacrymaux]................	2	2	2	2	2	200
3. Palpébraux supérieurs externes. [Fronto-surciliers]..........	2	2	2	2	2	205
4. Palpébraux supérieurs internes. [Releveurs de la paupière supérieure ou orbito-palpebraux].	2	2	2	2	2	211
b. *Des globes oculaires.*						
1. Muscles droits supérieurs......	2	2	2	2	2	210
2. — — inférieurs........	2	2	2	2	2	210
3. — — externes........	2	2	2	2	2	210
4. — — internes........	2	2	2	2	2	210
5. — — postérieurs.......	2	2	2	2	2	210
6. Muscles grands obliques.......	2	2	2	2	2	211
7. Muscles petits obliques........	2	2	2	2	2	210
D. MUSCLES DU NEZ.						
1. Grands sus-maxillo-nasaux.....	2	2	2	2	2	207
2. Petits sus-maxillo-nasaux.	2	»	»	»	»	207
3. Courts du nez. [Portions des petits sus-maxillo-nasaux].....	2	»	»	»	»	207
4. Transversal du nez. [Naso-transversal]................	1	»	1	»	»	206
5. Muscles du groin..	»	»	2	»	»	207
E. MUSCLES DES LÈVRES.						
1. Fronto-labiaux [Sus-naso-labiaux]................	2	2	2	2	2	199
2. Zygomato-labiaux............	2	2	2	2	2	200
3. Maxillo-labiaux supérieurs. [Sus-maxillo-labiaux]............	2	2	2	2	2	205
4. Maxillo-labiaux inférieurs [Maxillo-labiaux]................	2	2	2	»	»	206
5. Orbiculaire des lèvres. [Labial].	1	1	1	1	1	208
6. Muscles incisifs de la lèvre supérieure. [Portions de l'orbiculaire de Rigot. — Mitoyen antérieur de M. Chauveau]...........	2	2	2	2	2	209
7. Muscles incisifs de la lèvre inférieure. [Mitoyen postérieur de M. Chauveau].............	2	2	2	2	2	209
8. Mento-labial................	1	1	1	1	1	209
F. MUSCLES DES JOUES.						
1. Buccinateurs. [Plans superficiels des alvéolo-labiaux].........	2	2	2	2	2	206

	CHEVAL.	RUMINANTS.	PORC.	CHIEN.	CHAT.	PAGES
2. Malaires. [Plans profonds des al-véolo-labiaux.]...............	2	2	2	2	2	209
G. MUSCLES DU MAXILLAIRE INFÉRIEUR.						
1. Zygomato-maxillaires.[Masséters]	2	2	2	2	2	206
2. Temporo-maxillaires. [Crotaphi-te.]..................	2	2	2	2	2	209
3. Sphéno - maxillaires. [Ptérygoï-diens externes et internes]....	2	2	2	2	2	212
4. Stylo-maxillaires. [Portions des digastriques.]...............	2	»	»	»	»	212
5. Digastriques...................		2	2	2	2	212
6. Sterno-maxillaires............	2	2	2	2	2	224
H. MUSCLES DE LA LANGUE.						
1. Lingual.....................	1	1	1	1	1	213
2. Kérato-glosses externes........	2	2	2	2	2	214
3. — internes........	2	2	2	2	2	214
4. Hyo-glosses. [Basio-glosses.]....	2	2	2	2	2	214
5. Génio-glosses..	2	2	2	2	2	214
6. Mylo-glosses. [Portions des mylo-hyoïdiens.].................	1	1	»	»	»	211
I. MUSCLES DE L'HYOÏDE.						
1. Grands kérato-hyoïdiens........	2	2	2	2	2	215
2. Petits kérato-hyoïdiens.........	2	2	2	2	2	218
3. Stylo-hyoïdiens.................	2	2	2	2	2	215
4. Transversal de l'hyoïde........	1	»	1	»	2	218
5. Mylo-hyoïdiens................	2	2	2	2	2	211
6. Génio-hyoïdiens................	2	2	2	2	2	215
7. Sterno-hyoïdiens...............	2	2	2	2	2	225
8. Scapulo-hyoïdiens. [Sous-sca-pulo-hyoïdiens.]............	2	2	2	»	»	223
K. MUSCLES DU VOILE DU PALAIS.						
1. Staphylin commun. [Pharyngo-staphylins de M. Chauveau.]..	1	1	1	1	1	216
2. Stylo-staphylins. [Péristaphylins internes de M. Chauveau.]....	2	2	2	2	2	216
3. Péristaphylins externes.........	2	2	2	2	2	216
4. Palato-staphylin...	1	1	»	»	»	216
L. MUSCLES DU PHARYNX.						
1. Ptérygo-pharyngiens	2	2	2	2	2	216
2. Kérato-pharyngiens supérieurs. [Kérato-pharyngiens.].........	2	2	2	2	2	217
3. Kérato pharyngiens inférieurs...	»	2	2	2	2	217
4. Hyo-pharyngiens..	2	2	2	2	2	217
5. Thyro-pharyngiens.............	2	2	2	2	2	217
6. Crico pharyngiens.............	2	2	2	2	2	217
7. Aryténo-pharyngiens...........	2	2	2	2	2	218
M. MUSCLES DU LARYNX.						
1. Hyo-thyroïdiens....	2	2	2	2	2	219
2. Sterno-thyroïdiens............	2	2	2	2	2	226
3. Crico-thyroïdiens......	2	2	2	2	2	220
4. Crico-aryténoïdiens postérieurs.	2	2	2	2	2	220
5. — latéraux ...	2	2	2	2	2	220
6. Thyro-aryténoïdiens............	2	2	2	2	2	220
7. Aryténoïdiens.................	2	2	2	2	2	220

	CHEVAL.	RUMINANTS.	PORC.	CHIEN.	CHAT.	PAGES.
8. Hyo-épiglottique............	1	1	»	»	«	219
II. — MUSCLES DU TRONC.						
A. MUSCLES PEAUCIERS.						
1. Peauciers du cou..............	2	2	2	2	2	221
2. — de l'épaule...........	2	2	»	»	».	222
3. — du thorax et de l'ab-						
domen. [Pannicules charnus.]	2	2	2	2	2	222
B. MUSCLES DU COU.						
1. Splénius.........	2	2	2	2	2	226
2. Dorso-mastoïdiens. [Petits com-						
plexus de M. Chauveau.].....	2	2	2	2	2	230
3. Dorso-occipitaux. [Grands com-						
plexus.]........	2	2	2	2	2	229
4. Atloïdo-occipitaux latéraux. [Pe-						
tits obliques de la tête.]......	2	2	2	2	2	233
5. Atloïdo - occipitaux supérieurs.						
[Petits droits postérieurs de la						
tête.]...................	2	2	2	2	2	234
6. Atloïdo - occipitaux inférieurs.						
[Petits droits antérieurs de la						
tête.]......	2	2	2	2	2	231
7. Axoïdo-atloïdiens. [Grands obli-						
ques de la tête.].............	2	2	2	2	2	233
8. Longs axoïdo-occipitaux. [Grands						
droits postérieurs de la tête de						
M. Chauveau. — Petits com-						
plexus de Rigot.]............	2	2	2	2	2	234
9. Courts axoïdo-occipitaux. [Grands						
droits postérieurs de la tête.].	2	2	2	2	2	234
10. Trachélo - occipitaux. [Grands						
droits antérieurs de la tête.]..	2	2	2	2	2	227
11. Atloïdo-styloïdiens. [Petits droits						
latéraux.]..................	2	2	2	2	2	231
12. Costo-taachéliens. [Scalènes.]..	2	2	2	2	2	227
13. Dorso-rtloïdiens. [Long du cou.]	2	2	2	2	2	230
14. Intertransversaires............	10	10	01	10	10	230
C. MUSCLES DU DOS.						
1. Ilio-spinaux.................	2	2	2	2	2	255
2. Transversaires épineux........	2	2	2	2	2	257
3. Interépineux.................	»	»	42	38	38	258
4. Intertransversaires..........	50	38	42	38	38	258
5. Lombo-iliaques. [Petits psoas.].	2	2	2	2	2	262
6. Carrés des lombes	2	2	2	2	2	265
D. MUSCLES DES CÔTES ET DU STERNUM.						
1. Dentelés antérieurs. [Petits den-						
telés antérieurs.]...........	2	2	2	2	2	249
2. Dentelés postérieurs. [Petits den-						
telés postérieurs.]...........	2	2	2	2	2	250
3. Intercostaux communs........	2	2	2	2	2	258
4. Releveurs des côtes. [Sus-costaux.]	30	20	26	24	24	258
5. Intercostaux externes...	34	24	26	24	24	251
6. — internes..........	34	24	26	24	24	251
7. Lombo-costaux...............	2	2	2	2	2	255
8. Transversaux des côtes........	2	2	2	2	2	251
9. Sterno-costaux. [Triangulaire du						
sternum.].................	2	2	2	2	2	259
10. Diaphragme................	1	1	1	1	1	260

	CHEVAL.	RUMINANTS.	PORC.	CHIEN.	CHAT.	PAGES.
E. MUSCLES DU VENTRE.						
1. Costo-abdominaux externes ou grands obliques externes de l'abdomen..................	2	2	2	2	2	251
2. Costo - abdominaux internes ou transverses de l'abdomen.....	2	2	2	2	2	254
3. Ilio-abdominaux ou petits obliques internes de l'abdomen........	2	2	2	2	2	253
4. Sterno-pubiens ou grands droits de l'abdomen.)..............	2	2	2	2	2	253
F. MUSCLES DE LA QUEUE.						
1. Sacro-coccygiens supérieurs....	2	2	2	2	2	256
2. Longs et courts inférieurs.......	2	2	2	2	2	256,257
3. — latéraux........	2	2	2	2	2	256
4. Ischio-coccygiens..............	2	2	2	2	2	257
5. Intertransversaires.............	34	38	34	38	38	257
G. MUSCLES DE L'ANUS.						
1. Sphincter...................	1	1	1	1	1	
2. Rétracteurs...................	2	2	2	2	2	
H. MUSCLES DES ORGANES GÉNITAUX DU MALE.						
1. Compresseur de la prostate.....	1	1	1	1	1	
2. Bulbo-caverneux..............	1	1	1	1	1	
3. Ischio-uréthraux..............	2	2	2	2	2	
4. Crémasters...................	2	2	2	2	2	
5. Muscles du prépuce...........	»	2	2	2	»	
6. Transverse du périnée.........	1	1	1	1	1	
I. MUSCLES DES ORGANES GÉNITAUX DE LA FEMELLE.						
1. Constricteur de la vulve........	1	1	1	1	1	
2. Erecteurs du clitoris...........	2	2	2	2	2	
III. — MUSCLES DES MEMBRES. **I. Membres antérieurs.** *A.* MUSCLES COMMUNS. a. *Muscles des épaules, du bras et de l'avant-bras.*						
1. Communs au bras, au cou et à la tête.[Mastoïdo-huméraux]	2	2	2	2	2	224
2. Cervico - acromiens. [Trapèzes cervicaux et trapèzes dorsaux.]	2	2	2	2	2	225
3. Cervico-sous-scapulaires. [Releveurs propres de l'épaule.]...	2	2	2	2	2	228
4. Trachélo-scapulaires. [Angulaires de l'omoplate.]...........	2	2	2	2	2	228
5. Costo-scapulaires. [Grands dentelés.]...................	2	2	2	2	2	228
6. Dorso-scapulaires.[Rhomboïdes.]	2	2	2	4	4	228
7. Sterno-scapulaires. [Petits pectoraux de Rigot.]............	2	»	2	»	»	229
8. Grands sterno - huméraux. [Grands pectoraux de Rigot.]..	2	2	2	2	2	232
9. Petits sterno-huméraux. [Sterno-huméraux de Rigot.].....	2	2	2	2	2	232
10. Sterno-radiaux. [Sterno-aponé-vrotiques de Rigot.|........	2	2	2	2	2	232

	CHEVAL.	RUMINANTS.	PORC.	CHIEN.	CHAT.	PAGES.
11. Dorso-huméraux. [Grands dorsaux.]....................	2	2	2	2	2	225
B. MUSCLES SPÉCIAUX.						
a. *Muscles du bras.*						
1. Épineux antérieurs. [Sus-épineux.].....................	2	2	2	2	2	234
2. Épineux postérieurs. [Sous-épineux.]...................	2	2	2	2	2	235
3. Grands scapulo-trochitériens. [Longs abducteurs du bras.]...	2	2	2	2	2	235
4. Moyens scapulo-trochitériens. [Courts abducteurs du bras.]..	2	2	2	2	2	239
5. Petits scapulo-trochitériens.[Portions des courts abducteurs du bras.]....................	2	2	2	2	2	241
6. Sous-scapulaires..............	2	2	2	2	2	241
7. Grands scapulo-huméraux. [Adducteurs du bras.]..........	2	2	2	2	2	241
8. Moyens scapulo-huméraux. [Coraco-huméraux.].............	2	2	2	2	2	242
9. Scapulo huméraux grêles.......	2	»	2	»	»	240
10. Scapulo-huméraux antérieurs..	»	2	2	2	2	241
b. *Muscles de l'avant-bras.*						
1. Grands scapulo-olécraniens. [Gros extenseurs de l'avant-bras.]....................	2	2	2	2	2	235
2. Longs scapulo-olécraniens. [Longs extenseurs de l'avant-bras.]....................	2	2	2	2	2	242
3. Huméro-olécraniens externes. [Courts extenseurs de l'avant-bras.]....................	2	2	2	2	2	236
4. Huméro-olécraniens internes. [Moyens extenseurs de l'avant-bras]....................	2	2	2	2	2	244
5. Petits huméro-olécraniens. [Petits extenseurs de l'avant-bras.]	2	2	2	2	2	240
6. Coraco-radiaux. [Longs fléchisseurs de l'avant-bras.].......	2	2	2	2	2	236
7. Huméro-radiaux. [Courts fléchisseurs de l'avant-bras.]....	2	2	2	2	2	239
8. Longs supinateurs.............	»	»	»	2	2	248
9. Courts supinateurs...........	»	»	»	2	2	248
10. Ronds pronateurs.............	»	»	»	2	2	249
11. Carrés pronateurs.............	»	»	»	2	2	249
c. *Muscles du carpe et du métacarpe.*						
1. Huméro-métacarpiens antérieurs. [Extenseurs antérieurs du métacarpe.]....................	2	2	2	4	4	236
2. Radio-métacarpiens. [Extenseurs obliques du métacarpe.].....	2	2	2	2	2	237
3. Huméro-sus-carpiens externes. [Fléchisseurs externes du métacarpe.]....................	2	2	2	2	2	237
4. Huméro-sus-carpiens internes. [Fléchisseurs obliques du métacarpe]....................	2	2	2	4	4	242
5. Huméro-métacarpiens internes.						

	CHEVAL.	RUMINANTS.	PORC.	CHIEN.	CHAT.	PAGES.
[Fléchisseurs internes du métacarpe.]..................	2	2	2	2	2	242
d. *Muscles des phalanges.*						
1. Huméro-pré-phalangiens. [Extenseurs antérieurs des phalanges.].................	2	2	2	2	2	237
2. Radio-pré-phalangiens. [Extenseurs latéraux des phalanges.]	2	2	2	2	2	238
3. Huméro-phalangiens. [Fléchisseurs superficiels des phalanges ou perforés.]................	2	2	2	2	2	244
4. Radio-phalangiens. [Fléchisseurs profonds des phalanges ou perforants.]...................	2	2	2	2	2	245
5. Interosseux médians...........	»	2	2	8	8	247
6. Interosseux latéraux. [Lombricaux supérieurs de Rigot.]...	4	»	4	»	»	239,243
7. Lombricaux. [Lombricaux inférieurs de Rigot.]	4	2	2	6	6	239,244
8. Fléchisseurs du premier doigt interne.	»	»	»	2	2	247
9. Abducteurs du premier doigt...	»	»	2	2	2	247
10. Adducteurs du premier doigt...	»	»	»	2	2	247
11. Extenseurs du doigt interne....	»	»	2	2	2	247
12. Adducteurs du second doigt....	»	»	2	2	2	248
13. Extenseurs du second doigt....	»	»	»	»	2	248
14. Fléchisseurs du doigt externe..	»	»	2	2	2	248
15. Adducteurs du doigt externe...	»	»	2	2	2	248
16. Abducteurs du doigt externe...	»	»	2	2	2	2·8
17. Long palmaire...............	»	»	»	2	2	248
18. Court palmaire..............	»	»	»	2	2	2·8

II. Membres postérieurs.

A. MUSCLES COMMUNS.

a. *Muscles de la croupe et de la cuisse.*

	CHEVAL.	RUMINANTS.	PORC.	CHIEN.	CHAT.	PAGES.
1. Ilio - trochantériens externes. [Moyens fessiers de Rigot.—Fessiers superficiels de M. Chauveau.]	2	2	2	2	2	266
2. Grands ilio - trochantériens... [Grands fessiers de Rigot.—Fessiers moyens de M. Chauveau.]	2	2	2	2	2	267
3. Moyens ilio-trochantériens.[Portions des grands fessiers de Rigot, des fessiers moyens de M. Chauveau.].............	2	2	2	2	2	270
4. Petits ilio-trochantériens. [Petits fessiers de Rigot. — Fessiers profonds de M. Chauveau.]...	2	2	2	2	2	270
5. Grands ischio-fémoraux. [Demi-membraneux.]...............	2	2	2	2	2	264
6. Petits ischio-fémoraux. [Grêles internes de Rigot. — Carrés cruraux de M. Chauveau.]...	2	2	2	2	2	271
7. Lombo-fémoraux [Grands psoas.]	2	2	2	2	2	263
8. Grands ilio-fémoraux. [Portions des psoas iliaques.]..........	2	2	2	»	»	263
9. Moyens ilio-fémoraux. [Portions des psoas iliaques.]..........	2	2	2	»	»	263

	CHEVAL.	RUMINANTS.	PORC.	CHIEN.	CHAT.	PAGES.
10. Petits ilio-fémoraux. [Grêles antérieurs.]	2	»	»	»	»	272
11. Pubio-fémoraux antérieurs. [Pectinés.]	2	2	2	2	2	263
12. Pubio-fémoraux moyens. [Portions des biceps fémoraux de Rigot. — Petits adducteurs de la cuisse de M. Chauveau.]...	2	2	2	2	2	264
13. Pubio-fémoraux postérieurs. [Portions des biceps fémoraux de Rigot. — Grands adducteurs de la cuisse de M. Chauveau.]	2	2	2	2	2	264
14. Sacro-ischio-tibiaux antérieurs. [Longs vastes.]	2	2	2	2	2	267
15. Sacro-ischio-tibiaux postérieurs. [Demi-tendineux.]	2	2	2	2	2	267
16. Ilio-rotuliens externes. [Muscles du fascia lata.]	2	2	2	2	2	265
17. Ilio-rotuliens internes. [Longs adducteurs de la jambe.]	2	2	2	2	2	261
18. Ilio-rotuliens antérieurs. [Droits antérieurs de la cuisse.]	2	2	2	2	2	264
19. Pubio-tibiaux. [Courts adducteurs de la jambe.]	2	2	2	2	2	261
20. Obturateurs externes	2	2	2	2	2	272
21. — internes	2	2	2	2	2	271
22. Sacro-trochantériens. [Pyramidaux.]	2	2	2	2	2	271
23. Jumeaux du bassin	2	2	2	2	2	271
B. MUSCLES SPÉCIAUX.						
a. *Muscles de la jambe.*						
1. Fémoro-tibiaux externes. [Vastes externes.]	2	2	2	2	2	269
2. Fémoro-tibiaux internes. [Vastes internes.]	2	2	2	2	2	264
3. Fémoro-tibiaux antérieurs	»	2	2	2	2	269
4. — obliques. [Poplités.]	2	2	2	2	2	275
b. *Muscles du tarse et du métatarse.*						
1. Bi-fémoro-calcanéens. [Jumeaux de la jambe.]	2	2	2	2	2	269
2. Péronéo-calcanéens. [Plantaires grêles de Rigot. — Soléaires de M. Chauveau.]	2	2	2	»	»	269
3. Tibio-pré-métatarsiens [Fléchisseurs du métatarse.]	2	2	2	2	2	273
4. Tibio-métatarsiens	»	2	2	2	2	274
c. *Muscles des phalanges.*						
1. Fémoro-pré-phalangiens. [Extenseurs antérieurs des phalanges.]	2	2	2	2	2	273
2. Tibio-pré-phalangiens. [Extenseurs latéraux des phalanges.]	2	2	2	2	2	274
3. Pédieux ou astragaliens	2	2	2	2	2	274
4. Fémoro-phalangiens. [Fléchisseurs superficiels des phalanges.]	2	2	2	2	2	275
5. Grands tibio-phalangiens. [Fléchisseurs profonds des phalanges.]	2	2	2	2	2	276

	CHEVAL.	RUMINANTS	PORC.	CHIEN.	CHAT.	PAGES.
6. Petits tibio-phalangiens. [Fléchisseurs obliques des phalanges.]	2	2	2	2	2	276
7. Interosseux moyens............	»	2	2	8	8	277
8. Interosseux latéraux..........	4	»	4	»	»	275.277
9. Lombricaux...................	4	2	2	6	6	275 277
10. Extenseurs des doigts externes.	»	»	2	»	»	277
11. Abducteurs des doigts externes.	»	»	»	2	2	277
12. Adducteurs des doigts externes.	»	»	2	2	2	277
13. Extenseurs des doigts internes.	»	»	2	2	2	277
14. Adducteurs des premiers doigts.	»	»	2	2	2	277
15. Palmaires....................	»	»	»	2	2	277

<h2 style="text-align:center">Description des muscles en particulier suivant leur situation dans les diverses régions du corps.</h2>

MUSCLES DE LA TÊTE.

PREMIÈRE COUCHE.

(Muscles de la peau, des lèvres, des paupières et de l'oreille.)

Préparation. — [Enlevez la peau avec précaution sur une moitié de la tête jusqu'à la commissure des lèvres et à la narine. Évitez d'intéresser en la disséquant les muscles superficiels qui lui adhèrent quelquefois intimement et qui se présentent avec une teinte pâle. Respectez le bord libre des paupières.]

1. *Peaucier de la face* (*Musculus cutaneus faciei*, de l'homme) (*fig.* 70 *aa*).

Le muscle cutané de la face, mince et large, est charnu dans l'auge où il se réunit, sur la ligne médiane, avec celui du côté opposé ; de là, il se dirige obliquement en dehors vers le bord postérieur de la branche du maxillaire inférieur, s'étend sur la face, et devient aponévrotique. Il renferme pourtant encore plusieurs faisceaux musculaires dirigés en avant et en haut jusqu'à la crête zygomatique et reliés à la peau par du tissu cellulaire plus ou moins lâche. En arrière, il se continue avec le peaucier du cou. En avant, un de ses faisceaux, qui descend depuis le bord inférieur du masséter jusqu'à la lèvre inférieure, a souvent été décrit comme un muscle spécial sous le nom de *abducteur* ou *abaisseur de la lèvre inférieure* (M. Risorius Santorini).

Les usages du peaucier de la face sont de mouvoir la peau de la tête dans différents sens, [de relever la commissure des lèvres et d'affermir la contraction des muscles qu'il recouvre].

Différences. — Chez les *bêtes bovines*, il y a de plus un muscle peaucier spécial dans la région frontale.

2. *Fronto-labial (releveur de la lèvre supérieure et de l'aile du nez* de Gurlt) (*Levator labii superioris et alœ nasi*) (*fig.* 70 *b*).

[*Sus-naso-labial* des auteurs français (1)].

Muscle large et mince, moitié charnu, moitié tendineux, qui commence par

(1) [Nous indiquerons ainsi entre [ ] les noms des muscles usités dans les écoles vétérinaires de France quand ils différeront de ceux employés par les Allemands.]

une aponévrose sur le frontal et le sus-nasal, et de là descend obliquement sur le côté du chanfrein en se divisant en deux branches séparées par le pyramidal du nez ; la branche supérieure, dite *nasale* (*b'*), se rend au bord externe de l'aile du nez, la branche inférieure, ou *labiale* (*b''*), se termine à la commissure des lèvres.

Ce muscle concourt à élargir l'orifice nasal ; de plus, il élève la commissure des lèvres et la lèvre supérieure.

Différences. — La branche nasale manque chez les autres animaux domestiques.

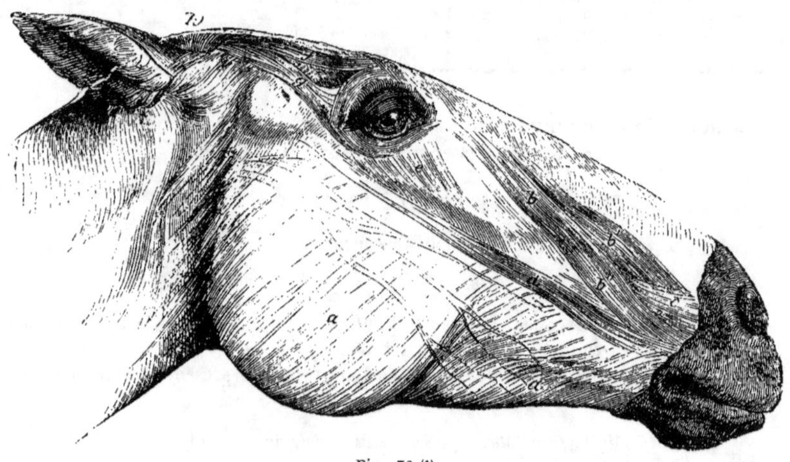

Fig. 70 (*).

3. *Zygomato-labial* (*M. zygomaticus*) (*fig. 70 d*).

Muscle long, étroit et mince ; il commence par un tendon à la partie supérieure de la crête faciale [ou épine maxillaire], passe un peu obliquement sur le masséter et le buccinateur, et se termine en se confondant avec ce dernier à la commissure des lèvres.

Son action est de tirer la lèvre et la joue en haut et en dehors.

Différences. — Chez les autres animaux domestiques, ce muscle commence plus haut ; chez les *carnassiers*, son origine est au cartilage scutiforme de l'oreille.

4. *Palpébral inférieur* (*muscle externe de la joue* de Gurlt) (*M. depressor palpebræ inferioris*) (*fig. 70 e*).

[*Lacrymal* des auteurs français.]

Ce muscle, mince et pâle, se compose de quelques faisceaux musculaires réunis par une aponévrose et étendus obliquement en haut et en arrière de la partie inférieure de la crête faciale à la paupière inférieure, où ils se terminent.

Il abaisse la paupière inférieure pour ouvrir l'œil.

Différences. — Ce muscle manque chez les *carnassiers*.

(*) *a*. Peaucier de la face. — *b*. Fronto-labial. — *b'*. Sa branche nasale. — *b''*. Sa branche labiale. — *c*. Extrémité inférieure du grand sus-maxillo-nasal. — *d*. Zygomato-labial. — *e*. Palpébral inférieur. — *f*. Fronto-auriculaire. — *g*. Temporo-auriculaire. — *h*. Muscle commun de l'oreille.

5. *Fronto-auriculaire* (*M. frontalis auris*) (*fig.* 70 *f*).

[Portion du *temporo-auriculaire externe* des auteurs français.]

Muscle mince et rubané, qui naît au bord supérieur et à la face externe de l'apophyse orbitaire du frontal, et se termine, après s'être uni au muscle commun de l'oreille, à la partie inférieure de la face externe du cartilage scutiforme.

Son effet est de tirer le cartilage scutiforme et l'oreille en avant.

6. *Temporo-auriculaire* (*M. temporalis auris*) (*fig.* 70 *g*).

[*Zygomato-auriculaire* des auteurs français.]

Ce muscle commence à la face externe de l'arcade zygomatique et orbitaire, d'où il se dirige en haut pour se terminer à côté du précédent à la face externe du cartilage scutiforme.

Son action est la même que celle du précédent.

7. *Commun de l'oreille* (*M. communis auris*) (*fig.* 70 *h*).

[*Temporo-auriculaire externe* des auteurs français.]

Muscle mince et large, recouvrant la majeure partie du haut de la tête, sur sa face antérieure. Il s'insère à la crête occipito-frontale par une partie tendineuse, en commun avec celui du côté opposé ; de là, il se dirige transversalement vers l'oreille, et se termine à la fois à la face externe du cartilage scutiforme et à la conque. Il est réuni aux deux précédents par une aponévrose, de sorte qu'on peut considérer ces trois muscles comme n'en formant qu'un seul.

Son action est de tirer l'oreille en dedans.

Différences. — Chez le *bœuf*, les muscles communs de l'oreille ne se rejoignent pas sur la ligne médiane, ils se trouvent placés sur les côtés de la tête, au-dessous des cornes.

DEUXIÈME COUCHE.

(Muscles de l'oreille, des paupières, des lèvres, des joues et du nez.)

Préparation. — [Disséquez avec soin le peaucier ; coupez en travers les muscles temporo-auriculaire, fronto-auriculaire, commun de l'oreille, et écartez leurs lambeaux ; coupez de même quelques muscles de la seconde couche qui peuvent en recouvrir d'autres plus ou moins.

Pour examiner les scuto-auriculaires internes, soulevez le cartilage scutiforme de dedans en dehors, et abaissez la conque en dehors et un peu en arrière. Vous découvrirez en même temps le mastoïdo-auriculaire.

En disséquant minutieusement la peau des paupières, vous pouvez avoir l'orbiculaire à peu près intact.

Incisez le masséter suivant la ligne des molaires inférieures, après avoir écarté les mâchoires, pour voir la partie supérieure du buccinateur et du maxillo-labial inférieur.

Sous la peau du nez et de la lèvre supérieure, enlevée avec précaution, vous trouvez le muscle court du nez, le transversal du nez et l'aponévrose commune des maxillo-labiaux supérieurs.]

1. *Parotido-auriculaire* (*abaisseur de l'oreille* de Gurlt) (*M. depressor auris*) (*fig.* 71 *a*).

Ce muscle, situé entre le peaucier du cou et la parotide, naît par une aponévrose mince à la partie inférieure de cette glande, devient charnu un peu plus haut, se dirige vers la conque, et se fixe à sa base en dehors.

Il tire l'oreille en bas et en dehors.

2. *Sculo-auriculaire externe inférieur* (1) *(adducteur inférieur de l'oreille* de Gurlt) (*M. adductor auris inferior*) *(fig.* 71 *b*).

Petit muscle mince, qui commence sur le cartilage scutiforme, près de son angle inférieur et postérieur, et se termine à la base de la conque.

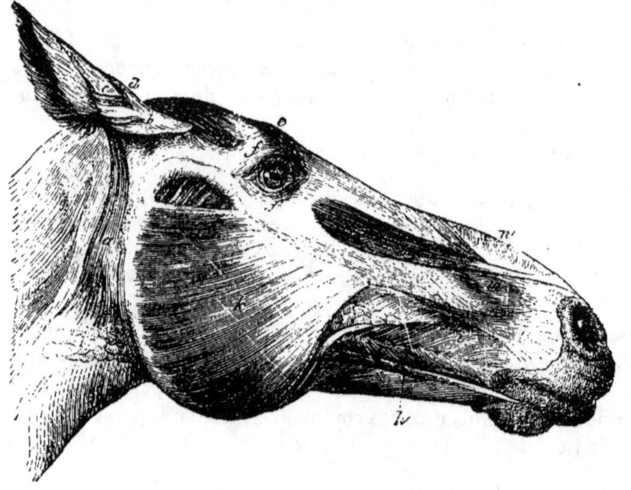

Fig. 71 (*).

3. *Scuto auriculaire externe moyen* (*adducteur moyen de l'oreille* de Gurlt) (*M. adductor auris medius*) *(fig.* 71 *c*).

Petit muscle charnu, situé entre le précédent et le suivant, commençant à l'angle supérieur et postérieur du cartilage scutiforme, et se terminant au bord interne de la conque.

4. *Sculo-auriculaire externe supérieur* (*adducteur supérieur de l'oreille* de Gurlt) (*M. adductor auris superior*) *(fig.* 71 *d*).

Muscle assez long et étroit, étendu de la face externe et de l'extrémité supérieure du cartilage scutiforme à la face interne de la conque.

L'usage de ces trois muscles est de tirer l'oreille en avant et en dedans.

(1) [Les trois scuto-auriculaires externes décrits par Leyh sont trois faisceaux du muscle unique des auteurs français.]

(*) *a*. Parotido-auriculaire. — *b*. Scuto-auriculaire externe inférieur. — *c*. Scuto-auriculaire externe moyen. — *d*. Scuto-auriculaire externe supérieur. — *e*. Palpébral supérieur externe. — *ff*. Orbiculaire des paupières. — *g*. Maxillo-labial supérieur. — *h*. Maxillo-labial inférieur. — *i*. Buccinateur. — *k*. Zygomato-maxillaire.— *l*. Grand sus-maxillo-nasal.— *m*. Petit sus-maxillo-nasal.— *n*. Muscle court du nez.

5. *Grand scuto-auriculaire interne* (1) (*long rotateur de l'oreille* de Gurlt) (*M. rotator auris longus*) (*fig. 72 a*).

Ce muscle, assez fort et charnu, recouvert en partie par le cartilage scuti-forme, commence à la face interne de ce cartilage, croise le muscle suivant

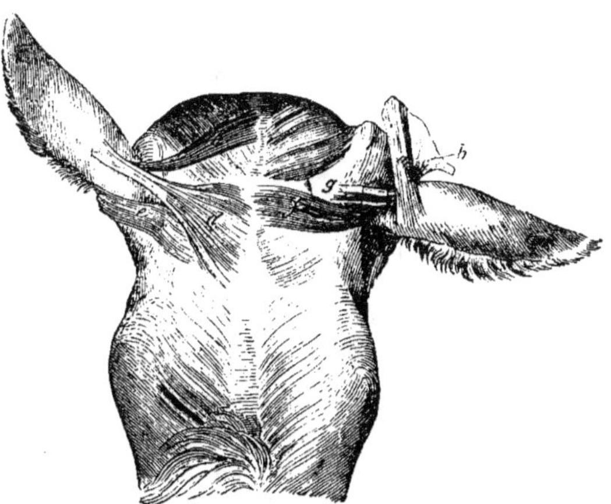

Fig. 72.— Muscles de l'oreille externe (vus de derrière) (*).

entre le crotaphite et la conque, et s'insère sur cette dernière après avoir contourné sa base.

6. *Petit scuto-auriculaire interne* (*court rotateur de l'oreille* de Gurlt) (*M. rotator auris brevis*) (*fig. 72 b*).

Ce muscle, plus petit que le précédent, prend son origine à la face interne et vers l'extrémité postérieure du cartilage scutiforme ; il se dirige en arrière et en bas, croise le précédent, et se termine profondément à la base de la conque.

Les deux scuto-auriculaires internes font mouvoir l'oreille de manière à tourner son pavillon en dehors.

7. *Pariéto-auriculaire* (*releveur moyen de l'oreille* de Gurlt) (*M. levator auris medius. Attollens* de l'homme) (*fig. 72 c*).

[*Temporo-auriculaire interne* des auteurs français.]

Muscle allongé, situé entre le muscle commun de l'oreille et le crotaphite. Il naît par une aponévrose mince et courte sur la crête pariétale, devient ensuite charnu et s'élargit, puis se termine en se rétrécissant par un tendon plat et mince, qui s'insère au-dessous du cervico-auriculaire externe, sur la face interne de la conque.

Il tire l'oreille en avant et en dedans.

(1) [Les deux scuto-auriculaires internes de Leyh sont décrits chez nous comme faisceaux d'un seul muscle.]

(*) *a*. Grand scuto-auriculaire interne. — *b*. Petit scuto-auriculaire interne. — *c*. Pariéto-auriculaire. — *d*. Cervico-auriculaire externe. — *e*. Cervico-auriculaire moyen. — *f*. Cervico-auriculaire interne. — *g*. Mastoïdo-auriculaire.

Différences. —Chez le *bœuf*, ce muscle n'est pas recouvert par le commun de l'oreille. Chez le *mouton* et la *chèvre*, il se trouve entre l'os pariétal et le muscle commun ; pour arriver à la conque, il passe sous le cartilage scutiforme.

8. *Cervico-auriculaire externe (long releveur de l'oreille* de Gurlt) (*M. levator auris longus*. *Retrahens* de l'homme) (*fig.* 72 *d*).

Ce muscle naît à la fois par une partie aponévrotique et par une partie charnue sur la corde du ligament cervical, en commun avec celui du côté opposé. D'abord large et mince, il se rétrécit et se termine par un tendon qui se fixe sur la conque au-dessus de l'insertion du précédent. Il s'unit en avant au commun de l'oreille.

Différences. — Chez le *porc*, ce muscle se divise en deux branches, dont l'une s'insère à la conque et l'autre au cartilage scutiforme.

9. *Cervico-auriculaire moyen (long abducteur de l'oreille* de Gurlt) (*M. abductor auris longus*. *Retrahens* de l'homme) (*fig.* 72 *e*).

Muscle charnu, de même largeur à peu près dans toute son étendue, recouvert par le précédent et par le peaucier du cou ; il commence par un tendon au ligament cervical, se dirige en dehors et un peu en bas, et va se fixer en arrière de la base de la conque.

10. *Cervico-auriculaire interne (court abducteur de l'oreille* de Gurlt) (*M. abductor auris brevis*. *Retrahens* de l'homme) (*fig.* 72 *f*).

Ce muscle, encore appelé profond, se trouve effectivement sous le précédent ; il est plus petit que lui ; son origine est au ligament cervical ; de là, il décrit une courbe, se dirige en dehors et en bas, et va se terminer à la partie postérieure de la base de la conque.

Ces trois muscles tirent l'oreille en arrière et en bas ; [ils concourent à tourner son ouverture en dehors].

11. *Mastoïdo-auriculaire* (*M. tragicus* de l'homme) (*fig.* 72 *g*).

Muscle étendu entre le crotaphite et le cartilage annulaire de l'oreille, petit, allongé et étroit ; il s'insère par un petit tendon mince et aplati sur le bord et en arrière du conduit auditif externe, d'où il gagne la base de la conque à laquelle il se fixe.

Il tire la conque vers le conduit auditif en lui imprimant un léger mouvement de rotation.

Différences. —Chez le *bœuf*, ce muscle manque ; chez les *carnassiers*, où il naît au bord postérieur du maxillaire inférieur, il est proportionnellement plus grand.

Outre les muscles de l'oreille décrits jusqu'à présent, on rencontre encore quelques faisceaux musculaires placés sur la conque, désignés sous le nom de *muscles intrinsèques* et distingués en muscles de la commissure, muscles du bord conchinien et muscles transverses. On ne peut pas leur reconnaître d'usages appréciables, car ils ont presque tous deux points d'insertion fixes.

12. *Palpébral supérieur externe* (1) (*releveur externe de la paupière supérieure* de Gurlt) (*M. corrugator supercilii* de l'homme) (*fig.* 71 *e*).

[*Fronto-palpébral* ou *fronto-surcilier* des auteurs français.]

Muscle court, mince, irrégulièrement triangulaire, commençant par une aponévrose à la face externe du frontal, et se terminant dans la paupière supérieure en croisant ses fibres avec celles de l'orbiculaire.

Il relève la paupière supérieure et concourt à ouvrir l'œil.

Différences. — Ce muscle est proportionnellement plus fort chez les autres animaux.

13. *Orbiculaire des paupières* (*M. orbicularis palpebrarum* de l'homme) (*fig.* 71 *ff*).

Ce muscle est situé entre les deux feuillets tégumentaires des paupières, la peau et la conjonctive, avec lesquels il est intimement uni ; il est composé de faisceaux disposés en cercle autour de l'ouverture palpébrale et il envoie un petit tendon assez solide au tubercule lacrymal. Un tissu cellulaire dense le fixe aux bords de l'orbite.

Il est plus fort à la paupière supérieure qu'à l'inférieure. Son action est de rapprocher les paupières et de fermer plus ou moins l'œil.

14. *Maxillo-labial supérieur* (*M. levator labii superioris proprius* de l'homme) (*fig.* 71 *g* et 73 *a*).

[*Sus-maxillo-labial* des auteurs français.]

Muscle long, aplati, recouvert par le fronto-labial, et dont l'insertion supérieure est au point de réunion du grand sus-maxillaire avec le lacrymal et le zygomatique ; il est d'abord mince et large, descend obli-

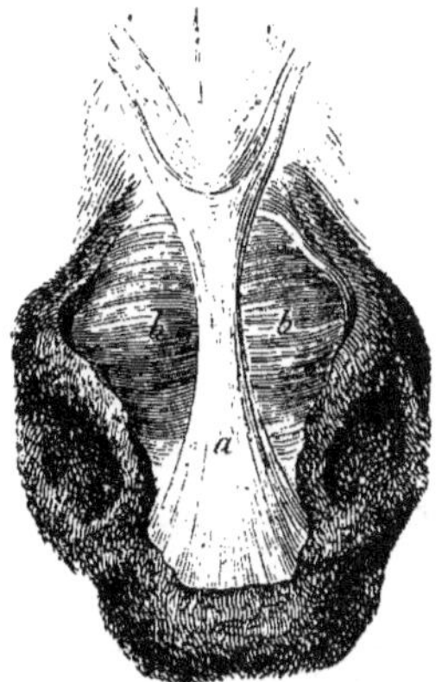

Fig. 73.— Muscle de la lèvre supérieure et du nez (*).

quement en avant sur le chanfrein, devient plus étroit, et donne naissance, près du petit sus-maxillaire, à un tendon arrondi qui, sur le bout du nez, se confond avec celui du côté opposé pour former une expansion aponévrotique médiane (*fig.* 73 *a*) ; et celle-ci, après avoir croisé le transversal du nez, se termine dans le milieu de la lèvre supérieure.

Si un seul muscle agit, il tire la lèvre supérieure de son côté ; quand les deux se contractent ensemble, ils relèvent directement la lèvre et ouvrent la bouche.

Différences. — Chez les *ruminants*, un seul muscle assez mince représente à la fois le fronto-labial et le maxillo-labial ; il naît à la rugosité de la face externe du sus-maxillaire, se dirige en bas, et se termine par deux tendons non réunis avec ceux du muscle opposé.

Chez le *porc*, le maxillo-labial est fort, prend son origine dans la fossette de la face externe du lacrymal, et se termine au groin.

Chez les *carnivores*, il naît près de l'angle interne du nez, se confond avec le fronto-labial, et se termine à la lèvre sans prolongement tendineux.

(1) [Ce muscle, décrit à part sous le nom de fronto-palpébral par Rigot, qui lui attribue le même usage que Leyh, est considéré par M. Chauveau comme un annexe de l'orbiculaire destiné non pas à relever la paupière supérieure, mais à froncer la peau du sourcil.]

(*) *a.* Aponévrose commune des deux maxillo-labiaux supérieurs. — *bb.* Transversal du nez.

15. *Transversal du nez* (*M. transversus nasi. M. compressor nasi* de l'homme) (*fig. 73 bb*).

[*Naso-transversal* des auteurs français.]

C'est un muscle impair, assez large, croisé à sa face superficielle par le tendon commun des sus-maxillo-labiaux. Il se trouve à l'extrémité inférieure des sus-nasaux, sur la face externe des cartilages des ailes du nez ; ses fibres se dirigent transversalement d'un cartilage à l'autre et se confondent, en bas, avec celles de l'orbiculaire des lèvres.

Il relève l'aile interne du nez et agrandit l'orifice nasal.

Différences. — Chez le *porc*, ce muscle est placé sur celui du groin ; il manque chez les *ruminants* et les *carnivores*.

16. *Maxillo-labial inférieur* (*M. depressor labii inferioris*) (*fig. 71 h*).

[*Maxillo-labial* des auteurs français.]

Ce muscle, situé près du bord postérieur des joues, recouvert dans son tiers supérieur par le masséter, naît par un tendon avec le muscle molaire à l'apophyse coronaire et au bord antérieur de la branche du maxillaire inférieur. Sous le masséter, il est confondu avec la partie postérieure du molaire, mais bientôt il s'en distingue et constitue un muscle arrondi qui se dirige en bas jusque près de la lèvre inférieure, devient tendineux, et se termine dans la houppe du menton.

Un muscle agissant seul tire la lèvre inférieure de son côté ; mais si les deux combinent leur action, la lèvre est abaissée directement et la bouche s'ouvre.

Différences. — Ce muscle manque chez les *carnassiers*.

17. *Buccinateur* (*M. buccinator* de l'homme) (*fig. 71 i*).

[Plan superficiel de l'*alvéolo-labial* des auteurs français.]

Le buccinateur occupe la partie inférieure de la joue, [la poche de la joue]; ses fibres, disposées en barbes de plume, partent d'un raphé médian longitudinal qui le divise en deux portions : la supérieure s'insère sur le côté des grand et petit sus-maxillaires, l'inférieure sur la face externe du maxillaire inférieur. En avant, le muscle se confond avec l'orbiculaire des lèvres.

Il rapproche la joue des dents. Pendant la mastication, il ramène les aliments sous les dents, s'il en est tombé entre celles-ci et la joue ; il produit également divers mouvements des lèvres.

18. *Zygomato-maxillaire* (*M. masseter* de l'homme) (*fig. 71 k*).

[*Masséter* des auteurs français.]

Ce muscle, plus connu sous le nom de masticateur externe, très-large, entremêlé de fibres tendineuses, se trouve situé dans la moitié supérieure de la joue ; on lui reconnaît deux portions distinctes par leurs directions différentes, surtout en haut : l'externe, la plus forte, s'insère par des fibres charnues et par des fibres tendineuses à la partie inférieure de l'arcade zygomatique et de la crête faciale, ou zygomatique ; et ces fibres, dirigées obliquement de haut en bas et d'avant en arrière, s'insèrent, d'autre part, à la face externe de la branche du maxillaire inférieur ainsi qu'à son bord postérieur. La portion interne naît à la partie supérieure de l'arcade zygomatique, d'où ses fibres se dirigent en bas en se croisant avec celles de l'autre portion ; en haut, les deux portions ne sont reliées que par un tissu cellulaire lâche, tandis qu'en bas elles se confondent.

Le masséter élève le maxillaire inférieur et lui imprime quelques mouvements de latéralité.

19. *Grand sus-maxillo-nasal* ou *pyramidal du nez* (*M. pyramidalis nasi*) (*fig.* 71 *l* et 70 *c*).

Ce muscle s'insère par sa partie supérieure aponévrotique sur la face externe du grand sus-maxillaire, au-dessous de la crête faciale, il devient ensuite charnu, s'élargit en forme d'éventail, passe entre les branches du fronto-labial, se trouve superficiel, et se termine au bord externe de l'orifice nasal ainsi qu'à la lèvre supérieure, où il se confond avec l'orbiculaire.

Il dilate l'orifice nasal et tire en même temps la lèvre supérieure en arrière et en dehors.

Différences. — Chez les *ruminants*, ce muscle est assez fort et se termine par plusieurs tendons à l'orifice nasal et à la lèvre supérieure.

Chez le *porc* et les *carnassiers*, il présente également plusieurs tendons et se termine à l'orifice nasal.

20. *Petit sus-maxillo-nasal* (*M. dilatator naris inferior*) (*fig.* 71 *m*).

Ce muscle s'insère sur l'apophyse nasale du petit sus-maxillaire et se relie supérieurement avec le muscle court du nez. Ses fibres, dirigées transversalement, se terminent dans la peau de la fausse narine et à l'aile externe du nez.

Son usage est de dilater la fausse narine.

Différences. — Ce petit muscle manque chez les autres animaux domestiques.

21. *Court du nez* (*M. dilatator naris superior*) (*fig.* 71 *n*).

[Portion du *petit sus-maxillo-nasal* des auteurs français.]
Muscle formé de fibres pâles qui partent du bord libre du sus-nasal, se dirigent transversalement en dehors, et se perdent dans les téguments de la fausse narine.

Son action est la même que celle du précédent.

Gurlt décrit le court du nez et le petit sus-maxillo-nasal comme un seul muscle qu'il appelle court dilatateur du nez (*M. dilatator brevis*).

Différences. — Il manque également chez les autres animaux.

22. *Muscle du groin* (*M. depressor rostri*).

Ce muscle, qu'on ne rencontre que chez le porc, a son origine charnue à la face externe du grand sus-maxillaire, il se dirige en avant et en bas, et se termine par un assez fort tendon au groin.

Il tire le groin de côté et en arrière.

TROISIÈME COUCHE.

(Muscles des lèvres, des joues, du maxillaire inférieur, de l'œil et des paupières.)

Préparation. — [L'orbiculaire des lèvres doit être examiné par ses deux faces. Vous mettez la face superficielle à découvert en disséquant soigneusement la peau, puis vous retournez les lèvres et, sous la muqueuse, vous trouvez la face profonde, cachée cependant par les muscles incisifs au milieu et par les glandules labiales sur les côtés.

Le mento-labial se trouve immédiatement sous la peau de la houppe du menton à laquelle il adhère intimement.

Vous verrez très-nettement le muscle molaire après avoir coupé en travers le masséter, tout près de son insertion supérieure, et l'avoir rabattu, puis après avoir enlevé le maxillo-labial et le buccinateur.

L'insertion inférieure du temporo-maxillaire sera facilement examinée après que vous aurez enlevé par deux traits de scie l'arcade zygomatique.

Sur la tête qui a servi à étudier le muscle molaire, détachez les paupières du bord de l'orbite, enlevez l'inférieure, mais conservez la supérieure, qui reçoit le muscle palpébral supérieur interne. Donnez ensuite un trait de scie sur l'apophyse zygomatique du temporal, en avant de l'articulation temporo-maxillaire, un second trait de scie à la base de l'apophyse temporale du zygomatique et un troisième à la base de l'apophyse orbitaire du frontal ; enlevez le fragment d'os qui se trouve libre, vous voyez la fosse temporale et la gaîne oculaire. Celle-ci incisée, vous découvrez les muscles de l'œil, disposés en cône en arrière du globe oculaire ; il ne vous reste plus qu'à les isoler, en enlevant le coussinet adipeux logé au milieu d'eux.]

1. *Orbiculaire des lèvres* (**M. orbicularis oris** de l'homme) (*fig. 74 aa*).

[*Labial* des auteurs français.]

Muscle impair, situé entre les téguments externe et interne des lèvres dont il est séparé par des vaisseaux, des filaments nerveux et des glandes. Il se compose de plusieurs faisceaux musculaires distincts, qui circonscrivent l'orifice buccal et sont en rapport très-intime avec la muqueuse labiale et avec la peau.

Ses points d'attache (1) sont sur les faces labiales des petits sus-maxillaires et du maxillaire inférieur, où il se confond avec les muscles incisifs des lèvres.

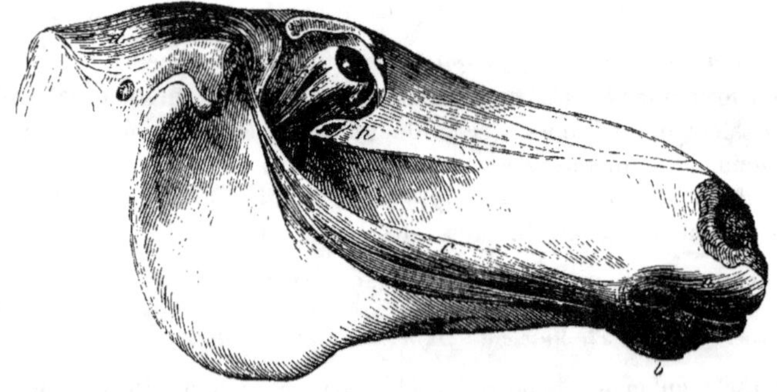

Fig. 74 (*).

Il concourt à former les lèvres ; en se contractant, il les rapproche et ferme l'ouverture de la bouche.

---

(1) [Pour M. Chauveau, l'orbiculaire des lèvres ne prend aucune attache sur les os qui l'avoisinent. Pour Rigot, il s'insère sur les os maxillaires par des fibres propres (voir la note suivante).]

(*) *aa.* Orbiculaire des lèvres. — *b.* Mento-labial. — *c.* Alvéolo-labial. — *d.* Temporo-maxillaire. — *e.* Muscle droit inférieur de l'œil. — *f.* Muscle droit externe de l'œil. — *g.* Muscle droit interne de l'œil. — *h.* Muscle droit postérieur de l'œil.

2. *Muscle incisif de la lèvre supérieure* (*abaisseur de la lèvre supérieure* de Gurlt)
(*M. incisivus labii superioris*).

[Portion de l'*orbiculaire* de Rigot (1). — *Mitoyen antérieur* de M. Chauveau.]
Muscle plat et mince, situé près de la ligne médiane dans la lèvre supérieure
entre l'orbiculaire et la muqueuse ; il s'insère sur la face labiale du petit sus-
maxillaire, à proximité du bord dentaire, depuis la mitoyenne jusqu'à l'espace
interdentaire, et se termine dans la lèvre où ses fibres se confondent avec celles
de l'orbiculaire.

3. *Muscle incisif de la lèvre inférieure* (*releveur de la lèvre inférieure* de Gurlt)
(*M. incisivus labii inferioris*).

[*Mitoyen postérieur* de M. Chauveau.]
Ce muscle correspond au précédent et se trouve situé comme lui entre l'orbiculaire et la muqueuse ; il s'insère le long du bord dentaire du maxillaire inférieur, depuis la mitoyenne jusqu'à l'espace interdentaire, et se termine dans la
lèvre inférieure au milieu des fibres de l'orbiculaire.
Les deux muscles incisifs appliquent les lèvres sur les os maxillaires.

4. *Mento-labial* (*M. quadratus menti* de l'homme) (*fig.* 74 *b*).

Muscle impair, placé au milieu de la lèvre inférieure, entouré en avant et des
deux côtés par l'orbiculaire ; ses fibres sont courtes et s'insèrent, d'une part, sur
la face mentonnière du maxillaire inférieur, d'autre part, à la peau et à l'orbiculaire. [C'est lui qui forme la houppe du menton.]
Il applique la lèvre inférieure sur le maxillaire et détermine le froncement de
la peau.

5. *Molaire* (*M. molaris*) (*fig.* 74 *c*).

[*Plan profond de l'alvéolo-labial* des auteurs français.]
Ce muscle, recouvert en haut par le masséter et en bas par le buccinateur,
situé immédiatement sous la muqueuse buccale, concourt à former la joue. Il
naît par des faisceaux charnus entremêlés de fibres aponévrotiques, au bord
antérieur de l'apophyse coronoïde avec le maxillo-labial, à la tubérosité alvéolaire du grand sus-maxillaire et aux bords alvéolaires des deux maxillaires ; il se
termine par de petits tendons à la commissure des lèvres, au milieu des fibres
de l'orbiculaire.
Il applique la joue sur les dents et ramène ainsi les aliments entre les deux
arcades. De plus, il tire en dehors et en haut la commissure des lèvres.

6. *Temporo-maxillaire* (*M. temporalis* de l'homme) (*fig.* 74 *d*).

[*Crotaphite* ou *temporal* des auteurs français.]
Ce muscle, recouvert par le commun de l'oreille, le cartilage scutiforme et les
muscles qui s'y attachent, adhère à la face externe du pariétal, de la portion
squammeuse du temporal et de la grande aile du sphénoïde. Il s'insère, d'une
part, dans la fosse temporale et à son pourtour, aux crêtes occipitale, pariétale, frontale et temporale, ainsi qu'à la face interne de l'arcade zygomatique,

(1) [Il représente, pour Rigot, les fibres propres de l'orbiculaire.]

d'autre part, tant par des fibres charnues que par des faisceaux tendineux, à l'apophyse coronoïde et à la partie supérieure du bord antérieur de la branche du maxillaire. Dans la fosse temporale, il est en rapport avec la portion interne du masséter ; sa face externe, convexe, est recouverte par une lame aponévrotique brillante à reflet bleuâtre.

Ce muscle porte le maxillaire inférieur en haut et en avant ; il est donc un des agents de la mastication. [Il imprime même à la mâchoire un mouvement de diduction. Il agit sur un levier du troisième genre, ou interpuissant.]

Différences. — Il est proportionnellement très fort chez les *carnassiers*.

7. *Muscle droit supérieur du globe de l'œil* (*M. rectus superior oculi* de l'homme).

8. *Muscle droit inférieur du globe de l'œil* (*M. rectus inferior oculi* de l'homme) (*fig.* 74 *e*).

9. *Muscle droit externe du globe de l'œil* (*M. rectus externus oculi* de l'homme) (*fig.* 74 *f*).

10. *Muscle droit interne du globe de l'œil* (*M. rectus internus oculi* de l'homme) (*fig.* 74 *g*).

Ces quatre muscles droits de l'œil naissent par de courtes fibres tendineuses sur le sphénoïde autour du trou optique, deviennent ensuite charnus, s'élargissent, et se terminent chacun par une petite aponévrose mince sur la sclérotique autour de la cornée. Entre eux se trouve un amas adipeux qui forme le coussinet de l'œil.

Chacun de ces muscles fait tourner le globe oculaire et porte la cornée transparente de son côté : le supérieur en haut, l'inférieur en bas, l'externe en dehors et l'interne en dedans ; quand les quatre agissent ensemble, ils attirent le globe oculaire vers le fond de l'orbite.

11. *Muscle droit postérieur de l'œil* (*M. retractor oculi*) (*fig.* 74 *h*).

Ce muscle, recouvert par les quatre précédents, naît comme eux autour du trou optique, enveloppe toute la portion extra-crânienne du nerf optique, et se termine par quatre bandelettes assez fortes sur la partie postérieure de la sclérotique.

Son usage est de tirer le globe oculaire vers le fond de l'orbite, ce qui fait passer en avant le corps clignotant et ce qui refoule les humeurs de l'œil vers la partie antérieure du globe.

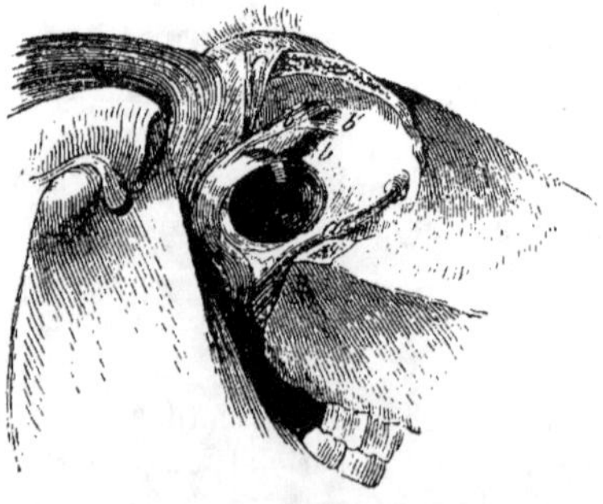

12. *Muscle petit oblique du globe de l'œil* (*M. obliquus inferior oculi* de l'homme) (*fig.* 75 *a*).

Ce muscle naît dans la fossette lacrymale, se dirige transversalement entre la face inférieure du globe et le droit inférieur, et s'insère sur la partie externe de la sclérotique.

Il fait pivoter l'œil de telle sorte que sa face externe est portée en bas et sa face inférieure en dedans.

Fig. 75. — Muscles de l'œil (*).

(*) *a*. Petit muscle du globe de l'œil. — *bb*. Grand oblique du globe de l'œil. — *c*. Sa poulie de renvoi. — *d*. Palpébral supérieur interne.

13. *Muscle grand oblique de l'œil* (*M. obliquus superior oculi*) (*fig.* 75 *bb* et *b'*)

Ce muscle, encore dit *trochléateur*, le plus long de ceux qui entourent le globe oculaire, commence à proximité du trou optique, se dirige obliquement en avant et en haut sur la face orbitaire du frontal, s'engage sous une bride fibro-cartilagineuse qui lui sert de poulie de renvoi, se réfléchit transversalement en dehors, contourne la partie supérieure du globe, et va s'insérer par une aponévrose sur la sclérotique, au-dessous du droit externe.

Il fait pivoter l'œil en sens inverse du précédent.

14. *Palpébral supérieur interne* (*releveur de la paupière supérieure* de Gurlt) (*M. levator palpebræ superioris* de l'homme) (*fig.* 75 *c*).

[*Releveur propre de la paupière supérieure* ou *orbito-palpébral* des auteurs français.]

Ce muscle, situé dans l'orbite à côté du droit supérieur, assez long et mince, naît près du trou optique, contourne la partie supérieure du globe oculaire dans une direction oblique en haut, en avant et en dehors, et se termine par une aponévrose mince et large au cartilage tarse de la paupière supérieure.

Son usage est de relever la paupière supérieure pour ouvrir l'œil.

QUATRIÈME COUCHE.

(Muscles de la langue, de l'hyoïde et de la mâchoire inférieure.)

Préparation. — [Il suffit de disséquer la peau dans la région de l'auge pour voir le mylo-glosse et le mylo-hyoïdien par leurs faces superficielles.

Quant au sphéno-maxillaire, au stylo-maxillaire et au digastrique, on peut les étudier presque sans dissection sur une tête divisée suivant la ligne médiane, après avoir enlevé l'hyoïde et tous les organes qui y sont rattachés.]

1. *Mylo-glosse* (*M. mylo-glossus*) (*fig.* 76 *a*).

[*Portion du mylo-hyoïdien* des auteurs français (1).]

Muscle impair, large et mince, étendu entre les branches du maxillaire inférieur à leur partie antérieure. Ses fibres, d'un rouge pâle, décrivent une courbe à concavité supérieure ; il est recouvert par le peaucier de la face. Quand ce muscle se contracte, sa courbe diminue, et la langue se trouve élevée.

Différences. — Il manque chez le *porc* et chez les *carnassiers*.

2. *Mylo-hyoïdien* (*M. mylo-hyoïdien large* de Gurlt) (*M. mylo-hyoideus* de l'homme) (*fig.* 76 *b*, 77 *a*).

C'est un muscle large et mince, situé à la face interne de chaque branche du maxillaire inférieur, entre la muqueuse et le périoste, étendu, d'arrière en avant, du bord antérieur du ptérygo-maxillaire à la première molaire. Il s'insère à la ligne myléenne, près du bord alvéolaire, se dirige en bas et en arrière dans l'auge, et se réunit au muscle du côté opposé sur un raphé tendineux médian, puis sur le bord inférieur de l'appendice antérieur de l'hyoïde et sur le corps de cet os. Dans l'auge, il est recouvert par le peaucier et par le muscle précédent.

(1) [Ne serait-ce pas le muscle indiqué par M. le professeur Goubaux à la Société de biologie, en 1852, sous le nom de muscle transversal intermaxillaire ?]

Quand il agit avec son congénère, il relève l'hyoïde et applique la langue contre le palais.

3. *Sphéno-maxillaire* ou *ptérygo-maxillaire* ou *masséter interne* (*M. pterygoïdeus internus et externus* de l'homme (*fig.*) 77 *bb'*).

[*Ptérygoïdien interne* et *ptérygoïdien externe* des auteurs français.]

Muscle situé à la partie supérieure de l'espace intra-maxillaire, composé de deux portions (1), entre lesquelles il y a un espace triangulaire.

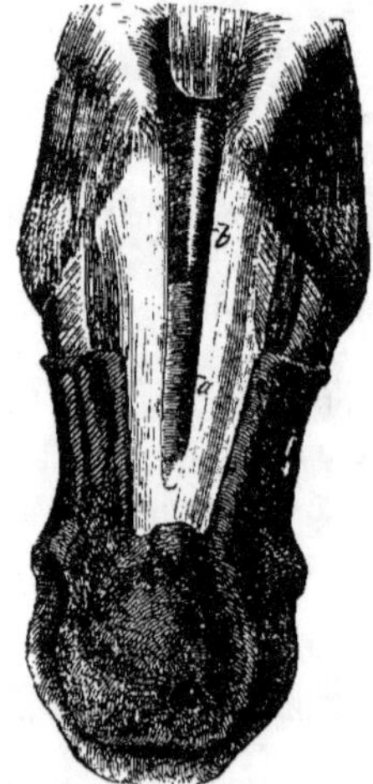

Fig. 76. — Muscles de la langue et de l'hyoïde (partie inférieure de la tête vue de derrière) (*).

La *portion interne* (*M. pterygoïdeus internus b*) s'insère à la partie rugueuse de la tubérosité du grand sus-maxillaire et à l'apophyse ptérygoïde du palatin et du sphénoïde ; de là, ses fibres se dirigent les unes directement en bas, les autres obliquement en bas et en arrière, et vont se fixer à la face interne de la partie verticale du maxillaire inférieur, ainsi qu'à la portion courbe de son bord postérieur. La face interne du muscle est recouverte d'une lame aponévrotique nacrée ; dans son épaisseur, on rencontre de nombreux faisceaux tendineux.

La *portion externe* (*M. pterygoïdeus internus b'*) représente un muscle court, épais, renflé en son milieu, demi-charnu et demi-tendineux, qui s'insère, d'une part, à l'apophyse ptérygoïde du palatin et du sphénoïde, se dirige transversalement en arrière, et se fixe, d'autre part, à la face interne de la branche du maxillaire inférieur, au-dessous du condyle.

Les deux portions du sphéno-maxillaire élèvent la mâchoire inférieure et lui impriment un mouvement de diduction en même temps qu'elles tendent à la porter en avant.

4. *Stylo-maxillaire* (*M. stylo-maxillaris*) (*fig.* 77 *c*).

[Portion du *digastrique* de M. Chauveau.]

C'est un muscle fort, arrondi, demi-tendineux, qui s'insère, en commun avec le suivant, à la pointe de l'apophyse styloïde de l'occipital, se dirige obliquement en avant et en bas, et s'attache sur la partie courbe du bord postérieur de la branche du maxillaire.

Il abaisse la mâchoire inférieure et la tire en arrière.

5. *Digastrique* (*M. digastricus maxillæ inferioris*) (*fig.* 77 *dd*).

Confondu avec le précédent à son origine à la pointe de l'apophyse styloïde de l'occipital, le digastrique présente deux corps charnus ou *ventres* et un tendon cylindrique intermédiaire ; celui-ci traverse l'anneau du grand kérato-hyoïdien au milieu d'une gaîne particulière.

(1) [Ce sont ces deux portions qui correspondent aux deux muscles distincts de Rigot et de M. Chauveau.]

(*) *a*. Mylo-glosse. — *b*. Mylo-hyoïdien.

Le ventre inférieur commence au niveau du corps de l'hyoïde et va s'insérer par des languettes aponévrotiques à la face interne et au bord postérieur de la

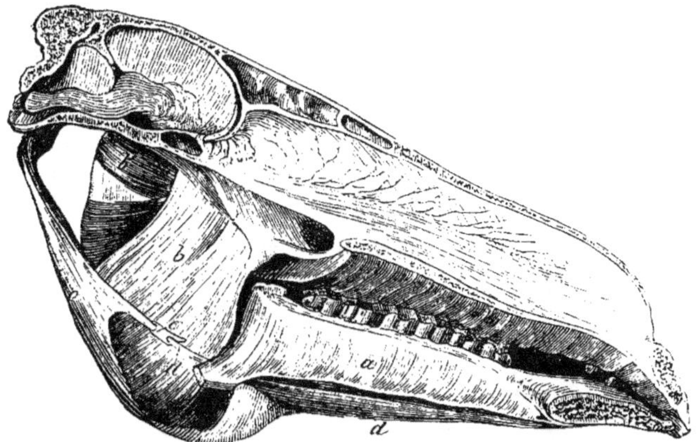

Fig. 77. — La tête coupée verticalement et suivant sa longueur (*).

branche du maxillaire inférieur, depuis la rainure qui loge le canal de Sténon jusqu'à proximité du menton.

[La direction générale du muscle est oblique de haut en bas et d'arrière en avant, il décrit une courbe à concavité supérieure et antérieure.]

Il a pour usage d'abaisser le maxillaire et de le tirer en arrière, [puis d'élever l'hyoïde].

Différences. — Chez les *carnassiers*, ce muscle n'a qu'un seul corps charnu.

CINQUIÈME COUCHE.

(Muscles de la langue, de l'hyoïde, du voile du palais et du pharynx.)

Préparation. — [On se fait une idée nette de la disposition des fibres du muscle lingual en examinant deux coupes de la langue, l'une transversale, l'autre longitudinale.

Tous les autres muscles de la cinquième couche s'étudieront sur une même préparation : sur une tête détachée du tronc, donnez un trait de scie à l'extrémité inférieure d'une des branches du maxillaire inférieur, désarticulez la même branche et enlevez-la avec tous les muscles qui s'y attachent en dehors et en dedans ; disséquez ensuite la muqueuse de la langue. Vous voyez immédiatement presque tous les muscles, c'est à peine si vous en avez trois ou quatre à chercher, le staphylin commun, par exemple, le palato-staphylin, l'aryténo-pharyngien.

Pour voir le staphylin commun et le palato-staphylin, vous disséquez la muqueuse de la face antérieure du voile du palais et avec elle la couche glanduleuse. L'aryténo-pharyngien est près de l'origine de l'œsophage, entre lui et le pharynx.]

1. *Lingual* (1) (*M. lingualis*) (fig. 78 *a*).

Le lingual, ou *muscle intrinsèque de la langue*, situé à la base de cet organe,

(1) [Rigot divise ce muscle en plusieurs portions qu'il décrit sous les noms de lingual longitudinal supérieur, lingual longitudinal inférieur, lingual oblique latéral, lingual transverse, lingual vertical.

Pour M. Chauveau les fibres du lingual ne sont que la continuation de celles des muscles extrinsèques.]

(*) *a.* Mylo-hyoïdien — *bb'.* Ptérygo ou sphéno-maxillaire. — *b.* Sa portion interne. — *b'.* Sa portion externe. — *c.* Stylo-maxillaire. — *dd.* Digastrique. — *e.* Anneau du tendon du grand kérato-hyoïdien.

impair, entouré en arrière et sur les côtés par les muscles extrinsèques, en rapport en avant avec la muqueuse de la langue, se fixe au corps et à l'appendice antérieur de l'hyoïde, ainsi qu'aux branches inférieures de cet os. Ses faisceaux entremêlés de tissu adipeux sont dirigés dans divers sens.

Chez le cheval, ils s'insèrent encore au cartilage de la langue.

2. *Kérato-glosse externe* (*M. stylo-glossus externus* de l'homme) (*fig.* 78 *bb*).

Muscle long, droit et plat, qui s'insère par un tendon à la rugosité de la face externe de la grande branche de l'hyoïde et qui suit le côté de la langue sous la muqueuse, jusqu'à son extrémité libre.

Il tire la langue en arrière et de côté ; si les deux muscles agissent ensemble, ils portent sa pointe en haut.

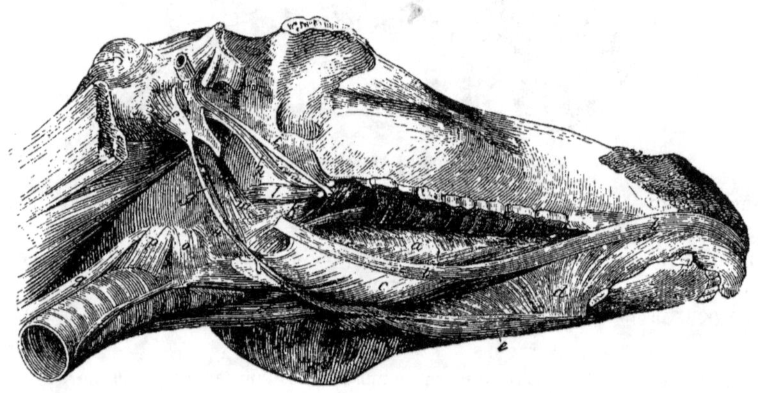

Fig. 78 (*).

3. *Kérato-glosse interne* (1) (*M. stylo-glossus internus*).

Ce muscle, décrit par Brühl, en 1850, sous le nom de *stylo-glosse moyen descendant*, est petit, long et étroit ; il naît à l'extrémité inférieure de la face interne de la grande branche de l'hyoïde et se termine dans la langue près de sa pointe où il est recouvert par l'hyo-glosse.

Son action est la même que celle du kérato-glosse externe.

Différences. — Ce muscle est très-faible chez le *bœuf* et il manque chez le *porc* et le *chien*.

4. *Hyo-glosse* (*baséo-glosse* de Gurlt) (*M. hyo-glossus s. baseo-glossus* de l'homme) (*fig.* 78 *c*).

[*Basio-glosse* des auteurs français.]

Muscle large, charnu, couché sur le côté de la langue ; ses faisceaux, assez

(1) [Non indiqué par Rigot ni par M. Chauveau. M. Goubaux le décrit dans ses cours sous le nom de kérato-glosse interne ou de petit kérato-glosse.]

(*) *a*. Lingual. — *bb*. Kérato-glosse externe. — *c*. Hyo-glosse. — *d*. Génio-glosse. — *e*. Génio-hyoïdien. — *f*. Stylo-hyoïdien. — *g*. Grand kérato-hyoïdien. — *h*. Stylo-staphylin. — *i*. Péristaphylin externe. — *i'*. Trochlée ptérygoïdienne. — *k*. M. staphylin commun. — *l*. Ptérygo-pharyngien. — *m*. Kérato-pharyngien supérieur. — *n*. Hyo-pharyngien. — *o*. Thyro-pharyngien. — *p*. Crico-pharyngien. — *q*. Commencement de l'œsophage.

lâchement unis, commencent à la corne et à l'appendice antérieur de l'hyoïde, se dirigent en divergeant vers le dos de la langue, et vont jusqu'à l'extrémité libre de cet organe.

Il tire la langue de côté ; si les deux muscles agissent ensemble, ils l'abaissent directement et la portent en arrière.

Brühl a décrit sous le nom de *stylo-glosse moyen ascendant* une petite portion de ce muscle située à son bord supérieur, recouverte par le tendon du kérato-glosse externe, et naissant à la face externe de la grande branche hyoïdienne. C'est un muscle très-petit, composé seulement de quelques faisceaux de fibres.

Différences. — Il manque quelquefois chez le *cheval*, mais il est constant et très-développé chez le *bœuf*.

5. *Génio glosse* (*M. genio-glossus*) (*fig.* 78 *d*).

C'est un muscle large, mince, réuni sur la ligne médiane à celui du côté opposé par du tissu cellulaire. Il naît en commun avec le génio-hyoïdien au sommet de l'angle que forment les branches du maxillaire inférieur, [sur la surface génienne] ; son tendon se prolonge en arrière jusque près du corps de l'hyoïde et laisse se détacher des fibres qui se dirigent les unes en arrière, les autres en avant, pour gagner la base et la portion libre de la langue, de sorte que ce muscle est rayonné.

Son usage est de porter la langue en avant hors de la bouche tout en tirant l'extrémité libre en bas.

6. *Génio-hyoïdien* (*M. genio-hyoïdeus*) (*fig.* 78 *e*).

Ce muscle, placé dans l'auge, est recouvert par le mylo-hyoïdien ; il naît avec le génio-glosse par un fort tendon entre les branches du maxillaire, d'où il se dirige en arrière et en haut, se renfle vers son milieu, et se termine en s'amincissant à la pointe de l'appendice antérieur de l'hyoïde.

Il tire le corps de l'hyoïde vers la partie inférieure et antérieure de l'espace intra-maxillaire et par conséquent fait sortir la langue de la bouche.

Différences. — Chez les *ruminants*, on trouve quelquefois un second muscle génio-hyoïdien bien plus petit.

7. *Stylo-hyoïdien* (*M. masto-styloideus* (*fig.* 78 *f*).

C'est un muscle court, large, riche en fibres tendineuses, et confondu avec l'origine du digastrique ; il naît au bord antérieur de l'apophyse styloïde de l'occipital, se dirige obliquement en avant et en bas, et se termine à l'extrémité supérieure de la grande branche de l'hyoïde.

Il ramène l'hyoïde et la langue en haut [et en arrière].

8. *Grand kérato-hyoïdien* (*long hyoïdien* de Gurlt) (*M. stylo-hyoideus* de l'homme) (*fig.* 78 *g*).

Ce muscle naît à l'angle supérieur et inférieur de la grande branche de l'hyoïde et se termine à l'extrémité de la fourche du corps ; son tendon fournit un anneau pour le passage de celui du digastrique.

Il tire l'hyoïde et entraîne la langue en haut.

Différences. — Chez les autres animaux domestiques, ce muscle a une insertion charnue et ne présente pas d'anneau.

9. *Stylo-staphylin* (*releveur du voile du palais* de Gurlt) (*M. levator veli palatini* de l'homme) (*fig.* 78 *h*).

[*Péristaphylin interne* de M. Chauveau, partie du *stylo-staphylin* de Rigot.]
Petit muscle allongé, aplati, qui naît en commun avec le suivant à l'apophyse styloïde du temporal par un tendon, passe entre le péristaphylin externe et la trompe d'Eustache, et s'insère au voile du palais par des fibres charnues.
Il a pour usage de relever le voile du palais et de le tendre.

10. *Péristaphylin externe* (*stylo-staphylin* de Gurlt) (*M. tensor veli palatini* de l'homme) (*fig.* 78 *i*).

Ce muscle, mince, allongé, recouvert d'une lame aponévrotique nacrée, est placé entre le précédent et le ptérygo-maxillaire. Il s'insère, en haut, à l'apophyse styloïde du temporal, se dirige en bas et en avant, et donne naissance à un petit tendon plat qui s'infléchit sur l'apophyse ptérygoïde comme sur une poulie de renvoi, et se termine à l'aponévrose du voile du palais. Un petit ligament transversal maintient sur la trochlée ptérygoïdienne son tendon muni d'une petite gaîne synoviale.
Le péristaphylin externe tend le voile du palais et écarte un peu son bord libre de la base de la langue.

11. *Muscle staphylin commun* (*Muscle staphylin* de Gurlt) (*M. palatinus* de l'homme) (*fig.* 78 *k*).

[*Pharyngo-staphylin* de M. Chauveau.]
C'est un muscle impair, large et mince, qui se trouve logé en partie entre les deux lames muqueuses du voile du palais. Il naît par une large aponévrose au bord libre des os palatins et, de chaque côté, au sphénoïde et au palatin, par une partie charnue qui se relie au ptérygo-pharyngien (1) ; il se termine au milieu du bord libre du voile du palais.
Ce muscle relève le voile du palais et le raccourcit.

12. *Palato-staphylin* (*M. azygos uvulæ* de l'homme).

Ce muscle, impair, charnu, arrondi, quelquefois assez fort, est placé au milieu du voile du palais. Il commence au bord libre des palatins, à leur point de réunion, et se termine au milieu du bord libre du voile du palais.
Il raccourcit le voile du palais et élargit l'orifice buccal du côté du gosier.

13. *Ptérygo-pharyngien* (*M. pterygo-pharyngeus s. constrictor pharyngis superior* de l'homme) (*fig.* 78 *l*).

Situé sur les côtés du pharynx, large et mince, il s'insère sur l'apophyse ptérygoïde et sur le palatin et se porte, en arrière et en bas, jusqu'à la paroi postérieure du pharynx, où il se réunit, sur la ligne médiane, au muscle du côté opposé. Ce

(1) [Pour M. Chauveau cette partie charnue se continue en arrière sous la muqueuse du pharynx et va s'insérer au bord supérieur du cartilage thyroïde. — L'action du muscle est alors de tendre le voile du palais et de rapprocher son bord libre de l'œsophage pendant la déglutition.]

muscle, avec la partie charnue du staphylin commun, est recouvert d'une membrane jaune élastique mince, qui se fixe à l'apophyse ptérygoïde.

Il est constricteur du pharynx.

14. *Kérato-pharyngien supérieur* (*hyo-pharyngien supérieur* de Gurlt) (*M. stylo pharyngeus* de l'homme).

[*Kérato-pharyngien* des auteurs français.]

Ce muscle est compris entre les parois latérales du pharynx, les poches gutturales et la grande branche de l'hyoïde ; il est long, rubané ; son insertion supérieure est au milieu de la face interne de la grande branche de l'hyoïde, il se dirige en avant et en bas, et va se confondre sur le côté du pharynx avec le ptérygo-pharyngien.

Son action est de dilater le pharynx.

15. *Kérato-pharyngien inférieur* (*hyo-pharyngien latéral* de Gurlt) (*M. cerato-pharyngeus* de l'homme).

Plus petit que le précédent, il s'insère également à la grande branche de l'hyoïde, mais à la partie inférieure de la face interne de cette branche ; de là, ses fibres se dirigent en haut et en arrière et se terminent sur le côté du pharynx, recouvertes par l'hyo-pharyngien.

Il est aussi dilatateur du pharynx (1).

Ce muscle manque souvent chez le cheval, mais il est constant chez les autres animaux domestiques.

16. *Hyo-pharyngien* (*hyo-pharyngien inférieur* de Gurlt) (*M. chondro-pharyngeus s. constrictor pharyngis medius* de l'homme) (*fig.* 78 *n*).

Ce muscle, placé plus bas que le ptérygo-pharyngien, au-dessus du suivant, sur le côté du pharynx, naît à l'extrémité postérieure de la fourche de l'hyoïde et par quelques fibres au cartilage thyroïde du larynx. Il se dirige en haut et en arrière vers la paroi postérieure du pharynx où il se réunit avec celui du côté opposé sur un raphé fibreux.

17. *Thyro-pharyngien* (*M. thyro-pharyngeus*) (*fig.* 78 *o*).

Large et mince, situé également sur le côté et en arrière du pharynx, entre le précédent et le suivant, ce muscle s'insère sur la face externe du cartilage thyroïde et va rejoindre aussi celui du côté opposé sur la ligne médiane.

18. *Crico-pharyngien* (*M. crico-pharyngeus*) (*fig.* 78 *p*).

Placé au-dessous et en arrière du précédent, au bord inférieur et à la face externe du cartilage cricoïde, le crico-pharyngien se dirige obliquement en haut et va se terminer avec celui du côté opposé sur la ligne médiane dans la paroi postérieure du pharynx.

Cette paroi postérieure du pharynx présente donc sur la ligne médiane un raphé fibreux où les trois muscles précédents des deux côtés confondent leurs fibres.

(1) [M. Goubaux, dans ses cours, le regarde comme constricteur du pharynx.]

Tous trois ont une action commune : ils sont constricteurs du pharynx et, par suite, favorisent la propulsion des matières alimentaires qui entrent dans ce passage.

19. *Aryténo-pharyngien* (*M. aryteno-pharyngeus*).

Petit muscle formé de fibres charnues très-pâles, fixé, d'une part, au bord postérieur du cartilage aryténoïde et perdu, d'autre part, dans la couche musculeuse de la paroi antérieure de l'œsophage.

Il élève l'extrémité supérieure de l'œsophage vers le pharynx.

SIXIÈME COUCHE.

(Muscles de l'hyoïde et du larynx.)

Préparation. — [Détachez d'une tête l'hyoïde avec les parties qui y adhèrent ; coupez la langue en avant de l'appendice antérieur, pour vous débarrasser de la partie inutile. Cherchez le petit kérato-hyoïdien en plan profond dans l'angle formé par une corne latérale du corps et une petite branche, le transversal de l'hyoïde entre les deux petites branches, l'hyo-épiglottique entre les cornes latérales, sous un pli de la muqueuse étendu de l'épiglotte au corps de l'hyoïde.

Enlevez l'œsophage pour voir l'aryténoïdien et le crico-aryténoïdien postérieur.]

1. *Petit kérato-hyoïdien* (*court hyoïdien* de Gurlt) (*M. cerato-hyoideus*) (*fig.* 79 *a*).

Petit muscle mince et triangulaire, recouvert par le grand hyoglosse ; il occupe l'espace compris entre la fourche de l'hyoïde, les branches inférieure et moyenne (1) et l'extrémité inférieure de la grande branche. Ses fibres, obliques en arrière et en bas, vont du bord postérieur des branches aux cornes de l'hyoïde.

Son usage est de rapprocher les parties qu'il réunit.

Différences. — Chez le *porc*, ce muscle, allongé et plat, est tendu entre l'extrémité inférieure de la branche supérieure et l'extrémité de la corne.

2. *Transversal de l'hyoïde* (*M. hyoideus transversus*) (*fig.* 79 *b*).

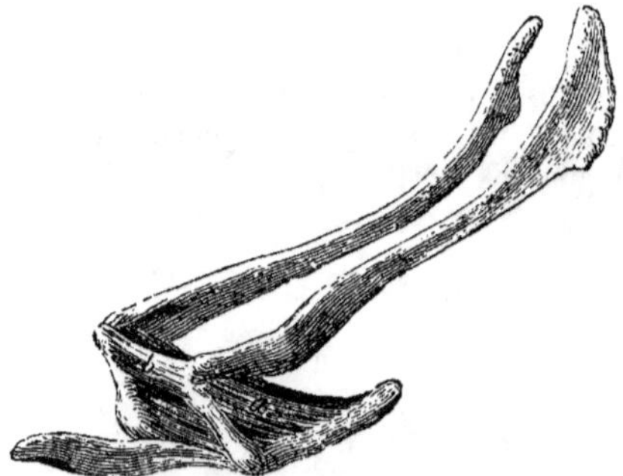

Fig. 79. — Muscles de l'hyoïde (*).

Ce muscle, complétement charnu, entouré et mélangé de graisse, s'étend transversalement entre les articulations des branches moyennes de l'hyoïde avec les supérieures et les inférieures.

Il a pour usage de rapprocher les branches de l'hyoïde.

Différences. — Il existe quelquefois chez le *porc*; mais il manque chez le *bœuf* et chez le *chien*.

(1) [On se rappelle ce que nous avons dit dans l'*Ostéologie* des branches moyennes de l'hyoïde, qui ne sont pas considérées comme branches par les anatomistes français.]

(*) *a*. Petit kérato-hyoïdien. — *b*. Transversal de l'hyoïde.]

3. *Hyo-épiglottique* (*M. hyo-epiglotticus*) (*fig.* 80 *a*).

Petit muscle impair, allongé, rouge pâle, entremêlé et entouré de tissu adipeux ; il prend son origine au milieu du corps de l'hyoïde et se porte en arrière sur la face antérieure et inférieure de l'épiglotte. Au-dessus de lui, la muqueuse forme un repli qui réunit l'épiglotte à l'hyoïde.

Il ramène l'épiglotte à sa position normale quand elle a été abaissée pendant la déglutition (1).

Différences. — Chez le *bœuf*, ce muscle naît par deux branches ; il manque chez le *porc* et le *chien*.

4. *Hyo-thyroïdien* (*M. hyo-thyreoideus*) (*fig.* 80 *b*).

Ce muscle, large et mince, de forme losangique, est étendu latéralement

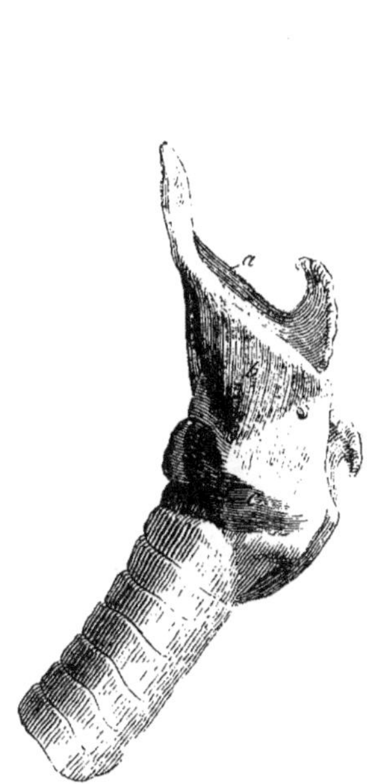

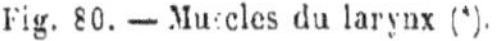

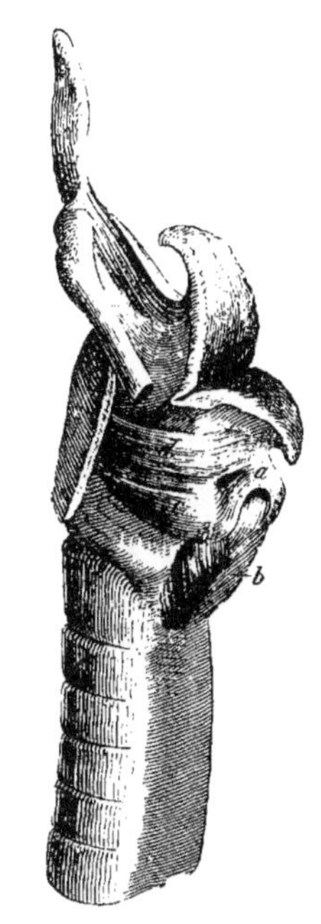

Fig. 80. — Muscles du larynx (*).

Fig. 81. — Muscles du larynx (le cartilage thyroïde étant enlevé) (**).

entre le bord inférieur de la fourche hyoïdienne et la partie inférieure de la face externe du cartilage thyroïde.

Il élève le larynx en même temps qu'il le porte en avant.

(1) [Rigot et M. Chauveau observent que l'élasticité du cartilage a plus de part dans cette action que le muscle hyo-épiglottique.]

(*) *a*. Hyo-épiglottique. — *b*. Hyo-thyroïdien. — *c*. Crico-thyroïdien.
(**) *a*. Aryténoïdien. — *b*. Crico-aryténoïdien postérieur. — *c*. Crico-aryténoïdien latéral. — *d*. Thyro-aryténoïdien.

5. *Crico-thyroïdien* (*M. crico-thyreoïdeus*) (*fig.* 80 *c*).

Muscle large et court, riche en fibres tendineuses, qui commence au bord inférieur et à la face externe du cartilage cricoïde, se dirige en haut et en arrière, et se termine au bord inférieur du cartilage thyroïde.

Il rapproche les deux cartilages et raccourcit ainsi le larynx.

6. *Aryténoïdien* (*aryténoïdien transversal* de Gurlt) (*M. arytænoideus transversus* de l'homme) (*fig.* 81 *a*).

Muscle très-petit, de forme triangulaire, placé sur la face externe du cartilage aryténoïde, où il est recouvert par le pharynx. Il naît par sa partie large au bord externe du cartilage, se dirige en dedans, et va s'unir à celui du côté opposé sur un raphé tendineux médian, entre les deux aryténoïdes.

Son usage est de rapprocher les deux cartilages et de les abaisser, ce qui diminue les dimensions de la glotte.

7. *Crico-aryténoïdien postérieur* (*M. crico-arytænoideus posticus* de l'homme) (*fig.* 81 *b*).

C'est un muscle assez fort, riche en fibres tendineuses, situé sur une moitié de la face externe du chaton du cartilage cricoïde, fixé sur cette même face, ainsi qu'au bord inférieur, et terminé par un tendon à l'angle externe du cartilage aryténoïde. Les deux muscles crico-aryténoïdiens postérieurs sont séparés par la crête du chaton.

Lorsqu'ils agissent ensemble, ils écartent les deux cartilages aryténoïdes et élargissent ainsi la glotte.

SEPTIÈME COUCHE.

(Muscles du larynx.)

Préparation. — [Sur un larynx isolé, coupez une branche du cartilage thyroïde vers son tiers antérieur, désarticulez-la en arrière et enlevez le fragment. Vous voyez de suite le crico-aryténoïdien latéral et les deux parties du thyro-aryténoïdien.]

1. *Crico-aryténoïdien latéral* (*M. crico-arytænoideus lateralis* de l'homme) (*fig.* 81 *c*).

Muscle assez épais, situé sur le côté du larynx ; son origine est au bord supérieur et sur le côté du cartilage cricoïde, il se dirige obliquement en arrière et en haut, et se termine en commun avec le muscle précédent à l'angle externe du cartilage aryténoïde.

Il aide le muscle précédent dans ses effets (1).

2. *Thyro-aryténoïdien* (*M. thyro-arytænoideus* de l'homme) (*fig.* 81 *d*).

Ce muscle est situé sur le côté du larynx, sous la muqueuse, en dedans du cartilage thyroïde. Il est formé de deux parties charnues, placées l'une au-dessus de l'autre, qui naissent, en avant, sur la face interne du cartilage thyroïde près de son angle, et se dirigent obliquement en arrière vers le cartilage aryténoïde.

---

(1) [Pour Rigot et pour M. Chauveau il est au contraire antagoniste du crico-aryténoïdien postérieur.]

La supérieure contourne la crête externe de ce cartilage et se réunit, en arrière, à la partie correspondante du muscle du côté opposé, tandis que l'inférieure s'insère à la crête du cartilage.

Ces parties du muscle comprennent entre elles une cavité allongée en forme de fente et tapissée par la muqueuse du larynx, c'est le ventricule de la glotte.

Les thyro-aryténoïdiens abaissent les cartilages aryténoïdes et contribuent ainsi à la constriction du larynx. Ils agissent surtout dans la phonation.

Muscles du tronc et des membres.

MUSCLES DU COU ET COMMUNS DES MEMBRES ANTÉRIEURS.

PREMIÈRE COUCHE.

(Muscles peauciers du tronc.)

Préparation. — [Les peauciers, très-minces dans bien des points, sont beaucoup plus adhérents à la peau qu'aux muscles profonds, il est très-facile de les couper. Nous recommanderons donc beaucoup de précautions pour leur dissection !

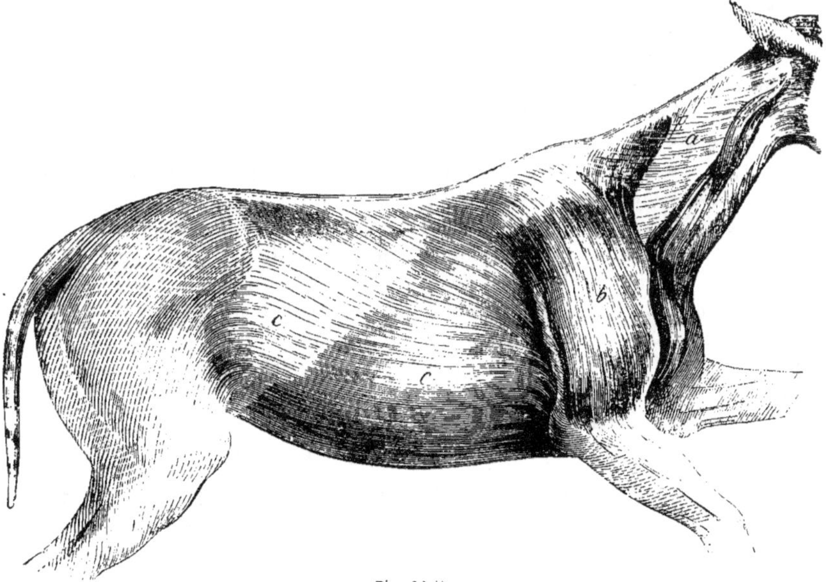

Fig. 82 (*).

1. *Peaucier du cou* (*M. cutaneus colli*) (*fig.* 82 *aa*).

* Ce muscle naît par une portion charnue à l'extrémité du prolongement trachélien du sternum ; de là, passant sur le muscle commun au bras, au cou et à la tête, il monte sur la face antérieure du cou ; vers le tiers supérieur de cette

(* *aa.* Peaucier du cou. — *b.* Peaucier de l'épaule. — *cc.* peaucier du thorax et de l'abdomen.

région, il est compris avec celui du côté opposé entre les deux communs. Son bord interne est fixé à un raphé fibreux médian, tandis que l'externe envoie une aponévrose qui rejoint, en avant, le peaucier de la face, en bas et en arrière, le peaucier de l'épaule, en haut et en arrière, le ligament cervical.

Différences. — Chez les *ruminants* et les *carnivores*, ce muscle ne s'insère pas au prolongement trachélien du sternum.

2. *Peaucier de l'épaule* (*M. cutaneus humeri*) (*fig. 82 b*).

C'est également un muscle mince, plus charnu toutefois que le précédent, dont les fibres descendent directement du garrot sur l'épaule.

Il est en rapport, en avant, avec le précédent et, en arrière, avec le suivant, puis il se continue, en haut et en bas, par une aponévrose; celle d'en haut se termine au sommet du garrot sur le ligament cervical; celle d'en bas, qui commence au niveau du coude, forme une gaîne sur les muscles de l'avant-bras et se perd dans la peau à la hauteur du genou.

Différences. — Ce muscle manque chez le *porc* et les *carnassiers*.

3. *Peaucier du thorax et de l'abdomen* (*M. cutaneus maximus*) (*fig. 82 cc*).

[*Panniscule charnu* des auteurs français.]

C'est le plus grand des peauciers du tronc, car il s'étend, par sa portion charnue et ses aponévroses, du bord postérieur de l'épaule à la cuisse et du sommet des apophyses épineuses dorso-lombaires à la ligne médiane de l'abdomen. En avant, la partie charnue présente deux couches : la plus superficielle se continue sans interruption avec le peaucier de l'épaule; la plus profonde passe, au contraire, sous l'épaule et s'insère à la face interne de l'humérus. Ces deux couches réunies forment en arrière de l'épaule un muscle large, fortement charnu, dont les fibres sont dirigées en bas et en arrière sur les côtés du thorax et de l'abdomen, et se terminent en une pointe triangulaire près de l'articulation rotulienne. Cette pointe se prolonge par une aponévrose qui forme ce qu'on appelle le pli du grasset. Des aponévroses continuent la partie charnue des trois côtés et se confondent, en haut, avec le ligament sus-épineux dorso-lombaire et sacré, en bas, avec l'aponévrose du côté opposé et avec la ligne blanche; en arrière, elles recouvrent tous les muscles de la jambe jusque vers le jarret et leur forment une gaîne riche en fibres élastiques.

Ces trois muscles ont pour usage de faire trémousser la peau.

Différences. — Chez les *carnivores*, le peaucier ne se confond pas avec le ligament sus-épineux; il en est séparé par du tissu cellulaire et il se continue sans interruption avec celui du côté opposé; c'est ce qui permet de soulever facilement la peau avec son peaucier tout le long de la colonne dorso-lombaire.

DEUXIÈME COUCHE.

(Muscles de l'hyoïde, du maxillaire inférieur et des membres antérieurs.)

Préparation. — [Sous la peau et le peaucier du cou et de l'épaule, on voit immédiatement le sterno-maxillaire, dont l'insertion supérieure seule est cachée par la parotide, le commun au bras, au cou et à la tête, le cervico-acromien, le dorso-huméral et une partie

du scapulo-hyoïdien. Pour découvrir la partie inférieure de ce dernier muscle, il suffit de
couper en travers le commun au bras, au cou et à la tête, près du bord antérieur de l'é-
paule, et de relever le lambeau supérieur.]

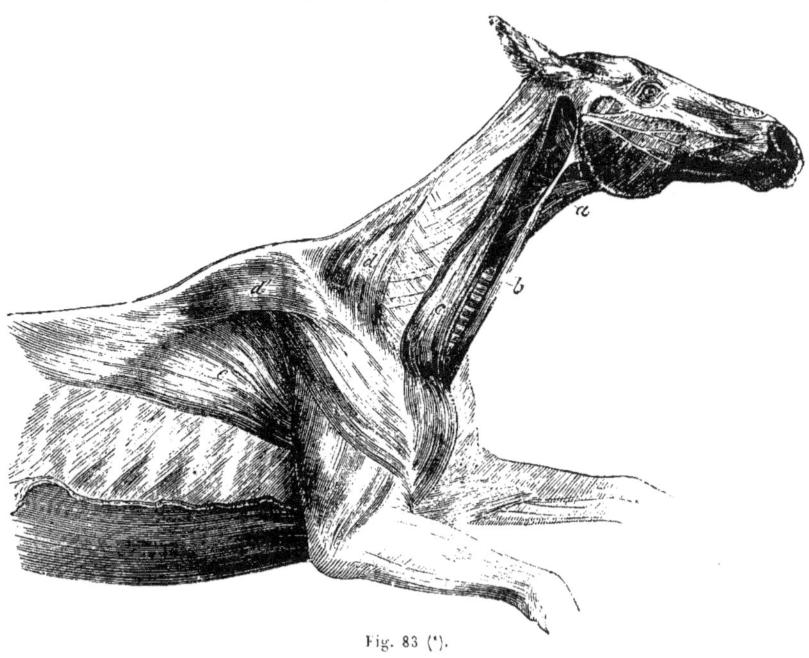

Fig. 83 (*).

1. *Scapulo-hyoïdien* (*M. omo-hyoïdeus*) (*fig.* 83 *a*).

[*Sous-scapulo-hyoïdien* ou *omoplat-hyoïdien* des auteurs français.]

Muscle très-long, étendu obliquement de bas en haut, d'arrière en avant et
de dedans en dehors dans la région du cou. Il s'insère, en bas, par une aponévrose large et mince au-dessous de l'épaule, à la face externe des deux premières
côtes (1) ; de là, il monte sous le sterno-scapulaire (2) et le commun au bras, au cou
et à la tête (3) jusqu'au niveau de la troisième vertèbre cervicale, gagne ensuite la
face antérieure du cou en croisant le sterno-maxillaire, devient fortement charnu
au voisinage du larynx, s'unit au muscle du côté opposé, et se termine, en commun avec le sterno-hyoïdien, sur le bord postérieur du prolongement de
l'hyoïde.

[Un rapport important de ce muscle, c'est celui de la veine jugulaire et de la
carotide qu'il sépare vers le tiers moyen du cou.]

Il tire en bas et en arrière l'hyoïde et en même temps le larynx et la langue.

Différences. — Chez les *ruminants*, ce muscle est formé de deux portions distinctes,

(1) [Pour Rigot, comme pour M. Chauveau, l'aponévrose du sous-scapulo-hyoïdien fait suite à celle du
sous-scapulaire.]
(2) [Petit pectoral.]
(3) [Mastoïdo-huméral.]

(*) *a*. Scapulo-hyoïdien. — *b*. Sterno-maxillaire. — *c*. Commun au bras, au cou et à la tête. — *dd'*.
Cervico-acromien. — *d*. Sa portion cervicale. — *d'*. Sa portion dorsale. — *e*. Dorso-huméral.

dont la supérieure prend son origine à l'apophyse transverse de la troisième vertèbre cervicale et va jusqu'à l'hyoïde, tandis que l'inférieure part du sternum et se réunit au muscle commun.

Chez le *porc*, il est simple comme chez le cheval, mais plus court, car il commence près de la troisième vertèbre cervicale. Il manque chez les *carnassiers*.

2. *Sterno-maxillaire* (M. *sterno-maxillaris* de l'homme ; M. *sterno-mastoideus*)
(*fig.* 83 *b* et 86 *g*).

C'est un muscle long, étroit, assez arrondi, étendu dans la région du cou entre le sternum et le maxillaire inférieur. Il prend son origine au cartilage trachélien du sternum avec celui du côté opposé, monte en suivant la ligne médiane au-devant de la trachée, jusque vers le milieu du cou, puis devient latéral, et gagne le maxillaire inférieur. Il se termine par un tendon aplati qui passe sous la parotide, et se fixe à la partie supérieure du bord postérieur du maxillaire inférieur.

[Entre ce tendon et la portion mastoïdienne du muscle commun s'étend une mince aponévrose qui sépare la partie inférieure de la parotide de la glande maxillaire.]

Le sterno-maxillaire concourt à abaisser la mâchoire inférieure (1) et, lorsque la bouche est close, il agit sur la tête comme fléchisseur.

Différences. — Chez les *ruminants*, ce muscle a deux branches, dont l'inférieure se confond avec le trachélo-occipital et aide alors ce muscle dans son action.

Chez le *porc* et les *carnassiers*, ce muscle se fixe à l'apophyse mastoïde du temporal, il est fléchisseur de la tête.

3. *Muscle commun au bras, au cou et à la tête* (M. *deltoideus* et *cleido-mastoideus*
de l'homme) (*fig.* 83 *c*).

[*Mastoïdo-huméral* de M. Chauveau.]

C'est un muscle long et aplati, qui s'étend depuis le bras jusqu'à la nuque. Il s'insère, en bas, à la crête sous-trochitérienne de l'humérus, passe au-devant de l'articulation scapulo-humérale, et monte sur le côté du cou, où il se fixe par des languettes distinctes aux apophyses transverses des cinq premières vertèbres cervicales. La languette qui va à l'atlas se réunit à un des tendons du splénius. Plus haut, le muscle commun s'insère à l'apophyse mastoïde du temporal, ainsi qu'à la crête mastoïdienne de l'occipital.

Son action est variable suivant que le point fixe est au cou, à la tête, ou au membre ; s'il est supérieur, le muscle agit comme extenseur de l'humérus et concourt à porter tout le membre en avant ; si le point fixe est inférieur, quand les deux muscles agissent ensemble, ils étendent directement la tête et le cou ; un seul agissant incline de son côté la tête et la partie supérieure du cou.

Différences. — Chez le *porc* et les *carnivores*, le muscle commun se divise immédiatement en deux branches qui montent isolément le long des vertèbres cervicales, pour se terminer à l'atlas et à l'occipital. C'est à la face interne de la partie inférieure de ce muscle qu'on trouve, chez les carnivores, la clavicule rudimentaire.

---

(1) [Ainsi pensaient Rigot et Lafosse ; mais Bourgelat, M. Lecoq et M. Chauveau refusent au sterno-maxillaire une part d'action dans l'abaissement de la mâchoire inférieure.

Nous reconnaissons avec ces derniers que, dans la position naturelle de la tête, le sterno-maxillaire ne peut pas mouvoir la mâchoire isolément, mais nous croyons que, si la tête était maintenue dans une extension forcée, il serait momentanément abaisseur de la mâchoire inférieure.]

4. *Cervico-acromien* (*trapèze* de Gurlt) (*M. trapezius s. cucullaris* de l'homme)
(*fig.* 83 *dd'*).

[*Trapèze cervical et trapèze dorsal* des auteurs français.]

Ce muscle présente deux parties : l'une *antérieure*, ou *cervicale*, l'autre *postérieure*, ou *dorsale*.

La portion *cervicale*, encore appelée *trapèze* (*M. trapezius pars superior* de l'homme) (*fig.* 83 *d*), est située sur le côté du cou, en avant de l'extrémité supérieure de l'épaule ; c'est une lame charnue assez mince, de forme triangulaire, entourée de toutes parts d'une aponévrose, qui s'insère, en haut, au ligament cervical depuis la seconde vertèbre du cou jusqu'à la troisième dorsale, rejoint, en avant, le bord supérieur du muscle commun, et se fixe, en arrière, en commun avec la portion dorsale, à la crête acromienne du scapulum ; cette aponévrose descend plus bas et recouvre les muscles de la face externe de l'épaule. Le trapèze cervical élève l'épaule et la porte en avant ; de plus, si le membre est fixé, il maintient les extenseurs du cou.

La portion *dorsale*, encore dite *triangulaire* (*M. trapezius pars inferior* de l'homme) (*fig.* 83 *d'*), commence par une aponévrose au ligament sus-épineux dorsal, depuis la troisième jusqu'à la treizième vertèbre : elle devient ensuite fortement charnue et va s'insérer à la crête acromienne de l'omoplate en commun avec la portion antérieure.

Ce muscle a ses fibres dirigées en bas et en avant ; lorsqu'il se contracte, il tire l'épaule en arrière et en haut.

Différences. — Chez les autres animaux, la portion cervicale est divisée à son tour en deux couches superposées ; elle est très-épaisse et très-large chez les *ruminants*.

5. *Dorso-huméral* (*dorsal large* de Gurlt) (*M. latissimus dorsi* de l'homme) (*fig.* 83 *e*).

[*Grand dorsal* des auteurs français.]

Muscle large et triangulaire, situé sur le côté du thorax ; il prend son origine au-dessous de l'épaule, à la tubérosité interne du corps de l'humérus, par un tendon aplati, avec le grand scapulo-huméral, devient charnu et de plus en plus large en se portant en arrière et en haut, et se termine par une aponévrose mince, qui se fixe aux apophyses épineuses et au ligament sus-épineux, depuis la cinquième vertèbre dorsale jusqu'à la dernière lombaire. Il est fléchisseur de l'humérus et concourt à porter tout le membre en arrière et en haut.

TROISIÈME COUCHE.

(Muscles de l'hyoïde, du larynx, du cou et des membres antérieurs.)

Préparation. — [Incisez en travers les muscles de la couche précédente, rabattez leurs lambeaux ou supprimez-les même complétement. Coupez l'épaule au-dessous de la tubérosité de l'épine de l'omoplate et enlevez toute la partie inférieure du membre, après avoir examiné le sterno-scapulaire. Vous avez en vue tous les muscles de la troisième couche. Pour examiner l'insertion postérieure du splénius, enlevez complétement l'épaule, et rabattez les muscles qui s'insèrent à sa face profonde.]

1. *Sterno-hyoïdien* (*M. sterno-hyoideus* de l'homme) (*fig.* 84 *a*).

Muscle long, grêle, rubané, placé en avant de la trachée et recouvert en grande partie par le sterno-maxillaire ; il naît avec celui du côté opposé et avec les sterno-thyroïdiens à l'extrémité antérieure du sternum, se dirige en haut jusqu'au milieu du cou où se confondent les deux muscles en un tendon

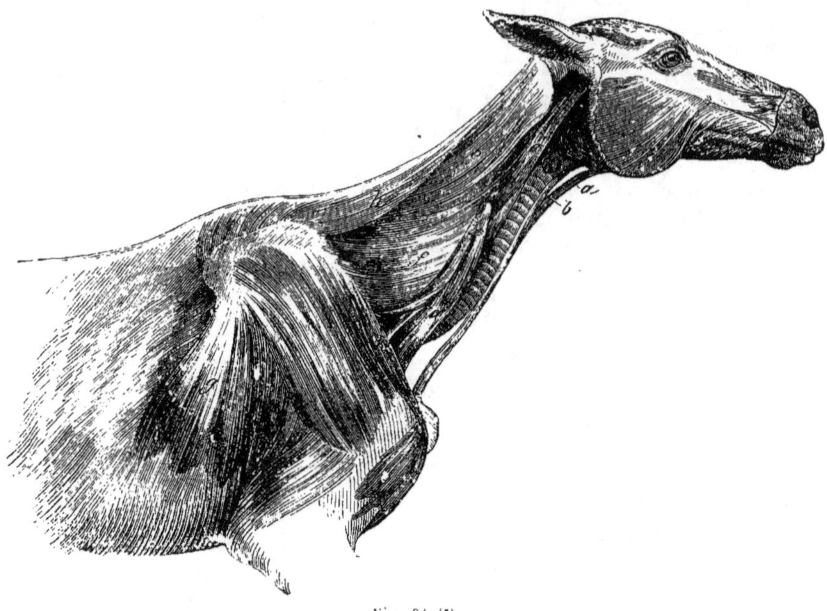

Fig. 84 (*).

unique ; plus haut, ils redeviennent charnus et distincts et s'insèrent avec les sous-scapulo-hyoïdiens au corps de l'hyoïde.

Les sterno-hyoïdiens sont abaisseurs de l'hyoïde et de la langue.

Différences. — Chez les autres animaux, le sterno-hyoïdien est plus fort et non digastrique.

2. *Sterno-thyroïdien* (*M. sterno-thyreoideus* de l'homme) (*fig. 84 b*).

C'est encore un muscle grêle, allongé, digastrique, qui naît avec le précédent au prolongement trachélien du sternum, l'accompagne jusque près du larynx, et s'insère par un court tendon aplati à la face externe du cartilage thyroïde.

Son action est d'abaisser le larynx.

Différences. — Ce muscle est double chez le *porc;* une de ses branches se fixe au bord inférieur du cartilage thyroïde.

3. *Splénius* (*M. splenius capitis et colli* de l'homme) (*fig. 84 c*).

C'est le plus grand muscle du cou ; il est situé dans cette région en dehors du grand complexus. Il s'insère, en arrière, par une forte aponévrose confondue avec

(*) *a*. Sterno-hyoïdien. — *b*. Sterno-thyroïdien. — *c*. Splénius. — *d*. Costo-trachélien. — *e*. Trachélo-occipital. — *f*. Trachélo-scapulaire. — *g*. Costo-scapulaire. — *h*. Cervico-sous-scapulaire. — *i*. Dorso-scapulaire. — *k*. Extrémité supérieure du sterno-scapulaire.

celle du dentelé antérieur (1) et celle du costo-scapulaire (2), sur le ligament cervical et au sommet des apophyses épineuses du garrot ; de là il se porte en avant et en haut. Son bord postérieur, légèrement courbe, se relie par de courtes fibres tendineuses au ligament cervical ; son bord antérieur envoie des languettes moitié charnues, moitié tendineuses, aux apophyses transverses des seconde, troisième, quatrième et cinquième vertèbres cervicales. Son extrémité antérieure s'amincit et se termine par une aponévrose : celle-ci se confond, en dehors, avec un tendon du dorso-mastoïdien (3) et du commun au bras, au cou et à la tête, pour s'insérer au bord de l'apophyse transverse de l'atlas ; plus loin, elle se fixe à la crête mastoïdienne de l'occipital.

Les deux splénius étendent directement la tête et le cou ; un seul les tire de côté.

Différences. — Chez les autres animaux, le splénius commence aux apophyses transverses des quatre premières vertèbres dorsales.

4. *Costo-trachélien (fixateur antérieur, moyen et postérieur des côtes* de Gurlt) (*M. scalenus anterior, medius et posterior* de l'homme) *(fig.* 84 *d).*

[*Scalène* des auteurs français.]

Ce muscle, de forme triangulaire, situé à la partie inférieure du cou, dans une direction oblique de haut en bas et d'avant en arrière, est formé de trois parties distinctes dont l'origine est au bord antérieur et à l'extrémité supérieure de la première côte. La supérieure et l'inférieure s'insèrent aux apophyses transverses des cinquième et septième vertèbres cervicales, la médiane à l'apophyse transverse de la sixième ; cette dernière est la plus épaisse. C'est sur la partie inférieure de ce muscle qu'ont lieu les rapports du nerf diaphragmatique et du laryngé inférieur. L'interstice qui sépare les deux portions supérieure et moyenne laisse passer les nerfs du plexus brachial. Remarquons que les branches inférieure et moyenne sont confondues à leur origine et distinctes seulement près de leurs insertions aux vertèbres.

Les deux muscles agissant ensemble fléchissent le cou directement ; un seul l'incline de son côté.

Différences. — Chez les autres animaux, le scalène est proportionnellement plus fort et plus long ; il commence à l'extrémité supérieure et à la face externe des quatre premières côtes.

5. *Trachélo-occipital (long fléchisseur de la tête* de Gurlt) (*M. rectus capitis anticus major* de l'homme) *(fig.* 84 *e).*

[*Grand droit antérieur de la tête* des auteurs français.]

Ce muscle, placé sur le côté et à la partie supérieure du cou, est moins épais à ses extrémités qu'à sa partie moyenne ; il naît aux apophyses transverses de la cinquième à la seconde vertèbre cervicale, passe librement au-dessous de l'atlas, et va s'insérer aux éminences de l'apophyse basilaire, près de son point d'union avec le sphénoïde.

Son action est de fléchir la tête.

(1) [Petit dentelé antérieur.]
(2) [Grand dentelé.]
(3) [Petit complexus.]

6. *Trachélo-scapulaire* (portion cervicale du *M. serratus anticus major* de l'homme) (*fig.* 84 *f*).

[*Angulaire de l'omoplate* des vétérinaires français.]

C'est un muscle fort, charnu, triangulaire, qui prend son origine à la partie supérieure et antérieure de la face interne de l'omoplate, se dirige en bas et en avant en s'élargissant, et s'insère par cinq languettes dentelées aux apophyses transverses des cinq dernières vertèbres cervicales, ainsi qu'à la première côte où il se réunit au muscle suivant.

Il tire l'extrémité supérieure de l'épaule en avant et en haut et la fait basculer ; si l'épaule est fixe, il devient extenseur du cou.

7. *Costo-scapulaire* (portion thoracique du *M. serratus anticus major* de l'homme) (*fig.* 84 *g*).

[*Grand dentelé* des vétérinaires français.]

Ce muscle, en majeure partie placé au-dessous de l'épaule, est très-intimement relié au précédent par son bord antérieur ; il s'insère par des fibres tendineuses et des fibres charnues à la partie supérieure de la face interne de l'omoplate, se dirige en bas et en arrière en rayonnant, et se termine par de fortes dentelures à la face externe et à la partie inférieure des huit côtes sternales. [L'ensemble de ces dentelures forme un bord inférieur courbe à convexité inférieure] ; les cinq dernières s'engrènent avec celles du costo-abdominal externe (1), dont l'aponévrose jaune se prolonge jusque sur le costo-scapulaire. Entre la partie supérieure de ce muscle et les côtes, il y a beaucoup de tissu cellulaire.

Le costo-scapulaire fixe l'épaule au tronc et tire son extrémité supérieure en bas et en arrière ; quand le membre est fixé au tronc, il agit comme élévateur des côtes, partant comme inspirateur.

On pourrait le considérer comme ne formant avec le précédent qu'un seul muscle qu'on décrirait sous le nom de dentelé large (2).

Différences.— Chez le *porc* et les *carnivores*, ce muscle ne va que jusqu'à la septième côte, il a quelques dentelures de moins.

8. *Cervico-sous-scapulaire* (*releveur de l'épaule* de Gurlt) (*M. levator anguli scapuli* de l'homme) (*fig.* 84 *h*).

[*Releveur propre de l'épaule* des auteurs français.]

Ce muscle, placé sur le côté du cou, au-dessus du splénius, le long du bord supérieur du ligament cervical, s'insère par une aponévrose très-mince à la corde de ce ligament, au niveau de l'axis ; de là, il se dirige en arrière et en bas, s'élargit et s'épaissit, puis se fixe près du suivant à l'angle cervical de l'omoplate. Il porte l'extrémité supérieure de l'épaule en haut et en avant. Quand le membre est fixé, il est extenseur du cou.

9. *Dorso-scapulaire* (*rhomboïdal* de Gurlt) (*M. rhomboideus* de l'homme) (*fig.* 84 *i*).

[*Rhomboïde* des auteurs français.]

Muscle à peu près carré, recouvert en grande partie par le cartilage de pro-

(1) [Oblique externe, ou grand oblique de l'abdomen.]
(2) [C'est ainsi qu'il a été décrit par Bourgelat.]

longement du scapulum; il naît par des fibres tendineuses assez courtes aux sommets des apophyses épineuses du garrot et au ligament sus-épineux; de là, il se dirige en bas et en arrière et va s'insérer à toute la face externe du cartilage de prolongement du scapulum. Par son bord antérieur, il est uni au muscle précédent.

Il élève l'épaule et avec elle tout le membre antérieur et les porte un peu en avant.

Différences. — Chez les *carnivores*, ce muscle est formé de deux portions, dont l'interne est la plus forte; elles s'étendent de la quatrième vertèbre cervicale à la sixième dorsale.

10. *Sterno-scapulaire (petit pectoral* de Gurlt) (*M. pectoralis minor* de l'homme) (*fig.* 84 *k et* 85 *g*).

[Portion sterno-pré-scapulaire du *pectoral profond* de M. Chauveau ; *petit pectoral* de Bourgelat et de Rigot.]

C'est un muscle long, entièrement charnu, plus épais en bas qu'en haut. Il a son origine sur le côté et au bord inférieur du sternum, ainsi qu'à la face externe des quatre premiers cartilages costaux, puis il se porte obliquement en haut, en avant et en dehors, contourne l'articulation scapulo-humérale, et suit le bord antérieur du scapulum presque jusqu'à l'angle cervical où il s'insère. Il envoie de son bord postérieur une aponévrose qui recouvre le sus-épineux et se fixe à la crête acromienne de l'omoplate.

Son usage est de tirer la partie inférieure de l'épaule en bas et en arrière ; de plus, quand le membre est fixé, il est inspirateur, parce qu'il porte un peu en avant les premières côtes.

Différences. — Ce muscle manque chez les *ruminants* et les *carnivores*.

QUATRIÈME COUCHE.

(Muscles du cou et des membres antérieurs.)

Préparation. — [Les muscles dorso-occipital, dorso-mastoïdien et intertransversaires sont en plan profond dans la région latérale du cou. Pour les découvrir, vous enlevez l'épaule, vous coupez en travers le splénius et les muscles situés plus superficiellement, et vous rabattez les lambeaux.

L'étude des autres muscles de la même couche exige une préparation spéciale : placez le sujet sur le côté, un membre antérieur fixé en haut et écarté du tronc, le cou étendu. Dans la région axillaire, vous avez immédiatement sous la peau le sterno-radial, le petit sterno-huméral, puis, sous ces deux muscles, le grand sterno-huméral. Enlevez la trachée et l'œsophage avec tous les organes situés au-devant d'eux, vous découvrez l'atloïdo-styloïdien, l'atloïdo-occipital inférieur et le dorso-atloïdien. L'extrémité postérieure de ce dernier se verra sur un sujet dont on aura ouvert le thorax et enlevé les poumons et le cœur.]

1. *Dorso-occipital* (*M. complexus* de l'homme) (*fig.* 85 *a*).

[*Grand complexus* des auteurs français.]

Ce muscle, assez volumineux, entremêlé de forts faisceaux tendineux qui le traversent obliquement, se trouve situé entre le splénius et le ligament cervical, sur le côté du cou. Il naît par de petits tendons aux apophyses transverses des six premières vertèbres cervicales et aux apophyses obliques (1) de la septième cervicale et des trois premières dorsales et se termine près du ligament cervical à la protubérance occipitale.

Un seul muscle incline la tête et le cou de son côté ; les deux agissant ensemble les étendent directement.

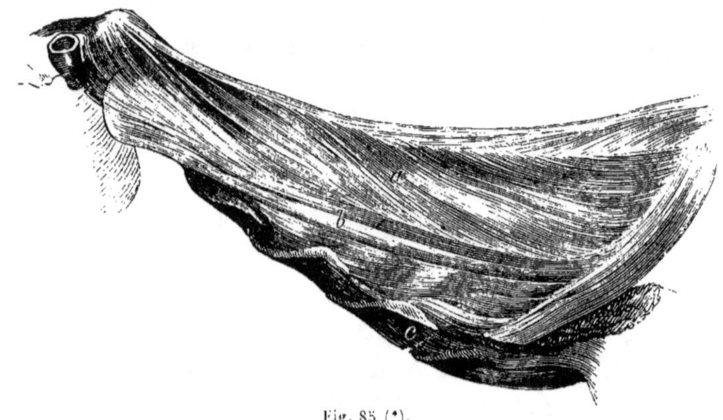

Fig. 85 (*).

2. *Dorso-mastoïdien* (*long et court extenseur du cou* de Gurlt) (*M. transversalis et spinalis cervicis* de l'homme) (*fig.* 85 *b*).

[*Petit complexus* de M. Chauveau.]

Ce muscle est placé sur les vertèbres cervicales, en dedans du splénius, au-dessous du bord inférieur du précédent ; il est formé de deux portions longues, étroites et charnues, qui prennent leur origine aux apophyses transverses des deux premières vertèbres dorsales et aux apophyses obliques de la sixième à la troisième cervicale. La portion supérieure se termine avec le splénius à l'apophyse mastoïde du temporal, l'inférieure également avec le splénius à l'apophyse transverse de l'atlas.

Le dorso-mastoïdien est un extenseur du cou.

3. *Intertransversaires* (*intertransversaires du cou* de Gurlt) (*M. intertransversarii cervicis* de l'homme) (*fig.* 85 *c,c,c,c*).

Petits muscles entremêlés de fibres tendineuses, appliqués immédiatement sur les vertèbres cervicales, étendus de l'une à l'autre [excepté de la première à la seconde], entre les apophyses transverses et les apophyses obliques.

Ils inclinent le cou de côté et d'autre.

4. **Dorso-atloïdien** (*long fléchisseur du cou* de Gurlt) (*M. longus colli* de l'homme) (*fig.* 86 *a*).

[*Long du cou* des auteurs français.]

Muscle impair, très-long, entremêlé de beaucoup de fibres tendineuses, et

____

(1) [Ou apophyses articulaires (voy. l'*Ostéologie*).]

(*) *a*. Dorso-occipital. — *b*. Dorso-mastoï ien. — *c,c,c,c*. Intertransversaires.

placé à la face inférieure des premières vertèbres dorsales et de toutes les vertèbres cervicales. Il naît par deux portions latérales, désignées par Gurlt sous le
nom de fléchisseurs internes du cou, dans l'intérieur du thorax, aux corps des six
premières vertèbres dorsales, sort du thorax entre les deux premières côtes, et
monte en avant du cou, directement appliqué sous les vertèbres cervicales. Il
se termine en pointe et s'insère par des fibres tendineuses et par des fibres charnues à la tubérosité inférieure de l'atlas. Des faisceaux surajoutés dans la région du cou vont des apophyses transverses d'une vertèbre à la crête du corps
de celle qui précède.

Ce muscle fait mouvoir les vertèbres cervicales l'une sur l'autre et fléchit l'encolure tout entière.

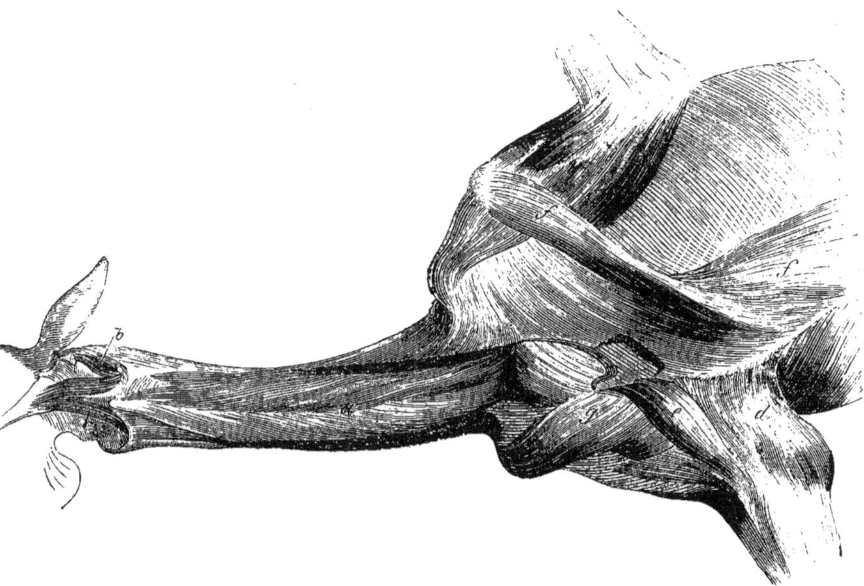

Fig. 84. — Le cou et le thorax vus en dessous, le membre antérieur gauche un peu écarté du tronc (*).

5. *Atloïdo-styloïdien (fléchisseur oblique de la tête* de Gurlt) (*M. rectus capitis lateralis*
de l'homme) (*fig. 86 b*).

[*Petit droit latéral* des auteurs français.]

Petit muscle charnu, qui naît de la face inférieure de l'atlas, se dirige sur le
côté de l'articulation occipitale en haut et en dehors, et se termine à la face interne de l'apophyse styloïde de l'occipital.

Il est fléchisseur de la tête.

6. *Atloïdo-occipital inférieur (court fléchisseur de la tête* de Gurlt) (*M. rectus capitis anticus
minor* de l'homme) (*fig. 86 c*).

[*Petit droit antérieur* de la tête des auteurs français.]

Ce petit muscle charnu, situé au-dessous de l'articulation occipitale, a son ori-

(*) *a.* Dorso-atloïdien. — *b.* Atloïdo-styloïdien. — *c.* Atloïdo-occipital inférieur. — *d.* Sterno-radial.
e. Petit sterno-huméral. — *ff.* Grand sterno-huméral. — *gg.* Extrémité inférieure du sterno-scapulaire.

gine à la face inférieure de l'atlas, un peu sur le côté du corps, il passe sur l'articulation au ligament capsulaire de laquelle il adhère, se dirige en haut, et s'insère à l'apophyse basilaire de l'occipital.

C'est un fléchisseur de la tête.

7. *Sterno-radial* (*M. pectoralis majoris pars thoracica*) (*fig.* 86 *d*).

[Portion aponévrotique du *pectoral superficiel* de M. Chauveau, *sterno-aponévrotique* de Rigot et de Girard.]

Muscle large et mince, situé dans la région axillaire entre le sternum et l'avant-bras; son bord antérieur est sur le même plan que le petit sterno-huméral, tandis que son bord postérieur chevauche et recouvre le grand sterno-huméral. Il s'insère avec celui du côté opposé à la crête du sternum, sur une étendue qui correspond aux troisième, quatrième, cinquième, sixième et septième côtes; ses fibres, bien distinctes, se dirigent en dehors, puis en bas, jusque vers l'articulation du coude où prend naissance une aponévrose assez large, qui enveloppe comme une gaine les muscles de l'avant-bras [et dont la partie antérieure va se fixer à la crête antérieure de l'humérus].

Le sterno-radial est adducteur du membre antérieur.

8. *Petit sterno-huméral* (*M. pectoralis majoris pars clavicularis* de l'homme) (*fig.* 86 *e*).

[Portion sterno-humérale du *pectoral superficiel* de M. Chauveau, *sterno-huméral* de Rigot et de Girard.]

Ce muscle, situé en avant du précédent, est court et épais. Il s'insère au bord inférieur et sur le côté de la partie antérieure du sternum, se dirige en arrière et en bas jusqu'à l'extrémité inférieure de l'humérus, et se termine par une expansion aponévrotique dont une partie se relie à celle du muscle précédent et l'autre se fixe à la crête antérieure de l'humérus avec le muscle commun au bras, au cou et à la tête.

Le petit sterno-huméral a été décrit avec le précédent comme un seul muscle que Gurlt appelle *muscle large de la poitrine* (*M. latissimus pectoris*), [Bourgelat *muscle commun au bras et à l'avant-bras*, et M. Chauveau *pectoral superficiel*].

Son usage est le même que celui du précédent.

Différences. — Ce muscle est proportionnellement plus faible chez les autres animaux; il devient, au contraire, considérable chez les *oiseaux*.

9. *Grand sterno-huméral* (*grand pectoral* de Gurlt) (*pars musculi pectoralis minoris* de l'homme) (*fig.* 86 *ff*).

[Portion sterno-trochinienne du *pectoral profond* de M. Chauveau, *grand pectoral* de Bourgelat et de Rigot.]

Ce muscle, long et fort à sa partie antérieure, aplati à sa partie postérieure, prend son origine sur l'aponévrose du grand oblique de l'abdomen, à la face externe des cartilages costaux, du neuvième au quatrième, et sur le tiers postérieur du sternum; de là, il se porte en se rétrécissant vers l'extrémité supérieure de l'humérus et s'insère 1° par des fibres charnues, au trochin; 2° par des fibres charnues encore, au tendon du coraco-brachial et, par son intermédiaire, à l'apophyse coracoïde de l'omoplate; 3° enfin, par une aponévrose qui recouvre le fléchisseur droit de l'avant-bras, au bord externe et à la face antérieure de l'humérus.

Il tire l'épaule et avec elle tout le membre en arrière; si le membre est fixé, il porte le tronc en avant.

CINQUIÈME COUCHE.

(Muscles du cou.)

Préparation. — [Sous le grand complexus ou dorso-occipital, à la partie supérieure et postérieure du cou, entre l'axis et la tête, on voit très-nettement un losange formé par les deux axoïdo-atloïdiens, et les deux atloïdo-occipitaux latéraux, puis, dans ce losange, en diagonale antéro-postérieure, les axoïdo-occipitaux et, en dehors de ceux ci, les atloïdo-occipitaux.]

1. *Axoïlo-atloïdien (gros extenseur du cou* de Gurlt) (*M. obliquus capitis inferior s. epistrophico-atlanticus* de l'homme) (*fig.* 87 *a*).

[*Grand oblique* de la tête des auteurs français.]

C'est un muscle épais, court, prismatique, situé sur le côté de l'articulation axoïdo-atloïdienne, immédiatement sur la voûte des deux premières vertèbres cervicales. Il va de l'apophyse transverse de l'atlas à la crête de l'axis, dans une direction oblique en arrière et en dedans.

Son usage est de mouvoir l'atlas sur l'axis autour de l'apophyse odontoïde ; les deux muscles agissant ensemble fixent l'atlas, quand la tête est mise en mouvement.

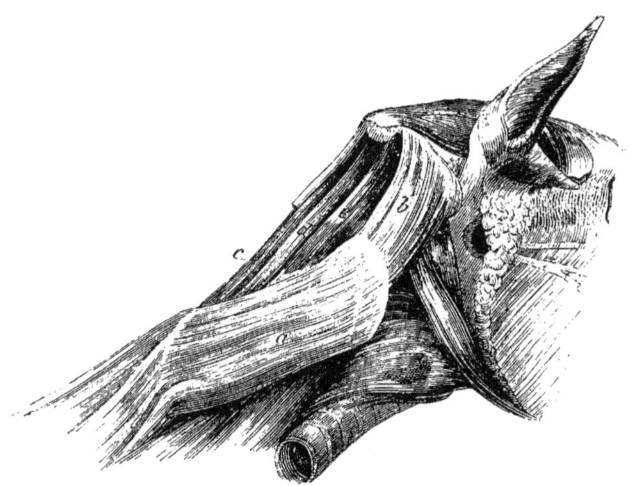

Fig. 87 (*).

2. *Atloïdo-occipital latéral (M. oblique de la tête* de Gurlt) (*M. obliquus capitis superior* de l'homme) (*fig.* 87 *b*).

[*Petit oblique* de la tête des vétérinaires français.]

Petit muscle court et épais, situé sur le côté de l'articulation atloïdo-occipi-

(*) *a.* Axoïdo-atloïdien. — *b.* Atloïdo-occipital latéral. — *c.* Long axoïdo-occipital. — *d.* Court axoïdo-occipital. — *e.* Atloïdo occipital supérieur.

tale ; il s'insère au bord antérieur et à la face interne de l'aile de l'atlas, se porte obliquement en avant et en haut, et se termine à la protubérance occipitale, ainsi qu'à l'apophyse styloïde.

Il étend la tête sur l'atlas [et l'incline légèrement].

3. *Long axoïto-occipital (grand droit de la tête* de Gurlt) (*M. rectus capitis posticus major* de l'homme) *(fig. 87 c)*.

[Portion du *grand droit postérieur* de la tête de M. Chauveau. — *Petit complexus* de Rigot.]

C'est un petit muscle allongé, recouvert, comme les deux suivants, par le dorso-occipital (1) ; il naît par des fibres charnues sur toute la longueur de la crête de l'axis, se porte en haut et en avant par-dessus les articulations axoïdo-atloïdienne et atloïdo-occipitale, et s'insère sur l'occipital, en dessous du grand complexus ; il envoie même quelques fibres au tendon de ce dernier.

4. *Court axoïdo-occipital (moyen droit de la tête* de Gurlt) (*M. rectus capitis posticus medius) (fig. 87 d)*.

[Portion du *grand droit postérieur* de la tête de M. Chauveau. — *Grand droit postérieur* de la tête de Rigot.]

Ce muscle, couché à côté du précédent, est plus petit que lui, car il ne commence qu'à la partie antérieure de la crête de l'axis ; tous deux s'insèrent au-dessous de la protubérance occipitale à côté du ligament cervical.]

5. *Atloïdo-occipital supérieur (petit droit de la tête* de Gurlt) (*M. rectus capitis posticus minor* de l'homme) *(fig. 87 e)*.

[*Petit droit postérieur* de la tête des auteurs français.]

Ce muscle, encore plus petit que le précédent, est situé immédiatement sur l'articulation atloïdo-occipitale, en rapport avec le ligament capsulaire ; il s'insère, d'une part, à la face externe de la voûte de l'atlas, d'autre part, à l'occipital, au-dessous des précédents.

Ces trois muscles sont extenseurs de la tête.

Muscles spéciaux des membres antérieurs.

MUSCLES DE LA FACE EXTERNE DU MEMBRE ANTÉRIEUR.

PREMIÈRE COUCHE.

(Muscles du bras, de l'avant-bras, du métacarpe et des phalanges.)

Préparation. — [Sur un membre antérieur complétement dépouillé et détaché du tronc, vous enlevez le cervico-acromien avec l'aponévrose qui recouvre la face externe de l'épaule, vous enlevez l'aponévrose antibrachiale, et vous avez en vue tous les muscles de la première couche du côté externe, sans préparation particulière, si ce n'est pourtant que vous devez extirper le sabot, pour examiner l'insertion de l'huméro-pré-phalangien.]

1. *Epineux antérieur (M. supraspinatus* de l'homme) *(fig. 88 a)*.

[*Sus-épineux* des auteurs français.]

C'est un muscle long, fortement charnu, recouvert d'une lame aponévrotique, et logé dans la fosse sus-épineuse de l'omoplate. Il prend son origine dans cette

____
(1) [Grand complexus.]

fosse et sur la face externe du cartilage de prolongement de l'omoplate, à la
crête acromienne et au bord antérieur de l'omoplate, qu'il
déborde. En bas, il se divise en deux branches courtes et
grosses, qui comprennent entre elles le coraco-radial et
s'insèrent, l'externe au sommet du trochiter, l'interne sur
le trochin.

Il est extenseur de l'humérus.

2. *Epineux postérieur* (*M. infraspinatus* de l'homme)
(*fig.* 88 *b* et 89 *b*).

[*Sous-épineux* des auteurs français.]

Ce muscle, plus volumineux que le précédent, est recouvert par l'aponévrose du muscle suivant et logé dans
la fosse sous-épineuse. Son extrémité supérieure, large et
mince, s'insère à la face externe du cartilage de prolongement du scapulum ; plus bas, il se fixe encore à la fosse
sous-épineuse, à la crête et au bord postérieur de l'os,
puis il se termine par deux branches à l'humérus. La plus
petite (*fig.* 89 *b*), que l'on pourrait considérer comme un
muscle particulier, est aussi la plus profonde ; elle se
trouve directement en rapport avec le ligament capsulaire
de l'articulation scapulo-humérale et se fixe au-dessus de
la tubérosité externe de l'extrémité supérieure de l'humérus ; la plus longue et la plus superficielle se termine
par un fort tendon qui glisse, au moyen d'une synoviale,
sur la convexité de la tubérosité externe lisse et recouverte de cartilage, et va s'insérer à la facette rugueuse qui
forme la crête du trochiter.

Ce muscle agit comme abducteur et rotateur de l'humérus en dehors.

3. *Grand scapulo-trochitérien* (*long abducteur du bras* de Gurlt)
(*pars posterior musculi deltoidei* de l'homme) (*fig.* 88 *c*).

[*Long abducteur du bras* des auteurs français.]

Ce muscle, placé en arrière du précédent, prend son origine : 1° par une aponévrose, à la crête acromienne ; 2° par
des fibres charnues, au bord postérieur du scapulum, tout
près de l'angle dorsal : de là, il se dirige en bas et va s'at-
acher par un large tendon à la tubérosité externe du
corps de l'humérus.

Il est abducteur, fléchisseur et rotateur en dehors de
l'humérus.

4. *Grand scapulo-olécranien* (*gros extenseur de l'avant-bras* de
Gurlt) (*M. anconœus longus* de l'homme) (*fig.* 88 *d*).

[*Gros extenseur de l'avant bras* des auteurs français.]

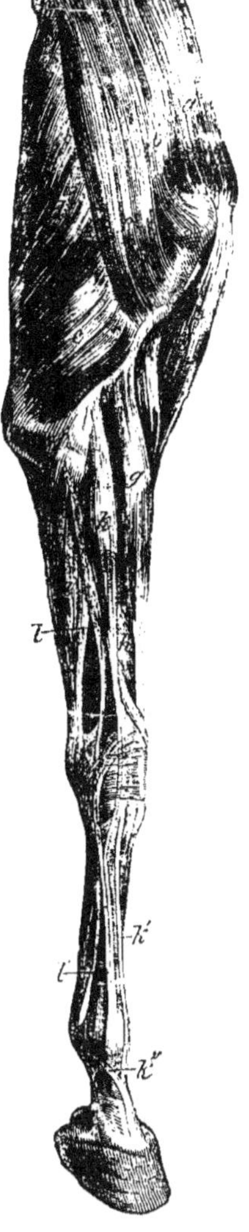

Fig. 88 —Muscles du mem-
bre droit antérieur (vus
du dehors) (*).

(*) *a*. Épineux antérieur. — *b*. Épineux postérieur. — *c*. Grand scapulo-trochitérien — *d*. Grand scapulo-olécranien. — *e*. Huméro-olécranien externe. — *f*. Coraco-radial. — *g*. Huméro-métacarpien. —
h. Radio-métacarpien. - *i*. Huméro-sus carpien externe.— *k*. Huméro-pré-phalangien.— *k'*. Son tendon.—
k''. Bride fibreuse venant du ligament suspenseur du boulet. — *l*. Radio-pré-phalangien.— *l'*. Son tendon.

C'est un muscle épais et volumineux, de forme triangulaire, remplissant presque à lui seul l'espace compris entre l'omoplate, l'humérus et le cubitus. Il prend son origine par des faisceaux tendineux au bord postérieur du scapulum, entre le précédent et le grand scapulo-huméral, se dirige en arrière et en bas, et se termine par un fort tendon assez court, qui se fixe [sur la partie postérieure] du sommet de l'olécrane, après avoir glissé au moyen d'une gaîne synoviale [sur la partie antérieure].

Il est extenseur de l'avant-bras.

5. *Huméro-olécranien externe* (*extenseur externe ou moyen de l'avant-bras* de Gurlt)
(*M. anconæus externus* de l'homme) (*fig. 88 e*).

[*Court extenseur de l'avant-bras* des auteurs français.]

Ce muscle recouvre la face externe de l'humérus et occupe une légère excavation du grand scapulo-olécranien ; sa forme est prismatique. Son insertion supérieure se fait par des fibres aponévrotiques à une ligne courbe, rugueuse, au-dessous du trochiter et de la tête humérale ; de là, il se dirige obliquement en bas et en arrière vers le coude et s'insère au sommet de l'olécrane par un tendon confondu avec celui du muscle précédent.

Il a la même action que ce dernier.

6. *Scapulo* ou *coraco-radial* (*long fléchisseur de l'avant-bras* de Gurlt) (*M. biceps brachii*
de l'homme) (*fig. 88 f et 89 cc'*).

[*Long fléchisseur de l'avant-bras* des auteurs français.]

Ce muscle, encore appelé fléchisseur droit de l'avant-bras, a son origine à la base de l'apophyse coracoïde du scapulum, d'où part un gros tendon arrondi, qui passe entre les deux branches de l'épineux antérieur, s'épaissit, devient fibro-cartilagineux au droit de la coulisse bicipitale, et glisse sur elle au moyen d'une gaîne synoviale. Sa partie charnue, entrecoupée de fibres tendineuses nombreuses et fortes, est épaisse et arrondie ; elle suit la direction de l'humérus, s'applique sur sa face antérieure et sur l'articulation huméro-radiale, puis se termine par un fort tendon à la tubérosité interne et supérieure du radius (1). Ce tendon envoie dès sa naissance une bride fibreuse assez résistante, qui s'étend à la surface de l'huméro-métacarpien et se confond avec l'aponévrose qui recouvre les muscles de l'avant-bras.

Son usage est de fléchir l'avant-bras et de concourir à la propulsion du membre antérieur.

7. *Huméro métacarpien antérieur* (*extenseur du métacarpe* de Gurlt) (*M. extensor carpi*
radialis longus et brevis de l'homme) (*fig. 88 g*).

[*Extenseur antérieur du métacarpe* des auteurs français.]

Ce muscle naît : 1° par des fibres charnues et des fibres aponévrotiques, à l'épitrochlée [et à la face antérieure de l'humérus, au-dessus de la fosse coronoïde] ; 2° par une lame aponévrotique, à la tubérosité externe du corps de l'os. Il descend en avant de l'articulation huméro-radiale et sur la face antérieure du radius, où il reçoit une forte bride tendineuse du scapulo-radial. Au-dessus du carpe, il se

____

(1) [Appelée en raison de cette insertion *tubérosité bicipitale*.]

transforme en un tendon épais, qui glisse dans la coulisse antérieure de l'extrémité inférieure du radius, où il est maintenu par une gaine synoviale et un ligament transversal, passe en avant du carpe, et se fixe à la tubérosité antérieure et supérieure du métacarpien principal.

Son usage est d'étendre le métacarpe sur l'avant-bras et de fléchir celui-ci sur le bras.

Différences. — Ce muscle est double chez les *carnivores;* l'externe est plus fort que l'interne.

8. *Radio-métacarpien (M. abductor pollicis longus* de l'homme) *(fig.* 88 *h).*

[*Extenseur oblique du métacarpe* des auteurs français.]

Muscle mince et large, partie tendineux, partie charnu, situé dans la région externe et antérieure de l'avant-bras. Il s'insère au bord externe du radius, un peu au-dessus de sa partie moyenne, d'où il se dirige en dedans et en bas, se continue par un tendon plat, renfermé dans une gaine synoviale, et qui croise obliquement le tendon du muscle précédent, pour aller se fixer à la tête du métacarpien latéral interne.

Il est extenseur du métacarpe et du carpe.

Différences. — Chez les autres animaux, ce muscle s'insère à la fois sur le radius et sur le cubitus.

9. *Huméro-sus-carpien externe (fléchisseur externe du métacarpe* de Gurlt) *(M. flexor carpi ulnaris externus* de l'homme) *(fig. 88 i).*

[*Fléchisseur externe du métacarpe* des auteurs français.]

Muscle plat, assez tendineux, situé en arrière et en dehors de l'avant-bras; son insertion supérieure se fait par un tendon à la tubérosité épitrochléenne de l'humérus; il s'applique sur les fléchisseurs des phalanges, se dirige en bas, et forme, un peu au-dessus de l'os crochu, un tendon plat qui se divise presque aussitôt en deux branches. La plus courte et la plus forte se fixe à l'os crochu, tandis que l'autre, plus longue, passe par une coulisse creusée sur la face externe de cet os, et se confond avec le ligament commun externe du carpe à son insertion à la tête du métacarpien latéral externe. La coulisse de l'os crochu, transformée en conduit par un appareil fibreux, présente une gaine synoviale.

Ce muscle fléchit le carpe et le métacarpe; il agit surtout dans les allures relevées.

10. *Huméro-pré-phalangien (long extenseur commun des phalanges* de Gurlt) *(M. extensor digitorum communis* de l'homme) *(fig.* 88 *kk'k''* et 89 *fgh).*

[*Extenseur antérieur des phalanges* des auteurs français.]

Il est situé en avant et en dehors de l'avant-bras, entre l'extenseur antérieur du métacarpe et le suivant. Il s'insère par un tendon à la tubérosité externe ou épitrochléenne de l'humérus, à la tubérosité externe et supérieure du radius, au bord antérieur du ligament latéral externe de l'articulation du coude; de là, il se dirige en bas. Au même niveau à peu près que l'extenseur du métacarpe, il donne naissance à un tendon plus faible, qui est reçu dans une coulisse du radius et passe en avant du carpe dans une gaine spéciale. Ce tendon continue son trajet sur la face antérieure du métacarpien principal et des articulations du boulet, de la couronne et du pied, et se fixe enfin à l'éminence pyramidale du troisième phalangien ; il s'élargit au-devant des articulations et s'attache à la couche fibreuse des ligaments capsulaires; vers le milieu de la couronne, il reçoit une bride de renforcement de l'extrémité inférieure du ligament suspenseur du boulet. Plus haut, au-dessous du carpe, il avait reçu déjà une branche tendineuse plate, venant du tendon de l'huméro-sus-carpien externe et de l'extrémité externe et postérieure de l'os crochu, et croisant obliquement le ligament latéral externe du carpe.

Deux petits muscles, que l'on ne doit considérer que comme des chefs de l'huméro-pré-phalangien, ont été particulièrement décrits par Thiernesse et Phillips.

Le *muscle de Phillips* (*fig.* 89 *hh'*) est mince et long ; il commence sur le ligament latéral externe de l'articulation du coude et à la tubérosité externe et supérieure du radius, se dirige obliquement en bas et en avant, et s'accole à la partie charnue de l'extenseur commun. Vers le milieu et en dehors du radius, il donne naissance à un petit tendon, qui passe dans la même gaîne que le précédent, en avant du carpe, se continue librement entre les deux tendons des extenseurs des phalanges, jusque vers le boulet (*h'*), et se confond enfin avec celui du court extenseur (1), un peu au-dessus de la première phalange.

Le *muscle de Thiernesse* (*fig.* 89 *g*), plus petit que le précédent et situé à son côté interne, naît en avant du ligament transverse de l'os du coude par une portion charnue, descend en s'amincissant, et se termine par un tendon fin, confondu avec celui de l'extenseur commun, vers le tiers inférieur de l'avant-bras.

L'huméro-pré-phalangien étend les phalanges l'une sur l'autre, les phalanges sur le métacarpe et le métacarpe sur l'avant-bras.

Différences. — Chez les *ruminants*, le tendon de l'extenseur commun se divise en avant du boulet en deux branches, dont l'interne est plus forte, et qui se rendent chacune à une troisième phalange.

Chez le *porc*, le muscle est double ; le tendon du muscle interne se divise en trois branches dont les deux externes vont aux deux doigts vrais, et l'interne au faux doigt interne ; le tendon du muscle externe ne fournit que deux branches dont l'une va au doigt vrai externe et l'autre au doigt faux externe.

Chez les *carnivores*, le tendon de l'extenseur commun se divise en quatre branches, qui passent sur les os sésamoïdes antérieurs et se fixent aux quatre doigts.

11. *Radio-pré-phalangien* (*court extenseur commun des phalanges* de Gurlt) (*M. extensor digiti minimi* de l'homme) (*fig.* 88 *ll'*).

[*Extenseur latéral des phalanges* des auteurs français.]

C'est un muscle long et mince, situé en dehors de l'avant-bras, entre l'extenseur antérieur des phalanges et l'huméro-sus-carpien externe. Il naît à la tubérosité externe et supérieure du radius, [au ligament latéral externe de l'articulation du coude et aux corps du radius et du cubitus,] forme une masse ventrue penniforme, recouverte d'une aponévrose, et se continue par un tendon arrondi qui passe dans la coulisse externe du radius, puis dans une gaîne ligamenteuse, au-devant du carpe qu'il croise obliquement. Ce tendon suit son trajet sur la face antérieure du métacarpe ; près de l'articulation du boulet, il reçoit celui du muscle de Phillips ; enfin, il s'insère à l'extrémité supérieure de la première phalange, après

____

(1) [Ou extenseur latéral.]

avoir pris quelques points d'attache sur la capsule de l'articulation du boulet. Ce muscle est extenseur des phalanges et du métacarpe.

Différences. — Il est double chez le *porc;* le tendon du muscle externe se divise en deux branches : l'externe va au doigt rudimentaire externe, l'interne au doigt vrai externe ; celui-ci reçoit également le tendon simple du muscle interne.

Chez les *carnivores,* le tendon de ce muscle se divise en deux branches, dont une forte et une faible; celle-ci va aux doigts.

12. *Interosseux externe du métacarpe* (*interosseux latéral* de Gurlt) (*M. interosseus lateralis externus*).

[*Interosseux* de M. Chauveau, *lombrical supérieur externe* de Rigot.]

Ce petit muscle, formé d'un tendon filiforme et d'une petite portion charnue, naît à l'extrémité supérieure du métacarpien externe, descend entre cet os et le ligament suspenseur du boulet, pour se perdre sur le côté de l'articulation du boulet dans le tissu cellulaire sous-cutané (1).

13. *Lombrical externe* (*M. lumbricalis externus*).

[*Lombical inférieur externe* de Rigot.]

Petit muscle qui s'insère par sa partie charnue au-dessus de l'articulation du boulet, sur le côté du tendon perforant; il passe sur le côté de l'articulation et se termine par une fine aponévrose confondue avec celle du muscle lombrical interne.

Ces muscles purement rudimentaires n'ont aucun effet réel.

DEUXIÈME COUCHE.

(Muscles du bras et de l'avant-bras.)

Préparation. — [Sur un membre antérieur dépouillé et détaché du tronc, coupez en travers le grand scapulo-trochitérien et rabattez ses lambeaux, soulevez le bord postérieur de l'épineux postérieur, enlevez complétement le grand scapulo-olécranien et l'huméro-olécranien externe. Cela suffit pour voir très-bien le moyen scapulo-trochitérien, l'huméro-radial et le petit huméro-olécranien.]

1. *Moyen scapulo-trochitérien* (*court abducteur du bras* de Gurlt) (*M. teres minor*) (*fig.* 89 *aa*).

[*Court abducteur du bras* des auteurs français.]

Ce muscle, plus petit que le grand scapulo-trochitérien, s'insère, en haut, par une large aponévrose entre celui-ci et le sous-épineux, vers la partie moyenne du bord postérieur de l'omoplate ; en bas, il se fixe à la crête sous-trochitérienne, [entre le trochiter et la tubérosité externe du corps de l'humérus].

Il est abducteur et rotateur en dehors du bras.

2. *Huméro-radial* ou *court fléchisseur de l'avant-bras* (*M. brachialis internus* de l'homme) (*fig.* 89 *d*).

[*Court fléchisseur de l'avant-bras* des auteurs français.]

Ce muscle, encore appelé *fléchisseur tordu de l'avant-bras,* commence par des

(1) [Pour Rigot et M. Chauveau il rejoint, par une petite portion aponévrotique, le tendon de l'extenseur antérieur des phalanges.]

fibres charnues en arrière et au-dessous de la tête de l'humérus, où il est large et épais et où il recouvre le scapulo-huméral grêle. Puis il se loge dans la gouttière de torsion de l'humérus, descend en s'amincissant sur la face antérieure de l'articulation du coude, gagne la face interne du radius et se termine par un tendon relativement faible au-dessous du ligament latéral interne de l'articulation.

Il est fléchisseur de l'avant-bras.

3. *Petit huméro-olécranien* (*petit extenseur de l'avant-bras de Gurlt*) (*M. anconœus parvus* de l'homme) (*fig.* 89 *e*).

[*Petit extenseur de l'avant-bras* des auteurs français.]

Muscle court, épais et charnu, inséré, d'une part, à la face postérieure de l'humérus, au-dessus de la fosse olécranienne, d'autre part, en avant et en dehors du sommet de l'olécrane. Il se trouve directement en rapport avec le ligament capsulaire de l'articulation du coude.

C'est un extenseur de l'avant-bras.

TROISIÈME COUCHE.

(Muscles du bras.)

Préparation. — [Reprenez la préparation précédente et coupez en travers l'épineux postérieur et le moyen scapulo-trochitérien vers leur tiers inférieur, pour découvrir le petit scapulo-trochitérien.

Le scapulo-huméral grêle se verra appliqué sur la face postérieure de la capsule scapulo-humérale, après qu'on aura enlevé toute la masse de muscles comprise dans l'angle formé par l'omoplate et l'os du bras.]

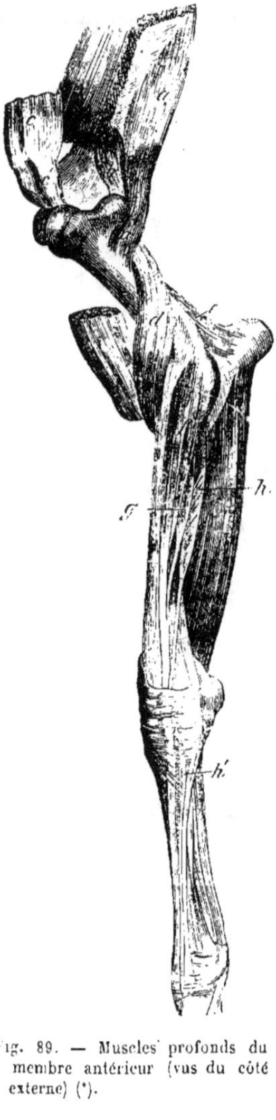

1. *Scapulo-huméral grêle* ou *tenseur du ligament capsulaire* (*M. tensor ligamenti capsularis*) (*fig.* 90 *a*).

Ce petit muscle arrondi, qu'on trouve quelquefois formé de deux branches, est appliqué immédiatement

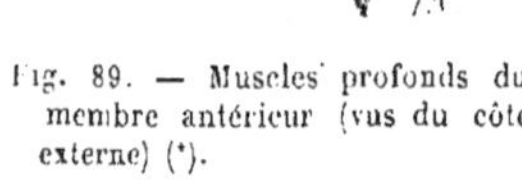

Fig. 89. — Muscles profonds du membre antérieur (vus du côté externe) (*).

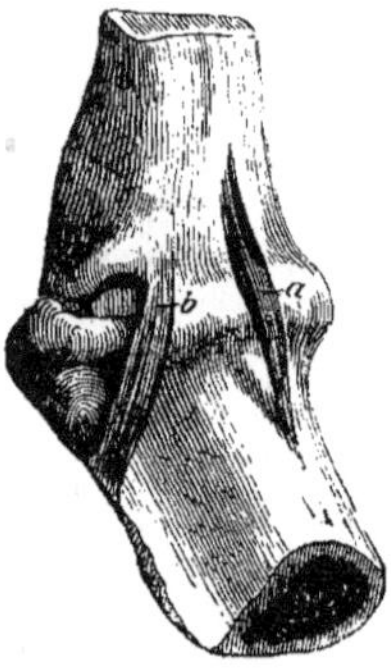

Fig. 90. — Articulation scapulo-humérale (vue par ses faces externe et postérieure) (**).

(*) *aa.* Moyen scapulo-trochitérien. — *b.* Petite portion de l'épineux postérieur. — *c.* Partie supérieure coupée et relevée du coraco-radial. — *c'.* Sa gaine fibro-cartilagineuse en rapport avec l'humérus. — *d.* Huméro radial. — *e.* Petit huméro-olécranien. — *f.* Huméro-pré-phalangien. — *g.* Muscle de Thiernesse. — *h.* Muscle de Phillips. — *h'.* Tendon de celui-ci.

(**) *a.* Scapulo-huméral grêle. — *b.* Petit scapulo-trochitérien.

sur la face postérieure du ligament capsulaire de l'articulation scapulo-humérale, il s'insère tout à fait au-dessus du bord de la cavité glénoïde, adhère au ligament capsulaire, s'insinue sous l'insertion de l'huméro-radial, et se termine par un petit tendon à la face postérieure de l'humérus, au-dessous de la tête.

Ce muscle est destiné à tendre le ligament capsulaire.

Différences. — Il manque chez les *ruminants* et les *carnivores*.

2. *Petit scapulo-trochitérien (pars musculi teretis minoris) (fig. 90 b).*

[Portion du *court abducteur du bras* des auteurs français.]

C'est un petit muscle situé entre la face externe de l'articulation scapulo-humérale et le court abducteur ; il s'insère, d'une part, par un faible tendon plat sur un petit tubercule au-dessus de la cavité glénoïde du scapulum, d'autre part, par sa partie charnue un peu au-dessus de la crête trochitérienne de l'humérus. Il est relié par du tissu cellulaire au ligament capsulaire ; son tendon passe dans une petite gaine synoviale.

Il est fléchisseur et rotateur en dehors de l'humérus.

3. *Scapulo-huméral antérieur (abducteur antérieur de Gurlt) (pars anterior musculi deltoidei de l'homme).*

Petit muscle qui naît à l'extrémité inférieure de la crête acromienne, se dirige obliquement en bas et en arrière, et s'insère au-dessus du précédent à l'humérus. Il a le même usage que ce dernier. Il manque chez le *cheval*.

MUSCLES DE LA FACE INTERNE DU MEMBRE ANTÉRIEUR.

PREMIÈRE COUCHE.

(Muscles du bras, de l'avant-bras et du métacarpe.)

Préparation. — [L'étude des muscles de cette couche n'exige pas d'autre précaution que celle d'inciser l'aponévrose antibrachiale de haut en bas et d'écarter chaque partie de son côté sur la face interne d'un membre antérieur détaché du tronc.]

1. *Sous-scapulaire (M. subscapularis de l'homme) (fig. 91 a).*

Le sous-scapulaire se fixe au-dessous du costo-scapulaire à la face interne de l'omoplate ; son extrémité supérieure est divisée en trois pointes et son extrémité inférieure présente un tendon assez large, qui s'insère à la tubérosité interne de l'extrémité supérieure de l'humérus. Ce muscle est demi-tendineux, demi-charnu, sa face libre est recouverte d'une lame brillante et nacrée.

Il est adducteur du bras et peut être rotateur en dedans.

Différences. — Chez les *carnivores*, ce muscle, proportionnellement plus long, est arrondi en demi-lune à son extrémité supérieure.

2. *Grand scapulo-huméral (abaisseur de l'humérus de Gurlt) (M. teres major de l'homme) (fig. 91 b).*

[*Adducteur du bras* des auteurs français.]
Ce muscle est appliqué sur l'aponévrose du long scapulo-olécranien, en arrière

du précédent, avec la partie supérieure duquel il se confond. Il commence en pointe à l'angle dorsal de l'omoplate, descend en s'élargissant, et se termine près de l'humérus par un tendon large et plat qui se confond avec le tendon du dorso-huméral et s'insère à la tubérosité interne du corps de l'humérus.

Il est fléchisseur du bras et rotateur en dedans.

3. *Moyen scapulo-huméral* (*releveur du bras* de Gurlt) (*M. coraco-brachialis* de l'homme) (*fig.* 91 *c*).

[*Coraco-huméral, coraco-brachial* ou *omo-brachial* des auteurs français.]

Ce muscle commence par un tendon assez long et fort, muni d'une gaîne synoviale, à l'apophyse coracoïde de l'omoplate ; de là il se dirige obliquement en bas et en arrière, passe sur la face interne de l'articulation scapulo-humérale, croise le tendon du sous-scapulaire, devient ensuite charnu, et se termine sur la face antérieure de l'humérus.

Il est adducteur du bras et aussi rotateur en dedans.

4. *Long scapulo-olécranien* (*long extenseur de l'avant-bras* de Gurlt) (*M. extensor cubiti longus*) (*fig.* 91 *d*).

[*Long extenseur de l'avant-bras* des auteurs français.]

Muscle long, large et mince, situé à la face interne du grand scapulo-olécranien. Il s'insère par une aponévrose à l'angle dorsal de l'omoplate et à tout le bord postérieur de cet os. Ses fibres charnues se dirigent en bas et en arrière vers le coude et s'insèrent à la face interne de l'olécrane. De son bord antérieur part une aponévrose qui descend sur la face interne de l'avant-bras.

Ce muscle est extenseur de l'avant-bras.

Différences. — Il est proportionnellement plus petit chez les *ruminants* et les *carnivores*.

5. *Huméro-métacarpien interne* (*fléchisseur du métacarpe* de Gurlt) (*M. flexor carpi radialis* de l'homme) (*fig* 91 *e*).

[*Fléchisseur interne du métacarpe, épicondylo-métacarpien* des auteurs français.]

Ce muscle, placé à la face interne de l'avant-bras, en avant de l'huméro-sus-carpien interne, naît par un tendon à la tubérosité interne ou épicondylienne de l'humérus ; il descend en formant une bandelette charnue assez plate, qui se continue vers le tiers inférieur de l'avant-bras par un tendon arrondi. Celui-ci passe dans une gaîne spéciale à la face interne du carpe et s'insère à la fois au métacarpien principal et à la tête du métacarpien latéral interne.

C'est un fléchisseur du métatarse.

6. *Huméro sus-carpien interne* (*fléchisseur interne du métacarpe* de Gurlt) (*M. flexor carpi ulnaris* de l'homme) (*fig.* 91 *f*).

[*Fléchisseur oblique du métacarpe* des auteurs français.]

Ce muscle prend son origine par un tendon à la tubérosité interne et inférieure de l'humérus, à l'épicondyle, et par une petite portion charnue à la face interne de l'olécrane où il est recouvert par le long huméro-olécranien ; à la face interne de l'avant-bras, il est aplati ; près de l'os crochu, il donne naissance à un tendon

assez court, mais fort, qui se confond avec la courte branche de celui de l'huméro-sus-carpien externe et se fixe à l'extrémité postérieure de l'os.

Il fléchit le genou.

Différences. — Chez le *chien* et le *chat*, il y a deux muscles bien distincts au lieu
de deux portions soudées comme chez le *cheval*.

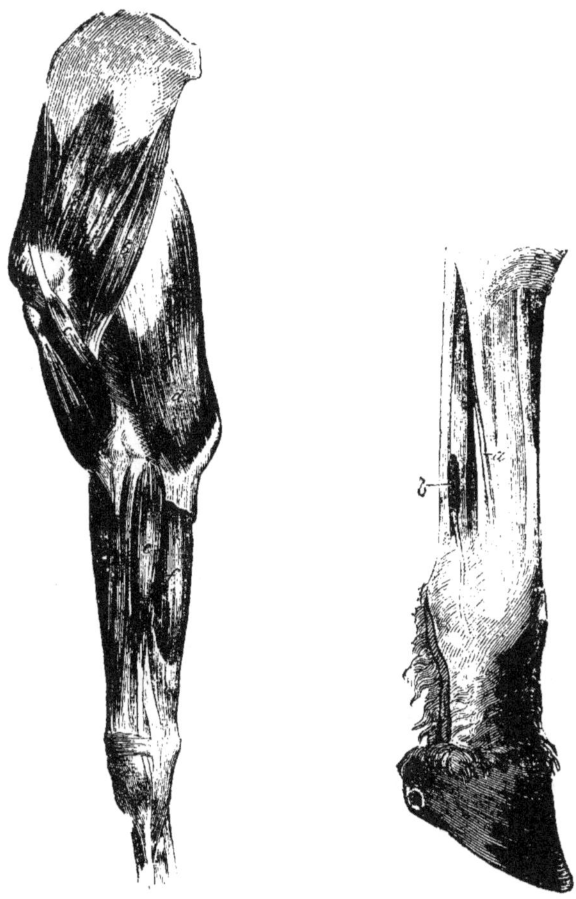

Fig. 91. — Membre antérieur droit (vu de dedans) (*).   Fig. 92. — Face interne du pied (**).

7. *Interosseux interne* (*interosseux latéral* de Gurlt) (*M. interosseus lateralis internus*
de l'homme) (*fig. 92 a*).

[*Lombrical supérieur interne* de Rigot.]
C'est un petit muscle filiforme qui commence par une portion charnue très-

(*) *a*. Sous-scapulaire. — *b*. Grand scapulo-huméral. — *c*. Moyen scapulo-huméral. — *d*. Long scapulo-olécranien. — *e*. Huméro-métacarpien. — *f*. Huméro-sus-carpien interne.
(**) *a*. Interosseux interne. — *b*. Lombrical interne.

mince à la tête du métacarpien latéral interne, puis se transforme en un tendon fin qui descend jusque vers l'articulation du boulet, entre le ligament suspenseur et le métacarpien latéral, et se perd dans le tissu cellulaire souscutané (1).

Différences. — Ce muscle manque chez les *ruminants*.

Chez le *porc*, il rejoint l'onglon rudimentaire interne et est intimement relié avec un interosseux médian.

Il manque chez les *carnivores*.

8. *Lombrical interne* (*M. lumbricalis internus* de l'homme) (*fig. 92 b*).

[*Lombrical inférieur interne* de Rigot.]

Muscle encore très-petit, qui naît par des fibres charnues sur le côté du tendon fléchisseur [profond], se dirige en s'amincissant jusqu'à l'articulation du boulet, et se transforme en un tendon fin et plat, qui se confond avec celui du lombrical externe.

Les effets de ce muscle et du précédent sont tellement insignifiants, chez le cheval, qu'il n'y a pas lieu de parler de leurs usages.

Différences. — Chez les *ruminants* et le *porc*, il n'y a qu'un muscle lombrical qui se trouve près des os du carpe entre les tendons fléchisseurs du pied.

Chez le *chien* et le *chat*, il y a trois lombricaux qui commencent par une masse charnue commune à la face postérieure du fléchisseur profond des phalanges et se terminent par trois tendons fins aux premiers phalangiens des trois doigts internes.

DEUXIÈME COUCHE.

(Muscles de l'avant-bras, du métacarpe et des phalanges.)

Préparation. — [Sur le membre qui a servi précédemment, enlevez le grand scapulo-huméral, le long scapulo-olécranien et le grand scapulo-olécranien, pour voir l'huméro-olécranien interne. Après avoir étudié l'huméro-phalangien, coupez-le en travers et rabattez ses lambeaux, pour examiner le radio-phalangien. Enfin, extirpez la sole et disséquez le coussinet plantaire, pour voir l'insertion inférieure du tendon perforant.]

1. *Huméro-olécranien interne* (*court extenseur de l'avant-bras* de Gurlt) (*M. anconæus internus* de l'homme) (*fig. 93 a*).

[*Moyen extenseur de l'avant-bras* des auteurs français.]

Ce muscle est sensiblement plus petit que l'huméro-olécranien externe; il commence en dessous du moyen scapulo-huméral, à la face interne de l'humérus, se dirige en arrière et en bas vers le coude, et s'insère à la face interne de l'olécrane par un tendon aplati.

Il concourt à l'extension de l'avant-bras.

Différences. — Chez les *carnivores*, ce muscle naît par deux branches à la face interne de l'humérus.

2. *Huméro-coronaire* ou *huméro-phalangien* (*fléchisseur superficiel des phalanges* de Gurlt) (*M. flexor digitorum sublimis s. perforatus* de l'homme) (*fig. 93 b*).

[*Fléchisseur superficiel des phalanges* ou *perforé* des auteurs français.]

Ce muscle très-long s'insère, en haut, avec le suivant à la tubérosité interne ou

(1) [Rigot et M. Chauveau le font rejoindre le tendon de l'extenseur antérieur des phalanges.]

épicondylienne de l'humérus ; il descend à la face postérieure de l'avant-bras,
recouvert par les deux muscles sus-carpiens, recouvrant le fléchisseur profond.
Près du genou, il se continue par un fort tendon
aplati, qui reçoit presque immédiatement un renforcement tendineux assez considérable émané de
la face postérieure et de l'extrémité inférieure du radius. Ainsi renforcé, ce tendon suit son trajet dans la
gaîne carpienne, puis à la face postérieure du métacarpe, entre la peau et le tendon du perforant. Enfin,
en arrière des sésamoïdes, il se divise en deux branches qui vont se fixer de chaque côté de l'extrémité
supérieure de la seconde phalange. Ces deux branches sont maintenues d'abord par le ligament annulaire du boulet ; plus bas, elles s'écartent pour former
un anneau dans lequel passe le tendon du fléchisseur
profond ou perforant. La gaîne carpienne et la gaîne
métacarpo-phalangienne sont communes aux deux
tendons du perforé et du perforant.

L'usage de l'huméro-phalangien est de fléchir l'os
de la couronne, et avec lui les deux autres phalanges,
sur le métacarpe.

Différences. — Chez les *ruminants*, ce muscle a deux
têtes ; les tendons se réunissent au-dessus de l'articulation
du boulet pour se séparer de nouveau au-dessous.

Chez le *porc*, il y a réellement deux muscles avec des
tendons séparés.

Chez les *carnivores*, le tendon du perforé se divise au-
dessous du carpe en quatre branches.

3. *Radio-phalangien* ou *huméro-radio-phalangien* (*fléchisseur
profond* de Gurlt) (*M. flexor digitorum profundus s. perforans* de l'homme) (*fig.* 93 *c*).

[*Fléchisseur profond des phalanges* des auteurs français.]

C'est le *perforant*, muscle encore plus long et plus fort
que le précédent ; on lui reconnaît cinq têtes ou branches d'origine, dont la première naît à la face interne
de l'olécrane, la seconde, la troisième et la quatrième
ensemble, à la tubérosité épicondylienne de l'humérus, et la cinquième, plus courte, à la face postérieure

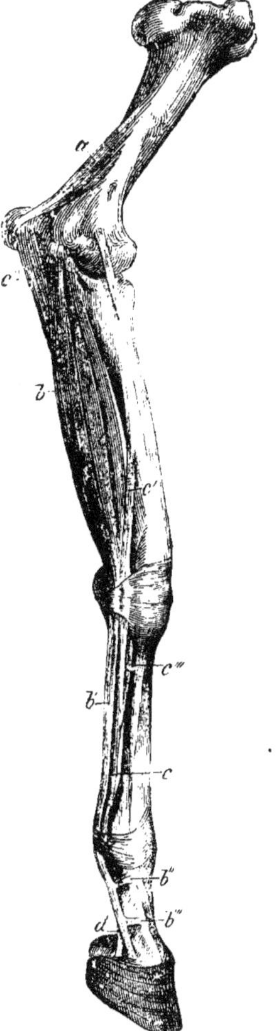

Fig. 93. — Membre antérieur gauche vu de dedans (*).

du radius. Il descend entre la face postérieure de cet os et le fléchisseur superficiel ; et c'est vers le tiers inférieur de l'avant-bras qu'apparaît son tendon. Celui-ci
passe avec le tendon du précédent dans la gaîne carpienne, puis il descend le long
du métacarpien principal où il reçoit du ligament commun postérieur du carpe

une forte bride tendineuse, destinée à soulager les muscles dans la station comme dans la marche. Plus bas, il est placé entre le ligament suspenseur du boulet et le tendon du perforé, il traverse l'anneau que lui forme ce dernier, il descend enfin à la face postérieure des phalanges, s'infléchit sur l'os naviculaire, et se termine à la crête semi-lunaire de l'os du pied par une large expansion [qui constitue l'aponévrose plantaire, après avoir reçu une gaîne fibreuse de renforcement émanée de la première phalange, comme l'a indiqué M. H. Bouley].

Une synoviale facilite son glissement sur le petit sésamoïde, [c'est la *petite gaine sésamoïdienne*. Au-dessus de celle-ci, une autre synoviale, la *grande gaine sésamoïdienne*, facilite le glissement du tendon perforant sur les parties qui l'entourent].

[Les deux gaînes sésamoïdiennes ont trop d'importance en chirurgie pour que nous n'en donnions pas ici la description.

La première est située entre le petit sésamoïde et le tendon perforant ; elle se prolonge, en bas, sous le ligament inférieur de l'os naviculaire et présente un cul-de-sac près de l'insertion de l'aponévrose plantaire à la crête semi-lunaire. En haut, elle se replie sur un petit ligament jaune qui réunit la face antérieure du tendon à la face postérieure de la seconde phalange.

La grande gaîne sésamoïdienne commence au-dessus de ce petit ligament jaune, par l'intermédiaire duquel son cul-de-sac inférieur s'adosse à la petite gaîne sésamoïdienne et à la synoviale de l'articulation du pied. De là, elle monte le long des tendons jusqu'un peu au-dessus de l'extrémité inférieure des métacarpiens rudimentaires, tapissant la coulisse postérieure de la seconde phalange, les ligaments sésamoïdiens inférieurs, les grands sésamoïdes, le ligament suspenseur du boulet, en avant, la face antérieure du perforé, en arrière ; puis, se repliant, s'adossant à elle-même entre les deux tendons, et entourant le perforant.

Les gaînes sésamoïdiennes sont fréquemment affectées d'hydropisie ; elles présentent, dans ce cas, des dilatations plus ou moins considérables, connues sous le nom de molettes tendineuses, et qui apparaissent dans les points où elles sont le moins soutenues, par exemple, au-dessus du boulet, entre le ligament suspenseur et le perforant, au-dessous du boulet, en avant du perforant (1).]

Le muscle radio-phalangien fléchit la troisième phalange sur la seconde, la seconde sur la première, et la première sur le métacarpe.

La branche charnue qui naît au bord postérieur de l'olécrane et dont le tendon se confond, au-dessus de l'articulation du genou, avec le tendon commun est désignée par Gurlt sous le nom de *branche ulnaire cubitale* (*caput ulnare* **M.** *flexoris digitorum profundi*) ; celle qui s'insère à la face postérieure du radius et qui donne naissance à un tendon aplati confondu avec le tendon commun dans la gaîne sus-carpienne est appelée *branche radiale* (*caput radiale* **M.** *flexoris digitorum profundi*).

Différences. — Chez les *ruminants*, le tendon du perforant se divise immédiatement au-dessus de l'articulation du boulet en deux branches dont chacune va s'insérer à une troisième phalange.

Chez le *porc*, les tendons des diverses portions musculaires se réunissent au-dessous du

(1) [Nous engageons l'élève à chercher plus de détails sur les gaînes sésamoïdiennes et sur les tendons fléchisseurs dans le *Traité du pied du cheval* de M. H. Bouley.]

carpe et se divisent ensuite en quatre branches, qui vont se terminer aux phalangettes des vrais et des faux doigts.

Chez les *carnivores*, le tendon se divise en cinq branches, dont chacune va à un doigt.

4. *Muscle interosseux médian (moyen fléchisseur du métacarpe de Gurlt) (musculus interosseus medius de l'homme).*

Ce muscle manque chez les solipèdes, où il est remplacé par le ligament suspenseur du boulet (*fig.* 60 *a*) (1) ; ce n'est que par exception qu'on trouve dans celui-ci des fibres musculaires.

Différences. — Chez les *ruminants*, l'interosseux médian est encore fortement tendineux et ne présente que quelques couches isolées de fibres musculaires ; il descend sur la face postérieure du métacarpe et se divise, au-dessus du boulet, en trois branches : les latérales vont de chaque côté aux premières phalanges et la médiane aux os sésamoïdes, après s'être elle-même bifurquée.

Chez le *porc*, ce muscle est bien plus charnu, il se divise en deux branches, qui se fixent à la partie supérieure des os sésamoïdes des phalanges vraies.

Le ligament suspenseur du boulet, chez les solipèdes, est destiné à limiter la flexion du boulet et à maintenir le membre dans sa position normale pendant le repos. Chez les ruminants et le porc, le muscle interosseux a bien le même usage, il est de plus fléchisseur du métacarpe.

Chez les *carnivores*, il y a quatre muscles interosseux médians tout à fait charnus, mais petits. Tous les quatre naissent à la rangée inférieure des os du carpe et à l'extrémité supérieure des métacarpiens ; il descendent à la face postérieure de ces os, et se terminent soit aux sésamoïdes, soit aux premières phalanges, dont ils sont des fléchisseurs.

MUSCLES SPÉCIAUX DES MEMBRES ANTÉRIEURS QU'ON NE TROUVE QUE CHEZ LE PORC ET LES CARNASSIERS.

1. *Fléchisseur du premier doigt (interne) (M. flexor pollicis brevis de l'homme).*

Petit muscle court, qui va de la face postérieure de l'os interne de la rangée inférieure du carpe au sésamoïde du premier doigt (interne). Il est fléchisseur. Ce muscle manque chez le *porc*.

2. *Abducteur du premier doigt (M. abductor pollicis brevis de l'homme).*

C'est encore un très-petit muscle, situé à côté et en dedans du précédent, inséré, en haut, à l'os interne de la rangée inférieure du carpe, en bas, à l'extrémité supérieure de la première phalange. Il fait écarter le pouce des autres doigts. Ce muscle est proportionnellement plus grand chez le *porc*.

3. *Adducteur du premier doigt (M. adductor pollicis de l'homme).*

Ce petit muscle a son origine au-dessous du précédent sur le même os et se termine à la face externe et à l'extrémité supérieure de la première phalange du premier doigt qu'il rapproche du second. Il manque chez le *porc*.

4. *Extenseur du doigt (interne) (M. extensor pollicis longus de l'homme).*

Ce petit muscle arrondi, qu'on ne trouve que chez le chat, commence à la partie supérieure du cubitus, se dirige en bas, et s'insère par un long tendon au doigt interne dont il est extenseur.

(1) Voy. p. 181.

5. Extenseur du second doigt (M. extensor indicis de l'homme).

Il naît en commun avec le précédent au cubitus, et son tendon se termine en avant de la première phalange du second doigt, chez le chien, et de la seconde phalange du même doigt, chez le chat. Chez le porc, ce muscle naît en avant et en haut du radius, et son tendon se divise en deux branches, dont l'une va au doigt interne rudimentaire et l'autre au doigt vrai interne.

6. Adducteur du second doigt (M. adductor indicis de l'homme).

Ce muscle naît en commun avec l'adducteur du premier doigt; son petit tendon se porte en dedans et se termine à la face interne et à l'extrémité supérieure de la première phalange du second doigt. Chez le *porc*, il va au doigt rudimentaire interne. Il rapproche le second doigt du troisième.

7. Fléchisseur du doigt externe (M. flexor digiti minimi de l'homme).

Petit muscle qui commence à l'os crochu et se termine par un fin tendon au sésamoïde du cinquième doigt, dont il est fléchisseur.

8. Adducteur du doigt externe (M. adductor digiti minimi de l'homme).

Ce muscle naît sur la face postérieure du carpe, se dirige un peu obliquement en dehors, et se termine par un petit tendon au sésamoïde interne du cinquième doigt, qu'il rapproche du quatrième.

9. Abducteur du doigt externe (M. abductor digiti minimi de l'homme).

Ce muscle, un peu plus grand que le précédent, s'insère au bord inférieur de l'os crochu, se dirige directement en bas, et se fixe par un tendon mince au sésamoïde externe du cinquième doigt, qu'il écarte du quatrième.

10. Long palmaire (M. palmaris longus de l'homme).

C'est un muscle assez long, qui naît, en commun avec le fléchisseur de la troisième phalange, à la tubérosité interne de l'humérus et descend, à côté des fléchisseurs du pied, à la face postérieure de l'avant-bras ; chez le *chien*, il se sépare, en bas, près du carpe, du fléchisseur des doigts et se termine par deux tendons aux gaînes tendineuses des fléchisseurs et à la peau. Il a pour effet de tendre la surface plantaire du pied. Chez le *chat*, il est plus fort et se divise en cinq branches, qui vont aux cinq doigts et les fléchissent.

11. Court palmaire (M. palmaris brevis de l'homme).

Plus petit que le précédent, ce muscle naît au côté externe des tendons fléchisseurs du doigt externe et se termine au tubercule plantaire. Ce muscle et le précédent n'existent pas chez le porc.

12. Long supinateur (M. supinator longus de l'homme).

Muscle long et mince, qui naît au-dessus de la tubérosité externe de l'humérus, descend à la face interne de l'avant-bras, et se termine à la protubérance ligamenteuse interne du radius. Il tend à porter l'avant-bras et le pied dans la supination.

Il manque quelquefois chez le chien.

13. Court supinateur (M. supinator brevis de l'homme).

C'est un petit muscle qui, de la tubérosité externe de l'humérus, se dirige obliquement en dedans et en bas, pour se terminer au-dessous de la tubérosité interne du radius.

Il a les mêmes usages que le précédent.

14. *Rond pronateur (M. pronator teres* de l'homme).

Petit muscle arrondi qui va de la tubérosité interne de l'humérus à l'extrémité supérieure du radius.

C'est l'antagoniste des deux précédents, il tourne le pied en dedans.

15. *Carré pronateur (M. pronator quadratus* de l'homme).

Petit muscle plat et mince, proportionnel'ement plus long chez le chien que chez le chat, situé à la face postérieure de l'avant-bras, où il est recouvert par les muscles fléchisseurs. Il s'insère par de courtes fibres charnues à toute la face interne du cubitus et, d'autre part, à tout le bord correspondant du radius.

Il est congénère du précédent.

MUSCLES DU DOS, DU THORAX, DE L'ABDOMEN ET DE LA QUEUE VUS DE L'EXTÉRIEUR DU TRONC.

PREMIÈRE COUCHE.

(Muscles du thorax et de l'abdomen.)

Préparation. — [Placez le sujet sur une table et maintenez-le dans sa position normale, c'est-à-dire appuyé sur le sternum et l'abdomen. Dépouillez-le. Détachez du tronc un membre antérieur en coupant le costo-scapulaire vers son tiers inférieur, le cervico-acromien, le dorso-scapulaire et le dorso-huméral près de leurs insertions supérieures. Vous voyez de suite le dentelé antérieur et le dentelé postérieur, une partie des intercostaux externes et le transversal des côtes. Sous les intercostaux externes, vous trouvez les intercostaux internes.

Pour préparer les muscles de l'abdomen, il est bon de se débarrasser de la masse des intestins, sans pourtant intéresser les parois inférieures et latérales de la cavité. Vous y arriverez par l'artifice suivant : faites une fenêtre assez large au thorax au droit des six ou huit côtes moyennes, enlevez par là les poumons et le cœur, puis pénétrez dans le ventre par le diaphragme et retirez les viscères intestinaux. Les muscles de l'abdomen ne sont plus tendus outre mesure, il devient facile de les disséquer.

Placez alors le sujet sur le côté. Enlevez par lambeaux la tunique abdominale qui recouvre la face externe du grand oblique. Disséquez l'anneau inguinal, après avoir enlevé les bourses, le fourreau et le pénis, ou les mamelles. Incisez ensuite la partie du grand oblique qui recouvre le petit.]

1. *Dentelé antérieur (M. serratus posticus superior* de l'homme) *(fig. 94 aa)*.

[*Petit dentelé antérieur* des auteurs français.]

C'est un muscle large, mince, en majeure partie recouvert par l'épaule; il s'insère aux apophyses épineuses et au ligament sus-épineux, depuis la cinquième jusqu'à la douzième vertèbre dorsale, par une aponévrose confondue en arrière avec celle du dentelé postérieur. De là, il descend en croisant l'ilio-spinal, puis, au niveau du bord externe de ce muscle, il devient charnu et se termine, par sept ou huit dentelures obliques en bas et en arrière, à la face externe et au bord antérieur de la moitié supérieure des sixième, septième, huitième, neuvième, dixième, onzième et douzième côtes(1). Les deux premières dentelures sont bien plus larges

(1) [Pour Rigot, ce muscle s'insère, en haut, aux apophyses épineuses des vertèbres dorsales, *depuis la troisième jusqu'à la treizième*, en bas, aux côtes, *de la sixième à la treizième*. Pour M. Chauveau, les insertions supérieures se font *de la seconde vertèbre dorsale à la treizième*, et les inférieures, *de la cinquième côte à la treizième*.]

que les suivantes ; la dernière est souvent recouverte par la première du dentelé postérieur.

Ce muscle a pour effet de tirer les côtes en avant et de concourir ainsi à dilater le thorax. C'est donc un inspirateur. [De plus il maintient les muscles spinaux profonds.]

Différences.— Chez le *bœuf*, ce muscle n'a que trois dentelures charnues allant à la sixième, à la septième et à la huitième côte. Chez le *mouton* et la *chèvre*, il en a quatre insérées aux cinquième, sixième, septième et huitième côtes.

Il en est de même chez le *porc*.

Chez les *carnivores*, l'aponévrose du dente'é antérieur commence au niveau de la quatrième vertèbre cervicale, et sa portion charnue s'insère par huit dentelures de la troisième côte à la neuvième.

2. *Dentelé postérieur* (*M. serratus posticus inferior* de l'homme) (*fig.* 94 *bb*).

[*Petit dentelé postérieur* des auteurs français.]

Ce muscle naît, comme le précédent, par une large aponévrose au ligament sus-épineux et aux apophyses épineuses des cinq dernières vertèbres dorsales et

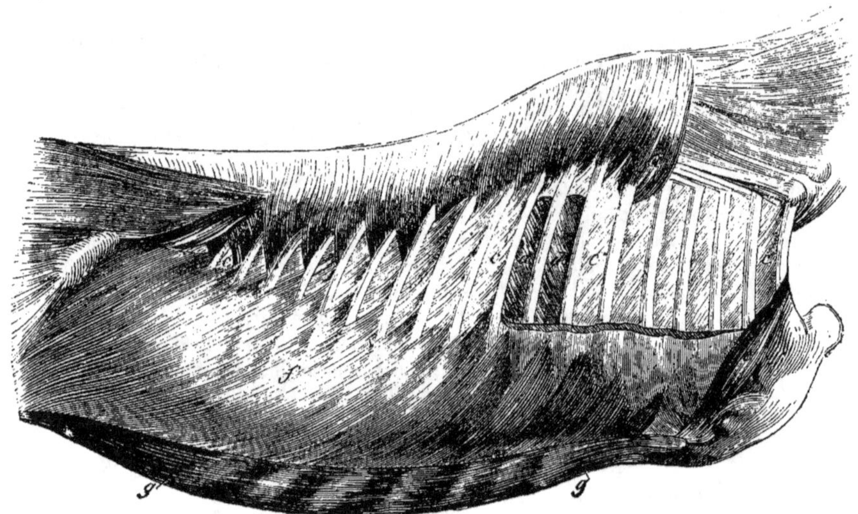

Fig. 94. — Face latérale du dos, du thorax et de l'abdomen vue à l'extérieur (*).

de toutes les vertèbres lombaires (1). Vers le bord externe de l'ilio-spinal, il présente également sept dentelures charnues, plus régulières que celles du dentelé antérieur, dirigées obliquement en bas et en avant, et fixées aux bords postérieurs des sept dernières côtes. Souvent, la première dentelure recouvre la dernière du petit dentelé antérieur.

(1) [Pour M. Chauveau, *aux neuf dernières dorsales et à quelques lombaires*; pour Rigot, *aux cinq dernières dorsales et à la première lombaire*.]

(*) *aa.* Dentelé antérieur. — *bb.* Dentelé postérieur. — *c,c,c,c.* Intercostaux externes. — *d,d.* Intercostaux internes. — *e.* Transversal des côtes. — *f.* Costo-abdominal externe. — *gg.* Sterno-pubien, ou droit de l'abdomen.

Le dentelé postérieur tire en arrière les côtes auxquelles il s'insère et diminue la capacité du thorax ; il est conséquemment expirateur.

Différences. — Chez le *bœuf*, ce muscle n'a que quatre dentelures fixées aux quatre dernières côtes; chez le *mouton* et la *chèvre*, il en a cinq.

Chez le *porc*, il en a six, qui s'insèrent aux dernières côtes.

Chez les *carnivores* enfin, la disposition est la même que chez le *bœuf*, si ce n'est que les dentelures sont plus larges pour le dernier.

3. *Intercostaux externes* (*M. intercostales externi* de l'homme) (*fig. 94 c,c,c,c*).

Ces muscles, situés dans les intervalles des côtes et des cartilages, s'insèrent chacun, par des fibres moitié charnues, moitié tendineuses, au bord postérieur d'une côte et au bord antérieur de celle qui suit ; ils ont une direction oblique en bas et en arrière.

4. *Intercostaux internes* (*M. intercostales interni* de l'homme) (*fig. 94 d,d*).

Ceux-ci, placés également dans les espaces intercostaux, se trouvent entre la plèvre et les précédents. Ils sont plus minces et leur direction est inverse, c'est-à-dire oblique en haut et en arrière, de telle sorte que les fibres des uns et des autres se croisent en X.

L'usage des muscles intercostaux est de rapprocher les côtes les unes des autres et de les porter en avant, ce qui élargit la cavité thoracique ; ce sont donc des inspirateurs.

[Pour M. Cruveilhier, les intercostaux externes et internes, qui tendent à rapprocher les côtes, ne peuvent être ni inspirateurs ni expirateurs ; leur effet consiste tout simplement à fixer les côtes et à donner une plus grande résistance à la paroi thoracique dans les fortes inspirations ou pendant les efforts.]

5. *Transversal des côtes* (*M. transversus costarum*) (*fig. 94 e*).

Muscle mince, assez large, partie tendineux, partie charnu, situé sous l'épaule ; il s'insère à la face externe de l'extrémité inférieure de la première côte, se dirige obliquement en bas et en arrière, et se termine par de larges tendons plats aux cartilages des seconde, troisième et quatrième côtes, quelquefois même à celui de la cinquième, et enfin sur le côté du sternum.

Son effet est d'élever les côtes et leurs cartilages et d'élargir ainsi la portion antérieure du thorax, lors de l'inspiration (1).

6. *Costo-abdominal externe* ou *grand oblique externe de l'abdomen* (*M. obliquus externus* de l'homme) (*fig. 94 f*).

C'est le plus développé des muscles abdominaux; il est recouvert par le peaucier et le pectoral. Il prend son origine : 1° par des dentelures charnues, dont les cinq premières s'engrènent avec celles du costo-scapulaire, sur la face externe et le bord postérieur de l'extrémité inférieure des quatorze dernières côtes; 2° à l'angle antérieur et externe de l'ilium. Ses fibres se dirigent obliquement en arrière et en bas; à quelque distance du cercle cartilagineux des côtes, une aponévrose fait suite à la partie charnue, elle croise celle du petit oblique en

---

(1) [Rigot et M. Chauveau considèrent le transversal des côtes comme expirateur. Son insertion au sternum et son insertion à la première côte étant à peu près fixes, il semble bien, en effet, que ses contractions ne peuvent que ramener en dedans les côtes sur lesquelles il s'appuie.]

s'intriquant intimement avec elle, et va se confondre avec l'aponévrose du côté opposé sur un raphé médian, qui constitue la *ligne blanche* (*linea alba*).

[La ligne blanche ne résulte pas seulement de l'entre-croisement des fibres aponévrotiques du grand oblique, mais encore de l'entre-croisement des aponévroses du petit oblique et du transverse de l'abdomen. C'est un cordon fibreux, peu épais, étendu, sur la ligne médiane, entre l'appendice xiphoïde du sternum et la symphyse pubienne. Entre son tiers moyen et son tiers antérieur, elle livre passage au cordon ombilical par l'*anneau ombilical*.]

Près du pubis, et à quelques centimètres de la ligne médiane, l'aponévrose du grand oblique présente une ouverture dite *anneau abdominal* ou *inguinal* (*annulus abdominalis*). C'est l'orifice inférieur du *canal inguinal*, qui remonte jusque dans l'abdomen et qui donne passage au cordon testiculaire chez les animaux mâles, au ligament rond chez les femelles des carnivores.

[L'anneau inguinal a une forme ovalaire à grand diamètre oblique d'avant en arrière et de dehors en dedans ; on lui reconnaît deux bords ou piliers, antérieur et postérieur, et deux commissures, externe et interne. Les piliers sont formés par des fibres de l'aponévrose qui se sont écartées ; et les commissures sont représentées par les angles d'écartement de ces fibres.

Au-dessus de l'anneau inguinal, on peut suivre le canal inguinal, conduit particulier comparable pour la forme à une corne recourbée et aplatie. Il est en effet plus large en bas qu'en haut, concave en avant, et comprimé dans un sens oblique d'avant en arrière et de dedans en dehors. On lui reconnaît deux faces : une postérieure, concave, formée par l'aponévrose fémorale ; une antérieure, convexe, formée par le petit oblique. Sa longueur est de 7 à 8 centimètres d'après Rigot. Il est tapissé par la partie supérieure de la gaîne vaginale, diverticulum du péritoine qui enveloppe le testicule et le cordon testiculaire. Cette gaîne présente au point où elle sort de l'abdomen une ouverture arrondie, non obstruée chez le cheval, assez étroite pour ne recevoir d'ordinaire que l'extrémité du médius d'un homme à côté du cordon testiculaire ; c'est l'orifice supérieur du canal inguinal.]

Le bord postérieur de l'aponévrose du grand oblique se confond, dans le pli de l'aine, avec le bord supérieur de l'aponévrose fémorale ; il en résulte une bandelette fibreuse étendue de l'angle antérieur et externe de l'ilium à la symphyse pubienne et connue sous le nom d'arcade crurale, ou *ligament de Fallope* ou *de Poupart* (*arcas cruralis s. ligamentum Poupartii*).

L'*arcade crurale*, tendue par l'aponévrose fémorale, décrit une courbe à concavité supérieure ; elle limite, en avant, un espace triangulaire dont l'ilium et le pubis forment les bords postérieurs et qui fait communiquer l'abdomen et la cuisse. Dans cet espace, il faut signaler surtout l'*anneau crural* (1), par lequel passent l'artère crurale, qui sort de l'abdomen, la veine crurale et les vaisseaux lymphatiques qui y entrent ; anneau circonscrit, en avant, par une partie de l'arcade crurale, en dehors par le psoas iliaque, et en arrière par le bord antérieur du pubis.

La face inférieure tout entière du grand oblique est recouverte par une expansion de tissu fibreux jaune élastique connue sous le nom de *tunique abdominale*.

[Cette tunique, destinée à soutenir les viscères abdominaux, tout en permettant

---

(1) [L'anneau crural n'a pas, en vétérinaire, la même importance qu'en chirurgie humaine, néanmoins il est bon d'en faire la description ; c'est un excellent emprunt qu'a fait M. Chauveau à l'anatomie humaine.]

leur extension, est surtout développée chez les grands mammifères. Elle est séparée de la peau et du peaucier par un tissu cellulaire assez lâche, mais elle adhère intimement à la face externe du muscle qu'elle recouvre. Son épaisseur est d'autant plus grande qu'on la considère plus près de la ligne médiane. Le ligament suspenseur du fourreau et le dartos y prennent attache, comme aussi l'enveloppe fibreuse élastique des mamelles.

La tunique abdominale est représentée par une aponévrose mince et lâche, chez le porc et les carnivores, encore plus mince chez l'homme.]

Les usages de l'oblique externe sont variés ; il rapproche les dernières côtes de la ligne médiane et refoule les viscères abdominaux ; conséquemment il est expirateur et il concourt à la défécation, à l'expulsion des urines et à la mise-bas. Il peut en outre fléchir la colonne vertébrale.

7. *Ilio-abdominal* ou *petit oblique interne de l'abdomen* (*fig.* 95 *a*).

Ce muscle, situé à la face interne du précédent, assez large également et triangulaire, s'insère, par son sommet qui correspond à la partie charnue, à l'angle externe de l'ilium ; de là, ses fibres lâchement unies descendent en rayonnant, quelques-unes des postérieures se fixent immédiatement à l'arcade crurale, toutes les autres se continuent par une aponévrose qui s'entre-croise avec celle du grand oblique et va s'insérer : 1° par quatre ou cinq languettes, en avant, à la face interne des derniers cartilages costaux ; 2° par le reste de son étendue, en dedans, sur la ligne blanche, qu'elle concourt à former. Cette aponévrose est en rapport, en dehors, avec celle du grand oblique , et en dedans avec le muscle grand droit.

Le petit oblique est congénère du précédent.

Différences. — Chez les *ruminants* et les *carnivores*, il prend encore une insertion fixe aux apophyses transverses des vertèbres lombaires.

DEUXIÈME COUCHE.

(Muscles du ventre, du thorax, du dos et de la queue.)

Préparation. — Sur le sujet qui a servi à la préparation précédente, il suffit d'inciser les aponévroses des obliques près de la ligne blanche et de les écarter de chaque côté pour voir les deux muscles grands droits.

Pour étudier les autres muscles, replacez l'animal sur le ventre. Divisez les obliques et le grand droit par une incision transversale, en arrière de la dernière côte, et rabattez leurs lambeaux, vous découvrez le transverse de l'abdomen et le rétracteur de la dernière côte. Incisez les dentelés dans le sens de la longueur du corps, vous voyez l'ilio-spinal, qui se continue, dans la région du cou, sous le dorso-occipital, et dans la région lombaire, sous la pointe du grand ilio-trochantérien.

Incisez dans toute sa longueur la gaine aponévrotique qui recouvre les muscles de la queue.

Enfin, voyez en dedans du bassin l'insertion inférieure de l'ischio-coccygien.]

1. *Sterno-pubien* ou *grand droit de l'abdomen* (*M. rectus abdominis* de l'homme) (*fig.* 94 *g*).

Ce muscle est situé dans la paroi inférieure de l'abdomen, entre les aponévroses du petit oblique et du transverse. Il naît par des fibres charnues à la face externe et à la partie inférieure des quatre dernières côtes sternales, sur leurs cartilages et sur l'appendice xiphoïde du sternum. De là, il se porte en arrière, en suivant la ligne médiane par son bord interne, et en s'élargissant par son bord externe, qui décrit une demi-ellipse. Dans toute sa partie moyenne, il présente, à intervalles assez courts, des intersections tendineuses transversales. Enfin, son extrémité postérieure se termine par un fort tendon à la branche antérieure du pubis. Ce tendon fournit une assez forte division qui, sous le nom de ligament pubio-fémoral, passe par l'échancrure du sourcil de la cavité cotyloïde et se confond avec le ligament rond de l'articulation coxo-fémorale.

Le muscle droit partage les usages des précédents ; de plus, il tire le bassin en avant pendant l'acte de l'accouplement.

Différences. — Chez les autres animaux, les intersections fibreuses transversales sont plus rares.

2. *Costo-abdominal interne* ou *transverse de l'abdomen* (*M. transversus abdominis* de l'homme) (*fig. 95 b*).

Le costo-abdominal interne, situé entre le précédent et le péritoine, forme la couche musculaire la plus profonde des parois de l'abdomen. C'est une bande

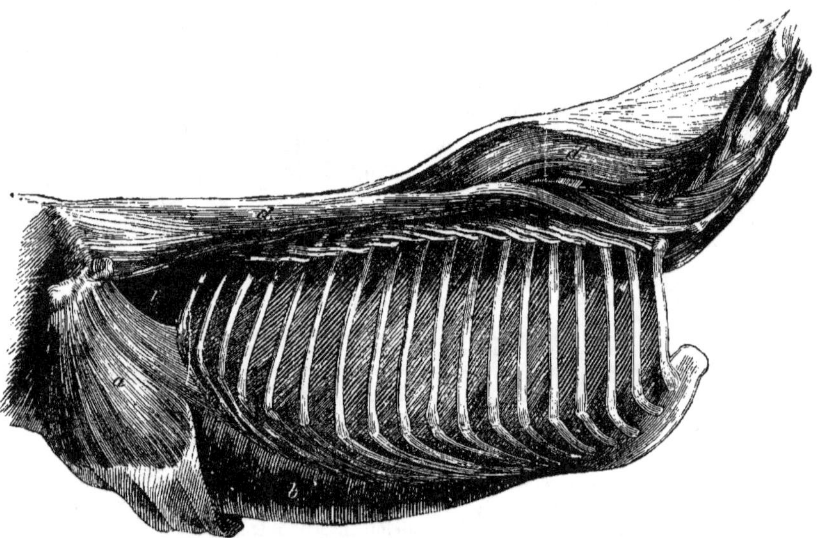

Fig. 95. — Face latérale du dos, du thorax et de l'abdomen (vue de l'extérieur) (*).

charnue à fibres transversales, qui s'étend du sternum à l'ilium en suivant le cercle cartilagineux des côtes et qui s'insère : 1° en avant et en dehors, à la face interne de l'appendice xiphoïde, des trois dernières vraies côtes et de toutes les fausses côtes, par des languettes, dont quelques-unes s'engrènent avec celles du diaphragme ; 2° en dehors et en arrière, aux apophyses transverses des vertèbres lombaires par l'intermédiaire de fibres aponévrotiques très-courtes. La

partie charnue du muscle se continue en dedans par une large aponévrose,
qui va s'entre-croiser sur la ligne médiane avec celle du côté opposé et
concourt à former la ligne blanche.

Le transverse est congénère des autres muscles abdominaux.

Différences. — Chez les *carnivores*, la partie charnue est proportionnellement plus
large.

3. *Lombo-costal* ou *rétracteur de la dernière côte* (1) (*M. retractor costæ*) (*fig.* 95 c).

Muscle large, mince, de forme triangulaire, situé sur la face externe du
muscle transverse de l'abdomen ; il naît, par une aponévrose, à l'extrémité des
apophyses transverses des trois ou quatre premières vertèbres lombaires, se dirige en avant et en bas, devient bientôt charnu, et se fixe au bord postérieur de
l'extrémité supérieure de la dernière côte.

Il est rétracteur de la dernière côte ; il agit donc dans l'expiration.

4. *Ilio-spinal* ou *long muscle du dos* ou *long dorsal* (*M. longissimus dorsi* de l'homme)
(*fig.* 95 dd').

C'est un muscle épais et très-long, recouvert en partie d'une forte lame aponévrotique brillante, et qui s'étend depuis l'ilium jusqu'au niveau de la seconde
vertèbre cervicale. Il se divise en deux portions, la *portion dorsale* et la *portion
cervicale*.

La *portion dorsale* (*d*), recouverte par les deux petits dentelés, remplit l'espace
compris entre les apophyses épineuses dorso-lombaires, d'une part, les côtes et
les apophyses transverses des vertèbres lombaires, d'autre part. Elle s'insère au
bord antérieur, aux deux angles antérieurs et à la face interne de l'ilium, à la
face supérieure du sacrum, aux apophyses épineuses des vertèbres dorso-lombaires et au ligament sus-épineux, aux apophyses articulaires et transverses
des vertèbres lombaires, aux apophyses transverses des vertèbres dorsales et des
deux dernières cervicales, enfin à la partie supérieure des côtes. Dans la région
des lombes, l'ilio-spinal présente une excavation triangulaire allongée, dans laquelle est logée la pointe du grand ilio-trochantérien.

La *portion cervicale* (*d'*), composée elle-même de deux branches, commence près
du garrot et se trouve entièrement unie à la portion dorsale. La branche inférieure, la plus petite (*M. cervicalis descendens* de l'homme), se porte directement en
avant et se termine par des tendons aplatis aux apophyses transverses des quatre
dernières vertèbres cervicales ; la branche supérieure, plus longue (*M. spinalis et
semi-spinalis dorsi* de l'homme), monte, en dessous du dorso-occipital, sur la face
supérieure des vertèbres cervicales, se fixe aux apophyses obliques et aux apophyses épineuses de ces vertèbres, et se termine à l'extrémité de la crête de l'axis.

Les muscles ilio-spinaux ont des usages multiples : Si les deux agissent ensemble, le membre postérieur étant fixé, ils relèvent l'avant-train et concourent
à l'action du cabrer ; si les membres antérieurs sont fixés, au contraire, ils relèvent l'arrière-train, dans la ruade. Un seul agissant incline la colonne vertébrale de son côté et étend légèrement la tête. Enfin, les ilio-spinaux, en appuyant
sur les côtes dans leurs contractions, jouent le rôle d'expirateurs.

(1) [Ce muscle est considéré par la plupart des auteurs français comme une dépendance du petit oblique
de l'abdomen.]

C'est ce muscle que le cheval contracte quand il veut s'opposer et se soustraire à l'action du mors ; c'est de son fonctionnement régulier et de son développement que dépendent les aptitudes du cheval aux divers services.

5. Sacro-coccygien supérieur (court releveur de la queue de Gurlt) (*M. levator caudæ brevis*) (fig. 96 *a*).

Muscle situé au-dessus des vertèbres sacrées et coccygiennes, très-long, à deux branches d'origine. La plus longue s'insère au sommet et sur le côté de toutes

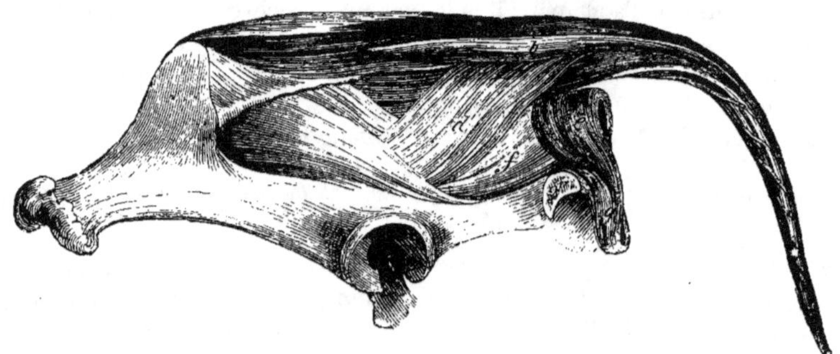

Fig. 96. — Muscles de la queue (*).

les apophyses épineuses du sacrum, la plus courte aux deux dernières seulement. Toutes deux forment un ventre arrondi, qui va en s'amincissant jusqu'à la dernière vertèbre coccygienne et s'attache par de petits tendons très-courts à chacune de ces vertèbres.

Les sacro-coccygiens supérieurs sont des releveurs de la queue.

6. Sacro-coccygien latéral (long releveur de la queue de Gurlt) (*M. abductor caudæ longus*) (*fig*. 96 *b*).

Ce muscle, placé sur le côté de la queue, également très-long, commence sur le sacrum et longe toute la queue, entre le précédent et le suivant, prenant sur chaque vertèbre coccygienne des attaches par des tendons très-courts.

Il tire la queue de côté. Les deux muscles agissant ensemble et avec les supérieurs raidissent la queue et la maintiennent droite.

7. Long sacro-coccygien inférieur (long abaisseur de la queue de Gurlt) (*M. depressor caudæ longus*) (*fig*. 96 *c*).

Ce muscle, placé au-dessous des vertèbres sacrées et coccygiennes, assez fort à son origine, naît à la face inférieure et à l'extrémité postérieure du sacrum, et suit la face inférieure de la queue en se fixant, comme les précédents, par de petits tendons à chacune des vertèbres.

C'est un abaisseur de la queue.

*) *a*. Sacro-coccygien supérieur. — *b*. Sacro-coccygien latéral. — *c*. Long sacro-coccygien inférieur. — *d*. Ischio-coccygien.— *e*. Sphincter de l'anus.— *f*. Rétracteur de l'anus.— *g*. Constricteur de la vulve.

8. *Court sacro-coccygien inférieur* (1) (*court abaisseur de la queue* de Gurlt)
(*M. depressor caudæ brevis*).

Ce muscle naît également à la face inférieure du sacrum, en dedans du précédent, par un ventre charnu large et plat, qui s'amincit en arrière et se fixe à la face inférieure des premières vertèbres (les six premières ordinairement) du coccyx.

Il est congénère du précédent.

9. *Ischio-coccygien* (*abaisseur latéral de la queue* de Gurlt) (*M. coccygeus* de l'homme)
(*fig. 96 d*).

C'est un muscle large et mince, situé sur le côté du bassin ; il naît par une aponévrose à la face interne du ligament sacro-sciatique (2), tout près de l'angle ischial postérieur, devient ensuite charnu, et se porte obliquement en arrière et en haut sur les côtés du rectum jusqu'à la queue où il s'insère aux apophyses transverses des quatre ou cinq premières vertèbres coccygiennes.

Il tire la queue en bas et de côté.

10. *Intertransversaires de la queue* (3) (*M. intertransversales caudæ*).

Ce sont de petits muscles ventrus, situés des deux côtés de la queue, entre les apophyses transverses des vertèbres coccygiennes, et fixés à ces éminences.

Ils concourent à imprimer à la queue des mouvements d'inclinaison latérale.

TROISIÈME COUCHE.

(Muscles du dos et du thorax.)

Préparation. — [En enlevant l'ilio-spinal, vous mettez à découvert tous 'es muscles de cette couche.]

1. *Transversaire épineux* (*épineux oblique* de Gurlt) (*M. multifidus spinæ* de l'homme)
(*fig. 97 aaa*).

Ce muscle, placé sur le côté des apophyses épineuses des vertèbres du dos et des lombes, très-long, recouvert par l'ilio-spinal, se compose d'un grand nombre de faisceaux étroits et minces, moitié charnus, moitié tendineux. Sur les vertèbres lombaires, ces faisceaux commencent aux apophyses obliques, sur les vertèbres dorsales, aux apophyses transverses. De ces origines, ils se dirigent obliquement en haut et en avant sur le côté des apophyses épineuses et se terminent au sommet de ces apophyses, chacun à la troisième ou quatrième vertèbre qui précède celle où il a pris son insertion inférieure.

Les premiers faisceaux sont moins obliques et ne vont plus jusqu'au sommet des apophyses épineuses, à l'exception du premier cependant, qui va au sommet de celle de la septième vertèbre cervicale.

Ce muscle est congénère de l'ilio-spinal.

---

(1) [Considéré par la plupart des vétérinaires français comme une portion interne du sacro-coccygien inférieur.]
(2) [Pour M. Chauveau. il s'insère également à la crête sus-cotyloïdienne.]
(3) [Ce sont probablement des dépendances des muscles sacro-coccygiens latéraux.]

2. *Interépineux* (*M. insterspinales* de l'homme).

Différences. — Ces muscles manquent chez le *cheval* et chez les *ruminants*; chez le *porc*, ils se trouvent entre les apophyses épineuses des vertèbres dorsales et lombaires; chez les *carnassiers*, ils existent également entre les apophyses épineuses des vertèbres cervicales.

Ils ont pour usage de rapprocher les apophyses épineuses.

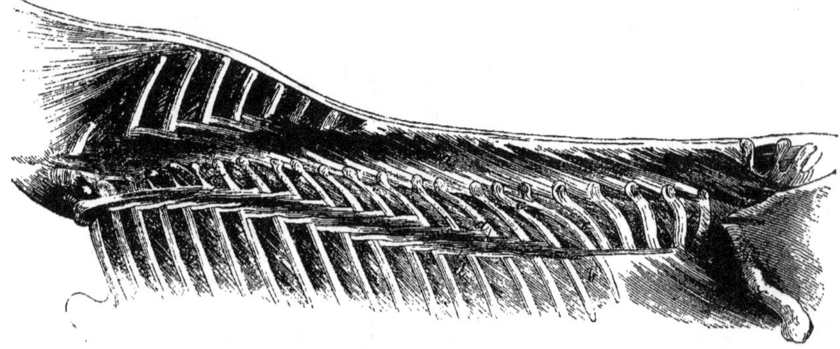

Fig. 97. — Face latérale du dos et du thorax (*).

3. *Intertransversaires* (*M. intertransversales* de l'homme) (*fig.* 97 *c, c*).

Ce sont de courts faisceaux charnus, logés entre les apophyses transverses des vertèbres dorsales et lombaires, auxquelles ils sont fixés.

Ils concourent, avec l'ilio-spinal, à imprimer des mouvements d'inclinaison à la colonne vertébrale.

4. *Intercostal commun* (*M. sacro-lumbaris* de l'homme) (*fig.* 97 *ddd*).

Muscle étroit et long, recouvert par les dentelés, situé près du bord externe de l'ilio-spinal. Il s'insère par un fort tendon à l'apophyse transverse de la première vertèbre dorsale, devient ensuite charnu, et se porte en arrière sur la face externe des côtes et sur les apophyses transverses des trois premières vertèbres lombaires; il est plus étroit à ses deux extrémités qu'à sa partie moyenne. Sur toute sa longueur, se détachent, en haut et en bas, de petites languettes tendineuses; les supérieures, larges, minces, courtes, se fixent aux bords antérieurs des quinze dernières côtes; les inférieures, plus longues, aux bords postérieurs des quatorze premières côtes.

Si le muscle agit à la fois par ses tendons supérieurs et inférieurs, il est simplement fixateur des côtes; tandis que, s'il agit tantôt par les supérieurs, tantôt par les inférieurs, il concourt aux mouvements respiratoires, comme inspirateur dans le premier cas, comme expirateur dans le second.

5. *Releveurs des côtes* (*M. levatores costarum* de l'homme) (*fig.* 97 *e, e, e*).

[*Sus-costaux* des auteurs français.]

Petits muscles ventrus, qui ne deviennent visibles que quand on a enlevé l'ilio-

(*) *aaaa*. Transversaire épineux. — *b*. Intercostaux externes. — *c, c*. Intertransversaires. — *ddd'd'*. Intercostal commun. — *e, e, e*. Releveurs des côtes.

spinal. Ils s'insèrent aux apophyses transverses des vertèbres dorsales, de la troisième à la dix-septième, puis se dirigent obliquement en dehors et en arrière ; chacun d'eux se termine à l'extrémité supérieure et au bord antérieur de la côte qui suit sa première insertion.

Ces muscles sont inspirateurs.

MUSCLES DU THORAX ET DES LOMBES, ET MUSCLES COMMUNS DES MEMBRES POSTÉRIEURS VUS DE L'INTÉRIEUR DU TRONC ET EN DEDANS DE LA CUISSE.

PREMIÈRE COUCHE.

(Muscles du thorax et de la cuisse.)

Préparation. — [Donnez un trait de scie à chaque côte sternale un peu au-dessus de son articulation avec le cartilage correspondant, coupez, en suivant la ligne ainsi déterminée, les cartilages des autres côtes, séparez du thorax la pièce qui se trouve libre, et vous verrez très-bien le sterno-costal, après avoir enlevé la plèvre qui le recouvre.

Le diaphragme est facile à étudier par sa face postérieure sur un animal couché sur le dos, après qu'on a ouvert l'abdomen et enlevé les viscères de cette cavité.

Sur le même sujet, incisez l'aponévrose fémorale, et vous avez en vue l'ilio-rotulien interne et le pubio-tibial.]

1. *Sterno-costal* (*M. triangularis sterni* de l'homme) (*fig.* 98 *a*).

[*Triangulaire du sternum* des auteurs français.]
Ce muscle, situé dans la cavité thoracique, sous la plèvre, au-dessus du ster-

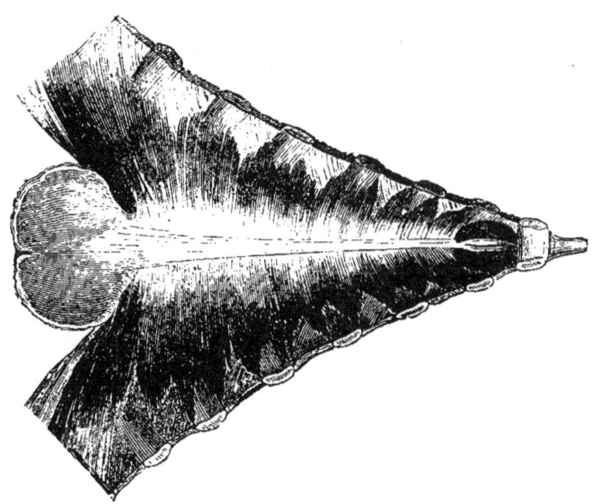

Fig. 98. — Le sternum, les cartilages costaux et l'extrémité inférieure des côtes (vus de dedans) (*).

num, prend son origine par une portion aponévrotique à la face supérieure de cet os, de là se dirige en dehors et en haut, et se termine par sept dentelures charnues à la face interne des sept derniers cartilages costaux et à l'extrémité

(*) *a, a.* Les deux sterno-costaux.

inférieure des côtes correspondantes ; la dernière dentelure seule n'atteint pas la côte.

Si le point fixe est au sternum, le muscle tire les côtes en avant et élargit ainsi la cage thoracique ; au contraire, si le point fixe est aux côtes, le sternum est relevé et la cage thoracique diminue de capacité.

2. *Diaphragme* (*Diaphragma s. M. phrenicus* de l'homme) (*fig.* 99 *A*).

Le *diaphragme* (*septum transversum*) est un muscle impair, placé comme une cloison entre la cavité thoracique et l'abdomen, très-vaste, mince, demi-aponévrotique ; sa forme est celle d'un cœur de carte à jouer ; il est étendu obliquement d'arrière en avant et de haut en bas de la région sous-lombaire au cartilage xiphoïde du sternum (*fig.* 99).

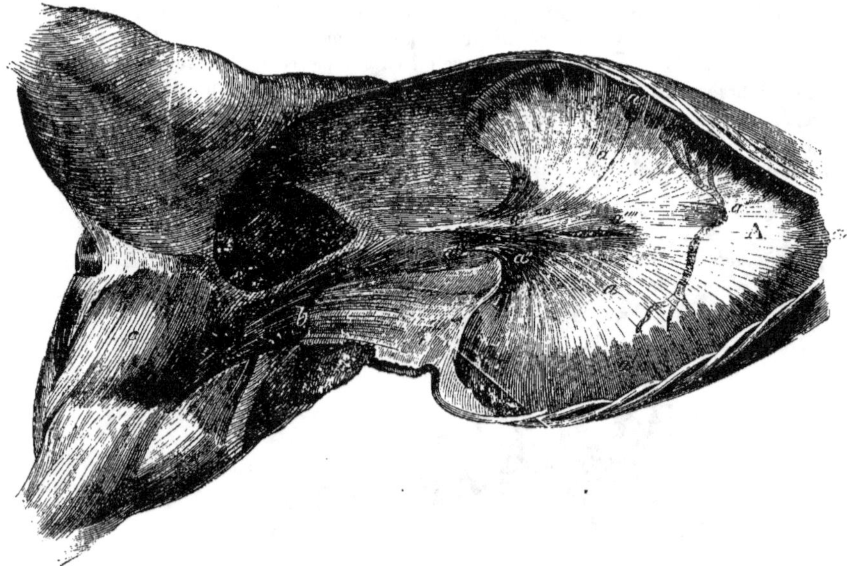

Fig. 99. — Diaphragme et muscles de la face interne de la cuisse (').

On décrit à part sa partie charnue périphérique, son centre aponévrotique et son extrémité supérieure ou lombaire. La portion *charnue*, encore appelée *costale*, entoure l'aponévrose ; son bord excentrique présente des dentelures qui se trouvent unies avec celles du muscle transverse de l'abdomen et qui s'insèrent à la face supérieure du cartilage xiphoïde du sternum, aux extrémités inférieures des trois dernières vraies côtes et à toutes les fausses côtes ; son bord concentrique, également dentelé, fait suite à la *portion aponévrotique*.

Celle-ci, encore nommée *miroir de Helmont* (*Specu'um Helmontii*) ou *centre phrénique*, est formée de fibres blanches nacrées qui rayonnent en divers sens ; elle

(') A. Diaphragme. — *aa*. Sa portion aponévrotique. — *a'a'a'*. Sa portion charnue. — *a"a"*. Sa portion lombaire. — *a'''*. Orifice aortique. — *a''''*. Orifice œsophagien. — *a''''*. Orifice de la veine cave. — *b*. Ilio-rotulien interne. — *c*. Pubi -tibial.

est percée, en bas et un peu à droite, d'une ouverture assez large pour le passage de la veine cave postérieure.

L'*extrémité supérieure*, ou lombaire, présente deux masses charnues, inégales en longueur et en volume, qui se prolongent jusqu'au milieu de la portion aponévrotique ; ce sont les *piliers* du diaphragme, distingués en droit et en gauche. Tous deux s'insèrent, en haut, aux corps des deux dernières vertèbres dorsales et des quatre premières lombaires, par de forts tendons. Le pilier droit, le plus grand, est percé d'une ouverture longitudinale pour le passage de l'œsophage et des deux nerfs pneumogastriques, qui sortent du thorax et entrent dans l'abdomen ; entre les deux piliers se trouve une autre ouverture pour le passage de l'aorte postérieure (ouverture aortique), ainsi que du canal thoracique, de la veine azygos et de nerfs.

Les faces du diaphragme sont toutes deux tapissées par une séreuse, l'antérieure par la plèvre, la postérieure par le péritoine ; la première, tournée du côté du thorax, est convexe, la seconde, située dans l'abdomen, est concave et soutient le foie.

Quand la portion charnue du diaphragme se contracte, le centre phrénique est tiré en arrière, la courbe de la cloison diminue et la cavité thoracique augmente de capacité. Ce muscle est donc inspirateur.

Différences. — Chez les *ruminants*, l'orifice de la veine cave est plus élevé, il se trouve presque au niveau de l'orifice œsophagien, à droite de la ligne médiane.

3. *Ilio-rotulien interne* (*étroit adducteur* de Gurlt) (*M. sartorius* de l'homme, *couturier*) (*fig.* 99 *b*).

[*Long adducteur de la jambe* des auteurs français.]

Ce muscle, long et étroit, s'insère par une aponévrose en dedans de la cavité abdominale, à la région lombaire et sur le petit psoas, devient ensuite charnu, se porte à la face interne de la cuisse en croisant le grand psoas et le psoas iliaque, et se place près du bord antérieur du muscle suivant. Son insertion inférieure se fait également par une aponévrose qui se continue au-dessus de l'articulation rotulienne avec celle du pubio-tibial, s'attache au ligament rotulien interne et se termine à la face interne de la jambe.

L'ilio-rotulien interne tire la jambe en dedans et entraîne tout le membre dans ce mouvement, [en même temps qu'il fléchit la cuisse].

Différences. — Chez le *bœuf*, ce muscle a deux branches à son origine.

Chez les *carnassiers*, il s'insère, en haut, à l'angle externe de l'ilium, et se divise, en bas, en deux branches, dont l'antérieure va à la face interne du genou, tandis que la postérieure se confond avec le muscle suivant.

4. *Pubio-tibial* (*large adducteur* de Gurlt) (*M. gracilis* de l'homme) (*court adducteur de la jambe*) (*fig.* 99 *c*).

[*Court adducteur de la jambe* des auteurs français.]

Ce muscle est plus large et plus fort que le précédent : il s'insère en commun avec celui du côté opposé à la symphyse ischio-pubienne, puis il descend en formant le plat de la cuisse et se continue par une large aponévrose qui reçoit, en avant, l'ilio-rotulien interne et qui va se fixer sur le ligament interne de la rotule et sur la face interne du tibia.

Il est également adducteur de la jambe. Les deux adducteurs de la jambe comprennent entre eux et la face inférieure du pubis un espace triangulaire, occupé par les ganglions de l'aine [et les vaisseaux cruraux].

DEUXIÈME COUCHE.

(Muscles des lombes et de la cuisse.)

Préparation. — [Coupez en travers l'ilio-rotulien interne et le pubio-tibial et rabattez leurs lambeaux, vous découvrez la seconde couche des muscles des lombes et de la face interne de la cuisse.]

1. *Lombo-ilial* (*petit lombaire* de Gurlt) (*M. psoas parvus* de l'homme) (*fig. 100 b*).

[*Petit psoas* des auteurs français.]

Ce muscle est situé dans la région lombaire sur le côté du corps des vertèbres lombaires, en dedans et au-dessous du grand psoas. Il naît par un tendon

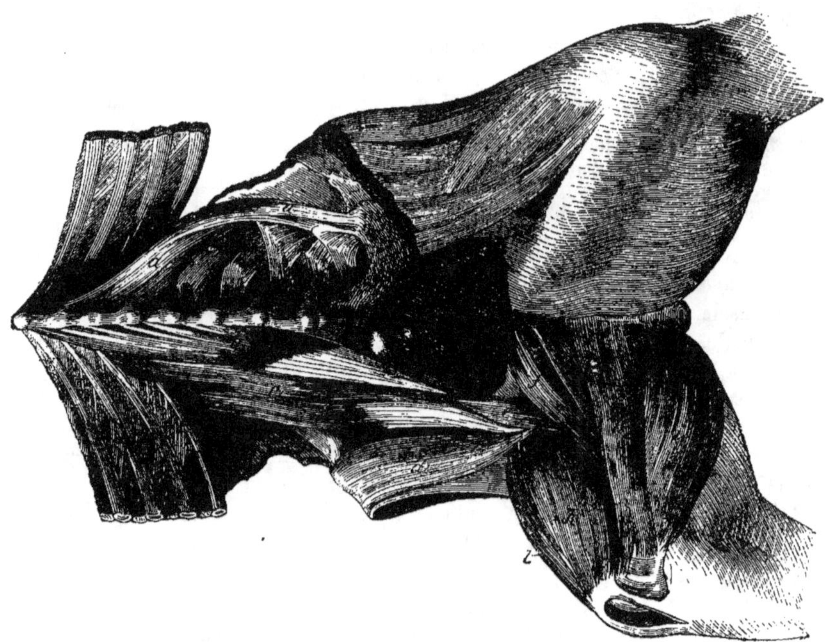

Fig. 100. — Muscles du dos et du membre postérieur (vus de dedans) (*).

plat à la crête (1) de l'angle postérieur de l'ilium, se dirige en avant, en haut et en dedans, et va se fixer par des faisceaux moitié charnus, moitié aponévrotiques, à la face inférieure du corps des quatre premières vertèbres lombaires et des trois dernières dorsales.

(1) [Éminence ilio-pectinée.]

(*) *a*. Carré des lombes. — *b*. Lombo-ilial ou petit psoas. — *c*. Lombo-fémoral ou grand psoas. — *d*. Grand ilio-fémoral. — *e*. Ilio-fémoral moyen. — *f*. Pubio-fémoral antérieur. — *g*. Pubio-fémoral moyen. — *h*. Pubio-fémoral postérieur. — *i*. Grand ischio-fémoral. — *k*. Fémoro-tibial interne. — *l*. Ilio-rotulien externe.

Il a pour effet de porter le bassin en avant.

2. *Lombo-fémoral* (*grand lombaire* de Gurlt) (*M. psoas magnus* de l'homme) (*fig.* 100 c).

[*Grand psoas* des auteurs français.]
Ce muscle, également placé dans la cavité abdominale, en dehors du précédent, est épais et fortement charnu ; il naît au bord postérieur et à l'extrémité supérieure des deux dernières côtes, puis au corps et aux apophyses transverses des vertèbres lombaires. Vers son extrémité postérieure, il se rétrécit, s'engage entre les deux ilio-fémoraux (grand et moyen), et s'insère avec eux par un tendon à la crête de la face interne du fémur (1).

Son action varie suivant que le point fixe est en arrière ou en avant. Dans le premier cas, il fléchit le tronc et le ramène à sa position après le cabrer ; dans le second, il fléchit le fémur sur le bassin et lui imprime un mouvement de rotation en dehors.

Différences. — Chez le *chien*, ce muscle est plus petit, il ne commence qu'à la troisième vertèbre lombaire.

3. *Grand-ilio-fémoral* (2) (*iliaque* de Gurlt) (*M. flexor femoris magnus*) (*iliacus internus* de l'homme) (*fig.* 100 d).

[*Portion du psoas iliaque* des auteurs français.]
Muscle épais, charnu, situé en dehors du précédent ; il s'insère à la face interne de l'angle externe de l'ilium, se dirige en bas et en arrière en s'amincissant, et va se terminer avec le grand psoas à la crête de la face interne du fémur.
C'est un fléchisseur de la cuisse.

Différences. — Ce muscle manque chez les *carnivores*.

4. *Moyen ilio-fémoral* (*M. flexor femoris medius*) (*fig.* 100 e).

[*Portion du psoas iliaque* des auteurs français.]
Muscle complétement charnu, plus petit que le précédent ; il naît à la face interne de l'ilium et à l'apophyse transverse du sacrum, se dirige, après une légère torsion, en bas et en arrière, devient superficiel entre le grand et le petit psoas, et se termine avec le premier à la crête de la face interne du fémur.

Il est congénère du précédent.

5. *Pubio-fémoral antérieur* (*long adducteur* de Gurlt) (*M. adductor longus* de l'homme) (*fig.* 100 f).

[*Pectiné* des auteurs français.]
Muscle rond, épais et charnu, qui, après s'être inséré au bord antérieur et à la crête du pubis, se dirige en dehors et en bas, s'amincit, devient fortement tendineux, et se fixe au-dessous de la crête fémorale (Voy. note 1).

---

(1) [Trochantin ou petit trochanter.]
(2) [Ce muscle et le suivant sont décrits, en France, comme un seul muscle divisé en deux portions, externe et interne, sous le nom de psoas iliaque ou ilio-trochantinien.]

6. *Pubio-fémoral moyen* (*court adducteur* de Gurlt) (*M. adductor brevis* de l'homme)
(*fig.* 100 *g*).

[Portion antérieure du *biceps fémoral* de Rigot. — *Petit adducteur de la cuisse* de M. Chauveau.]

Muscle situé en arrière du précédent, un peu plus grand, et recouvert par le pubio-tibial ; il naît à la face inférieure du pubis, près de la symphyse, se dirige en bas et un peu en dehors, et se termine immédiatement au-dessous du muscle précédent à la face interne du fémur.

7. *Pubio-fémoral postérieur* (*grand adducteur* de Gurlt) (*M. adductor magnus* de l'homme)
(*fig.* 100 *h*).

[Portion postérieure du *biceps fémoral* de Rigot. — *Grand adducteur de la cuisse* de M. Chauveau.]

Muscle étroit et long, placé entre le précédent et le suivant ; il commence à la face inférieure du bassin, près de la symphyse ischio-pubienne, et se termine au condyle interne du fémur.

Les trois pubio-fémoraux sont des adducteurs de la cuisse. [Le premier est en même temps fléchisseur, tandis que le dernier est extenseur.]

8. *Grand ischio-fémoral* (*gros adducteur* de Gurlt) (*M. semi-membranosus* de l'homme)
(*fig.* 100 *i*).

[*Demi-membraneux* des auteurs français.]

C'est un muscle large et volumineux, situé dans la région interne et postérieure de la cuisse. Il s'insère 1° par une pointe charnue aux apophyses transverses des deux ou trois premières vertèbres coccygiennes ; 2° par une portion bien plus forte à la face inférieure et à la tubérosité de l'ischium ; puis, il se porte en bas sous le pubio-tibial et se termine au-dessus du condyle interne du fémur.

C'est un extenseur de la cuisse. [De plus, il agit dans le cabrer pour élever le tronc, quand son point fixe est au fémur.]

Différences. — Chez les *carnivores*, il n'a pas d'insertion supérieure aux vertèbres coccygiennes.

9. *Fémoro-tibial interne* (1) (*vaste interne de la jambe* de Gurlt) (*M. vastus internus* de l'homme) (*fig.* 100 *k*).

[*Vaste interne* des auteurs français.]

C'est un gros et fort muscle qui naît au-dessous et en dedans de la tête du fémur, suit la face interne de cet os, se confond, en bas, avec l'ilio-fémoral antérieur, et s'insère à l'angle interne de la rotule. Le ligament droit interne de la rotule peut être considéré comme le prolongement de son tendon.

10. *Ilio-rotulien antérieur* (*droit de la cuisse* de Gurlt) (*M. rectus femoris* de l'homme)
(*fig.* 100 *l*).

[*Droit antérieur de la cuisse* des auteurs français.]

C'est encore un muscle fort et épais, traversé par des fibres tendineuses, situé

(1) [Ce muscle est décrit par la plupart des auteurs français comme la portion interne du triceps crural. Pour Rigot le triceps crural est formé par le vaste interne, le vaste externe et le crural. M. Chauveau y ajoute encore le droit antérieur ou ilio-rotulien antérieur.]

en avant du fémur. Il prend son origine par deux tendons munis d'une gaine synoviale sur les empreintes de l'angle inférieur de l'ilium, en avant de la cavité cotyloïde, se dirige en bas sur la face antérieure du fémur, entre le vaste interne et le vaste externe, avec lesquels il se confond, et se termine à l'angle médian de la rotule. Le ligament droit médian de la rotule prolonge son tendon.

Ce muscle tire la rotule en haut, il est donc extenseur de la jambe.

TROISIÈME COUCHE.

(Muscles des lombes.)

Préparation. — [Après avoir détruit les insertions antérieures du lombo-ilial et du lombo-fémoral, on a à découvert le carré des lombes.]

1. *Carré des lombes* (*M. quadratus lumborum* de l'homme) (*fig.* 100 *aa*).

Ce muscle, partie tendineux, partie charnu, est situé immédiatement sur la face inférieure des apophyses transverses des vertèbres lombaires. Il commence tout près de l'articulation vertébro-costale des deux dernières côtes, se dirige en arrière en décrivant une courbe, s'insère aux extrémités des apophyses transverses des lombes, et même par de petits faisceaux à leurs faces internes, et se termine à la face interne de l'ilium et aux apophyses transverses du sacrum.

L'usage de ce muscle est d'incliner les lombes de côté ; si les deux congénères agissent ensemble, ils abaissent les reins.

MUSCLES DE LA FACE EXTERNE DE LA CROUPE ET DE LA CUISSE.

PREMIÈRE COUCHE.

(Muscles de la croupe et de la cuisse.)

Préparation. — [Sous la peau, les muscles de cette couche sont encore recouverts et maintenus par une aponévrose épaisse, qu'il est nécessaire d'inciser et de disséquer. Pour voir l'insertion de l'ilio-trochantérien externe au fémur, coupez en travers le sacro-ischio-tibial antérieur, vers son tiers supérieur, et rabattez sa partie inférieure.]

1. *Ilio-rotulien externe* (*M. tenseur du fascia lata* de Gurlt) (*M. tensor fasciæ latæ* de l'homme) (*fig.* 101 *a*).

[Muscle du *fascia lata* des auteurs français.]

Ce muscle naît par sa partie charnue, en commun avec l'ilio-trochantérien externe, à l'angle externe de l'ilium, descend en avant et sur le côté de la cuisse, et se continue, à partir du tiers inférieur de cette région, par une vaste aponévrose, dite *fascia lata*, qui recouvre les muscles de la cuisse et de la jambe (1).

Il tend son aponévrose terminale et concourt ainsi à étendre la jambe et à fléchir la cuisse. De plus, il maintient la position du membre, dans la station debout, et permet aux autres muscles de se relâcher.

---

(1) [M. Chauveau suit cette aponévrose plus loin. Pour lui, elle se divise au-dessus de la rotule en deux feuillets, l'un profond, qui s'insinue entre le long vaste et le vaste externe et s'insère au bord externe du fémur, l'autre superficiel, qui se confond avec l'aponévrose fessière et avec l'aponévrose fémorale et s'insère à la rotule.]

2. *Ilio-trochantérien externe* (*fessier externe* de Gurlt) (*M. glutæus maximus* de l'homme) (fig. 101 *b*).

[*Moyen fessier* de Rigot. — *Fessier superficiel* de M. Chauveau.]

Ce muscle, de forme triangulaire, est excavé à son bord antérieur et présente, par conséquent, une branche interne et une externe : la première naît à

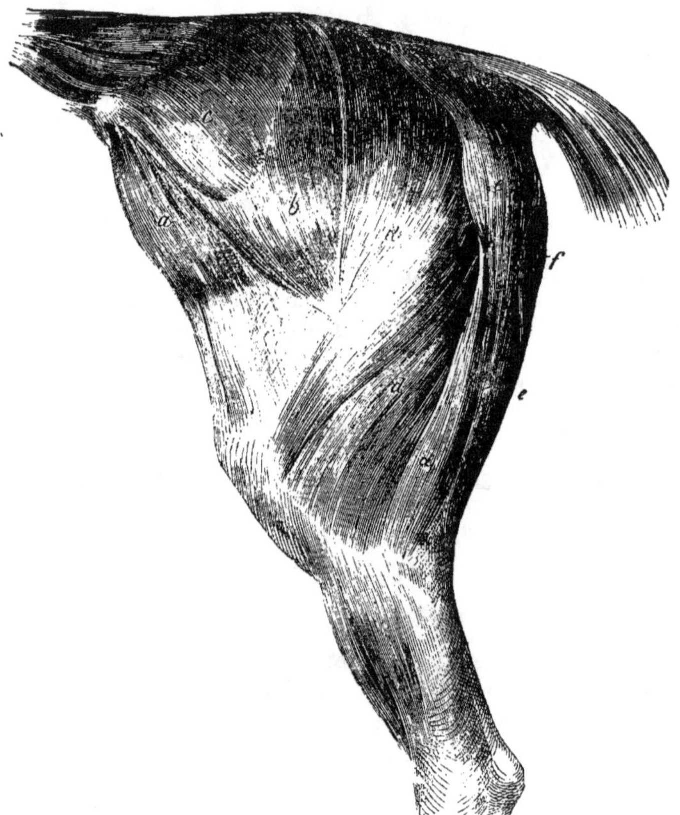

Fig. 101. — Face externe de la cuisse gauche, avec les reins; l'aponévrose du muscle peaucier du thorax et de l'abdomen est enlevée (*).

l'angle interne de l'ilium, la seconde, avec le muscle précédent, à l'angle externe. Il se dirige en arrière et en bas à la surface du grand ilio-trochantérien et se termine en s'amincissant, par un tendon aplati, au trochanter inférieur (1).

Il est extenseur et rotateur de la cuisse en dehors (2).

(1) [Ou tubérosité externe du corps du fémur. (Voy. *Ostéologie*, p. 149.)]
(2) [M. Lecoq et M. Chauveau considèrent ce muscle comme fléchisseur plutôt que comme extenseur de la cuisse.]

(*) *a.* Ischio-rotulien externe. — *b.* Ilio-trochantérien externe. — *c.* Portion supérieure (commencement) du grand ilio-trochantérien. — *ddd.* Pubio-ischio-tibial antérieur. — *ee.* Pubio-ischio-tibial postérieur.

3. *Sacro-ischio-tibial antérieur (long, moyen et court abducteur* de Gurlt) (*M. biceps femoris* de l'homme) (*fig.* 101 *ddd*).

[*Long vaste* des auteurs français.]

Muscle fort et long, situé sur le côté de la cuisse, dans la région fessière, entre le précédent et le suivant ; il s'insère au sommet des apophyses épineuses du sacrum, puis à la tubérosité et à la crête de l'ischium, et se divise en trois branches inférieurement. La branche *supérieure*, la plus forte, encore appelée *long abducteur (caput longum bicipitis femoris* de l'homme), se trouve d'abord en arrière, puis en dehors de la cuisse, et se termine par une aponévrose à la rotule et à son ligament droit externe. Son aponévrose est commune avec celle de la portion *moyenne*, dite *moyen abducteur (caput breve bicipitis femoris* de l'homme) : cette portion, étroite en haut, plus large en bas, s'insère en dehors du tibia et se confond avec le *fascia lata.* La *branche inférieure*, dite *court abducteur*, longue et étroite, moins étroite cependant en bas qu'en haut, située en avant du demi-tendineux, se termine également par une aponévrose, qui se répand sur les muscles tibiaux, constituant l'aponévrose jambière, et se confond même avec le tendon d'Achille.

Ce muscle est fléchisseur et rotateur de la jambe en dehors.

Différences. — Chez les *ruminants*, il est plus large et n'a que deux branches.

Chez les *carnassiers*, il a également deux branches et il nait, comme chez le *porc*, sur le ligament sacro-sciatique.

4. *Sacro-ischio-tibial postérieur (long adducteur* de Gurlt) (*M. semi-tendinosus* de l'homme) (*fig.* 101 *ee*).

[*Demi-tendineux* des auteurs français.]

C'est un très-long muscle à deux têtes, situé en arrière de la fesse, entre le précédent et le grand ischio-fémoral. Sa tête supérieure nait au sommet des dernières apophyses épineuses et sur le côté du sacrum, l'autre à la tubérosité de l'ischium ; toutes deux réunies se transforment, au-dessus du bi-fémoro-calcanéen, en une aponévrose qui, d'une part, se confond avec celle du muscle précédent et, d'autre part, va s'insérer à la face interne et à l'extrémité inférieure de la crête du tibia.

Il porte le membre en arrière et en dedans ; quelquefois il est fléchisseur de la jambe. [De plus, si la jambe est fixée, il concourt à élever le tronc dans le cabrer.]

DEUXIÈME COUCHE.

(Muscles de la cuisse, de la jambe et du métatarse.)

Préparation. — [Coupez l'ilio-trochantérien externe près de son insertion inférieure et relevez-le en avant, pour découvrir complétement le grand ilio-trochantérien. Après avoir incisé et rabattu l'aponévrose du fascia-lata, coupé en travers le sacro-ischio-tibial antérieur et rabattu sa partie inférieure, vous voyez le fémoro-tibial externe, le bi-fémoro-calcanéen et le péronéo-calcanéen.]

1. *Grand ilio-trochantérien (grand fessier* de Gurlt) (*M. glutæus medius* de l'homme) (*fig.* 102 *a*).

[*Grand fessier* de Rigot. — *Fessier moyen* de M. Chauveau.]

C'est le plus volumineux des muscles du membre postérieur ; il est recouvert en majeure partie par l'ilio-trochantérien externe. Son extrémité antérieure forme une pointe charnue pyramidale, logée dans une excavation de la face externe de l'ilio-spinal ; plus en arrière, il se fixe sur la face supérieure, ainsi qu'aux angles externe et interne de l'ilium et sur le côté du sacrum. De là, il se

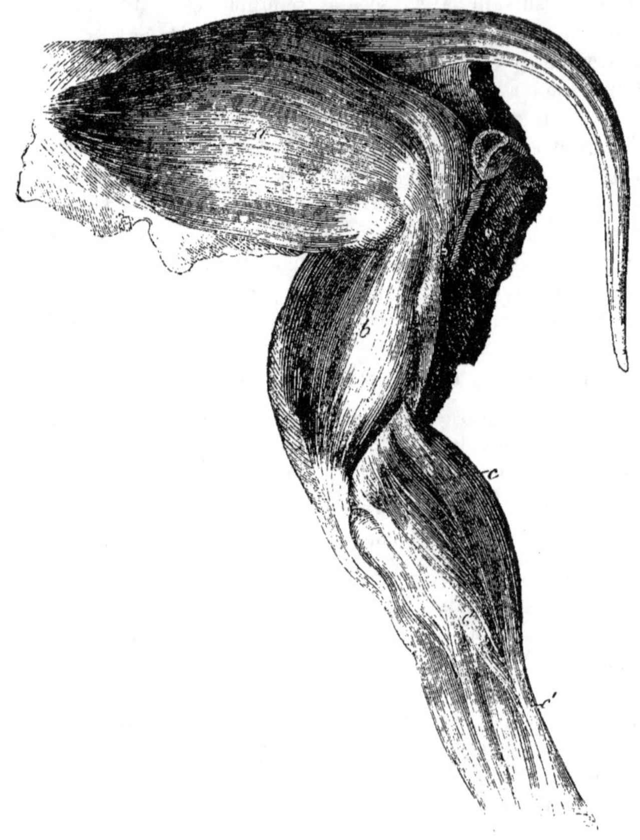

Fig. 102. — Muscles de la cuisse et de la jambe gauche (vus de dehors) (*).

dirige en arrière et en bas et va se terminer : 1º par un très-fort tendon au trochanter supérieur ; 2º par un tendon plus faible et large à la partie rugueuse du trochanter moyen ; 3º enfin, par une petite portion charnue triangulaire au-dessus du trochanter inférieur (1) à la face postérieure du fémur.

Ce muscle est extenseur de la cuisse [et il concourt à élever le tronc dans le cabrer].

Différences. — Chez les *carnivores*, la portion antérieure charnue, pyramidale, manque absolument.

(1) [Voy. la note 1 de la page 266.]

(*) *a*. Grand ilio-trochantérien. — *b*. Fémoro-tibial externe ou vaste externe. — *c*. Bi-fémoro-calcanéen. — *c'*. Son tendon ou tendon d'Achille. — *d*. Péronéo-calcanéen.

2. *Fémoro-tibial externe (vaste externe* de Gurlt) (*M. vastus externus* de l'homme)
(*fig.* 102 *b*).

[*Vaste externe* des auteurs français.]

Muscle fort, épais et ventru, situé sur le côté externe du fémur, auquel il adhère. Son insertion supérieure se fait par un tendon au-dessous du trochanter supérieur et du trochanter moyen ; il se confond, en avant, avec le muscle ilio-rotulien antérieur et se termine à l'angle externe de la rotule.

Il tire la rotule en haut et il étend la jambe par l'intermédiaire du ligament droit externe, qu'on peut considérer comme son tendon propre.

3. *Fémoro-tibial antérieur (crural propre* de Gurlt) (*M. cruralis* de l'homme).

Ce muscle manque chez les solipèdes ; il est recouvert par le muscle ilio-rotulien antérieur, s'insère à la face antérieure et à l'extrémité supérieure du fémur, descend entre le vaste interne et le vaste externe, et va se terminer en commun avec le droit antérieur à la rotule.

4. *Bi-fémoro-calcanéen (jumeaux de la jambe* de Gurlt) (*M. gastro-cnemius* de l'homme)
(*fig.* 102 *c, c'*).

[*Jumeaux de la jambe* des auteurs français.]

Il naît par deux tendons très-forts au-dessus des deux condyles du fémur, l'externe à des rugosités situées autour de la fosse sus-condylienne, l'interne à une crête qui surmonte le condyle. Les deux parties charnues qui font suite à ces tendons descendent derrière l'articulation fémoro-tibiale, par-dessus le fléchisseur de la couronne, et laissent passer entre elles des vaisseaux et des nerfs ; à la partie supérieure et dorsale du tibia, elles se réunissent et se continuent par un fort tendon, connu sous le nom de tendon d'Achille (*fig.* 102, *c'*), qui, situé d'abord au-dessus, puis au-dessous du tendon du fléchisseur de la couronne, descend vers le calcanéum et se fixe à la partie antérieure de la tubérosité de cet os.

Son usage est d'étendre le jarret et avec lui le métatarse.

5. *Péronéo-calcanéen (extenseur du jarret* de Gurlt) (*M. plantaris* de l'homme) (*fig.* 102 *d*).

[*Plantaire grêle* de Rigot. — *Soléaire* de M. Chauveau.]

Ce muscle, mince et allongé, commence à la tête du péroné, descend sur la face externe de la jambe, près du grand fléchisseur du pied, et se termine par un petit tendon en commun avec le muscle précédent.

Différences. — Il manque chez le *chien* et le *chat*.

TROISIÈME COUCHE.

(Muscles de la cuisse.)

Préparation. — [Prenez un train postérieur détaché du tronc, enlevez complétement les muscles des couches précédentes, et vous trouvez, en plan profond, le moyen et le petit ilio-trochantériens, les jumeaux du bassin, le sacro-trochantérien, le petit ischio-fémoral, l'obturateur externe et le tendon de l'obturateur interne. La partie charnue de ce dernier se verra à l'intérieur du bassin, sous le péritoine. Quant au petit ilio-fémoral, il est sous l'ilio-rotulien antérieur, appliqué directement sur la capsule de l'articulation coxo-fémorale.]

1. *Moyen ilio-trochantérien* (*moyen fessier* de Gurlt) (*M. glutæus minimus* de l'homme) (*fig.* 103 *a*).

[Portion du *grand fessier* de Rigot, du *fessier moyen* de M. Chauveau.]

Ce muscle commence par des fibres charnues et tendineuses à la face supérieure de l'ilium, entre l'angle externe et l'angle interne ; il se dirige en bas et

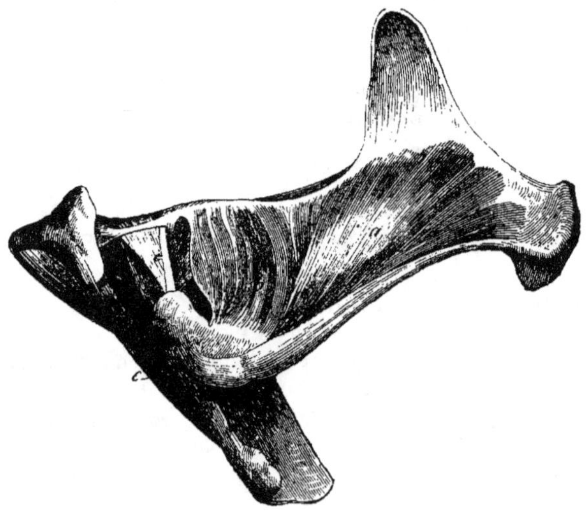

Fig. 103. — Muscles communs des membres postérieurs (le bassin et la partie supérieure de la cuisse vus de dehors) (*).

en dehors ; puis, en s'amincissant, il forme un tendon plat, muni d'une gaîne tendineuse, qui glisse sur la partie lisse du trochanter moyen et s'attache à la rugosité située au-dessous (1).

C'est un extenseur du fémur. [Il est aussi et surtout abducteur de la cuisse.]

Différences. — Chez le *porc*, ce muscle se divise inférieurement en deux branches qui se fixent à la face externe du fémur et au trochanter supérieur.

2. *Petit ilio-trochantérien* (*petit fessier* de Gurlt) (*pars M. glutæi minimi* de l'homme) (*fig.* 103 *b*).

[*Petit fessier* de Rigot. — *Fessier profond* de M. Chauveau.]

Ce petit muscle court, moitié tendineux, moitié charnu, naît à la crête de l'angle postérieur de l'ilium et au bord antérieur de l'ischium, passe au-dessus et en avant de l'articulation coxo-fémorale, où il est relié par du tissu cellulaire au

(1) [Voy. *Ostéologie*, p. 149.]

(*) *a.* Moyen ilio-trochantérien. — *b.* Petit ilio-trochantérien. — *c.* Tendon commun du sacro-trochantérien et de l'obturateur interne. — *d.* Jumeaux du bassin. — *e.* Petit ischio-fémoral.

ligament capsulaire, se dirige en bas, passe sous le tendon du muscle précédent, et va s'insérer à la partie libre convexe du trochanter moyen (1).

Il est congénère du muscle précédent. Il peut également tendre le ligament capsulaire.

3. *Jumeaux du bassin* (*M. gemelli* ou *gemini* de l'homme) (*fig.* 103 *dd*).

Ce sont deux petits muscles charnus, recouverts par le tendon commun du sacro-trochantérien et de l'obturateur interne avec lequel ils se relient ; ils commencent au-dessous de l'échancrure sciatique externe (2), passent sur l'obturateur externe, et vont s'insérer dans la fosse trochantérienne du fémur.

Ces muscles sont rotateurs de la cuisse en dehors.

4. *Petit ischio-fémoral* (*carré crural* de Gurlt) (*M. quadratus femoris* de l'homme) (*fig.* 103 *e*).

[*Grêle interne* de Rigot. — *Carré crural* de M. Chauveau.]

Petit muscle aplati, qui commence à la face inférieure de la crête ischiale, passe entre le pubio-fémoral postérieur et l'obturateur externe, se dirige en bas et en avant, et va s'insérer à la face postérieure du fémur, près du trochanter inférieur (3).

Il est extenseur du fémur et concourt à porter tout le membre en arrière.

5. *Sacro-trochantérien* ou *pyramidal* ou *pyriforme* (*M. pyriformis* de l'homme) (*fig.* 104 *a*).

[*Pyramidal* des auteurs français.]

Muscle allongé, étroit et plat, situé en grande partie dans la cavité pelvienne. Il commence au point d'union du bord latéral du sacrum avec l'ilium, s'applique sur la face interne de l'angle postérieur de l'ilium, se porte en arrière vers l'échancrure sciatique externe et là se transforme en un tendon plat (*fig.* 103 *c*), qui lui est commun avec l'obturateur interne.

Ce tendon commun sort du bassin par l'échancrure indiquée, et se termine dans la fosse trochantérienne du fémur.

Il est rotateur du fémur en dehors.

Différences. — Chez les *ruminants* et les *carnassiers*, ce muscle naît sur le bord latéral du sacrum et se trouve en dehors du bassin, au-dessus du ligament sacro-sciatique.

6. *Obturateur interne* (*M. obturator internus* de l'homme) (*fig.* 104 *b*).

Ce muscle, situé dans le bassin au-dessous du précédent, est large, mince et rayonné ; il naît au pourtour du trou ovale, à la face supérieure du pubis et de l'ischium ; ses faisceaux charnus, dirigés vers l'échancrure sciatique externe, s'y transforment en un tendon plat, qui se confond avec celui du précédent et va s'insérer dans la fosse trochantérienne.

Différences. — Chez les *ruminants* et le *porc*, le tendon de ce muscle sort du

(1) [Voy. *Ostéologie*, p. 149.]
(2) [Ou petite échancrure sciatique. (Voy. *Ostéologie*, p. 132.)]
(3) [Ou tubérosité externe du corps du fémur. (Voy. *Ostéologie*, p. 149.)]

bassin par le trou ovale ; chez les *carnivores*, il en sort en avant de l'échancrure sciatique externe.

7. *Obturateur externe* (**M.** *obturator externus* de l'homme) (*fig.* 104 c).

Ce muscle est court, épais, et forme une pyramide renversée ; il recouvre le trou ovale en dehors et naît par plusieurs portions charnues à la face inférieure

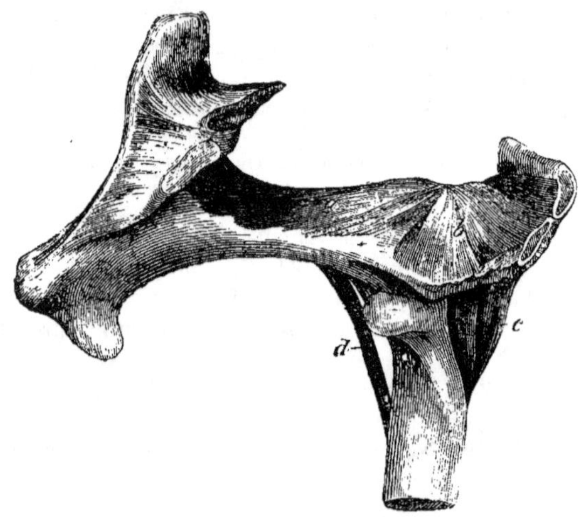

Fig. 104. — Muscles communs du membre postérieur (le bassin et la partie supérieure de la cuisse vus de dedans) (*).

de l'ischium et du pubis, puis il va en s'amincissant en dehors et en bas dans la fosse trochantérienne où il se termine par un tendon.

C'est un congénère des deux muscles précédents.

8. *Petit ilio-fémoral* (*petit muscle capsulaire* de Gurlt) (**M.** *flexor parvus femoris*) (*fig.* 104 d).

[*Grêle antérieur* des auteurs français.]

Petit muscle grêle, analogue au muscle capsulaire de l'articulation de l'épaule. Il naît en commun avec la branche tendineuse externe du droit antérieur de la cuisse au-dessus de la cavité cotyloïde de l'ilium, descend en avant de l'articulation coxo-fémorale, se relie par du tissu cellulaire au ligament capsulaire et se termine par un faible tendon, qui reçoit une bride de renforcement du ligament capsulaire, à l'extrémité supérieure du fémur. C'est un tenseur du ligament capsulaire bien plutôt qu'un fléchisseur du fémur.

Différences. — Il n'existe que chez les *solipèdes.*

(*) *a*. Sacro-trochantérien ou pyramidal. — *b*. Obturateur interne. — *c*. Obturateur externe. — *d*. Petit ilio-fémoral.

MUSCLES DE LA FACE ANTÉRIEURE ET EXTERNE DE LA JAMBE ET DU MÉTATARSE.

PREMIÈRE COUCHE.

Préparation. — [Sur un membre désarticulé à la hanche, débarrassez-vous des muscles de la cuisse et de la fesse, incisez de haut en bas l'aponévrose jambière. Coupez en travers le fémoro-pré-phalangien, vers son tiers supérieur, et rabattez-le en bas, pour voir le tibio-pré-métatarsien. Extirpez le sabot pour examiner l'insertion du fémoro-pré-phalangien à l'os du pied.]

1. *Tibio-pré-métatarsien (fléchisseur du métatarse de* Gurlt) (*M. tibialis anticus de* l'homme) (*fig.* 105 *a*).

[*Fléchisseur du métatarse* des auteurs français.]

Il est placé à la face externe du tibia, recouvert en grande partie par le fémoro-pré-phalangien. Il commence, en commun avec ce muscle, par un fort tendon aplati, dans la fossette creusée entre la trochlée et le condyle externe du fémur : de là, ce tendon descend par devant la portion charnue penniforme, qui s'insère sur la face externe du tibia; un peu au-dessus du jarret, il est maintenu par le ligament transverse supérieur (*fig.* 105 *e*). Enfin, sur la face antérieure du jarret, il se divise en trois branches, une externe, une moyenne et une interne. La branche externe gagne le côté externe du tarse et se fixe au cuboïde; la branche interne se porte en bas et va s'insérer à la tubérosité supérieure du métatarsien principal; la branche moyenne, qui paraît continuer la masse charnue, se dédouble pour s'insérer, d'une part, à la tête du métatarsien rudimentaire interne, d'autre part, avec la branche interne, à la tubérosité supérieure du métatarsien principal.

Ce muscle est fléchisseur du métatarse et du jarret.

2. *Fémoro-pré-phalangien (long extenseur des phalanges de* Gurlt (*M. extensor digitorum communis longus*) (*fig.* 105 *b*).

[*Extenseur antérieur des phalanges* des auteurs français.]

Il naît, en commun avec le tendon du précédent, dans la fossette externe du fémur, descend en avant du tibio-pré-métatarsien jusque vers le jarret, où il se transforme en un tendon qui passe sur la face antérieure du tarse, renfermé dans une gaîne tendineuse, puis il suit le métatarse, au milieu duquel il reçoit le tendon du muscle suivant; enfin, sur les phalanges, il se comporte absolument comme le tendon du muscle huméro-phalangien. Au-dessus et au-dessous du jar-

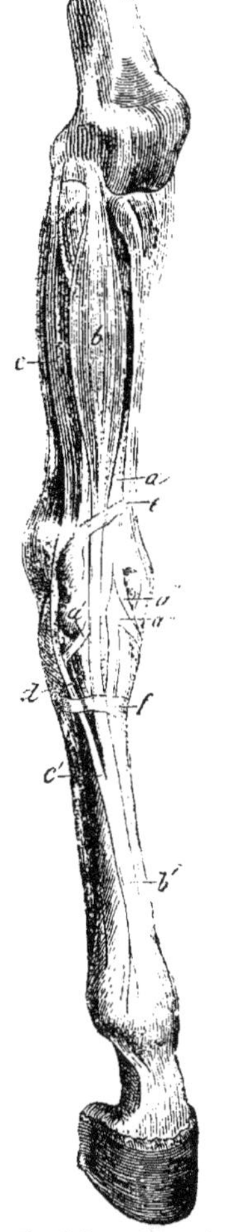

Fig. 105. — La jambe et le pied droits postérieurs (vus de devant et de dehors) (*).

(*) *a.* Tibio-pré-métatarsien. — *a'.* Sa branche tendineuse externe. — *a".* Sa branche tendineuse interne. — *a"'.* Sa branche tendineuse moyenne. — *b.* Fémoro-pré-phalangien. — *b'.* Son tendon — *c.* Tibio-phalangien. — *c'.* Point de réunion de son tendon avec celui du précédent. — *d.* Pédieux. — *e.* Ligament transverse supérieur du jarret. — *f.* Ligament transverse inférieur du jarret.

ret, il est maintenu dans sa position par des ligaments transverses, supérieur (e)
et inférieur (f).

C'est un extenseur des trois phalanges. [De plus, il est fléchisseur du jarret.]

Différences. — Chez les *ruminants*, le tendon de ce muscle se bifurque au-dessus
de l'articulation du boulet ; chez le *porc* et les *carnivores*, il se divise en quatre branches,
dont chacune va au doigt correspondant.

3. *Tibio-pré-phalangien* (*long péronéen* de Gurlt) (*M. peronæus longus* de l'homme)
(*fig.* 105 c).

[*Extenseur latéral des phalanges* des auteurs français.]
Ce muscle, plus petit que le précédent, naît par des fibres charnues au ligament
externe de l'articulation fémoro-tibiale et à la tubérosité externe du tibia, descend sur le côté externe de la jambe, entre le muscle précédent et le grand fléchisseur des phalanges, jusqu'au jarret, où il se transforme en un tendon grêle arrondi. Celui-ci passe dans une gaîne située sur la face externe du tarse et arrive
au milieu du métatarse, où il se confond (c') avec le tendon de l'extenseur
antérieur.

Il est congénère de ce muscle.

Différences. — Chez les *ruminants*, le tendon du tibio-pré-phalangien se termine à
la seconde phalange du doigt externe ; chez le *porc*, il s'insère à la phalangette du doigt
vrai externe, et chez les *carnassiers*, au même os du doigt externe.

4. *Pédieux* ou *astragalien* (*court extenseur* de Gurlt) (*M. extensor digitorum brevis*
de l'homme) (*fig.* 105 d).

Petit muscle formé de faisceaux musculaires lâchement unis, qui remplit
l'espace triangulaire compris entre les deux tendons des muscles précédents, au-
dessus de leur point d'union. Ses fibres partent de l'astragale et de la branche
tendineuse interne du tibio-pré-métatarsien et se fixent en bas sur les tendons
des deux extenseurs des phalanges.

C'est un faible congénère de ces muscles.

Différences. — Chez le *porc* et les *carnassiers*, le pédieux se divise inférieurement en
trois tendons qui s'insèrent, chez les premiers, aux deux grands doigts et au doigt rudimentaire interne, chez les seconds, aux trois doigts externes.

5. *Tibio-métatarsien* (*troisième péronéen* de Gurlt) (*M. peronæus tertius* de l'homme).

Ce muscle manque chez les solipèdes, à moins que l'on ne veuille considérer
comme tel, avec Gurlt, la portion charnue du tibio-pré-métatarsien.

Différences. — Chez les *ruminants*, il commence à la partie supérieure et externe
du tibia, descend en arrière du fléchisseur du métatarse jusqu'à la face antérieure du
jarret, où son tendon perfore celui du tibio-pré-métatarsien, et se termine en dedans à
l'extrémité supérieure du métatarsien principal.

Chez le *porc*, ce muscle naît au péroné, et son tendon va au doigt rudimentaire
interne.

Chez les *carnassiers*, il longe la face externe de la jambe et se termine au métatarsien
du doigt externe ; c'est un fléchisseur du tarse.

6. *Tibio-tarsien* (*court péronéen* de Gurlt) (*peronœus brevis* de l'homme).

Ce muscle manque chez les *solipèdes*.

Différences. — Chez les *ruminants* et le *porc*, il naît à la tubérosité externe du tibia et longe le côté externe de la jambe et du jarret ; là, son tendon traverse une gaine, puis il va s'insérer aux os de la rangée inférieure du tarse ; c'est donc un fléchisseur du jarret.

Chez les *carnassiers*, il naît vers le milieu du péroné et se termine au métatarsien externe.

7. *Interosseux externe* (*M. interosseus externus*).

8. *Lombrical externe* (*M. lumbricalis externus*).

Ces deux muscles sont tout à fait semblables à ceux de même nom des membres antérieurs, peut-être sont-ils un peu plus développés.

MUSCLES DE LA FACE POSTÉRIEURE ET INTERNE DE LA JAMBE ET DU MÉTATARSE.

PREMIÈRE COUCHE.

Préparation. — [Sur le membre qui a servi à la préparation précédente, coupez les tendons supérieurs du bi-fémoro-calcanéen et rabattez le muscle en bas. Disséquez le coussinet plantaire pour examiner l'insertion inférieure du perforant.]

1. *Fémoro-tibial oblique* (*M. popliteus* de l'homme) (*fig.* 106 *a*).

[*Poplité* des auteurs français.]

Ce muscle naît par un tendon fort et court dans la fossette située sur le côté du condyle externe du fémur, il adhère ensuite au ménisque interarticulaire externe, passe par une gaine tendineuse, et devient charnu tout en restant entremêlé de beaucoup de fibres tendineuses. Il se dirige obliquement en dedans et en bas, passe sur la face postérieure de l'articulation fémoro-tibiale, et s'insère sur le tiers supérieur de la face postérieure et du bord interne du tibia.

Fléchisseur de la jambe, il lui imprime également un mouvement de rotation en dehors ; il est de plus tenseur du ligament capsulaire.

2. *Fémoro-phalangien* ou *perforé* ou *court fléchisseur des phalanges* (*M. flexor digitorum brevis s. perforatus* de l'homme) (*fig.* 106 *bb'b''*).

[*Fléchisseur superficiel* des phalanges des auteurs français.]

Muscle très-long, raide, fortement tendineux, recouvert par le bi-fémoro-calcanéen. Il naît dans la fossette sus-condylienne externe du fémur. Sa partie charnue, légèrement renflée et fusiforme, passe sur la face postérieure de l'articulation fémoro-tibiale et, vers le tiers supérieur de la jambe, elle se continue par un tendon. Ce tendon se trouve d'abord en avant de celui du bi-fémoro-calcanéen, avec lequel il forme la corde du jarret, il se place ensuite à son côté interne, puis à sa face postérieure, et gagne ainsi le sommet du calcanéum. Là, il s'élargit fortement et glisse sur la surface lisse du calcanéum (*b''*), par l'intermédiaire d'une gaine synoviale ; plus loin, il redevient plus étroit et descend

à la face postérieure du jarret et du métatarse (*b'*), où il forme le tendon superficiel, qui se comporte en tout de la même manière que le tendon du fléchisseur

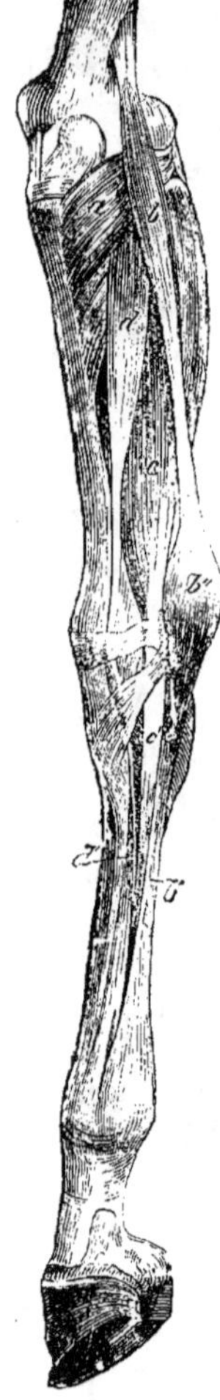

superficiel dans le membre antérieur, c'est-à-dire qu'en arrière du boulet il est perforé pour le passage du fléchisseur
profond, et qu'il va se terminer à la seconde phalange.

Ce muscle est fléchisseur des deux premières phalanges. [De
plus il concourt à l'extension du jarret.]

Différences. — Chez les *ruminants* et le *porc*, le tendon se divise
au niveau de l'articulation métatarso-phalangienne en deux branches
qui vont aux grands doigts ; chez les *carnassiers*, en quatre branches.

3. *Grand tibio-phalangien* ou *perforant* ou *long fléchisseur des phalanges* (*M. flexor digitorum communis longus s. perforans* de
l'homme) (*fig.* 106 *cc'*).

[*Fléchisseur profond des phalanges* des auteurs français.]

Ce muscle, assez fort et long, naît par plusieurs faisceaux à
la face postérieure ainsi qu'à l'extrémité supérieure et externe
du tibia ; arrivé au jarret, il se transforme en un fort tendon
qui s'engage dans la coulisse de la face interne du calcanéum,
où il est maintenu par une gaîne synoviale ; ce tendon descend ensuite en avant du fléchisseur superficiel ; vers le milieu
du métatarse, il reçoit le tendon du petit tibio-phalangien
ainsi qu'une bride de renforcement partant du ligament commun postérieur du jarret ; il traverse l'anneau du perforé,
et se comporte enfin exactement comme le tendon du perforant dans le membre antérieur.

Ce muscle est fléchisseur des phalanges [et extenseur du
jarret].

Différences. — Chez les *ruminants*, il naît par deux têtes, qui
ne se réunissent que près du jarret ; près du boulet, le tendon se divise
en deux branches destinées chacune à un onglon.

Chez le *porc*, le tendon se divise en quatre branches : celles du
milieu, les plus fortes, pour les doigts vrais, les latérales, plus faibles,
pour les doigts faux.

Chez les *carnassiers*, quatre branches également, une pour chaque
doigt.

Fig. 106. — Membre
postérieur droit (vu
de dedans et de
derrière) (*).

4. *Petit tibio-phalangien* (*fléchisseur oblique des phalanges* de Gurlt)
(*M. flexor hallucis longus* de l'homme) (*fig.* 106 *dd'*).

[*Fléchisseur oblique des phalanges* des auteurs français.]

Ce muscle, plus petit que le précédent (chez l'homme il est plus grand),
commence à la tubérosité externe du tibia, forme un corps charnu peu volumineux, se dirige obliquement en bas et en dedans, entre le poplité et le pré-

(*) *a.* Fémoro-tibial oblique ou poplité. — *b.* Fémoro-phalangien. — *b'.* Son tendon. — *b".* Point où le
tendon passe sur la tubérosité calcanéenne. — *c.* Grand tibio-phalangien. — *c'.* Son tendon. — *d.* Petit
tibio-phalangien. — *d'.* Point où le tendon de celui-ci se réunit à celui du précédent.

cédent, jusque vers le milieu de la jambe, où il se transforme en un tendon mince ; celui-ci traverse une gaine tendineuse à la face interne du jarret et descend jusqu'au milieu du métatarse, où il se confond avec le tendon du muscle précédent.

Il est congénère du grand tibio-phalangien.

5. *Interosseux interne (M. interosseus internus).*

6. *Lombrical interne (M. lumbricalis internus).*

7. *Interosseux moyen (M. interosseus medius).*

Ces trois muscles ont la même disposition que ceux de même nom dans le membre antérieur.

MUSCLES SPÉCIAUX DES MEMBRES POSTÉRIEURS QUI NE SE RENCONTRENT QUE CHEZ LE PORC ET LES CARNASSIERS.

1. *Extenseur du doigt rudimentaire externe (M. extensor digiti quarti).*

Ne se trouve que chez le *porc*, où il va de l'extrémité supérieure du péroné au doigt rudimentaire externe, dont il est extenseur.

2. *Abducteur du doigt externe (M. abductor digiti quinti de l'homme).*

Petit muscle formé de fibres rosées, qui commence sur le côté du jarret, et se termine par un tendon grêle au doigt externe, dont il est abducteur. Il manque chez le *porc*.

3. *Adducteur du doigt externe (M. adductor digiti quinti de l'homme).*

Il a son origine un peu en arrière et en dehors du jarret, aux os de la rangée inférieure, et se termine, chez le *porc*, au métatarsien du doigt rudimentaire externe, chez les *carnassiers*, au métatarsien du doigt externe dont il est adducteur.

4. *Extenseur du doigt interne (M. extensor hallucis longus de l'homme).*

Muscle long et raide, qui commence, chez le *porc*, à l'extrémité supérieure du péroné, et se transforme au-dessus du jarret en un tendon mince, dont l'insertion se fait au doigt rudimentaire interne.

Chez les *carnassiers*, il naît un peu au-dessus du milieu de la face postérieure du tibia, par un petit corps charnu ; avant d'arriver au jarret, il se transforme en un tendon mince qui se termine au doigt interne.

5. *Adducteur du premier doigt (M. adductor digiti primi de l'homme).*

Ce muscle commence près de l'abducteur du doigt externe, un peu en arrière et en dedans, aux os du tarse, et se termine, chez le *porc*, au doigt rudimentaire interne, chez les *carnassiers*, au doigt interne.

6. *Palmaire (caro quadrata de l'homme).*

Ce muscle charnu a son origine à la face postérieure du calcanéum, il se dirige obliquement en dedans et se transforme en une aponévrose mince, qui se confond avec le tendon du grand fléchisseur des doigts. Il est tenseur de la surface plantaire. Ce muscle manque chez le *porc*.

IV. ESTHÉSIOLOGIE OU ÉTUDE DES APPAREILS DES SENS.

On désigne sous le nom d'*organes des sens*, *appareils des sens* (*organa sensuum*), des organes du corps animal qui ont la propriété de ne recevoir que certaines impressions spéciales du monde extérieur. Ils sont placés sous la dépendance de nerfs de sensibilité spéciale [ou sensoriels], mais ils reçoivent également des nerfs moteurs et des nerfs sensitifs.

Le nerf sensoriel reçoit l'impression du dehors et la transmet au cerveau. Cette impression est tantôt mécanique, dans le contact des objets ou les vibrations de l'air, par exemple, pour les sens du toucher et de l'ouïe ; tantôt chimique, dans le contact immédiat des objets avec la muqueuse du nez ou de la langue, pour les sens de l'odorat et du goût ; tantôt enfin physique, comme celle du froid, de la chaleur ou de la lumière sur les organes du toucher et de la vue.

Comme chez l'homme, les sens sont au nombre de cinq chez les animaux : la *vue* par les yeux, l'*ouïe* par les oreilles, l'*odorat* par le nez, le *goût* par la langue et le *toucher* par la peau. Bien que tous dans leur fonctionnement se prêtent un mutuel appui et qu'ils soient aussi nécessaires les uns que les autres à l'individu, on peut cependant considérer la *vue*, l'*ouïe* et l'*odorat* comme des sens supérieurs, en ce qu'ils ont des appareils plus complexes et que, par leurs nerfs, ils sont en rapport plus intime avec les parties essentielles du cerveau ; ils surveillent et dominent, pour ainsi dire, les sens inférieurs, le goût et le toucher, qui ne fonctionnent que par des saillies des muqueuses ou de la peau, par des appendices des téguments. Les premiers sont impressionnés par des corps plus ou moins éloignés, les seconds ont besoin du contact immédiat. Les organes des sens se trouvent : ou bien près du cerveau, comme les yeux et les oreilles ; ou bien assez éloignés, comme le nez et la langue ; ou enfin répartis par tout le corps, comme le tégument.

Les sens ne paraissent pas être développés au même degré chez tous les animaux : ainsi, chez le chien, l'odorat est évidemment plus développé que chez les autres animaux domestiques.

Pour tous, le rôle des sens est assez borné ; ceux-ci ne paraissent servir absolument que pour la recherche des aliments et pour la distinction des sexes, conditions qui assurent la conservation des individus et des espèces animales.

I. Appareils des sens supérieurs.

A. APPAREIL DE LA VUE (*Organon visus*).

L'*appareil de la vue* est constitué par les deux *yeux*, distingués en *gauche* et en *droit*, placés sur les côtés de la tête, entre les os du crâne et ceux de la face, et logés dans des cavités spéciales connues sous le nom d'*orbites*. Chaque orbite représente une cavité conique incomplète, ouverte en avant, par sa base, sur la face, et en arrière, par son sommet tronqué, dans la fosse temporale ; son axe est oblique en haut, en avant et en dehors. Il est formé en haut par l'apophyse orbitaire du frontal, en bas par le lacrymal, le zygomatique et la partie supérieure du grand sus-maxillaire, en dehors par l'apophyse zygomatique du temporal et l'apophyse temporale du zygomatique, en dedans par le frontal et le sphénoïde. Un cornet fibreux, riche en fibres élastiques, tapisse l'orbite dans toute son étendue ; on le désigne sous le nom de *gaine oculaire* ou *périorbitaire* (*periorbita*) ; son sommet se fixe au pourtour du trou orbitaire, où il se confond avec la lame fibreuse de la dure-mère cérébrale ; sa base s'insère, en avant, sur le temporal, le frontal, le lacrymal et le zygomatique, en se confondant avec le périoste de ces os.

Différences. — Chez les *ruminants,* le frontal et l'extrémité supérieure du grand sus-maxillaire contribuent proportionnellement d'autant plus à la formation de l'orbite qu'ils ont une surface plus grande.

Chez le *porc,* la paroi supérieure de l'orbite n'est pas formée complétement par l'apophyse orbitaire du frontal qui est courte et se continue par un ligament. En bas sont le lacrymal et le zygomatique, en dehors le zygomatique.

Chez le *chien,* la paroi supérieure est presque entièrement formée par un ligament qui remplace l'arcade orbitaire ; chez le *chat,* le même ligament existe, mais il est sensiblement plus petit, et l'apophyse orbitaire du zygomatique concourt avec celle de même nom du frontal à former le bord supérieur.

Les divers organes de l'appareil de la vue se distinguent en *externes* ou *accessoires,* et en *interne* ou *essentiel.*

I. Organes externes, auxiliaires, ou protecteurs de l'appareil visuel.

Font partie de cette catégorie : les *paupières,* la *conjonctive,* la *membrane clignotante,* la *caroncule lacrymale,* l'*appareil lacrymal,* ainsi que les *muscles moteurs des paupières* et *du globe de l'œil,* dont la description se trouve aux pages 205, 210 et 211.

1. *Paupières (Palpebræ) (fig.* 107 *a et b).*

Les paupières sont deux voiles membraneux mobiles situés au pourtour de l'orbite et au-devant du globe oculaire qu'elles peuvent cacher totalement ou en partie. Elles sont formées en dehors par la peau, en dedans par une muqueuse, entre les deux par [une membrane fibreuse], des muscles, des glandes, des vaisseaux et des nerfs. Des deux paupières, l'une est *supérieure,* l'autre *inférieure* ; chacune présente deux *faces* et deux *bords ;* ceux-ci forment deux *angles* à leurs points de réunion.

a. Les *faces* se distinguent en *externe* et *interne.* La *face externe,* convexe, est formée par la peau recouverte de poils courts et fins et confondue, au bord libre, avec la muqueuse. Celle de la paupière inférieure, un peu moins étendue, présente de point en point quelques longs poils, connus sous le nom de *tentacules :* celle de la supérieure offre également ces longs poils raides qui représentent les sourcils. La *face interne* de chaque paupière, concave, est tapissée par une muqueuse qui se confond vers le bord libre avec la peau et en arrière avec la conjonctive du globe oculaire.

b. [Un des *bords* est libre et l'autre adhérent.] Les *bords libres* des deux paupières sont durs, épais et d'un blanc brillant; ils s'appliquent l'un contre l'autre pendant l'occlusion de l'œil et forment entre eux une fente allongée d'un côté à l'autre et connue sous le nom de *fissure palpébrale* (*fissura s. rima palpebrarum*).

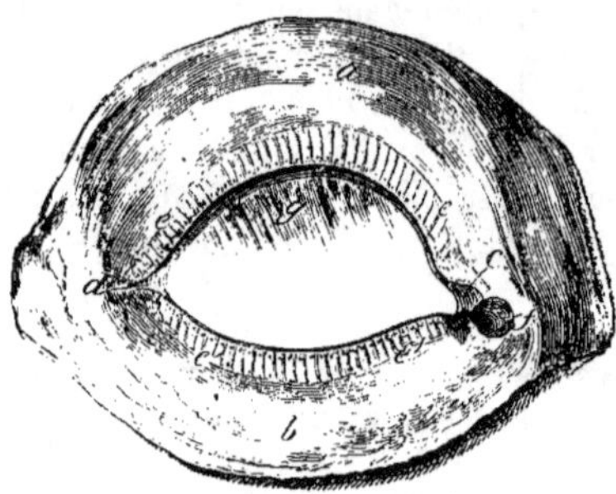

Fig. 107. — Les paupières (vues par leurs faces internes) (*).

Ils présentent un grand nombre de poils raides appelés *cils* (*cilia*) (*fig.* 107 *g*), disposés sur trois ou quatre rangées, d'autant moins longs qu'ils sont plus rapprochés des angles ; les cils de la paupière inférieure sont moins nombreux et plus courts, chez le cheval du moins, mais non chez le bœuf. [Leur usage est de préserver l'œil du contact des corpuscules contenus dans l'air sans intercepter complétement les rayons lumineux.]

On distingue encore aux bords libres les *glandes des paupières*, plus connues sous le nom de *glandes de M-ibomius* (*glandulæ palpebrarum s. Meibomianæ*) (*fig.* 107, *ee éé*) ; ce sont des glandes folliculaires allongées, situées parallèlement les unes aux autres et dirigées perpendiculairement aux bords libres sur lesquels elles débouchent chacune par un petit orifice. Elles sécrètent un liquide épais, blanc jaunâtre, onctueux, connu sous le nom de *chassie* (*sebum palpebrale s. lema*) et destiné à faciliter les mouvements des paupières. Le *cartilage tarse*, que l'on trouve chez l'homme, où il tend le bord libre des paupières, manque chez les animaux ; il est remplacé par un ligament fibreux dense, aminci vers les angles (1).

[Le bord adhérent des paupières s'applique sur le sourcil de l'orbite. Là, les différentes couches qui constituent les paupières se séparent pour se porter les unes, comme la peau, vers la région du front ; les autres, comme la conjonctive, dans la cavité de l'orbite.]

c. Les *angles* sont distingués en *externe* et *interne* ; l'*externe*, encore dit *temporal* (*canthus oculi externus*) (*fig.* 107 *d*), plus aigu que l'autre, est formé par la commissure des bords libres des deux paupières près du point d'union de l'apophyse orbitaire du frontal et de l'apophyse zygomatique du temporal.

L'*angle interne* ou *nasal* (*canthus oculi internus*) (*fig.* 107 *c*) est plus obtus, il présente l'insertion du bord libre de la paupière supérieure sur le lacrymal.

Les artères qui se ramifient dans les paupières sont des branches de l'ophthalmique et de l'angulaire de l'œil ; les veines portent des noms correspondants. Les nerfs appartiennent à la première et à la seconde branche de la cinquième paire encéphalique.

Les paupières préservent le globe oculaire du contact des corps étrangers du dehors, comme aussi de l'irritation que produirait une lumière trop vive.

(1) [Les auteurs français admettent l'existence d'un véritable fibro-cartilage, et ils l'appellent, comme en anatomie humaine, *cartilage tarse*.]

(*) *a*. Paupière supérieure. — *b*. Paupière inférieure. — *c*. Angle interne de l'œil. — *d*. Angle externe de l'œil. — *ee*. Glandes de Meibomius au bord de la paupière supérieure. — *éé*. Glandes de Meibomius au bord de la paupière inférieure. — *f*. Caroncule lacrymale. — *g*. Cils.

2. *Conjonctive (Conjunctiva).*

La *conjonctive* est une muqueuse qui tapisse la face interne des paupières et
le devant du globe oculaire ; nous distinguerons naturellement la *conjonctive
palpébrale* et la *conjonctive oculaire.*

a. La *conjonctive palpébrale (conjunctiva palpebrorum)* commence au bord libre
des paupières, où elle fait continuité à la peau, tapisse toute leur face interne
[et forme un repli qui reçoit le corps clignotant] ; elle a une teinte rosée et elle
présente un grand nombre de follicules muqueux, qui sont surtout abondants à
l'angle interne et aux points où elle se replie sur le globe de l'œil.

b. La *conjonctive oculaire (conjunctiva bulbi s. adnata oculi)* se distingue à son
tour en *conjonctive de la sclérotique* et en *conjonctive de la cornée transparente.*

aa. La *conjonctive de la sclérotique (conjunctiva sclerotica)* est cette portion de
la muqueuse qui, repliée de la face interne des paupières sur le globe oculaire,
le tapisse à sa partie antérieure jusqu'au pourtour de la cornée transparente ;
elle est plus mince et moins riche en vaisseaux que la conjonctive palpébrale ;
chez le cheval, elle est ordinairement colorée en brun ou en noir.

bb. La *conjonctive de la cornée (conjunctiva cornea)* fait continuité à la précédente
sur la circonférence de la cornée dont elle forme la couche la plus superficielle.
C'est une membrane mince, dépourvue de follicules muqueux, peu riche en
vaisseaux et constituée uniquement, pour ainsi dire, par une couche de cellules
épithéliales.

La conjonctive relie les paupières au globe oculaire, lubrifie leurs faces correspondantes, facilite leur glissement et entretient surtout le brillant et la
transparence de la cornée.

3. *Membrane clignotante (Membrana nyctitans).*

La *membrane clignotante,* encore dite *corps clignotant, paupière clignotante, trot-
sième paupière,* située à l'angle interne de l'œil, est constituée par une lame
cartilagineuse renfermée à sa partie antérieure dans un repli de la conjonctive
palpébrale. Cette lame cartilagineuse (*cartilago nyctitans*) est mince, de forme
triangulaire ; elle offre à considérer : deux angles antérieurs arrondis et un postérieur obtus, en rapport avec le coussinet adipeux de l'œil ; un bord antérieur
tranchant, un supérieur et un inférieur plus épais ; une face externe convexe et
une face interne concave. Vers le milieu de la face externe se trouve une petite
glande jaune rougeâtre, dite glande de Harder (*glandula Harderi*), recouverte
d'une membrane fibreuse très-forte, et entourée de tissu adipeux ; elle sécrète
un liquide épais et onctueux qui suinte par deux ou trois petits orifices à la
face interne du corps clignotant.

Différences. — Chez le *bœuf*, la glande de Harder est proportionnellement plus volumineuse et les orifices des canaux excréteurs sont plus larges.

Comme troisième paupière ou paupière rudimentaire, la membrane clignotante a pour principal usage de débarrasser le globe oculaire des corps étrangers
qui pourraient s'y trouver ; [elle glisse en avant, refoulée par le coussinet adipeux qui est comprimé lui-même par le globe oculaire, quand les muscles
droits se contractent].

4. *Caroncule lacrymale (Caruncula lacrymalis)* (*fig*. 107 *f* et *fig*. 108 *f*).

C'est un petit corps fusiforme, de couleur brune ou noirâtre, logé dans l'angle interne de l'œil, et pourvu à sa surface de quelques poils fins. Elle est formée par un prolongement de la peau, elle renferme quelques follicules adipeux et elle se confond avec la conjonctive palpébrale. La caroncule sécrète un liquide onctueux qui se répand sur les parties externes de l'œil et les préserve d'un contact étranger.

Différences. — Chez le *bœuf* et le *porc*, la caroncule lacrymale est très-petite.

5. *Appareil lacrymal (Organa lacrymalia)*.

Cet appareil comprend des *organes sécréteurs* et des *organes efférents*, les premiers sont : la *glande lacrymale* et les *canaux hygrophthalmiques* ; les seconds : les *conduits lacrymaux*, le *sac lacrymal* et le *canal lacrymal*.

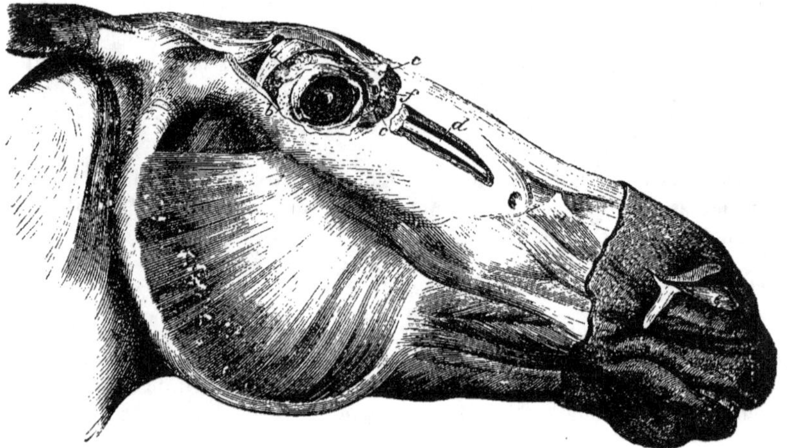

Fig. 108. — Tête présentant l'appareil lacrymal (*).

a. La *glande lacrymale* (*glandula lacrymalis*) (*fig*. 108 *a*) est une glande en grappe située [dans la fossette lacrymale] entre l'apophyse orbitaire du frontal et le globe de l'œil dont elle est séparée par les muscles droit supérieur et palpébral supérieur interne. Elle est allongée, d'un rouge pâle, mince et aplatie de dessus en dessous ; sa face supérieure, convexe, est en rapport avec l'os, sa face inférieure, légèrement concave, repose indirectement sur l'œil. Elle est formée de granulations fines, réunies par du tissu conjonctif, desquelles partent douze à seize canaux vecteurs (*ductus lacryma'es glandulares*), connus sous le nom de *canaux hygrophthalmiques*, qui traversent la conjonctive et débouchent près de l'angle externe de l'œil, à la face interne de la paupière supérieure.

(*) *a*.Glande lacrymale. — *b* Orifices des canaux hygrophthalmiques. — *c,c*. Points lacrymaux. — *d*. Canal lacrymal. — *e*. Orifice par lequel il débouche dans les cavités nasales. — *f*. Caroncule lacrymale.

b. Les *conduits lacrymaux* (*canaliculi lacrymales*) sont de petits canaux courts formés par des prolongements de la muqueuse des paupières et situés dans l'angle interne de l'œil. Au nombre de deux, l'un supérieur un peu plus long, l'autre inférieur, ils commencent par deux petits orifices arrondis, à bords un peu saillants, désignés sous le nom de *points lacrymaux* (*puncta lacrymalia* (*fig.* 108, *c,c*), et placés au-dessous de la caroncule.

Les points lacrymaux reçoivent les larmes en excès après qu'elles ont humecté la surface oculaire, et les conduits lacrymaux les portent dans le sac lacrymal.

c. Le *sac lacrymal* (*saccus lacrymalis*), petit réservoir à paroi muqueuse, logé dans l'excavation infundibuliforme de l'os lacrymal, présente trois orifices : ceux des conduits lacrymaux qui y débouchent et celui du canal lacrymal qui en part.

d. Le *canal lacrymal* (*canalis lacrymalis*, (*fig.* 108 *d* et *e*), désigné encore sous le nom de *conduit lacrymo-nasal* (*ductus naso-lacrymalis*), est un long tube formé par une muqueuse, qui fait suite aux conduits lacrymaux et au sac lacrymal : il présente à son intérieur, d'après Fuchs de Carlsruhe, quelques petits replis valvulaires dont les bords libres sont dirigés vers l'axe. A son origine, il occupe le canal osseux du lacrymal et du grand sus-maxillaire ; plus bas, il se trouve logé dans la scissure que présente la face interne de ce dernier os, puis dans celle de l'apophyse nasale du petit sus-maxillaire, sous la muqueuse du nez ; il se termine enfin, par un orifice arrondi connu sous le nom d'*égout nasal* (*fig.* 108 *e*), sur la ligne où la peau, de couleur foncée, se confond avec la muqueuse à teinte rosée. Souvent cet orifice est double.

[Chez l'âne et le mulet, il se trouve à la face interne de l'aile externe du nez.]

Les artères de l'appareil lacrymal viennent de l'ophthalmique, les veines se rendent dans la veine de même nom, les nerfs appartiennent aux deux premières branches de la cinquième paire.

La glande lacrymale sécrète un liquide aqueux, limpide, un peu salé, désigné sous le nom de *larmes* (*lacrymæ*) ; les canaux hygrophthalmiques le déversent à la surface libre de l'œil où les paupières le répandent régulièrement ; à l'angle interne de l'œil, les points lacrymaux en reçoivent l'excédant qui tombe par les conduits lacrymaux dans le sac lacrymal et gagne, par le canal lacrymal, la gouttière inférieure de la narine (1).

Les larmes entretiennent l'humidité de la face antérieure libre de l'œil.

Différences. — Chez le *bœuf*, la glande lacrymale est proportionnellement plus volumineuse et l'égout nasal est situé plus haut dans la gouttière inférieure du nez.

On trouve chez le *mouton*, près de la fosse lacrymale, plusieurs follicules adipeux qui n'appartiennent pas en propre à l'appareil lacrymal et qui sécrètent une humeur onctueuse, jaunâtre, assez consistante.

Chez le *porc*, les conduits lacrymaux sont séparés par une lame osseuse et contenus dans deux tubes osseux jusqu'au sac lacrymal.

Chez les *carnassiers*, l'appareil lacrymal ne diffère guère de celui du cheval.

---

(1) [Quand les larmes sont sécrétées en trop grande abondance, elles ne suivent pas toutes ce trajet : une partie déborde la paupière inférieure et s'écoule sur les joues, ce sont les *pleurs*.]

II. Organe interne ou essentiel de l'appareil visuel.

L'organe essentiel de la vue est le *bulbe de l'œil* (*bulbus oculi*) ou *globe oculaire*, ou l'*œil* proprement dit, corps arrondi, sphérique, logé dans l'orbite, recouvert immédiatement sur sa face antérieure par la conjonctive, puis par les paupières qui le cachent plus ou moins. En haut, en bas et de chaque côté, il est en rapport par l'intermédiaire des muscles moteurs qui l'entourent avec la gaîne oculaire ; en arrière, il est relié au cerveau par le nerf optique.

Une membrane forme la coque externe de l'œil et lui donne sa forme ; elle est composée de deux parties : la *sclérotique* ou *cornée opaque* et la *cornée transparente* ; en dedans se trouvent la *choroïde*, l'*iris*, la *rétine*, l'*humeur aqueuse*, le *cristallin* et le *corps vitré*.

1. Sclérotique ou cornée opaque (Cornea opaca) (fig. 109 a.)

La sclérotique enveloppe la plus grande partie du globe de l'œil depuis l'insertion du nerf optique, en arrière, jusqu'à l'ouverture ellipsoïde qui reçoit la cornée lucide, en avant : c'est une membrane fibreuse, blanche, albuginée, assez épaisse, qui fait continuité à la gaîne du nerf optique ; elle est très-pauvre en vaisseaux. Les fibres qui la constituent sont réunies en bandes plates entre-croisées. Elle a son maximum d'épaisseur près de l'insertion du nerf optique ; plus en avant, elle s'amincit, puis elle reprend de l'épaisseur autour de la cornée transparente où elle se confond avec les aponévroses des muscles droits. La sclérotique présente à étudier deux grandes ouvertures, plusieurs petits orifices et deux faces.

a. L'ouverture pour le nerf optique, arrondie et de petit diamètre, se trouve en arrière, non pas sur l'axe de la cornée transparente, mais un peu de côté, en

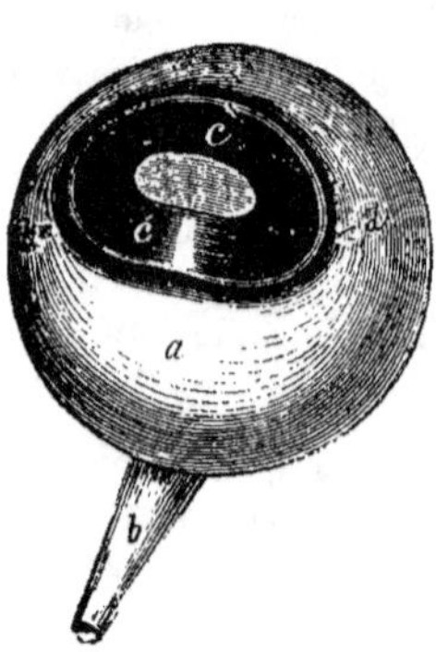

Fig. 109. — Globe de l'œil (vu de devant et de côté) (*).

dehors et en bas. Lorsqu'on coupe le nerf en travers, elle apparaît comme une lame criblée formée, sans nul doute, par la gaîne du nerf et par les gaînes des filaments nerveux. Cette lame criblée est facile à mettre en évidence par la macération, principalement sur un œil de bœuf ou de porc. La substance nerveuse se détruit, et les gaînes persistent.

b. L'ouverture ellipsoïde pour la cornée (fig. 109 dd), de beaucoup la plus grande, est tout à fait en avant. Elle présente les rapports de la sclérotique avec la cornée transparente, rapports de continuité, car les fibres de la sclérotique paraissent passer sans interruption dans la cornée, et les deux membranes se confondent ainsi sans limite bien définie.

c. Plusieurs petits orifices donnent passage aux vaisseaux et aux nerfs ciliaires à travers la sclérotique.

d. Des deux faces, l'externe est convexe, rugueuse, et donne insertion en avant

---

(*) *a.* Sclérotique. — *b.* Nerf optique. — *cc.* Cornée transparente. — *dd.* Ouverture ellipsoïde de la sclérotique.

à la conjonctive, en arrière aux muscles moteurs du globe de l'œil; l'interne est concave, lisse et recouverte d'une couche mince de tissu conjonctif dont la teinte brun foncé est due à la présence de cellules de pigment (*membrana s. lamina fusca*), (*fig.* 110 *b*).

La sclérotique donne au globe oculaire sa forme et reçoit les insertions des muscles chargés de le mouvoir.

2. *Cornée transparente (Cornea pellucida) (fig.* 109 *cc.)*

La *cornée transparente* ou *lucide*, encore appelée *vitre de l'œil*, continue en avant l'enveloppe la plus extérieure du globe de l'œil; elle est en rapport par ses bords avec la sclérotique sur le pourtour de l'ouverture ellipsoïde. C'est une membrane forte, plus épaisse qu'on ne serait tenté de le croire, transparente et formée, comme la sclérotique, de faisceaux fibreux minces, entre-croisés en tous sens et disposés par couches concentriques; on lui trouve sur la coupe un aspect feuilleté. Entre les faisceaux de fibres, *Virchow* admet l'existence d'une masse de corpuscules fusiformes ou étoilés qui s'anastomosent entre eux et qui renferment le fluide nourricier nécessaire pour l'entretien de la cornée.

La cornée présente une *face antérieure* et une *face postérieure* : la première, convexe, est tapissée par la portion transparente de la conjonctive; [elle fait sensiblement saillie sur la sphère supposée continuée de la sclérotique, ce qui tient à ce que la cornée appartient à une sphère de plus petit diamètre que la sclérotique]; la seconde, concave, se trouve en rapport intime avec une membrane mince qui renferme l'humeur aqueuse et qu'on nomme *membrane de l'humeur aqueuse, membrane de Descemet* ou *de Demours* (*membrana humoris aquei s. Descemeti s. Demoursii*). Cette membrane, d'aspect vitré et tout à fait transparente, s'enlève facilement de la cornée sous forme de petites lamelles; elle se compose d'une couche élastique homogène et d'une couche épithéliale plus profonde : sa face externe est rugueuse et adhère à la cornée ; sa face interne, lisse au contraire, est considérée comme sécrétant l'humeur aqueuse. Elle ne parait pas tapisser seulement la face interne de la cornée, mais encore la face antérieure de l'iris.

A l'état normal, on ne constate pas la présence de vaisseaux sanguins dans la cornée ; ce n'est que sous l'influence d'un travail inflammatoire qu'on voit apparaître sur son contour une fine injection. D'après Hyrtl, de très-petites ramifications artérielles se continuent dans la cornée sous forme de *vasa serosa*. Quant à des lymphatiques, on n'en a pas démontré anatomiquement la présence; cependant Kölliker dit en avoir observé dans la cornée d'un jeune chat.

D'après Bochdaleck, Valentin et autres, la cornée recevrait également de petites branches nerveuses provenant des nerfs ciliaires.

La cornée transparente contribue à former l'enveloppe extérieure du globe de l'œil, elle se laisse traverser par les rayons lumineux qui sont réfractés plus ou moins.

3. *Choroïde (Tunica choroidea) (fig.* 110 *c*, 111).

La *choroïde*, encore dite *tunique vasculaire*, est placée entre la couche brune de la sclérotique et la rétine ; elle commence autour du nerf optique et se confond en avant avec l'iris. C'est une membrane mince, de couleur noirâtre, formée d'un tissu fibreux spécial, de quelques fibres musculaires lisses qui se trouvent vers le ligament ciliaire, de nombreux vaisseaux sanguins, de nerfs et de matière pigmentaire noire.

On décrit à la choroïde *deux faces*, l'une externe, l'autre interne. La *face externe*, convexe, est complétement recouverte de pigment, si ce n'est près du cercle ciliaire, et reliée lâchement à la membrane brune qui tapisse intérieurement la sclérotique. Les nerfs ciliaires se voient appliqués sur elle comme des fils blancs; ils se portent en avant, se bifurquent à angle aigu et se subdivisent

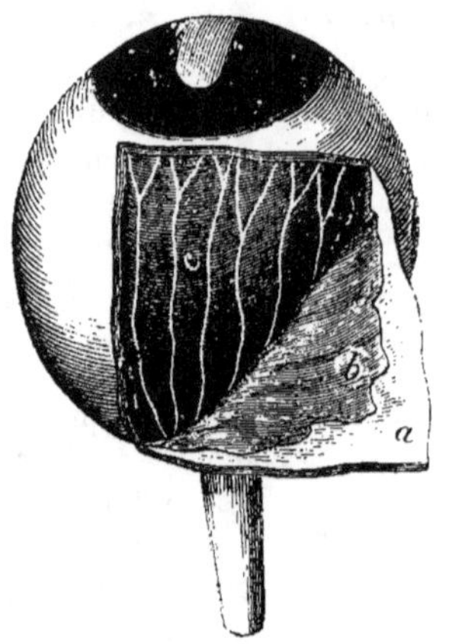

Fig. 110. — Globe de l'œil dont on a rabattu une portion de la sclérotique et de la membrane brunâtre qui la tapisse intérieurement (*).

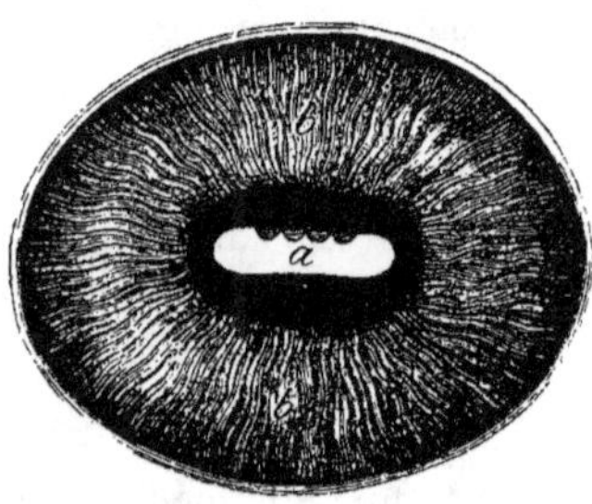

Fig. 111. — Portion antérieure de la choroïde (vue par sa face interne) (**).

plusieurs fois jusqu'à ce qu'ils aient pénétré dans le ligament ciliaire et dans l'iris. La face interne, concave, est en rapport avec la rétine de laquelle elle reste bien distincte; en avant, elle est recouverte de pigment; en arrière, elle présente un revêtement brillant azuré qui a reçu le nom de *tapetum* (*tapetum choroideæ*), membrane spéciale, très-mince et facile à isoler, composée de fibres de tissu conjonctif parallèles.

La partie postérieure de la choroïde est plus épaisse et plus dense que l'antérieure qui se relie à l'iris; elle est traversée par le nerf optique.

La face externe de la partie antérieure de la choroïde présente un cordon annulaire blanc qu'on désigne sous le nom de *cercle* ou de *ligament ciliaire* (*orbiculus ciliaris s. ligamentum ciliare*) (fig. 112 *aa*), lequel est constitué par des faisceaux musculaires lisses formant ce qu'on a appelé le *muscle ciliaire* (*M. ciliaris s. tensor choroideæ*) et prenant leurs attaches au bord antérieur de la sclérotique ainsi qu'au corps ciliaire.

Le *canal de Fontana* ou *de Schlemm* (*canalis Fontanæ. Schlemmii*) (1) se trouve

<hr>

(1) [Ce canal de Schlemm, que nous ne trouvons pas indiqué par les vétérinaires français, M. le docteur Rouget le considère comme un *plexus veineux* situé dans l'épaisseur de la sclérotique, à sa partie antérieure. Nous croyons bien que Leyh ne pense pas autrement que M. Rouget, car il ne dit pas que le canal de Schlemm renferme une veine, il emploie au contraire l'expression « *besteht aus* » dont le sens littéral est « *consiste dans* ».]

(*) *a*. Sclérotique. — *b*. Membrane brune qui la tapisse (*lamina fusca*). — *c*. Choroïde.
(**) *a*. Pupille. — *b*. Corps ciliaire.

sur la limite de la cornée et de la sclérotique, il est formé par une veine circulaire et il est considéré comme un *cercle veineux du ligament ciliaire* (*circulus venosus orbiculi ciliaris*).

La partie antérieure de la choroïde présente encore le *corps ciliaire* (*corona ciliaris s. corpus ciliare*) (*fig.* 111 *bb*) consistant dans un certain nombre de replis qui vont en rayonnant du cercle ciliaire à la circonférence du cristallin. On distingue de grands et de petits replis interposés: les premiers, plus longs et plus larges, sont les *procès ciliaires* (*processus ciliares*); les seconds, plus nombreux, sont nommés *plis ciliaires* (*plicæ ciliares*).

La choroïde reçoit les artères ciliaires qui fournissent un grand nombre de capillaires; les veines forment un plexus serré d'où partent quatre troncs particuliers, connus sous le nom de *vasa vorticosa*, qui portent le sang à la veine ophthalmique en traversant la sclérotique. Les nerfs sont également nombreux ; ils viennent des nerfs ciliaires, branches du ganglion ophthalmique.

Grâce à sa teinte noire, la choroïde absorbe, dans les procès ciliaires les rayons lumineux qui ne pénètrent pas par la pupille ; dans le reste de son étendue, elle empêche la réflexion de ceux qui ont traversé la rétine. On conçoit que, chez les animaux dont la choroïde est dépourvue de pigment, les images des objets ne se produisent pas bien nettes. Le ligament ciliaire paraît destiné à fixer l'iris, le corps ciliaire à fixer le cristallin.

[On admet aussi que le muscle ciliaire, en se contractant, comprime la circonférence du cristallin et augmente ainsi la courbure de ses faces pour produire l'accommodation de l'œil aux diverses distances.]

Différences. — Chez les *ruminants*, le tapetum de la choroïde est bleu-verdâtre. Chez le *porc*, il paraît manquer complétement.

Chez les *carnassiers*, il est rougeâtre et d'un aspect nacré. D'après Hassenstein, il y aurait, chez les animaux rapaces, derrière le tapetum, une couche de corpuscules composés de sels de chaux, à laquelle serait dû le brillant de leurs yeux dans l'obscurité.

4. Iris (*Iris*) (*fig.* 112 *bb*).

L'iris est une membrane de forme circulaire, située verticalement dans l'œil comme un diaphragme incomplet, derrière la cornée et en avant du cristallin; il présente en son milieu une ouverture, la *pupille*, dont la forme varie suivant les animaux ; il est velouté à sa surface, assez épaissi, de couleur brune ou noirâtre, et composé de tissu cellulaire, de fibres musculaires lisses, de vaisseaux nombreux (*Vaiss. ciliaires*), de filaments nerveux et de pigment noir.

Les fibres musculaires sont ou droites ou circulaires. Les fibres droites partent du ligament ciliaire et s'étendent jusqu'à la circonférence de la pupille, elles forment le muscle *dilatateur de la pupille* (*dilatator pupillæ*). Les fibres circulaires sont surtout nombreuses vers le bord pupillaire où elles composent le *sphincter de la pupille* (*sphincter pupillæ*).

L'iris présente une *face antérieure* et une *face postérieure*, un *contour externe* ou *grande circonférence* et un *contour interne* ou *petite circonférence*.

a. La *face antérieure* regarde la cornée, elle forme la paroi postérieure de la *chambre antérieure de l'œil*; elle est tapissée par l'épithélium de la membrane de Descemet et colorée ordinairement en brun noirâtre. Chez quelques chevaux, le pigment noir fait défaut; l'iris paraît alors blanc ou jaune pâle, et l'on dit que les yeux sont *vairons*. Sur cette face, l'iris présente un grand nombre de petits plis formés par les fibres circulaires.

b. La *face postérieure*, dirigée vers le cristallin et la partie antérieure de la choroïde, est celle surtout qui présente une couche épaisse de pigment décrite quelquefois à part sous le nom d'*uvée* (*uvea*) (1). Entre cette face et la face antérieure du cristallin et des procès ciliaires se trouve un espace étroit qu'on appelle la *chambre postérieure de l'œil* (2).

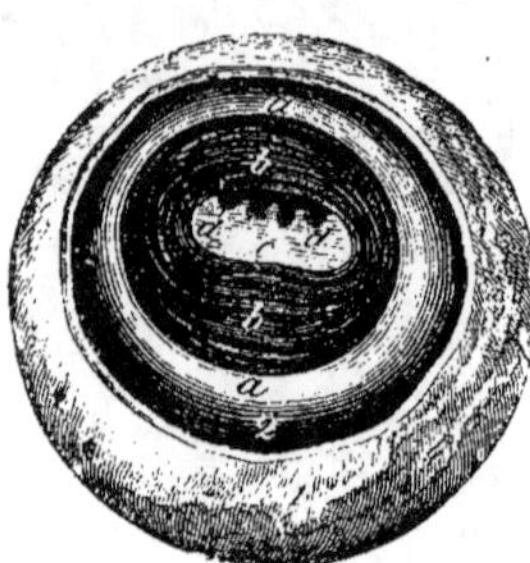

Fig. 112. — Globe de l'œil dont on a enlevé la cornée, la partie antérieure de la sclérotique et l'humeur aqueuse (vu de devant) (*).

c. Le *contour externe* (*margo externus s. ciliaris*) est fixe, adhérent au ligament ciliaire, et beaucoup plus long que l'interne.

d. Le *contour interne* (*margo inetrnus s. pupillaris*) est libre et limite la *pupille* (*pupilla s. pupula*) : celle-ci, nous l'avons vu, est une ouverture elliptique à grand axe transversal, percée au milieu de l'iris ; elle présente un angle interne et un angle externe, un bord supérieur et un bord inférieur ; au bord supérieur on trouve souvent de petits corps spongieux, pédicellés, de couleur brun-noirâtre, qui flottent dans la pupille et qu'on désigne sous le nom de *grains de suie* (*fig.* 112 *dd*) ; il y en a également au bord inférieur, mais ils sont plus petits.

Les vaisseaux de l'iris sont des branches des artères et des veines ciliaires ; les nerfs portent le même nom.

L'iris sépare les deux chambres de l'œil et laisse passer par la pupille des rayons lumineux qui vont se réfracter à travers le cristallin. Lorsque la lumière est trop vive, la pupille se resserre pour éviter une irritation exagérée de la rétine qui produirait de l'éblouissement. Si, au contraire, la lumière est obscure, ou bien si les objets sont éloignés, la pupille se dilate pour laisser pénétrer le plus de rayons possible.

Différences. — Chez les *bêtes bovines*, la face antérieure de l'iris a une teinte plus claire que chez le cheval ; on trouve à la face postérieure, près du contour externe, de nombreux petits plis qui vont en s'effaçant vers le bord pupillaire.

Chez le *mouton*, la face antérieure de l'iris est de couleur brun-jaune ; chez la *chèvre*, elle est bleuâtre, la pupille est plus allongée.

Chez le *porc*, la face antérieure de l'iris est brunâtre, la pupille arrondie.

Chez le *chien*, la face antérieure est également brune et la pupille ronde. Le *chat*, dont l'iris est verdâtre, a la pupille ronde, lorsqu'elle est dilatée, tandis que quand elle se res-

---

(1) [On emploie actuellement le mot d'*uvée* pour désigner le système de parties représenté par la choroïde, les procès ciliaires et l'iris. (E. Littré et ch. Robin.)]

(2) [Il faut bien se figurer que la chambre postérieure est excessivement étroite, assez étroite pour qu'on ait pu nier son existence réelle. Le passage suivant de l'*Anatomie* de Cruveilhier donne une idée exacte de ses dimensions et de sa forme : « L'iris étant appliqué directement sur la face antérieure du « cristallin, au moins dans sa portion interne, on pourrait tout au plus donner le nom de *chambre postérieure* à un espace annulaire répondant à la périphérie du cristallin et présentant la forme d'un « prisme triangulaire recourbé, espace dont la paroi antérieure est formée par l'iris, la paroi postérieure par les procès ciliaires et la paroi interne par le bord du cristallin, laquelle paroi se réunit à « angle aigu avec la paroi antérieure, à angle obtus avec la paroi postérieure. »]

(*) 1. Sclérotique. — 2. Face externe de la partie antérieure de la choroïde. — *aa*. Cercle ciliaire. — *bb*. Iris. — *c*. Pupille. — *dd*. Grains de suie.

serre elle forme une fente verticale et présente deux bords, interne et externe, et deux angles, supérieur et inférieur.

5. Rétine (Retina) (fig. 113 d).

La *rétine*, encore appelée *tunique nerveuse*, est une membrane excessivement mince, facilement déchirable, transparente pendant la vie, opaque et blanche après la mort, formée par une expansion du nerf optique; elle est située entre le corps vitré et la choroïde, s'étend depuis l'insertion du nerf optique jusqu'au corps ciliaire, où elle devient de plus en plus fine et se termine par un bord très-mince. Elle offre plusieurs couches qui sont, de dehors en dedans : la *couche des bâtonnets* ou *tunique de Jacob* (*stratum bacillorum*, s. *membrana Jacobi*), très-mince, formée de nombreux petits cylindres (bâtonnets) transparents, plus ou moins allongés : la *couche granuleuse* (*stratum granulosum*), formée

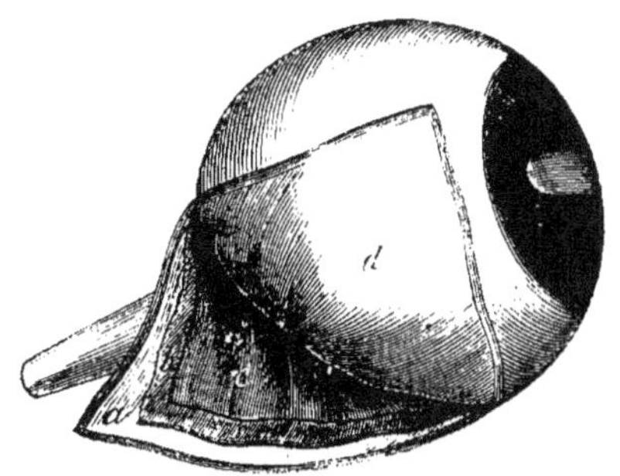

Fig. 113. — Globe de l'œil avec la rétine mise à découvert (vu de côté. (*).

de petites granulations arrondies ou ovales agglomérées; la *couche cellulaire*, composée de petites cellules nerveuses en tout semblables à celles qu'on trouve dans la substance grise du cerveau, cellules qui s'anastomosent par de petits prolongements entre elles et aussi avec les éléments des couches voisines et qui présentent, en raison de cela, un aspect étoilé; la *couche fibreuse*, formée de petits filaments nerveux émanés du nerf optique et dirigés en tous sens; enfin la *couche interne* ou *limitante*, très-mince et sans structure spéciale.

L'artère de cette membrane est la centrale de la rétine, petit vaisseau qui se détache dans le crâne de la branche antérieure de l'artère carotide interne et pénètre avec le nerf optique dans l'œil;

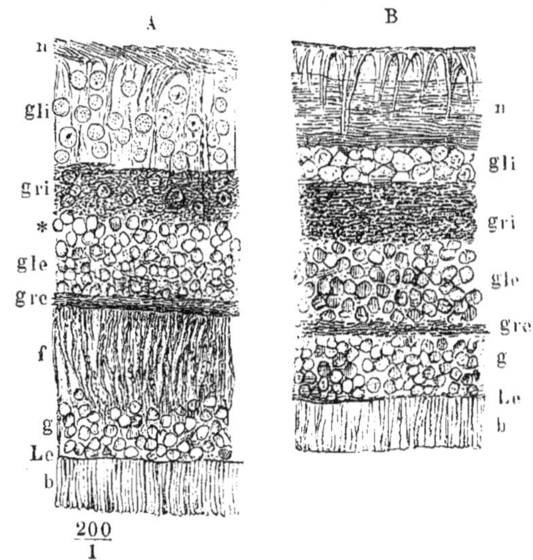

Fig. 113 *bis*. — Section de la rétine durcie dans l'alcool.
A. Portion périphérique de la rétine. — B. Voisinage de la tache jaune (**).

un sinus veineux circulaire commence le système veineux de la rétine

(*) *a*. Sclérotique. — *b*. Membrane brune qui tapisse la sclérotique (*lamina fusca*). — *c*. Choroïde. — *d*. Rétine.

(**) *b*. Couche des bâtonnets. — *g*, *f*, *gre*, *gle*. Couche granuleuse. — *gri*, *gli*. Couche celluleuse ou de substance grise. — *n*. Couche fibreuse sous-jacente à la membrane limitante.

La rétine se trouve en communication avec le cerveau par le nerf optique ; c'est la seule partie sensible aux rayons lumineux qui pénètrent dans l'œil. Dès qu'elle perd sa sensibilité, l'œil cesse de fonctionner ; il en résulte l'affection connue sous le nom d'*amaurose*.

6. *Humeur aqueuse (Humor aqueus).*

On appelle ainsi un liquide limpide, clair et incolore, qui remplit les deux chambres de l'œil, c'est-à-dire l'espace compris entre la cornée, le cristallin et les procès ciliaires. S'il arrive que cette humeur s'écoule par une plaie de la cornée, elle se reproduit aussitôt que la plaie est refermée.

L'humeur aqueuse paraît destinée à maintenir la convexité de la cornée et à faciliter les mouvements de l'iris et du cristallin. Elle concourt très-modérément à réfracter les rayons lumineux.

7. *Cristallin (Lens crystallina) (fig. 114 a).*

Le cristallin est une grande lentille transparente et incolore, placée verticalement derrière la pupille, dans une excavation particulière du corps vitré. On lui reconnaît deux faces et une circonférence.

La *face antérieure* est légèrement convexe, libre et dirigée vers l'uvée (1) ; la *face postérieure*, convexe également, mais plus bombée, se loge dans le corps vitré et s'applique contre sa membrane enveloppante. La circonférence du cristallin est libre et régulièrement circulaire, elle limite les deux faces.

Le cristallin est formé de la *capsule cristalline* et de la *lentille proprement dite*.

a. La *capsule cristalline (capsula lentis)*, est une membrane mince, tout à fait transparente, [élastique], constituée par une substance amorphe, et représentant un sac clos dans lequel est renfermée la lentille. Sa face externe est convexe, libre en avant, unie à la membrane du corps vitré en arrière ; sa face interne, concave et tapissée par des cellules épithéliales, est séparée de la lentille par un liquide clair et limpide connu sous le nom d'humeur de Morgagni. Cette disposition, [avec l'élasticité de la capsule cristalline], explique la facilité avec laquelle la lentille sort par une ouverture de cette capsule.

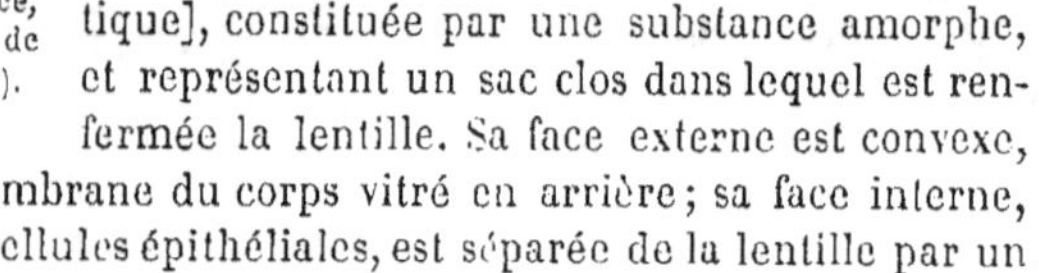

Fig. 114. — Le cristallin et le corps vitré après l'enlèvement de la cornée, de l'iris et de la partie antérieure de la sclérotique (œil vu de devant) (*).

b. La *lentille proprement dite* est formée de fibres hexangulaires, d'une transparence parfaite, à bords plus ou moins irréguliers ; d'après Kölliker, ces fibres sont creuses et représentent de véritables tubes à parois lisses en dehors, remplis d'un liquide albumineux et disposés par couches ou lamelles très-nombreuses qui se recouvrent les unes les autres comme les écailles d'un oignon.

Les tubes se dirigent en rayonnant du centre vers la circonférene ; les superficiels sont plus faciles à détacher que les profonds ; ceux-ci, très-serrés et

(1) [V. page 288 : texte et note (1).]
(*) *a.* Cristallin. — *bb.* Corps vitré.

intimement unis, forment ce qu'on a appelé le *noyau* de la lentille. [Cette disposition est en rapport avec la consistance de la lentille, qui va en augmentant de la superficie vers le centre.]

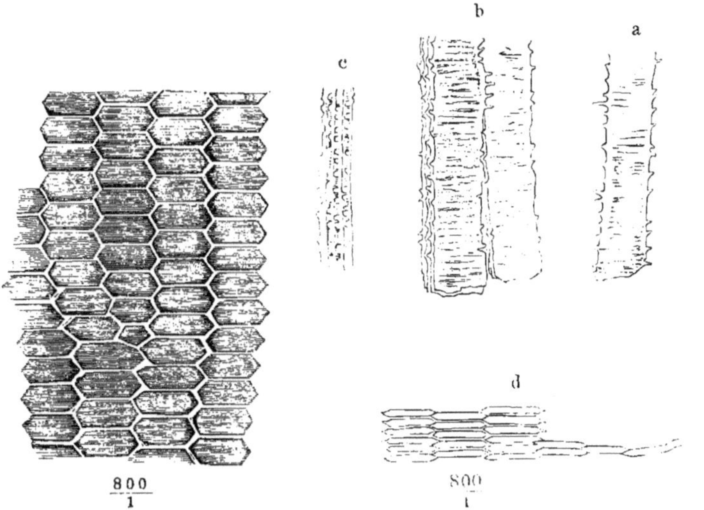

Fig. 114 *bis*. — 1° Section transversale des fibres de la portion corticale du cristallin. — 2° Fibres du noyau du cristallin (*).

Les rayons lumineux éprouvent une forte réfraction en traversant la lentille. L'opacité du cristallin constitue l'affection connue sous le nom de *cataracte* et entraîne toujours la cécité.

8. *Corps vitré (Corpus vitreum) (fig. 114 bb).*

On appelle ainsi une masse claire et transparente, [de la consistance du verre fondu], remplissant l'espace compris entre la rétine et le cristallin, c'est-à-dire les deux tiers postérieurs du globe oculaire. Il présente à considérer la *membrane du corps vitré* et l'*humeur vitrée*.

a. La *membrane du corps vitré* ou *membrane hyaloïde* est une pellicule fine, transparente, amorphe, qui enveloppe l'humeur vitrée. Sa face externe est lâchement unie à la rétine, sauf au point d'insertion du nerf optique ; elle adhère assez intimement au corps ciliaire et à la capsule cristalline. De la partie antérieure de l'hyaloïde on voit se détacher une lame circulaire fine qui entoure le cristallin comme une collerette rayonnée connue sous le nom de *zone de Zinn* (1) (*zonula Zinnii*), engrenée, d'une part, avec les procès ciliaires et confondue, d'autre part, avec la capsule cristalline.

Entre la zone de Zinn et la membrane hyaloïde et tout autour de la circonférence se trouve un espace triangulaire représentant un canal circulaire,

---

(1) [M. Chauveau, après avoir examiné des yeux provenant d'animaux récemment tués, prétend que la zone de Zinn est une portion continue de la rétine.]

(*) *a.* Fragment d'une fibre isolée. — *b.* Dentelures engrenées vues de face. — *c.* Dentelures vue par le bord. — *d.* Ces dentelures sur une section des fibres.

appelé *canal de Petit* (*canalis Petiti*) [ou *canal godronné* (1)] ; ce canal renferme l'*humeur de Petit*.

La face interne de la membrane hyaloïde émet plusieurs petits prolongements qui cloisonnent la cavité dans laquelle est renfermée l'humeur vitrée (2).

b. L'humeur du corps vitré (*humor vitreus*) est complétement transparente, limpide, et renfermée dans les cellules de la membrane hyaloïde. D'après Virchow l'humeur vitrée est un tissu conjonctif colloïde (3). (Voy. Anatomie générale, p. 20).

Le corps vitré concourt à la réfraction des rayons lumineux.

B. APPAREIL AUDITIF (*Organon auditus*) (4).

L'appareil auditif se compose des deux oreilles situées sur les côtés de la tête et organisées pour percevoir les vibrations de l'air qui conduisent les sons ; il est sous la dépendance du nerf auditif.

L'oreille offre à considérer trois parties : l'*oreille externe*, l'*oreille moyenne* et l'*oreille interne*.

I. OREILLE EXTERNE (*Auris externa*).

L'oreille externe se compose des *cartilages de l'oreille*, du *canal auditif externe* et du *tympan*.

[Elle représente un conduit infundibuliforme, fermé par la membrane du tympan et destiné a concentrer les rayons sonores.]

1. Cartilages de l'oreille (*Cartilagines auris*).

Ils sont au nombre de trois, de dimensions et de formes très-différentes : la *conque auriculaire*, le *cartilage annulaire* et le *cartilage scutiforme*.

a. La *conque auriculaire* (*concha auris*) (*fig.* 115, 1) est le plus grand cartilage de l'oreille ; elle est placée sur le côté et à la partie supérieure de la tête et se trouve reliée par des muscles et par la peau aux autres cartilages et à la tête ; on lui reconnaît deux extrémités, inférieure et supérieure, deux faces, externe et interne, et deux bords, externe et interne. L'*extrémité supérieure* ou la *pointe* est libre, obtuse, et formée par la réunion des deux bords ; l'*extrémité inférieure* ou la *base* est en rapport avec le cartilage annulaire et présente deux prolongements : l'antérieur est beaucoup plus court, arrondi et percé d'un trou pour

(1) [M. Chauveau conteste l'existence de ce canal et le regarde comme le produit artificiel des moyens employés pour le mettre en évidence.]

(2) [Il y a désaccord entre les anatomistes sur cette disposition des prolongements de la membrane hyaloïde. M. Ch. Robin nie l'existence de la membrane elle-même.]

(3) [M. Ch. Robin regarde la gelée du corps vitré comme entièrement amorphe.]

(4) [L'oreille est généralement peu connue des élèves ; nous en trouvons la raison dans la difficulté de préparer des pièces convenables et dans la difficulté même du sujet, et nous affirmons qu'on peut examiner bien des oreilles avant d'avoir une idée nette de la disposition de cet organe. Nous n'avons pas évidemment de moyens à indiquer pour faciliter la dissection, ne pouvant pas changer la nature des choses ; mais nous croyons donner un bon conseil en engageant à recourir à un moyen détourné qui consiste tout simplement à commencer *tout d'abord* l'étude de l'oreille sur une pièce artificielle. C'est un préjugé que, dans des écoles pratiques, on doit repousser des pièces d'anatomie artificielles comme ne donnant qu'une idée fausse des organes. Il serait absurde sans nul doute d'en faire un usage exclusif, mais nous sommes d'avis qu'elles peuvent rendre réellement service dans des cas particuliers, tout au moins pour préparer à l'étude des pièces naturelles. Il suffit de voir une fois l'énorme modèle de M. le docteur Auzoux pour savoir ce que c'est que l'oreille et pour faire ensuite les dissections avec beaucoup de fruit. L'oreille du cheval n'existe pas que nous sachions parmi les préparations d'anatomie clastique. Exprimons-en le regret ; et en attendant prenons l'oreille humaine qui offre à peu près la même disposition que celle de nos animaux domestiques ; elle nous sera fort utile.]

le passage du nerf auriculaire interne et de l'artère du même nom ; l'interne est en forme de stylet long et étroit. La *face externe* ou le dos du cartilage est convexe, plus large vers sa partie moyenne ; elle donne insertion à plusieurs muscles de l'oreille. La *face interne* est concave et forme l'intérieur du cornet de la conque. Des deux *bords*, l'*externe* est convexe, tandis que l'*interne* est excavé vers la pointe ; ils se recouvrent inférieurement.

Différences. — [Le cartilage conchinien, qui représente, avec le suivant, la base du pavillon de l'oreille, affecte des formes très-variées dans les différentes espèces animales.

« Cette lame est rigide et dressée dans les solipèdes, beaucoup plus développée dans « l'âne et le mulet que chez le cheval.

« Elle est mince, inclinée en dehors et largement ouverte dans les animaux ruminants.

« Le cartilage conchinien du porc, un peu variable suivant les races, est toujours forte-« ment développé, quelquefois dressé, plus souvent retombant.

« On le trouve toujours court, pointu, dressé et ouvert en avant dans le chat.

« Chez le chien, il est tantôt court et droit, tantôt large et pendant. » (A. CHAUVEAU.)]

b. Le *cartilage annulaire* (*cartilago annularis*), (*fig.* 115, 2), bien plus petit que le précédent, situé entre la base de la conque et le conduit auditif externe, représente un anneau ouvert en dedans, avec une face *externe* convexe et une face *interne* concave, un bord *supérieur* échancré et un bord *inférieur* arrondi.

c. Le *cartilage scutiforme* (*cartilago scutiformis*) (*fig.* 116), est une petite lame cartilagineuse triangulaire appliquée sur le muscle temporo-maxillaire et reliée par des muscles aux os de la tête et à la conque. On lui reconnaît une face *externe* et une face *interne*, toutes deux planes et donnant insertion à des muscles ; un *angle inférieur* arrondi, un *angle supérieur et antérieur* pointu et un *angle supérieur et postérieur* obtus ; un *bord antérieur* convexe, un *bord postérieur* et un *bord supérieur* légèrement échancrés.

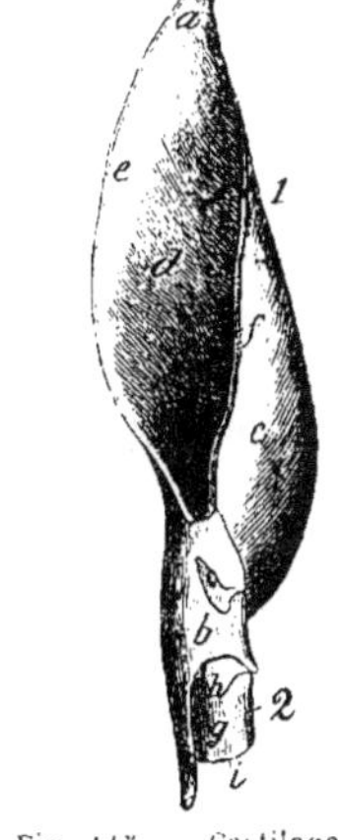

Fig. 115. — Cartilages de l'oreille externe (*).

Le cartilage conchinien est recouvert sur ses deux faces par la peau ; celle-ci présente en dehors des poils ordinaires et en dedans de longs poils fins qui font saillie hors de la conque et empêchent l'entrée de corps étrangers. Toutefois la tunique interne de la conque, au fur et à mesure qu'elle se rapproche du cartilage annulaire et du conduit auditif externe, devient plus fine et moins velue ; elle est pourvue alors de nombreuses glandes sudoripares et de glandes sébacées qui sécrètent une matière jaune amère, le *cérumen* ; on les a appelées *glandules cérumineuses* (*glandulæ ceruminosæ*), mais, d'après Ercolani et Kölliker, elles ne diffèrent en rien des glandes sudoripares ordinaires.

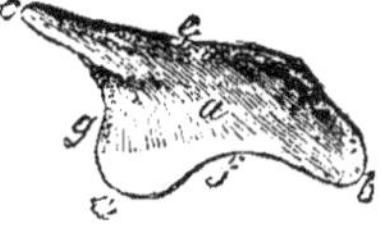

Fig. 116. — Cartilage scutiforme (**).

Les artères de la conque viennent d'une branche de la maxillaire interne ; les veines conduisent à un tronc du même nom ; les nerfs sont des divisions du facial et de la première paire cervicale.

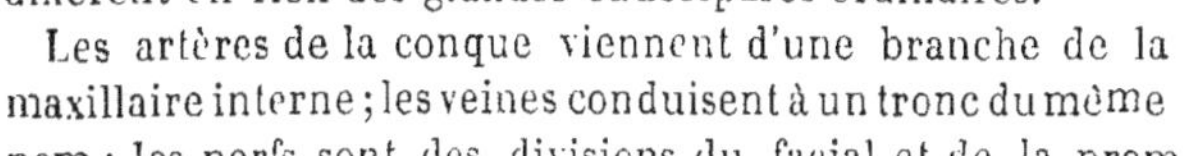

(*) 1. Conque auriculaire. — *a.* Son extrémité supérieure. — *b.* Son extrémité inférieure. — *c.* Sa face externe. — *d.* Sa face interne. — *e.* Son bord externe. — *f.* Son bord interne. — 2. Cartilage annulaire. — *g.* Sa face externe. — *h.* Son bord supérieur. — *i.* Son bord inférieur.

(**) *a.* Sa face externe. — *b.* Son angle inférieur. — *c.* Son angle supérieur et antérieur. — *d.* Son angle supérieur et postérieur. — *e.* Son bord antérieur. — *f.* Son bord postérieur. — *g.* Son bord supérieur.

2. *Conduit auditif externe* (*Meatus auditorius externus*) (*fig.* 117 *a*).

C'est un tube osseux très-court, creusé dans une éminence de la portion pétrée du temporal. L'*extrémité externe*, encore appelée *hiatus auditif externe*, est irrégulière et répond au cartilage annulaire ; l'*interne* présente un bord ovale appelé l'*anneau du tympan* ou *cercle tympanal* (*annulus membranæ tympani*) sur lequel se fixe la membrane du tympan. La *surface externe* est convexe et rugueuse ; l'*interne*, au contraire, est concave, lisse et tapissée par un prolongement de la peau qui présente des caractères intermédiaires entre ceux de la peau et ceux des muqueuses.

3. *Tympan* (*Membrana tympani*) (*fig.* 117 *b*).

On désigne sous le nom de tympan une membrane mince, transparente, élastique, de forme ovalaire, tendue sur l'anneau du conduit auditif externe, entre l'oreille externe et l'oreille moyenne. Quoique très-mince, il est formé de trois couches distinctes : une *externe* (*tunica externa*), fine, qui n'est qu'un prolongement de l'épiderme du conduit auditif externe ; une *interne* (*tunica interna*), également très-fine, formée par la muqueuse de la caisse du tympan ; une moyenne (*tunica media*), fibreuse, dépendant du périoste de la caisse du tympan. Vers le milieu du tympan, entre les tuniques interne et moyenne, se trouve l'insertion du manche du marteau ; il est un peu épaissi en ce point.

Les artères du tympan viennent de l'auriculaire inférieure, branche de la parotidienne supérieure ; elles sont accompagnées de veines de même nom. Les nerfs sont des branches de la cinquième et de la neuvième paire encéphaliques.

Le tympan limite la caisse du tympan en dehors, et le conduit auditif externe en dedans ; il reçoit les vibrations de l'air qui mettent les osselets de l'ouïe en mouvement et se propagent ainsi jusqu'à la fenêtre ovale et au labyrinthe.

II. Oreille moyenne (*Auris media*).

L'oreille moyenne comprend : la *caisse du tympan,* les *osselets de l'ouïe,* la *trompe d'Eustache* et la *poche gutturale.*

1. *Caisse du tympan* (*Cavum tympani*).

La caisse du tympan est une petite cavité creusée dans l'épaisseur de la portion pétrée du temporal, déprimée d'un côté à l'autre, toujours remplie d'air qui se renouvelle pendant la respiration et pendant la déglutition ; elle se trouve entre l'oreille externe et l'oreille interne et elle communique en avant, par la trompe d'Eustache, avec le pharynx et la poche gutturale. La caisse du tympan offre à étudier deux parois et une cavité.

a. La *paroi externe* (*fig.* 117) est formée par la *membrane du tympan* et le *cercle tympanal.* De ce cercle osseux partent de petites lamelles plus ou moins larges qui forment les *cellules tympaniques* (1) et qui présentent chacune deux faces libres, un bord fixe et un bord libre dirigé en haut. C'est à la partie inférieure et antérieure de la paroi externe que se trouve l'orifice de la trompe d'Eustache.

_____

(1) [Elles sont décrites par MM. Lavocat et Chauveau sous le nom de *cellules mastoïdiennes.*]

Différences. — Chez le *mouton* et la *chèvre*, les lamelles osseuses et les cellules du tympan manquent complétement.

b. La *paroi interne* (*fig.* 118), tout à fait irrégulière, située en regard de la première, présente : une saillie centrale, appelée *promontoire* ; en avant de cette saillie, un orifice allongé, connu sous le nom de *fenêtre ovale* ; en arrière, un orifice arrondi, la *fenêtre ronde* ; enfin, au-dessus des fenêtres et du promontoire, un canal courbe, le *canal spiroïde*, ou *aqueduc de Fallope*.

aa. La *fenêtre ovale*, ou *fenêtre du vestibule* (*fenestra ovalis s. vestibuli*) (*fig.* 118 c) est une petite ouverture [dont le nom indique la forme], située entre la caisse du tympan et le vestibule du labyrinthe, et complétement fermée par la base de l'étrier. Cet osselet se trouve uni à son bord interne par une lamelle osseuse très-mince.

bb. La *fenêtre ronde* ou fenêtre du *limaçon* (*fenestra rotunda s. cochleæ*) (*fig.* 118 d)

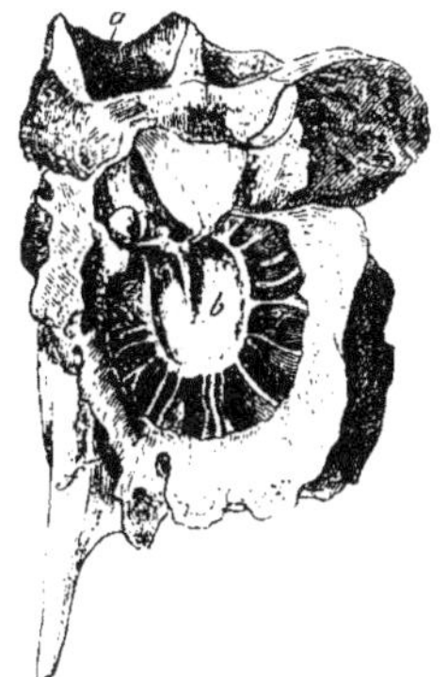

Fig. 117. — Paroi externe de la
caisse du tympan (*).

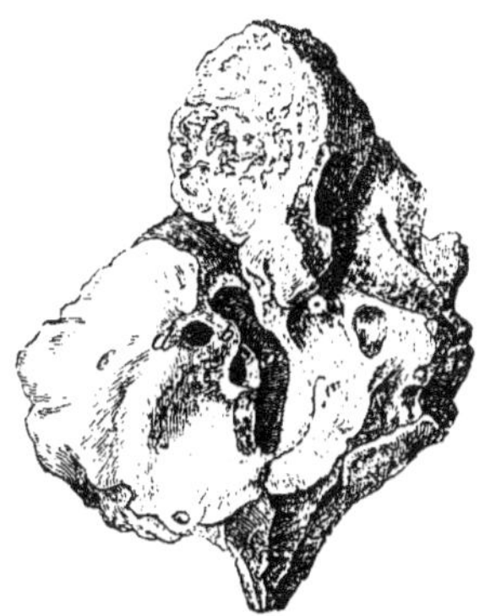

Fig. 118. — Paroi interne de la caisse
du tympan (**).

est une ouverture arrondie, placée en arrière du promontoire, entre la caisse du tympan et l'oreille interne, fermée complétement par une membrane mince désignée sous le nom de *tympan secondaire* (*membrana tympani secundaria*). Celle-ci est en rapport, en dehors, avec la muqueuse de la caisse du tympan, en dedans avec le liquide de la *rampe tympanique du limaçon*.

cc. Le *promontoire* (*promontorium*) (*fig.* 118 b), légère éminence située entre les deux fenêtres, est pourvu d'une petite rainure (*sulcus Jacobsonii*) qui loge l'anastomose nerveuse de Jacobson (1).

dd. Le *canal spiroïde* ou *aqueduc de Fallope* (*canalis s. aquæductus Fallopii*) (*fig.* 118 a) commence au conduit auditif interne, passe au-dessus des fenêtres et du promontoire, en décrivant une petite courbe, et se termine au trou mastoïdien ; il est occupé par le nerf facial qui traverse la caisse du tympan. A son

---

(1) [Cette anastomose se trouve établie entre le glosso-pharyngien et les filets nerveux provenant du nerf vidien et du grand sympathique.]

(*) *a.* Conduit auditif externe. — *b.* Membrane du tympan. — *c.* Marteau. — *d, d.* Cellules tympaniques et lamelles de la paroi externe. — *ee.* Anneau du tympan ou cercle tympanal. — *f.* Orifice de la trompe d'Eustache.

(**) *a.* Canal spiroïde. — *b.* Promontoire. — *c.* Fenêtre ovale. — *d.* Fenêtre ronde.

origine et au-dessus des fenêtres, on remarque une excavation arrondie et profonde dans laquelle se fixe le muscle de l'étrier ; plus en dedans, au-dessous de cette excavation et au-dessus du canal spiroïde, il existe une fossette plus large qui contient la tête du marteau, le corps de l'enclume et le muscle tenseur de la membrane tympanique.

La caisse du tympan est tapissée par une muqueuse fine, riche en vaisseaux, qui n'est que la continuation de celle de la trompe d'Eustache. C'est par la trompe d'Eustache qu'elle reçoit de l'air.

Sa cavité est traversée par la chaîne des osselets de l'ouïe.

2. *Osselets de l'ouïe (Ossicula auditus).*

Ce sont quatre petits os reliés les uns aux autres et formant une chaîne continue de la membrane du tympan à la fenêtre ovale, à travers la caisse du tympan. Différents muscles les mettent en mouvement. Ces osselets sont, de dehors en dedans : le *marteau*, l'*enclume*, le *lenticulaire* et l'*étrier*.

a. Le marteau (malleus) (fig. 117 et 119) a moins de ressemblance avec un marteau qu'avec une massue recourbée à son extrémité supérieure ; il est placé entre

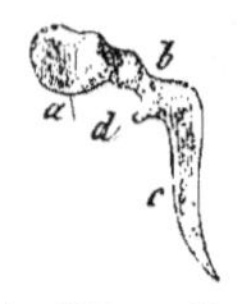

la membrane du tympan et l'enclume ; on lui décrit une *tête*, un *col* et un *manche*. La *tête (capitulum)* ou la partie supérieure, la plus forte de l'osselet, convexe en dehors, un peu concave en dedans, présente une facette articulaire qui correspond à une facette analogue de l'enclume. Le *col (collum s. cervix)* ou la partie la plus courte, étroite, un peu aplatie, se trouve entre le manche et la tête et présente quelques petits trous nourriciers ; la corde du tympan passe sur le col du mar-

Fig. 119. — Marteau (*). (Grossi une fois).

teau. Le *manche (manubrium)*, partie inférieure du marteau, allongé et aplati, renfermé dans l'épaisseur du tympan, offre une face supérieure convexe et une inférieure légèrement excavée, un bord externe droit et un interne convexe, enfin une pointe mousse.

Le marteau présente deux apophyses. L'*apophyse courte* se trouve au bord interne du manche et donne insertion au tendon du muscle tenseur du tympan ; l'*apophyse longue*, représentée par une crête sur la tête et le col, est attachée au bord inférieur du cercle tympanal.

b. L'enclume (incus s. dens molaris) (fig. 120) est un osselet court, à deux branches, qui offre la plus grande ressemblance avec une petite dent molaire à deux

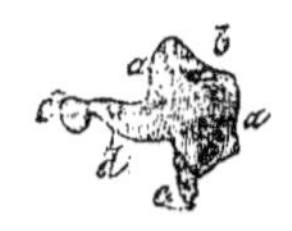

racines. On lui reconnaît un corps et deux branches. Le *corps (corpus incudis)* est la partie la plus forte et présente en son milieu une facette articulaire un peu surélevée qui correspond à celle du marteau. La *branche courte*, petite et obtuse, placée à l'opposé de la facette articulaire, dirigée en arrière et en haut, présente une petite facette articulaire qui se relie à la paroi interne de la caisse du tympan. La *branche longue*,

Fig. 120. — Enclume(**).(Grossie une fois.)

plus mince que la précédente, verticale et recourbée à son extrémité libre, s'articule avec le lenticulaire.

c. Le lenticulaire (ossiculum lenticulare Sylvii) (fig. 120 *c*), le plus petit des

(*) *a.* La tête. — *b.* Le col. — *c.* Le manche. — *d.* L'apophyse courte.
(**) *aa.* Corps de l'enclume. — *b.* Surface articulaire qui correspond au marteau.— *c.* Branche courte — *d.* Branche longue. — *e.* Os lenticulaire.

osselets de l'ouïe, ressemble à une toute petite lentille ; il présente un contour ovalaire, une face lisse articulée avec la tête de l'étrier, une autre face, rugueuse, qui répond à la longue branche de l'enclume. Le lenticulaire n'est pas réellement un os distinct, il faut le considérer comme une apophyse de l'enclume.

d. L'*étrier* (*stapes*) (*fig.* 121), placé entre le lenticulaire et la fenêtre ovale, doit son nom à sa forme ; on lui reconnaît une tête, deux branches et une base. La *tête*, qui forme la partie la plus épaisse, est tournée en dehors et présente une facette lisse articulée avec le lenticulaire et une rugosité pour l'insertion du muscle de l'étrier. Les *deux branches*, distinguées en *supérieure* et *inférieure*, partent de la tête et se portent en dedans aux deux extrémités de la base, avec laquelle elles forment un trou ovale fermé par une membrane fibreuse propre (*membrana propria stapedis*). L'une des faces de chaque branche est convexe, tandis que l'autre, dirigée vers le trou, est concave. La *base* est formée par une lame osseuse ovalaire, qui répond à la fenêtre ovale.

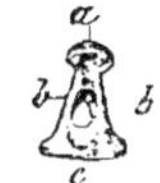

Fig. 121. — Étrier (*). Grossi une fois)

Ligaments des osselets de l'ouïe.

a. Le *ligament capsulaire du marteau* (*Lig. capsulare mallei*) se compose de fibres courtes qui entourent les deux facettes articulaires correspondantes du marteau et de l'enclume.

b. Le *ligament suspenseur du marteau* (*Lig. suspensorium mallei*) s'étend de la partie supérieure de la paroi externe de la caisse du tympan au sommet de la tête du marteau.

c. Le *ligament capsulaire de l'enclume* (*Lig. capsulare incudis*) relie la courte branche de l'enclume à la paroi interne de la caisse du tympan.

d. Le *ligament capsulaire de l'étrier* (*Lig. capsul. stapedis*) entoure l'articulation de la tête de l'étrier et du lenticulaire.

e. Le *ligament annulaire de l'étrier* (*Lig. annulare stapedis*) s'insère, d'une part, au contour de la base de l'étrier et, d'autre part, à la lamelle osseuse saillante de la fenêtre ovale.

Muscles des osselets de l'ouïe.

a. Le *muscle tenseur de la membrane du tympan* ou *muscle interne du marteau* (M. *tensor tympani* s. M. *mallei internus*), est le plus fort des muscles des osselets de l'ouïe, il naît dans une petite fossette à la paroi interne de la caisse du tympan, en avant du corps de l'enclume, et se termine par un tendon à l'apophyse courte du marteau. Il tire les osselets de l'ouïe en dedans, il est par conséquent tenseur de la membrane du tympan (1).

b. Le *muscle externe du marteau* (M. *laxator tympani* s. M. *mallei externus*) est

<hr>

(1) [Il nous semble que quelques détails sont indispensables pour faire bien comprendre l'action des muscles des osselets de l'ouïe ; nous les empruntons à l'*Anatomie* du docteur Fort.

« Par sa contraction, le muscle interne du marteau porte le manche du marteau vers la cavité de la « caisse du tympan : or, le manche de cet os entraîne la membrane du tympan dont la tension et la « convexité augmentent. Il est donc *tenseur de la membrane du tympan*. Il a une autre action : pen- « dant que le manche se porte en dedans, la tête se porte en dehors par un mouvement de bascule, et « elle entraîne le corps de l'enclume. Le corps de cet os s'inclinant en dehors, sa longue branche se re- « lève et se porte en dedans en repoussant l'os lenticulaire et l'étrier vers la fenêtre ovale. Mais nous « avons vu que la base de l'étrier est en contact avec le liquide du vestibule. Ce muscle agit donc aussi « en ébranlant le liquide de l'oreille interne. »]

(*) *a.* La tête. — *b, b.* Les branches. — *c.* La base.

un petit muscle qui naît près du précédent et se termine au-dessus de lui au col et à l'apophyse longue du marteau. C'est un relâcheur de la membrane du tympan (1).

e. Le *muscle de l'étrier* (**M**. *stapedius*), ventru, mais petit, commence dans une fossette arrondie au-dessus des deux fenêtres et se termine à la rugosité de la tête de l'étrier. Berthold et avant lui Magendie ont décrit un petit osselet dans l'épaisseur de ce muscle (2).

Les osselets de l'ouïe transmettent les vibrations de la membrane du tympan au liquide du labyrinthe.

3. *Trompe d'Eustache* (*Tuba Eustachii s. Tuba acustica*).

La trompe d'Eustache [ou conduit guttural du tympan] est un canal incomplet formé par une longue lame cartilagineuse repliée, destiné à faire communiquer la caisse du tympan avec le pharynx et la poche gutturale, dirigé obliquement en avant, en bas et en dedans. Elle présente une extrémité supérieure, une partie moyenne et une extrémité inférieure.

L'extrémité *supérieure* ou *postérieure*, en forme de gouttière, est fixée à l'orifice d'un petit conduit du temporal qui débouche dans la caisse *du tympan* ; elle présente l'*orifice tympanal* de la trompe (*ostium tympanicum*). La *partie moyenne* se trouve en dedans de l'apophyse styloïde de l'occipital, sous le corps du sphénoïde auquel elle adhère par son bord supérieur ; elle présente inférieurement une ouverture longitudinale contre laquelle s'applique le muscle stylo-staphylin, [c'est l'ouverture de la poche gutturale]. L'extrémité *inférieure* ou *antérieure* consiste dans une pièce cartilagineuse élargie, située dans le pharynx et appliquée sur sa paroi externe avec laquelle elle forme l'*orifice pharyngé* de la trompe (*ostium pharyngeum*).

La trompe d'Eustache est tapissée intérieurement par une muqueuse qui se continue avec celles du pharynx, de la caisse du tympan et de la poche gutturale.

C'est par ce conduit que se renouvelle l'air de l'oreille moyenne. Le maintien de l'équilibre entre cet air et l'atmosphère est indispensable pour éviter une tension irrégulière et des déchirements de la membrane du tympan.

4. *Poches gutturales.*

Les poches gutturales sont deux réservoirs membraneux, assez vastes, particuliers aux solipèdes, adossés l'un à l'autre au-dessous de la base du crâne et au-dessus du pharynx. Chacune d'elles communique en haut avec la trompe d'Eustache, par suite avec le pharynx et avec la caisse du tympan. Elles sont en rapport, en haut, avec les muscles fléchisseurs de la tête qui s'insèrent à l'occipital ; en dehors, avec la parotide, le stylo-maxillaire, la branche supérieure de l'hyoïde, les gros vaisseaux de la tête et quelques nerfs encéphaliques.

(1) [M. le docteur Fort, opposé en cela à presque tous les auteurs, pense que « tous les muscles des « osselets de l'ouïe sont tenseurs et qu'aucun ne relâche la membrane du tympan dont le relâchement « existe par le seul fait du repos des muscles. » Nous partageons entièrement son opinion.

« Lorsque le muscle externe du marteau se contracte, il tire en avant et un peu en dedans l'apophyse « longue du marteau et par conséquent le manche de cet os avec la membrane du tympan dont la con- « vexité tend à augmenter. Il est donc aussi *tenseur de la membrane du tympan.* »]

(2) [« Le muscle de l'étrier a pour fonction de tirer en arrière le col de l'étrier. Il imprime à l'étrier « un mouvement tel que sa branche postérieure (supérieure chez les animaux) se porte en dedans et re- « foule vers le vestibule la partie postérieure (supérieure) de sa base qui *ébranle le liquide de l'oreille* « *interne.* » (Fort, *Anatomie des Animaux et dissection.*)]

D'après Perosino, les poches gutturales se rempliraient d'air chaud pendant l'expiration et en échangeraient une partie pour de l'air froid dans l'inspiration.

L'oreille moyenne reçoit des artères très-fines de l'auriculaire inférieure et d'une branche de la maxillaire interne ; la trompe d'Eustache et la poche gutturale reçoivent des branches de la pharyngienne supérieure, de l'occipitale, etc. Les veines portent les mêmes noms. Les nerfs appartiennent aux cinquième, septième et neuvième paires encéphaliques.

III. Oreille interne (*Auris interna*).

L'oreille interne, encore appelée *labyrinthe*, située dans la partie la plus dure du rocher, en dedans de la caisse du tympan, offre beaucoup d'importance, car c'est elle qui renferme les divisions terminales du nerf auditif et qui perçoit les sons. Elle offre à étudier : 1° une cavité moyenne, le *vestibule*; 2° en arrière et au-dessus du vestibule, des cavités tubulaires ou *canaux demi-circulaires* ; 3° en avant, une cavité en forme de coquille, appelée *limaçon*.

1. *Vestibule (Vestibulum).*

Le vestibule est donc la partie moyenne du labyrinthe, petite cavité arrondie, comprise entre le limaçon et les canaux demi-circulaires, séparée de la caisse du tympan par la fenêtre ovale. On remarque sur sa paroi interne une lamelle osseuse saillante, la *crête du vestibule*, dirigée d'arrière en avant et de haut en bas ; au-dessus d'elle, une *fossette* dite *supérieure* ou *semi-ovoïde; au-dessous, une autre fossette appelée *inférieure* ou *hémisphérique*. Dans la fossette semi-ovoïde se trouve un petit sillon qui conduit à l'orifice vestibulaire de l'aqueduc du vestibule.

On voit, en tout, autour de la cavité du vestibule, sept orifices qui sont :

a. La *fenêtre ovale* en dehors ;

b. Les *quatre orifices des canaux demi-circulaires* en arrière ;

c. L'*entrée de la rampe du limaçon* en avant et en bas;

d. L'*orifice de l'aqueduc du vestibule* en dedans.

2. *Canaux demi-circulaires (Canales semi-circulares).*

On appelle ainsi trois petits canaux osseux très-étroits qui décrivent des demi-cercles en arrière du vestibule et aboutissent dans cette cavité par leurs deux extrémités.

Ils se distinguent en *supérieur, inférieur* et *externe.*

a. Le *canal supérieur (canalis semi-circularis superior)* commence en haut et en dehors du vestibule par un orifice particulier, décrit un arc en dedans et débouche de nouveau dans le vestibule, en commun avec l'inférieur.

b. Canal inférieur (canalis semi-circularis inferior), à peu près perpendiculaire au précédent, décrit un arc en haut et en dedans; il commence dans le vestibule avec l'externe et débouche avec l'extrémité interne du supérieur.

c. Le *canal externe (canalis semi-circularis externus)* est le plus petit et le plus rapproché de la caisse du tympan ; il commence par un orifice spécial et débouche en commun avec le canal inférieur.

L'aqueduc du vestibule (*aquæductus vestibuli*) commence par un petit orifice à l'extrémité du sillon de la fosse semi-ovoïde, passe au-dessus des canaux demi-circulaires, se dirige en dedans et en haut et débouche à la face interne du rocher, au-dessus du conduit auditif interne, par un orifice en forme de fente. D'après Hyrtl, l'aqueduc du vestibule, comme celui du limaçon, ne serait qu'un canal vasculaire veineux.

3. *Limaçon* (*Cochlea*) (*fig.* 122).

Le limaçon est un canal osseux contourné en spirale qui offre de la ressemblance avec une coquille d'escargot. De là son nom. Il est situé au-dessous et en avant du vestibule et se trouve en communication : 1° en dehors, par la rampe tympanique et la fenêtre ronde, avec la caisse du tympan ; 2° en arrière, par la rampe du vestibule, avec le vestibule ; 3° en dedans, par plusieurs petits trous, avec le conduit auditif interne. Il présente à étudier : l'*axe*, la *lame spiroïde* et les *rampes*.

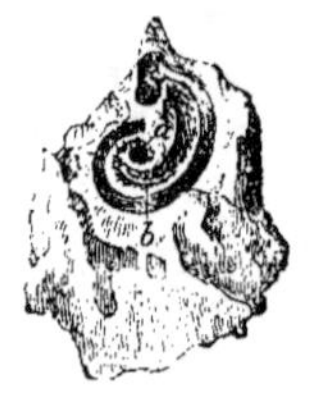

Fig. 122. — Un morceau du labyrinthe où se trouve une partie du limaçon (*).

a. L'*axe* (*modiolus s. axis*) (*fig.* 122 *a*) est représenté par un cône osseux enroulé en forme de coquille. La partie large ou la *base* de la coquille repose sur le conduit auditif interne et présente plusieurs petits trous livrant passage à des vaisseaux et à des nerfs ; la *pointe*, dirigée vers la paroi interne de la caisse du tympan, est percée d'un trou qu'on appelle l'*entonnoir* (*scyphus Vieussenii*).

b. La *lame spiroïde* (*lamina spiralis*) (*fig.* 122 *b*) est une lamelle osseuse mince qui règne dans l'intérieur du tube du limaçon dont elle suit les spires ; elle commence entre la fenêtre ronde et la fenêtre ovale et va se terminer à l'entonnoir après avoir diminué graduellement de largeur. Dans l'oreille droite, les tours de spire se font de droite à gauche ; dans l'oreille opposée, ils se font en sens inverse (1).

La lame spiroïde sépare la cavité du limaçon en deux parties appelées *rampes* ; sa face supérieure est dirigée vers la rampe du vestibule, sa face inférieure vers la rampe tympanique ; elle présente un bord interne concave fixé à l'axe, un bord externe convexe et libre.

c. Les *rampes* (*scalæ*) sont séparées par la lame spiroïde ; c'est la *rampe supérieure* qui conduit au vestibule et qu'on appelle *rampe du vestibule* (*scala vestibuli*) ; l'inférieure conduit au tympan secondaire et prend le nom de *rampe tympanique* (*scala tympani*). Près du vestibule et de la fenêtre ronde, les rampes sont larges, mais elles se rétrécissent au fur et à mesure qu'elles se rapprochent de la pointe de l'axe.

L'aqueduc du limaçon (*aquæductus cochleæ s. Cotunnii*) commence par un orifice infundibuliforme à la base de la rampe du tympan, près de la fenêtre ronde,

---

(1) [Il est impossible de s'entendre sur le sens des tours de spire, quand on les indique par les expressions *de droite à gauche* ou *de gauche à droite*. Nous préférons l'indication suivante, qui présente l'avantage de la précision sans être plus compliquée : supposez-vous placé de manière à voir fuir les tours de spire devant vous, vous constaterez qu'ils se font *dans le sens des aiguilles d'une montre* pour l'oreille droite, et *en sens inverse* pour l'oreille gauche.

On devrait toujours préciser de cette manière le sens d'une torsion quelconque ; le point de départ déterminé, il n'y a pas de confusion possible.]

(*) *a.* L'axe. — *b.* La lame spiroïde.

puis il devient très-étroit, se porte en arrière et en dedans, et va se terminer par une fente derrière le conduit auditif interne, à la face postérieure du rocher.

Les diverses parties du labyrinthe, c'est-à-dire le vestibule, les canaux demi-circulaires et le limaçon, sont tapissées à leur face interne par une membrane très-mince composée de deux couches. L'externe est un périoste excessivement fin, l'interne un simple épithélium pavimenteux qui sécrète une humeur incolore et transparente connue sous le nom de *périlymphe* ou *liquide du labyrinthe* (*perilympha s. aqula Cotunnii*).

[*Labyrinthe membraneux*. Outre la membrane qui les tapisse intérieurement, le vestibule et les canaux demi-circulaires présentent dans leur intérieur des cavités membraneuses absolument de même forme qu'eux, mais de dimensions plus petites. Ainsi, le *vestibule membraneux* se compose de deux vésicules superposées : la supérieure, plus grande, ovoïde, répond en dedans à la fossette semi-ovoïde ; on l'appelle *utricule*; l'inférieure, plus petite, nommée *saccule*, est reçue en partie dans la fossette hémisphérique.

Les *canaux demi-circulaires membraneux* doublent de la même manière les canaux osseux ; comme eux, ils présentent chacun une extrémité ampullaire, le supérieur et l'externe en avant, l'inférieur en dehors.

Il n'y a pas de *limaçon membraneux* comparable aux cavités précédentes ; une bandelette fait partie de la lame spirale, mais elle ne double pas la cavité osseuse.

Le labyrinthe membraneux est séparé du labyrinthe osseux par la périlymphe ; il renferme également un liquide clair et transparent, connu sous le nom d'*endolymphe*.]

L'artère qui se distribue dans le labyrinthe est l'auditive interne, branche de la basilaire ; celle-ci, en effet, pénètre avec le nerf auditif dans le labyrinthe par le conduit auditif interne et se divise ensuite en plusieurs branches très-fines.

Le nerf du labyrinthe est le nerf de la huitième paire encéphalique.

Les sons communiqués par le tympan et les osselets de l'ouïe sont concentrés dans le labyrinthe.

Le nerf auditif reçoit les impressions et les transmet au cerveau.

C. APPAREIL DE L'ODORAT (*Organon olfactus*).

Le sens de l'odorat a son siége dans la *muqueuse pituitaire* ou membrane de Schneider qui tapisse les cavités nasales (*membrana pituitaria s. Schneideriana*). Le nerf qui transmet au cerveau les impressions perçues par cette membrane est le *nerf olfactif* ou nerf de la première paire encéphalique : de nombreuses branches émanées du bulbe olfactif traversent la lame criblée de l'ethmoïde, pénètrent dans les cavités nasales et se distribuent dans la muqueuse des cellules ethmoïdales, dans celle de la cloison nasale, des cornets et des conduits nasaux. Les nerfs ethmoïdaux, les nerfs nasaux supérieurs et les rameaux du palatin, émanés de la cinquième paire encéphalique, se ramifient également dans la pituitaire ; mais ils ne servent pas à la perception des odeurs, ce sont des nerfs de sensibilité générale.

Une condition essentielle pour que la pituitaire fonctionne bien, c'est qu'elle soit humide ; elle est humectée par le liquide qu'amène le canal lacrymal, et bien plus encore par celui que sécrètent de nombreuses glandes muqueuses. Ce dernier est un mucus qui parait destiné à s'imprégner des odeurs qui traversent les cavités nasales dans l'inspiration ou l'expiration, pour les laisser ensuite atteindre les ramifications nerveuses.

Le développement de l'odorat est en rapport avec l'étendue en surface de la muqueuse pituitaire et avec le nombre des filets nerveux qui s'y divisent.

Nous donnerons plus loin la description particulière des cavités nasales, à propos des organes de la respiration dont elles font partie.

II. Appareils des sens inférieurs.

A. APPAREIL DU GOUT (*Organon gustus*).

L'organe essentiel du goût est la *langue*, logée dans la cavité buccale et recouverte d'une muqueuse qui présente de nombreuses éminences ou *papilles*, dites papilles *gustatives* (*papillæ gustatoriæ*). Celles-ci, de formes très-variées, n'ont pas seulement la sensibilité du goût, mais encore celle du toucher. Elles reposent sur un tissu fibreux fin dans lequel se ramifient des vaisseaux et des nerfs; elles sont recouvertes d'un épithélium assez épais.

Les nerfs de la langue sont très-nombreux et leurs fonctions sont aussi variées que leurs origines. Ainsi, de chaque côté, la *branche linguale de la cinquième paire* parait donner la sensibilité au *toucher* et à la *douleur* ; la *branche principale du nerf hypoglosse* semble provoquer le mouvement; enfin la *branche linguale du glosso-pharyngien* est le véritable nerf du goût.

Les papilles de la langue ne sont impressionnées par les corps sapides que quand la muqueuse est humide, et les seuls corps sapides sont les corps solubles.

Le sens du goût ne parait pas résider uniquement dans la muqueuse de la langue, car celle de la face antérieure du voile du palais reçoit également des branches de la neuvième paire.

La description du voile du palais et de la langue se trouvera dans la splanchnologie, à propos des organes de la digestion.

B. APPAREIL DU TOUCHER (*Organon tactus*).

Le *sens du toucher* ou *du tact* a pour siége la peau et les muqueuses qui lui font continuité dans tous les points où elle se replie par les ouvertures naturelles : par exemple, à la face interne des lèvres, du nez, des paupières, des organes de la génération, etc. Il est généralement moins développé chez les animaux que chez l'homme. Celui-ci, en effet, a ses extrémités digitales libres et très-sensibles, tandis que les premiers ont les organes correspondants renfermés dans des boîtes cornées.

Les organes que nous devons examiner sont donc : la *peau* et les parties qui en dépendent, les *poils*, les *cornes* frontales, les *sabots* ou les *ongles*.

1. *Peau ou tégument commun* (*Cutis s. integumentum commune*).

La peau recouvre entièrement la surface extérieure du corps et se continue, au niveau de tous les orifices naturels, avec les membranes muqueuses : dans la bouche, les naseaux, l'anus, la vulve, le canal de l'urèthre ; à la face interne des paupières, et dans les conduits des trayons. Sa face externe est libre et presque complétement recouverte de poils ; sa face interne, au contraire, adhère par du tissu conjonctif plus ou moins serré aux parties sous-jacentes.

Dans quelques régions, la peau s'adosse à elle-même et forme des replis plus ou moins étendus, tels que ceux du grasset, de l'ars et de l'aine, chez tous les animaux, celui du *fanon* chez le bœuf.

Différences. — La *chèvre* et le *porc* présentent souvent à la gorge et à la partie supérieure du cou des prolongements en forme de mamelons qu'on appelle *clochettes* ou *fics* et qui renferment presque toujours un noyau cartilagineux avec quelques petits faisceaux musculaires.

Chez le *mouton*, on trouve, au niveau des articulations coronaires, entre les deux onglons, un repli particulier qui forme une petite poche allongée, courbée en haut et terminée en cul-de-sac ; c'est le *sinus* ou *canal biflexe* (*sinus cutaneus ungularum*). Il sécrète une humeur visqueuse, il présente à sa face interne des poils très-fins et dans son épaisseur des glandes analogues, d'après Ercolani, aux glandes sudoripares.

L'épaisseur de la peau varie suivant les régions. Très-forte sur le dos, elle est excessivement faible sur les organes génitaux externes et à la face interne des cuisses.

La peau est formée de deux couches : l'*externe* est l'*épiderme*, l'*interne* est le *derme*.

a. L'*épiderme* (*epidermis*) est un produit de sécrétion du derme. Nous en avons fait une étude spéciale dans l'Anatomie générale (p. 47 et 48). Il est dépourvu de vaisseaux et de nerfs.

Non-seulement il préserve les couches sensibles de la peau des influences nuisibles du dehors, mais de plus il entretient un certain degré d'humidité favorable au toucher, en empêchant l'évaporation des humeurs qui imprègnent le derme.

Le *derme* ou le *cuir* (*corium s. derma*) (voy. p. 23) est une membrane épaisse, située immédiatement au-dessous de l'épiderme. On lui considère trois couches : l'*interne*, formée de tissu cellulaire lâche et de tissu adipeux, est en rapport avec les organes sous-jacents. La *couche moyenne*, la plus épaisse, se compose d'un tissu fibreux dense, élastique, au milieu duquel s'anastomosent des vaisseaux et des nerfs en très-grand nombre. La *couche externe* constitue le *tissu* ou *corps papillaire* (*textus papillaris s. corpus papillare*) qui est la partie essentielle pour le toucher ; elle présente des *papilles* isolées, saillantes, très-sensibles (*papillæ tactus*), qui reposent par leur base sur un tissu fibreux dense, quelquefois sur un tissu sans structure spéciale, et qui renferment des branches de terminaison des nerfs et des anses vasculaires (1).

Les glandes *sébacées* et *sudoripares* qui se trouvent dans le derme ont été examinées à la page 27.

Muller a trouvé, chez le *porc*, une glande cutanée spéciale, assez semblable aux glandes sudoripares ; elle est située en arrière et en dedans de l'articulation carpienne, longue de 2 à 5 centimètres et large de 6 à 13 millimètres.

Les fonctions de la peau sont variées :

Considérée comme organe du toucher, elle n'a pas, tant s'en faut, la même

---

(1) [La même papille ne renferme pas des branches nerveuses et des anses vasculaires ; on distingue des *papilles nerveuses* et des *papilles vusculaires*. Dans les premières les tubes nerveux, en nombre variable, se terminent à la surface ou dans l'épaisseur d'un petit renflement connu sous le nom de *corpuscule du tact*.]

importance que chez l'homme ; elle n'a pas surtout une sensibilité aussi exquise. Elle perçoit cependant la résistance des corps, elle permet d'apprécier leur poids, leur volume, leur forme extérieure, l'état de leur surface, leur consistance, leur température, etc.

La peau est encore un organe de sécrétion, elle fournit deux produits : la matière sébacée, sécrétée par les glandes de même nom, et la sueur, qui vient des glandes sudoripares. La sécrétion de la sueur est constante ; quand elle est très-peu abondante, elle constitue la *perspiration insensible*. A ce titre, la peau a des rapports sympathiques avec d'autres organes chargés de fonctions analogues, tels que les poumons, les reins, l'intestin, etc. ; son fonctionnement anormal entraîne un changement dans les sécrétions de l'un ou de l'autre de ces organes (1).

Enfin, la peau est le siége d'un échange constant entre l'air atmosphérique et les gaz qui imprègnent les tissus vivants. [Elle absorbe de l'oxygène et elle exhale de l'acide carbonique ; c'est une véritable *respiration*] (2).

2. *Poils (Pili s. crines).*

Les poils sont ces productions cornées fines, minces, de longueur variable, qui, semblables à des fils durs, souples et élastiques, s'implantent par une de leurs extrémités (bulbe) dans la peau et restent libres par l'autre extrémité. Nous renvoyons pour la composition du poil et son mode de production à l'Anatomie générale, page 69.

La couleur des poils, due à la présence d'une substance pigmentaire particulière, est très-variée chez les animaux : il y en a de blancs, de rouges, de bruns et de noirs, avec les nuances les plus diverses. La couleur est susceptible de changer, d'ailleurs, dans les différentes périodes de la vie ; on la trouve souvent tout autre dans le jeune âge que dans l'âge mur. C'est ainsi que les chevaux foncés deviennent quelquefois tout blancs en vieillissant. Elle n'est pas non plus uniforme sur un même animal ; des chevaux de couleur foncée ont très-souvent, dans quelques points de la tête, du corps ou des membres, des poils blancs, ou d'une autre couleur, ou même simplement d'un autre reflet. Toutes ces particularités des robes sont très-importantes à connaître pour les signalements.

Les poils poussent plus ou moins vite suivant les climats, les saisons, le mode d'alimentation, etc., et aussi suivant les espèces et les races. Quant à leur longueur et à leur solidité, elles dépendent surtout des régions du corps où on les prend.

Disons enfin que la plupart des poils subissent ce qu'on appelle la mue, c'est-à-dire que, par exemple, au printemps, les poils d'hiver tombent pour céder la place à un pelage plus court, plus fin ; il y a quelquefois une mue d'automne.

On distingue plusieurs espèces de poils, suivant les régions du corps qu'ils occupent et suivant les particularités qu'ils présentent :

(1) [Ainsi, quand la sueur est abondante et la circulation cutanée très-active, la suppression brusque de la sécrétion, sous l'influence du froid ou de toute autre cause, coïncide presque toujours avec une suractivité de sécrétion des reins, de la muqueuse bronchique ou de la muqueuse intestinale, et avec une congestion de ces organes. Ce phénomène constitue la *répercussion de la sueur.*]

(2) [Cette fonction est d'une extrême importance. Sa suppression par l'application sur la peau de substances imperméables entraîne infailliblement et assez promptement la mort par asphyxie. L'expérience, facile à répéter, démontre tout à la fois l'existence et l'importance de la respiration cutanée.]

a. Les *poils ordinaires de la peau*, souples et mous, plus ou moins inclinés, plus ou moins serrés, recouvrent la majeure partie de la surface libre de la peau.

Différences. — Chez le *bœuf*, ces poils sont frisés sur le front ; à la face postérieure des cuisses, ils ont une direction particulière, tandis qu'à la face externe ils sont dirigés en bas ; à la face postérieure des mamelles, ils se portent en haut jusque vers la vulve, ils sont très-fins et forment les *écussons* d'après lesquels Guenon reconnaît les qualités des vaches laitières. (*Traité des vaches laitières*, Bordeaux, 1837.)

Chez le *mouton*, le poil ordinaire est de la laine.

Il prend le nom de soie chez le *porc*.

Chez le *chien*, la longueur, la finesse et la consistance des poils dépendent des races.

Chez le *chat*, les poils sont souples et minces ; ils présentent une finesse et une longueur extraordinaires dans quelques races (Angora).

b. Les *tentacules* sont ces longs poils raides qu'on trouve disséminés sur les lèvres et les paupières.

Différences. — Ils manquent chez le *porc*, tandis qu'ils sont très-développés chez les *carnassiers*, surtout chez le *chat*, qui a de véritables moustaches.

c. Les *cils* sont encore des poils longs et roides implantés sur les bords libres des paupières, principalement à la paupière supérieure.

d. Les *poils de la barbe*, très-longs également, forment un bouquet au menton de la chèvre.

e. Les *crins du toupet*, plus longs encore, forment un bouquet entre les deux oreilles ; ils retombent sur le front et le chanfrein ; on ne les trouve que chez le cheval.

f. Les *crins proprement dits* ou *poils de la crinière* sont longs, forts et roides et se trouvent sur le bord supérieur de l'encolure, depuis la nuque jusqu'au garrot ; ils tombent sur un côté du cou [ou sur les deux côtés]. On ne les trouve que chez le cheval.

g. Les *crins de la queue* descendent de la surface de la queue ; ce sont les poils les plus longs et les plus forts.

Différences. — Chez le *bœuf*, il n'y a qu'un bouquet de crins au bout de la queue chez les autres animaux, la queue n'a pas de poils particuliers.

h. Les *poils du fanon* forment un bouquet de gros poils, plus ou moins longs, plus ou moins nombreux, autour de l'ergot, en arrière de l'articulation du boulet ; ils sont particuliers au cheval.

i. La *laine* n'existe que chez le mouton où elle représente le poil proprement dit. A la partie inférieure de la face, comme vers les extrémités des membres, le mouton a de véritables poils.

k. Le *duvet* est un poil fin frisé, qu'on trouve chez la chèvre sous le poil ordinaire.

l. Les *soies* sont les poils longs et roides du porc ; elles sont surtout très-fortes dans la région du dos ; chez les animaux âgés, elles sont ordinairement bifurquées ou trifurquées à leur extrémité libre ; outre les soies, il y a cependant un poil fin et mou.

Les poils préservent la peau des mauvaises influences extérieures, de l'humidité et du froid par exemple ; ils sont mauvais conducteurs du calorique et ils entretiennent la chaleur de la couche d'air qui environne le corps.

Les tentacules sont très-utiles comme organes de tact ; les crins de la queue servent à chasser les insectes.

3. Cornes (Cornua).

On appelle Cornes les étuis cornés, propres aux ruminants, qui enveloppent les éminences osseuses du frontal. (Voy., pour l'étude de la corne, *Anatomie générale*, p. 53.) On distingue à chacune d'elles deux faces, une base, un corps et une pointe.

a. Les *faces* sont distinguées en *externe* et *interne*. L'externe est la plus étendue, car elle va de la base à l'extrémité de la pointe ; elle est lisse à sa partie supérieure, rugueuse au contraire vers la base, où elle présente des saillies annulaires qu'on appelle *cercles*, que l'on voit surtout bien chez les vaches, et qui peuvent servir pour la connaissance de l'âge des animaux. On admet en effet que chaque gestation amène la formation d'un de ces anneaux, et alors leur nombre, en indiquant celui des mises-bas, fait connaître l'âge auquel peut être arrivée la bête. Rien de plus incertain d'ailleurs que ce moyen (1). La face interne est assez régulière, peu étendue parce qu'elle n'arrive pas jusqu'au bout des cornes ; elle est unie à la tunique vasculaire de l'éminence osseuse.

b. La *base des cornes* ou *leur racine* est la partie la plus large, celle qui se trouve en rapport avec l'épiderme ; la paroi à ce niveau est mince et la cavité très-grande.

c. Le *corps* ou *partie moyenne* s'étend de la base à la pointe et forme la majeure partie de la corne ; sa face externe diminue graduellement d'étendue et sa cavité de capacité, tandis que la paroi va en augmentant d'épaisseur.

d. La *pointe* ou la *partie supérieure* est mousse à son extrémité et pleine.

La longueur, la direction et la forme des cornes varient non-seulement suivant les espèces et les faces, mais aussi suivant les sexes.

Différences. — Le *taureau* a les cornes fortes, épaisses et courtes ; la vache les a longues et minces ; chez le bœuf, elles sont fortes, longues et grandes. — Il y a des races anglaises sans cornes.

Chez le *bélier*, les cornes sont aplaties et enroulées en spirale ; elles manquent ordinairement chez les brebis.

Chez la *chèvre*, les cornes sont également aplaties, assez longues et plus ou moins contournées en arrière et en dehors.

Certaines races de chèvres sont dépourvues de cornes.

Les cornes sont des instruments de défense pour les animaux.

4. Sabots (Ungulæ).

Les sabots sont les boîtes cornées qui se trouvent aux extrémités des membres des solipèdes, enveloppant à la manière de chaussures les parties vives du pied qui entourent la troisième phalange.

Chaque sabot renferme des tissus charnus avec lesquels il a des rapports très-intimes.

---

(1) [Nous admettons en France que chacun de ces cercles ou anneaux limite la pousse de corne d'une année, et c'est d'après cela que nous déterminons l'âge, avec cette réserve toutefois que, sachant que les deux premiers disparaissent dans la quatrième année, nous considérons le plus élevé comme le cercle de trois ans.]

A. Description du sabot (1).

Le sabot est formé de la réunion de plusieurs parties sécrétées par les tissus charnus. (Voir, pour plus de détails, *Anatomie générale*, p. 50 et suiv.) Ce sont : la *paroi* [ou la *muraille*], la *sole* et la *fourchette*.

a. La paroi (fig. 123).

C'est la partie la plus étendue du sabot dont elle forme le pourtour en avant et sur les côtés ; elle part de la couronne et descend obliquement en bas à la surface du bourrelet et du tissu podophylleux. Elle prend différents noms suivant les régions du pied qu'elle recouvre. Ainsi, la *pince* est la paroi de la région médiane, en avant ; de chaque côté sont : la *mamelle, le quartier* et le *talon*. Le quartier interne est moins oblique, moins long et moins épais que l'externe.

On décrit à la paroi une *face externe* et une *face interne*, un bord *supérieur* et un *inférieur*, une *extrémité externe* et une *interne*.

La *face externe*, convexe (*fig. 123 a*), ordinairement lisse, quelquefois rugueuse et cerclée, décrit une courbe plus ou moins grande d'un talon à l'autre ; elle est plus ou moins luisante ; un prolongement épidermique la recouvre près du bord supérieur.

La *face interne* (*fig. 123 b*), en rapport avec

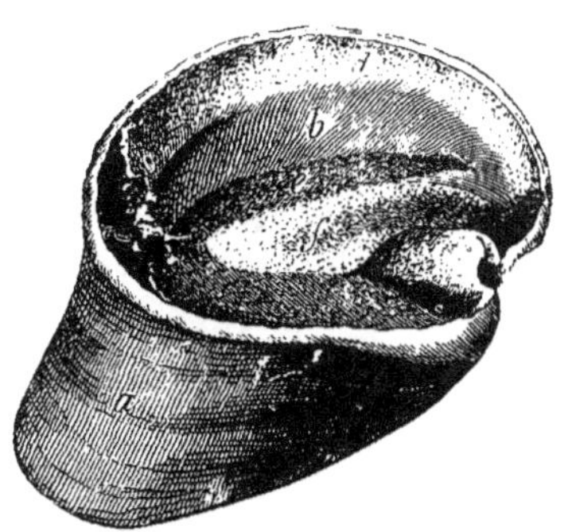

Fig. 123. — Sabot vu de dedans. (*).

le tissu podophylleux, présente de petits feuillets minces (de 2 millimètres d'épaisseur environ), ordinairement blancs, étendus en lignes directes du bord supérieur au bord inférieur. Chacun d'eux a un bord externe adhérent, un bord interne libre et tranchant, deux facettes et deux extrémités.

L'espace compris entre deux feuillets est occupé par un feuillet analogue du tissu podophylleux ; il y a engrènement réciproque. Les tissus feuilletés du sabot [*kéraphylleux*] et du pied [*podophylleux*] servent donc à unir les tissus charnus à leur enveloppe protectrice, tout en permettant à celle-ci de légers mouvements dans le sens des feuillets, de haut en bas, et même transversalement à leur direction. La face interne de la paroi présente souvent, en pince et en bas, une saillie plus ou moins marquée, conique, à base inférieure et à sommet supérieur ; il faut bien se garder de la confondre avec une tumeur pathologique. Vallada pense que cette saillie sert à l'union plus intime de la paroi avec la sole. A leur extrémité supérieure, les lamelles du tissu kéraphylleux se perdent insensiblement dans le biseau, tandis qu'en bas elles se

---

(1) [La description du sabot et des tissus charnus du pied est excessivement brève et succincte ; nous engageons bien l'élève à ne s'en contenter que pour prendre une idée de cette région intéressante du corps animal et à compléter ses connaissances dans l'excellent ouvrage de M. H. Bouley sur l'*Organisation du pied du cheval*.]

(*) *a*. Face externe de la paroi. — *b*. Face interne de la paroi. — *c*. Bord supérieur. — *d*. Biseau du bord supérieur. — *e*. Face supérieure de la sole. — *f*. Face supérieure de la fourchette. — *f*. Arête de la fourchette.

terminent brusquement et forment par leur ensemble une ligne étroite et circulaire, apparente (*fig.* 124 *a*) à la face inférieure du pied où elle indique la
limite entre la paroi et la sole. Elle porte le nom de *ligne blanche* (*fig.* 124 *cc*).

Le *bord supérieur* ou *coronaire* (*fig.* 123 *c*), ainsi nommé parce qu'il règne
autour de la couronne, mince et tranchant, est recouvert en dehors d'une
fine bande cornée, désignée sous le nom de *périople* (1), et présente en dedans
une gouttière circulaire, profonde et large en pince, étroite au contraire sur
les côtés, à peine marquée vers les talons. Cette gouttière, qu'on appelle *biseau*
(*fig.* 123 *d*) ou *cavité cutigérale*, loge le bourrelet dont elle reçoit les villosités
dans une multitude de petits trous infundibuliformes. Le *bord inférieur* ou
solaire ou *plantaire* (*fig.* 124 *bb*), plus épais que le supérieur, est libre. Il concourt à former la base du sabot ; c'est lui le plus exposé à l'usure sur les pieds
non ferrés ; c'est lui qui supporte le fer et reçoit les clous sur les pieds ferrés.

Les *deux extrémités* de la paroi, qui correspondent aux talons, sont séparées
l'une de l'autre par la fourchette ; elles s'infléchissent en dedans et en avant et
forment ainsi deux arêtes qu'on appelle *arcs-boutants* ; puis elles se prolongent entre
la sole et la fourchette sous le nom de *barres*, pour se réunir en avant (2). Les
deux barres comprennent entre elles un espace triangulaire dans lequel est reçue
la fourchette, elles forment avec celle-ci les *lacunes latérales* de la fourchette ;
et chacune de son côté limite avec le quartier de la paroi un espace également
triangulaire, à sommet dirigé en arrière, destiné à recevoir un angle du pied
et une branche de la sole. La face des barres tournée vers cet espace présente
des lamelles de tissu kéraphylleux plus courtes que celles de la paroi proprement dite. Le bord supérieur des barres offre en arrière un sillon étroit et peu
profond qui termine le biseau de la paroi, leur
bord inférieur concourt à former la base du sabot.

b. Sole (*fig.* 124 *d, d', d'*).

La sole forme une large plaque cornée remplissant l'espace compris entre le bord inférieur de la
paroi et celui des barres ; la substance qui la constitue est plus molle que celle de la paroi, et les tubes cornés qu'elle contient sont dirigés obliquement en bas et en dehors. On lui reconnaît une
branche interne et une *externe*, une *face supérieure* et
une *inférieure*, un *bord externe* et un *interne*.

Les deux *branches* (*fig.* 124 *d', d'*), séparées par les
barres et la fourchette, sont de forme triangulaire

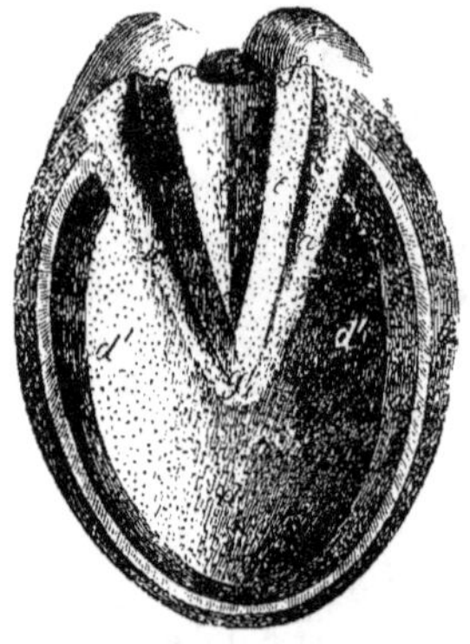

Fig. 124. — Sabot (vu de dessous) (*).

et se logent dans l'espace compris entre les barres, les quartiers et les talons.
La *face supérieure* ou *interne* (*fig.* 123 *e*) est convexe et tournée du côté de la

<hr>

(1) [Le périople formant un cercle en continuité avec les deux éminences arrondies de la fourchette
est décrit par la plupart des auteurs français, à l'exemple de Bracy-Clark, comme une dépendance de
cette partie du sabot.]

(2) [Tel n'est pas l'avis de M. H. Bouley, pour qui les barres convergent l'une vers l'autre, sans jamais arriver au contact.]

(*) *aa.* Barres. — *bb.* Bord solaire de la paroi. — *cc.* Ligne blanche. — *d.* Face inférieure de la
sole. — *d', d'.* Branches de la sole. — *e.* Lacune médiane de la fourchette. — *e', e'.* Branches de la fourchette. — *f, f.* Extrémités postérieures de ces branches ou glômes. — *c.* Pointe de la fourchette.

cavité du sabot. On y remarque un grand nombre de petits trous qui logent les papilles du tissu velouté et établissent ainsi des adhérences intimes entre la corne et la sole charnue. La *face inférieure,* dirigée vers le sol, inégale et plus ou moins concave, présente des écailles plus ou moins grandes qui se détachent peu à peu.

Le *bord externe* ou la grande circonférence s'unit à la paroi par l'intermédiaire des feuillets du tissu podophylleux qui forment la ligne blanche (*fig.* 124 *cc*).

Le *bord interne* représente une forte échancrure dirigée en arrière et répond aux barres.

c. Fourchette (*fig.* 124 *ef*).

On désigne sous ce nom une partie du sabot de forme conique, comprise entre les barres et les branches de la sole, assez fortement saillante et composée d'une corne molle, très-élastique. On lui reconnaît :

Quatre faces. La *supérieure* ou *interne* (*fig.* 123 *f*) commence à l'extrémité antérieure de la fourchette par un sillon étroit, qui s'élargit peu à peu et se trouve séparé en son milieu par une crête saillante (*arète de la fourchette*) (*fig.* 123 *f'*) en deux gouttières latérales ; elle est criblée de petits trous qui reçoivent les papilles du coussinet plantaire. La *face inférieure* ou *externe* (*fig.* 124 *e e' e*), étroite en avant, plus large en arrière, présente une excavation longitudinale qu'on appelle *lacune médiane* de la fourchette et qui la divise en deux *branches*.

Les *faces latérales,* distinguées en *externe* et *interne,* sont larges, elles s'unissent intimement, en haut, aux barres avec lesquelles elles forment les *lacunes latérales* de la fourchette.

Deux extrémités. L'*antérieure* (*fig.* 124 *g*), terminée en pointe mousse, correspond à l'angle des barres. La *postérieure* (*fig.* 124 *ff*), large et obtuse, présente deux renflements séparés par la lacune médiane ; ce sont les *glômes* de la fourchette, formés d'une corne mince et confondus intimement avec les talons et le périople.

A première vue, les diverses parties du sabot, *paroi, sole* et *fourchette,* paraissent identiques dans les pieds de devant et dans ceux de derrière ; on trouve néanmoins des différences de forme. Ainsi, le bord inférieur de la paroi est arrondi, demi-circulaire, au pied de devant, tandis qu'il est allongé et ovale au pied de derrière ; les talons sont proportionnellement plus bas, la sole plus large et moins excavée, la paroi plus oblique, surtout en pince, pour le premier ; l'épaisseur de la paroi est la même dans l'un et dans l'autre.

La couleur des sabots est due à la présence du pigment dans la corne et varie beaucoup ; tantôt complétement noire, tantôt tout à fait blanche ou bigarrée, elle est généralement en rapport avec celle de la peau.

Comme toutes les substances cornées, celle des sabots est dépourvue de vaisseaux et de nerfs, par conséquent exsangue et insensible.

Le sabot protége les parties charnues qu'il renferme contre toute influence extérieure, surtout contre la pression lors de l'appui et contre le choc dans les allures rapides.

B. PARTIES CONTENUES DANS LE SABOT.

Si l'on enlève par parties ou tout d'un coup la corne du sabot, on trouve à nu les tissus charnus du pied qui font continuité au derme ou chorion. On reconnaît pour eux encore plusieurs parties : le *bourrelet*, le *tissu feuilleté*, le *tissu velouté de la sole* et celui de la fourchette, enfin le *coussinet plantaire*.

a. Bourrelet (fig. 125 a).

Le *bourrelet* [ou cutidure], parfaitement désigné sous ce nom, est un renflement arrondi, assez épais, [qui règne autour de la partie supérieure du pied] et se loge dans le biseau de la paroi, séparant la peau du tissu podophylleux. La partie moyenne, qui correspond à la pince, est la plus épaisse ; ses extrémités se perdent dans les branches du coussinet plantaire. Il se compose d'un tissu cellulo-fibreux, riche en vaisseaux et en nerfs, et présente à sa surface un nombre considérable de papilles coniques qui pénètrent dans la corne par les orifices infundibuli-formes du biseau (1).

Le bourrelet est un appareil kératogène ; c'est lui qui fait pousser la paroi en longueur.

b. Tissu feuilleté.

Le *tissu feuilleté* ou *podophylleux*, prolongement du bourrelet, mais plus mince que lui, est situé entre la paroi et la troisième phalange ; sa face interne

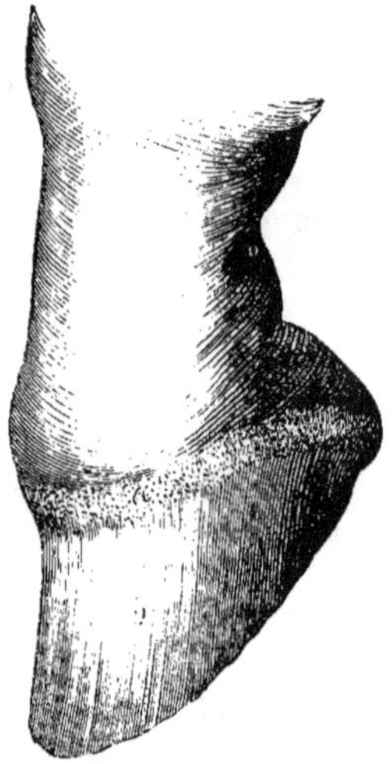

Fig. 125. — Partie charnue du pied (vu de côté) (*).

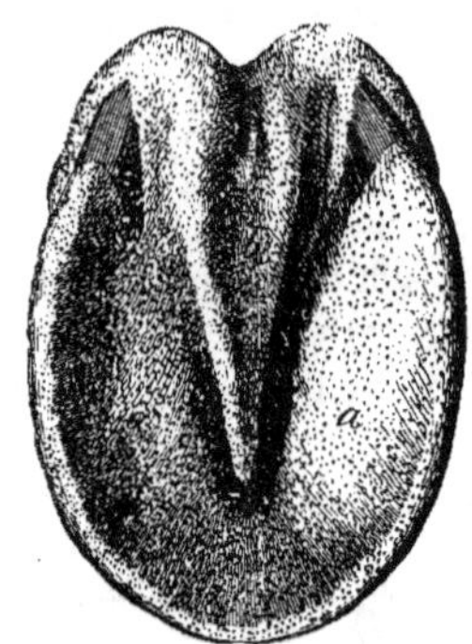

Fig. 126. — Partie charnue du pied (vu de dessous) (**).

adhère intimement à l'os du pied, sa face externe présente un grand nombre de lamelles qui s'engrènent avec celles de la paroi et s'unissent solidement à

(1) [Les auteurs français, M. H. Bouley notamment, décrivent un autre bourrelet sous le nom de *bourrelet périoplique*. « C'est un petit renflement hémi-cylindrique peu saillant, situé au-dessus du bourrelet « principal, dont il suit la direction circulaire jusqu'au niveau des bulbes cartilagineux. Là, il se con- « fond avec la membrane tégumentaire qui forme le revêtement de ces bulbes, tandis que le bourrelet « principal, s'infléchissant en dessous, va se prolonger et s'effacer dans des lacunes latérales du corps « pyramidal. »]

(*) *a.* Le bourrelet. — *b.* Tissu feuilleté.
(**) *a.* Tissu velouté de la sole — *b.* Tissu velouté de la fourchette (coussinet plantaire).

elles. Ces lamelles ont leur maximum de longueur en pince ; elles vont en diminuant de longueur jusqu'aux talons et sur les barres. On leur reconnaît un bord fixe, un bord libre, une extrémité supérieure et une inférieure ; l'extrémité supérieure se confond avec le bourrelet, l'inférieure avec le tissu velouté de la sole.

Le tissu podophylleux, outre qu'il maintient la paroi, concourt à la sécréter : il la fait pousser en épaisseur.

c. Tissu velouté de la sole (fig. 125 a).

Le tissu velouté de la sole s'étale sur presque toute la face inférieure du pied, il est également très-riche en vaisseaux et en nerfs. On lui décrit un contour, un bord interne, une face supérieure et une face inférieure.

Le contour, à peu près demi-circulaire, est intimement relié au tissu feuilleté ; le bord interne entoure le tissu velouté de la fourchette. La face supérieure, légèrement convexe, adhère fortement à la face inférieure de la troisième phalange ; l'inférieure, concave, présente de nombreuses papilles qui pénètrent dans les orifices correspondants de la sole.

Le tissu velouté de la sole sécrète la corne qui le recouvre.

d. Coussinet plantaire (fig. 126 b).

Le coussinet plantaire est un corps pyramidal épais, spongieux, élastique, qui se loge dans l'échancrure du tissu velouté de la sole, entre la face postérieure de la troisième phalange recouverte de l'aponévrose plantaire et la fourchette : on lui reconnaît deux couches distinctes.

La *couche inférieure*, riche en vaisseaux et en filets nerveux, n'est que la continuation du tissu velouté de la sole, elle porte d'ailleurs le même nom : elle a la même texture avec moins d'épaisseur ; les papilles de sa face externe sont plus petites et pénètrent dans la corne de la fourchette. La *couche supérieure* remplit l'espace compris entre les deux branches de la troisième phalange et les fibro-cartilages du pied ; c'est un tissu spongieux jaunâtre, formé de tissu fibreux blanc et de tissu élastique, pauvre en vaisseaux et en nerfs.

La face inférieure du coussinet plantaire présente une excavation longitudinale qui le divise en deux branches, droite et gauche. Celles-ci, obliques en arrière et en dehors, confondues en talons avec le tissu feuilleté, forment deux éminences arrondies qu'on appelle les *bulbes* du coussinet plantaire et qui sont recouvertes en partie par le biseau des talons, en partie par la peau fortement épaissie.

Le tissu velouté de la fourchette sécrète cette portion du sabot ; la couche supérieure fibreuse du coussinet plantaire paraît surtout servir à amortir le choc du pied contre le sol.

Différences. — Chez les *ruminants*, la boîte cornée est double à chaque pied, elle prend le nom d'*onglons* ; on n'y trouve pas de fourchette ; la paroi et la sole sont les seules parties du sabot. La partie externe de la paroi est convexe, oblique, lisse et recourbée en dedans vers la pince ; la partie interne légèrement concave, plus courte, plus mince et plus droite que l'externe. Sa face profonde présente des lamelles de tissu kéraphylleux et un biseau plus large mais moins profond que chez les solipèdes. Les talons sont ordinairement très-saillants, les arcs-boutants font défaut.

Les deux portions de la paroi entourent une sole mince, étroite en avant, large en arrière, légèrement recourbée en haut. Les onglons des membres antérieurs sont un peu plus larges et plus courts que ceux des membres postérieurs.

Les onglons servent également à protéger les parties charnues du pied, ils sont moins épais et par suite moins résistants que le sabot du cheval; leur décollement et leur arrachement est plus facile.

Les ruminants présentent à la face postérieure de l'articulation du boulet et pour chaque doigt une petite boîte cornée arrondie, un onglon rudimentaire, qui renferme un petit os non relié au squelette.

Le *porc* a quatre onglons à chaque pied, deux grands pour les vrais doigts et deux plus petits pour les doigts rudimentaires; ceux-ci sont placés librement derrière les autres et ne servent pas à l'appui, ils correspondent aux onglons rudimentaires du bœuf, mais ils sont plus développés et ils se relient au squelette.

Chez les *carnassiers*, les enveloppes cornées des troisièmes phalanges portent le nom d'*ongles* ou de *griffes*; elles ont été décrites avec quelque développement à la page 52.

5. *Châtaignes.*

On appelle ainsi des productions cornées de la peau formant des plaques arrondies ou ovales et situées à la face interne de l'avant-bras, un peu au-dessus du genou, et à la face interne du métatarse, un peu au-dessous du jarret. Elles sont plus ou moins saillantes.

6. *Ergot.*

Petite masse cornée arrondie qui se trouve derrière l'articulation du boulet et est enveloppée des crins du fanon.

V. SPLANCHNOLOGIE (*Splanchnologia*).

Les *viscères* représentent une partie importante de l'organisme animal. On désigne ainsi tous les organes si variés contenus dans les cavités du corps, principalement dans les cavités thoracique et abdominale, et qui se trouvent en communication avec le monde extérieur par les ouvertures naturelles. Parmi ceux que nous décrivons dans la splanchnologie, les uns ont pour fonction de recevoir des aliments ou de l'air du dehors et de contribuer ainsi à la nutrition et à la conservation de l'individu; d'autres servent à la reproduction et à la conservation de l'espèce animale, etc.

Le cœur, le cerveau et la moelle épinière sont aussi des viscères; mais comme ce sont les organes centraux des systèmes circulatoire et nerveux répartis dans tout le corps, il convient de les décrire avec ces systèmes. Le fœtus et ses annexes sont également l'objet d'un chapitre spécial; ce sera le dernier de ce livre.

Les viscères peuvent être groupés par appareils ou systèmes d'après leurs fonctions; nous les étudierons successivement dans l'ordre suivant :

1° Les organes de la digestion;

2° Les organes de la respiration;

3° Les organes de la sécrétion urinaire ;
4° Les organes de la génération.

I. Organes de la digestion (*Organa chylo-poëtica s. digestionis*).

Les organes de la digestion concourent à l'exécution d'une même fonction,
qui consiste à élaborer les aliments et les boissons, à les modifier de diverses façons et à en extraire les principes propres à compenser les pertes incessantes
que fait l'organisme par l'usure ou par les sécrétions ; c'est la fonction de la
digestion. Ces organes sont : la bouche avec les glandes salivaires, le pharynx,
l'œsophage, l'estomac, le canal intestinal, l'épiploon et le mésentère, le foie,
le pancréas et la rate.

La plupart d'entre eux concourent à former un long canal appelé *tube* ou *canal alimentaire* (*tubus s. canalis alimentarius*), qui s'étend depuis la bouche jusqu'à
l'anus, présentant sur son trajet tantôt des renflements, tantôt des rétrécissements, et recevant les canaux excréteurs des glandes annexes.

On peut les diviser, d'après les régions qu'ils occupent, en trois groupes : organes de la tête, organes du cou et de la poitrine, organes de l'abdomen.

A. ORGANES DE LA DIGESTION SITUÉS DANS LA TÊTE.

Ce premier groupe comprend : la *cavité buccale*; les organes qui forment ses
parois, les *lèvres*, les *joues*, le *palais* et le *voile du palais*; les organes qu'elle renferme, les *dents*, les *gencives* et la *langue*; les organes annexes qui y débouchent,
les *glandes salivaires* et les *follicules muqueux*.

Cavité buccale (*Cavum oris*).

Préparation. — [La figure 130 représente une préparation qui fait bien voir la bouche.
Les mâchoires sont écartées autant que possible ; la joue droite est coupée suivant sa longueur et sa partie supérieure relevée ; la branche droite du maxillaire inférieur est sciée
en bas près du corps, désarticulée en haut et enlevée : on peut étudier non-seulement la
cavité buccale, mais encore les lèvres, les joues, le palais, la face antérieure du voile du
palais, la muqueuse linguale, les gencives, etc.]

La bouche, circonscrite dans le squelette par les os palatins, les grands et
les petits sus-maxillaires et le maxillaire inférieur qui supportent les parties
molles, est limitée : en bas, par les lèvres ; en haut, par le voile du palais;
en avant, par la voûte palatine; en arrière, par la langue; latéralement, par
les joues.

Elle présente deux orifices : un antérieur, l'*orifice buccal*, circonscrit par les
lèvres, c'est l'entrée du canal alimentaire ; un postérieur, entre le voile du palais et la langue, communiquant avec le pharynx. Quatre parois, parois antérieure, postérieure et latérales. La cavité tout entière est tapissée par une
muqueuse qui se prolonge dans les canaux excréteurs des glandes salivaires et
des glandules du palais, des joues et des lèvres.

La bouche reçoit les aliments, qui y sont soumis à la mastication, imprégnés
de salive et réunis en bols pour passer dans le pharynx.

Différences. — Chez les *ruminants*, le *porc* et les *carnassiers*, la cavité buccale sert
également au passage de l'air pour la respiration.

b. Joues (Buccæ s. genæ).

Les lèvres sont deux voiles placés au-devant de la bouche, à l'extrémité inférieure de la tête, et fixés aux maxillaires inférieur et supérieur par les muscles chargés de les mouvoir. On distingue une *lèvre supérieure* ou *antérieure*, et
une *inférieure* ou *postérieure*. La première, plus grande que l'autre, présente en
son milieu une gouttière peu profonde qui la divise en deux moitiés ; elle est
immédiatement au-dessous des naseaux. La seconde offre une éminence arrondie qu'on appelle le *menton*.

Leurs bords libres circonscrivent l'orifice buccal et forment, en se confondant
à droite et à gauche, les *commissures des lèvres*.

La *structure* des lèvres est très-simple. Entre la peau et la muqueuse, elles
renferment des muscles, des vaisseaux, des nerfs et des glandes. La peau présente à sa face externe, outre les poils ordinaires, quelques poils roides, longs
et forts, appelés *tentacules*. La muqueuse, d'un rouge pâle assez souvent marbré
de noir, présente de nombreux petits trous punctiformes qui sont les orifices
des canaux excréteurs des glandules labiales. D'une part, elle se confond avec
la peau sur le bord libre des lèvres, d'autre part, elle se replie sur les maxillaires où elle s'insère près des arcades incisives.

Les *glandules labiales* (*fig.* 130 *ee*), situées sous la muqueuse près des commissures, sont des glandes muqueuses agglomérées, composées d'un grand nombre
de follicules réunis en groupes et débouchant par de petits orifices à la face
interne des lèvres.

Les muscles qui font mouvoir les lèvres sont énumérés à la page 192 sous la
lettre E.

Les vaisseaux sont les artères et les veines coronaires, puis l'artère palato-labiale. Les nerfs forment le plexus labial, ils émanent des deuxième et troisième
branches de la cinquième paire encéphalique, ainsi que de la septième paire.
Ceux de la cinquième paire sont des nerfs sensitifs, ceux de la septième des nerfs
moteurs.

[Ajoutons-y des filets du grand sympathique qui président à la circulation et
à la sécrétion des glandules labiales.]

Les lèvres sont des organes du toucher ; de plus, elles servent à la préhension
des aliments et à l'occlusion de la bouche.

Différences. — Chez les *bêtes bovines*, la lèvre supérieure, connue sous le nom de
mufle, est moins mobile, mais proportionnellement plus large et plus épaisse ; sa face
externe, d'aspect verruqueux, toujours humide à l'état de santé, n'a des poils que sur son
pourtour, et ce sont quelques tentacules ; sa face interne, bien plus petite, tapissée par la
muqueuse, présente près du bord libre de nombreuses saillies coniques.

Chez le *mouton* et la *chèvre*, les lèvres sont plus mobiles, la supérieure est couverte de
poils et présente sur la ligne médiane un sillon longitudinal. La chèvre porte à la lèvre
inférieure un bouquet de longs poils qui forme la barbe.

Chez le *porc*, la lèvre supérieure, étroite et peu mobile, se termine par le groin ; cet organe, aplati et peu velu, offre les deux orifices du nez ; la lèvre inférieure est également
étroite et se termine en pointe.

Les *carnassiers* ont les lèvres fortement velues, garnies de tentacules et à bords denti-
culés ; la supérieure est divisée en deux moitiés par un sillon longitudinal assez mar-
qué ; elle est humide, fraîche et sans poils autour des narines.

a. Lèvres (Labiæ oris).

Les joues forment les parois latérales de la cavité buccale et s'étendent depuis les commissures des lèvres jusqu'en arrière des dernières molaires ; elles se terminent en haut et en bas près des bords dentaires et des espaces interdentaires des deux mâchoires.

Leur couche externe est formée, en haut, par la peau et le masséter externe, [au niveau du *plat* de la joue]; en bas, par la peau seule, [au niveau de la *poche* de la joue]. Leur couche interne est un repli de la muqueuse buccale. Entre les deux sont compris : les muscles buccinateur et alvéolo-labial, les glandes molaires supérieure et inférieure, ainsi que des vaisseaux sanguins et lymphatiques et des nerfs. Près des alvéoles des deux mâchoires, la muqueuse présente plusieurs petits trous qui sont les orifices des canaux excréteurs des glandes molaires; au niveau de la troisième molaire, on remarque une éminence arrondie percée à son sommet de l'orifice du canal de Sténon, canal excréteur de la glande parotide.

Les muscles des joues sont énumérés à la page 192 sous la lettre F. Les artères sont : les transverses de la face, la buccale et les coronaires. Les nerfs sensitifs proviennent de la cinquième paire ; les nerfs moteurs, de la septième.

Les joues concourent avec la langue à ramener et à maintenir les matières alimentaires entre les arcades dentaires pendant la mastication.

Les *glandes molaires* (*glandulæ buccales*) sont au nombre de deux : l'une supérieure, et l'autre inférieure.

La *glande molaire supérieure* (*glandula buccalis superior*) (*fig.* 127 *e* et 130 *h*), recouverte en majeure partie par le masséter, est située le long du bord antérieur de la joue ; elle se compose d'un certain nombre de lobules éparpillés entre la dernière et la troisième molaire.

Une série de canaux excréteurs de cette glande débouchent près de l'arcade molaire supérieure par des orifices très-apparents.

Différences. — Chez les *ruminants*, elle est située entre le bord inférieur du masséter et la commissure des lèvres ; elle manque chez les *carnassiers*.

La *glande molaire inférieure* (*glandula buccalis inferior*) (*fig.* 127 *d* et 130 *i*) se trouve près du bord postérieur des joues et s'étend de la cinquième molaire à la commissure des lèvres. Les groupes glandulaires qui la composent sont bien plus rapprochés que ceux de la glande supérieure ; leurs canaux excréteurs en grand nombre débouchent près du bord alvéolaire de la mâchoire inférieure dans la cavité buccale.

Les glandes molaires ont été longtemps confondues avec les glandes salivaires et décrites comme telles; cependant leur produit de sécrétion les rapproche davantage des glandes muqueuses.

Elles reçoivent le sang des différentes artères de la joue; des veines le reportent dans la maxillaire interne ; enfin leurs nerfs émanent d'une branche de la cinquième paire.

Différences. — Chez les *ruminants*, la glande molaire inférieure est bien plus développée, comme aussi chez les *carnassiers*.

Les joues sont plus épaisses chez les *ruminants*, et leur muqueuse présente de nombreuses éminences coniques quelquefois, cornées à leur extrémité, dirigées les unes en arrière, les autres directement en dedans. Les orifices des canaux excréteurs des glandes molaires ne sont pas aussi saillants; celui du canal de Sténon se trouve, chez le *bœuf*, au-dessus de la cinquième molaire, chez le *mouton* et la *chèvre*, au-dessus de la quatrième.

Chez le *porc*, la muqueuse des joues est lisse; l'orifice du canal de Sténon est situé, comme chez le bœuf, au-dessus de la cinquième molaire.

Chez les *carnassiers*, la muqueuse est également lisse et souvent colorée en noir; elle présente l'orifice du canal de Sténon au-dessus de la quatrième molaire, chez le *chien*, et au-dessus de la troisième, chez le *chat*. — On y remarque de plus, chez le *chien*, l'orifice du canal de la glande orbitaire.

c. Palais (Palatum) (fig. 136 k).

Le *palais* ou *voûte palatine* (*palatum durum*) forme la paroi antérieure de la cavité buccale; il a pour base la voûte palatine osseuse constituée par les palatins, les grands et petits sus-maxillaires. Il est étendu depuis l'arcade incisive supérieure jusqu'au voile du palais et limité des deux côtés par les bords alvéolaires de la mâchoire. Sa surface libre est tapissée par une membrane muqueuse qui se continue des deux côtés avec les gencives, elle présente un sillon longitudinal médian, puis seize à dix-huit sillons transversaux courbes, à concavité postérieure, d'autant plus rapprochés qu'ils sont plus supérieurs. Entre la muqueuse du palais et le périoste de la voûte osseuse se trouvent les artères palatines, les veines palatines, qui forment un réseau vasculaire très-développé, des vaisseaux lymphatiques et des nerfs; ces derniers émanent de la deuxième branche de la cinquième paire encéphalique.

Le palais est une partie importante de la cavité buccale; ses sillons échelonnés servent à retenir les matières alimentaires que la langue applique sur lui pendant la déglutition.

Différences. — Chez les *ruminants*, il est plus large que chez le cheval. Les reliefs transversaux, dentelés à leur bord postérieur, sont ordinairement au nombre de seize et manquent à la partie postérieure, au niveau des os palatins; on remarque à la partie inférieure, de chaque côté du sillon médian, [à l'extrémité de chacune des branches d'un T assez bien marqué], l'orifice du canal de Jacobson qui remonte dans la fosse nasale correspondante.

Chez le *porc*, il y a vingt à vingt-deux sillons transversaux, les inférieurs plus grands que les supérieurs; les bords libres des reliefs sont unis. Derrière les incisives se trouvent, comme chez le bœuf, les orifices des canaux de Jacobson.

Chez les *carnassiers*, le nombre des sillons transversaux varie de sept à neuf; le canal de Jacobson s'ouvre également dans la bouche, en arrière des incisives.

d. Voile du palais (Velum palatinum) (fig. 130 l).

Préparation. — [La pièce préparée pour la bouche permet d'étudier la face antérieure du voile du palais. Pour voir la face postérieure, il faut prendre une tête isolée du cou et ouvrir le pharynx par sa paroi postérieure.]

Le *voile du palais*, encore appelé palais mou ou mobile (*palatum molle et mobile*), est pour ainsi dire la continuation de la voûte du palais à sa partie supérieure. Il est dirigé obliquement de haut en bas et d'avant en arrière et forme une cloison entre la cavité buccale et le pharynx. On lui reconnaît *deux extrémités* et *deux faces*.

L'*extrémité antérieure* se fixe par sa partie moyenne au bord postérieur libre des os palatins et sur les côtés, par deux prolongements de la muqueuse appelés les *piliers antérieurs*, à la base de la langue et aux tubérosités des grands susmaxillaires. L'*extrémité postérieure* présente en son milieu un bord libre concave qui s'applique sur la langue et ne se relève que pour livrer passage aux aliments (1); sur les côtés, la muqueuse forme deux replis qui se continuent en arrière et se confondent, au niveau du larynx, avec la muqueuse du pharynx; ce sont les *piliers postérieurs* du voile du palais.

La *face inférieure* ou *antérieure* est tapissée par la muqueuse buccale, la *supérieure* ou *postérieure* par la muqueuse des cavités nasales (2); ces deux membranes se confondent vers le bord libre du voile du palais, elles comprennent entre elles des muscles (énumérés à la page 193 sous la lettre K), des glandes, des vaisseaux et des nerfs (3). Entre les piliers antérieurs et les piliers postérieurs, il y a des deux côtés de petites masses saillantes et molles formées par des agglomérations de glandes et désignées sous le nom d'amygdales (*amygdula s. tonsilla*); elles présentent de nombreux orifices de canaux excréteurs.

Les *glandes du voile du palais* (*glandulæ palatinæ*) sont des follicules muqueux agglomérés, en très-grand nombre, qui débouchent les uns à la face antérieure, les autres à la face postérieure du voile du palais (4).

Les *vaisseaux* sont les artères et les veines staphylines; les nerfs portent le même nom, ils émanent de la seconde branche de la cinquième paire.

Le voile du palais joue un rôle important dans la déglutition du bol alimentaire; il le laisse passer dans le pharynx, mais il l'empêche de refluer vers les cavités nasales. De plus, il concourt à la phonation. Enfin, sa muqueuse est un siége du goût, ainsi que l'ont prouvé Valentin et J. Müller.

Différences. — Le voile du palais des *ruminants* est proportionnellement plus court que celui des solipèdes et l'isthme du gosier est plus grand; les amygdales, très-développées, sont situées dans deux grandes fossettes que forment, sur les bords latéraux du voile du palais, des replis de la muqueuse.

Chez le *porc*, le voile du palais est court également et l'isthme du gosier arrondi. Les piliers postérieurs se confondent avec la muqueuse de la partie supérieure de l'œsophage; la face tournée vers la bouche présente en son milieu plusieurs éminences coniques. Les amygdales forment de petits bourrelets arrondis.

Chez les *carnassiers*, le voile du palais est court aussi, les piliers postérieurs ressemblent à ceux des ruminants, les amygdales sont allongées et saillantes.

c. Dents (Dentes).

Les dents, distinguées d'après leurs formes et leurs fonctions en incisives, canines et molaires, ont été décrites aux pages 113 et suivantes. Mais comme ce sont des organes essentiels de la digestion, nous tenons à les mentionner ici et à

---

(1) C'est en raison de l'étroitesse de l'isthme du gosier que les solipèdes ne respirent jamais par la bouche et que, dans le vomissement, qui d'ailleurs est exceptionnel chez ces animaux, les matières sont rejetées par les cavités nasales et non par la bouche.

(2) [Disons plutôt par la muqueuse pharyngienne, en faisant observer que celle-ci est la continuation de la membrane pituitaire.]

(3) [Leyh omet d'indiquer dans la structure du voile du palais une membrane fibreuse qui s'insère, en haut, au bord libre des os palatins et se termine librement en bas vers la partie moyenne du voile.]

(4) [Tel n'est pas l'avis des auteurs français, qui affirment au contraire que les canaux des glandes du voile du palais débouchent tous sur la face antérieure. Il est bien évident d'ailleurs que ces glandes forment une couche située entre la membrane fibreuse et la muqueuse buccale.]

dire que les incisives servent plus particulièrement à saisir et à déchirer les aliments, tandis que les molaires les écrasent et les ramollissent pour les préparer à la modification qu'ils doivent subir dans l'estomac.

f. Gencives (Gingiva).

Les gencives sont des dépendances de la muqueuse buccale qui enveloppent les dents à leur collet et leur adhèrent assez intimement par l'intermédiaire d'un tissu cellulaire dense et serré. Elles sont très-riches en vaisseaux et peu sensibles ; elles contribuent puissamment à la fixité des dents, surtout des incisives et particulièrement chez les ruminants. Les gencives des animaux nouveau-nés sont assez pâles et très-denses avant l'éruption des dents de lait.

γ. Langue (Lingua s. Glossa) (fig. 130 m).

La *langue* est un organe mou, très-mobile, logé entre les deux branches du maxillaire inférieur, sous la voûte et le voile du palais : elle est fixée à l'os hyoïde et au maxillaire inférieur. On lui reconnaît une face antérieure ou dorsale et une face postérieure, deux bords latéraux, une base, une portion moyenne et une pointe.

La *face antérieure*, ou *dos de la langue*, est légèrement convexe, libre et dirigée vers le palais ; la *face postérieure* est fixe en haut, libre au niveau de la pointe ; les deux *bords*, plus épais à la partie moyenne que vers la pointe, se confondent à l'extrémité inférieure. La *base* forme la partie supérieure, la plus épaisse de la langue ; elle se fixe en haut, par des muscles, à l'os hyoïde et se relie sur les côtés, par des replis de la muqueuse, aux piliers antérieurs du voile du palais. La *portion moyenne*, ou *corps* de la langue, se trouve entre la base et la pointe sans limites précises et forme la partie la plus longue de la langue ; elle se relie des deux côtés par la muqueuse à la face interne des branches du maxillaire inférieur. La *pointe*, ou la partie inférieure libre de la langue, affecte la forme d'une spatule et se termine par un bord libre presque demi-circulaire ; sa face postérieure est fixée au corps du maxillaire inférieur par un repli de la muqueuse connu sous le nom de *filet* ou *frein* de la langue (*frenulum linguæ*).

La langue est recouverte dans la plus grande partie de son étendue par la muqueuse buccale ; elle présente en outre dans son épaisseur un cartilage, des muscles, des vaisseaux et des nerfs.

La muqueuse de la langue se distingue du reste de la muqueuse buccale en ce qu'elle est intimement unie au tissu charnu et qu'elle présente sur sa face libre de nombreuses saillies et un épithélium très-épais, formé de plusieurs couches, épithélium pavimenteux, dense, serré, presque corné. Elle est percée d'un grand nombre de petits trous. Les petites saillies sont des papilles que l'on considère comme étant le siége du goût.

Les *papilles* du goût (*papillæ gustatoriæ*) sont de diverses sortes :

a. Les *papilles tronquées* (*papillæ truncatæ*), encore appelées *papilles à calice* (*pap. circumvallatæ*), parce que la muqueuse forme autour d'elles des espèces de fosses circulaires, sont au nombre de deux, rarement trois ; leur diamètre est assez grand, et elles ressemblent à des verrues tronquées ; on les trouve vers la base de la langue, à une certaine distance l'une de l'autre.

b. Les *papilles fongiformes* ou *lenticulaires*, disséminées, petites et pédiculées, ne sont pas très-nombreuses ; on les voit surtout sur les bords latéraux de la langue.

c. Les *papilles filiformes* ou *capillaires,* très-nombreuses à la face antérieure et sur les bords, sont les plus longues et les plus fines ; elles donnent à la langue un aspect tomenteux et velouté.

Les petits trous que l'on trouve entre des plis de la muqueuse sont les orifices des canaux excréteurs de nombreuses glandes muqueuses agglomérées.

Les papilles, les plis et les trous n'existent que sur la face antérieure et les bords de la langue ; dans toutes les autres régions de l'organe, la muqueuse est lisse et unie.

Tout à fait à la base de la langue, au niveau des piliers antérieurs du voile du palais, on trouve deux saillies de la forme et de la grosseur d'un haricot, et à leur sommet deux dépressions ou trous borgnes ; ceux-ci sont remplis de petites papilles arrondies, blanchâtres, qui ne sont autre chose que les canaux excréteurs de glandules muqueuses. Les *trous borgnes* (1) ou *lacunes* de la langue ne se rencontrent que chez le cheval, le porc et le chien.

Le *cartilage de la langue (cartilago linguæ),* qui n'existe que chez les solipèdes, est situé sur la ligne médiane, près de la face dorsale, immédiatement sous la muqueuse. C'est Brühl qui l'a décrit le premier et qui lui a donné le nom de *cartilage dorsal de la langue.* Il est constitué par un fibro-cartilage assez dense, entouré de tissu cellulaire et de tissu adipeux, long de 10 à 18 centimètres épais de 2 à 3 millimètres ; il commence à 2 ou 3 centimètres au-dessus de l'appendice antérieur de l'hyoïde.

Les muscles de la langue sont énumérés p. 193 sous la lettre H.

Les artères qui se distribuent dans la langue sont la linguale et la sublinguale. Les nerfs viennent de la troisième branche de la cinquième paire, de la neuvième et de la douzième paire encéphaliques. Les filets de la cinquième paire président à la sensibilité tactile, et ceux de la neuvième à la sensibilité gustative ; ceux de la douzième donnent le mouvement à tous les muscles de la langue.

La langue est avant tout un organe du goût ; elle sert pour l'articulation des sons ; elle aide à la préhension des aliments, à la mastication et à la déglutition.

Différences. — Chez les *ruminants,* le corps de la langue est plus arrondi et la pointe plus effilée. L'épithélium est très-épais et très-dur ; les papilles filiformes, dirigées en haut et en arrière, très-nombreuses sur la pointe, ont leurs extrémités dures et cornées, ce qui rend la langue rude au toucher. Les papilles tronquées sont plus petites que chez le cheval et se trouvent sur les côtés du corps de la langue. Les papilles lenticulaires sont disséminées sur toute la face dorsale. Celle-ci présente en outre de nombreuses pointes cornées et rudes. A la base et sur la ligne médiane existe un sillon assez profond.

Chez le *porc,* la langue est plus longue relativement aux dimensions de la bouche et assez étroite ; on y retrouve les lacunes ou trous borgnes, puis de nombreuses papilles filiformes, des papilles lenticulaires abondantes surtout près des bords et quelques pointes longues et coniques dirigées en haut et en arrière. Elle présente enfin sur les côtés cinq petits plis transversaux de la muqueuse.

La langue du *chien* est relativement longue et large ; sa base présente trois papilles tronquées avec de nombreuses papilles coniques ; les papilles lenticulaires sont disséminées au milieu des filiformes. Chez le *chat,* les papilles filiformes sont plus courtes et

______

(1) [Nous les appelons *trous borgnes de Morgagni.*]

dirigées, comme chez le bœuf, en arrière et en haut, ce qui donne à la langue une certaine rudesse au toucher.

h. Glandes salivaires (Glandulæ salives).

Les glandes salivaires sont des glandes en grappe composée, de couleur rouge jaunâtre, assez consistantes et de dimensions variables.

Leurs canaux excréteurs débouchent dans la cavité buccale et y déversent la salive qu'elles sécrètent.

[Un grand nombre de glandes versent leurs produits de sécrétion dans la bouche, les glandes molaires, par exemple, ou celles du voile du palais ; mais trois principales, situées de chaque côté de la tête, prennent plus particulièrement le nom de glandes salivaires], ce sont : la *parotide*, la *maxillaire* et la *sublinguale*.

1. Parotide (Gtandula parotis) (fig. 127, aa, bb).

Préparation. — [Sous la peau et le peaucier, entre la tête et le cou, on trouve la parotide, recouverte encore partiellement par le muscle parotido-auriculaire. Son canal excréteur se voit sans dissection particulière].

La parotide est la plus volumineuse des glandes salivaires. Elle s'étend depuis la base de l'oreille externe jusqu'au niveau du larynx, dans l'espace compris entre le bord postérieur du maxillaire inférieur et l'apophyse transverse de l'atlas. On lui décrit deux extrémités, supérieure et inférieure, un bord antérieur et un bord postérieur, une face externe et une face interne.

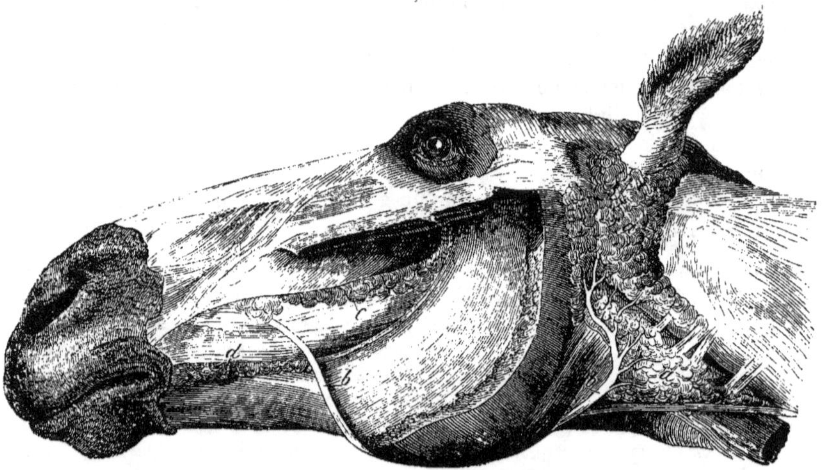

Fig. 127. — Glandes parotide et molaires mises à nu sur le côté gauche de la tête (*).

L'*extrémité supérieure*, plus étroite que l'inférieure, embrasse la base de la conque et se relie par des tractus fibreux à l'apophyse zygomatique du temporal et du ligament capsulaire de l'articulation maxillaire ; l'*extrémité inférieure* s'étend en avant et en arrière.

(*) aa. Parotide. — bb. Son canal excréteur [canal de Sténon]. — c. Glande molaire supérieure. — d. Glande molaire inférieure.

Le *bord antérieur*, assez irrégulier et épais, recouvre le masséter externe [et l'articulation maxillaire] ; le *bord postérieur*, un peu concave, est fixé par du tissu cellulaire à l'apophyse transverse de l'atlas et aux muscles de la partie supérieure du cou.

La *face externe*, plane dans son ensemble, mais visiblement lobulée, est en partie recouverte par le muscle parotido-auriculaire ; elle présente plusieurs sillons qui logent des vaisseaux sanguins ou les premiers canaux excréteurs. La *face interne* est irrégulière et moulée sur la cavité qu'elle remplit, entre l'os maxillaire et l'atlas.

[Nous avons étudié la structure des glandes en grappe, p. 28.]

Les canaux salivaires naissent dans les différents lobules, se réunissent successivement en branches plus fortes et se confondent enfin en un canal unique situé près du bord antérieur de la glande ; c'est le *canal de Sténon* (*fig.* 127 *bb*). Celui-ci est formé d'une couche musculeuse externe et d'une couche muqueuse interne ; son calibre est à peu près celui d'une plume à écrire. Après avoir abandonné le bord antérieur de la glande, il se loge dans l'auge entre le ptérygo-maxillaire et le peaucier de la face, jusqu'à la scissure du bord postérieur du maxillaire où passent l'artère et la veine glosso-faciales ; il s'engage dans cette scissure en arrière des vaisseaux, et remonte le long du bord anté-

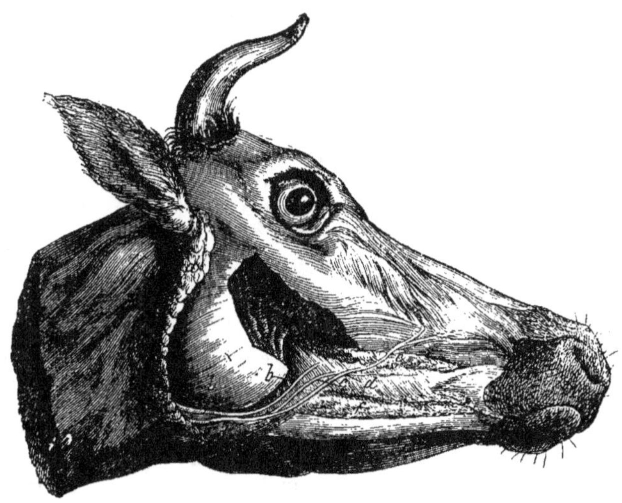

Fig. 128. — Tête de bœuf (*).

rieur du masséter dans une direction oblique en avant jusqu'au niveau de la troisième molaire, où il traverse la joue, et débouche dans la cavité buccale sur un gros tubercule (*fig.* 130 *g*).

Les artères qui se distribuent dans la parotide sont les parotidiennes inférieure, moyenne et supérieure, branches de la maxillaire interne. Les veines se

(*) *aa.* Parotide. — *bb.* Son canal excréteur [canal de Sténon]. — *c.* Artère maxillaire externe [glosso-faciale]. — *d.* Veine maxillaire externe [glosso-faciale]. — *e.* Glande molaire supérieure. — *f.* Glande molaire inférieure.

déversent dans les maxillaires externe et interne. Les nerfs émanent de la septième paire encéphalique et du grand sympathique.

Différences. — Chez les *bêtes bovines*, la parotide est de couleur plus foncée ; elle présente à la partie supérieure du bord antérieur un lobe arrondi situé tout entier sur le masséter. Le canal de Sténon suit la même direction que chez le cheval, mais il débouche au niveau de la cinquième molaire. Chez le *mouton* et la *chèvre*, le canal de Sténon passe directement sur le masséter qu'il croise en travers et se termine au niveau de la quatrième molaire.

La parotide du *porc*, proportionnellement très-grande, est située en majeure partie dans

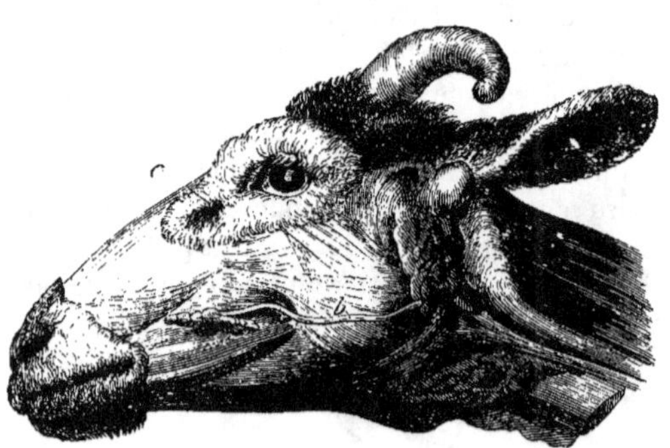

Fig. 129. — Tête de mouton (*).

la région du cou. Son bord antérieur est concave et son extrémité supérieure n'embrasse pas la base de la conque. Le canal de Sténon suit la même direction que chez le cheval et le bœuf, et débouche au niveau de la sixième molaire.

Chez les *carnassiers*, la parotide est plus petite que la glande maxillaire ; le canal de Sténon croise le masséter, comme chez le mouton et la chèvre, et débouche au niveau de la quatrième molaire, chez le *chien*, au niveau de la troisième, chez le *chat*.

2. *Glande maxillaire ou sous-maxillaire* (*Glandula submaxillaris*) (*fig.* 130 *a a b*).

Préparation. — [Sur la pièce qui a servi à étudier la bouche, enlevez la parotide et vous avez à découvert la glande maxillaire. — Son canal est facile à trouver sur le bord antérieur et à suivre sous la muqueuse, près de la langue.]

Cette glande, longue et étroite, s'étend en décrivant une courbe à concavité antérieure depuis l'apophyse transverse de l'atlas jusqu'au niveau du corps de l'hyoïde. On lui distingue une extrémité supérieure et une inférieure, un bord postérieur et un antérieur, une face externe et une interne.

L'extrémité supérieure, la plus étroite, se trouve sous la parotide [dont elle est séparée cependant par une mince aponévrose tendue entre le mastoïdo-huméral et le sterno-maxillaire] ; elle se fixe par du tissu cellulaire à l'apophyse transverse de l'atlas. *L'extrémité inférieure* est libre sur le côté de la base de la langue. Le *bord antérieur* est concave, le *postérieur* convexe. La *face externe* est en rapport par l'intermédiaire du tissu cellulaire avec la parotide, le muscle stylo-

maxillaire et le masséter interne ; l'*interne* recouvre plusieurs muscles cervicaux et le pharynx.

Vers le bord antérieur de la glande, les divers canaux émanés des lobules se
réunissent en un conduit commun désigné sous le nom *de canal de Wharton* (*duc-*

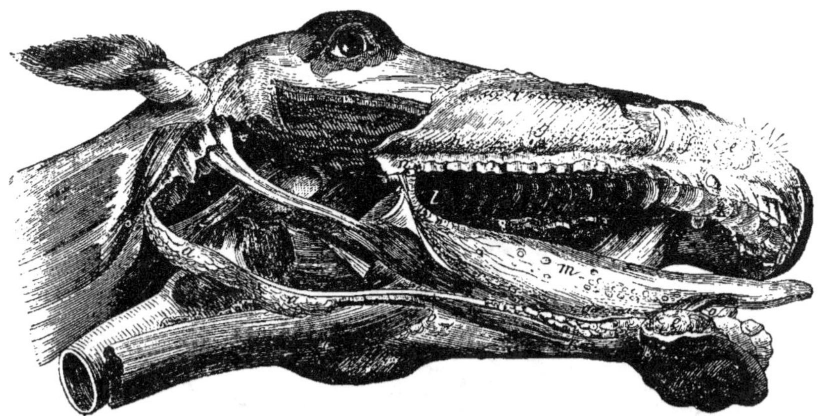

Fig. 130. — Côté droit de la tête avec les glandes salivaires profondes (la branche du maxillaire
est enlevée, la joue et la lèvre supérieure sont relevées) (*).

tus Whartonianus) (*fig.* 130 *b.*) qui a à peu près les dimensions d'une plume de
corbeau ; ce canal se dirige en avant, passe sous la glande sublinguale et arrive
au niveau du corps du maxillaire inférieur, où il débouche dans la cavité buccale, près du frein de la langue, par un appendice allongé, aplati, presque
flottant, vulgairement appelé *barbillon* (*caruncula sublingualis*). Le canal de
Wharton est formé de deux couches, comme celui de Sténon : l'une muqueuse,
l'autre musculeuse, bien plus mince.

Les artères que reçoit la glande maxillaire viennent de l'occipitale, de la carotide externe et de la glosso-faciale ; les nerfs viennent de la cinquième paire
encéphalique et du grand sympathique.

Différences. — Chez les *ruminants*, cette glande est proportionnellement plus volumineuse ; les barbillons ont à peu près une consistance cartilagineuse et sont dentelés à
leur bord libre.

Chez le *porc*, il n'y a pas de barbillons, c'est-à-dire que le canal de Wharton ne débouche pas à l'extrémité d'un appendice.

Chez les *carnivores*, la glande maxillaire est plus grande que la parotide; son canal
excréteur, aussi large que le canal de Sténon, ne fait pas saillie dans la bouche.

3. *Glande sublinguale* (*Glandula sublingualis*, *fig.* 130 *c*).

Préparation. — [Découvrez-la sur la même pièce que la glande maxillaire, sous la
muqueuse, près du côté de la langue, en prenant bien soin de respecter la ligne des orifices des canaux de Rivinus.]

(*) *aa.* Glande maxillaire. — *b.* Son canal excréteur [canal de Wharton]. — *c.* Glande sublinguale. —
d. Ses canaux excréteurs. — *ee.* Glandes labiales. — *f.* Leurs canaux excréteurs. — *g.* Orifice du canal
de Sténon dans la bouche. — *h.* Orifices des canaux des glandes molaires supérieures. — *i.* Orifices des
canaux des glandes molaires inférieures. — *k.* Voûte du palais. — *l.* Voile du palais. — *m.* Langue avec
ses papilles. — *n.* Piliers de la langue et du voile du palais. — *o.* Frein de la langue.

Glande allongée et étroite, composée de lobules agglomérés, située immédiatement sous la muqueuse buccale de chaque côté de la langue et étendue depuis le frein jusque vers la base de cet organe. Elle a plusieurs canaux excréteurs, connus sous le nom de *canaux de Rivinus* (*ductus Riviniani*), quelquefois assez longs et sinueux, qui tous débouchent sur une même ligne près de la langue.

Les artères viennent de la glosso-faciale et les nerfs appartiennent à la troisième branche de la cinquième paire encéphalique.

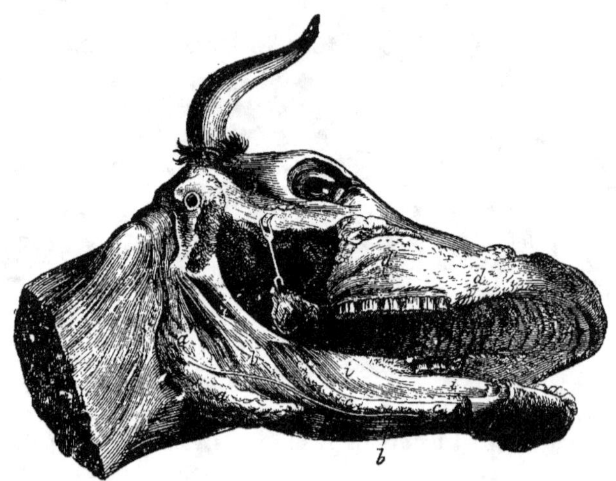

Fig. 131. — Tête de bœuf (la branche droite du maxillaire inférieur est enlevée) (*).

Différences. — Chez les *ruminants*, cette glande est formée de deux portions, l'une externe plus grande, et l'autre interne. La première portion a une coloration rouge ; les lobules sont plus serrés, ce qui lui donne plus de consistance ; les canaux de Rivinus qui en partent ont leurs orifices dans la bouche sur le côté de la langue. La portion interne, plus petite et formée de lobules moins serrés, présente, outre les canaux de Rivinus, un canal excréteur plus large, connu sous le nom de *canal de Bartholin* (*ductus Bartholinianus*), qui débouche près du canal de Wharton et souvent même se confond avec lui.

Chez le *porc*, la glande sublinguale est également formée de deux portions, comme chez les ruminants, et les canaux de Rivinus débouchent soit directement dans la cavité buccale, soit dans le canal de Bartholin.

Chez les *carnassiers*, il y a également deux portions. L'antérieure est formée de lobules disséminés qui débouchent par plusieurs canaux ; la postérieure, plus large en haut qu'en bas, a deux canaux dont le plus petit se déverse dans le canal de Wharton, tandis que le plus grand débouche un peu en avant de lui.

4. Glande orbitale (Glandula orbitalis) (1) (fig. 132).

Différences. — La glande orbitaire, qui n'existe que chez le chien, est assez volumineuse, rougeâtre, arrondie, et se trouve logée dans l'orbite à sa partie externe sur

(1) [C'est elle que M. Duvernoy a décrite sous le nom de *glande sous-zygomatique*.]

(*) *aa*. Glande maxillaire. — *bb*. Son canal excréteur [canal de Wharton]. — *cc*. Glande sublinguale. — *d*. Face interne de la joue avec des papilles coniques.— *d'*. Orifice du canal de Sténon. — *ee*. Voûte du palais. — *f*. Orifice du canal de Jacobson. — *g*. Voile du palais. — *h*. Amygdale.— *ii*. Langue.

les muscles du globe oculaire ; elle a trois ou quatre canaux excréteurs, connus sous le nom de *canaux de Nuckius (ductus Nuckiani)* et réunis en un seul qui s'ouvre dans la bouche au-dessus de la dernière molaire.

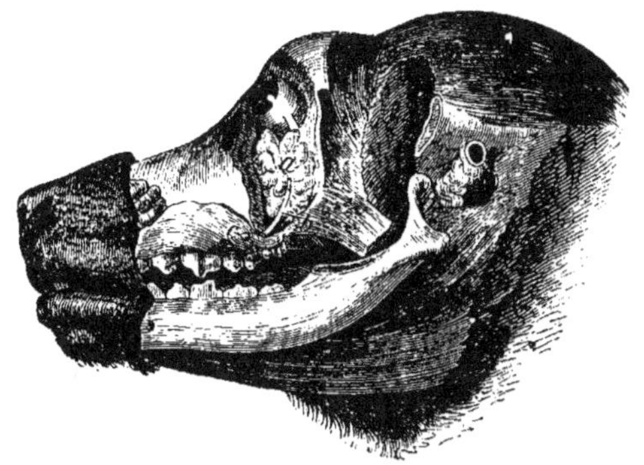

Fig. 132. — Côté gauche de la tête d'un chien de grande race (les cavités buccale et orbitaire sont ouvertes) (*).

Le produit de sécrétion des glandes salivaires, la *salive*, est un liquide clair, très-aqueux, légèrement alcalin. Il est versé abondamment pendant la mastication pour imprégner les aliments.

B. ORGANES DE LA DIGESTION SITUÉS DANS LA RÉGION DU COU ET DANS LE THORAX.

Ces organes mettent en communication ceux de la tête et ceux de l'abdomen et du bassin. Ils sont au nombre de deux : le *pharynx* et *l'œsophage*.

1. Pharynx (Pharynx) (fig. 133 a).

Préparation. — [Sur une tête détachée du cou, enlevez une branche de la mâchoire inférieure avec les parties qui lui adhèrent, enlevez les glandes parotide et maxillaire : vous voyez, presque sans dissection, la face latérale du pharynx. Incisez ensuite longitudinalement sa face postérieure pour examiner l'intérieur avec les orifices qui s'y présentent.]

Le *pharynx* ou *arrière-bouche* est un sac membraneux sans fonds, formé par des muscles et tapissé intérieurement par une membrane muqueuse. Il représente un vestibule commun aux voies digestives et aux voies aériennes, situé en arrière du voile du palais et des orifices postérieurs des cavités nasales, au-dessus du larynx et de l'œsophage dont il est, pour ainsi dire, l'origine, au-dessous des poches gutturales et entre les grandes branches de l'hyoïde ; il est fixé par des muscles particuliers énumérés à la page 193 sous la lettre L aux branches de l'hyoïde, aux cartilages du larynx et à la base du crâne.

On reconnaît au pharynx *sept orifices* : l'isthme du gosier, au-dessous du voile du palais, le fait communiquer avec la bouche ; les deux ouvertures postérieures des fosses nasales (*choanæ*) le font communiquer avec ces cavités ; les deux orifices des trompes d'Eustache le mettent en rapport avec les poches

(*) *a.* Glande orbitaire. — *b.* Son canal excréteur (canal de Nuckius). — *c.* Orifice de ce canal à la face interne de la joue.

gutturales ; le larynx conduit dans la trachée et les poumons ; enfin l'infundibulum de l'œsophage conduit dans l'œsophage et l'estomac. La muqueuse a une teinte rouge pâle et renferme un grand nombre de follicules muqueux ; c'est la continuation de celles de la bouche, des cavités nasales, du larynx et de l'œsophage.

Le pharynx livre passage au bol alimentaire, qui va de la bouche à l'œsophage, ou bien aux matières qui reviennent en sens inverse dans la rumination et le vomissement. Chez les solipèdes, presque tous les aliments vomis passent par les cavités nasales. Le pharynx livre également passage à l'air dans l'inspiration et dans l'expiration.

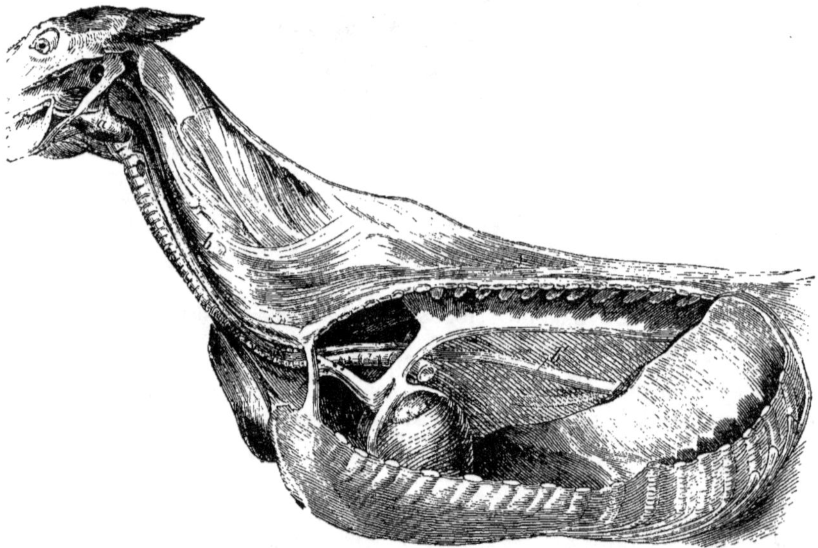

Fig. 133. — Côté gauche de la moitié antérieure du corps avec le pharynx et l'œsophage mis à nu (*).

Le pharynx reçoit son sang des carotides et des glosso-faciales ; ses nerfs sont des filets de la neuvième et de la dixième paire encéphaliques.

Différences. — Le *porc* seul offre des différences pour son pharynx, dont la partie postérieure est plus étroite et présente un sac-borgne au-dessus de la glotte, entre les muscles thyro- et crico-pharyngiens.

2. Œsophage (*Œsophagus*) (*fig.* 133 *b b'*).

Préparation. — [Sur un cheval placé sur une table dans sa position naturelle, le cou allongé et la tête étendue, détachez le membre antérieur gauche et enlevez du même côté la partie moyenne de toutes les côtes qui suivent la première : vous trouvez l'œsophage sous le peaucier du cou dans la région cervicale et entre les feuillets de la plèvre médiastine, dans la région thoracique.]

L'*œsophage* est un long canal charnu, cylindrique, étendu entre le pharynx et

(*) *a.* Pharynx. — *b.* Portion cervicale de l'œsophage. — *b'.* Portion thoracique de l'œsophage.

l'estomac ; il représente la portion la plus étroite de tout le tube alimentaire, mais il est assez facilement dilatable.

La *portion cervicale* (*fig.* 133 *b*) est située d'abord en arrière du larynx et de la trachée, entre celle-ci et le muscle dorso-atloïdien, jusque vers la cinquième vertèbre cervicale ; il se porte alors un peu à gauche, très-exceptionnellement à droite, et se trouve à l'entrée du thorax entre la trachée et la première côte, au-dessous de la carotide, de la jugulaire et du nerf pneumo-gastrique.

La *portion thoracique* (*fig.* 133 *b'*) suit son trajet entre les deux lames du médiastin antérieur où elle est encore sur le côté gauche de la trachée, puis elle se place au-dessus, traverse la base du cœur entre l'aorte postérieure et la veine azygos, se continue entre les deux lobes du poumon, traverse le diaphragme par l'ouverture du pilier droit et pénètre dans la cavité abdominale, où l'œsophage s'insère presque immédiatement sur l'estomac autour de l'orifice cardiaque.

L'œsophage est formé de trois tuniques superposées : une externe musculeuse, une moyenne celluleuse et une profonde muqueuse.

La *tunique musculeuse* est constituée par des fibres charnues à contractions involontaires et présente elle-même deux couches : l'une externe, composée de fibres longitudinales ; l'autre interne, composée de fibres circulaires ; les premières disposées pour raccourcir le tube, les secondes pour diminuer son diamètre. Les mouvements de raccourcissement et de contraction transversale se font alternativement pendant la déglutition, ce qui pousse peu à peu le bol alimentaire vers l'estomac. A la portion cervicale, la couche musculeuse est d'un rouge foncé, partout de même épaisseur et assez molle ; il en résulte que l'œsophage paraît comme aplati. A la portion thoracique, au contraire, les couches charnues sont plus pâles, surtout vers l'estomac, plus épaisses et plus dures, de sorte que l'œsophage est arrondi, tout en ayant un diamètre moindre.

La *tunique celluleuse*, située entre la musculeuse et la muqueuse, est formée par un tissu conjonctif lâche et mou.

La *muqueuse* est la continuation de celle du pharynx, elle se continue elle-même dans l'estomac. Elle présente de nombreux plis longitudinaux qui disparaissent lors du passage des aliments ; ces plis sont surtout nombreux dans la portion postérieure de l'œsophage.

L'œsophage conduit les aliments du pharynx dans l'estomac lors de la déglutition ou bien de l'estomac dans le pharynx pendant la rumination et dans le vomissement.

La portion cervicale de l'œsophage reçoit le sang des carotides et la portion thoracique du tronc broncho-œsophagien. Les nerfs qui se distribuent dans l'œsophage viennent de la dixième paire encéphalique et du grand sympathique.

Différences. — Chez les *ruminants*, l'épaisseur de la tunique musculeuse reste la même dans toute l'étendue du tube, et l'insertion infundibuliforme à l'estomac se fait entre le premier et le second compartiment.

Chez le *porc* et les *carnassiers*, l'insertion de l'œsophage sur l'estomac est également infundibuliforme, et l'épaisseur de la tunique musculaire ne varie pas.

Chez les *ruminants* et les *carnassiers*, l'œsophage est proportionnellement plus large que chez le cheval et le porc.

C. ORGANES DE LA DIGESTION CONTENUS DANS LA CAVITÉ ABDOMINALE.

Cavité abdominale (*Cavum abdominis*).

La *cavité abdominale*, dans laquelle nous comprenons le bassin, est la plus vaste des cavités du corps animal ; le diaphragme la sépare du thorax. Elle est limitée en haut par les vertèbres lombaires et les muscles qui sont appliqués à leur face inférieure ; sur les côtés, par les cartilages des fausses côtes et les muscles abdominaux ; en bas, par ces mêmes muscles et le cartilage xiphoïde du sternum ; en avant, par le diaphragme ; en arrière, par les os du bassin, les ligaments larges du bassin [ou ligaments sacro-sciatiques] (1) et les ligaments obturateurs.

Différences. — Chez les *ruminants*, la cavité abdominale est bien plus spacieuse, tandis que, chez les carnassiers, elle est relativement moins vaste.

[Une des causes de cette différence, c'est que le diaphragme s'insère bien plus en avant du cercle cartilagineux des côtes chez le bœuf que chez le cheval, ainsi que l'a indiqué M. Tabourin.]

On a divisé par convention l'abdomen en trois régions, dans le but de faciliter les descriptions. Ce sont, d'avant en arrière : la *région épigastrique*, la *région mésogastrique* et la *région hypogastrique*.

[Nous avons même indiqué déjà p. 77 une sous-division et nous avons vu que la région antérieure comprenait la région *sternale* et les régions *sous-costales* droite et gauche, ou *hypochondres* ; que la moyenne présentait les *lombes*, les *flancs* et la région *ombilicale* ; que la postérieure était subdivisée en régions *inguinales* gauche et droite et région prépubienne.]

La cavité abdominale est tapissée par une séreuse connue sous le nom de *péritoine*, qui, dans certains points, s'adosse à elle-même et forme des replis pour entourer les viscères et les fixer à la paroi ou bien entre eux. Il y a donc un péritoine pariétal et un péritoine viscéral. Les replis portent différents noms tels que mésentère, épiploon, ligament, etc. [Le péritoine est partout continu à lui-même, sauf en un point, au pavillon de la trompe de Fallope, ainsi que nous le verrons.] On peut le considérer comme formant un sac clos [que les viscères refoulent plus ou moins dans différents points, de dehors en dedans, sans pénétrer dans sa cavité].

Il présente une face interne libre, lisse, luisante, toujours lubrifiée par un liquide séreux, et une face externe, adhérente, reliée aux organes ou aux parois de l'abdomen par du tissu cellulaire.

Nous avons à étudier dans la cavité abdominale l'*estomac*, l'*intestin*, le *mésentère*, l'*épiploon*, le *foie*, le *pancréas* et la *rate*, les organes génito-urinaires faisant l'objet d'un chapitre spécial.

I. ESTOMAC (*Ventriculus s. stomachus s. gaster*).

Préparation. — [Examinez sa forme extérieure sur un estomac isolé, après l'avoir insufflé légèrement. Étudiez ses rapports sur un sujet placé dans la position normale après avoir séparé du tronc tout le train postérieur au niveau de la partie moyenne de la région lombaire et enlevé la masse intestinale.

(1) Voyez p. 17, note 2.

Rien n'est plus commode pour étudier l'intérieur de l'estomac que de le retourner par
le procédé suivant, indiqué par M. Chauveau dans son traité d'anatomie et revendiqué
par M. Goubaux : Vous introduisez un fil de fer bouclé par le pylore et vous le faites
sortir par le cardia ; vous fixez l'extrémité de l'œsophage à la boucle à l'aide d'un lien
quelconque ; puis, en retirant le fil de fer, vous retournez l'estomac qui sort peu à peu par
le pylore. Il ne reste plus qu'à gonfler le viscère.

Il suffit, pour se rendre compte de la disposition des plans charnus, de disséquer le
péritoine sur un estomac insufflé et la muqueuse sur un autre estomac retourné et également insufflé.]

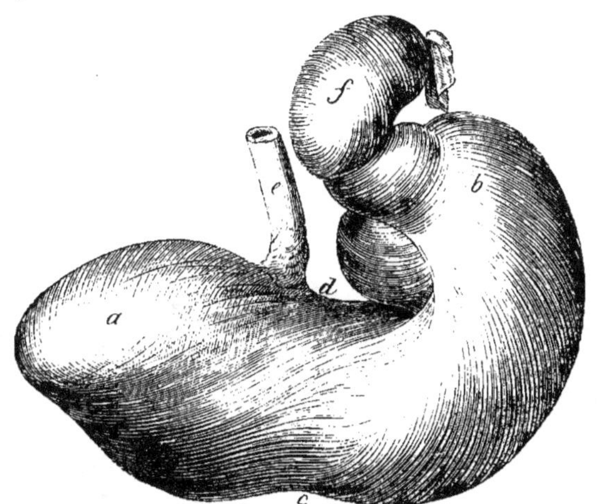

Fig. 134. — Estomac du cheval (gonflé) (*).

L'estomac est un réservoir membraneux et charnu, situé en arrière du diaphragme, dans la région de l'hypochondre qu'il dépasse en dedans. Il est en
rapport, en avant, avec le diaphragme et le foie ; à gauche, avec la rate ; à
droite, avec le foie et le côlon ; en haut, avec les piliers du diaphragme et le
pancréas ; en bas et en arrière, avec le cœcum et le côlon. Il est maintenu en
place par l'œsophage, le duodénum et une partie de l'épiploon. On lui reconnaît
deux faces, deux courbures, deux extrémités et deux orifices.

La *face supérieure* est tournée vers les piliers du diaphragme et le pancréas,
l'*inférieure* vers le cœcum et le côlon ; lorsque l'estomac est rempli, la face supérieure devient postérieure et se met en rapport avec le cœcum, tandis que
l'inférieure s'applique sur le diaphragme et le foie. Toutes deux sont libres, à
peu près planes quand l'estomac est vide, arrondies quand il est rempli d'aliments. Elles présentent vers leur milieu une dépression qui règne de la grande
à la petite courbure, qui forme un rétrécissement de l'estomac et le divise en
deux ventricules ou culs-de-sac ; nous retrouverons les traces de cette division
marquées intérieurement sur la muqueuse.

Des deux *courbures*, l'une est *grande* et l'autre *petite*. La première, convexe, va d'une extrémité d'un cul-de-sac à l'autre ; elle supporte la rate, à
gauche, au moyen de l'épiploon gastro-splénique et présente dans le reste de

(*) *a*. Ventricule gauche. — *b*. Ventricule droit. — *c*. Grande courbure. — *d*. Petite courbure. —
e. Œsophage. — *f*. Duodénum.

son étendue le grand épiploon. La petite courbure est concave et se trouve reliée au foie par le petit épiploon ; elle présente à gauche l'insertion de l'œsophage.

Les *extrémités* se distinguent en *droite* et en *gauche*. L'extrémité gauche [ou grosse tubérosité] forme un cul-de-sac qui se loge dans l'hypochondre gauche ; l'extrémité droite, en rapport direct avec le foie, représente également un petit cul-de-sac auquel fait suite le duodénum.

Des deux *orifices*, l'un est à la terminaison de l'œsophage, l'autre à l'origine du duodénum. L'*orifice œsophagien*, ou *cardia* (*ostium œsophageum s. cardia*), est à l'extrémité gauche de la petite courbure ; son diamètre est très-petit ; l'œsophage s'insinue obliquement entre les tuniques de l'estomac (1). L'*orifice duodénal*, ou *pylore* (*ostium duodenale s. pylorus*), large au contraire, est à l'extrémité du cul-de-sac droit.

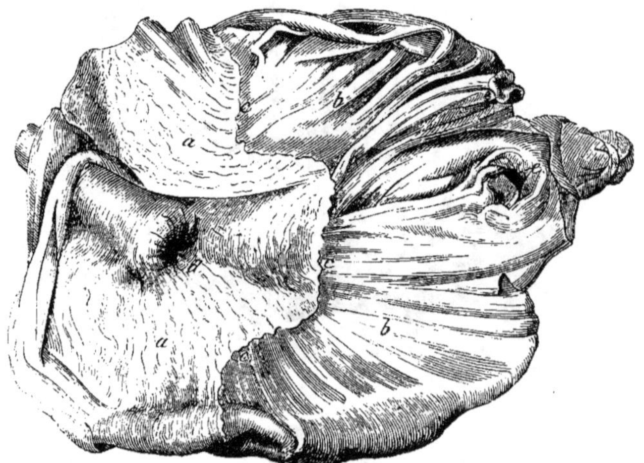

Fig. 135. — Estomac du cheval (face interne) (*).

Les parois de l'estomac sont formées de trois tuniques unies entre elles par du tissu cellulaire.

La tunique externe ou séreuse est une portion du péritoine viscéral ; elle abandonne la petite courbure pour former un ligament (ligament *phrénico-gastrique*, *lig. phrenico-gastricum*) (*fig.* 151 *a*), qui va s'insérer au diaphragme ; elle se prolonge de même au niveau de la grande courbure sous le nom de *ligament gastro-splénique* (*lig. gastro-lineale*), (*fig.* 151 *b*) entre l'estomac et la rate.

La tunique moyenne, unie à la précédente par du tissu cellulaire, est une membrane *musculeuse* qui présente de nombreux faisceaux de fibres dirigés les uns circulairement de la grande courbure à la petite ; d'autres longitudinalement du ventricule gauche au ventricule droit sur les deux faces ; d'autres

(1) [M. Chauveau signale comme une erreur l'insertion oblique de l'œsophage. De fait, elle est presque perpendiculaire ; elle ne saurait, dans tous les cas, expliquer l'impossibilité ou l'extrème difficulté du vomissement chez les solipèdes. Voy. la note suivante.]

(*) *aa.* Muqueuse du ventricule gauche. — *bb.* Muqueuse du ventricule droit. — *c,c,c.* Limite des deux ventricules. — *d.* Orifice œsophagien ou cardiaque. — *e.* Orifice duodénal ou pylore.

enfin obliquement et en tous sens. Les parois de l'estomac peuvent donc se contracter de toutes manières. Autour de l'orifice œsophagien et le long de la petite courbure, la tunique musculeuse est plus épaisse ; au niveau du pylore, elle forme un bourrelet circulaire qu'on a désigné sous le nom de sphincter du pylore et qui maintient l'estomac fermé pendant la digestion (1).

La *tunique* interne, ou profonde, ou muqueuse, présente des caractères différents dans le ventricule droit et le ventricule gauche (*fig.* 135). Celle du ventricule gauche est blanchâtre, lisse à sa face libre et tapissée par un épithélium assez dense ; elle ne renferme dans son épaisseur que très-peu de follicules muqueux et ne sécrète guère de mucosités. Au niveau du cardia, elle présente de nombreux plis qui ferment presque complétement cet orifice. On distingue assez bien sur un estomac desséché une *valvule semi-lunaire*, encore appelée valvule *de Lamorier* (*fig.* 136 *b*), qui contribue à rendre le vomissement impossible chez le cheval (2). Sur la limite des deux ventricules, la muqueuse présente un relief très-apparent, assez saillant même et frangé.

La muqueuse du ventricule droit est rougeâtre, plus molle et plus épaisse,

(1) [Les trois ordres de faisceaux de fibres charnues que Leyh distingue d'après leurs directions sont également très-distincts par leur superposition. Effectivement, les faisceaux longitudinaux forment une couche superficielle et enveloppent plus particulièrement le cul-de-sac gauche ; les faisceaux circulaires composent une couche moyenne assez régulière qui règne dans toute l'étendue des deux ventricules ; enfin, les fibres obliques, disposées en plan profond, ne dépassent guère le cul-de-sac gauche, comme les premières.

Ce sont principalement ces fibres obliques qui donnent à la tunique charnue son épaisseur autour du cardia. Leur disposition dans ce point, qui mérite une grande attention, nous paraît avoir été parfaitement décrite par M. Lavocat : « Elles constituent deux faisceaux elliptiques qui s'allongent en sens con-
« traire. Le moins considérable, nommé *bande elliptique du sac gauche*, forme une zone dont l'extrémité
« droite embrasse le côté correspondant de l'orifice œsophagien ; l'extrémité gauche se déploie dans la
« grosse tubérosité où l'ellipse va se refermer ; antérieurement, cette bande passe en dedans de l'opposée,
« postérieurement, elle passe en dehors. L'autre faisceau, appelé *bande elliptique du sac droit*, présente,
« chez les solipèdes, une épaisseur qui est un des traits caractéristiques de leur organisation. Dirigé
« obliquement en bas et à droite, ce grand anneau constitue, par son extrémité gauche, une demi-
« ceinture au côté correspondant de l'orifice œsophagien ; puis il descend et va réunir ses fibres vers
« l'extrémité droite de la grande courbure, après avoir croisé la bande elliptique de l'autre sac, qu'il re-
« couvre à la face antérieure de l'estomac, et dont il est recouvert à la face postérieure.

« Ces deux faisceaux, par leur disposition en demi-ceinture de chaque côté de l'orifice œsophagien,
« constituent un double moyen de constriction pour cette ouverture. Leur développement, plus conside-
« rable chez les solipèdes que dans les tétradactyles, explique en grande partie la difficulté du vomisse-
« ment chez les premiers de ces animaux. »

En effet, la distension des parois de l'estomac, résultant de l'accumulation d'aliments et de gaz dans son intérieur, est une des premières conditions de la production du vomissement. Or cette distension porte beaucoup sur les bandes elliptiques situées au voisinage de la petite courbure, elle rapproche leurs anses cardiaques et, par suite, rétrécit l'orifice œsophagien d'autant plus et avec d'autant plus de force qu'elle est plus grande. Comme les anses sont d'ailleurs très-peu écartées, puisque l'orifice qu'elles entourent est excessivement étroit, on conçoit que la moindre distension peut déterminer un rapprochement sensible et que celui-ci doit amener promptement une obstruction complète du cardia.

Cette explication nous semble suffisante, et nous ne voyons point la nécessité d'appliquer à l'estomac la théorie de la presse hydraulique, pour nous rendre compte de la difficulté du vomissement chez les solipèdes. Nous irons plus loin et nous dirons, regrettant d'être opposé en cela à MM. Lecoq, Colin et Chauveau, que cette application n'est pas juste.

Si l'estomac rempli se trouve comprimé, la pression qui s'exerce de dedans en dehors au niveau du cardia est proportionnelle à la surface et elle est très-petite, d'accord ; mais enfin elle n'est pas nulle. Comment se fait-il alors qu'un estomac de cheval rempli d'eau, portant simplement une ligature au pylore, rien au cardia, peut être comprimé aussi fortement qu'on le veut, jusqu'à rupture de ses parois, sans qu'aucune goutte d'eau s'échappe ? La pression sur le cardia doit cependant avoir quelque force dans cette expérience, et l'eau qui remplit l'estomac sortirait bien facilement si elle trouvait un orifice, si petit fût-il.

Il faut donc reconnaître que la distension des parois ferme complétement le cardia en resserrant mécaniquement son sphincter au fur et à mesure que la pression intérieure augmente.]

(2) [Tous les anatomistes s'accordent aujourd'hui à nier l'existence de cette valvule. Voy. la note 1 de la page 330.]

recouverte d'un épithélium cylindrique ; elle contient de nombreuses glandes en tube, les *glandules gastriques* (*glandulæ gastricæ*), qui sécrètent le suc gastrique (*succus gastricus*) et le déversent par une quantité innombrable de petits orifices.

La surface libre de cette portion de la muqueuse gastrique est comme veloutée et douce au toucher ; une couche épaisse de mucus la recouvre toujours.

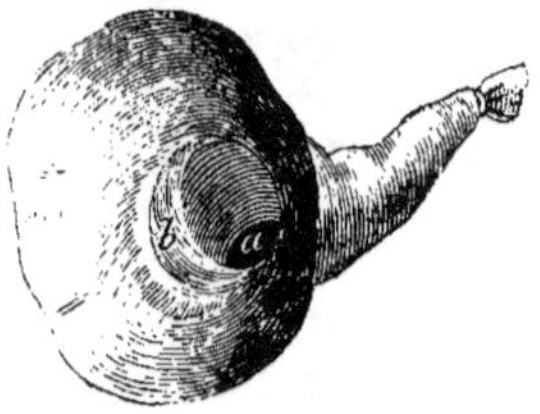

Fig. 136. — Orifice œsophagien d'un estomac   Fig. 136 *bis*. — Orifice pylorique d'un estomac de
de cheval (gonflé et desséché) (*).   cheval (gonflé et desséché) (**).

Autour du pylore, elle forme plusieurs plis de dimensions et de formes variées, qui, sur un estomac desséché, représentent une valvule circulaire, dite valvule du pylore (*fig.* 136 *bis*, *b*).

L'estomac reçoit son sang par l'artère gastrique, par une branche de l'artère cœliaque et par des branches des artères splénique, hépatique et œsophagiennes. Les vaisseaux forment de jolis réseaux autour des glandes. Les veines se rendent presque toutes dans la splénique, qui se jette dans la veine-porte ; des vaisseaux lymphatiques nombreux vont gagner les glanglions de l'estomac. Les nerfs de l'estomac émanent de la dixième paire (pneumo-gastrique) et du plexus solaire.

L'estomac reçoit les aliments qui ont été mastiqués et insalivés dans la bouche, il les imprègne de suc gastrique, les brasse par les mouvements de contraction de sa tunique musculaire et les réduit en une bouillie spéciale, désignée sous le nom de *chyme* (*chymus*). La digestion stomacale prend le nom de chymification. Les aliments qui l'ont subie vont ensuite dans l'intestin se transformer en *chyle*.

Estomac des ruminants.

L'estomac des ruminants présente quatre compartiments, dont les limites sont parfaitement indiquées à l'extérieur comme à l'intérieur, et qui diffèrent complétement les uns des autres par leurs dimensions, leurs formes et leur structure. Ce sont : la *panse* ou le *rumen*, le *bonnet*, le *feuillet* ou le *psautier* et la *caillette*. Étudions d'abord l'estomac à l'extérieur, nous en examinerons ensuite l'intérieur.

A. Forme extérieure et division de l'estomac.

a. Panse (*Rumen s. ingluvies*) (*fig.* 137 A).

La *panse* ou *rumen* représente la portion la plus considérable de l'estomac des ruminants adultes, mais elle ne vient qu'en second lieu pour les dimensions chez les nouveau-nés et chez les animaux à la mamelle. Elle occupe la plus grande partie de l'abdomen, car elle s'étend obliquement depuis l'hypochondre droit jusqu'au flanc

(*) *a.* Orifice œsophagien. — *b.* Valvule semi-lunaire ou de Lamorier.
(**) *a.* Pylore. — *b.* Valvule circulaire du pylore.

gauche et au bassin remplissant ainsi presque tout le côté gauche de la cavité abdominale. On lui reconnaît un bord supérieur et un bord inférieur, une face droite et une
face gauche ; il paraît divisé en deux ventricules, droit et gauche, présentant chacun
une extrémité antérieure et une extrémité postérieure.

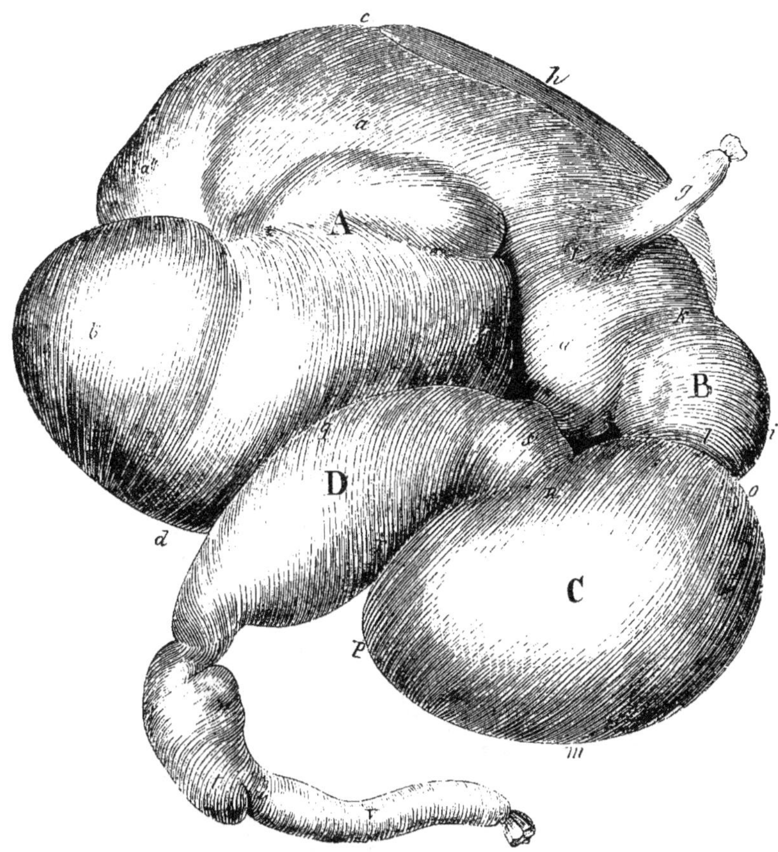

Fig. 137. — Estomac de bœuf gonflé ; sa forme extérieure.

Le *bord supérieur*, convexe d'avant en arrière, arrondi, situé à gauche, supporte la
rate ; l'*inférieur*, également arrondi et convexe, tourné du côté droit, repose sur la paroi
abdominale inférieure.

La *face droite* est dirigée en haut et se trouve en rapport avec la caillette et une partie

(*) A. Panse ou rumen. — *a*. Ventricule gauche. — *a'*. Son extrémité antérieure. — *a"*. Son extrémité
postérieure. — *b*. Ventricule droit. — *b'*. Son extrémité antérieure. — *b"*. Son extrémité postérieure. —
c. Bord supérieur de la panse. — *d*. Bord inférieur de la panse. — *ee*. Sillon longitudinal. — *f*. Insertion de l'œsophage. — *g*. Œsophage. — *h*. Rate.
   B. Le bonnet. — *i*. Grande courbure du bonnet. — *k*. Son extrémité gauche. — *l*. Son extrémité
droite.
   C. Le feuillet. — *m*. Courbure supérieure du feuillet. — *n*. Courbure inférieure du feuillet. — *o*. Son
extrémité antérieure. — *p*. Son extrémité postérieure.
   D. La caillette. — *q*. Courbure supérieure de la caillette. — *r*. Courbure inférieure de la caillette. —
s. Son extrémité antérieure. — *t*. Son extrémité postérieure. — *u*. Pylore. — *v*. Duodénum.

de la masse intestinale [ainsi qu'avec l'utérus pendant la gestation]. La *face gauche*, dirigée en bas, repose sur la paroi abdominale inférieure et se trouve recouverte par l'épiploon. Toutes deux sont convexes et présentent vers leur milieu un sillon longitudinal assez profond qui divise le rumen en deux ventricules, l'un droit et l'autre gauche ; et chaque ventricule offre un sillon transversal qui sépare son extrémité postérieure de sa portion moyenne. Ces sillons marqués à l'extérieur correspondent à des piliers ou reliefs transversaux et longitudinaux qu'on trouve à l'intérieur. Le sillon antéro-postérieur de la face droite est double dans sa partie moyenne, de sorte qu'un certain espace sépare les deux ventricules.

Le *ventricule droit*, inférieur en même temps, est plus court, mais plus large que le *gauche*. L'extrémité antérieure du premier est arrondie et se trouve en rapport avec l'extrémité antérieure du second, qui est plus longue et qui présente la terminaison de l'œsophage ; l'extrémité postérieure de chaque ventricule est un cul-de-sac [appelé *vessie conique*] et séparé par un sillon transversal de la portion moyenne. Une échancrure profonde existe entre les deux vessies coniques. Chez le *mouton* et la *chèvre*, l'extrémité postérieure du ventricule droit est bien plus grande que celle du ventricule gauche. La portion moyenne de celui-ci est plus longue et plus étroite que celle du premier.

Nous avons dit que le rumen est peu développé chez les veaux (*fig.* 138) non encore soumis à l'alimentation solide.

b. Bonnet (*Reticulum s. ollula*) (*fig.* 137 B).

Le *bonnet* ou *réseau* est le second compartiment de l'estomac des ruminants ; il vient le quatrième pour la grandeur chez le bœuf, le troisième chez le mouton et la chèvre. Il est allongé chez le bœuf et arrondi chez les petits ruminants. Placé entre l'extrémité antérieure du ventricule gauche du rumen et le feuillet, il repose sur la paroi abdominale inférieure. On lui reconnaît une grande et une petite courbure, deux faces, antérieure et postérieure, deux extrémités, droite et gauche.

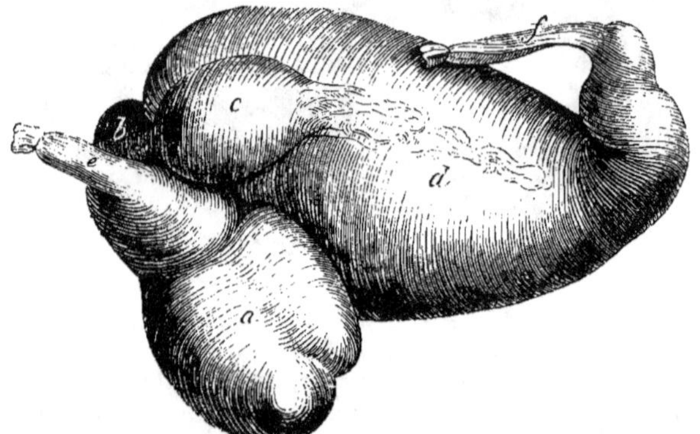

Fig. 138. — Estomac d'un veau nouveau-né (gonflé) *.

La *courbure inférieure* ou *grande courbure*, convexe et dirigée en avant, repose sur le cartilage xiphoïde et les muscles abdominaux.

La *courbure supérieure* ou *petite courbure* est excavée et dirigée en haut vers le feuillet. Les *deux faces* sont convexes ; l'antérieure est en rapport avec le diaphragme, la postérieure regarde la cavité abdominale.

L'*extrémité droite* forme un cul-de-sac et se trouve près du diaphragme, l'*extrémité gauche* se confond avec le rumen.

(*) *a*. Rumen. — *b*. Bonnet. — *c*. Feuillet. — *d*. Caillette. — *e*. Œsophage. — *f*. Duodénum.

c. Feuillet *(Omasum s. centipellio)* *fig.* 137 C).

Le *feuillet*, encore appelé *psautier, livret, mille-feuillet*, est le troisième compartiment de l'estomac des ruminants par ordre de succession, le troisième également pour
les dimensions chez le bœuf, le quatrième sous ce dernier rapport chez les petits ruminants. Il est situé dans l'hypochondre droit entre le bonnet et le rumen, d'une part,
la caillette, d'autre part. On lui reconnaît deux courbures, supérieure et inférieure, deux
faces, droite et gauche, et deux extrémités, antérieure et postérieure.

La *courbure supérieure*, la plus grande, convexe et libre, est en rapport avec la paroi
abdominale droite ; l'*inférieure*, plus petite et concave, répond au bonnet et à la caillette.
Les *deux faces* sont convexes ; la droite tournée vers le bonnet et l'hypochondre droit, la
gauche vers le rumen. L'*extrémité antérieure* touche au bonnet, la *postérieure* à la caillette.

d. Caillette *(Abomasum s. ventriculus intestinalis)* *fig.* 127 D .

La *caillette* est le dernier compartiment de l'estomac, l'estomac véritable où se fait
la première digestion des aliments, car les trois autres ne sont physiologiquement
que des diverticulums, des renflements œsophagiens. C'est elle qui a la plus grande
capacité chez les nouveau-nés et les veaux qui ne mangent pas encore (*fig.* 138), tandis
qu'elle ne vient qu'en second lieu chez les adultes. Sa forme est celle d'une poire. Elle
est située dans l'hypochondre droit, en rapport avec le feuillet, le bonnet et le rumen.
On lui décrit une courbure inférieure et une courbure supérieure, une face droite et une
face gauche, une extrémité antérieure et une postérieure.

La *courbure inférieure* est convexe et touche le rumen ; la *supérieure*, plus petite, un
peu concave, regarde le feuillet. Les *deux faces* sont convexes ; la droite s'applique contre
le diaphragme et l'hypochondre droit, la gauche repose sur l'extrémité antérieure des
deux ventricules du rumen. L'*extrémité antérieure*, la plus grande, communique avec le
feuillet ; la *postérieure*, plus étroite, n'est autre chose que le pylore et débouche dans le
duodénum.

B. Structure et dispositions intérieures de l'estomac.

Les compartiments de l'estomac des ruminants, panse, bonnet, feuillet et caillette,
communiquent entre eux par de grandes ouvertures. Ils présentent dans la structure de
leurs parois trois tuniques, séreuse, musculeuse et muqueuse, comme l'estomac du cheval ; mais la muqueuse ne présente pas partout les mêmes caractères.

a. Rumen *fig.* 139 A .

Le rumen présente deux *orifices*, l'un à la terminaison de l'œsophage, l'autre du côté
du bonnet ; l'*orifice œsophagien* est infundibuliforme et de beaucoup le plus petit ; il se
trouve à l'extrémité antérieure du ventricule gauche, près du bonnet. L'*orifice du bonnet*
établit une large communication entre les deux premiers compartiments ; il est situé à
l'extrémité antérieure du ventricule gauche du rumen et à sa partie inférieure ; il
présente en bas un bourrelet semi-lunaire assez épais, qui fait fonction de valvule.

La *tunique externe* ou *séreuse* qui recouvre toutes les parties de l'estomac est une
dépendance du péritoine ; elle se continue avec l'épiploon.

La *tunique moyenne* ou *musculeuse*, de teinte rose pâle, est reliée par du tissu cellulaire
à la séreuse, d'une part, à la muqueuse, d'autre part ; elle est formée de deux couches,
l'une, la superficielle, à fibres transversales, l'autre, la profonde, à fibres longitudinales.
Elle est mince dans presque toute l'étendue du rumen, mais elle présente des faisceaux
de fibres longitudinales, des cordons volumineux, connus sous le nom de *piliers*, qui font

saillie à l'intérieur et correspondent aux sillons de l'extérieur. Ces piliers séparent les deux ventricules et limitent leurs différentes portions.

Il y a des *piliers longitudinaux* et des *piliers transversaux*. Le *pilier longitudinal droit* fait saillie sous la face droite du rumen et forme la limite entre les deux ventricules. Il est double en son milieu et simple à ses deux extrémités. L'extrémité antérieure se confond avec celle du pilier gauche, la postérieure se relie aux piliers transversaux. Le *pilier longitudinal gauche* est moins fort, il paraît faire suite au précédent en avant, tandis qu'en arrière il va se perdre dans le ventricule gauche.

Le *pilier transversal du ventricule droit* est sur la limite de l'extrémité postérieure et de la portion moyenne ; il est formé par une branche supérieure et une inférieure, qui toutes deux partent de l'extrémité postérieure du pilier droit et vont se rejoindre au bord inférieur, formant ainsi un bourrelet circulaire. Le *pilier transversal du ventricule gauche* touche en un point la portion postérieure du pilier longitudinal droit et la portion moyenne du pilier transversal droit. Sa branche supérieure est simple, elle se porte sur la face droite du ventricule gauche jusqu'au bord supérieur. Sa branche inférieure se dédouble : d'une part, elle suit transversalement la face gauche du ventricule gauche ; d'autre part, elle va rejoindre l'extrémité postérieure du pilier longitudinal gauche.

La *tunique profonde* du rumen est une membrane *muqueuse* recouverte d'un épithélium brun foncé qui se détache facilement. Sa face libre présente de nombreuses papilles et des lamelles de diverses formes, les unes obtuses, d'autres à pointe dirigée perpendiculairement, d'autres foliacées et imbriquées. Les lamelles se rencontrent surtout dans le ventricule droit et aux extrémités, les papilles sont plus abondantes près des piliers ; ceux-ci, dépourvus de

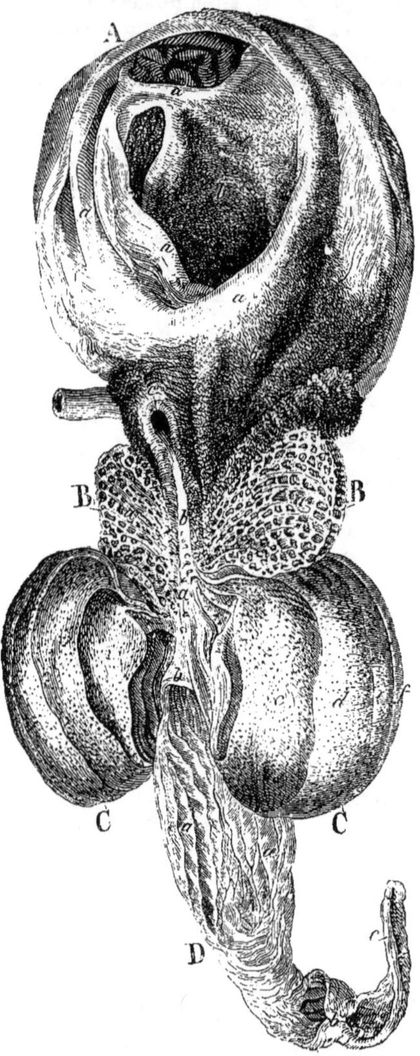

Fig. 139. — Les quatre compartiments de l'estomac des ruminants (vus à l'intérieur) (*).

papilles, sont seulement un peu ridés. Les follicules muqueux sont nombreux, mais petits.

(*) A. RUMEN. — *aaaa*. Piliers. — *bb*. Papilles. — *c*. Orifice œsophagien.
B. BONNET. — *aa*. Cellules du bonnet. — *b*. Gouttière œsophagienne.
C. FEUILLET. — *a*. Pointes cornées de l'orifice du bonnet. — *b*. Valvule à l'orifice de la caillette. — *c*. Une grande lame. — *d*. Une lame moyenne. — *e*. Une petite lame. — *f*. Une lame linéaire.
D. CAILLETTE. — *aa*. Plis longitudinaux. — *b*. Orifice pylorique. — *c*. Duodénum.

b. *Bonnet (Reticulum)* (*fig.* 139 BB).

Le bonnet est en communication avec le rumen par un orifice que nous avons déjà étudié, avec le feuillet par un autre orifice et avec l'œsophage par la gouttière œsophagienne. Ses parois sont constituées par trois couches : une externe, *séreuse;* une moyenne, *musculeuse*, qui présente des fibres longitudinales et des fibres transversales ; une profonde, *muqueuse*. Celle-ci est recouverte sur sa face libre d'un épithélium brunâtre qui s'enlève avec facilité, et elle présente des papilles pointues. Elle forme avec la tunique charnue de nombreuses lamelles saillantes qui circonscrivent des *cellules* pentagonales ou hexagonales, lesquelles sont subdivisées en cellules de plus en plus petites.

Le bonnet présente le long de sa petite courbure, d'une extrémité à l'autre, une gouttière qui paraît continuer l'œsophage; on l'appelle pour cela la *gouttière œsophagienne.* Elle est comprise entre deux lèvres ou bourrelets longitudinaux formés par les fibres charnues de l'œsophage et recouverts par la muqueuse ; elle s'étend depuis l'orifice œsophagien du rumen jusqu'au feuillet. La muqueuse qui la tapisse est blanchâtre et lisse, elle n'offre que de petits plis longitudinaux. Sur les lèvres, on trouve de petites cellules du bonnet. La gouttière œsophagienne fait communiquer l'œsophage avec le bonnet et avec le feuillet.

c. *Feuillet (Omasum)* (*fig.* 139 CC).

Le feuillet présente deux orifices, l'un du côté du bonnet, l'autre du côté de la caillette.

La *séreuse* qui forme sa tunique externe est tout à fait analogue à celle du bonnet; la tunique *musculeuse* a de même des fibres longitudinales et des fibres transversales. La *muqueuse* est également recouverte d'un épithélium brunâtre, facile à enlever, et pourvue de nombreuses petites papilles coniques. De plus, elle forme des lames ou feuillets de diverses grandeurs, rappelant assez bien les feuillets d'un livre, étendues dans le sens des courbures du feuillet, et renfermant quelques fibres musculaires. Chacune de ces lames présente un bord fixe, un bord libre et deux faces ; le bord fixe est courbe et adhère à la face interne du feuillet ; le bord libre, légèrement concave et pourvu de papilles, est tourné vers la petite courbure.

Les lames doivent être distinguées en grandes, moyennes, petites et linéaires (*fig.* 133 C, *c, d, e, f*), qui se succèdent dans l'ordre suivant : une grande, une linéaire, une petite, une linéaire, une moyenne, une linéaire, une petite, une linéaire, puis une grande, et ainsi de suite. On voit que la série se compose d'une grande, d'une moyenne et de deux petites avec autant de linéaires que d'espaces. Toutes s'étendent d'une extrémité du feuillet à l'autre; les plus grandes suivent la grande courbure; elles diminuent graduellement au fur et à mesure qu'on se rapproche de la petite courbure. On trouve toujours les aliments comprimés entre ces lames et divisés en petites masses qui ressemblent assez à des tranches de melon.

La muqueuse présente près de l'orifice du bonnet, et surtout à la terminaison de la gouttière œsophagienne, plusieurs *pointes cornées* (*fig.* 139 C, *a*), recourbées en crochet, de couleur brune, qui paraissent destinées à retenir les matières dans le feuillet. Du côté de la caillette, l'orifice du feuillet est muni d'une petite valvule qui peut en produire l'occlusion.

d. *Caillette (Abomasum)* (*fig.* 139 D).

La caillette présente deux orifices : le plus grand du côté du feuillet ; le plus petit du côté du duodénum, c'est le *pylore.*

Les tuniques *séreuse* et *musculeuse* offrent la même disposition que celles du feuillet, sauf qu'on trouve près du pylore une couche épaisse de fibres circulaires. La *muqueuse* rougeâtre, molle et veloutée, est recouverte d'une couche épithéliale très-fine et enduite d'un mucus visqueux assez abondant. Elle renferme des *glandes gastriques* en grand nombre destinées à sécréter le suc gastrique. De sa surface libre se détachent de nombreux plis, de dimensions variables, qui commencent du côté du feuillet, s'élargissent vers la partie moyenne de la caillette et se perdent près du pylore. Ces plis suivent des tours de spire et non un trajet rectiligne ; les grands et les petits sont interposés.

De la rumination. — L'estomac des ruminants est conformé de manière à accomplir une fonction particulière à ces animaux, la *rumination.*

Les aliments, introduits dans la bouche par les lèvres, la langue et les dents, sont mâchés incomplétement, à peine imprégnés de salive, et déglutis sous forme de gros bols ; ils tombent dans le rumen et probablement aussi, par la gouttière œsophagienne, dans le bonnet. Là, ils sont brassés, mélangés avec les boissons et avec un liquide particulier légèrement alcalin ; ils ne subissent qu'une modification insignifiante et sont plutôt mis en réserve, destinés à être soumis à la rumination, [c'est-à-dire, à remonter dans la bouche, à être mâchés, insalivés et déglutis de nouveau]. On admet que les matières du rumen passent peu à peu dans le bonnet, qu'elles s'engagent par petites portions dans la gouttière œsophagienne, se divisent en bols et remontent dans la bouche par l'œsophage (1). Quand elles sont suffisamment divisées et complétement ramollies, elles sont déglutés pour la seconde fois, mais alors elles ne tombent plus dans la panse, elles suivent la gouttière œsophagienne, qui se ferme, se raccourcit, et les porte jusque dans le feuillet. Enfin, après avoir été comprimées quelque temps entre les lames du feuillet, elles arrivent dans la caillette où elles s'imprègnent de suc gastrique acide et subissent la véritable chymification. Les aliments mous et les boissons, notamment le lait que prennent les nourrissons, passent directement de l'œsophage dans le feuillet et la caillette.

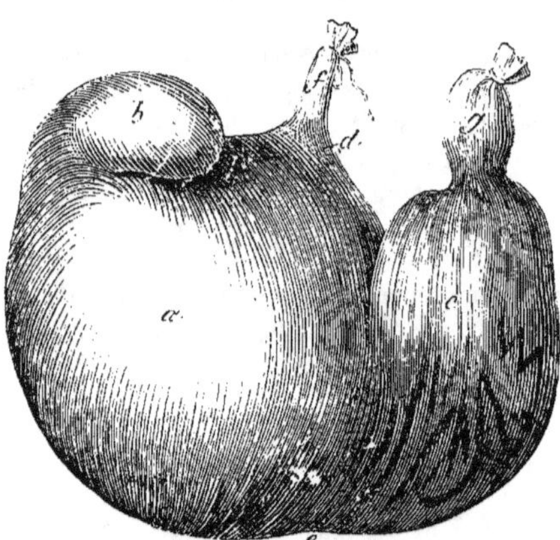
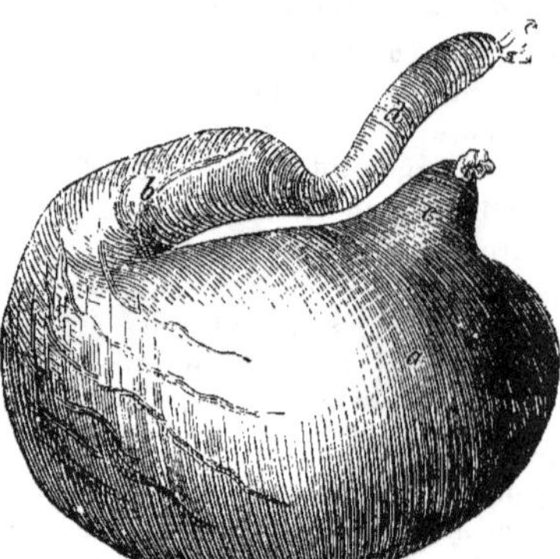
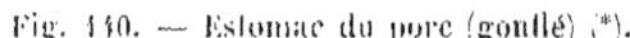

Fig. 140. — Estomac du porc (gonflé) (*).   Fig. 141. — Estomac du chien (gonflé) (**).

Estomac du porc (fig. 140).

L'estomac du porc est simple et proportionnellement assez grand. Il est divisé, comme celui du cheval, en deux ventricules ; le gauche est le plus grand et présente un appendice

(1) [Inutile de dire que nous n'admettons plus que le retour des aliments se fasse par ce mécanisme. Nous renvoyons le lecteur, pour les fonctions de l'estomac des ruminants et la théorie de la rumination, à la Physiologie de M. Colin.]

(*) *a.* Ventricule gauche. — *b.* Cul-de-sac du ventricule gauche. — *c.* Ventricule droit. — *d.* Petite courbure. — *e.* Grande courbure. — *f.* Orifice cardiaque. — *g.* Orifice pylorique.
(**) *a.* Ventricule gauche. — *b.* Ventricule droit. — *c.* Orifice œsophagien. — *d.* Duodénum.

en cul-de-sac du côté de la petite courbure ; le droit, plus petit, est séparé de l'autre par une échancrure. A la petite courbure se voit l'insertion infundibuliforme de l'œsophage. La tunique séreuse offre près de l'œsophage deux plis transversaux. La couche musculeuse, plus forte dans le ventricule droit que dans le gauche, forme au pylore un bourrelet circulaire. La muqueuse contient des follicules muqueux ; elle a un aspect velouté, et, autour du cardia, elle est pâle sur une étendue de 2 centimètres environ. Au pylore, elle est soulevée par le bourrelet charnu et représente ainsi une valvule pylorique.

Estomac du chien et du chat (fig. 141).

L'estomac des carnassiers est simple, arrondi à son extrémité gauche, allongé comme les intestins à son extrémité droite. L'insertion de l'œsophage sur la petite courbure est infundibuliforme. La tunique musculeuse est assez épaisse ; la muqueuse contient de nombreux follicules et présente des plis qui persistent même sur un estomac gonflé et se voient à travers toute la paroi. Le pylore est étroit et muni d'une valvule semilunaire.

II. Intestin ou canal intestinal (*Tubus s. Tractus intestinorum*).

Préparation. — [Ce n'est pas chose facile que de bien étudier l'intestin des grands animaux domestiques et surtout de se figurer nettement les rapports et la situation respective des diverses portions de cet organe volumineux dans l'abdomen. On est gêné par sa masse et son extrême mobilité.

Il faut renoncer à le voir d'ensemble, sur un cheval placé sur le dos, par une ouverture faite à la paroi abdominale inférieure ; il se distend immédiatement, le gros côlon fait hernie, l'intestin grêle fuit, les rapports ne sont pas du tout conservés. D'un autre côté, l'examen des organes hors de la cavité n'apprend absolument rien sur leurs rapports.

Nous recommandons le moyen suivant, qui réussit généralement bien : Maintenez le sujet dans la position verticale, appuyé sur le sternum ; faites une incision longitudinale à la paroi abdominale dans le flanc droit, suivant la ligne des apophyses transverses des vertèbres lombaires, en prenant bien soin de ne pas intéresser le péritoine ; rabattez la peau et les muscles de manière à réduire la paroi à une membrane transparente et cependant assez solide pour maintenir les intestins, déjà soutenus par la table ; écartez et renversez autant que possible le cercle des fausses côtes : vous voyez alors très-bien le cœcum dans sa position normale, la portion du duodénum qui contourne sa crosse, la terminaison de l'intestin grêle, l'origine du gros côlon ; vous voyez au moins trois des portions du gros côlon avec les courbures qui les séparent et vous vous figurez facilement la quatrième; vous voyez le mésentère proprement dit, le mésentère colique, le rectum, etc. Une préparation analogue du côté gauche sur un autre cheval ou sur le même achèvera de vous faire connaître la position et les rapports des intestins. — Après cette vue d'ensemble, vous pénétrez dans la cavité abdominale en détruisant le péritoine, vous déplacez, suivant le besoin, certains organes pour examiner en particulier quelques régions.

Une fois faite l'étude des intestins en place, vous enlevez successivement le cœcum et le colon, puis l'intestin grêle ; pour ce dernier vous coupez le mésentère tout près de son insertion à la petite courbure. Vous examinez d'abord leur surface extérieure, et ensuite vous les ouvrez d'un bout à l'autre, à l'aide de l'entérotome, en suivant le bord mésentérique, pour étudier la muqueuse. Un bon moyen de passer toute cette muqueuse en revue consiste à placer la masse des intestins bien lavés dans un seau qu'on remplit d'eau, puis à les faire glisser peu à peu entre le bord et l'anse du seau. Si l'eau est assez claire, on voit d'abord flotter les valvules conniventes et les villosités, puis on voit passer sous l'anse tous les détails de la surface interne des parois intestinales.

Les glandes se voient mieux encore sur des intestins insufflés, à travers les tuniques péritonéale et musculeuse, ou bien sur la face externe de la membrane muqueuse enlevée et placée entre l'œil et le jour.

« La tunique musculaire se voit presque à travers la péritonéale. On met à nu les fibres
« longitudinales sur un bout d'intestin grêle insufflé en y circonscrivant un lambeau de
« la séreuse vers le bord convexe de l'intestin; le scalpel devra à peine effleurer cette
« tunique péritonéale, qui se divise très-facilement; il est aisé d'en rabattre le lambeau.
« Les intestins injectés sont surtout propres à ce genre de recherches. La couche cir-
« culaire se préparera d'une manière analogue, en choisissant de préférence le bord con-
« cave ou les côtés de l'intestin, ou bien en enlevant la couche longitudinale vers le bord
« libre. Sur le gros intestin, on fait une préparation un peu différente. Après avoir
« insufflé un bout de côlon long de six à huit pouces, on détache à l'une des extrémités
« les bandes de fibres longitudinales, en les disséquant vers le bout opposé; on verra
« alors, à mesure que la séparation s'en fera, l'intestin s'allonger, et les bosselures
« disparaître en grande partie, en sorte que, quand la préparation sera achevée, les
« bandes seront de près d'un tiers plus courtes que le bout d'intestin. » (Fort., *Anatomie.*)]

L'*intestin* ou canal intestinal est un long tube musculo-membraneux qui s'é-
tend du pylore à l'anus en décrivant un certain nombre de circonvolutions et
sans présenter partout le même diamètre; des canaux particuliers le font communiquer avec le foie et le pancréas; un repli du péritoine, appelé mésentère,
le fixe aux lombes.

Comme l'estomac, l'intestin est formé de trois tuniques :

La tunique *externe, séreuse*, fait continuité au mésentère et recouvre la musculeuse (*fig.* 142, *a*).

La tunique *musculeuse* forme la couche *moyenne*; ses fibres, d'un rouge pâle,

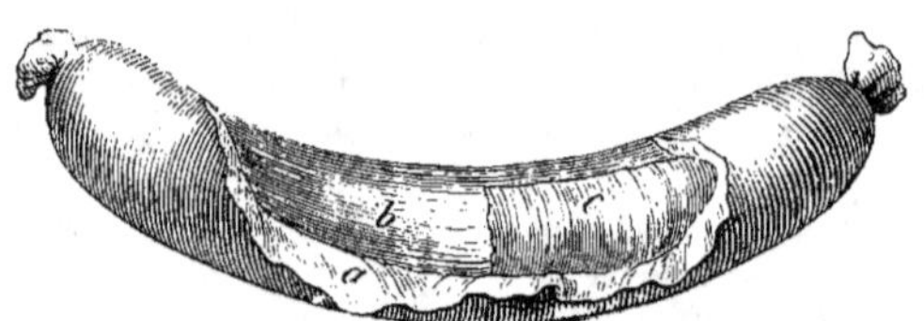

Fig. 142. — Portion de l'intestin grêle du cheval (*).

appartiennent, comme celles de la tunique correspondante de l'estomac, aux
muscles involontaires et sont disposées sur deux plans : en plan superficiel des
fibres longitudinales, en plan profond des fibres circulaires (*fig.* 142, *b, c*). Les
premières raccourcissent l'intestin, les secondes en diminuent le diamètre :
leurs contractions, durant le travail de la digestion, alternent de manière à produire des mouvements *vermiculaires* ou *péristaltiques*.

La tunique *interne* ou *muqueuse* est rougeâtre et d'un aspect velouté; elle a
une face externe, unie par du tissu cellulaire à la tunique musculeuse et une
face interne libre, recouverte de nombreux prolongements cylindriques qui flottent dans la cavité de l'intestin. Ceux-ci sont les *villosités intestinales* (*villi intestinales*), formées aux dépens du chorion de la muqueuse et d'une substance amorphe, et existant seulement dans l'intestin grêle. Chacune de ces villosités reçoit
une artériole, qui va de la base à l'extrémité libre et débouche par l'intermé-

(*) *a.* Tunique séreuse (rabattue). — *bc.* Tunique musculeuse. — *b.* Ses fibres longitudinales. — *c.* Ses fibres circulaires.

diaire de capillaires dans une veinule. Les villosités sont considérées comme origines des vaisseaux chylifères et comme appareils propres à absorber le chyle.

La muqueuse intestinale présente un nombre considérable de glandules variées, les unes isolées, les autres agglomérées :

a. Les *follicules muqueux solitaires,* ou *glandes solitaires (glandulæ solitarii),* se rencontrent sur toute la longueur du canal intestinal ; ils sont isolés, comme leur nom l'indique, et présentent chacun à peu près la grosseur d'un grain de millet ; on les sent au toucher comme de petits tubercules.

b. Les *glandes de Lieberkühn (glandulæ Lieberkühnianæ)* sont, comme les glandules de l'estomac, de simples glandes en tube, formées d'une membrane amorphe et réunies en couronne à la base des villosités intestinales ; elles existent dans l'intestin grêle et dans le gros intestin : on les considère comme organes de sécrétion du suc intestinal.

c. Les *glandes de Peyer (glandulæ Peyerianæ)* ne se trouvent que dans le jéjunum et l'iléon où elles forment des groupes allongés, d'étendue variable (follicules agminés), situés à l'opposé du bord mésentérique. Chacun des follicules qui entrent dans la composition de ces glandes est une vésicule complétement close. Le contenu des glandes de Peyer est analogue à celui des ganglions lymphatiques ; de plus, les liquides injectés dans ces glandes (essence de térébenthine colorée) pénètrent assez facilement dans les lymphatiques de l'intestin ; on en conclut généralement avec M. Brueze que ce sont des ganglions lymphatiques logés dans les parois intestinales (1).

d. Les *glandes de Brunner (glandulæ Brunnerianæ)* sont des glandes composées de grains nombreux, munies chacune d'un canal excréteur, qui décrit plusieurs circonvolutions avant de déboucher à la surface de la muqueuse intestinale. On ne les trouve que dans le duodénum et on les a considérées comme analogues aux glandes salivaires ; elles sécrètent un liquide analogue au suc pancréatique.

Au point de vue de son diamètre, le canal intestinal se divise en deux portions, l'*intestin grêle (intestinum tenue)* et le *gros intestin (intestinum crassum).* L'intestin grêle, étendu depuis le pylore jusqu'à l'orifice iléo-cœcal, présente lui-même trois sections : le *duodénum,* le *jéjunum,* l'*iléon.* Le gros intestin se compose du *cœcum,* du *côlon* et du *rectum.* Les limites des diverses sections du gros intestin sont nettement marquées, mais il n'en est pas de même pour l'intestin grêle.

La longueur de l'intestin, comparée à celle du corps, varie considérablement suivant les espèces animales. En général, celui des herbivores et des omnivores (porc) est plus long que celui des carnivores.

Chez le cheval, la longueur du canal intestinal est de 10 à 12 fois celle du corps ; chez le bœuf, de 20 à 22 fois ; chez le mouton et la chèvre, de 26 à 28 fois ; chez le porc, de 15 à 17 fois ; chez le chien, de 4 fois et demie à 5 fois et demie ; chez le chat, de 4 à 5 fois.

D'après Hering, la longueur de tout le canal intestinal du cheval est en moyenne de 100 pieds wurtembergeois (28^m,64), dont 70 pour l'intestin grêle et 30 pour le gros intestin ; chez le bœuf, elle est de 150 pieds (43^m environ), dont 120 pour l'intestin grêle et 30 pour le gros intestin ; chez le mouton, de 90 pieds (25^m,65), dont 65 à 70 pour l'intestin grêle ; chez la chèvre, de 95 pieds (27^m), dont 70 pour l'intestin grêle ; chez le porc, de 90 pieds (25^m,65)

____

(1) [Cette opinion n'a pas cours en France.]

dont 72 pour l'intestin grêle et 18 pour le gros intestin ; chez les chiens de forte taille, de 23 à 27 pieds (7 mètres), dont 20 à 22 pour l'intestin grêle ; chez les petits chiens, de 6 pieds (1^m,75) seulement dans bien des cas ; chez le chat enfin, de 4 à 5 pieds (1^m,25).

1. *Intestin grêle (Intestinum tenue).*

a. Duodénum (Intestinum duodenum).

Le *duodénum* est la première et la plus courte section de l'intestin grêle, il est dépourvu de mésentère. Son origine est à l'estomac où il fait suite au pylore ; de là il monte dans la région de l'hypocondre, entre la face postérieure du foie et le côlon, puis se porte en arrière vers le rein droit et croise la ligne médiane entre les deux artères mésentériques où il se continue par le jéjunum, près et au-dessous du rein gauche. Dans son trajet, il décrit trois courbures : la première en rapport avec la face postérieure du foie, la seconde avec le rein droit, la troisième avec le rein gauche. Il est fixé au foie par un ligament séreux *duodéno-hépatique*, au rein droit par le ligament *duodéno-rénal*, et au côlon par le ligament *duodéno-colique* ; de plus, il est relié par du tissu cellulaire au pancréas. [Le duodénum est donc absolument fixe.] Intérieurement, la muqueuse présente, au niveau de la première courbure, [à 12 ou 15 centimètres du pylore], un bourrelet circulaire au centre duquel débouchent le canal cholédoque et le canal excréteur principal du pancréas, et en regard, sur une petite saillie, l'orifice du canal pancréatique accessoire. On y trouve également des follicules solitaires, des glandes de Brunner et des glandes de Lieberkühn (1).

Le duodénum reçoit des branches de l'artère hépatique ; ses veines vont à la veine porte, ses vaisseaux chylifères au canal thoracique. Les nerfs qui s'y rendent émanent du plexus abdominal.

Différences. — Chez les *ruminants*, le duodénum commence à l'orifice pylorique de la caillette, près de la face postérieure du foie ; de là il se dirige en arrière, perfore le mésentère derrière les dernières circonvolutions du côlon et se porte à gauche ; le jéjunum lui fait suite.

Chez le *bœuf*, la muqueuse présente deux orifices distincts pour le canal cholédoque et pour le canal excréteur unique du pancréas.

Chez le *mouton* et la *chèvre*, ces deux canaux se confondent avant leur insertion dans l'intestin et débouchent par un orifice commun.

Chez le *porc*, le duodénum traverse le mésentère comme chez le bœuf. Les canaux excréteurs du foie et du pancréas s'ouvrent isolément sur la muqueuse.

Chez les *carnassiers*, le duodénum décrit deux courbures, traverse le mésentère au-dessus du cœcum et se continue par le jéjunum du côté gauche. C'est le canal pancréatique accessoire qui s'unit au canal cholédoque chez le chien, tandis que le canal principal reste isolé. Chez le chat, le canal excréteur du pancréas est unique, il débouche dans le duodénum par un orifice commun avec le canal cholédoque.

b. Jéjunum (Intestinum jéjunum).

Le *jéjunum*, ainsi nommé parce qu'on le trouve presque toujours vide à l'ouverture des cadavres, fait suite au duodénum, mais il est plus étroit ; il forme la

---

(1) [MM. Lavocat et Chauveau signalent des plis de la muqueuse duodénale, ineffaçables par la distension, auxquels ils conservent le nom de *valvules conniventes*, qui leur est donné chez l'homme.]

majeure partie de l'intestin grêle. Fixé à la région sous-lombaire par le mésentère, il décrit un grand nombre de circonvolutions qui forment les *anses intestinales* (*ansæ s. gyri intestinales*) et occupent le flanc gauche, entre la paroi abdominale et le côlon. Chaque anse offre une concavité à laquelle s'insère le mésentère et une convexité complétement libre.

La muqueuse du jéjunum, outre des follicules solitaires et des glandes de Lieberkühn, présente encore des *plaques de Peyer* ou *glandes agminées*.

Le sang arrive au jéjunum par de nombreuses branches de l'artère grande mésentérique, il revient par les veines mésaraïques à la veine porte ; les chylifères se rendent au canal thoracique; les nerfs émanent du plexus abdominal.

Différences. — Chez le *bœuf*, le jéjunum, également très-long, mais relativement étroit, est formé de plus petites anses que celui du cheval. Il repose sur le rumen où il est enveloppé en masse avec le gros intestin par un prolongement du péritoine. Ses parois sont très-minces; les villosités très-fines de la muqueuse se montrent comme de petites écailles.

Chez le *porc*, les villosités sont très-petites, et les glandes de Peyer apparaissent comme de gros bourrelets spongieux.

Chez les *carnassiers*, le jéjunum est proportionnellement court, la muqueuse présente un grand nombre de plis, et les villosités sont très-apparentes; les glandes de Peyer sont comme enfoncées dans la muqueuse.

c. Iléon (intestinum ileum).

L'*iléon* représente la dernière section de l'intestin grêle et fait suite à la précédente, [sans que la limite soit nettement indiquée]. Il décrit également un certain nombre de circonvolutions dans le flanc gauche, puis il passe dans le flanc droit et va se terminer à la concavité de la crosse du cæcum sur laquelle il s'insère perpendiculairement, [à gauche et au-dessous de l'origine du côlon] ; sa tunique musculeuse est très-développée, il a des parois plus épaisses et plus dures que celles du duodénum et du jéjunum, de sorte qu'il ressemble assez bien à la portion thoracique de l'œsophage. La muqueuse forme de nombreux plis et présente des glandes de Peyer ou plaques agminées. La séreuse qui l'enveloppe près de sa terminaison n'est autre chose que le dédoublement du ligament iléo-cœcal étendu de la base à la partie moyenne du cæcum.

Les artères, veines, vaisseaux chylifères et nerfs sont analogues à ceux du jéjunum.

Différences. — Chez les *ruminants*, la couche musculeuse de l'iléon est également plus épaisse que celle du jéjunum. Il se dirige en avant et en haut au milieu de la dernière anse intestinale et s'insère obliquement sur le cæcum.

Chez le *porc*, la tunique musculeuse est aussi plus épaisse et l'insertion cœcale est oblique.

Chez les *carnassiers*, l'insertion se fait à la fois sur le cæcum et le côlon ; L'iléon a la même direction que chez les ruminants, il est plus étroit que le jéjunum.

2. Gros intestin (Intestinum crassum).

a. Cæcum (Intestinum cæcum) (fig. 143 a).

Le *cæcum*, d'un volume considérable chez le cheval, forme la première section du gros intestin; il s'étend depuis le rein droit, dans le flanc et l'hypocondre droits, jusque vers le sternum, fixé seulement à sa partie supérieure, libre dans le reste de son étendue. On lui considère une base supérieure, une portion moyenne et une pointe, inférieure et antérieure.

La *base*, la *crosse* ou l'*arc*, volumineuse, située dans le flanc droit, fixée à la

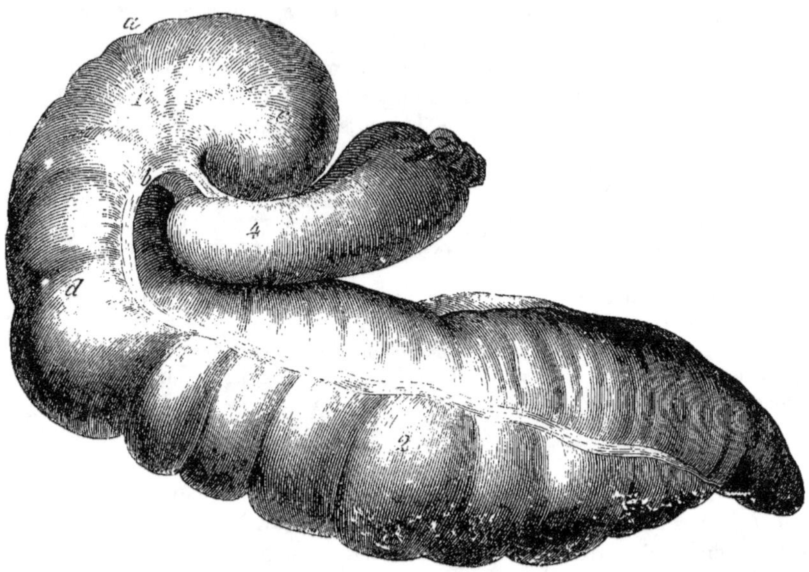

Fig. 143. — Cœcum du cheval gonflé (vu du côté droit) (*).

région sous-lombaire par une large surface dépourvue de péritoine, reliée par du tissu cellulaire au côlon, au rein et au pancréas, est incurvée et présente deux courbures, deux extrémités et deux faces : une *grande courbure*, convexe, dirigée en haut et en arrière ; une *petite courbure*, concave, tournée en avant et en bas [présentant la terminaison de l'intestin grêle et l'origine du côlon] ; une *extrémité supérieure*, en forme de cul-de-sac, libre et arrondie, en rapport avec la terminaison du côlon ; une *extrémité inférieure*, confondue avec la portion moyenne du réservoir ; une *face droite* et antérieure en rapport avec le duodénum et la paroi abdominale, dirigée vers le diaphragme et le foie ; une *face gauche*, dirigée un peu en arrière, reliée au côlon et au pancréas.

A l'intérieur et sur la petite courbure se voient deux orifices : le *supérieur*, par où débouche l'*iléon*, est à gauche ; l'*inférieur*, par où commence le côlon, est à droite. Le premier, assez étroit, est au centre d'une valvule saillante, formée par un repli de la muqueuse et des fibres, et connue sous le nom de *valvule de Bauhin* (*valvula Bauhini s. Fallopiæ s. Tulpii*) ou *valvule iléo-cœcale* (1). Le second est beaucoup plus grand ; il présente également un bourrelet circulaire (*valvula cœco-colica*), mais qui n'est pas à beaucoup près aussi saillant.

(1) [M. Lavocat n'admet pas l'existence de cette valvule.]

(*) 1. Base du cœcum. — *a*. Grande courbure. — *b*. Petite courbure. — *c*. Extrémité postérieure. — *d*. Extrémité antérieure. — 2. Portion moyenne du cœcum. — 3. Pointe. — 4. Origine du côlon.

La *portion moyenne du cœcum*, très-vaste également, se trouve en dehors de la première partie du côlon, à laquelle elle est unie par un repli péritonéal, [désigné sous le nom de *mésocœcum*]. Sa face externe offre des bosselures transversales et des sillons qu'on retrouve en dedans, mais à l'inverse, puis des bandes charnues longitudinales, [qui représentent la tunique charnue superficielle et qui raccourcissent le cœcum]. Celles-ci, au nombre de quatre vers la partie moyenne, disparaissent près de la base comme près de la pointe. La bande externe donne insertion au mésocœcum, l'interne s'étend depuis la face interne de la base jusqu'à la pointe, l'anté-

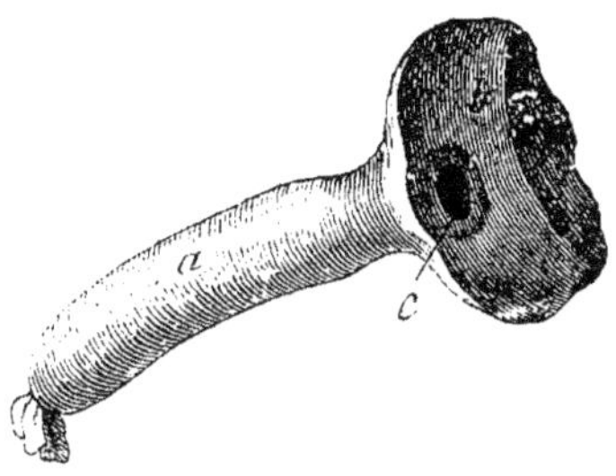

Fig. 144. — Point d'insertion de l'iléon dans le cœcum (gonflé et desséché) [*].

rieure va de l'orifice iléal à la pointe et reçoit l'insertion du ligament iléo-cœcal, la postérieure commence à la grande courbure, suit la face externe de la base du cœcum et, plus bas, elle contourne la pointe pour se confondre avec la face interne.

La *pointe du cœcum*, ordinairement appuyée sur le sternum, ne présente plus de bosselures ni de sillons, elle forme un cul-de-sac lisse et libre.

Le *cœcum* reçoit son sang de la mésentérique antérieure ; ses veines vont à la veine porte et ses chylifères dans le canal thoracique ; ses nerfs émanent du plexus mésentérique antérieur.

b. Côlon (Intestinum colon) (fig. 145 ee', ff').

Le *côlon* forme la plus grande partie du gros intestin et remplit, chez le cheval, presque la moitié de la cavité abdominale ; son diamètre varie suivant les points : il est ici très-large, là au contraire assez étroit ; [sa longueur est de 3 à 4 mètres, sa capacité de 80 à 90 litres, en moyenne]. On le trouve replié trois fois sur lui-même et on peut le diviser en deux portions (1), l'une inférieure, l'autre supérieure, réunies par une double lame péritonéale, [connue sous le nom de *méso-côlon*].

La *portion inférieure*, étroite à son origine, part de la concavité de la crosse du cœcum, s'élargit immédiatement, descend dans l'hypocondre droit, où elle forme le *côlon transverse inférieur (colon transversum inferius)*, jusque vers la région sternale ; là, elle se replie une première fois (*courbure sternale*) et devient le *côlon descendant (colon descendens)*, qui, appuyé sur la paroi abdominale inférieure, se porte en arrière vers la cavité pelvienne ; près du bassin, le côlon diminue de diamètre et se replie une seconde fois (*courbure postérieure* ou *pelvienne*). C'est là que commence la seconde portion.

La *portion supérieure* du côlon, étroite près de la courbure pelvienne, s'élargit bientôt et se porte en avant et en haut pour former le *côlon ascendant (colon ascendens)*, qui, placé sur un plan un peu plus élevé que le côlon descendant,

(1) [La disposition de ces deux portions est parfaitement représentée par une figure schématique de l'ouvrage de M. Chauveau (*fig.* 120, p. 377, 1re édition), qui montre une coupe transversale du côlon. On voit très-bien que la première portion, étendue de l'origine à la courbure pelvienne, est tout à la fois à droite et au-dessous de la seconde.]

[*] *a*. Extrémité de l'iléon. — *b*. Portion du cœcum. — *c*. Valvule de Bauhin.

traverse le flanc gauche, suit l'hypocondre et se termine près de l'estomac par une dilatation où commence le *côlon transverse supérieur* (*côlon transversum superius*). Celui-ci, en rapport avec le pancréas et l'épiploon, se replie en arrière et à droite (*courbure gastrique antérieure* ou *diaphragmatique*), s'élève, et va se terminer près de la base du cœcum où le rectum (1) lui fait suite. [Ainsi, le côlon présente

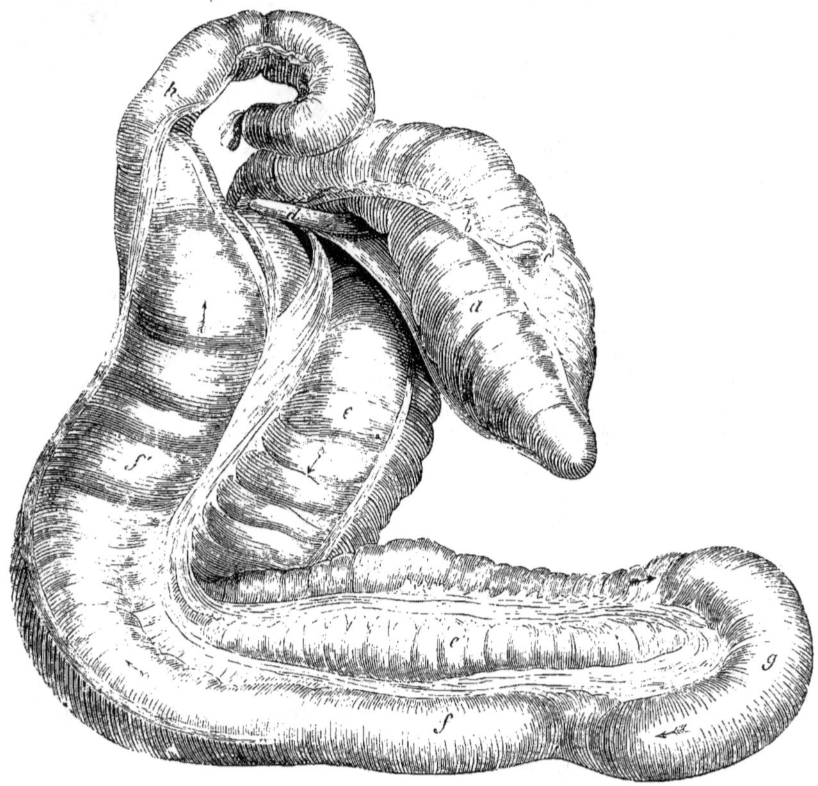

Fig. 145. — Cœcum et côlon du cheval (gonflé) (*).

trois courbures qui le divisent naturellement en quatre sections : côlon transverse inférieur, côlon descendant, côlon ascendant et côlon transverse supérieur.] La première et la dernière, comme la seconde et la troisième, sont accolées l'une à l'autre.

La *tunique séreuse* du côlon passe de la portion inférieure à la portion supérieure et les réunit ; elle forme le mésocôlon.

La *tunique musculeuse* superficielle est représentée, comme pour le cœcum,

(1) [Ley fait du *côlon flottant* la première partie du rectum.]

(*) *a.* Cœcum. — *b, c.* Ses bandes. — *d.* Extrémité postérieure de l'iléon. — *ec' ff'.* Côlon. — *e.* Côlon transverse inférieur. — *e'.* Côlon descendant. — *f.* Côlon ascendant. — *f'.* Côlon transverse supérieur. — *g.* Courbure pelvienne. — *h.* Courbure gastrique.
←⊖ Signe indiquant la marche des matières alimentaires dans le côlon.

par des bandes longitudinales qui donnent de la résistance aux parois relativement minces et faibles du réservoir. Le côlon transverse inférieur et le côlon descendant ont quatre bandes ; trois se perdent vers la courbure pelvienne ; une seule persiste sur la concavité de cette courbure et se continue sur le côlon ascendant et le côlon transverse supérieur. Sur celui-ci se montrent deux nouvelles bandes, de sorte qu'il y en a trois ; une d'entre elles se perd vers l'origine du rectum [côlon flottant], les deux autres se continuent sur cette dernière portion intestinale, à l'opposé l'une de l'autre.

Les bandes du côlon maintiennent ses parois plissées. Il présente, en effet, comme le cœcum, de nombreuses bosselures, séparées par des sillons transversaux ; ces bosselures correspondent à l'intérieur à de petites poches séparées par des plis semi-lunaires compris entre deux bandes. Elles sont surtout nombreuses dans la portion inférieure, elles manquent complétement à la courbure pelvienne et sur le côlon ascendant, puis elles se retrouvent, mais moins accusées, au côlon transverse supérieur.

Les vaisseaux sanguins, les lymphatiques et les nerfs ont la même origine et affectent la même disposition que ceux du cœcum.

Différences. — Le *cœcum des ruminants* (*fig.* 146 *b*), aussi long, mais moins large que celui du cheval, a sa base tournée en avant ; la partie moyenne est dépourvue de bandes et n'a pas de bosselures proprement dites ; on ne voit que de légers sillons peu profonds. La pointe, arrondie en vrai cul-de-sac, est dirigée en arrière et en bas. L'ouverture iléo-cœcale présente une valvule bien nette ; la limite entre le cœcum et le côlon

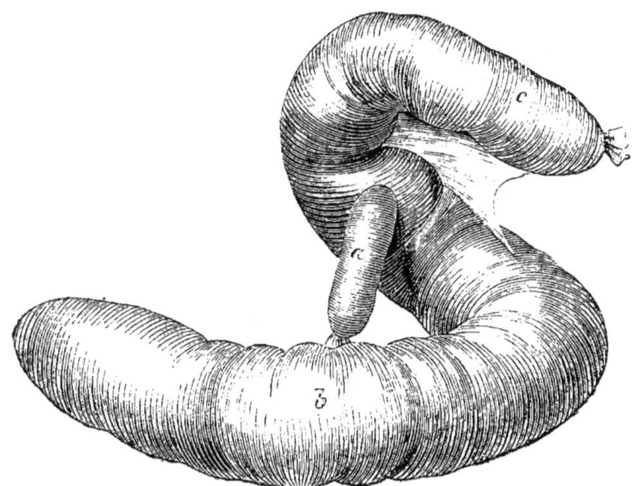

Fig. 146. — Cœcum et origine du côlon du bœuf (gonflé) (*).

n'est indiquée au dehors que par un petit sillon, et en dedans par un petit pli ; il y a donc continuité directe.

Le *côlon des ruminants*, aussi large que le cœcum à son origine, ne présente ni bosselures ni sillons à l'extérieur, pas de poches ni de plis à l'intérieur ; il est proportionnellement plus long mais plus étroit que celui du cheval ; son diamètre dépasse à peine

(*) *a.* Iléon. — *b.* Cœcum. — *c.* Origine du côlon.

celui de l'intestin grêle. Il décrit un certain nombre de circonvolutions comprises dans le mésentère. A partir du cæcum, il se porte d'abord en avant, ensuite en bas et en arrière ; il se replie sur lui-même en ellipsoïde en se rapprochant du centre, puis il revient en sens inverse, dans l'intervalle des premiers tours, de manière à s'éloigner du centre

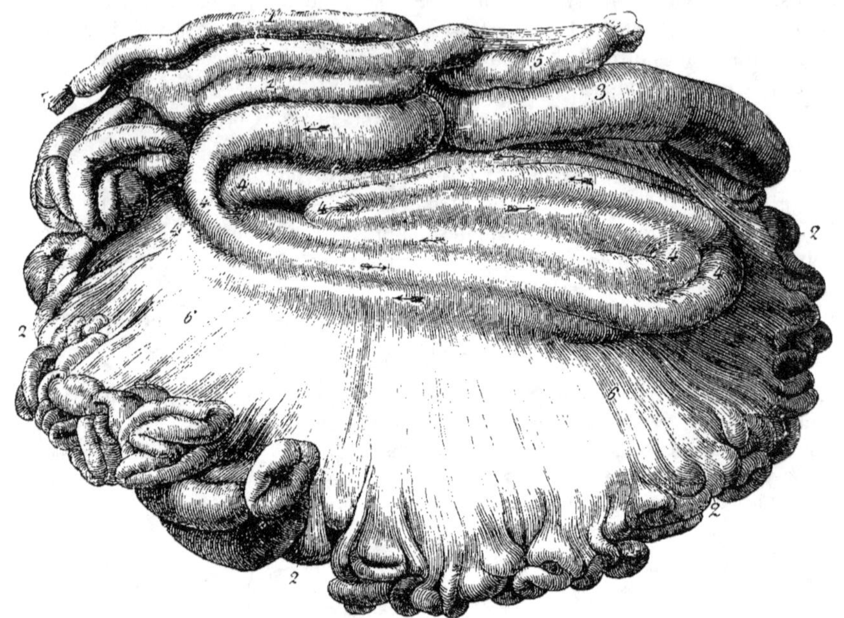

Fig. 147. — Intestin du bœuf avec le mésentère (*).

(*fig.* 147, 4,1). Les tours de la première série sont dits concentriques, ceux de la seconde excentriques (1) ; ils sont interposés de telle sorte que chaque tour se trouve compris entre deux tours de sens opposé. Le dernier s'isole et s'écarte, il se porte entre les lames du mésentère jusqu'en avant du pancréas qu'il contourne, près de l'artère grande mésentérique ; un peu plus en arrière, il se continue par le rectum.

Chez le *mouton* et la *chèvre*, les circonvolutions du côlon sont bien plus nombreuses que chez le bœuf.

Chez le *porc* (*fig.* 148), le *cæcum* est court, mais assez large relativement ; il a son plus grand diamètre près de la pointe, qui est obtuse et arrondie. Les fibres longitudinales de la tunique musculeuse forment trois bandes qui plissent les parois et forment des bosselures séparées par des sillons transversaux, comme chez le cheval. Le cæcum fait suite au côlon sans délimitation apparente à l'extérieur.

Le *côlon du porc* offre deux bandes longitudinales avec des bosselures moins marquées que chez le cheval, il a la même disposition que celui des ruminants. Il fait trois tours dans un sens et trois tours en sens inverse ; il sort de la partie supérieure du

____

(1) [Les seconds sont dans le sens des aiguilles d'une montre, les premiers en sens inverse. (Voy. p. 300. note 1.)]

(*) 1, 1. — Duodénum. — 2, 2. Intestin grêle. — 3. Cæcum. — 4,4. Côlon avec ses couches concentriques et excentriques. — 5. Rectum. — 6,6. Mésentère de l'intestin grêle.
⟵ Signe indiquant la direction suivie par les aliments.

paquet des circonvolutions, sans bandes ni bosselures, pour se continuer par le rectum ;
tous les tours sont reliés entre eux par une portion du mésentère.

Le *cœcum du chien* (*fig.* 149 *b*) est uni à sa surface externe, il a un diamètre uniforme

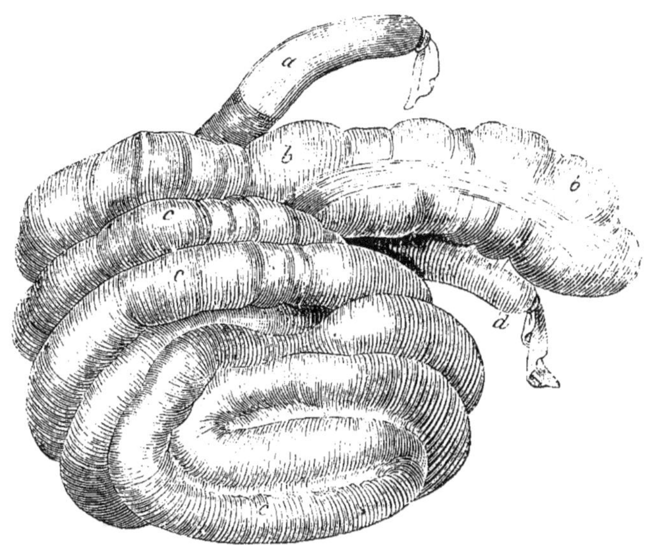

Fig 148. — Cœcum et côlon du porc (gonflé).

et il se continue avec le côlon sans délimitation apparente. Il décrit plusieurs tours de
spire ; sa pointe, dirigée en avant, forme un cul-de-sac obtus.

Le *côlon du chien* est assez court, mais relativement large ; à partir du cœcum, il

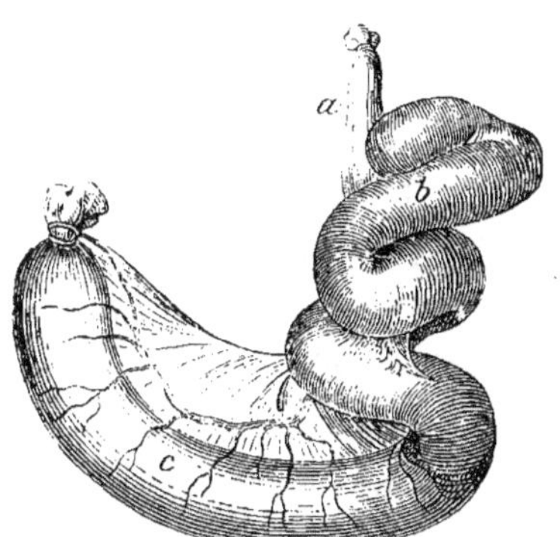

Fig. 149. — Cœcum et côlon du chien (gonflé) (**).

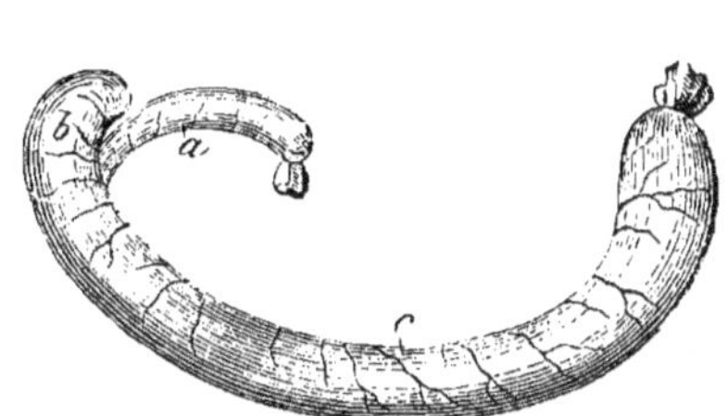

Fig. 150. — Cœcum et côlon du chat (gonflé) (***).

se dirige en avant jusque vers l'estomac et le pancréas, puis il se porte à gauche et en
arrière pour se continuer par le rectum.

b. Iléon. — *b,b*. Cœcum. — *c,c,c*. Côlon. — *d*. Rectum.
(**) *a*. Iléon. — *b*. Cœcum. — *c*. Côlon.
(***) *a*. Iléon. — *b*. Cœcum. — *c*. Côlon.

Chez le *chat* (*fig*. 150), le cœcum est très-petit, uni également à sa surface externe ; il a une pointe obtuse, arrondie, qui reçoit l'iléon et ne tarde pas à se continuer par le côlon. Celui-ci a le même diamètre que le cœcum, pas de bosselures ; il a la même direction que chez le chien.

c. Rectum (Intestinum rectum) (fig. 152 c.e,e).

Le *rectum*, ou la seconde section du gros intestin, fixé par le mésentère postérieur à la colonne vertébrale, fait suite au côlon transverse supérieur qui s'est considérablement rétréci à sa terminaison, et se continue jusqu'à l'anus où finit le canal alimentaire. Il est donc situé en partie dans l'abdomen et en partie dans le bassin, de sorte qu'on peut le diviser naturellement en deux portions : l'une abdominale ou antérieure, l'autre pelvienne ou postérieure.

La *portion antérieure* ou *abdominale*, [*petit côlon*, *côlon flottant*], a presque partout le même diamètre ; sa longueur est de 3 mètres environ. Elle est soutenue par un mésentère long et large qui la rend analogue à l'intestin grêle. Son origine est à l'extrémité du côlon, à gauche du cœcum ; elle occupe le flanc gauche où elle fait de nombreuses circonvolutions. La *tunique séreuse* fait suite au mésentère ; au point où elle se continue par le péritoine, celui-ci forme de chaque côté un cul-de-sac, limité par un repli semi-lunaire (*plica semi-lunaris Douglasii*). La *tunique musculeuse* est assez épaisse ; ses fibres longitudinales forment deux bandes situées à l'opposé l'une de l'autre, à la grande et à la petite courbure : entre ces bandes, on voit de chaque côté des bosselures et des sillons qui concourent à donner la forme moulée aux crottins. La muqueuse présente de nombreux follicules très-petits.

La *portion postérieure* ou *pelvienne*, [*rectum* proprement dit], moins longue mais plus large que la précédente, est appliquée immédiatement à la face inférieure du sacrum ; chez le mâle, elle recouvre les vésicules séminales, la prostate, la vessie et l'origine de l'urèthre ; chez la femelle, elle est au-dessus du vagin, entre les ligaments larges ; du tissu cellulaire la relie à tous ces organes, car elle n'a pas de tunique séreuse près de sa terminaison.

Les fibres musculaires longitudinales sont disséminées régulièrement ; il n'y a pas de poches ni d'étranglements. Des deux côtés du rectum partent deux forts et larges faisceaux de nature ligamenteuse, renfermant des fibres musculaires blanches ; ils se dirigent en arrière et en haut et vont se fixer à la face inférieure des deuxième et troisième vertèbres coccygiennes pour soutenir le rectum (*fig*. 152 *g*). La muqueuse, lâchement reliée à la tunique musculeuse, forme de nombreux plis et présente beaucoup de follicules muqueux.

Le rectum reçoit son sang tant des artères mésentériques que de la honteuse interne ; ses vaisseaux chylifères vont aux ganglions mésentériques ; ses nerfs émanent du plexus pelvien et du plexus sacré.

Différences. — Le rectum des *ruminants* est sensiblement plus court que celui du cheval ; il présente peu d'étranglements, encore sont-ils peu marqués ; pas de bandes ; la muqueuse forme des plis annulaires.

Le rectum du *porc* est fixé au sacrum et aux premiers os coccygiens par un fort faisceau musculaire ; il ne présente ni bandes, ni bosselures, ni étranglements.

Le rectum des *carnassiers* n'a pas non plus de poches ni d'étranglements ; il est, comme chez le porc, fixé solidement au sacrum et au coccyx. Près de l'anus, il présente deux petites poches, appelées *poches anales*, et remplies de nombreuses petites glandes qui sécrètent une humeur fétide déversée dans le rectum.

Le canal intestinal reçoit le chyme préparé par l'estomac, le soumet à l'action de la bile, du suc pancréatique et du suc intestinal, et le transforme en chyle. Celui-ci, absorbé par les vaisseaux chylifères, est déversé dans le canal thoracique par lequel il va se mêler au sang et fournir les éléments nécessaires à la nutrition. Les matières s'épaississent de plus en plus et elles sont portées par des mouvements péristaltiques dans le cœcum et le côlon, où se continuent la chylification et l'absorption, jusqu'à ce qu'il ne reste plus que les excréments.

Anus *(Anus)*.

L'*anus* est l'ouverture annulaire située à la terminaison du tube digestif; elle présente la limite où se confondent la muqueuse et la peau, la première renfermant de nombreuses glandes sébacées, la seconde n'ayant pas encore de poils.

Lors de la défécation, l'anus se dilate, et les nombreux plis de la muqueuse s'effacent. Dans la structure de l'anus, les éléments intéressants sont les muscles, au nombre de trois :

a. Le *sphincter externe* (*M. sphincter ani externus* de l'homme) (*fig.* 96 *e*), assez fort, impair, sous-cutané, se compose de faisceaux circulaires qui entourent le rectum, à sa terminaison. En haut, il s'insère à la face inférieure de la première vertèbre coccygienne ; en bas, il est relié par un petit prolongement au muscle transverse du périnée. Comme son nom l'indique, il maintient l'anus fermé.

b. Le *rétracteur de l'anus* [*M. levator ani* de l'homme (*fig.* 96 *f*)] ou ischio-anal a son origine en arrière et au-dessous de l'ischio-coccygien, à la face interne du ligament large du bassin (1); de là il se dirige en arrière et en haut et va s'insérer au milieu des fibres du sphincter. Dans la défécation, il ramène l'anus en avant en laissant les matières qui l'ont repoussé.

c. Le *sphincter interne* (*M. sphincter internus* de l'homme), composé de fibres musculaires pâles, entoure l'extrémité terminale du rectum comme un bourrelet circulaire et s'insère à la face inférieure du sacrum et du premier coccygien. Il croise les fibres longitudinales de la tunique musculeuse et se trouve recouvert par le sphincter externe. Chez le mâle, il est relié aux muscles ano-péniens : chez la femelle, à la tunique musculeuse du vagin et au sphincter de la vulve. Il aide le sphincter externe dans son action.

L'anus reçoit son sang et ses nerfs des mêmes sources que le rectum.

Différences. — L'anus des *ruminants* n'est pas proéminent.

III. Epiploon (*Omentum s. Epiploon*) (*fig.* 151).

L'*épiploon* est formé de deux lames séreuses minces, percillées de trous comme une toile d'araignée, qui dépendent du péritoine et relient le foie à l'estomac, celui-ci à la rate et au côlon. On le divise en deux portions : le petit et le grand épiploon.

Le *petit épiploon* (*Omentum minus s. hepato-gastricum*) (*fig.* 151 *a*) est court et va de la porte du foie (2) à la petite courbure de l'estomac et à l'origine du

(1) [Ligament sacro-sciatique.]
(2) [Sillon de la face postérieure.]

duodénum, où il se relie au ligament hépato-duodénal. Cette portion d'épiploon
est souvent décrite sous le nom de ligament *hépato-gastrique*.

Le *grand épiploon* ou *gastro-colique* (*Omentum majus s. gastro-colicum*) (fig. 151 c c')
est bien plus étendu que le précédent. Il s'étend de la grande courbure de l'estomac à la scissure de la rate et à la courbure antérieure du côlon, puis il se
prolonge par une lame libre dans la cavité abdominale. La portion qui unit

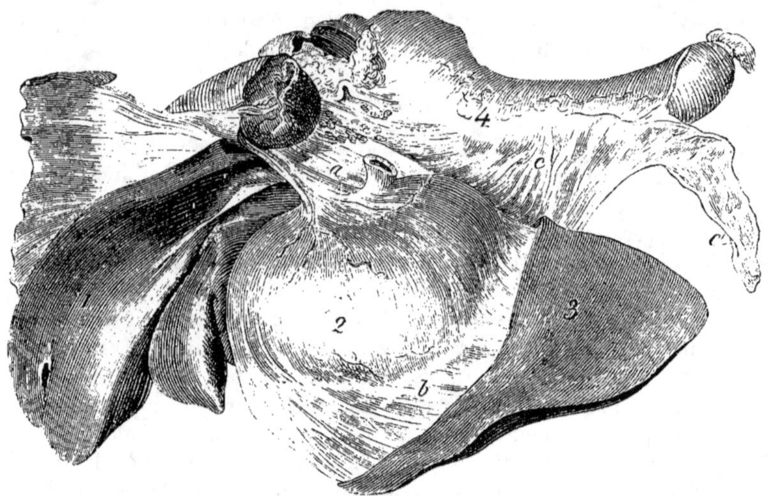

Fig. 151. — Le foie, l'estomac, la rate et le côlon du cheval avec le petit et le grand épiploon (*).

l'estomac à la rate reçoit souvent le nom de *ligament gastro-splénique* (*Lig.
gastro-lineale*, et celle qui va de la rate au côlon le nom de *ligament spléno-co-
lique* (*Lig. lieno-colicum*.)

Le petit et le grand épiploon forment avec l'estomac, le duodénum, le foie,
la veine porte, le côlon et le ligament hépato-duodénal les parois d'un grand
sac, le *sac épiploïque* (1) (*Bursa omentalis*), qui communique avec la cavité péritonéale par une large ouverture comprise entre le lobule de Spigel, le pancréas
et l'extrémité antérieure du rein droit, ouverture désignée sous le nom d'*hiatus
de Winslow* (*Foramen Winslovii*). Le sac épiploïque et l'hiatus de Winslow se
retrouvent chez tous les animaux.

La portion libre ou flottante de l'épiploon arrive quelquefois à traverser
l'anneau inguinal, chez le mâle, et à faire hernie dans les bourses. Cela se
voit dans la castration; on peut alors couper cet épiploon sans le moindre
inconvénient.

Les artères qui se divisent dans l'épiploon viennent de l'hépatique, (*épiploïque droite*), de la splénique, (*épiploïque gauche*), de la gastrique et des coliques; les veines sont des affluents de la veine porte.

(1) [Ce sac, que nous ne trouvons pas indiqué par les auteurs vétérinaires français, est décrit en anatomie humaine sous le nom d'*arrière-cavité des épiploons*.]

(*) 1. Foie. — 2. Estomac. — 3. Rate. — 4. Extrémité du côlon et première portion du rectum. —
a. Petit épiploon. — *b*. Ligament gastro-splénique. — *c*. Portion du grand épiploon. — *d*. Portion libre
du grand épiploon.

Différences. — L'épiploon, chez les *ruminants*, est bien plus développé que chez le cheval. Le petit épiploon s'étend de la face postérieure du foie à la courbure supérieure de la caillette et à l'origine du duodénum. Le grand épiploon, qui se relie au premier vers le duodénum, va de la courbure inférieure du feuillet et de la courbure supérieure de la caillette aux sillons longitudinaux supérieurs et inférieurs du rumen, enveloppe tout le ventricule droit et se termine sur le côlon, après s'être uni au mésentère.

Chez le *porc*, les points d'insertion sont à peu près les mêmes que chez le cheval, mais l'épiploon est bien plus développé, car il s'étend au-dessous de la masse intestinale depuis l'estomac et la rate jusque dans le bassin où il se replie pour former une seconde couche qui se porte en avant.

Chez les *carnassiers*, l'épiploon va également depuis la rate et l'estomac jusque dans le bassin, entre la paroi abdominale et les intestins.

IV. Mésentère (*Mesenterium*) (*fig.* 152).

Le *mésentère* est, comme l'épiploon, une dépendance du péritoine formée de deux lames qui descendent de la région lombaire, s'écartent vers le bord concave de l'intestin pour recouvrir cet organe et se réunissent à l'opposé. On peut le considérer comme un ligament qui fixe les intestins à la colonne

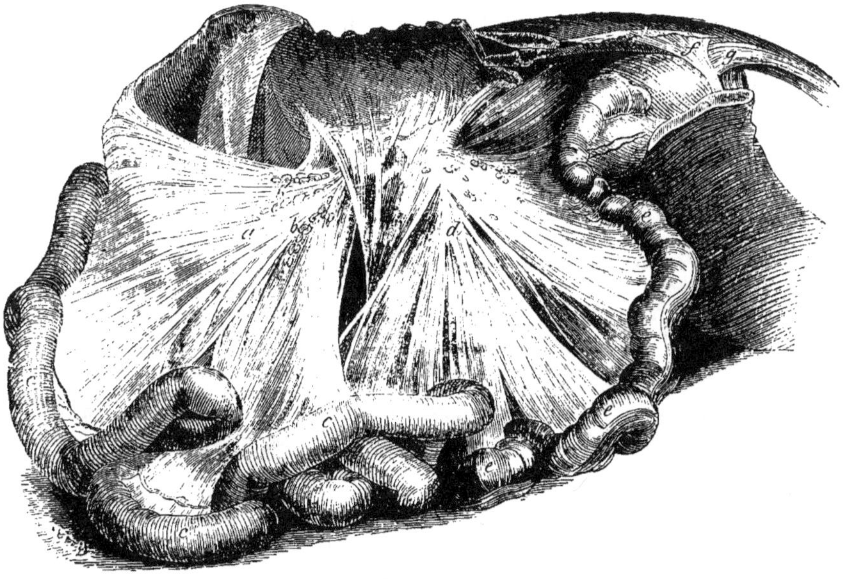

Fig. 152. — Les deux mésentères (*).

vertébrale. Entre ses deux lames se trouvent du tissu cellulaire, puis des nerfs, des artères, des veines, des vaisseaux lymphatiques (*chylifères*), des ganglions et le plus souvent de la graisse. On distingue un *mésentère antérieur* et un *mésentère postérieur*; le premier, le plus grand, se divise en *mésentère de*

(*) *a*. Mésentère antérieur. — *bb*. Ganglions mésentériques de l'intestin grêle. — *ccc*. Anses de l'intestin grêle. — *d*. Mésentère postérieur. — *eee*. Anses du rectum [côlon flottant des auteurs français]. — *f*. Sphincter interne de l'anus. — *g*. Ligament musculaire du rectum.

l'intestin grêle, mésentère du cœcum et *mésentère du côlon*; le second, ou petit mésentère, est propre au rectum.

Le *mésentère de l'intestin grêle*, ou *mésentère proprement dit*, commence aux lombes et s'étend dans la cavité abdominale; il est très-long, il se plisse un grand nombre de fois et en divers sens et va se fixer au bord concave des anses intestinales sur le jéjunum et l'iléon. Vers l'extrémité de l'iléon, il se prolonge au-dessous du canal qu'il enveloppe et gagne la petite courbure du cœcum; il forme là le ligament *iléo-cœcal*.

Le *mésentère du cœcum* et *du côlon*, encore appelé *mésocœcum* et *mésocôlon*, est plus étroit; il descend de la région rénale droite sur le cœcum et le côlon, et réunit la portion inférieure et la portion supérieure de celui-ci; vers la courbure pelvienne, il devient un peu plus large.

Le *mésentère du rectum*, ou *mésorectum*, a son point fixe dans la région lombaire, en avant du sacrum; il est assez large et très-long au niveau de la portion abdominale du rectum [côlon flottant], très-court au niveau de la portion pelvienne; il s'insère sur le bord concave de cet intestin.

C'est entre les deux mésentères que passe le duodénum en allant du côté droit dans le côté gauche de l'abdomen.

Les deux mésentères ont chacun une artère particulière, la grande et la petite mésentériques, accompagnées par les veines mésaraïques, branches d'origine de la veine porte.

Le mésentère est donc destiné à soutenir la masse intestinale et à maintenir les vaisseaux et les nerfs qui s'y rendent ou qui en partent.

Différences. — Chez les *ruminants*, le mésentère est commun pour l'intestin grêle, le cœcum et le côlon. Ses deux lames, descendues de la région lombaire, se séparent immédiatement pour envelopper le cœcum et le côlon, se réunissent au-dessous d'eux et vont s'insérer à la concavité des anses de l'intestin grêle. L'intestin grêle paraît donc appendu au-dessous du gros intestin et soutenu par un ligament court, large et fortement plissé (*fig.* 147, *bb*).

Chez le *porc*, le mésentère présente à peu près la même disposition que chez les ruminants, sauf que celui de l'intestin grêle vient directement des lombes et descend sur le côté du cœcum et de l'origine du côlon. Chez le porc, comme chez les ruminants, le duodénum a son mésentère.

Les *carnassiers* ont également un mésentère pour le duodénum; le cœcum est renfermé dans le mésentère de l'intestin grêle. Le mésocôlon est assez large, le mésorectum, au contraire, très-étroit.

V. Foie (*Hépar s. jecur*) (*fig.* 153).

Préparation : [Le foie, le pancréas et la rate ne pourront être étudiés convenablement, dans leurs rapports avec les autres organes de la cavité abdominales, que sur un sujet appuyé sur le sternum, en position normale par conséquent, dont on aura retiré la partie postérieure du tronc, au niveau des lombes, après avoir enlevé la masse intestinale].

Le foie est l'organe glandulaire le plus volumineux du corps animal, aplati d'avant en arrière, de couleur brunâtre, situé dans la région antérieure de l'abdomen immédiatement en arrière du diaphragme, un peu plus à droite qu'à gauche; il est maintenu dans sa position et fixé au diaphragme par plusieurs ligaments.

Il est en rapport : en avant avec le diaphragme; en arrière avec l'estomac, la première portion du duodénum, le pancréas, le rein droit et le côlon; en haut avec les piliers du diaphragme. On lui décrit deux *faces*, deux *bords*, trois *lobes* et cinq *ligaments*.

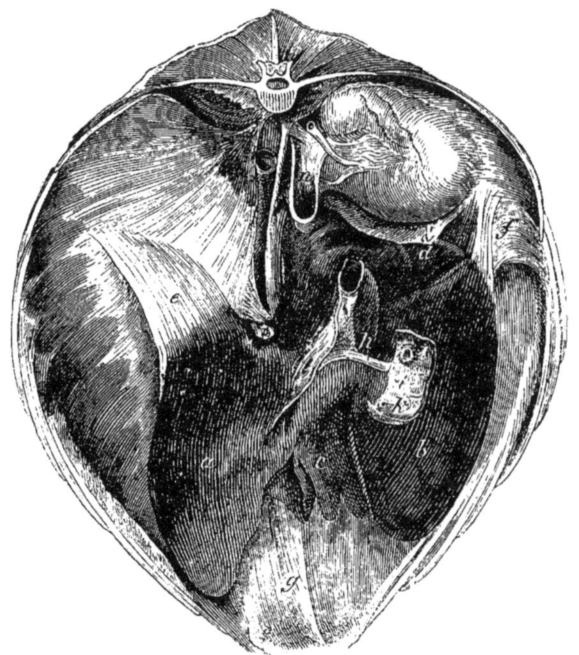

Fig. 153. — Le foie dans sa position normale en arrière du diaphragme (*).

La *face antérieure*, convexe, s'applique contre le diaphragme; elle présente, depuis le bord supérieur jusque vers son milieu, un sillon qu'occupe la veine cave postérieure avant de traverser l'orifice du diaphragme qui lui est destiné.

La *face postérieure*, un peu concave, surtout en haut, tournée vers l'estomac et la masse intestinale, donne insertion au ligament hépato-gastrique dans un sillon transversal qu'elle présente vers sa partie moyenne et qui prend le nom de *porte du foie (porta hepatis)* (1) ; c'est par ce sillon, en effet, que pénètrent l'artère hépatique, la veine porte, les vaisseaux lymphatiques, ainsi que les nerfs; par là que sortent les conduits hépatiques.

Les deux faces du foie sont recouvertes d'une membrane celluleuse, désignée sous le nom de *capsule de Glisson (capsula Glissonii)*.

Le *bord supérieur*, en rapport avec les piliers du diaphragme, est épais et irrégulier; il présente deux échancrures, l'une à droite pour la veine cave posté-

(1) [Sillon de la face postérieure ou sillon de la veine porte.]

(*) *a*. Lobe gauche. — *b*. Lobe droit. — *c*. Lobe moyen. — *d*. Lobule de Spigel. — *d'*. Ligament hépato-rénal. — *e*. Ligament latéral gauche. — *f*. Ligament latéral droit. — *g*. Ligament falciforme. — *h*. Canal cholédoque. — *i*. Portion du duodénum pour faire voir les orifices des canaux excréteurs du foie et du pancréas. — *k*. Orifice du petit canal pancréatique. — *l*. Tubérosité de l'orifice commun au canal cholédoque et au grand canal pancréatique. — *m*. Veine porte. — *n*. Veine cave postérieure. — *o*. Échancrure œsophagienne.

rieure, l'autre à gauche destinée à l'œsophage. Le *bord inférieur* est libre, tranchant, concave, dirigé vers l'appendice xiphoïde du sternum; il est creusé de deux échancrures profondes qui divisent le foie en *trois grands lobes*. Le lobe droit est ordinairement le plus grand, le moyen le plus petit. D'ailleurs, ce rapport de dimensions des lobes est très-variable, et l'on trouve quelquefois le droit plus volumineux que le gauche, comme il arrive aussi que l'un ou l'autre soit absolument rudimentaire.

Le *lobe droit*, situé dans l'hypochondre droit, confondu en dedans avec le lobe moyen, a son bord externe libre et tranchant. Il présente sur sa face postérieure et en haut un lobule triangulaire bien distinct, connu sous le nom de *lobule de Spigel* (*lobula Spigelii*). Celui-ci offre en dehors une excavation oblongue qui reçoit l'extrémité antérieure du rein droit. Le *lobe moyen*, le plus petit, compris entre le précédent et le suivant, est divisé lui-même en plusieurs petits lobules sans importance par des échancrures de son bord inférieur. Entre les deux premiers lobules du côté gauche se trouve la *fossette ombilicale* dans laquelle passe la veine ombilicale, chez le fœtus, avant de pénétrer dans le foie. Le *lobe gauche*, ordinairement un peu plus étroit et plus mince que le droit, situé dans l'hypochondre gauche, confondu en dedans avec le lobe moyen, présente un bord externe convexe, mince et libre.

Les *ligaments du foie* sont des replis du péritoine destinés à le fixer principalement à la face postérieure du diaphragme.

Le *ligament latéral droit* (**Lig. laterale dextrum**), qui renferme plusieurs faisceaux musculaires, va de l'extrémité supérieure du bord externe du lobe droit à la portion périphérique du diaphragme. Le *ligament latéral gauche* (**Lig. laterale sinistrum**), plus long que le précédent, s'étend de la partie supérieure du bord externe du lobe gauche à la moitié gauche de la portion aponévrotique du diaphragme; il contient entre ses deux lames séreuses quelques fibres tendineuses. Le *ligament coronaire* (**Lig. coronarium hepatis**) fixe le milieu de la face antérieure et du bord supérieur du foie aux piliers du diaphragme. Le *ligament moyen* ou *ligament suspenseur* (**Lig. suspensorium hepatis**) est interposé entre la partie moyenne de la face antérieure du foie et la portion aponévrotique du diaphragme. Le *ligament falciforme* ou *ligament rond* (**Lig. falciforme s. teres**) présente un cordon qui est le vestige de la veine ombilicale; il s'insère, d'une part, sur le centre du diaphragme et l'appendice xiphoïde du sternum, d'autre part, sur la face antérieure du lobe moyen du foie où il s'unit au ligament précédent. Enfin, indiquons encore le *ligament hépato-rénal* qui va du bord supérieur du lobule de Spigel au rein droit.

Le parenchyme du foie se compose des cellules hépatiques des conduits biliaires, de vaisseaux sanguins, de nerfs et de tissu cellulaire, le tout recouvert de la capsule de Glisson et du péritoine.

Les *cellules hépatiques* constituent à elles seules la majeure partie de la substance du foie; elles sont ordinairement incolores, polyédriques; elles renferment un noyau avec une matière granuleuse. Serrées les unes contre les autres, elles sont, d'après Gerlach, disposées par rangées, puis groupées en petits lobules qui portent le nom d'*acini* (*acini s. lobuli*). Chaque acini présente une vésicule à son centre et des cellules rayonnant autour d'elle. Les cellules les plus rapprochées du centre sont plus apparentes et plus régulièrement disposées que celles de la périphérie. Les cellules hépatiques sont situées sur la paroi externe des vaisseaux capillaires et remplissent les espaces vides du réseau vasculaire.

Les *canaux biliaires*, surtout leurs très-fines ramifications, forment une partie essentielle du parenchyme du foie. Ils suivent à peu près les divisions de la veine porte, et leurs dernières branches forment un réseau régulier. Les plus fins ne présentent que des parois amorphes et naissent, d'après Gerlach, dans des méats libres intercellulaires. Les divers canaux biliaires se réunissent vers la porte du foie en un canal unique, connu sous le nom de *canal cholédoque* (*ductus choledochus*), qui se trouve d'abord près de la veine porte, puis se dirige vers le duodénum dans lequel il pénètre à peu près à un décimètre du pylore, après avoir reçu la grande branche du canal pancréatique. Son orifice intestinal est entouré d'un bourrelet arrondi et saillant. Le canal cholédoque présente une tunique muqueuse et une tunique musculeuse. Le cheval n'a pas de vésicule biliaire.

Les *vaisseaux sanguins* du foie sont de trois ordres : artère hépatique, veine porte, veines hépatiques. L'*artère hépatique* vient du tronc cœliaque et fournit le sang nécessaire à la nutrition du parenchyme. La *veine porte* se ramifie dans le foie à la façon des artères ; [elle sert à la circulation de fonction], c'est-à-dire qu'elle apporte le sang aux dépens duquel est formée la bile. Les *veines hépatiques* naissent dans le parenchyme du foie et se réunissent en trois ou quatre branches principales qui sortent sur la face antérieure et se déversent dans la veine cave postérieure.

Les *lymphatiques* du foie forment de nombreux plexus tant à la surface que dans le parenchyme et déversent leur contenu dans les ganglions du foie et dans ceux de l'estomac. Les *nerfs* du foie émanent du plexus solaire et du nerf vague ; ils accompagnent les vaisseaux sanguins et les canaux biliaires.

La fonction du foie consiste à sécréter un liquide spécial jaune verdâtre, amer, connu sous le nom de *bile* (*bilis s. fel*), qui est versé dans le duodénum où il exerce une action spéciale sur les aliments. Le foie est également un organe excréteur, car il purge le sang des substances devenues inutiles (1).

Différences. — Le foie des *ruminants*, entièrement contenu dans l'hypochondre droit est divisé en deux grands lobes, droit et gauche. Chez le bœuf, il pèse de 5 à 6 kilogrammes ; chez le mouton, de 400 à 750 grammes.

Le *lobe gauche* a un bord libre convexe et mince, divisé inférieurement par une grande échancrure que présente la fossette ombilicale et qui forme la limite entre les deux lobes ; ses deux faces sont convexes et libres. Le *lobe droit*, plus volumineux, offre à considérer, de dehors en dedans, le lobule de Spigel et le lobule carré. La face postérieure est creusée d'une fossette pour la vésicule biliaire. Son bord supérieur présente, au-dessus du lobule carré, une échancrure où passe la veine cave postérieure ; mais il n'a pas d'échancrure pour l'œsophage.

Quant aux *ligaments*, ils sont moins nombreux ; le ligament suspenseur et le ligament falciforme font défaut ; la veine ombilicale ne suit pas la paroi abdominale inférieure et la face postérieure du diaphragme, elle va directement de l'anneau ombilical au foie, entourée d'un pli péritonéal qui disparait complétement avec elle, chez l'animal adulte.

____

(1) [Il y a environ vingt ans, M. Cl. Bernard a attribué au foie la *sécrétion du sucre*. Mais des expériences récentes de M. Rouget tendent à démontrer que la transformation de la matière glycogène en sucre ne constitue pas une fonction spéciale du foie, qu'elle n'est simplement qu'un résultat de la nutrition du tissu propre de cet organe. (Longet, Physiologie.)]

La face antérieure n'est pas creusée d'un sillon pour la veine cave ; la face postérieure présente, outre la porte du foie, une fossette occupée par la *vésicule biliaire* (*vesicula bilis* s. *fellea*, s. *cholecystis*). Cette vésicule a des parois formées de trois couches :

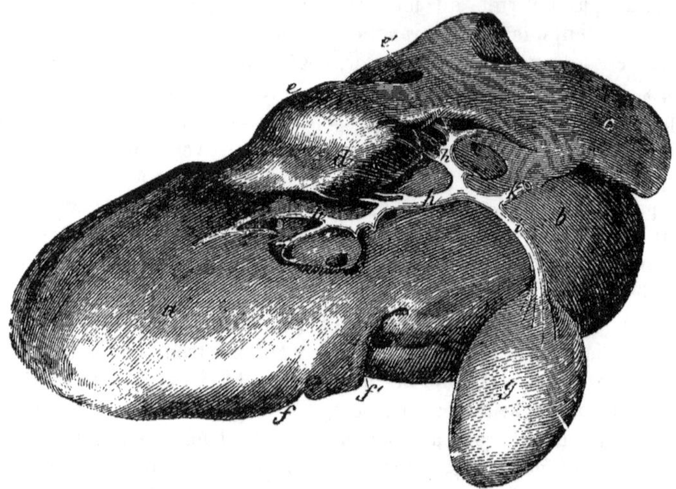

Fig. 154. — Foie d'un bœuf adulte (vu par sa face postérieure) (*).

une séreuse, une musculeuse, à fibres longitudinales et à fibres circulaires, et une muqueuse. Sa forme est celle d'une poire ; on lui reconnaît une base, une portion moyenne
ou corps et un col. La base ou la partie inférieure, arrondie, dépasse le bord infé-

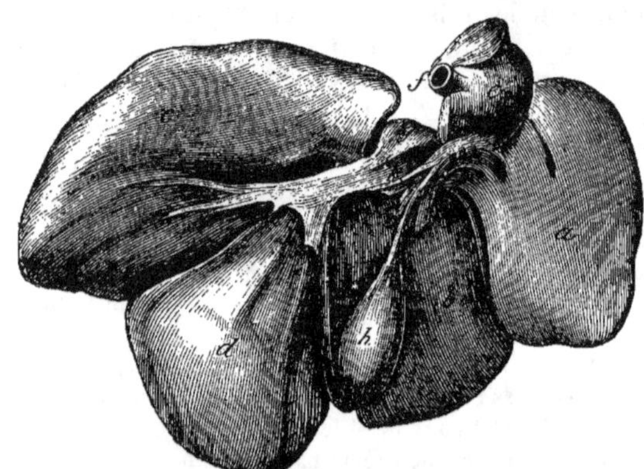

Fig. 155. — Foie du porc (face postérieure) (**).

rieur du foie et n'est pas logée par conséquent dans la fossette du lobe droit ; le corps,
libre en arrière, adhère en avant, au moyen de tissu cellulaire, au fond de la fossette ; le

(*) *a*. Lobe gauche. — *b*. Lobe droit. — *c*. Lobule de Spigel. — *d*. Lobule carré. — *e*. Bord supérieur.
— *e'*. Echancrure de la veine cave postérieure. - *f*. Bord inférieur. — *f'*. Echancrure de la fossette ombilicale. — *g*. Vésicule biliaire. — *h. h. h.* Canaux biliaires. — *i*. Canal cystique. — *k*. Canal cholédoque.

(**) *a*. Lobe droit externe. — *b*. Lobe droit interne. — *c*. Lobe gauche externe. — *d*. Lobe gauche
interne. — *e*. Lobule de Spigel. — *f*. Veine cave postérieure. — *g*. Lobule carré. — *h*. Vésicule biliaire.
— *i*. Canal cystique. — *k*. Canal cholédoque.

col ou la partie supérieure se rétrécit peu à peu et se continue par le *canal cystique*. Celui-ci va s'insérer à angle droit sur le *canal cholédoque*, qui reçoit les divers canaux hépatiques. Quelques petits conduits, cependant, vont déboucher directement dans la vésicule près du col, ce sont les *conduits hépato-cystiques*.

Les canaux hépatiques amènent la bile dans le canal cholédoque, qui la déverse par le canal cystique dans la vésicule où elle est tenue en réserve. Lors du travail de la diges·tion, la vésicule se contracte, la bile revient par le canal cystique dans le canal cholédoque et se trouve versée dans le duodénum. L'orifice du canal cholédoque dans l'intestin est à deux pieds environ du pylore et n'est pas commun avec le canal pancréatique. Quelquefois, par un long séjour dans la vésicule, la bile perd une partie de son eau, se concentre, devient plus consistante et plus foncée.

Chez le *mouton* et la *chèvre*, le canal cholédoque se confond avec le canal pancréatique avant d'arriver au duodénum.

Le foie du *porc* pèse un ou deux kilogrammes. Il est divisé en quatre lobes, droit externe et droit interne, gauche externe et gauche interne ; les lobes externes sont les plus grands. C'est sur le lobe droit externe qu'on trouve le lobule de Spigel, divisé lui-même en deux portions par une échancrure ; il présente un sillon profond dans lequel est reçue la veine cave postérieure. Le lobe droit interne offre en haut le lobule carré, assez petit, et en bas la fossette de la vésicule biliaire. Sur la face antérieure du foie les deux lobes médians paraissent soudés ; l'échancrure qui les sépare du côté de la face postérieure ne se retrouve pas en avant. Les ligaments sont analogues à ceux des ruminants. Les ca-

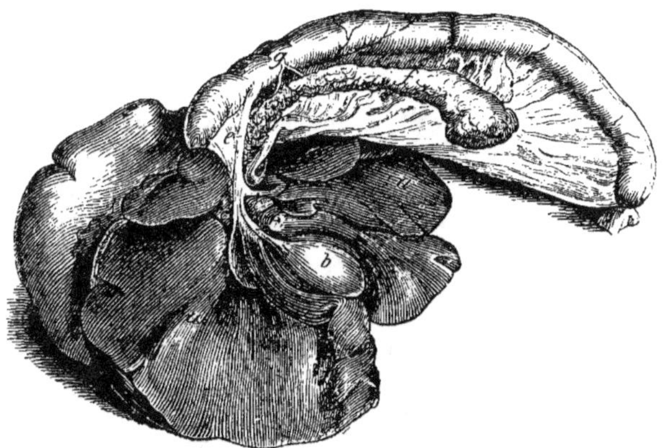

Fig. 156. — Estomac, foie, pancréas et duodénum du chien (*).

naux hépato-cystiques n'existent pas ; le canal cholédoque et le canal pancréatique débouchent isolément dans le duodénum.

Le foie des *carnassiers* se trouve divisé en sept ou neuf lobes par des échancrures plus ou moins profondes ; il n'a pas de ligament suspenseur ni de ligament falciforme ; la veine ombilicale suit le même trajet que chez les ruminants et le porc. La vésicule biliaire est logée à droite dans une dépression des lobes médians ; il n'y a pas de canaux hépato-cystiques, le canal cholédoque se confond avec le canal pancréatique avant de pénétrer dans le duodénum. Le foie d'un chien de grande race pèse de 500 grammes à 1 kilo-gramme ; celui d'un chat ne pèse que 150 à 200 grammes.

(*) *aa*. Foie. — *b*. Vésicule biliaire. — *cc*. Canaux biliaires. — *d*. Canal cystique. — *e*. Canal cholé-doque. — *f*. Pancréas. — *g*. Canal pancréatique.

VI. Pancréas (*Pancreas*) (*fig.* 157).

Le *pancréas* ou *glande salivaire abdominale* est une glande volumineuse, de forme triangulaire, d'un gris rougeâtre, granuleuse, du poids de 240 à 300 grammes, située au-dessous des piliers du diaphragme auxquels elle adhère au moyen de tissu cellulaire, en rapport avec la veine cave postérieure, les deux reins, le duodénum, le cœcum, le côlon et avec une portion du péritoine. Il présente trois *branches*, deux *faces* et deux *canaux excréteurs*.

La *branche gauche,* longue et étroite, s'étend de la partie moyenne, en arrière et en haut, jusqu'au rein gauche et au ventricule gauche de l'estomac. La *branche droite*, courte et épaisse, s'étend à droite, en arrière et en haut jusqu'au rein droit et au cœcum. La *branche inférieure* est large, épaisse et se porte en avant et en bas de la partie moyenne au duodénum avec lequel elle se trouve en rapport, en même temps qu'avec la courbure gastrique du côlon. Les deux premières branches comprennent entre elles une échancrure pour l'artère grande mésentérique. Au point de réunion des trois se trouve un orifice annulaire traversé par la veine porte.

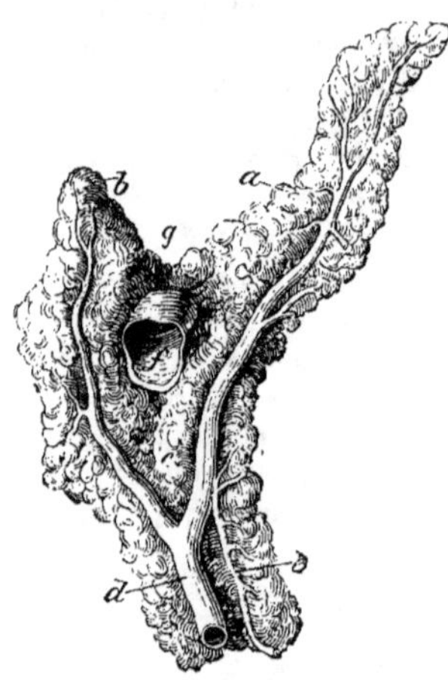
Fig. 157.— Le pancréas avec ses canaux excréteurs injectés et préparés (*).

La *face supérieure* du pancréas est en rapport dans presque toute son étendue avec les piliers du diaphragme et en partie tapissée par le péritoine; sa *face inférieure* est reliée par du tissu cellulaire à la base du cœcum et au côlon transverse supérieur.

Les fines ramifications des canaux excréteurs de la glande prennent naissance dans chacun des acini ; ils se réunissent en troncs de plus en plus gros et finissent par former deux canaux excréteurs. Le *grand canal pancréatique* (d) (*ductus pancreaticus major s. ductus Wirsungianus*), encore connu sous le nom de *canal de Wirsung*, résulte de l'abouchement des canaux des deux branches postérieures; il se confond avec le canal cholédoque et s'ouvre avec lui dans le duodénum. Le *petit canal pancréatique* (*ductus pancreaticus minor*) (e) naît du canal de la branche gauche, reçoit des ramifications de la branche antérieure, suit la même direction que le grand canal et pénètre isolément dans le duodénum, à l'opposé du premier et du canal cholédoque.

Des artères émanées du tronc cœliaque et de la grande mésentérique se divisent dans le pancréas et forment un réseau capillaire assez riche autour des vésicules glandulaires. Les veines se jettent dans la veine porte. Les nerfs viennent du plexus solaire. La fonction du pancréas est de sécréter un liquide analogue à la salive, désigné sous le nom de *suc pancréatique*, qui est versé dans le duodénum et qui réagit sur les aliments. Le suc pancréatique diffère de la

---

(*) a. Branche gauche. — b. Branche droite. — c. Branche inférieure. — d. Grand canal excréteur (de Wirsung). — e. Petit canal excréteur. — f. Veine porte coupée. — g. Echancrure pour l'artère mésaraïque antérieure.

salive en ce qu'il contient des corps gras en plus grande proportion. On admet qu'il transforme l'amidon en glucose (1).

Différences. — Chez le *bœuf*, le pancréas est de même forme, assez volumineux, et se trouve situé entre les lames du petit épiploon, en rapport avec le duodénum, le ventricule gauche du rumen et une partie de la rate. Il n'a qu'un canal excréteur qui perfore les parois du duonénum à trois pieds et demi du pylore.

Chez le *mouton* et la *chèvre*, le canal pancréatique est également simple, mais il se réunit avec le canal cholédoque avant de pénétrer dans l'intestin.

Chez le *porc*, le pancréas présente aussi trois lobes en rapport avec l'estomac, le duodénum, le foie et le rein gauche. Il n'a qu'un canal excréteur qui débouche dans le duodénum plus loin que le canal cholédoque.

Chez les *carnassiers*, le pancréas est très-allongé (*fig*. 156 *f* et *g*) ; son extrémité antérieure touche la petite courbure de l'estomac et le foie, tandis que la postérieure est en rapport avec la concavité du duodénum. Chez le chien, il y a deux canaux pancréatiques dont le premier s'unit au canal cholédoque et le second va s'ouvrir isolément dans le duodénum. Chez le chat, il n'y a qu'un seul canal pancréatique uni au canal cholédoque.

VII. Rate (Splen s Lien) (fig. 158).

La *rate* est une glande sans canal excréteur, située dans l'hypochondre gauche, entre l'estomac et le diaphragme, au-dessous du rein gauche. Sa forme est celle d'une faux, sa couleur est violette à l'état frais. Elle pèse de 1,000 à 1,500 grammes. On lui décrit deux *faces*, deux *bords* et deux *extrémités*.

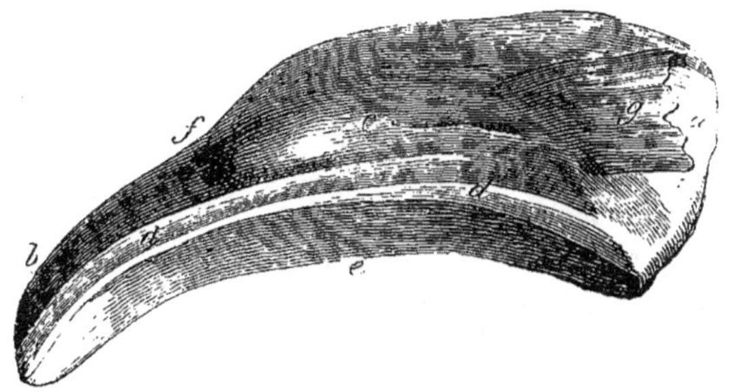

Fig. 158. — Rate (face interne) (*).

La *face externe* est convexe, lisse, libre et dirigée vers le diaphragme ; la *face interne*, légèrement excavée dans son milieu, un peu bombée vers le bord antérieur, présente une *scissure* (*hilus lienalis*) par laquelle pénètrent les vaisseaux et les nerfs et dans laquelle s'insère le ligament gastro-splénique. Les deux faces sont plus larges en haut qu'en bas.

Le *bord antérieur* est concave et tranchant ; le *bord postérieur* convexe et mince également. Ils présentent souvent des échancrures qui donnent à la rate un aspect lobulé.

L'*extrémité supérieure* est reliée par un *ligament suspenseur*, dit *ligament réno-*

---

(1) [D'après les recherches de M. Cl. Bernard, le suc pancréatique jouit de la propriété d'émulsionner les graisses et de les rendre absorbables.]

(*) *a*. Extrémité supérieure. — *b*. Extrémité inférieure. — *c*. Face interne. — *dd*. Scissure de la rate. — *e*. Bord antérieur. — *f*. Bord postérieur. — *g*. Ligament suspenseur.

splénique (*Lig. suspensorium lienis s. reno-lienale*), au rein gauche et présente deux angles, un antérieur et un postérieur ; l'*extrémité inférieure* se termine en pointe et reste libre.

Souvent il existe près de la rate, entre les lames de l'épiploon, de petits organes de même substance qu'elle et qu'on a désignés sous le nom de *rates succenturiées* (*lienes succenturiati*).

La structure de la rate est simple : elle présente une enveloppe séreuse, puis une tunique fibreuse propre (*tunica propria lienis*), composée de fibres de tissu conjonctif et d'une grande quantité de fibres élastiques. Kölliker dit avoir trouvé, chez l'âne, le porc, le chien et le chat, des fibres musculaires lisses dans cette seconde enveloppe ; au niveau de la scissure, dans les points où pénètrent les vaisseaux, la tunique fibreuse envoie des prolongements qui les enveloppent comme dans de véritables gaînes. De toute sa face interne partent un grand nombre d'autres prolongements plus fins : ce sont les *trabécules* de la rate (*trabeculæ lienis*), qui s'entre-croisent en tous sens, s'étendent d'une paroi à l'autre, d'une gaîne de vaisseau à une autre et forment ainsi un réseau cellulaire fibreux dont les mailles renferment les autres éléments de la rate. En malaxant un morceau de rate sous un filet d'eau, on le débarrasse de ces éléments sous forme d'une boue molle et l'on met la charpente fibreuse en évidence.

La *boue splénique* (*pulpa lienis*), qui forme l'élément essentiel du parenchyme de la rate, est une matière pulpeuse molle, d'un brun rouge. L'examen microscopique y fait découvrir : *a*, des granulations moléculaires ; *b*, des granulations à noyau (quelquefois celui-ci non encore développé), en grand nombre ; *c*, des cellules à une seule granulation ; *d*, des globules sanguins. On y trouve, en outre, les *vésicules de la rate*, dites *corpuscules de Malpighi* (*vesiculæ lienis s. corpuscula Malpighii*), qui ne manquent jamais chez les animaux domestiques et qui abondent surtout après la digestion où leur aspect blanchâtre les fait reconnaître facilement. Ce sont des vésicules closes, de petits corpuscules arrondis, ordinairement réunis en groupes, et dont chacun présente un petit prolongement qui le relie avec une artériole et avec la charpente fibreuse. Les parois de ces corpuscules sont amorphes ; ils renferment un liquide grisâtre albumineux, avec des cellules et des noyaux libres.

La rate reçoit son sang de l'artère splénique, branche du tronc cœliaque, vaisseau d'un grand calibre relativement aux dimensions du viscère. Ses dernières ramifications entourent les corpuscules de Malpighi et flottent dans la boue splénique. La veine splénique, également très-volumineuse, se jette dans la veine porte. Les vaisseaux lymphatiques, très-nombreux, sont en rapport avec ceux de l'estomac et du foie. Les nerfs émanent du plexus splénique, dépendance du plexus solaire.

La fonction de la rate n'est pas encore bien connue. On l'a considérée, à cause de la grande quantité de sang qu'elle renferme, comme une glande vasculaire sanguine, un diverticulum de la veine porte. D'autres la regardent comme une glande lymphatique chargée de modifier la composition du sang et plus particulièrement de détruire les globules. Ce qui est sûr, c'est qu'on peut extirper la rate sans que l'économie en souffre sensiblement ; tout au plus constate-t-on une augmentation de volume des ganglions mésentériques.

Différences. La rate des *ruminants* est située à l'extrémité antérieure du ventricule gauche du rumen auquel elle adhère. Elle est relativement petite, aplatie, allongée, de même largeur dans toute son étendue ; ses bords sont tranchants et ses extrémités arrondies. La rate du bœuf pèse de 750 à 1000 grammes, celle du mouton 60 grammes.

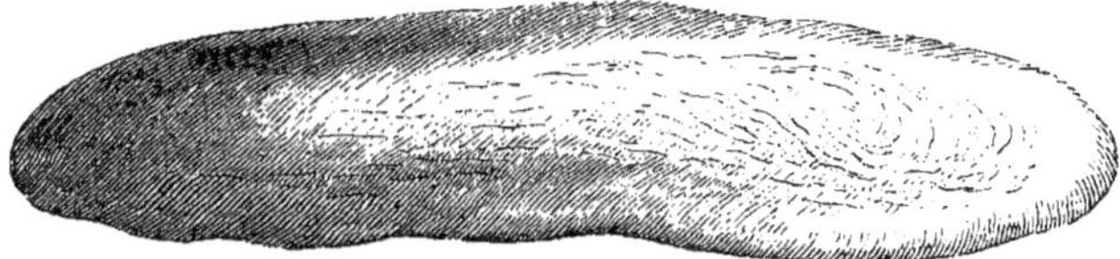

Fig. 159. — Rate d'un bœuf adulte.

La rate du *porc* est longue ; son extrémité inférieure, rétrécie, lui donne la forme d'une langue ; elle est fixée à l'estomac de la même manière que celle du cheval.

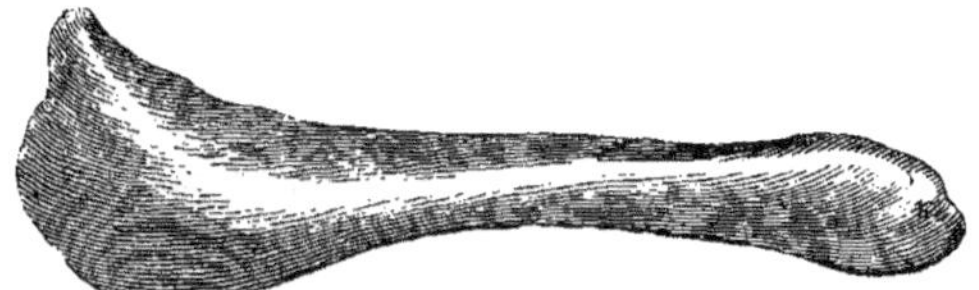

Fig. 160. — Rate d'un chien.

La rate des *carnassiers* (*fig.* 160) se trouve dans le flanc gauche ; son extrémité antérieure est plus large que la postérieure ; la rate du chien pèse de 15 à 50 grammes.

II. Organes de la respiration (*Organa respirationis*).

[Lorsque le sang a servi à la nutrition dans les différents organes, il a besoin de se débarrasser de certains principes inutiles ou nuisibles (acide carbonique, azote, vapeur d'eau) au contact de l'air, et d'emprunter à ce fluide l'élément revivifiant, l'oxygène. Cet échange est le résultat de la fonction de respiration.] C'est dans le *poumon* qu'a lieu le contact, et l'air y est amené par la *trachée* et les *bronches*, après avoir passé dans les *fosses nasales*, le *pharynx* et le *larynx*. Le poumon, les bronches, la trachée, le larynx, le pharynx et les fosses nasales sont donc les organes essentiels de la respiration. Les fosses nasales sont de plus le siége du sens de l'odorat ; le larynx sert encore comme organe de phonation, et le pharynx est un vestibule commun aux voies digestives et aux voies respiratoires. Ce dernier, nous l'avons déjà étudié. Le poumon est logé dans une cage à parois mobiles, connue sous le nom de thorax ou cavité thoracique.

Nous prendrons successivement les organes de la respiration dans la tête, au cou et au thorax.

A. ORGANES DE LA RESPIRATION SITUÉS DANS LA TÊTE.

Ce sont les cavités nasales et les sinus.

1. Cavités nasales (*cavitates narium*).

Préparation. — On prend une bonne idée de la disposition des cavités nasales en examinant une coupe transversale de la tête pratiquée en avant ou en arrière de la troisième molaire ; et on les étudie très-bien en détail sur une coupe longitudinale passant près du plan médian.

Les cavités nasales, ou fosses nasales osseuses, sont formées par les petits et les grands sus-maxillaires, les sus-nasaux, les palatins, l'ethmoïde et les cornets. Elles sont au nombre de deux, séparées sur la ligne médiane par la lame verticale de l'ethmoïde, le vomer et la cloison cartilagineuse du nez.

La *cloison cartilagineuse du nez* (*cartilago septi narium*) est une lame cartilagineuse impaire, située verticalement dans le plan médian de la tête, entre les sus-nasaux, les grands et les petits sus-maxillaires. On lui reconnaît deux *extrémités*, deux *bords* et deux *faces*.

L'*extrémité supérieure*, la plus large, fait suite à la lame perpendiculaire de l'ethmoïde ; elle est souvent ossifiée chez les chevaux âgés. L'*extrémité inférieure*, plus étroite, donne insertion aux cartilages des ailes du nez. Le *bord antérieur* suit la crête des sus-nasaux ; le *postérieur* est reçu dans la gouttière du vomer. Les *deux faces* sont lisses, unies et tapissées par la membrane pituitaire.

Différences. — Chez les *ruminants* et le *porc*, la cloison nasale présente à son extrémité inférieure deux prolongements qui forment voûte jusqu'aux apophyses nasales des petits sus-maxillaires.

Chez les *carnassiers*, elle se prolonge également de chaque côté et remplace ainsi les cartilages des naseaux.

Chaque fosse nasale présente à étudier une *ouverture antérieure*, une *ouverture postérieure* et l'espace compris entre les deux.

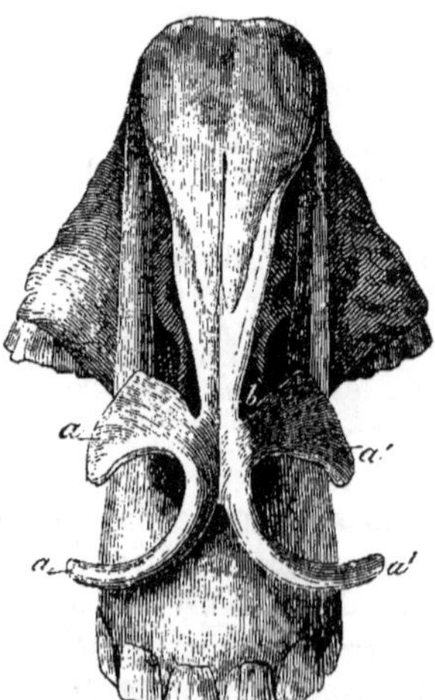

a. L'*ouverture antérieure* ou *inférieure* (*apertura nasi inferior*), mieux connue sous le nom de *naseau*, a pour base le cartilage du nez, recouvert et complété par la peau. Les deux naseaux, l'un droit, l'autre gauche, se trouvent au-dessus de la lèvre supérieure, de chaque côté du plan médian.

Ils présentent deux lèvres ou *ailes du nez*, distinguées en *interne* et *externe*, deux *angles* et deux *faces*. L'*aile externe*, arrondie et concave, est flexible et molle, car elle ne renferme qu'une petite partie de l'extrémité inférieure du cartilage du nez ; l'*aile interne* est convexe et ferme, elle contient du cartilage dans toute sa longueur. Des *deux angles* ou commissures, formés par l'union des ailes, l'*inférieur* est plus obtus que le *supérieur*. La *face externe*, convexe, est recouverte d'une peau mince, fine et peu velue ; à la *face interne*, elle est encore plus fine, pourvue de quelques rares poils assez longs, et elle se continue par la membrane pituitaire.

Fig. 161. — Extrémité inférieure de la mâchoire supérieure avec les cartilages du nez (vue de devant) (*).

Dans l'angle compris entre l'apophyse nasale du petit sus-maxillaire et l'extré-

(*) *aa*. Cartilage du naseau droit. — *a'a'*. Cartilage du naseau gauche. — *b*. Extrémité inférieure de la cloison nasale.

mité inférieure du sus-nasal, la peau forme un repli en cul-de-sac connu sous le nom de *fausse narine* ou de *trompe nasale*, seulement chez les solipèdes. La peau de la fausse narine est fine, non velue, pourvue d'un grand nombre de follicules muqueux, ordinairement de couleur noire. Sur la ligne d'union de la peau et de la muqueuse, on trouve, un peu en arrière de la commissure inférieure, un trou qui semble percé à l'emporte-pièce et qui représente l'orifice du conduit lacrymal (1).

Les *cartilages du nez* (*cartilagines alares*) sont pairs et fixés à l'extrémité inférieure de la cloison nasale; ils forment la base des ailes du nez. Chacun d'eux présente une extrémité supérieure et une inférieure. L'*extrémité supérieure* est une lame cartilagineuse large et triangulaire, comprise dans le repli de la peau de l'aile interne du nez, unie à celle du côté opposé par du tissu cellulaire. La face supérieure des deux lames est recouverte par le muscle transverse du nez. L'*extrémité inférieure*, longue et étroite, part de l'angle interne de la lame triangulaire et décrit une courbe en bas et en dehors jusqu'à la commissure inférieure où elle se termine en pointe mousse. Les deux cartilages sont adossés l'un à l'autre de manière à représenter un x.

Différences. — Chez les *ruminants*, l'extrémité supérieure de l'aile du nez n'est pas horizontale, l'inférieure se divise en deux branches. Les cartilages ne ressemblent pas à un x.

Chez le *porc*, les cartilages du nez sont deux larges lames qui partent de l'os du groin, se dirigent en dehors et en bas et se continuent avec les appendices cartilagineux des cornets inférieurs.

Chez les *carnassiers*, ils sont remplacés par deux prolongements de la cloison nasale, qui, comme chez le porc, se continuent avec les cartilages des cornets inférieurs.

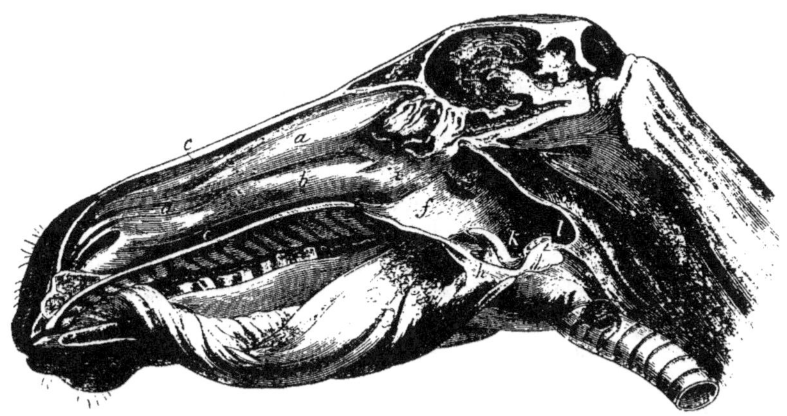

Fig. 162. — Coupe longitudinale de la tête. La cloison nasale est enlevée; on voit la cavité nasale ainsi que le pharynx *.

b. Les *ouvertures postérieures des fosses nasales* (*apertura nasi superior s. choana narium*) sont à la partie supérieure des cavités nasales, dans le pharynx, sépa-

(1) [Cet orifice se trouve sur l'aile externe du nez, chez l'âne et le mulet.]

* *a.* Cornet antérieur du nez. — *b.* Cornet postérieur du nez. — *c.* Méat antérieur. — *d.* Méat moyen. — *e.* Méat postérieur. — *f.* Le pharynx ouvert. — *g.* Orifice de la trompe d'Eustache. — *h.* Orifice buccal. — *i.* Ouverture nasale postérieure. — *k.* Orifice du larynx. — *l.* Orifice de l'œsophage.

rées l'une de l'autre par le vomer, limitées chacune en dehors par le palatin et le sphénoïde.

La *portion moyenne des cavités nasales*, ou *fosse nasale proprement dite*, offre à

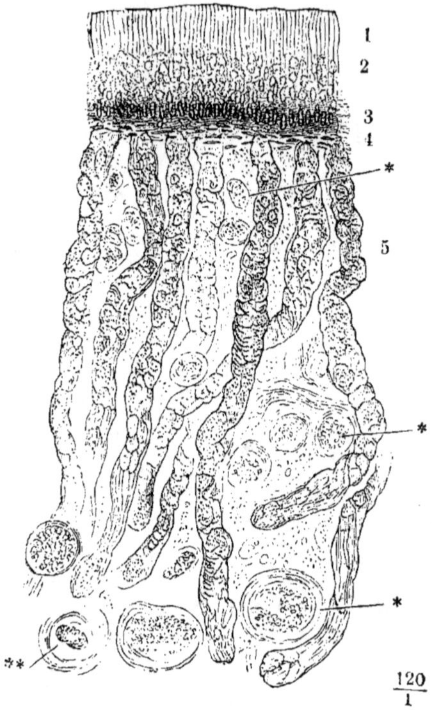

Fig. 162 (²). — Section à travers la membrane olfactive du mouton.

considérer *quatre parois* : la *supérieure*, formée par le sus-nasal ; l'*inférieure* ou *postérieure* par le palatin, le grand et le petit sus-maxillaire ; l'*interne* par le vomer et la cloison nasale ; l'*externe* par les sus-maxillaires et les cornets. La paroi externe, seule intéressante, présente trois gouttières séparées par les cornets et connues sous le nom de *méats* (*meatus narium*) ; on les divise en méats *antérieur, moyen* et *postérieur*, ou bien *supérieur, moyen* et *inférieur*, suivant la position que l'on donne à la tête.

Le *méat antérieur* (*meatus narium anterior*), long et étroit, étendu depuis le naseau jusqu'aux cellules ethmoïdales, est compris entre le sus-nasal et le cornet antérieur.

Le *méat moyen* (meatus narium medius) sépare les deux cornets et se trouve limité en dehors par le grand sus-maxillaire ; il communique avec les cellules

(²) 1. Couche transparente de l'épithélium, répondant aux portions prismatiques des cellules cylindriques. — 2. Couche granuleuse. — 3. Couche profonde de cellules allongées, perpendiculaires à la surface de la muqueuse. — 4. Chorion muqueux, avec noyaux en bâtonnet. — 5. Glandes en cœcum. — * Sections nerveuses. — ** Section d'une artère.

ethmoïdales, avec le sinus maxillaire par une ouverture allongée, puis avec le sinus frontal et le sinus sphénoïdal.

Le *méat postérieur* (meatus narium posterior), le plus vaste, compris entre le

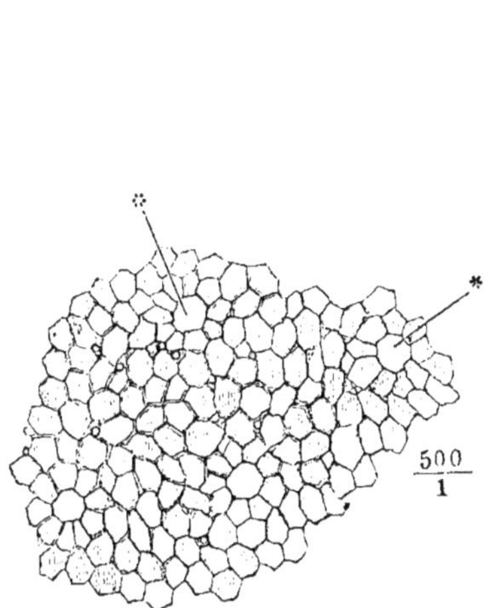

Fig. 162 (3). — Épithélium de la membrane olfactive du mouton, vue par sa face libre (*).

Fig. 162 (4). — Éléments qui composent l'épithélium de la membrane olfactive du veau traitée par une solution étendue d'acide chromique (**).

cornet postérieur, le vomer, les deux sus-maxillaires et le palatin, est immédiatement au-dessus du plancher de la fosse nasale et conduit à l'ouverture pharyngienne.

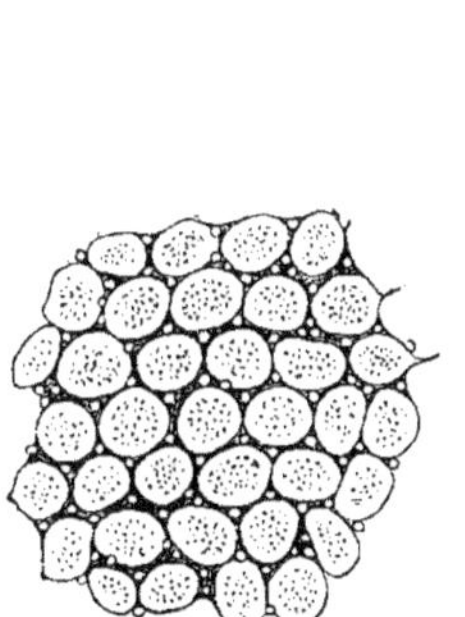
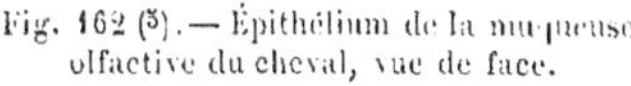
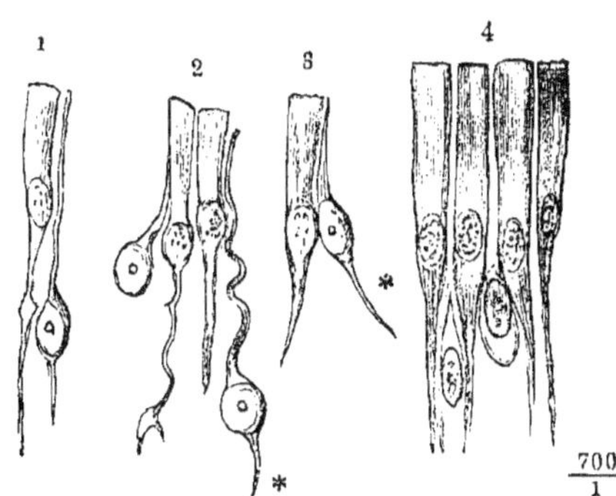

Fig. 162 (5). — Épithélium de la muqueuse olfactive du cheval, vue de face.

Fig. 162 (6). — Éléments qui composent l'épithélium de la membrane olfactive du veau, isolés au moyen d'une solution de potasse (***).

Le cornet postérieur présente à son extrémité inférieure un prolongement en forme d'S, qui se continue avec la partie supérieure de l'aile interne du nez.

(*) * Ouvertures des glandes.
(**) * Gouttelette d'albumine.
(***) 1, 2, 3, 4. Diverses formes des cellules olfactives, accompagnées de cellulles épithéliales.

Les fosses nasales sont tapissées par une muqueuse riche en vaisseaux et en filets nerveux qui, d'une part, fait suite à la peau, à l'entrée des naseaux, et, d'autre part, se continue avec la muqueuse pharyngienne ; on lui donne les noms de membrane *pituitaire*, membrane de Schneider, *muqueuse olfactive (membrana pituitaria narium s. Schneideriana)* ; elle est de couleur rosée ; le périoste lui adhère intimement. C'est dans son épaisseur que se divise le nerf olfactif. On la voit se prolonger par le méat supérieur dans les cellules ethmoïdales, par les ouvertures du méat moyen dans les sinus et par l'orifice du conduit lacrymal dans ce canal. Sur le plancher des fosses nasales, tout à fait en avant et près de la cloison du nez, on découvre sous la pituitaire une petite pièce cartilagineuse assez

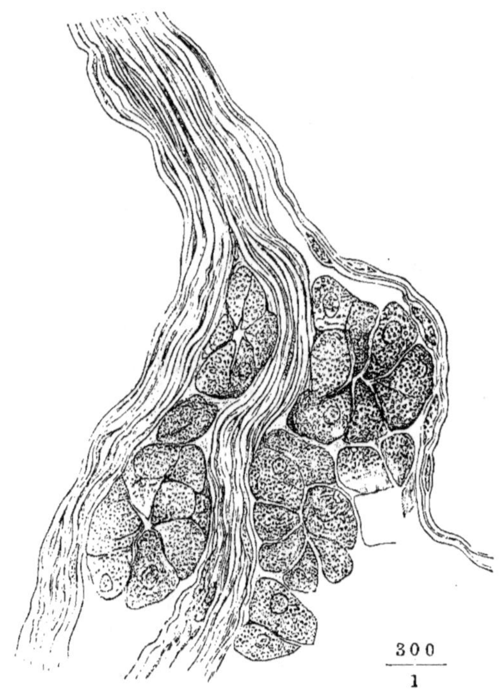

Fig. 162 (7). — Section horizontale de la membrane olfactive du mouton (*).

mince, renfermant un canal connu sous le nom de *canal de Jacobson* et dans lequel arrivent des filaments libres de la première et de la cinquième paire encéphalique.

Les artères de la pituitaire viennent des nasales supérieures, des ophthalmiques et des palatines ; les veines forment dans l'épaisseur de la muqueuse un réseau capillaire considérable, une sorte de tissu érectile. Les lymphatiques se rendent dans les ganglions pharyngiens et dans les ganglions cervicaux supé-

(*) Faisceaux nerveux et section transversale des glandes.

rieurs. Les nerfs émanent du nerf olfactif ainsi que des nerfs nasal et palatin, branches de la cinquième paire.

Les fosses nasales livrent passage à l'air atmosphérique dans l'inspiration et l'expiration. Tous les animaux domestiques, sauf les solipèdes, qui ont le voile du palais trop long, peuvent respirer aussi bien par la bouche que par le nez.

Différences. — Chez les *ruminants*, la peau de la face externe des naseaux est dépourvue de poils et toujours humide, comme le mufle qu'elle continue ; les ailes du nez n'ont pas la mobilité de celles du cheval. Il existe au-dessous du canal de Jacobson un second conduit, connu sous le nom de canal de Stenson.

Chez le *porc*, les deux naseaux se trouvent à la partie inférieure du groin *(rostrum suis)* ; l'os du groin et deux lames cartilagineuses leur servent de base : ils sont petits et arrondis. Les fosses nasales sont longues, mais étroites ; elles présentent le canal de Jacobson ainsi qu'un canal de Stenson.

Chez les *carnassiers*, les cavités nasales sont moins spacieuses, mais la pituitaire a une plus grande surface à cause des nombreuses volutes qui forment les cornets ; de cela sans doute dépend la finesse de leur odorat. Le canal de Jacobson et le canal de Stenson se font suite également.

2. *Des sinus (Sinus narium).*

Chaque fosse nasale est en communication avec plusieurs cavités anfractueuses creusées dans les os de la tête et connues sous le nom de *sinus*. Ce sont : le *sinus maxillaire*, le *sinus frontal*, le *sinus palatin* et le *sinus sphénoïdal*.

a. Le *sinus maxillaire (sinus maxillaris s. antrum Hyghmori)*, le plus grand de tous, se trouve sur le côté de la fosse nasale, dans l'épaisseur du grand susmaxillaire, du zygomatique, du lacrymal et du cornet supérieur. De ses parois se détachent de petites lamelles osseuses saillantes, qui cloisonnent incomplétement sa cavité. Une lame plus grande [toujours imperforée, ainsi que l'a démontré M. Goubaux], les divise en deux compartiments dont l'inférieur, le plus petit, est compris entièrement dans le grand sus-maxillaire. Le compartiment supérieur communique, d'une part, avec les cavités nasales par une fente étroite de forme semi-lunaire, au niveau du méat moyen, d'autre part, avec le sinus frontal et le sinus palatin. Les deux compartiments sont eux-mêmes divisés en deux parties, l'une interne, l'autre externe, par le conduit susmaxillo-dentaire, qui renferme le canal lacrymal. La partie externe présente, dans le compartiment inférieur, la saillie des trois dernières molaires, saillie qui diminue avec l'âge, de sorte que le sinus est plus grand chez un animal âgé que chez un jeune.

Différences. — Les *carnassiers* n'ont pas de sinus maxillaire.

b. Le *sinus frontal (sinus frontalis)*, situé au-dessus du sinus maxillaire, moins grand que lui, est creusé au milieu du frontal, du sus-nasal, de l'ethmoïde et de la portion supérieure du cornet antérieur. Il présente également deux compartiments, l'un supérieur, l'autre inférieur, divisés eux-mêmes par de nombreuses cloisons. Il est séparé de celui du côté opposé par une lame osseuse médiane, épaisse et complète. Un orifice assez grand fait communiquer le compartiment inférieur avec le sinus maxillaire.

Différences. — Chez les *ruminants*, les sinus frontaux sont bien plus vastes, car ils se prolongent en haut jusque dans les chevilles osseuses qui soutiennent les cornes et dans l'occipital.

Chez le *porc*, même disposition que chez les ruminants, sauf les prolongements dans les chevilles osseuses.

Chez les *carnassiers*, les sinus frontaux ressemblent à ceux du cheval, mais, comme les sinus maxillaires font défaut, ils communiquent directement avec les fosses nasales.

c. Le *sinus palatin* (*sinus palatinus*), très-anfractueux, se trouve dans l'épaisseur du palatin, du vomer et de l'ethmoïde et communique, en bas, avec le sinus maxillaire, en haut, avec le sinus sphénoïdal.

Différences. — Chez le *porc*, il est très-petit; chez les *carnassiers*, il manque complétement.

d. Le *sinus sphénoïdal* (*sinus sphenoïdalis*) est creusé dans le corps du sphénoïde; c'est une cavité petite et irrégulière, divisée en plusieurs parties par des cloisons incomplètes. Les deux sinus sphénoïdaux sont séparés l'un de l'autre par une lame verticale, souvent déviée à droite ou à gauche.

Différences. — Chez les *carnassiers*, qui n'ont pas de sinus maxillaire et palatin, le sinus sphénoïdal communique en bas avec les fosses nasales.

Les sinus sont donc au nombre de quatre de chaque côté. Une membrane muqueuse les tapisse intérieurement, elle fait suite à la pituitaire et elle adhère intimement au périoste. Cette muqueuse, très-fine, de couleur tendre, ne présente point de follicules, reçoit peu de vaisseaux sanguins et sécrète un liquide aqueux, ressemblant en cela à une membrane séreuse.

Les sinus allégent beaucoup la tête, surtout chez le cheval, sans changer sa forme et sans diminuer son ampleur. Ils paraissent également servir comme réservoirs d'air chaud.

B. Organes de la respiration situés dans la région du cou.

Ce sont le *larynx* et la *trachée*, auxquels nous ajoutons la *glande thyroïde*, à cause de ses rapports intimes avec le conduit aérien. Le larynx fait suite au pharynx et se continue par la trachée et les bronches.

1. *Larynx* (*Larynx*) (*fig.* 163 *c*.)

Le *larynx* est une portion du tube aérien et un organe de phonation, situé entre les deux branches de l'hyoïde, derrière le voile du palais et la base de la langue, en avant de l'infundibulum œsophagien. Sa charpente se compose de plusieurs pièces cartilagineuses mobiles les unes sur les autres et reliées par des ligaments. Elles sont au nombre de cinq, à savoir : le *cartilage thyroïde*, le *cartilage cricoïde*, les *deux cartilages aryténoïdes* et l'*épiglotte*.

a. Le *cartilage thyroïde* (*cartilago thyreoidea*) (*fig.* 164) est formé de deux lames ou ailes symétriques, qui ont la forme d'un parallélogramme allongé et se confondent par leurs extrémités antérieures ; elles constituent les parois latérales du larynx et présentent deux *faces*, quatre *bords* et quatre *angles*.

La *face externe*, convexe, donne attache par sa partie supérieure au muscle hyo-thyroïdien, et par sa partie inférieure, plus petite, au thyro-pharyngien [et au sterno-thyroïdien]; près de l'angle supérieur et postérieur, on voit un trou ovale, qui donne passage au nerf laryngé supérieur. La *face interne*, légèrement concave, donne insertion aux deux portions du muscle thyro-aryténoïdien.

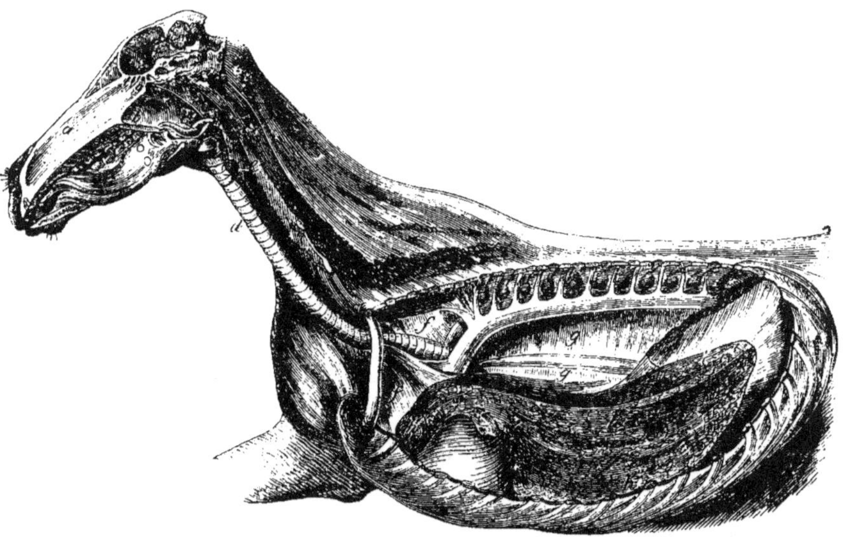

Fig. 163. — Aperçu d'ensemble des organes de la respiration (*).

Le *bord supérieur* est relié au corps de l'hyoïde par la membrane hyo-thyroïdienne et à l'épiglotte par le ligament thyro-épiglottique. Le *bord inférieur* est au-dessus du cartilage cricoïde; le muscle crico-thyroïdien s'y attache. Le *bord antérieur* forme avec celui de l'autre aile un triangle à sommet supérieur, occupé par la membrane crico-thyroïdienne; le *bord postérieur* est libre, légèrement oblique en arrière et en bas.

L'*angle supérieur et antérieur* est confondu sur la ligne médiane avec celui de l'autre aile et forme une saillie ronde, connue, dans l'espèce humaine, sous le nom de *pomme d'Adam* (*pomum Adami*) ou de *corps du thyroïde*. L'*angle supérieur et postérieur* présente un appendice cartilagineux qui s'unit avec la pointe de la fourche hyoïdienne. L'*angle inférieur et antérieur* est obtus et donne insertion à la membrane crico-thyroïdienne. L'*angle inférieur et postérieur* se termine en pointe mousse et présente une petite surface articulaire qui répond au cartilage cricoïde. Le cartilage thyroïde s'ossifie facilement.

b. Le *cartilage cricoïde* (*cartilago cricoidea*) (*fig.* 163), situé au-dessous du thyroïde et des aryténoïdes, au-dessus du premier cerceau de la trachée, forme la paroi postérieure et l'extrémité inférieure du larynx. Sa forme est celle d'une bague munie de son *chaton*.

Le *chaton* est une forte pièce cartilagineuse à peu près carrée qui ferme en arrière le larynx, et offre à considérer deux *faces* et quatre *bords*. La *face externe* présente une crête médiane et, de chaque côté, de légères fossettes où s'insèrent les muscles crico-aryténoïdiens postérieurs ; la *face interne* est légèrement con-

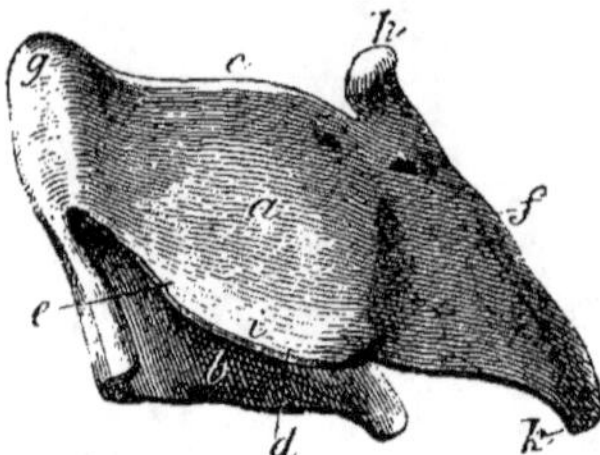

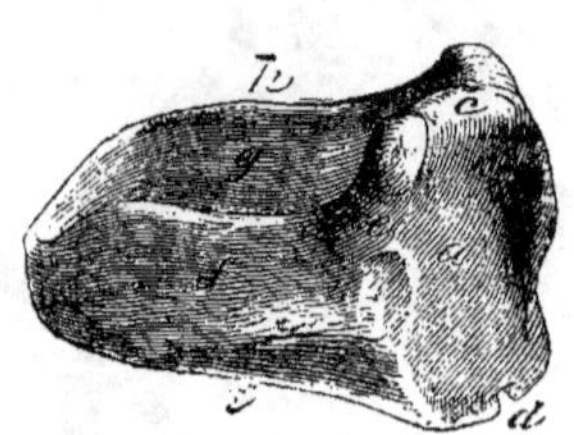

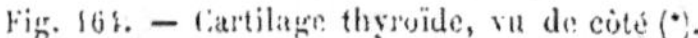

Fig. 164. — Cartilage thyroïde, vu de côté (*).   Fig. 165. — Cartilage cricoïde, vu de côté (**).

cave, lisse, et tapissée par la muqueuse laryngienne. Le *bord supérieur* est épais et présente à ses deux extrémités de petites surfaces articulaires, légèrement convexes, qui répondent aux cartilages aryténoïdes. Le *bord inférieur*, oblique des deux côtés, est creusé en son milieu d'une petite échancrure quelquefois double. Les *bords latéraux* se confondent avec l'anneau et présentent chacun une petite facette diarthrodiale, qui s'articule avec l'angle inférieur et postérieur du thyroïde.

La *circonférence*, ou l'*anneau*, est placée horizontalement en avant du chaton. On lui décrit deux *faces* et deux *bords*. La *face externe*, excavée en gouttière près du chaton, donne insertion aux muscles crico-thyroï-diens ; la *face interne* est unie et tapissée par la muqueuse laryngienne. Le *bord supérieur*, excavé en son milieu, est réuni au thyroïde par la membrane crico-thyroïdienne ; le *bord inférieur* est droit et donne attache au ligament trachéo-cricoïdien.

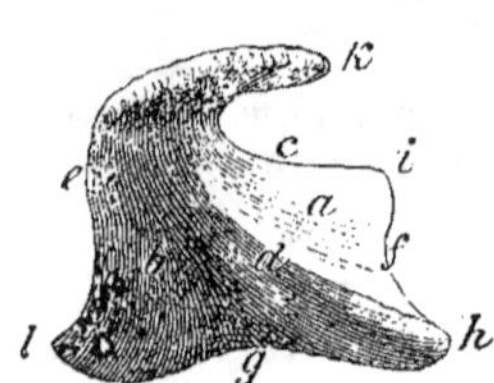

Fig. 166. — Le cartilage aryté-noïde gauche (vu de dehors et d'en haut) (***).

c. Les *cartilages aryténoïdes* ou *pyramidaux* (*cartilagines arytænoideæ*) (*fig.* 166) sont les plus petits ; ils surmontent le chaton du cricoïde et se trouvent entre les deux ailes du thyroïde.

On reconnaît à chacun d'eux trois *faces*, cinq *bords* et quatre *angles*.

La *face supérieure*, légèrement excavée, est recouverte par le muscle aryténoïdien et la portion supérieure du thyro-aryténoïdien ; la *face externe* est plus large que la précédente et séparée d'elle par une arête fortement saillante qui donne insertion à la portion inférieure du muscle thyro-aryténoïdien ainsi qu'à

l'aryténoïdien ; la *face interne* est lisse et tapissée par la muqueuse laryngienne.

Le *bord interne*, concave, est en regard du même bord du cartilage opposé. Le
bord externe est représenté par l'arête déjà signalée. Le *bord antérieur* s'étend de
l'angle antéro-supérieur à l'angle antéro-inférieur ; sa partie supérieure est
libre et recouverte par la muqueuse, sa partie inférieure, au contraire, est reliée par la muqueuse au cartilage thyroïde et à l'épiglotte. Le *bord postérieur*,
compris entre les angles interne et externe, légèrement concave, suit le bord
supérieur du chaton du cricoïde. Le *bord inférieur*, étendu de l'angle externe à
l'angle antéro-inférieur est relié par la muqueuse à la face interne des cartilages cricoïde et thyroïde.

L'*angle externe* se trouve à l'union du bord postérieur et de l'inférieur ; il
présente une petite surface diarthrodiale, qui s'articule avec le chaton du cricoïde, et il se continue en haut avec l'arête. L'*angle interne* est près de celui du
cartilage opposé. L'*angle antéro-supérieur*, le plus épais, fortement incurvé en
arrière, concourt à circonscrire la glotte. L'*angle antéro-inférieur*, situé entre le bord antérieur et l'inférieur, est relié par la muqueuse à la face interne du
cricoïde et donne insertion au ligament de la glotte.

dd. L'*épiglotte* (*epiglottis*) (*fig.* 167) est une lame cartilagineuse molle, poreuse, triangulaire, située en
avant des aryténoïdes, au-dessus du corps du thyroïde ;
on lui décrit une *base*, un *sommet*, deux *faces* et deux
bords.

La *base*, ou la partie inférieure, la plus large, repose
sur la partie moyenne du bord supérieur du cartilage
thyroïde ; elle envoie de chaque côté un prolongement allongé et étroit vers les aryténoïdes, c'est le

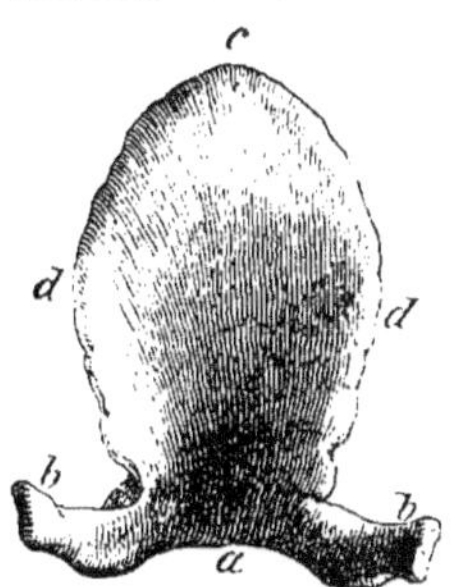

Fig. 167. — L'épiglotte, vue de
derrière (*).

cartilage cunéiforme. Le *sommet* est incurvé en avant et en haut ; il correspond
à la partie antérieure, supérieure et libre de l'épiglotte. La *face antérieure* est
convexe d'un côté à l'autre et concave de haut en bas ; elle donne insertion au
muscle hyo-épiglottique et au ligament de même nom ; elle est tapissée par la
muqueuse du pharynx. La *face postérieure* est libre, convexe de haut en bas,
concave d'un côté à l'autre. Les *deux bords latéraux* sont arrondis, convexes et
irréguliers et s'étendent de la base au sommet, où ils se rencontrent.

Différences. — Chez les *ruminants*, le cartilage thyroïde ne présente pas d'excavation entre les deux ailes, il est formé d'une seule pièce. Sa face interne est creusée sur
la ligne médiane, près du bord inférieur, d'une petite fossette à laquelle correspond, sur
la face externe, une tubérosité arrondie et fortement saillante. Le bord supérieur est
échancré en son milieu, le bord inférieur est uni et un peu excavé seulement sur la ligne médiane, les bords postérieurs ne présentent rien de particulier. Les appendices qui
s'articulent avec la fourche de l'hyoïde font défaut ; les angles inférieurs présentent des
prolongements étroits, recourbés en bas et en avant. Le bord inférieur du chaton du
cricoïde ne présente pas d'échancrure, pas plus que le bord supérieur de l'anneau. Les
angles antéro-supérieurs des cartilages aryténoïdes sont plus courts et plus larges. L'épiglotte est plus épaisse et moins étendue.

(*) *a.* Base. — *bb.* Cartilages cunéiformes. — *c.* Sommet. — *dd.* Bords latéraux.

Chez le *porc*, le cartilage thyroïde n'est formé que d'une pièce également, et il diffère de celui des bêtes bovines en ce que sa face externe, au lieu d'une tubérosité, présente une crête médiane et que le bord inférieur offre une petite saillie pointue.

L'anneau du cartilage cricoïde semble étiré en arrière et en bas; son bord supérieur est échancré au milieu, convexe sur les côtés ; son bord inférieur est fortement proéminent sur la ligne médiane et s'articule avec une ou deux petites lames cartilagineuses que l'on a décrites quelquefois, mais à tort, comme des cartilages propres du larynx.

Les angles antéro-supérieurs des aryténoïdes sont soudés à une petite pièce cartilagineuse impaire qui les prolonge ; leur face externe présente une arête; enfin les angles internes sont séparés par un petit cartilage pisiforme impair, dit cartilage interarticulaire (*cartilago interarticularis*). La base de l'épiglotte n'est reliée au cartilage thyroïde que par la muqueuse ; les cartilages cunéiformes sont si courts qu'ils paraissent manquer ; son sommet est obtus et arrondi, de sorte que les deux bords n'en forment qu'un demi-circulaire.

Chez les *carnivores*, le cartilage thyroïde ressemble à celui du cheval, sauf que les angles postéro-inférieurs sont plus épais en proportion et pourvus d'une arête. Les cartilages cricoïde et aryténoïdes ne présentent non plus rien de particulier. Les cartilages cunéiformes ne partent pas de la base de l'épiglotte, ce sont des pièces isolées qui sont enveloppées par la muqueuse et logées entre l'épiglotte et les aryténoïdes. Il y a, comme chez le porc, un cartilage interarticulaire entre les deux aryténoïdes.

Un certain nombre de *ligaments* unissent les cartilages du larynx entre eux ainsi qu'avec l'hyoïde et la trachée.

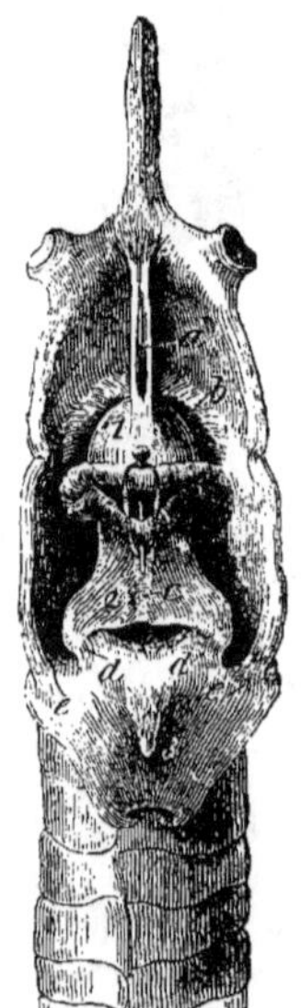

Fig. 168.— Larynx avec le corps de l'hyoïde et le commencement de la trachée (vu de derrière) (*).

a. Le *ligament hyo-épiglottique* (*ligamentum hyo-epiglotticum*) (*fig.* 168 *a*), formé de fibres jaunes élastiques étendues du corps de l'hyoïde à la face antérieure de l'épiglotte, est recouvert par le muscle hyo-épiglottique et ordinairement enveloppé de tissu adipeux.

b. Le *ligament thyro-épiglottique* (*lig. thyreo-epiglotticum*) (*fig.* 168), formé également de fibres élastiques, plus large que le précédent, va du bord supérieur des deux lames thyroïdiennes à la base de l'épiglotte.

Différences. — Il manque chez le *porc*.

c. Le *ligament hyo-thyroïdien médian* [ou *membrane hyo-thyroïdienne*] (*lig. hyo-thyreoideum medium*) (*fig.* 169 *a*) est une lame élastique assez large, plus longue en son milieu que sur ses côtés, insérée, d'une part, au corps et à la la fourche de l'hyoïde, d'autre part, au bord supérieur des deux ailes du thyroïde.

dd. Les *ligaments hyo-thyroïdiens latéraux* (*lig. hyo-thyreoideum laterale*) (*fig.* 169 *a'*), entourent les articulations de la fourche hyoïdienne et du cartilage thyroïde.

Différences. — Ils manquent chez le *porc*.

ee. Le *ligament crico-thyroïdien latéral* (*lig. crico-thyreoid. laterale*) (*fig.* 168 *ee*) est une membrane capsulaire dont la couche externe présente des fibres assez résistantes et qui réunit, de chaque côté, la surface articulaire de l'angle inférieur et postérieur du cartilage thyroïde et celle du chaton du cricoïde.

ff. Le *ligament crico-thyroïdien médian* [ou *membrane crico-thyroïdienne*] (*lig. crico-thyreoideum medium*) (*fig.* 169 *b*), formé de fibres blanches et de fibres jaunes élastiques, remplit l'espace compris entre l'échancrure des deux lames du cartilage thyroïde et le bord supérieur de l'anneau du cricoïde.

g. Le *ligament inter-aryténoïdien* (*lig. cartilaginum arytenoidearum*) (*fig.* 168 *e*), se compose de fibres blanches très-courtes, qui réunissent les bords internes des deux cartilages aryténoïdes.

h. Le *ligament crico-aryténoïdien* (*lig. crico-arytanoideum*) (*fig.* 168 *dd*) est un ligament capsulaire qui entoure l'articulation de l'angle externe de l'aryténoïde avec le bord supérieur du chaton du cricoïde.

i. Le *ligament trachéo-cricoïdien* (*lig. crico-tracheale*) (*fig.* 169 *c*) est une membrane circulaire élastique étendue du bord inférieur de l'anneau du cricoïde au bord supérieur du premier cerceau de la trachée.

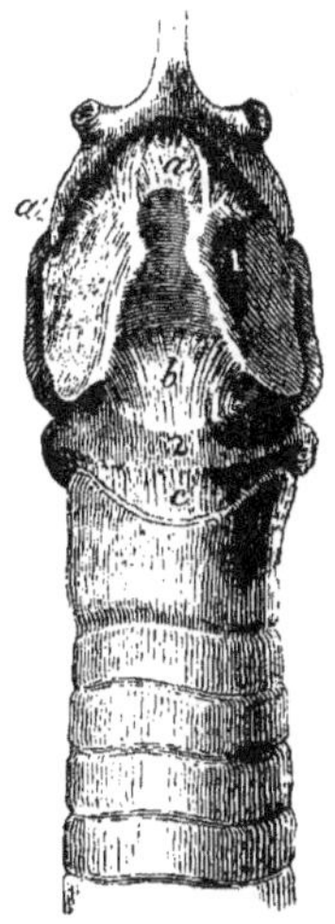

Fig. 169. — Larynx avec le corps de l'hyoïde et le commencement de la trachée (vu de devant) (*).

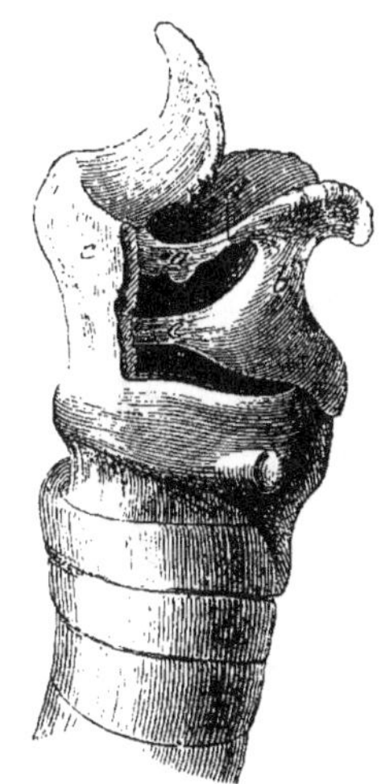

Fig. 170. — Vue latérale du larynx l'aile du thyroïde est enlevée (**).

k. Le *ligament aryténo-épiglottique* (*lig. arytæno-epiglotticum*) (*fig.* 170 *d*) est composé de tissu élastique et recouvert par la muqueuse du larynx; il part de la face externe de l'aryténoïde et s'insère en avant au cartilage cunéiforme de l'épiglotte.

(*) 1. Aile du cartilage thyroïde. — 2. Anneau du cartilage cricoïde. — 3. Ligament hyo-thyroïdien médian. [Membrane hyo-thyroïdienne]. — *a*. Ligament hyo-thyroïdien latéral. — *b*. Ligament crico-thyroïdien médian [Membrane crico-thyroïdienne]. — *c*. Ligament crico-trachélien.

(**) *a*. Cartilage cunéiforme. — *b*. Cartilage aryténoïde. — *c*. Section de l'aile gauche du cartilage thyroïde. — *d*. Ligament aryténo-épiglottique. — *e*. Ligament thyro-aryténoïdien.

Différences. — Il manque chez les *ruminants*.

l. Le *ligament thyro-aryténoïdien* (*lig. thyreo-arytænoideum*) (*fig.* 170 *e*) s'étend de la face postérieure du corps du cartilage thyroïde à l'angle antéro-inférieur de l'aryténoïde; il est situé au-dessous du précédent dans un repli de la muqueuse et fait saillie dans le larynx. Ce ligament, représenté par une bandelette élastique, est encore connu sous le nom de *corde vocale* (*ligamentum vocale*).

mm. Les *ligaments des cartilages interarticulaires* (*lig. cartilaginis interarticularis*) sont de petits faisceaux de fibres qui relient de chaque côté le cartilage interarticulaire à l'aryténoïde.

Différences. — On ne les trouve que chez le *porc* et chez le *chien*.

La *cavité du larynx* est tapissée par une membrane muqueuse qui se continue, en haut, avec celle du pharynx, en bas, avec celle de la trachée. Deux replis de cette muqueuse, étendus des angles supéro-antérieurs des aryténoïdes à la base de l'épiglotte, circonscrivent une fente allongée, à bords arrondis, que l'on désigne sous le nom de *glotte* (*glottis*) (1) et qui représente l'entrée de la cavité laryngienne. Au-dessus de cette ouverture, la muqueuse présente de nombreux follicules agglomérés qui perforent les cartilages. Au-dessous, elle recouvre le ligament aryténo-épiglottique et la corde vocale, pénètre entre les deux portions du muscle thyro-aryténoïdien jusqu'à la face interne du cartilage thyroïde et forme là un cul-de-sac appelé *ventricule latéral* ou *ventricule de Morgagni* (*ventriculus Morgagni*). Au niveau des cordes vocales, on voit, en arrière du corps du cartilage thyroïde, une petite fossette, et plus haut, immédiatement au-dessous de la base de l'épiglotte, une seconde fossette plus grande, appelée *ventricule médian* ou *sinus sous-épiglottique*.

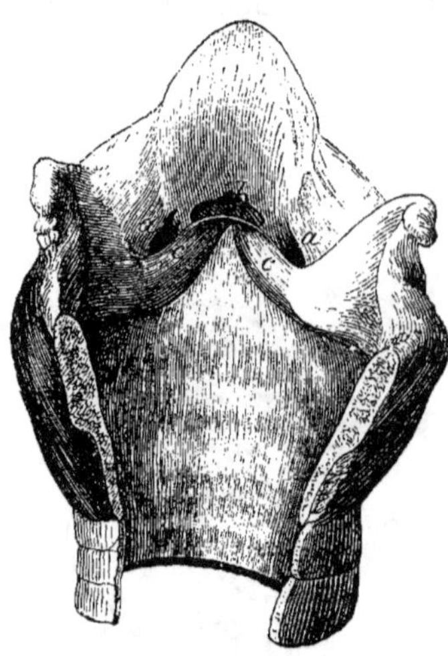

Fig. 171. — Cavité laryngienne (ouverte et vue de derrière) (*).

Les artères du larynx viennent de la thyroïdienne supérieure et de la carotide externe; les veines se rendent aux thyroïdiennes supérieures; les lymphatiques vont aux ganglions du cou. Les nerfs, émanés de la dixième paire encéphalique, sont le laryngé supérieur et le laryngé inférieur.

Le larynx livre passage à l'air atmosphérique dans l'inspiration et laisse revenir cet air du poumon dans l'expiration. [De plus, c'est l'organe de la phonation.] Si des corps étrangers s'introduisent avec l'air inspiré, ils excitent la

____

(1) [Ce que nous appelons la glotte, en France, c'est l'espace compris entre les cordes vocales et non pas l'entrée du larynx. Nous divisons alors la cavité laryngienne en trois portions : une moyenne, rétrécie, c'est la glotte; une supérieure ou sus-glottique, une inférieure ou sous-glottique. — Dans la première nous trouvons l'entrée du larynx, les deux ventricules latéraux et le sinus sous-épiglottique.]

(*) *aa.* Ventricules latéraux (de Morgagni). — *b.* Ventricule médian (sous-épiglottique). — *cc.* Replis de la muqueuse renfermant les cordes vocales.

toux (1), c'est-à-dire une expiration brusque, et se trouvent rejetés ; il arrive
que la glotte, contractée spasmodiquement, se rétrécit et que la respiration devient ainsi pénible.

Différences. — Chez l'*âne* et le *mulet*, les ventricules du larynx sont proportionnellement plus grands ; ils s'ouvrent tout près de la base de l'épiglotte.

Chez les *ruminants*, il n'y a ni ventricules latéraux, ni ventricule sous-épiglottique.

Chez le *porc*, les cordes vocales et les ventricules sont situés plus profondément.

Chez les *carnivores*, il n'y a pas de ventricule sous-épiglottique, et les cordes vocales
paraissent plus rapprochées.

2. Trachée (Trachea s. arteria aspera) (fig. 163 d).

La *trachée*, ou *trachée-artère*, est un long tube qui fait suite au larynx, descend
dans la région cervicale en avant des vertèbres, pénètre dans le thorax entre
les deux premières côtes et continue son trajet dans l'épaisseur du médiastin
antérieur jusqu'au niveau de la cinquième ou de la sixième vertèbre dorsale.
Là, elle se divise en deux tubes plus étroits, connus sous le nom de *bronches*,
lesquelles se ramifient dans les poumons.

La trachée paraît un peu aplatie d'avant en arrière. Elle est formée d'environ
cinquante cerceaux cartilagineux incomplets réunis par des anneaux membraneux ; elle est tapissée intérieurement par une muqueuse.

On lui reconnaît une *extrémité supérieure*, une *extrémité inférieure* et une *portion moyenne*; quatre *faces, antérieure, postérieure, droite* et *gauche*.

L'*extrémité supérieure* est réunie au larynx par le ligament trachéo-cricoïdien ; l'*inférieure*, logée dans la poitrine, se trouve comprise entre les deux lames
du médiastin depuis la première paire de côtes jusqu'au-dessus de la base du
cœur où elle se bifurque. La *portion moyenne* occupe la région du cou.

Dans la région du cou, la *face antérieure* de la trachée, légèrement convexe,
est en rapport avec les muscles sterno-hyoïdiens, sterno-thyroïdiens, scapulo-
hyoïdiens, sterno-maxillaires et peaucier du cou. La *face postérieure* est presque plane ; l'œsophage la sépare des vertèbres et des muscles prévertébraux.
Les *faces latérales*, fortement convexes, sont en rapport avec les carotides, les
jugulaires, les filets du grand sympathique et les récurrents ; l'œsophage se
place un peu sur le côté gauche de la trachée, vers la partie inférieure du cou.

[Dans sa portion thoracique, la trachée a des rapports, en haut, avec l'œsophage et le muscle long du cou ; en bas, avec les troncs brachiaux, l'aorte et la
veine cave antérieures, les nerfs pneumo-gastriques et récurrents, le thymus
chez le fœtus ; de côté, avec les lames du médiastin, les artères et les veines
vertébrales, cervicales et dorsales, les ganglions cervicaux inférieurs du grand
sympathique, la crosse de l'aorte et le canal thoracique à gauche.]

Les *cartilages de la trachée* sont des anneaux ou cerceaux longs et étroits, ouverts par derrière et superposés, présentant chacun deux extrémités et une
portion moyenne, une face externe et une interne, un bord supérieur et un
inférieur. La *portion moyenne*, étroite et épaisse, concourt à former la paroi antérieure de la trachée ; les *extrémités*, plus larges et plus minces, en forment la
paroi postérieure ; elles sont réunies par du tissu cellulaire et des fibres muscu-

(1) Lorsqu'on examine les organes respiratoires d'un cheval, on comprime le larynx avec la main pour
déterminer la toux.

laires lisses. La *face externe* est convexe et reliée par du tissu cellulaire aux parties voisines ; la *face interne* est concave et recouverte par la muqueuse. Le *bord supérieur* du premier cerceau est uni au larynx par le ligament trachéo-cricoïdien. Un ligament analogue, formé de faisceaux très-courts, est interposé entre deux cerceaux dans toute l'étendue de la trachée. Le premier cerceau est le plus large ; les suivants ne présentent guère de différences jusqu'au point où se fait la bifurcation de la trachée. Il y a parfois seulement quelques anomalies : ainsi, on trouve deux anneaux plus ou moins soudés ensemble ; il y en a de plus larges que d'autres ; quelquefois les deux extrémités d'un cerceau forment des pièces séparées et s'articulent avec la portion moyenne à l'aide de ligaments capsulaires.

Les *ligaments* de la trachée sont donc des membranes fibreuses élastiques comprises entre deux cerceaux, disposées elles-mêmes en anneaux (*lig. annulorum trachee*) et contribuant à former un tube susceptible d'être allongé ou raccourci.

La *couche musculeuse* de la trachée est représentée par des muscles de la vie organique et formée de fibres longitudinales (1) et de fibres transversales ; les premières se trouvent sur la paroi antérieure de la trachée entre les cartilages et la muqueuse, depuis le larynx jusqu'aux bronches ; les secondes vont d'une extrémité à l'autre de chaque cerceau et s'insèrent sur sa face interne ; les unes rapprochent les parties moyennes des cerceaux et diminuent la longueur de la trachée, les autres rapprochent les extrémités de chaque cerceau et diminuent le diamètre du tube.

La *tunique muqueuse* de la trachée fait suite à celle du larynx et se continue dans les bronches ; sa face externe est reliée à la paroi de la trachée par du tissu cellulaire et de nombreuses fibres élastiques. La face interne présente de nombreux plis longitudinaux et se trouve recouverte d'un épithélium à cils vibratiles. Elle contient de nombreux follicules muqueux simples. Elle paraît surtout sensible aux deux extrémités de la trachée, car le moindre contact d'un corps étranger dans ces points détermine une toux violente. Au contraire, dans la portion moyenne, elle est presque insensible, puisque, pendant l'opération de la trachéotomie, on peut la toucher avec les doigts, la pincer, l'irriter, sans provoquer la moindre toux.

L'extrémité supérieure de la trachée et sa portion moyenne reçoivent leurs artères des carotides ; les veines se rendent dans les jugulaires. L'extrémité inférieure reçoit les artères bronchiques et œsophagiennes. Les lymphatiques se déversent dans les ganglions cervicaux. Les nerfs émanent de la dixième paire encéphalique.

La trachée livre passage à l'air atmosphérique qui a traversé le larynx et se dirige vers les poumons ; puis elle le laisse revenir après qu'il a servi à l'hématose.

Différences. — La trachée des *ruminants* a à peu près le même nombre de cerceaux que celle du cheval ; seulement ceux de la portion moyenne sont proportionnellement plus étroits, et leurs extrémités se touchent un peu par leur face interne de manière à former à la paroi postérieure de la trachée une crête saillante. L'extrémité inférieure du

---

(1) [Les auteurs vétérinaires ne voient que des fibres transversales dans la tunique musculeuse de la trachée. Kölliker a trouvé quelques fibres longitudinales, mais elles sont appliquées sur les premières et n'existent que sur la paroi postérieure de la trachée. Celles que Leyh décrit sur la paroi antérieure ne sont probablement que des fibres connectives.]

tube se divise en trois branches, dont deux pour le poumon droit et une pour le gauche.

Chez le *porc*, la trachée a une trentaine de cerceaux et se divise également en trois bronches.

Chez les *carnassiers*, la trachée est plus régulièrement cylindrique ; elle présente environ 42 cerceaux, qui ne se touchent pas par leurs extrémités ; la paroi postérieure est donc en partie membraneuse. L'espace qui sépare les extrémités des cerceaux est moindre chez le chat que chez le chien.

3. *Glandes thyroïdes (Glandulæ thyreoideæ)* (*fig. 163 e*).

Les *glandes thyroïdes* [ou corps thyroïdes] ne servent pas à la respiration ; mais leurs connexions intimes avec les organes chargés de cette fonction nous déterminent à les décrire dans ce chapitre. Ce sont deux petits organes glandulaires, ovoïdes, d'un brun rougeâtre, appliqués sur les côtés de la trachée au-dessous du larynx.

Leur face interne est unie par du tissu cellulaire aux premiers cerceaux de la trachée, tandis que leur face externe est convexe et libre. Leurs extrémités supérieures sont arrondies, obtuses, parfaitement isolées ; au contraire, leurs extrémités inférieures sont réunies par un prolongement ligamenteux transversal assez fort, qui se trouve quelquefois remplacé par une bandelette de la substance des glandes. Celles-ci sont donc intimement reliées et peuvent être considérées comme ne formant qu'un seul et même organe.

Les glandes thyroïdes sont enveloppées d'une membrane fibro-celluleuse, riche en fibres élastiques, qui envoie de nombreux prolongements dans le parenchyme même de l'organe. Celui-ci est composé de tissu cellulaire amorphe et de granulations, qui apparaissent comme des vésicules complétement closes, remplies d'un liquide citrin.

Les artères, relativement volumineuses, sont au nombre de deux : artère thyroïdienne supérieure et artère thyroïdienne inférieure, branches de la carotide, qui forment des réseaux capillaires autour des vésicules glandulaires. Les veines thyroïdiennes se rendent dans la jugulaire, les lymphatiques aux ganglions cervicaux. Les nerfs des glandes thyroïdes émanent du grand sympathique.

Nous ne connaissons rien de positif sur les fonctions de ces glandes ; elles n'ont pas de canal excréteur. Quelquefois elles s'hypertrophient et constituent des tumeurs connues sous le nom de *goîtres* (*struma*).

Différences. — Chez les *ruminants*, les glandes thyroïdes sont proportionnellement plus longues, plus étroites, plus aplaties et souvent un peu lobulées.

Chez le *porc*, elles sont également allongées et situées plus en avant de la trachée, très-près l'une de l'autre, de sorte qu'elles ne paraissent former qu'une seule glande.

Chez les *carnassiers*, elles sont proportionnellement plus volumineuses et très-allongées, rétrécies à leurs deux extrémités.

C. Organes de la respiration contenus dans la cavité thoracique.

Cavité thoracique (Cavum thoracis).

La *cavité thoracique* ou *thorax* est une vaste cavité qui occupe la partie antérieure du tronc, limitée en haut par les corps des vertèbres dorsales et l'extrémité supérieure des côtes (paroi supérieure) ; de chaque côté, par le reste des côtes et leurs cartilages, avec les muscles intercostaux (parois latérales gauche et droite); en bas, par le sternum (paroi inférieure); en avant, par les deux premières côtes entre lesquelles passent la trachée, l'œsophage, le muscle long du cou, des vaisseaux et des nerfs; c'est le sommet, où l'on trouve le thymus, chez le fœtus. En arrière, enfin, le diaphragme forme la base du thorax et le sépare de l'abdomen.

Le *diamètre longitudinal* ou *antéro-postérieur* du thorax est beaucoup plus considérable près de la paroi supérieure qu'au niveau de l'inférieure en raison de la position inclinée du diaphragme.

Son *diamètre transversal* est très-petit au sommet; il augmente graduellement jusque vers la partie moyenne, atteint son maximum au niveau de la huitième ou neuvième paire de côtes et diminue ensuite jusqu'au diaphragme.

Le *diamètre vertical* ou *dorso-sternal* est minimum aux deux extrémités du thorax, maximum au niveau de l'appendice xiphoïde.

La cavité thoracique est tapissée par une membrane séreuse assez riche en fibres élastiques, connue sous le nom de *plèvre* (*pleura*). Celle-ci revêt également le poumon (*plèvre pulmonaire*), puis elle s'adosse à elle-même dans le plan médian de manière à former une cloison verticale désignée sous le nom de *médiastin* (*plèvre médiastine*). Elle présente donc deux sacs clos (*sacci pleuræ*), l'un droit, l'autre gauche.

Le médiastin, formé de deux lames séreuses qui comprennent entre elles divers organes avec du tissu cellulaire, est divisé en deux parties : l'une située en avant du cœur, médiastin antérieur; l'autre en arrière de cet organe, médiastin postérieur. Chacune d'elles a sa *cavité médiastine* (*cava mediastini*).

Le *médiastin antérieur* (*mediastinum anticum*) (fig. 163 *ff*) est tendu entre les corps des six premières vertèbres dorsales et le sternum, depuis le sommet du thorax jusque vers la courbure de l'aorte postérieure et le péricarde, où ses deux lames se séparent pour recouvrir cet organe. Il renferme dans sa cavité une partie de l'œsophage, de la trachée, du canal thoracique et de la veine azygos, l'aorte antérieure et ses branches principales, une partie des nerfs diaphragmatiques, des pneumo-gastriques et du grand sympathique, enfin, chez le fœtus, une partie du thymus.

Le *médiastin postérieur* (*mediastinum posticum*) (fig. 163 *gg*) s'étend depuis la courbure de l'aorte et le péricarde jusqu'à la face antérieure du diaphragme et depuis les corps vertébraux jusqu'au sternum. De ses deux faces se détachent des replis qui vont revêtir les poumons et constituer la plèvre pulmonaire. Entre ses lames se trouvent la portion thoracique de l'aorte postérieure, la majeure partie du canal thoracique et de la grande veine azygos, la veine demi-azygos [ou petite azygos], une partie de l'œsophage et de ses vaisseaux, les nerfs pneumo-gastriques et diaphragmatique gauche et l'origine des splanchniques.

La partie inférieure de ce médiastin, légèrement déviée à gauche, présente l'aspect d'une toile d'araignée, car elle est excessivement mince et persillée de trous qui établissent une communication entre les deux sacs pleuraux (1).

De la plèvre droite se détache, en arrière, sur la paroi inférieure du thorax,

____

(1) [Cette communication, particulière aux solipèdes, ainsi que l'a fait observer Müller (*), explique pourquoi, chez ces animaux, la pleurésie avec épanchement est toujours double, le liquide passant avec la plus grande facilité d'un côté de la plèvre dans l'autre.]

(*) Müller, *Anatomie du cheval*, etc. Vienne, 1853, p. 346.

un repli formé de deux lames qui vont entourer la veine cave postérieure avec
le nerf diaphragmatique droit. Ce repli comprend entre lui et le médiastin postérieur le lobe pulmonaire moyen.

1. Du poumon (*Pulmo*).

Préparation. — [Sur un sujet appuyé sur le sternum, enlevez les parois costales à
l'aide de deux traits de scie, insufflez modérément le poumon par un robinet adapté à
la trachée : vous voyez très-bien la disposition de l'organe et ses rapports dans la cavité
thoracique. Le poumon détaché et insufflé convient mieux pour examiner la forme de
ses lobes.]

Le *poumon* est logé dans le thorax, dont il occupe presque à lui seul toute
la cavité, et tapissé par la plèvre. Sa substance est molle, spongieuse, élastique,
de couleur rouge pâle. Il est divisé par le médiastin en deux moitiés qui remplissent les deux sacs de la plèvre. L'une est le lobe gauche ou le poumon
gauche, l'autre le lobe droit ou le poumon droit. Le lobe pulmonaire droit est
ordinairement un peu plus volumineux que le gauche ; il présente un petit lobe
supplémentaire, connu sous le nom de *lobe moyen*.

On reconnaît à chacun des premiers *deux extrémités, deux faces* et *deux bords*.

L'*extrémité antérieure* [ou le sommet] est constituée par un lobule allongé,
étroit, irrégulier, appliqué librement sur le côté du péricarde et prolongé en
avant jusque vers la première côte. L'*extrémité postérieure* [ou la base], beaucoup
plus large, concave, se moule sur le diaphragme auquel elle est fixée en haut
par une bride séreuse, connue sous le nom de *ligament pulmonaire (ligamentum
pulmonis)*.

La *face externe*, convexe et lisse, répond à la paroi costale du thorax.

La *face interne*, également lisse, est en rapport avec le médiastin et le péricarde. Elle présente la *racine* ou le *hile* du poumon que constituent la bronche,
les artères pulmonaires et les nerfs qui y pénètrent, ainsi que les veines pulmonaires et les vaisseaux lymphatiques qui en émergent. [Elle est creusée de deux
sillons peu marqués destinés l'un à l'aorte postérieure, l'autre à l'œsophage.]

Le *bord supérieur*, libre, arrondi et convexe, est logé dans les gouttières vertébrales ; l'*inférieur*, mince et tranchant, présente au niveau du cœur une
échancrure plus prolongée sur le lobe gauche que sur le lobe droit.

Le *lobe pulmonaire moyen* offre également deux *extrémités*, deux *faces* et deux
bords. L'extrémité antérieure se confond avec le lobe droit, et la postérieure
est reliée au diaphragme par un ligament séreux. La face supérieure, un peu
excavée, loge l'œsophage ; l'inférieure, libre, répond à la veine cave. Le bord
gauche est mince ; le droit est épais et relié par du tissu cellulaire au lobe
pulmonaire droit.

Le tissu du poumon est constitué essentiellement par les nombreuses ramifications bronchiques, qui vont aboutir à une infinité de petites vésicules, ainsi que
par les ramifications des vaisseaux sanguins, des lymphatiques et des nerfs.
Toutes ces parties réunies par du tissu cellulaire forment une masse spongieuse
enveloppée d'une membrane séreuse, la *plèvre pulmonaire (pleura pulmonalis)*.

Chaque bronche, née de la bifurcation de la trachée, se divise elle-même en
pénétrant dans un lobe du poumon en deux branches de diamètres différents ; la
plus large se dirige parallèlement au bord supérieur du lobe et va se ramifier

dans l'extrémité postérieure à la manière d'une branche d'arbre ; la plus petite se porte en avant et se divise dans l'extrémité antérieure du lobe. Si l'on suit

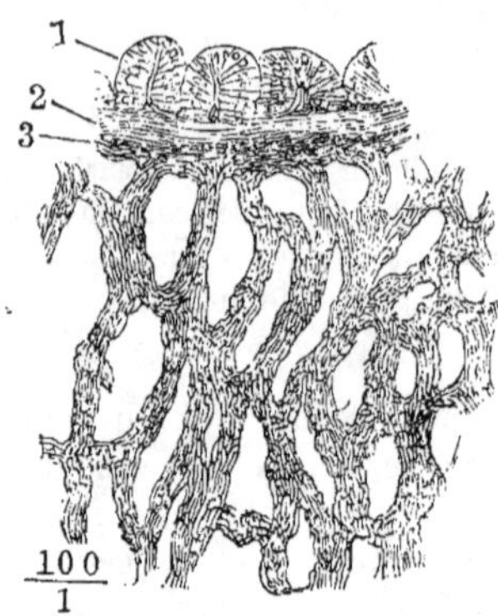

Fig. 171 (2). — Tranche très-mince d'un poumon desséché. Les cloisons des alvéoles s'insèrent immédiatement sur la face externe d'un rameau bronchique coupé transversalement (d'après Henle) (*).

les ramifications bronchiques, au fur et à mesure qu'elles se rétrécissent, on voit les anneaux cartilagineux devenir irréguliers, finir même par constituer de simples lamelles qui, à leur tour, s'amincissent et disparaissent, de sorte que dans les dernières divisions il n'y a plus que la muqueuse. Ces divisions bronchiques se terminent par des culs-de-sac autour desquels se groupent, comme les acini dans les glandes en grappe, des vésicules en nombre variable (trois, quatre ou cinq) ; ce sont les *vésicules* ou *alvéoles pulmonaires* ou *cellules aériennes* (*vesiculæ pulmonales* s. *cellulæ aereæ*). [Elles s'ouvrent largement dans le cul-de-sac qui les fait communiquer avec un ramuscule bronchique et elles constituent avec lui un *lobule primitif* ou *infundibulum*.]

La muqueuse des bronches présente d'abord les mêmes caractères que celle de la trachée, puis elle s'amincit dans les dernières ramifications et finit par ne plus constituer qu'une membrane amorphe

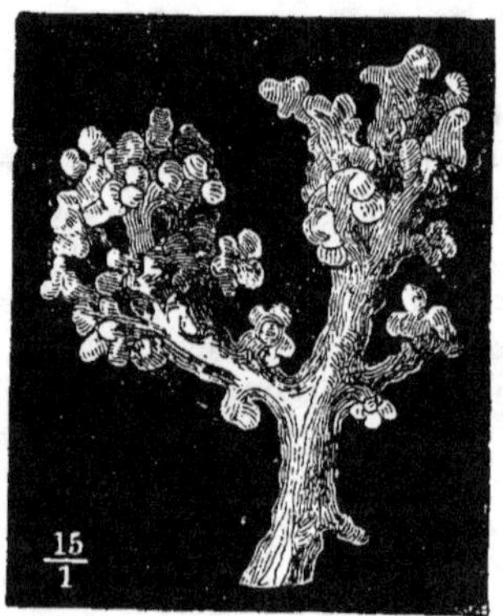

Fig. 171 (3). — Moule des ramifications bronchiques et des infundibula (d'après Henle).

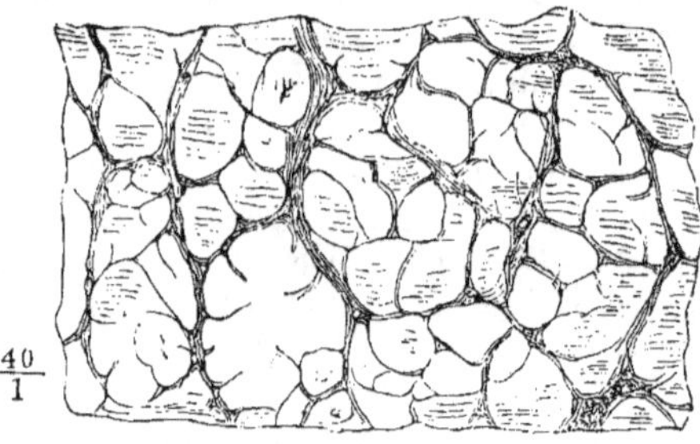

Fig. 171 (4). — Section d'un poumon insufflé et desséché, pratiquée parallèlement à la surface et très-près d'elle. — Les cloisons les plus larges répondent aux infundibula, les plus fines aux alvéoles (d'après Henle).

tapissée par un épithélium pavimenteux. Elle est encore entourée de fibres musculaires et de fibres élastiques, jusque dans les petits rameaux de $\frac{1}{5}$ ou $\frac{1}{6}$ de millimètre de diamètre. Les infundibula sont appendus en nombre variable aux extrémités des ramifications bronchiques et constituent de petites masses

(*) 1. Épithélium. — 2. Couche musculaire annulaire. — 3. Membrane élastique externe du rameau bronchique dont on n'a figuré qu'une petite portion.

isolées les unes des autres par du tissu cellulaire plus ou moins abondant et connues sous le nom de lobules pulmonaires. Ces lobules se distinguent assez nettement à la surface d'un poumon insufflé où l'on voit des espaces polygonaux à 4, 5 ou 6 côtés, circonscrits par des lignes blanches qui représentent le tissu cellulaire interlobulaire. Cette disposition est surtout bien apparente sur des poumons de bœuf et de porc où les lignes blanches ont une grande épaisseur.

[L'*artère pulmonaire* et les veines pulmonaires servent dans le poumon à la circulation de *fonction*.] La première conduit le sang noir lancé par le ventricule droit, les secondes rapportent ce sang à l'oreillette gauche après qu'il a été modifié au contact de l'air, après qu'il est devenu rouge. L'artère pulmonaire se divise en suivant les ramifications bronchiques et va former autour des vésicules du poumon un réseau capillaire fin et serré duquel naissent les radicules veineuses. Celles-ci s'unissent entre elles, suivent les ramifications bronchiques et gagnent la racine du poumon.

[Les *artères* et les *veines bronchiques* servent à la circulation de nutrition.] Les premières naissent de l'aorte thoracique et sont destinées principalement aux bronches dont elles suivent les ramifications. Les veines prennent leur origine dans les parois des grosses bronches et des gros vaisseaux, dans les ganglions lymphatiques et dans le tissu cellulaire interlobulaire ; elles se rendent dans la veine azygos. [Le sang des petites bronches revient par les veines pulmonaires.]

Les *vaisseaux lymphatiques* sont nombreux tant à la surface que dans l'épaisseur des poumons ; ils se rendent aux ganglions bronchiques.

Les *nerfs* émanent du plexus pulmonaire, par conséquent du grand sympathique et des nerfs vagues ; ils suivent les divisions des bronches. On remarque sur leur trajet de nombreux petits ganglions d'où partent des filets très-fins qui se perdent dans la muqueuse.

L'air atmosphérique inspiré arrive par la trachée et les bronches dans les vésicules pulmonaires. Là, il n'est séparé du sang que par de fines parois vasculaires à travers lesquelles il fait facilement des échanges avec lui. Le sang retourne plus riche en oxygène ; de noir qu'il était il devient rouge ; et l'air expiré se trouve plus chargé d'acide carbonique et de vapeur d'eau. Ce va-et-vient de l'air se reproduit, chez le cheval, 8 à 12 fois par minute.

Différences. — Chez les *ruminants*, le poumon droit présente sur son bord inférieur trois échancrures qui le divisent en quatre lobes ; le poumon gauche n'a que deux lobes. La division du tissu pulmonaire en lobules est plus évidente que chez le cheval ; ils sont séparés par des lames très-épaisses de tissu cellulaire qui adhèrent à la face profonde de la plèvre (1).

Chez le *porc*, les poumons ressemblent assez à ceux des ruminants.

Chez les *carnassiers*, le poumon droit présente quatre lobes et le gauche trois ; les lobules sont très-petits et très-serrés, le tissu pulmonaire est plus compacte ; les vésicules pulmonaires sont plus larges proportionnellement que chez les herbivores.

III. Organes urinaires (*Organa uropoetica*).

Préparation. — [La figure 172 indique parfaitement comment on doit préparer les organes urinaires.]

---

(1) [Les lobules sont encore plus distincts sur un poumon qui présente les lésions de la péripneumonie. Le tissu cellulaire interlobulaire est infiltré et épaissi et les lobules sont comprimés.]

L'*appareil urinaire* se compose des organes chargés d'extraire du sang un liquide spécial, impropre à la nutrition, l'*urine*, et de l'éliminer. Ces organes se trouvent dans la cavité pelvienne et dans l'abdomen ; quelques-uns d'entre eux sont en communication immédiate avec les organes génitaux, mâles ou femelles; la muqueuse qui les tapisse se continue des uns dans les autres. Nous étudierons successivement les *reins*, les *uretères*, la *vessie*, l'*uréthre* et les *capsules surrénales*.

1. Les reins (Renes) (fig. 172 a et b).

Les *reins* sont des organes glandulaires, de couleur rouge foncé tirant sur le brun, situés dans la région lombaire entre les muscles de cette région et le péritoine. Ils sont maintenus en place par le tissu cellulaire sous-péritonéal, par les vaisseaux sanguins et les uretères. Leur poids moyen est de 15 à 20 onces (450 à 600 grammes). L'un est à droite, l'autre à gauche du plan médian.

Le *rein droit* a la forme d'un cœur de carte à jouer ; il est situé à droite et près des corps vertébraux, un peu en avant du gauche, immédiatement en

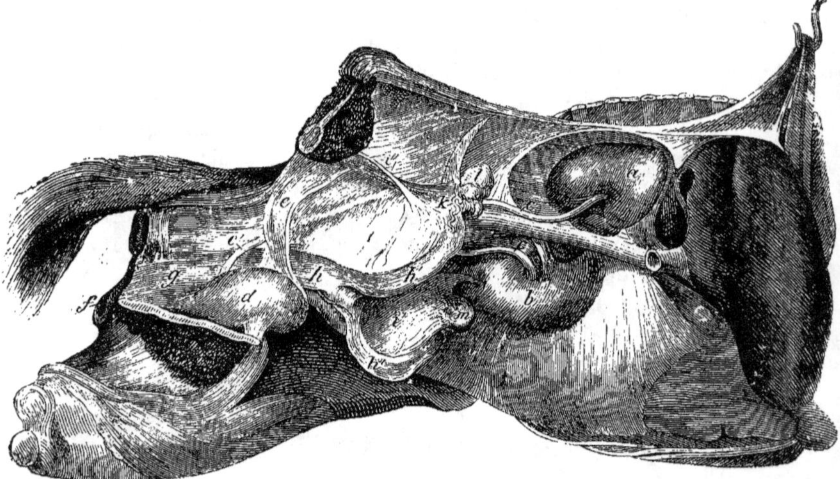

Fig. 172. — Appareil génito-urinaire de la femelle vu en position. (L'abdomen et le bassin sont ouverts du côté droit) (*).

arrière du foie et de la branche droite du pancréas qu'il touche par son extrémité antérieure.

Le *rein gauche* est plus allongé ; sa forme est celle d'une fève ; il se trouve sur le côté gauche des vertèbres lombaires, plus rapproché que le premier du bassin (1), entre la branche gauche du pancréas, la rate et l'ovaire gauche, chez les femelles.

(1) [Nous indiquerons ici, sans commentaires, une particularité d'anatomie comparée : chez l'homme, c'est le rein droit qui est le plus rapproché de la cavité pelvienne.]

(*) *a*. Rein droit. — *b*. Rein gauche. — *cc*. Uretères. — *c'*. Embouchure de l'uretère droit dans la vessie. — *d*. Vessie. — *e*. Ligament latéral droit de la vessie. — *f*. Lèvres et la vulve. — *g*. Vagin. — *h*. Corps de l'utérus. — *h'*. Corne droite de l'utérus.— *h"*. Corne gauche de l'utérus.— *i*. Ligament large du côté droit. — *i'*. Ligament large du côté gauche. — *k*. Trompe de Fallope de la corne droite. — *l*. Ovaire droit. — *m*. Ovaire gauche.

Chaque rein présente à considérer deux *faces*, deux *bords* et deux *extrémités*.

La *face supérieure* est en rapport avec les muscles de la région sous-lombaire [grand psoas, piliers du diaphragme], ainsi qu'avec la dernière (r. gauche) ou les deux dernières côtes (r. droit) ; l'*inférieure* répond au péritoine, qui laisse pourtant le rein droit en contact avec la base du cœcum. Ces deux faces, légèrement convexes, sont séparées des parties voisines par une couche de tissu cellulaire plus ou moins épaisse, ordinairement chargée de graisse et appelée l'atmosphère cellulo-adipeuse du rein. Le *bord externe* offre une convexité plus marquée au rein droit qu'au rein gauche ; l'*interne*, dirigé vers les corps vertébraux, présente une échancrure, appelée la *scissure* ou le *hile du rein* (*hilus s. porta renis*), dans laquelle on trouve réunis les vaisseaux et les nerfs de l'organe avec l'origine de l'uretère. [Le bord interne du rein droit est longé par la veine cave postérieure et le petit psoas, celui du rein gauche par l'aorte.] L'*extrémité antérieure* du rein droit se creuse une fossette dans le foie au niveau du lobule de Spigel et touche la capsule surrénale du même côté ; celle du rein gauche est en rapport avec la rate et la capsule surrénale gauche. L'*extrémité postérieure* des deux reins est libre et dirigée vers le bassin.

Chacun des reins présente à étudier pour sa structure une *tunique d'enveloppe* et le *parenchyme*, sans compter l'atmosphère cellulo-adipeuse ou *capsule rénale* ou *capsule adipeuse* (*capsula renalis s. adiposa*).

La *tunique propre du rein* (*tunica propria renum*) est une membrane fibreuse blanche appliquée exactement sur la substance propre de l'organe, mais pourtant facile à détacher. Cette tunique d'enveloppe entoure simplement le rein sans envoyer des prolongements dans son épaisseur ; près du hile, elle est traversée par les vaisseaux (1).

Sur une coupe horizontale du rein, on distingue deux zones de la substance qui diffèrent autant par leur couleur que par leur texture. La zone externe est d'un rouge brun, d'apparence granuleuse, c'est la *couche corticale* ou *substance corticale* ; elle envoie des prolongements en forme de colonnes ou de cloisons, *colonnes de Bertin*, entre les cônes de la zone interne. Celle-ci forme la *couche* ou *substance médullaire*, comprise dans la précédente et de teinte rouge pâle [elle se pré-

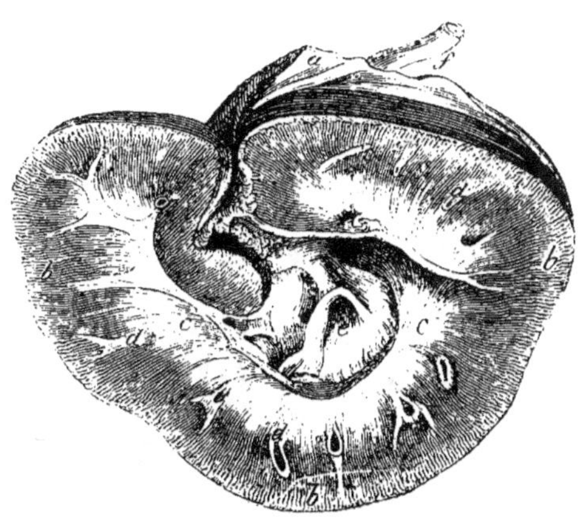

Fig. 173. — Coupe horizontale du rein droit *.

(1) [Les auteurs français s'accordent à dire, au contraire, que la tunique propre du rein envoie des tractus fibreux très-fins dans le parenchyme et que, au niveau du hile, elle se réfléchit et pénètre dans l'organe en formant aux vaisseaux de véritables gaines.]

(*) *a.* Tunique d'enveloppe propre du rein détachée de la couche corticale. — *bbb.* Couche externe ou substance corticale. — *cc.* Couche interne ou substance médullaire. — *ddd.* Rameaux vasculaires coupés. — *e.* Bassinet rénal. — *f.* Uretère coupé.

sente sous l'aspect de cônes ou de pyramides d'apparence fibreuse (*pyramides de Malpighi*), dont les bases adhèrent à la substance corticale, dont les sommets, dirigés du côté de la scissure rénale, font saillie dans le bassinet, du moins chez la plupart des animaux, et constituent ce qu'on appelle les *papilles rénales*].

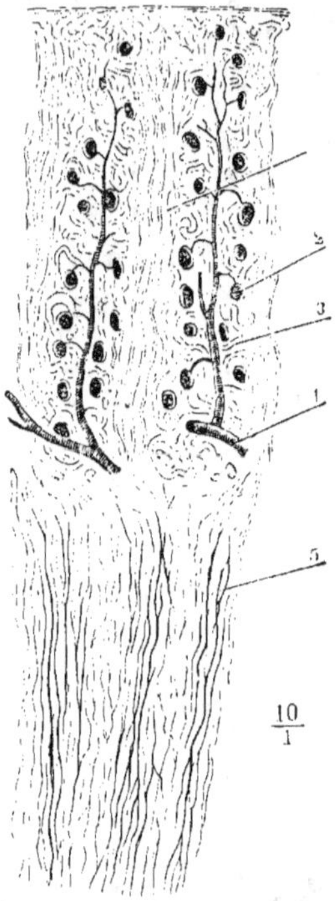

La *substance corticale* ou *granuleuse* (*substantia corticalis s. glomerulosa*) présente de nombreux petits points arrondis, visibles à l'œil nu. Examiné au microscope, un de ces points paraît formé de vaisseaux pelotonnés ou d'un plexus vasculaire connu sous le nom de *corpuscule* ou *glomérule de Malpighi* et renfermé dans une petite vésicule arrondie [*vésicule du glomérule* ou *vésicule de Müller*]. De cette vésicule part un *canalicule urinifère*, ainsi que l'a démontré Bowmann, canalicule qui se continue dans la substance corticale par un tube tortueux (*tube de Ferrein*), puis dans la substance médullaire par un tube droit (*tube de Bellini*). Une artériole et une veinule traversent la paroi de la vésicule, précisément à l'opposé du canalicule, pour aller former le peloton vasculaire ou le corpuscule de Malpighi. [Un certain nombre de tubes de Ferrein forment une *pyramide* de Ferrein; celle-ci renferme deux rangées de corpuscules et au milieu une fine artère qui envoie un rameau à chacun d'eux.]

La *substance médullaire* ou *tubuleuse* (*substantia medullaris s. tubulosa*) présente un aspect fibreux, mais elle est composée en réalité d'un grand nombre de tubes très-fins et droits qu'on appelle *canalicules urinifères* ou *tubes de Bellini*

Fig. 137 (2).—Section de la substance corticale et de la substance médullaire du rein, faite parallèlement à l'axe des pyramides (d'après Henle) *.

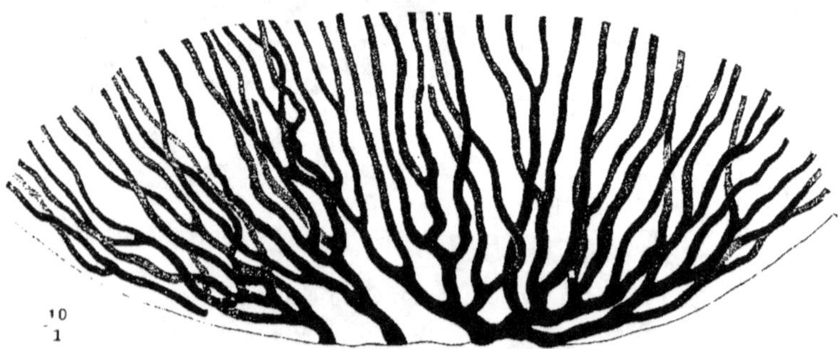

Fig. 173 (3). — Section d'une papille rénale injectée par l'uretère, faite parallèlement à la direction des canalicules urinifères (d'après Henle)

(*tubuli uriniferi s. Belliniani*). Ces tubes ont leur paroi formée d'une membrane

* — 1. Rameau de l'artère rénale. — 2. Glomérule de Malpighi. — 3. Substance corticale proprement dite. — 4. Pyramide de Ferrein. — 5. Faisceau vasculaire de la couche externe de la substance médullaire.

propre amorphe, transparente, et d'un épithélium à cellules cylindriques et à noyaux sphériques. Ils sont très-rapprochés les uns des autres ; leur origine est à l'extrémité des papilles rénales, sur la crête du bassinet, d'où ils se dirigent vers la substance corticale en se bifurquant plusieurs fois de manière à former chacun au moins dix tubes. Leur nombre va ainsi en augmentant considérablement du centre à la périphérie, sans que, d'ordinaire, leur diamètre varie sensiblement ; c'est chez le cheval seulement qu'on trouve les canalicules urinifères

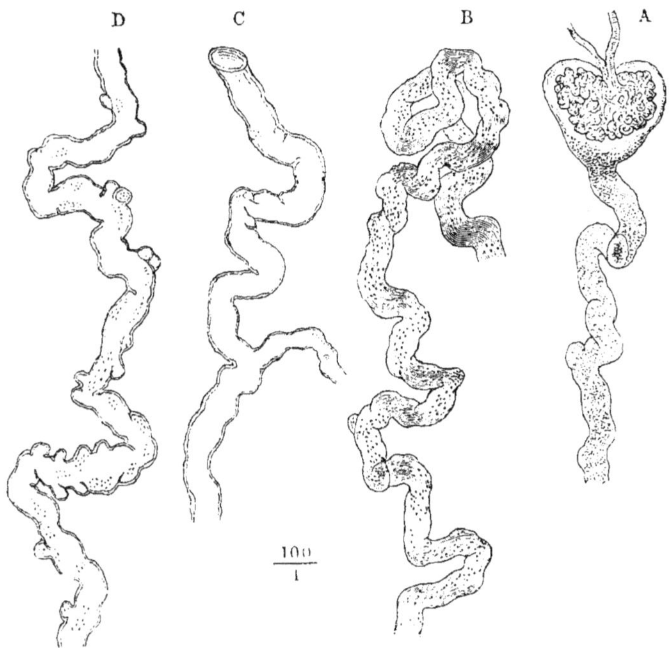

Fig. 173 (4). — Canalicules de la substance corticale d'un rein de porc, isolés au moyen de l'acide chlorhydrique (d'après Henle) *.

plus larges près du bassinet que vers la substance corticale. La division dichotomique des tubes de Bellini donne raison de l'aspect que présente la substance médullaire et de la formation des *pyramides de Malpighi*. Le sommet de chaque pyramide correspond à une papille rénale et présente les orifices des canalicules ; sa base est dirigée vers la partie corticale, et là les tubes droits de Bellini s'abouchent avec les tubes flexueux de Ferrein (1).

* *A.* Canalicule granuleux portant la capsule d'un glomérule et les vaisseaux afférents et efférents. — *B.* Canalicule granuleux de Henle, de la substance corticale, enroulé en peloton. — *C,D.* Canalicules de Bellini.

(1) [Une découverte récente de Henle vient de faire connaître un autre ordre de tubes dans le parenchyme du rein. Leur existence est admise aujourd'hui par la plupart des anatomistes, mais on ne connaît pas encore bien exactement leurs rapports avec les autres éléments ; partant leur rôle n'est point déterminé, et l'on ne sait pas comment devra être modifiée la physiologie de la sécrétion urinaire. Quoi qu'il en soit, nous tenons à donner ici, d'une manière sommaire, l'état de nos connaissances au sujet de ces tubes, qui ont déjà pris le nom de l'anatomiste qui les a découverts (*tubes de Henle*).

Ils cheminent entre les canalicules urinifères et sont d'autant plus nombreux et plus larges qu'ils s'éloi-

L'artère rénale a un calibre énorme relativement aux dimensions du rein, mais elle est très-courte. Née de l'aorte postérieure, elle gagne directement le hile de l'organe, pénètre dans le parenchyme et se divise immédiatement en plusieurs branches qui passent entre les pyramides de Malpighi et arrivent jusqu'à

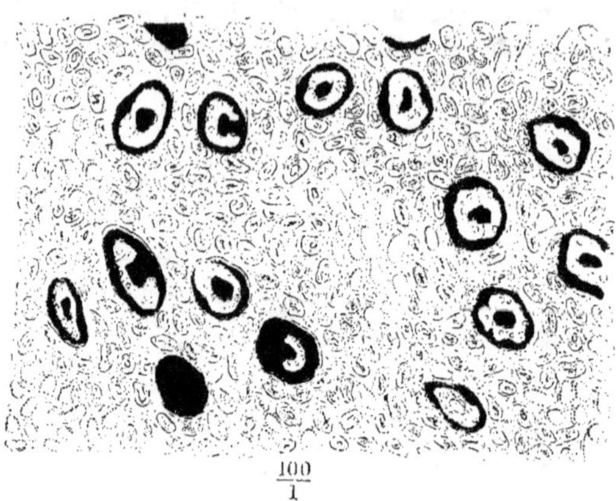

$$\frac{100}{1}$$

Fig. 173 bis. — Section transversale de la couche périphérique de la substance médullaire d'un rein de cheval, dont l'uretère a été injecté en rouge et l'artère rénale en jaune. Dans les sections des canalicules de Bellini, la matière injectée a pénétré partiellement entre la membrane propre et l'épithélium. Entre les sections transversales des vaisseaux et des canalicules injectés se trouvent les sections transversales des canalicules de Henle, remplies d'un épithélium granuleux (d'après Henle).

la substance corticale. Là, ces branches se ramifient, s'anastomosent et forment un réseau capillaire duquel partent les artérioles destinées à la substance corticale, artérioles qui envoient de points en points un ramuscule à chaque glomérule de Malpighi; ce ramuscule, c'est le *vaisseau afférent*, qui perce la capsule du glomérule et décrit dans son intérieur de nombreuses circonvolutions. A côté de lui, on voit sortir de la capsule le *vaisseau efférent*, qui se rend dans une veinule. Les veinules suivent le trajet des artères et se réunissent peu à peu en un tronc unique dépourvu de valvules, la veine rénale, qui sort du hile du rein et se jette dans la veine cave postérieure.

Les vaisseaux lymphatiques sont très-nombreux dans le rein. Les uns accompagnent les vaisseaux sanguins dans le parenchyme, les autres forment un réseau à la superficie de l'organe; ils se rendent aux ganglions lombaires.

Les nerfs sont peu nombreux, ils émanent du plexus solaire et forment autour des vaisseaux sanguins, près du hile, le plexus rénal.

Les *papilles rénales* (*papillæ renales*) sont, comme nous l'avons vu, les extrémités des pyramides de Malpighi, qui font saillie dans le bassinet. Chez le cheval, elles sont toutes confondues et forment une saillie longitudinale, la *crête du*

gnent davantage du sommet des pyramides. Leur diamètre est bien plus faible que celui des tubes de Bellini ; cependant leur membrane propre est plus épaisse; leur épithélium est pavimenteux, formé de cellules transparentes rhomboédriques à surface libre bombée; ils sont remplis d'une matière finement granulée. D'après Henle, ce ne seraient pas les canalicules urinifères qui aboutiraient aux glomérules de Malpighi, mais bien les tubes qu'il a découverts, et ceux-ci se recourberaient en anse au niveau des papilles. Encore une fois, cela n'est pas encore démontré d'une manière certaine.]

bassinet, qui mesure plus d'un pouce de longueur ; le bord libre de cette crête est creusé d'une scissure peu profonde au fond de laquelle se voient les orifices des canalicules urinifères. [Il suffit de comprimer la substance rénale, près de la crête du bassinet, pour voir suinter l'urine par ces orifices.]

Le *bassinet rénal* (pelvis renalis) est un réservoir membraneux, situé dans l'épaisseur du rein au niveau du hile, enveloppant de toute part la crête du bassinet. Il présente en dedans l'origine de l'uretère, connue sous le nom d'*infundibulum*, puis, en avant et en arrière, des prolongements qu'on appelle les *bras du bassinet*. Ses parois sont formées de trois couches : une externe celluleuse ; une moyenne, composée de fibres musculaires lisses, longitudinales et transversales ; une interne, muqueuse, tapissée d'un épithélium pavimenteux.

Différences. — Chez les *bêtes bovines*, les reins sont plus longs et plus étroits ; leur surface est divisée en 18 ou 20 lobes de diverses grandeurs et de formes variées. Cette division se retrouve du côté du bassinet, car chaque lobe a sa papille, éminence conique,

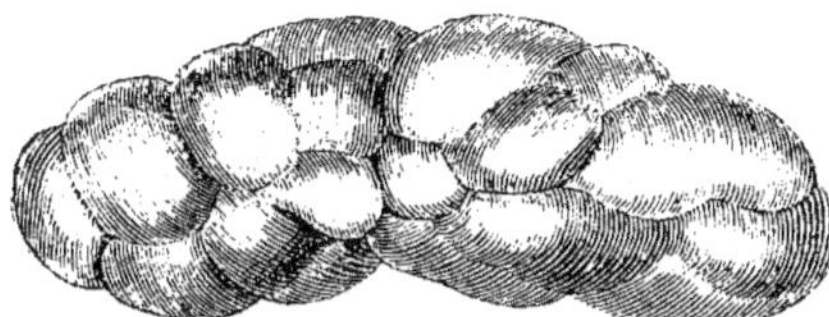

Fig. 174. — Rein d'un bœuf adulte.

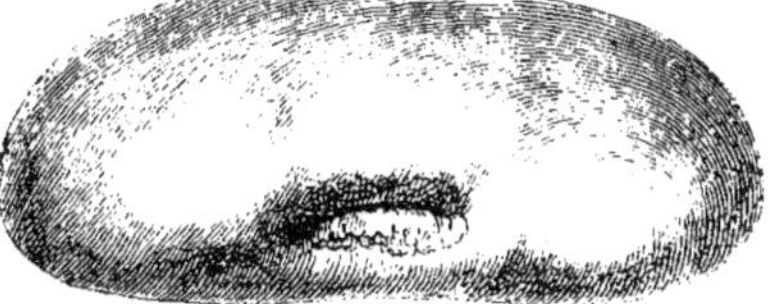

Fig. 175. — Rein d'un porc.

isolée et saillante. Le bassinet n'est pas caché dans l'épaisseur du rein, il occupe seulement une excavation à la face inférieure de l'organe, excavation qui représente le hile ; il entoure complétement chaque papille et forme des diverticulums, désignés sous le nom de calices (*calyx renalis*). Le poids d'un rein de bœuf diffère peu de celui d'un rein de cheval.

Chez le *mouton* et la *chèvre*, les reins sont encore assez allongés : ils ne sont pas divisés en lobes ; le bassinet ne présente pas de calices, et les papilles sont confondues en une crête.

Chez le *porc*, les reins sont lisses à la surface et non lobulés extérieurement ; mais, sur une coupe horizontale, on distingue 10 ou 12 papilles et autant de calices. Un rein de porc pèse de 5 à 7 onces (150 à 200 grammes).

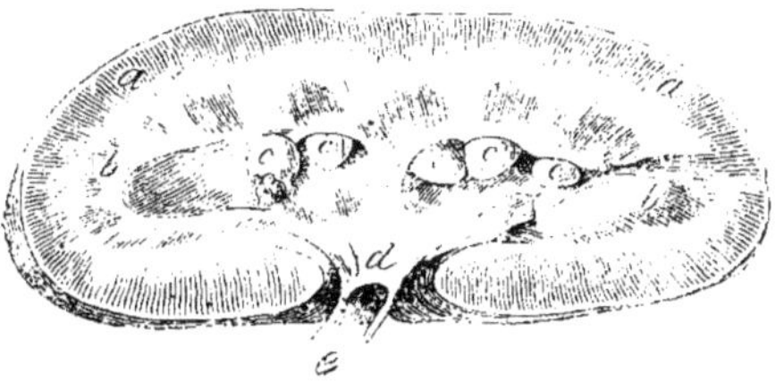

Fig. 176. — Coupe longitudinale d'un rein d'un porc [*].

Les reins du *chien* ont une forme ovoïde, ceux du *chat* une forme arrondie : ils n'ont qu'une seule papille.

Le rein d'un chien de grande taille pèse une once et demie à deux onces (45 à 60 grammes) ; celui d'un chat de 1/2 once à 1 once (15 à 30 grammes).

2. *De l'Uretère (Ureter)* (*fig.* 172 c c').

L'*uretère* est un long canal membraneux cylindrique qui fait suite au bassinet, c'est le conduit efférent de la glande rénale. Il commence au hile du rein.

[*] — *aa*. Substance corticale. — *bb*. Substance médullaire. — *cc*. Papilles rénales. — *d*. Bassinet rénal. — *e*. Uretère coupé.

à l'infundibulum du bassinet, se porte d'abord en dedans, puis s'infléchit en arrière et se place sur le côté de la colonne vertébrale, restant toujours au-dessus du péritoine ; il longe l'aorte, du côté gauche, la veine cave postérieure, du côté droit, et arrive jusque dans la cavité pelvienne. Là il s'éloigne un peu de la paroi latérale, à laquelle il est rattaché seulement par un repli péritonéal. Chez les femelles, il est compris entre les lames du ligament large. Il se termine enfin sur la partie postérieure et sur la paroi supérieure de la vessie dans laquelle il débouche ; on le voit s'insinuer dans l'épaisseur des parois du réservoir, et il ne traverse la muqueuse qu'après un trajet de deux à trois centimètres, assez près du col de la vessie.

Cette insertion particulière de l'uretère à la vessie fait que l'urine ne peut pas refluer dans le canal afférent, l'extrémité de ce canal étant comprimée par suite de la distension des parois du réservoir et de la pression même du liquide. Cela est si vrai et le but est si bien rempli qu'on peut injecter de l'eau dans la vessie ou la remplir d'air, puis lier le canal de l'urèthre et presser énergiquement le réservoir, sans faire sortir la moindre goutte d'eau, la moindre bulle d'air par l'uretère resté librement ouvert.

Les parois de l'uretère sont formées de trois couches, une *externe*, une *moyenne* et une *interne* ; la première, celluleuse, renfermant quelques fibres élastiques ; la seconde, composée de fibres musculaires lisses, les plus superficielles longitudinales, les plus profondes transversales ; la troisième, enfin, constituée par une membrane muqueuse qui contient quelques follicules muqueux.

Le sang que reçoit l'uretère est fourni par des branches de l'artère rénale et de la spermatique interne ; il est repris par des veines correspondantes. Les lymphatiques se confondent avec ceux du rein. Les nerfs émanent du plexus sous-lombaire et du plexus pelvien.

3. De la vessie (*Vesica urinaria s. urocystis*) (*fig.* 172 *d*).

La *vessie* est un réservoir membraneux de forme ovoïde, logé en majeure partie dans le bassin, appuyé sur les pubis et les ischiums, situé, chez le mâle, au-dessous du rectum dont il est séparé par les canaux spermatiques et les vésicules séminales, chez la femelle au-dessous du vagin et du corps de l'utérus. On lui considère une partie antérieure, la *base*, une partie moyenne, le *corps*, et une partie postérieure, le *col*.

La *base*, ou le cul-de-sac, ou le fond, est arrondie, recouverte par le péritoine et dirigée du côté de l'abdomen ; elle déborde le bord antérieur des pubis, quand la vessie est pleine. Au sommet de la calotte qu'elle représente, on remarque une cicatrice, c'est la trace de l'insertion de l'ouraque qui, chez le fœtus, faisait communiquer la vessie avec l'allantoïde. De ce point part un repli du péritoine qui relie le fond et la face inférieure de la vessie à la paroi abdominale inférieure et qui se prolonge jusqu'à l'ombilic, c'est le *ligament médian de la vessie* (*lig. vesicale medium*).

La *portion moyenne*, ou le *corps de la vessie*, est la partie la plus large. De ses deux faces, convexes, l'inférieure est reliée par du tissu cellulaire aux os du bassin et n'est recouverte par le péritoine que sur une petite étendue, en avant : la supérieure est complétement recouverte par le péritoine, qui s'applique en même temps sur les vésicules séminales et les canaux spermatiques et se replie, au niveau du col, sur le rectum, chez le mâle, sur le vagin et l'utérus, chez la femelle. De cette face supérieure se détachent, sur les côtés, deux replis du péritoine qui relient la vessie aux parois du bassin, ce sont les *ligaments latéraux* de la vessie ; ils présentent chacun à leur bord libre un gros cordon qui est le vestige de l'artère ombilicale oblitérée.

Le *col* est la partie postérieure, la plus étroite de la vessie ; il se continue par l'urèthre. Sa face supérieure est en rapport, chez le mâle, avec la prostate, les vésicules séminales et les canaux spermatiques; chez la femelle, avec la paroi inférieure du vagin.

Les parois de la vessie sont formées de *trois tuniques*: une *externe, séreuse*: une *moyenne, musculeuse*; et une *interne, muqueuse*.

La *tunique séreuse* n'est autre chose que le péritoine qui se réfléchit des parois du bassin sur la vessie; elle n'existe, comme nous l'avons vu, que sur la partie antérieure de l'organe, qu'elle coiffe comme d'une calotte et sur laquelle elle se prolonge plus loin en haut qu'en bas. Cette tunique sert à fixer la vessie ; les ligaments en sont des dépendances.

La *tunique musculeuse* n'est donc en rapport avec la couche séreuse que sur la portion antérieure de la vessie. Ses fibres, d'un rouge pâle, réunies en fais-

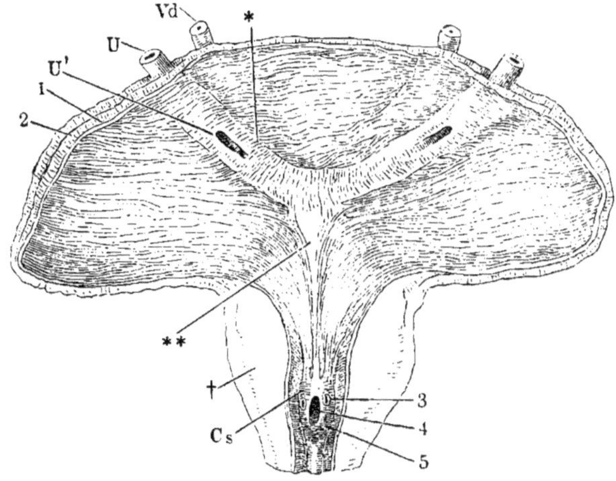

Fig. 176 *bis*. — Portion inférieure de la vessie urinaire de l'homme et commencement de l'urèthre, ouverts par une section médiane de la paroi antérieure et étalés (d'après Henle).

ceaux, dirigées en tous sens, entre-croisées de toutes manières, forment cependant deux couches assez distinctes. Celles de la couche externe sont surtout des fibres longitudinales dirigées de la base vers le col, on les appelle les *expulseurs de l'urine* (*detrusor urinæ*). Celles de la couche profonde sont transversales et obliques; nombreuses et serrées au niveau du col, elles forment un bourre-

(*) *U*. Uretère. — *Vd*. Canal déférent. — *U'*. Orifice vésical de l'uretère. — *Cs*, Crète uréthrale. — †. Bourrelet transversal du trigone. — **. Bourrelet longitudinal. — †. Section de la prostate. — 1. Muqueuse vésicale. — 2. Tunique musculeuse. — 3. Orifice du canal éjaculateur. — 4. Orifice du sinus prostatique. — 5. Orifices des canaux excréteurs des glandules prostatiques.

let circulaire, connu sous le nom de *sphincter de la vessie* (*sphincter vesicæ*), destiné à maintenir le col fermé et à empêcher l'écoulement de l'urine. La couche musculaire externe diminue le diamètre antéro-postérieur de la vessie et la couche profonde réduit son diamètre transversal.

La *muqueuse* vésicale, ou tunique profonde de la vessie, se présente avec une teinte rouge pâle, un peu jaunâtre ; elle est plissée en tous sens et forme des brides saillantes dans l'état de vacuité de la vessie. Près du col, sur la paroi supérieure, on remarque les deux orifices arrondis par lesquels débouchent les uretères ; plus en arrière, sur la ligne médiane, l'ouverture du col où commence le canal de l'urèthre. Ces trois orifices forment les angles d'un triangle désigné sous le nom de *trigone vésical* (1).

La vessie reçoit son sang des artères iliaques internes, soit directement, soit par l'intermédiaire de quelques-unes de ses branches ; des veines correspondent aux artères. Les lymphatiques se rendent aux ganglions sous-lombaires. Les nerfs émanent du plexus pelvien ou hypogastrique.

Différences. — La vessie du *bœuf* est proportionnellement très-grande. Les orifices des uretères sont très-rapprochés l'un de l'autre. Vers la base, la muqueuse présente une petite fossette, qui se continue par un canal étroit terminé en cul-de-sac et constituant un appendice libre, d'un centimètre de longueur environ, de la grosseur d'une plume à écrire.

Chez le *porc*, la vessie est également grande et les orifices des uretères très-rapprochés ; elle déborde de beaucoup le bord des pubis.

Chez les *carnassiers*, la vessie est plus arrondie et complétement recouverte par la séreuse, qui se prolonge jusque sur le col.

4. L'urèthre (Urethra).

L'*urèthre* est un long tube cylindrique qui part du col de la vessie et qui porte l'urine au dehors. Il a des connexions si intimes avec les organes génitaux que nous croyons devoir en reporter la description au chapitre de ces organes.

Chez le mâle, l'urèthre se dirige vers le fond du bassin, contourne l'arcade ischiale et accompagne le pénis jusqu'à son extrémité.

Chez la femelle, il est bien plus court.

5. Des capsules surrénales (Glandulæ suprarenales) (fig. 177).

Les *capsules surrénales* (*renes succenturiati s. capsulæ atrabylariæ*), de même que les reins, sont distinguées en une droite et une gauche. La première est

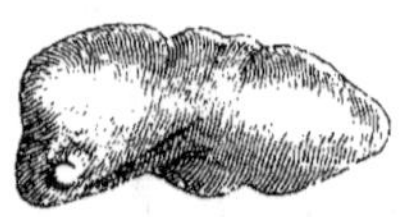

située entre l'extrémité antérieure du rein droit et la veine cave, la seconde entre l'extrémité antérieure du rein gauche et l'aorte. Ce sont des organes aplatis, allongés, rouge-brun, appartenant à la classe des glandes vasculaires sanguines, unies par la capsule du rein avec le rein et par du tissu cellulaire avec d'autres organes voisins. Leur surface libre présente des points de diverses formes plus pâles. Comme pour les reins, la forme des capsules surrénales diffère ; celle du côté gauche est plus allongée, celle du côté droit plus grosse et plus large.

Fig. 177. — Capsule surrénale droite.

(1) [Nous empruntons à l'ouvrage de MM. Cruveilhier et Sée une figure, d'après Henle, qui représente parfaitement la disposition du trigone, même chez les animaux. Voy. *fig.* 176 *bis.*]

Chaque capsule surrénale est enveloppée d'une *membrane fibreuse blanche* et constituée intérieurement par une *substance externe*, colorée en rouge, puis par une *substance interne*, jaunâtre.

La *substance extérieure* ou *corticale* présente une texture fibreuse et est divisée en loges par des faisceaux de tissu conjonctif. Chaque fibre en particulier, qui représente en apparence un tube, est formée, d'après Kölliker, de petites vésicules (cellules), rangées à la suite les unes des autres, parmi lesquelles celles de la partie moyenne de la fibre sont plus grosses que les petites cellules arrondies situées aux extrémités. Les parois de ces vésicules consistent en une membrane amorphe et leur contenu épais en granulations élémentaires et en petites gouttelettes de graisse.

La *substance interne* ou *médullaire* est plus molle que l'externe et consiste, non en vésicules, mais bien en granulations élémentaires et en noyaux de cellules situés dans les mailles d'un réseau formé de tissu cellulaire et en continuité avec les faisceaux conjonctifs de la substance corticale.

Les artères des capsules surrénales sont de petits vaisseaux fournis, soit immédiatement par l'aorte, soit par l'artère rénale. Les vaisseaux capillaires enlacent les vésicules utriculaires de la substance corticale. Les veines se réunissent, sur la limite entre la substance corticale et la substance médullaire, en un réseau d'où naissent de grosses branches, qui convergent à angle aigu dans la portion moyenne de la substance médullaire pour former un gros tronc dont la lumière, sur une section longitudinale, se montre sous la forme d'une petite cavité allongée. Des lymphatiques, les uns s'unissent à ceux du rein, les autres se rendent au commencement du canal thoracique.

Les nerfs proviennent des plexus rénaux : ils sont assez nombreux et forment, surtout dans la substance médullaire, un plexus serré.

Les capsules surrénales, comme organes glandulaires, sont sans canal excréteur, et leur destination, pour cette raison, est encore à peu près inconnue. Dans la première période du développement de l'embryon, elles sont considérablement plus grandes que les reins. Ce qui est surtout remarquable, ce sont les granulations élémentaires extraordinairement nombreuses et les noyaux de cellules qui distinguent le tissu des glandes vasculaires sanguines de celui des autres organes glandulaires pourvus de canaux excréteurs, attendu que, dans ces derniers, on ne rencontre presque exclusivement que des cellules parfaites.

Différences. — Les capsules surrénales ne présentent pas de différences chez les autres animaux.

Tous les organes urinaires concourent à l'élimination de l'urine. Ce liquide, inutile à l'organisme, est sécrété dans les corpuscules de Malpighi et dans les tubes de Bellini. Les tubes de Bellini, qui, en raison de leurs ramifications extrêmement nombreuses, présentent une surface sécrétante assez considérable (1), laissent suinter leur contenu (l'urine) à travers les papilles dans le bassinet. Chez le bœuf et chez le porc l'urine passe d'abord par les calices. Du bassinet elle

---

(1) D'après Huschke, une pyramide de Malpighi serait formée, chez l'homme, d'environ 700 tubes de Ferrein, et une pyramide de Ferrein d'environ 200 tubes de Bellini. Or, comme on admet 15 pyramides de Malpighi dans un rein, il y aurait en tout 10,500 pyramides de Ferrein et 2,100,000 canalicules urinaires. Ferrein estime la longueur totale des canalicules urinaires à 60,000 pieds.

s'écoule par l'uretère et arrive goutte à goutte dans la vessie. Celle-ci peut garder en réserve une certaine quantité de liquide, puis elle le pousse, à un moment donné, par la contraction de ses fibres musculaires dans l'urèthre et de là au dehors directement, chez le mâle ; par l'intermédiaire de la vulve, chez la femelle.

IV. Organes génitaux (*Organa genitalia*).

On désigne sous le nom d'*organes génitaux, organes de la génération, organes sexuels* (*organa sexualia s. partes genitales* . ou encore *parties génitales*, les organes qui servent à la reproduction des individus et à la conservation de l'espèce animale. Ils diffèrent considérablement par leur disposition et par leurs fonctions suivant le sexe auquel ils appartiennent et qu'ils caractérisent. Ceux du sexe masculin sont plutôt destinés à procréer comme fécondants ; ceux du sexe féminin ont plutôt la fonction de concevoir [c'est-à-dire de développer le germe fécondé]. Les uns comme les autres sont situés, soit dans le bassin, soit au voisinage de cette cavité.

A. Organes génitaux du mâle (*Partes genitales viriles*).

Préparation. — [La figure 178 fait comprendre mieux qu'une description comment il faut disposer la pièce pour disséquer les organes génitaux.]

Les organes génitaux du mâle sont : le *scrotum*, les *testicules*, l'*épididyme*, le *canal spermatique*, les *vésicules séminales*, la *prostate*, les *glandes de* Cowper et le *pénis*.

1. Du scrotum (*Scrotum*) (*fig. 178 a*).

On appelle *scrotum* une poche membraneuse, située dans la région inguinale entre les cuisses, plus ou moins pendante, et qui contient les testicules. Elle est formée de deux tuniques, l'une externe, l'autre interne (1).

La *tunique externe* n'est autre chose qu'une portion de peau devenue très-mince dans cette région, couverte seulement d'un petit nombre de poils fins et courts, paraissant plutôt nue ; elle renferme un grand nombre de follicules adipeux et de glandes sudoripares, qui déversent à sa surface une humeur onctueuse destinée à modérer les effets du frottement pendant la marche. Sur la ligne médiane, elle présente un raphé très-accusé, qui est la trace de la division primitive de l'enveloppe cutanée, raphé correspondant au septum médian qui sépare les testicules.

La *tunique interne* ou *tunique musculeuse* [appelée *dartos*] (*fig. 178 a″*) (*tunica dartos*), est unie très-intimement à la précédente et formée de tissu cellulaire serré et entremêlé de quelques fibres musculaires lisses destinées à faire froncer le scrotum. Au-dessus du raphé, s'élève une cloison verticale antéro-postérieure, appelée le *septum* du scrotum (*septum scroti*), qui divise la poche en deux compartiments logeant chacun un testicule avec son épididyme.

---

(1) [Leydig confond sous le nom de scrotum l'enveloppe cutanée des testicules et le dartos qui la double, tandis que, chez nous, ce nom est réservé à la seule tunique cutanée des bourses, qui se composent, outre le scrotum et le dartos, de la tunique érythroïde, ou crémaster, et de la tunique vaginale.]

La portion antérieure du scrotum reçoit son sang des honteuses externes, la portion postérieure des honteuses internes ; des veines correspondent aux ar-

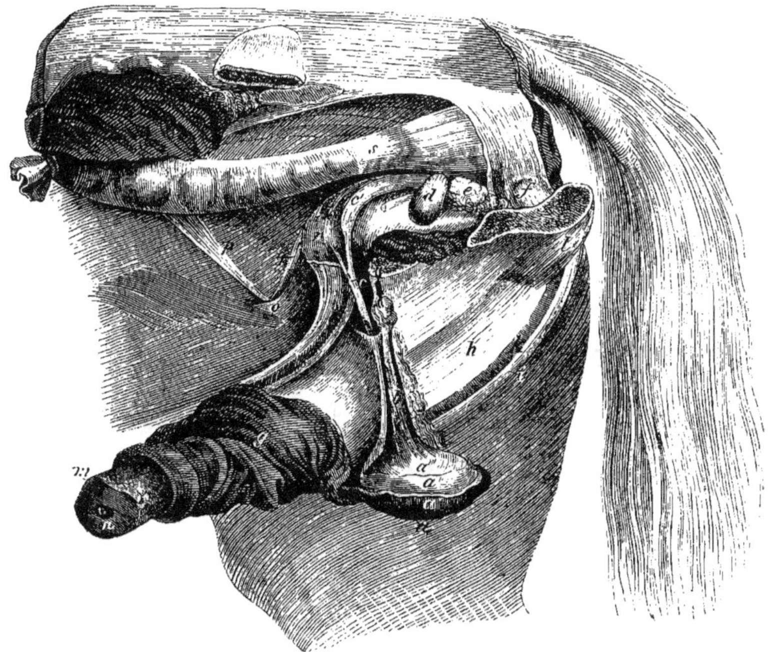

Fig. 178. — Organes génitaux du mâle dans leur position normale (L'abdomen et le bassin sont ouverts du côté gauche (*)).

tères. Les lymphatiques se rendent aux ganglions pubiens. Les nerfs émanent du plexus sous-lombaire.

· Le scrotum est destiné à envelopper les testicules et à les protéger.

Différences. — Chez les *ruminants*, il est plus allongé et plus pendant, rougeâtre, dépourvu de poils chez le taureau, velu, au contraire, chez le bélier et le bouc.

Chez le *porc*, le *chien* et le *chat*, le scrotum est situé plus en arrière entre les cuisses et fait quelquefois saillie dans la région du périnée.

2. *Des testicules (Testiculi, testes s. orchides) (fig. 179).*

Les *testicules* sont des organes glandulaires ovoïdes, qui, chez les animaux adultes, sont logés dans les bourses (1) et suspendus par le cordon testiculaire :

(*) — *a*. Scrotum. — *a'*. Peau. — *a''*. Dartos. — *a'''*. Tunique vaginale. — *b*. Crémaster. — *cc'*. Canal spermatique gauche. — *c*. Sa portion vaginale. — *c'* Sa portion renflée. — *d*. Vésicule séminale gauche. — *e*. Prostate. — *f*. Glande de Cowper du côté gauche. — *g*. Prépuce ou fourreau. — *h*. Corps caverneux du pénis. — *i*. Ligaments suspenseurs ou ano-péniens. — *k*. Muscle éjaculateur. — *l*. Muscle érecteur. · *m*. Gland. — *n*. Orifice de l'urèthre. — *o*. Anneau inguinal du côté droit. — *p*. Repli du péritoine renfermant les vaisseaux sanguins, les lymphatiques et les nerfs du cordon testiculaire et des testicules. — *q*. Canal spermatique droit. — *r*. Vessie. — *s*. Rectum.

(1) Chez le cheval adulte, on ne trouve parfois qu'un seul testicule dans les bourses ; l'autre, généralement un peu atrophié, est resté dans la cavité abdominale. On donne à l'animal, dans ce cas, le nom de monorchide.

ils sont pairs et distingués en un droit et un gauche, à peu près symétriques, quoique cependant ils présentent assez souvent une différence de volume et qu'ils soient ordinairement suspendus un peu plus haut l'un que l'autre.

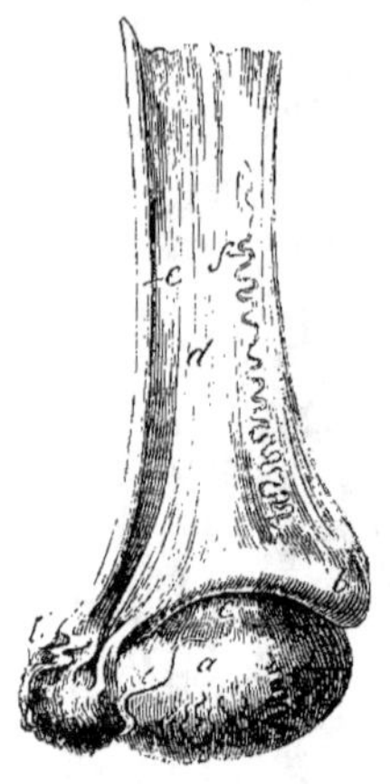

Fig. 179. — Un testicule et son cordon, avec l'épididyme et le canal spermatique (*).

Le poids d'un testicule varie de 6 à 10 onces (200 à 300 grammes). Chacun de ces organes offre à considérer *deux faces, externe* et *interne; deux bords, supérieur* et *inférieur; deux extrémités, antérieure* et *postérieure*.

Les *deux faces* sont convexes, lisses et libres, dirigées vers le dartos, l'*interne* en rapport avec le septum médian.

Le *bord supérieur* est légèrement convexe et relié par un ligament à l'épididyme; l'*inférieur* également convexe et libre.

Les *deux extrémités* sont obtuses et arrondies; l'antérieure supporte la tête, et la postérieure la queue de l'épididyme.

Chaque testicule est contenu dans un sac du dartos; il est même enveloppé plus immédiatement de deux tuniques; l'externe est la *tunique vaginale* du testicule et du cordon, l'interne la *tunique albuginée propre* du testicule.

La *tunique vaginale* du testicule et du cordon (*tunica vaginalis testis et funiculi spermatici*) [encore appelée *gaine vaginale*], enveloppe ces organes et forme la tunique la plus profonde des bourses; elle est constituée par deux lames, l'une externe, fibreuse, l'autre interne, séreuse, unies intimement par un tissu cellulaire serré. Il faut considérer sa cavité comme un diverticulum de l'abdomen, commençant à l'anneau inguinal et formant un sac dans lequel sont descendus le testicule et son cordon. La lame fibreuse prolonge les aponévroses des muscles costo-abdominaux [ou grands obliques], et la lame séreuse est une dépendance du péritoine qui a fait hernie par le trajet inguinal.

La face externe de la tunique vaginale est unie par du tissu cellulaire au dartos et au muscle crémaster; sa face interne est libre, lisse et luisante. Sur la paroi interne, la lame séreuse se replie, s'adosse à elle-même et se porte sur le testicule, l'épididyme et le cordon [formant ainsi une sorte de frein vertical entre la gaine et ces organes qu'elle enveloppe]. Le canal spermatique a son revêtement particulier, il est relié aux autres parties du cordon, du côté interne, par une bride séreuse.

La *tunique propre* ou *albuginée* (*tunica propria testis s. albuginea*) enveloppe immédiatement la substance du testicule: c'est une membrane fibreuse assez consistante, d'un blanc brillant, qui donne à l'organe sa forme. Sa face externe est tapissée par le repli de la lame séreuse de la tunique vaginale; sa face interne envoie dans le parenchyme des testicules de minces cloisons celluleuses qui le divisent en un grand nombre de petits lobules. Vers le bord supérieur du testicule, et en avant, la tunique albuginée présente un épaississement connu sous le nom de *corps d'Highmore* (*corpus Highmori*), qui s'avance dans le parenchyme et vers lequel convergent toutes les cloisons celluleuses qui forment le réseau intérieur de la glande.

La *substance propre du testicule* (*parenchyma testis*), comprise entre les cloisons celluleuses qui dépendent de la tunique albuginée, est formée d'un grand nombre de canalicules, auxquels s'ajoutent des vaisseaux et des nerfs.

Ces *canalicules*, désignés sous le nom de *conduits séminifères* (*canaliculi seminales s. tubuli seminiferi*), sont formés d'une membrane mince, amorphe, pourvue d'épithélium. Ils sont nombreux dans chaque lobule, ils s'enroulent et ils forment

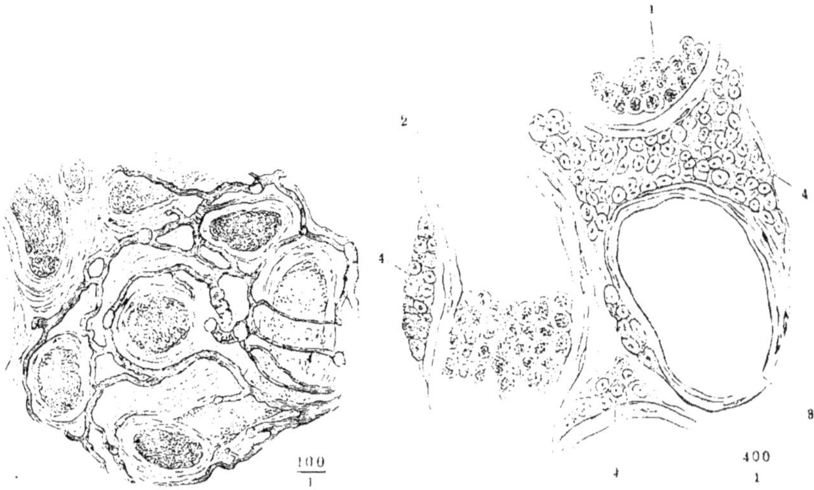

Fig. 179 (2). — Section fine d'un testicule injecté. Les canalicules séminifères sont modérément distendus et présentent des parois épaisses (d'après Henle).

Fig. 179 (3). — Section fine d'un testicule de chat d'après Henle (*).

de petits pelotons. Ils ne se terminent pas en cul-de-sac, ils paraissent, au contraire, s'anastomoser les uns avec les autres. Tous les canicules convergent vers le corps d'Higmore, au-dessous duquel ils deviennent moins tortueux, puis rectilignes, et forment là par leur ensemble une ligne blanche. Ils pénètrent ensuite dans son épaisseur où ils constituent un réseau à mailles irrégulières, connu sous le nom de *réseau de Haller* (*rete testis s. Halleri*). De la partie antérieure de ce réseau sortent les *vaisseaux efférents* (*vasa efferentia*), qui se dirigent vers l'extrémité antérieure du testicule, traversent la tunique albuginée et pénètrent dans la tête de l'épididyme.

Différences. — Chez les *ruminants*, les testicules sont proportionnellement plus volumineux, plus allongés surtout, et à grand diamètre vertical. La substance propre du testicule est jaunâtre et les cloisons formées par les prolongements de la tunique albuginée ne sont pas si faciles à voir.

Chez le *porc*, les testicules sont aussi relativement volumineux ; leur structure est analogue à celle du cheval ; ils sont situés immédiatement au-dessous des fesses.

Chez les *carnivores*, ils sont petits, arrondis et également situés beaucoup en arrière.

(*) 1. Cellules séminales. — 2. Canalicule divisé longitudinalement. — 3. Section transversale d'un canalicule vide. — 4. 4. Cordons celluleux interstitiels.

3. De l'épididyme (Epididymides) (fig. 179 bb').

L'*épididyme* est un corps allongé, étroit, appliqué sur le bord supérieur du testicule, mais empiétant un peu sur la face externe, maintenu par un ligament spécial (*ligamentum epididymidis*) (fig. 179 e) qui n'est autre chose que la tunique séreuse du testicule qui se porte sur lui. Il est constitué par les canaux efférents du testicule, canaux très-flexueux, accompagnés par des vaisseaux sanguins, des lymphatiques et des nerfs, reliés par un tissu cellulaire assez dense et enveloppés par une tunique fibreuse blanche et un feuillet séreux. On distingue à chaque épididyme la *tête*, le *corps* et la *queue*.

La *tête de l'épididyme* (*caput epididymidis*) est son extrémité antérieure; les canaux efférents y pénètrent et y décrivent de nombreuses flexuosités, sans s'anastomoser; ils forment, au contraire, des lobules coniques assez semblables à ceux des testicules, à base supérieure, qu'on appelle les *cônes des vaisseaux efférents* (*coni vasculosi Talleri*). De tous ces cônes on voit naître un canal unique qui se porte en arrière et reste flexueux, pour former le *corps de l'épididyme*, tout le long du bord supérieur du testicule; ce corps devient plus gros vers l'extrémité postérieure et se continue par la *queue* de l'épididyme (*cauda epididymidis*). Dans la queue, le canal efférent augmente de calibre, devient de

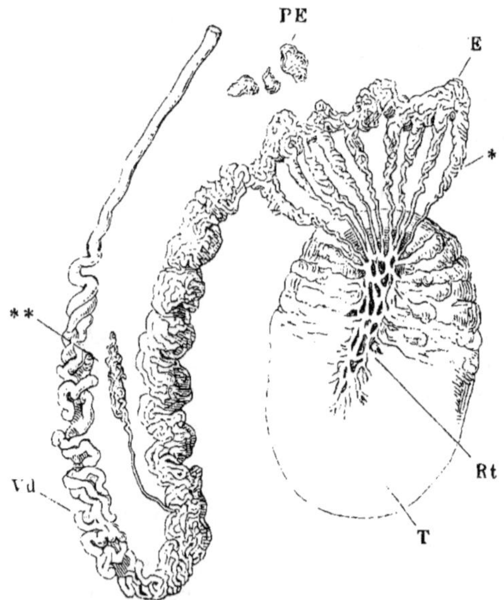

Fig. 179 (4). — Figure schématique du trajet des canalicules du testicule et de l'épididyme, ainsi que de la continuité du canal de l'épididyme avec le canal déférent (d'après Lauth.) (*).

moins en moins flexueux et se continue par le canal déférent que nous reprendrons bientôt (1).

(*) *T.* Testicule — *Rt.* Rete testis. — *E.* Épididyme. — *Vd.* Canal déférent. — * Vaisseaux efférents.

(1) [La figure 179 (4) fait bien comprendre la formation de l'épididyme, bien qu'elle appartienne à l'anatomie humaine].

Les parois des canaux efférents de l'épididyme sont sensiblement plus épaisses que celles des canalicules séminifères ; outre l'épithélium et la membrane amorphe, ils présentent une tunique externe musculeuse qui, à la queue de l'épididyme, se continue sur le canal spermatique ou canal déférent.

Les artères qui se rendent au testicule et à l'épididyme viennent de la spermatique interne. Celle-ci, après avoir décrit dans le cordon de nombreuses flexuosités, arrive sur le testicule et y pénètre par son bord supérieur, un peu en arrière de l'épididyme. Elle ne se plonge pas immédiatement dans la substance glandulaire ; on la voit contourner l'organe dans l'épaisseur même de la tunique albuginée et former un cercle complet. De ce cercle émanent des divisions qui sillonnent les faces des testicules et envoient de fines ramifications dans sa substance propre ; finalement les capillaires forment des réseaux autour des canalicules séminifères. Les veinules se réunissent en un tronc unique, la spermatique interne, qui forme dans le cordon ce qu'on appelle le corps pampiniforme (*plexus pampiniformis*), entrelacement des artères et des veines. Les nombreux vaisseaux lymphatiques se rendent aux ganglions sous-lombaires. Les nerfs émanent du grand sympathique et forment autour de l'artère un petit plexus particulier.

Les testicules sécrètent un liquide particulier, blanchâtre, gluant, opalin, le *sperme* (*sperma*), qui renferme comme élément essentiel ce qu'on a appelé les *spermatozoaires* ou *spermatozoïdes* ou *filaments spermatiques* (*fila spermatica s. spermatozoa*). Les spermatozoïdes sont les corpuscules fécondants ; ils apparaissent comme de petits corps filiformes, de consistance molle, qui fourmillent dans le sperme et se meuvent librement ; ils présentent une extrémité plus large, la tête, et une extrémité effilée, la queue. D'après Kölliker, ils naissent dans des cellules que contiennent les canalicules séminifères. A l'époque du rut, les granulations de ces cellules se multiplient considérablement, se gonflent et se transforment en autant de vésicules dont chacune renferme un spermatozoaire. Les vésicules ou cellules-filles se dissolvent à la longue, et les spermatozoaires se trouvent libres ; la cellule-mère, enfin, s'ouvrant à son tour, les laisse nager dans le liquide qui remplit les canaux séminifères. La plupart de ces cellules-mères ne s'ouvrent que dans les canaux de l'épididyme et même dans le canal spermatique. A un âge avancé, les testicules ne produisent plus de spermatozoïdes ; avant l'âge adulte, on ne trouve dans les canalicules que de petites cellules transparentes sans traces de spermatozoaires.

Différences. — Chez les *ruminants*, l'épididyme diffère peu de celui du cheval.

Chez le *porc*, la queue de l'épididyme est volumineuse. L'épididyme tout entier est gros chez les *carnivores*.

4. *Canal spermatique ou canal déférent* (*Vasa deferentia*) (*fig.* 178 c c').

Le *canal spermatique* ou canal *déférent* (*vas deferens s. ductus deferens s. spermaticus*) est un tube cylindrique membraneux [de la grosseur d'une plume à écrire], qui part de la queue de l'épididyme. Après avoir décrit quelques flexuosités, il monte en ligne droite le long du cordon testiculaire dont il fait partie, arrive jusqu'à l'anneau inguinal par lequel il pénètre dans l'abdomen, s'infléchit en arrière, gagne l'entrée du bassin où il croise obliquement l'uretère, s'applique sur la face supérieure de la vessie où il se rapproche de la ligne médiane et où il présente un gros renflement, pénètre enfin sous la prostate et se termine par un rétrécissement brusque dans le canal éjaculateur, près du col de la vessie. Chaque canal déférent a sa paroi formée d'une *tunique externe musculeuse* et d'une *tunique interne muqueuse*. La tunique musculeuse est rouge pâle et intimement unie à la muqueuse ; elle présente une couche superficielle de fibres longitudinales, une couche moyenne de fibres transversales et une couche profonde de fibres longitudinales. La muqueuse est blanche et présente de nombreux petits plis longitudinaux. Dans la cavité pelvienne, la portion du canal déférent qui repose sur la vessie et qu'on appelle aussi la *portion aréolaire* est plus large que le reste, attendu que la tunique musculeuse forme entre elle et la muqueuse de nombreux prolongements, d'où résulte un tissu aréolaire qui communique par une foule de petits orifices de la muqueuse avec la cavité du canal déférent.

Sur la vessie, les deux canaux déférents sont réunis par un repli péritonéal qui les maintient en place.

Le canal spermatique reçoit son sang de l'artère spermatique interne et de la honteuse interne. Les nerfs viennent du plexus pelvien.

Le canal spermatique est destiné à conduire le sperme du testicule dans les vésicules séminales ou même directement dans l'urèthre.

Différences. — Chez le *bœuf*, il est relativement petit et ne diffère pas sensiblement de celui du cheval.

Chez le *porc* et les *carnivores*, le canal spermatique a partout la même structure et le même diamètre ; il ne présente pas de renflement pelvien.

Le canal déférent, les deux artères spermatiques, interne et externe, les veines de même nom, les lymphatiques et les nerfs forment avec la gaîne séreuse qui les enveloppe un cordon qui descend depuis l'anneau inguinal jusqu'à l'épididyme et au testicule et qui porte le nom de *cordon testiculaire (funiculus spermaticus) (fig.* 179). Outre ces parties constituantes, il renferme encore des fibres musculaires lisses, réunies en faisceaux, auxquelles Bouley (*Recueil de Médecine vét.* 1853) a attribué une traction très-forte du testicule vers l'anneau inguinal pendant la castration ; elles constituent le *crémaster interne* de Müller (*cremaster internus*), adjuvant du crémaster externe qui recouvre la gaîne vaginale. Le cordon testiculaire suspend le testicule et l'épididyme, il supporte les vaisseaux et les nerfs qui leur sont destinés, ainsi que le canal déférent qui en exporte le sperme.

5. *Des Vésicules séminales (Vesiculæ seminales) (fig.* 178 *d* et 180 *b* et *g*).

Les *vésicules séminales* sont deux petites poches membraneuses pyriformes, situées dans la cavité pelvienne entre le rectum et la vessie, entre les deux canaux spermatiques. Chacune d'elles présente *une base* ou *cul-de-sac*, une *portion moyenne* et *un col*.

Le *cul-de-sac* est libre, arrondi, dirigé en avant et en dehors, recouvert par le péritoine. La *partie moyenne*, située plus en arrière, plus étroite, se termine par le col ; recouverte encore par le péritoine en avant, elle ne l'est plus en arrière. Le *col* se continue immédiatement par un conduit qui forme bientôt avec le canal déférent du même côté un canal commun, connu sous le nom de *canal éjaculateur* (*ductus excretorius s. ejaculatorius*), lequel reste très-court et perfore aussitôt la paroi supérieure de l'urèthre sur le côté du *vérumontanum*, où la muqueuse forme une sorte de valvule.

Chaque vésicule séminale est formée de trois tuniques : l'*externe*, *séreuse*, fournie par le péritoine, n'existe qu'à l'extrémité antérieure et un peu sur la portion moyenne ; la *tunique moyenne* ou *musculeuse* présente deux couches de fibres lisses, les plus superficielles longitudinales, les plus profondes circulaires. La *tunique profonde* ou *muqueuse* offre de nombreux plis en tous sens. La vésicule est reliée aux parties voisines par du tissu cellulaire entremêlé de fibres élastiques partout où elle est dépourvue de tunique séreuse.

Entre les deux canaux déférents se trouve encore un petit réservoir, tantôt simple, tantôt double, que Gurlt appelle *vésicule séminale médiane* (*vesicula seminalis tertia s. media*) et E. H. Weber *utérus masculin* (*uterus masculinus*), à cause de son analogie avec l'utérus des femelles. Cet appendice des organes sexuels du mâle est en communication avec l'urèthre par un ou deux orifices plus ou moins fins. Il existe chez tous nos animaux domestiques.

Les vaisseaux sanguins qui vont aux vésicules séminales viennent de la honteuse interne ; les lymphatiques se rendent dans les ganglions sous-lombaires, et les nerfs émanent du plexus pelvien.

Les vésicules séminales reçoivent le sperme par les canaux spermatiques et le conservent jusqu'au moment du coït où les contractions de la couche musculeuse le poussent dans les canaux éjaculateurs et de là dans l'urèthre.

Différences. — Chez les *ruminants*, les vésicules séminales, tant par leur aspect intérieur que par leur disposition profonde, ressemblent plutôt à des organes glandulaires. A l'extérieur, elles paraissent lobulées ; sur une coupe, on voit de nombreuses petites vésicules et des canaux se rassemblant en un canal plus grand qui se confond avec le canal spermatique pour former le canal éjaculateur.

Chez le *porc*, ce ne sont pas non plus des vésicules séminales proprement dites ; elles sont proportionnellement très-grandes et ne diffèrent en rien de celles des ruminants.

D'après cette structure glandulaire, les vésicules séminales du porc et des ruminants ne paraissent point être des réservoirs pour le sperme ; ce sont plutôt des organes destinés à sécréter un liquide laiteux blanc qui se mélange au sperme, sans jamais renfermer de spermatozoïdes.

Les vésicules séminales n'existent pas chez les *carnassiers*, et le sperme est conduit directement par le canal déférent dans l'urèthre.

6. *Prostate* (*Prostata*) (*fig.* 178 *e* et 180 *c* et *d*).

La *prostate* est une glande en grappe impaire, située dans le bassin entre l'origine de l'urèthre et le rectum, auquel elle est reliée par du tissu cellulaire. Elle présente deux lobes latéraux, ce qui, à première vue, la fait paraître paire ; et ces lobes, de forme triangulaire, aplatis de dessus en dessous, ont leurs bords recourbés en haut et en dehors ; la partie médiane, adhérente à l'urèthre, est perforée par les canaux éjaculateurs (*ductus ejaculatorii*) qu'elle recouvre en même temps que l'extrémité des canaux spermatiques et le col des vésicules séminales.

Un tissu conjonctif serré enveloppe la prostate. Celle-ci présente dans son épaisseur un grand nombre de cellules communicantes et des vésicules longues, avec des canaux qui se réunissent à droite et à gauche du vérumontanum et débouchent dans l'urèthre par environ dix-huit orifices disposés sur deux lignes.

Les vésicules, comme les canaux, sont formées d'une membrane amorphe et recouvertes d'un épithélium.

Les vaisseaux sanguins, les lymphatiques et les nerfs sont communs aux vésicules séminales et à la prostate.

Cette glande sécrète une humeur spéciale (*succus prostaticus*) qui, probablement, s'écoule en même temps que le sperme pendant le coït et se mêle au liquide fécondant.

Différences. — Chez les *ruminants* et le *porc*, la prostate enveloppe complétement l'urèthre près du col de la vessie ; elle est un peu aplatie de haut en bas et proportionnellement plus grande chez le porc que chez le bœuf.

Chez les *carnivores*, la prostate est volumineuse, arrondie ; celle du chat est située plus profondément dans le bassin.

7. Glandes de Cowper (*Glandulæ Cowperi*) (*fig.* 178 *f*, 180 *e* et *f*).

Les *glandes de* Cowper, encore dites *petites prostates*, sont paires et situées en arrière de la prostate, appliquées comme elle sur la paroi supérieure de l'urèthre et recouvertes par un muscle spécial, le muscle prostatique. Leur structure est la même, mais elles sont plus petites et leur forme est arrondie. Chaque glande de Cowper débouche de son côté dans l'urèthre, en arrière du vérumontanum, par plusieurs orifices ordinairement disposés en une rangée longitudinale et apparaissant comme autant de petits points saillants à la surface de la muqueuse.

Les vaisseaux sanguins, les lymphatiques et les nerfs sont les mêmes que ceux de la prostate.

Les glandes de Cowper paraissent sécréter, comme la prostate, un fluide destiné à se mélanger au sperme lors de l'éjaculation.

Différences. — Chez les *ruminants*, les glandes de Cowper sont petites et recouvertes d'une forte aponévrose sur laquelle repose le muscle prostatique. Chacune de ces glandes n'a qu'un canal excréteur qui débouche dans une petite fossette à l'extrémité postérieure de la portion pelvienne de l'urèthre.

Chez le *porc*, les glandes de Cowper sont sensiblement plus volumineuses que chez le cheval et les ruminants ; leur structure intime diffère en ce qu'elles contiennent plus de cellules et en ce que les divers canaux excréteurs se réunissent en un canal efférent unique qui, comme chez les ruminants, débouche dans l'urèthre.

Le *chien* n'a pas de glandes de Cowper ; le chat n'en a que de très-petites, et chacune d'elles déverse son produit de sécrétion par un canal efférent unique.

8. Pénis (*Penis s. membrum virile*) (*fig.* 178 *h* et *m*, 180 *l*).

Le *pénis* ou la *verge* est l'organe de copulation du mâle, situé en dehors des cavités du tronc, dans la région pubienne, entre les deux cuisses et les cordons testiculaires, au-dessus du scrotum et des testicules, au-dessous de la région postérieure du ventre. Il s'étend depuis l'arcade ischiale jusqu'à la région ombilicale et se compose du *prépuce*, du *corps caverneux*, de *l'urèthre* et du *gland*.

a. Prépuce (*Præputium*) (*fig.* 178 *g*).

Le *prépuce* ou le *fourreau* est l'enveloppe du pénis, sorte de gaine à ouverture annulaire antérieure, située dans la région pubienne en avant des testicules ;

c'est une dépendance de la peau. A l'ouverture antérieure, on le voit se replier en arrière, doubler intérieurement la gaîne, puis revenir en avant en s'appliquant directement sur le pénis jusqu'à la partie moyenne du corps caverneux où il forme un bourrelet circulaire. Le repli intérieur est plus petit et plus mince; on l'appelle le *prépuce interne* pour le distinguer de la gaîne extérieure, qui est plus grande et plus épaisse et qu'on nomme *prépuce externe*. [Dans l'érection, le pénis sort de la gaîne et entraîne avec lui le repli qui la double, de sorte que les deux prépuces se surajoutent en longueur.]

La peau se continue encore sur la verge en avant du bourrelet jusqu'au gland et à l'orifice de l'urèthre où elle se confond avec la muqueuse des organes génito-urinaires; elle est douce et veloutée.

La face externe du fourreau ne présente que quelques poils fins; on y remarque de chaque côté, vers la partie postérieure, un petit mamelon, rudiment des mamelles qui se développent chez la femelle.

Sa face interne, dépourvue de poils, mince et finement plissée, est pourvue de nombreuses glandes sébacées, les *glandes préputiales* ou de *Tyson* (*glandulæ præputiales s. Tysonianæ*), qui sécrètent une matière onctueuse à odeur spéciale, de couleur gris noirâtre, connue sous le nom de *cambouis* (*smegma præputii*).

Les artères du fourreau viennent des honteuses externes et sont accompagnées par des veines de même nom : les lymphatiques se rendent aux ganglions sous-pubiens; les nerfs émanent du plexus sous-lombaire.

Le prépuce enveloppe le pénis et le protége contre les influences extérieures; il le soutient quand il est en état de flaccidité. L'air, en pénétrant dans le fourreau et en ressortant, produit un bruit de glouglou dans les allures rapides chez certains chevaux.

Différences. — Le fourreau des *ruminants* est plus étroit et plus allongé que celui du cheval; l'orifice extérieur est également plus étroit, la verge ne le dépasse que pendant l'érection ; à l'extrémité se trouve, chez le taureau surtout, un bouquet de poils longs et roides; en arrière existent de petits mamelons qui, chez le bouc, renferment quelquefois un appareil glandulaire complet sécrétant un liquide assez analogue au lait.

Chez le *porc*, le fourreau est étroit et plus allongé encore que chez les ruminants ; il présente près de l'ouverture antérieure, du côté du ventre, une poche spéciale formée par un repli de la peau; cette poche, signalée par Hering, s'ouvre dans l'intérieur du fourreau et renferme, chez le verrat, un liquide onctueux, d'odeur spéciale et désagréable, qui se mêle à l'urine. L'odeur se retrouve même dans la chair de ces animaux.

Le fourreau des *carnivores* est recouvert en dehors par les poils ordinaires de la peau ; son orifice est étroit, et le repli intérieur se prolonge jusqu'en arrière de l'os pénien où se trouve un assez fort bourrelet. Les mamelons ont ordinairement la même disposition que les mamelles des femelles.

b. Corps caverneux (Corpora cavernosa penis, (fig. 178 h et 180 l).

Les *corps spongieux* ou les *corps caverneux* du pénis sont deux cordons accolés sur presque toute leur longueur, plus étroits à leurs extrémités, constituant la majeure partie du pénis et séparés l'un de l'autre par un septum vertical médian (1). En arrière, ils s'écartent et vont se fixer, l'un à gauche, l'autre à droite, à l'arcade ischiale ; ils forment là ce qu'on appelle les *racines* des corps caverneux, recouvertes par les muscles ischio-caverneux. La *portion moyenne*, ou *le*

(1) [Les anatomistes français décrivent un seul corps caverneux bifurqué en arrière.]

corps, est ordinairement aplatie d'un côté à l'autre et présente : deux *faces*, légèrement convexes ; un *bord supérieur* ou *dorsal*, creusé d'une petite rainure qui reçoit des vaisseaux et des nerfs ; un *bord inférieur*, qui loge, dans une gouttière large et profonde, le canal de l'urèthre. A sa partie supérieure, ce corps est fixé de chaque côté par un ligament fibreux assez fort à la symphyse ischio-pubienne. De ce point se détache une double aponévrose large et mince qui se dirige obliquement en avant et en bas, embrasse le pénis, et va former le septum médian de la verge ; cette aponévrose, formée de fibres blanches et de fibres élastiques, est un des moyens de fixité des corps caverneux et du pénis, elle soutient également le scrotum. L'*extrémité inférieure* ou la *pointe* des corps caverneux se divise en trois branches qui pénètrent au milieu du gland et le soutiennent ; la branche moyenne est plus longue que les deux latérales.

Chaque corps caverneux est enveloppé d'une membrane fibreuse épaisse et résistante, renfermant beaucoup de fibres élastiques ; par leur adossement, les enveloppes albuginées des deux corps constituent une cloison médiane étendue de la pointe à la bifurcation postérieure et percée de nombreux orifices qui font communiquer les deux loges. Celles-ci sont cloisonnées par un grand nombre de trabécules lamelleuses et élastiques qu'envoie la face interne de l'albuginée et se trouvent ainsi divisées en une infinité de cellules remplies de

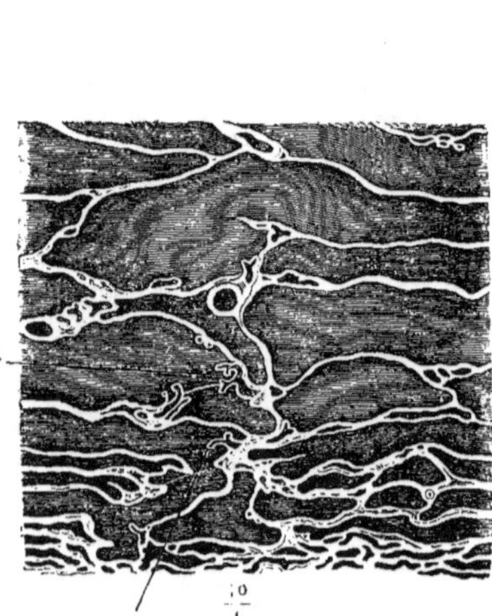

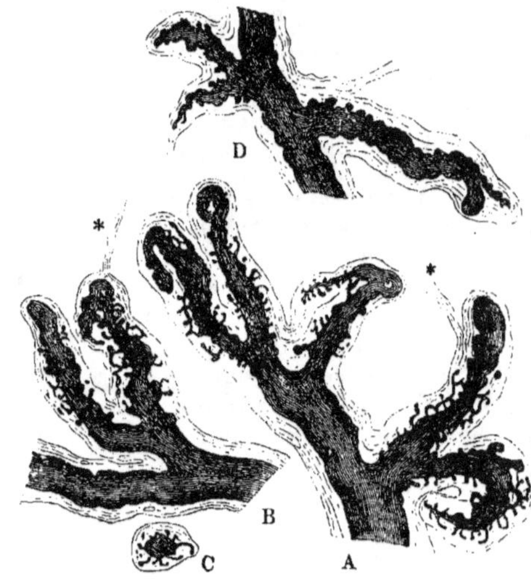

Fig. 179 (5). — Coupe longitudinale du corps caverneux du pénis injecté par l'artère caverneuse (d'après Henle) (*).

Fig. 179 (6). — Artères hélicines avec leur gaine et les prolongements compris dans l'épaisseur de cette dernière (d'après Henle) (**).

sang. Les parois des cellules sont formées de tissu fibreux blanc entremêlé de fibres jaunes et de fibres musculeuses lisses et tapissées par un épithélium pavimenteux identique à celui de l'intérieur des vaisseaux. Les cellules ne sont, d'ail-

(*) **. Artères hélicines.
(**) *C.* Section transversale d'une artère hélicine. — *,*. Faisceaux de tissu conjonctif, partant du sommet de la gaine des artères hélicines.

leurs, que des sinus veineux, et les cloisons qui les forment des parois veineuses.

Les artères des corps caverneux sont remarquables en ce qu'elles décrivent de nombreuses flexuosités. S. Müller a signalé, surtout vers les racines, de nombreux diverticules terminés en cul-de-sac, contournés en tire-bouchon et faisant suite aux artérioles, il les appelle *artères hélicines* (1); celles-ci sont libres dans les cellules remplies de sang.

Le long du bord supérieur des corps caverneux se trouvent deux cordons musculaires qu'on appelle *muscles ano-caverneux* ou *ligaments ano-caverneux* [*cordons suspenseurs* et *rétracteurs de la verge*] (*fig.* 178 i); ce sont deux rubans arrondis rouge pâle, qui font suite au sphincter interne de l'anus [descendu lui-même de la face inférieure du sacrum], s'accolent l'un à l'autre au-dessus du muscle uréthral [bulbo-caverneux] et se prolongent sur la verge jusque près du gland. Ils sont constitués par des fibres musculaires lisses et paraissent destinés à ramener le pénis dans le fourreau après l'érection ou après l'action d'uriner.

Habituellement les corps caverneux sont complétement logés dans le fourreau; lorsque le cheval urine, ils en sortent partiellement; pendant la copulation, ils en sortent complétement. Sous l'influence de l'excitation sexuelle, les nombreuses cellules des corps caverneux se remplissent de sang, les tissus se gonflent, deviennent durs et roides, c'est ce qu'on appelle l'*érection*, état indispensable pour l'accouplement.

Différences. — Chez les *ruminants*, les corps caverneux sont très-longs, cylindriques et relativement plus petits; deux racines les fixent, comme chez le cheval, à l'arcade ischiale. La portion moyenne du pénis décrit au-dessous de la face inférieure des ischiums deux courbures qui forment ce qu'on appelle l'S *pénienne;* la portion antérieure se rétrécit jusqu'à la pointe. L'enveloppe fibreuse des corps caverneux est très-forte, mais les sinus sont moins développés. Les ligaments ano-caverneux sont très-développés et se confondent vers la partie moyenne du pénis avec l'enveloppe fibreuse; ils s'appliquent directement sur l'urèthre, remplaçant le muscle uréthral qui fait défaut.

Les corps caverneux, chez le *porc*, sont également longs et minces, mais leurs racines sont relativement fortes; ils forment aussi des courbures en S au-dessous de la face inférieure du bassin. La pointe du pénis, dans l'état de flaccidité, est contournée en tire-bouchon.

Chez le *chien*, les racines des corps caverneux s'insèrent bien à l'arcade ischiale, mais elles se portent transversalement l'une vers l'autre et s'unissent immédiatement. Les corps eux-mêmes sont très-courts et se terminent à l'extrémité postérieure de l'os pénien. Celui-ci est enveloppé du tissu spongieux de l'urèthre. Chez le *chat*, les corps caverneux sont proportionnellement plus longs que chez le *chien*.

c. Urèthre (Urethra) (fig. 180).

L'*urèthre* est un long tube membraneux cylindrique, qui fait suite au col de la vessie, se porte en arrière jusqu'à l'arcade ischiale qu'il contourne, se loge dans la gouttière inférieure du corps caverneux et se prolonge jusqu'à l'extrémité de la verge où on le voit s'ouvrir au milieu du gland. Nous décrirons à part la *portion pelvienne* et la *portion pénienne* de l'urèthre, la première située dans le bassin, la seconde tout le long de la verge.

La *portion pelvienne* de l'urèthre s'étend donc du col de la vessie à l'arcade ischiale ou à l'extrémité postérieure des corps caverneux. Elle adhère par du

(1) [Les figures 179 (5) et 179 (6) sont empruntées à l'anatomie humaine pour montrer des artères hélicines.]

tissu cellulaire, en bas, avec la face supérieure des ischiums, en haut, avec les vésicules séminales, la prostate et les glandes de Cowper. Intérieurement, elle est tapissée par une membrane muqueuse qui présente, près du col de la vessie et sur la paroi supérieure du canal, une petite saillie allongée d'avant en arrière, connue sous le nom de *vérumontanum* ou de *crête uréthrale* (*caput gallina-*

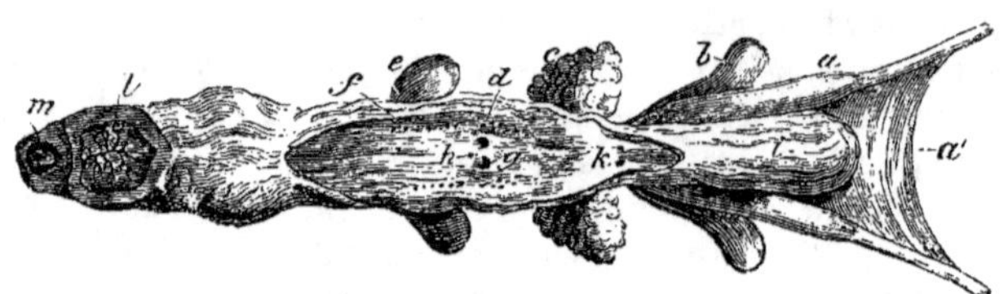

Fig. 180. — Portion pelvienne de l'urèthre (ouverte en dessous) (*).

ginis). C'est sur cette crête que se trouvent les orifices des canaux éjaculateurs et ceux des canaux efférents de la prostate et des glandes de Cowper. En arrière, la portion pelvienne de l'urèthre est entourée d'un tissu spongieux qui donne à l'organe sa forme et qui est recouvert lui-même par le muscle uréthral ou accélérateur.

La *portion pénienne* continue la précédente ; elle présente tout d'abord un renflement que l'on appelle le *bulbe uréthral* (1) (*bulbus urethræ*), situé en arrière de l'arcade ischiale entre les deux racines des corps caverneux ; plus bas, l'urèthre se rétrécit au moment où il se place dans la gouttière inférieure des corps caverneux. A l'extrémité de la verge, il proémine sur la face antérieure du gland, sous forme d'un petit cylindre [appelé *tube uréthral*]. La muqueuse de la portion pénienne de l'urèthre forme beaucoup de plis longitudinaux. Le canal est entouré par le *corps spongieux* ou le *corps caverneux de l'urèthre* (2) (*corpus cavernosum urethræ*). C'est une enveloppe érectile analogue aux corps caverneux du pénis, seulement la tunique fibreuse externe est bien plus mince et plus riche en fibres élastiques, il n'y a pas de cloison médiane, les trabécules lamelleuses sont plus fines et plus élastiques, enfin les espaces cellulaires sont moins vastes. [Le corps caverneux de l'urèthre présente à son extrémité postérieure un renflement que nous avons vu sous le nom de *bulbe uréthral*] ; à l'extrémité opposée, il se renfle également pour former le *gland* ou la tête de la verge. Le bulbe uréthral renferme de nombreuses artères hélicines semblables à celles que Müller a décrites dans les corps caverneux du pénis.

L'urèthre est destiné à conduire l'urine au dehors et à porter le sperme dans le fond du vagin de la femelle pendant l'accouplement.

(*) *a.* Portion renflée de l'uretère. — *a'* Repli péritonéal reliant les deux uretères. — *b.* Vésicule séminale droite. — *c.* Lobe droit de la prostate. — *d.* Canaux efférents de la prostate. — *e.* Glande de Cowper du côté droit. — *f.* Ses canaux efférents. — *g.* Vérumontanum avec les deux orifices des canaux éjaculateurs. — *h.* Orifice de la troisième vésicule séminale. — *i.* Vessie. — *k.* Orifices des uretères près du col de la veine. — *l.* Section transversale des corps caverneux. — *m.* Section transversale de l'urèthre.

(1) [Le bulbe uréthral appartient tout entier au corps spongieux de l'urèthre comme on le voit quelques lignes plus bas.]

(2) [La portion de l'urèthre entourée de tissu spongieux reçoit le nom de *portion spongieuse*, par opposition à l'autre que l'on appelle *portion membraneuse*.]

Différences. — Chez le *bœuf*, le vérumontanum est très-saillant et la portion pelvienne de l'urèthre plus étroite. Le tissu spongieux, de même que l'origine du muscle accélérateur, est plus épais et plus large que chez le cheval ; le muscle accélérateur manque sur le corps du pénis. L'orifice uréthral est en forme de fente. A la paroi supérieure de la portion pelvienne, au niveau de l'arcade ischiale, se trouve une poche formée par un repli de la muqueuse et profonde d'environ trois centimètres. Chez le *mouton*, l'extrémité de l'urèthre a la forme d'un cylindre étroit, recourbé en arrière, libre à l'extrémité inférieure de la verge où son orifice forme une fente longitudinale.

L'urèthre du *porc* ressemble à celui du bœuf, seulement son extrémité s'ouvre par une fente au-dessous de la pointe du pénis.

Chez les *carnivores*, la portion pelvienne de l'urèthre est très-longue. La portion pénienne se trouve logée, chez le *chien*, non-seulement dans la gouttière du corps caverneux, mais encore dans celle de l'os pénien ; elle se termine à l'extrémité du gland dont la forme est conique. Le corps spongieux est proportionnellement plus mince chez le chat que chez le chien.

d. Gland (Glans s. balanus) (fig. 178 m).

Le *gland* ou la *tête* du pénis (*glans s. caput penis*) forme l'extrémité inférieure de la verge, la partie la plus riche en vaisseaux et en nerfs. A l'endroit où se perdent les corps caverneux, il forme un bourrelet arrondi, appelé la *couronne* du gland. La face antérieure, convexe sur son pourtour, est creusée au milieu d'une excavation, la *fossette du gland*, au centre de laquelle fait saillie le tube uréthral. Dans cette fossette on rencontre encore trois excavations, l'une au-dessus de l'orifice uréthral, plus grande que les deux autres situées sur les côtés (1) ; elles présentent les orifices de nombreuses glandes sébacées qui sécrètent une matière onctueuse, parfois dure et concrétée.

Le gland est recouvert d'une membrane fine, bleuâtre ou gris noirâtre, qui n'est que la continuation du prépuce interne et qui renferme de nombreuses glandes sébacées; au niveau de l'orifice uréthral, la peau se confond avec la muqueuse des organes génito-urinaires. Sous la peau se trouve un tissu caverneux qui fait partie du corps spongieux de l'urèthre.

Pendant l'érection, le gland se gonfle et acquiert un volume considérable, mais sans prendre la rigidité des corps caverneux ; sa souplesse et son extrême sensibilité rendent compte de la sensation agréable éprouvée par le mâle pendant l'accouplement.

Le pénis reçoit des branches des artères honteuses externes et internes ainsi que de l'obturatrice. Les veines y forment de nombreux réseaux et correspondent aux artères. Celles du corps spongieux de l'urèthre n'ont pas de valvules. Les lymphatiques se rendent tant aux ganglions pelviens qu'aux ganglions de la région inguinale. Les nerfs émanent de la dernière paire lombaire.

Différences. — Chez le *bœuf*, le gland est peu volumineux, terminé en pointe et d'un rouge pâle; il présente une ouverture en fente qui est l'orifice de l'urèthre.

Chez le *porc*, le gland est très-petit et le pénis terminé en bec; la peau est d'un rouge pâle.

Chez le *chien*, le gland est proportionnellement long, il entoure l'extrémité de l'os pénien. La peau qui le recouvre est très-fine, rosée, et ressemble plutôt à une muqueuse.

---

(1) [Celles-ci se trouvent un peu au-dessous et sur les côtés du tube uréthral, elles communiquent ensemble et forment la cavité biloculaire que nous appelons *sinus uréthral* ou *fossette naviculaire*.]

L'extrémité libre du gland, terminée en pointe, présente à sa partie inférieure l'orifice de l'urèthre. En arrière se trouve un bourrelet circulaire, formé par le corps caverneux du pénis ; ce bourrelet, pendant le coït, prend des dimensions considérables, plus fortes que celles du gland lui-même, et empêche la sortie du pénis qui reste ainsi rivé dans le vagin de la chienne tout le temps que dure l'accouplement.

Chez le *chat*, le gland est petit et ne renferme qu'un os peu volumineux, de forme triangulaire. La surface libre du gland est recouverte de nombreuses petites papilles coniques, un peu rudes, dirigées en arrière. Ces papilles se redressent pendant l'accouplement et forment de petites pointes qui doivent sans doute atténuer la sensation voluptueuse pour la femelle et même lui causer des douleurs, ce dont témoignent ses cris.

9. *Muscles des organes génitaux du mâle.*

a. Crémaster (M. cremaster de l'homme) (fig. 178 b).

Le muscle *crémaster* [ou tunique *érythroïde* du testicule], prend son origine par un tendon large et mince entre l'aponévrose du muscle ilio-rotulien externe et le petit oblique de l'abdomen ; de là, il descend en décrivant une courbe à convexité tournée en dehors, passe par l'anneau inguinal, s'applique sur la gaîne vaginale qu'il recouvre seulement en dehors et s'épanouit inférieurement sur son cul-de-sac. Il tire la gaîne vaginale vers l'anneau inguinal et détermine ainsi l'ascension du testicule.

b. Muscle ischio-pénien (M. erector s. sustentator penis de l'homme) (fig. 178 l).

[*Ischio-caverneux* des auteurs français.]

Le muscle ischio-pénien ou redresseur du pénis est un petit muscle pair, assez épais, demi-charnu, demi-tendineux, qui s'insère à la tubérosité de l'ischium et se porte obliquement en bas et en dedans jusque sur la racine du corps caverneux où il se termine par des fibres tendineuses et par des fibres musculaires.

Les deux muscles agissent ensemble et tirent le pénis en arrière, ils le rapprochent du ventre pendant l'érection, sans contribuer pourtant à l'érection elle-même. Quelquefois l'on trouve au-dessous de ces muscles, sur les côtés des corps caverneux, quelques faisceaux musculaires isolés, dont les fonctions paraissent être nulles.

c. Muscle uréthral ou accélérateur (M. accelerator s. ejaculator urinæ et spermatis de l'homme) (fig. 178 k).

[*Bulbo-caverneux.*]

Ce muscle recouvre le corps spongieux de l'urèthre et se trouve recouvert lui-même par les ligaments ano-caverneux. Il commence dans le bassin entre les ischiums où il se confond un peu avec le muscle prostatique, enveloppant comme lui la portion pelvienne de l'urèthre ; de là il se continue sur la portion pénienne sous forme d'un ruban étroit. Ses fibres, disposées transversalement, présentent sur la ligne médiane des intersections tendineuses, et elles s'insèrent des deux côtés aux corps caverneux sur les bords de la gouttière uréthrale. Ce muscle, en se contractant successivement depuis le bulbe uréthral jusque sur le gland, chasse devant lui le contenu du canal de l'urèthre [comme par un mouvement péristaltique], et contribue ainsi à la progression de l'urine ou du sperme, d'où le nom d'*éjaculateur* qu'on lui a donné.

Différences. — Chez les autres animaux, ce muscle n'existe que sur la portion pelvienne de l'urèthre où il est très-développé. Il manque dans la portion pénienne, sans doute à cause de la position profonde de l'urèthre.

d. Muscle prostatique (M. compressor prostatæ) (fig. 178 f).

[*Muscle de Wilson.*]

Ce muscle impair est formé d'une couche mince de fibres musculaires transversales qui recouvrent complétement les glandes de Cowper (*petites prostates*) et se fixent par leurs extrémités sur les parois du bassin.

Il a pour fonction de comprimer les glandes prostatiques afin de les vider.

Différences. — Chez les *ruminants*, le muscle est très-développé et recouvert d'une couche aponévrotique.

Il en est de même chez le *porc*.

Chez le *chien*, il n'y a pas de glandes de Cowper, le muscle prostatique recouvre la paroi supérieure de l'urèthre et la prostate.

e. Muscle transverse du périnée (M. transversus perinei de l'homme).

Ce petit muscle allongé, rubané, se trouve situé, chez le mâle, entre le sphincter de l'anus et le muscle accélérateur, chez la femelle, entre le sphincter de l'anus et le constricteur de la vulve; il est plus fort chez le mâle que chez la femelle. Il paraît avoir la même action que les précédents.

f. Muscle du prépuce (Musculus præputii).

C'est un muscle mince, allongé, rubané, situé au-dessous du ventre de chaque côté de la ligne blanche; il commence à la face inférieure de l'aponévrose du grand oblique de l'abdomen, se réunit sur la ligne médiane à celui du côté opposé, se dirige en arrière et se termine au prépuce qu'il ramène en avant sur le gland.

Différences. — Ce muscle manque chez le *cheval* et le *chat*.

Fuchs a décrit un autre muscle des organes génitaux du *bœuf*, mais je n'ai jamais pu le rencontrer sur le taureau.

C'est un muscle (1) pair, rubané, assez large, qui commence avec celui du côté opposé à la gaîne externe du fourreau près de son entrée. Les deux muscles suivent le pénis, puis ils s'écartent en avant des testicules, passent sur les côtés de la gaîne vaginale et vont se perdre en arrière dans le tissu cellulaire sous-cutané.

B. Organes génitaux de la femelle (*Partes genitales feminea*).

Les organes génitaux de la femelle, en raison de leur situation dans l'intérieur du bassin ou en dehors de cette cavité, sont quelquefois distingués en *externes* et en *internes*. Les premiers sont : la *vulve* et le *clitoris*; les seconds : le *vagin*, l'*utérus*, les *trompes* de Fallope et les *ovaires*. A ces organes se rattachent naturellement les *mamelles*, propres au sexe féminin, destinées à fournir le lait au petit dans les premiers temps de son existence.

---

(1) [Il est décrit par M. Chauveau sous le nom de rétracteur du fourreau, par opposition au premier qu'il appelle protracteur.]

1. *De la vulve* (*Vulva*) (*fig.* 181 *f* et *fig.* 182 *aa*).

La *vulve* est une ouverture allongée, verticalement placée au-dessous de l'anus, entre le périné et l'arcade ischiale. Elle présente deux bourrelets cutanés assez épais, les *lèvres de la vulve* (*labia vulvæ*), comprenant entre eux une fente verticale (*rima vulvæ*), qui est l'entrée des organes génitaux profonds. En haut et en bas, à l'union des deux lèvres, se trouvent les *commissures*; la supérieure, très-aiguë, est séparée de l'anus seulement par le périnée; l'inférieure, plus arrondie, loge le clitoris. Les lèvres de la vulve sont arrondies et recouvertes de deux *téguments*, l'un *externe*, l'autre *interne*.

Le *tégument externe* est mince et doux au toucher; il ne présente que quelques poils fins et peut même être nu, mais il est abondamment pourvu de follicules sébacés. Le *tégument interne*, ordinairement rosé et fin, complétement nu, a bien l'apparence d'une muqueuse; et cependant, au lieu de follicules muqueux, il renferme encore des glandes sébacées (1). Au-dessous de la peau se trouvent, dans l'épaisseur des lèvres, le muscle constricteur de la vulve, des vaisseaux sanguins et lymphatiques et des nerfs.

Le *muscle constricteur de la vulve* (**M.** *constrictor cunni*) (*fig.* 96 *g*) est impair

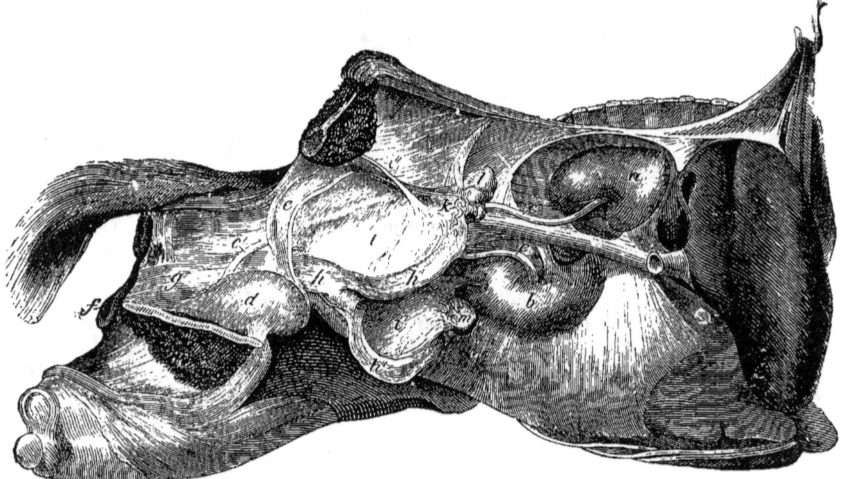

Fig. 181. — Organes génito-urinaires de la femelle vus en position (*). (Le ventre et le bassin sont ouverts du côté droit.)

et formé de fibres qui circonscrivent la vulve et qui se confondent, en haut, avec celles du sphincter anal et du transverse du périnée, en bas, avec celles

(1) [Tous les auteurs considèrent le tégument interne des lèvres de la vulve comme une muqueuse. Ce n'est pas la présence des glandes sébacées qui peut faire penser autrement. On a bien vu des membranes muqueuses porter des poils, notamment celle du gros intestin, chez le cheval.]

(*) *a.* Rein droit. — *b.* Rein gauche. — *c,c.* Les deux uretères. — *c'.* Embouchure de l'uretère droit dans la vessie. — *d.* Vessie. — *e.* Ligament latéral droit de la vessie. — *f.* Lèvres de la vulve. — *g.* Vagin. — *h.* Corps de l'utérus. — *h'.* Sa corne droite. — *h''.* Sa corne gauche. — *i.* Ligament large de la matrice du côté droit. — *i'.* Ligament large de la matrice du côté gauche. — *k.* Trompe de Fallope de la corne droite. — *l.* Ovaire droit. — *m.* Ovaire gauche.

du releveur du clitoris. Il resserre la fente de la vulve et concourt à relever le
clitoris.

Différences. — Chez la *vache*, les lèvres de la vulve sont plus larges et plus épaisses,
et la commissure inférieure forme un angle aigu muni d'un bouquet de poils. Chez la
brebis et la *chèvre*, les lèvres de la vulve forment en dehors plusieurs plis, et la commissure inférieure est terminée en pointe.

Chez la *truie*, la vulve est petite et plissée, la commissure inférieure terminée en
pointe.

Chez la *chienne*, la vulve est également à angle aigu inférieur. La commissure inférieure
est arrondie chez la *chatte*.

2. Du clitoris (Clitoris) (fig. 182 b).

Le *clitoris*, ou verge de la femelle *membrum muliebre*), logé dans la commissure inférieure de la vulve, présente quelque analogie avec le pénis du mâle.
On lui reconnaît des *corps caverneux*, un *gland* et un *prépuce*.

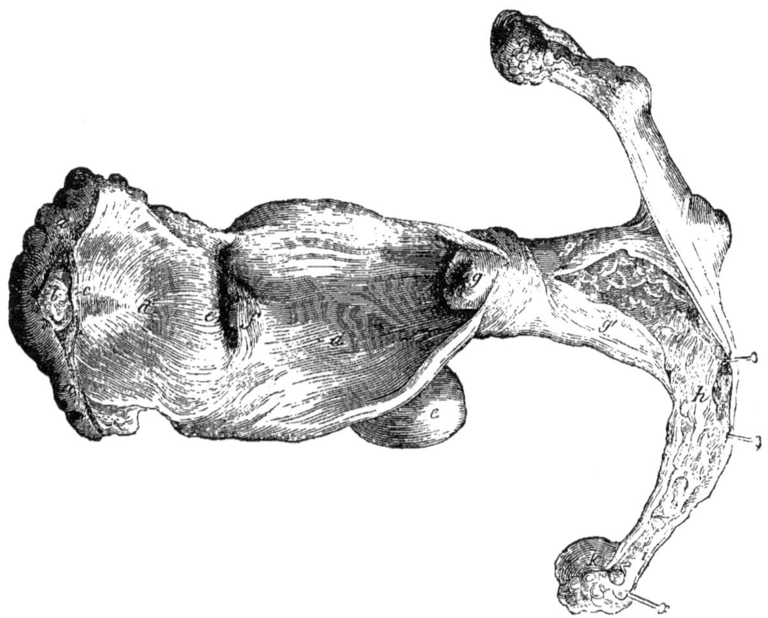

Fig. 182. — Organes génitaux de la femelle (*).

Les *corps caverneux du clitoris* (*corpora cavernosa clitoridis*) commencent par
deux racines à l'arcade ischiale, se dirigent en arrière et en haut et ne tardent
pas à se réunir en un corps unique. Ils présentent une enveloppe extérieure
avec des cloisons intérieures analogues à celles de la verge du mâle ; mais il n'y

a pas de gouttière, comme chez le mâle. Le clitoris est régulièrement arrondi ; du tissu cellulaire le réunit au muscle releveur.

Le muscle *releveur du clitoris* (*M. erector clitoridis*) est petit et composé seulement de quelques faisceaux charnus ; il s'insère à l'arcade ischiale, puis au corps caverneux du clitoris où il est recouvert par le constricteur de la vulve.

Le *gland* du clitoris est situé en arrière des corps caverneux, il est libre dans la commissure inférieure de la vulve ; c'est par lui que la femelle éprouve des sensations agréables dans l'accouplement. Il est recouvert d'une peau fine, molle, dépourvue de poils, ordinairement marbrée, et formé intérieurement d'un tissu tout à fait analogue à celui du mâle. Rien ne rappelle l'orifice uréthral.

En avant et au-dessus du gland, la peau forme un pli transversal qui est l'analogue du prépuce et qui prend le nom de *prépuce du clitoris* (*præputium clitoridis*) (*fig.* 182 *c*). L'enveloppe du gland renferme beaucoup de follicules sébacés qui sécrètent une matière onctueuse d'une odeur spéciale.

A l'époque des chaleurs et surtout au moment du coït, les corps caverneux du clitoris se gonflent par un afflux de sang considérable et deviennent durs et rigides ; cela rappelle l'érection du pénis.

Différences. — Chez la *vache*, les corps caverneux du clitoris sont plus longs, plus minces et flexueux, le gland est bien plus petit.

Chez la *truie*, même disposition des corps caverneux ; le gland se termine en pointe.

Chez la *chienne*, le clitoris, très-petit, présente un bourrelet circulaire. Chez la chatte, il est également très-petit et renferme un petit corps cartilagineux.

3. *Du vagin* (*Vagina*) (*fig.* 181 *g* et 182 *dd*).

Le *vagin* est un canal membraneux assez spacieux et expansible, situé dans le bassin au-dessous du rectum et au-dessus de la vessie, étendu depuis la vulve jusqu'au col de l'utérus. Il présente à considérer une *extrémité postérieure*, une *extrémité antérieure* et une *portion moyenne*.

L'*extrémité postérieure*, ou le vestibule, se confond avec la vulve à l'entrée des organes génitaux de la femelle. L'*extrémité antérieure* entoure le col de l'utérus, qui fait sensiblement saillie et prend le nom de *museau de tanche* ou de *fleur épanouie*. La *portion moyenne*, la plus vaste, est unie extérieurement par du tissu cellulaire, en haut, avec le rectum, en bas, avec la vessie.

Les parois du vagin sont formées de trois couches : l'extérieure celluleuse, la moyenne musculeuse, l'interne muqueuse. La première renferme beaucoup de fibres élastiques ; elle est très-dense à sa face profonde, lâche, au contraire, à la face superficielle. La seconde, assez forte, est constituée par des fibres musculaires lisses entre lesquelles se trouve un réseau veineux assez riche ; elle est plus rouge et plus épaisse dans la partie postérieure du vagin que du côté de l'extrémité antérieure. Enfin, la couche interne est une muqueuse de teinte rouge pâle qui se continue, en arrière, avec la peau des lèvres de la vulve, en avant, avec la muqueuse utérine, en bas, avec la muqueuse vésicale ; elle présente de nombreuses papilles et un épithélium assez épais. Sur la paroi inférieure se trouve l'orifice du canal de l'urèthre, ou le *méat urinaire*, et en avant de lui, un repli de la muqueuse, de forme semi-lunaire, qu'on appelle la *valvule du vagin* (*valvula vaginæ*) et qu'on a quelquefois considéré comme l'analogue de la membrane hymen des jeunes filles. En avant de la valvule, la muqueuse présente quelques plis longitudinaux simples et en arrière des plis transversaux très-rapprochés. A l'époque des chaleurs, il s'écoule du vagin un liquide muqueux assez abondant, d'une odeur spéciale qui attire le mâle.

Des deux côtés du vagin, entre la muqueuse et la musculeuse, il y a (toujours chez la vache et la truie, plus rarement chez la jument), deux petits canaux étroits, à parois minces, qui débouchent en avant et sur les côtés du méat urinaire et se portent en arrière jusque dans les ligaments larges de la matrice où ils se terminent en cul-de-sac; on les appelle les *canaux de Gartner*, et ce sont, sans aucun doute, les vestiges des canaux excréteurs des corps de Wolff.

Le *canal de l'urèthre*, chez la femelle, est très-court, mais plus large; il fait suite au col de la vessie, se porte en arrière et un peu en haut et ne tarde pas à traverser les parois du vagin. L'*orifice uréthral*, ou *méat urinaire*, est à dix ou quinze centimètres environ de l'orifice vulvaire sur la paroi inférieure du vagin. L'urèthre est formé de deux couches : une muqueuse, continue à celle de la vessie et du vagin; une musculeuse, qui fait suite également à celle des mêmes organes et qui se compose surtout de fibres circulaires; quelques faisceaux rubanés unissent cette dernière au périoste des ischiums. Le canal n'est pas entouré d'un corps spongieux comme chez le mâle.

Les artères qui se distribuent dans la vulve, le clitoris et le vagin sont des rameaux de la honteuse interne auxquels correspondent des veines de même nom, mais bien plus nombreuses. Les lymphatiques accompagnent les veines et se rendent aux ganglions pelviens. Les nerfs émanent du grand sympathique et du plexus lombaire.

Le vagin reçoit le pénis du mâle dans l'accouplement, il garde provisoirement le sperme éjaculé. Il livre passage au fœtus pour la mise-bas. Enfin, dans sa partie postérieure, qui correspond à la vulve, il est traversé par l'urine.

Différences. — Chez les *ruminants*, le vagin est plus long ; sa tunique externe est plus épaisse que chez la jument; la valvule vaginale fait saillie au-dessus du méat urinaire. A l'extrémité postérieure, on trouve, sur les côtés, deux glandes agglomérées découvertes par Duverney et considérées par Bartholin comme les analogues des prostates dont elles ont à peu près la structure; on les appelle *glandules vaginales*, *glandes de Duverney* ou *glandes de Bartholin* (*glandula vaginæ s. Duverneyi s. Bartholini*). Elles sont recouvertes de faisceaux musculaires et munies d'un canal excréteur court et assez large qui conduit leur produit de sécrétion dans le vagin.

Chez la *truie*, on ne peut guère estimer la longueur du vagin, qui se confond avec la matrice. Sa muqueuse présente en avant de nombreux plis longitudinaux et en arrière une infinité de points qui sont les canaux excréteurs de petites glandes analogues aux prostates. Sur les côtés du méat urinaire sont deux petites fossettes entourées d'un bourrelet. Pas de valvule vaginale.

Chez la *chienne* et la *chatte*, le vagin est long, bien plus large du côté de la vulve que du côté de l'utérus; outre les fibres musculaires lisses de sa tunique externe, il contient des fibres blanches qui ui donnent beaucoup d'épaisseur et de résistance. La muqueuse forme de nombreux plis longitudinaux entrecoupés de plis transversaux. La valvule du méat urinaire existe à peine; on ne trouve pas de trace des canaux de Gartner.

4. *De l'utérus* (*Uterus*) (*fig.* 181 *h* et *fig.* 182 *g g' g'* et *h*).

L'*utérus* ou la *matrice* est un grand sac à deux branches ou cornes, situé en partie dans l'abdomen, en partie dans le bassin, au-dessous du rectum et au-dessus de la vessie. Il fait suite au vagin et ses extrémités antérieures se continuent par les trompes de Fallope. Des ligaments particuliers le maintiennent en position. Nous avons à distinguer le *col*, le *corps* et les *deux cornes*.

Le *col* (*collum* s. *cervix uteri*) est l'extrémité postérieure ou le commencement du corps; il forme dans le vagin une saillie arrondie et plissée. Son orifice postérieur ou vaginal est entouré de plis rayonnants, c'est l'*orifice externe de la matrice* (*orificium uteri externum*); l'antérieur est moins saillant, c'est l'*orifice interne de la matrice* (*orificium uteri internum*). Le canal qui réunit ces deux orifices est susceptible d'une dilatation considérable lors de la parturition; il livre passage au produit de la gestation.

Le *corps de l'utérus* (*corpus uteri*) fait suite au col; il est aplati de dessus en dessous et présente deux parois, supérieure et inférieure, et deux bords latéraux où s'attachent les ligaments larges.

Son extrémité antérieure, ou le *fonds de l'utérus* (*fundus uteri*), offre deux grandes ouvertures qui sont les orifices des cornes; son extrémité postérieure une seule ouverture, l'orifice utérin du col.

Les *deux cornes de l'utérus* (*cornua uteri*), distinguées en droite et en gauche, résultent de la bifurcation du corps; elles se portent en avant en décrivant une courbe à concavité inférieure et se continuent par les trompes de Fallope. Chaque corne présente, en outre, une légère concavité en dehors. Ses faces externe et interne sont libres; son bord antérieur, convexe, également libre; son bord postérieur, concave, donne insertion au ligament large; son extrémité postérieure est large et communique par une grande ouverture avec le corps; enfin son extrémité antérieure est arrondie et présente, au sommet d'un petit tubercule, un orifice très-étroit qui conduit dans la trompe de Fallope.

Les parois de l'utérus sont formées de trois tuniques : une *séreuse*, superficielle; une *musculeuse*, moyenne; et une *muqueuse*, profonde.

La tunique *séreuse* est une dépendance du péritoine. La *musculeuse* est composée de fibres lisses disposées sur deux couches, les plus superficielles longitudinales, les plus profondes circulaires; ces dernières sont surtout abondantes et serrées au niveau du col; un riche réseau veineux rampe dans l'épaisseur de la tunique musculeuse. La *muqueuse*, enfin, se continue avec celle du vagin; elle est recouverte d'un épithélium à cils vibratiles; elle tapisse le col, le corps, les cornes et se prolonge dans les trompes de Fallope. Sa surface libre présente des plis longitudinaux qu'on ne peut guère faire disparaître par la distension, mais qui n'existent plus pendant la gestation.

Cette muqueuse utérine contient des *glandes muqueuses* simples et des *glandes cylindriques* spéciales. Les premières sont surtout abondantes vers le col; quelques-unes çà et là ont leurs orifices bouchés, se gonflent et forment de petites tumeurs vésiculeuses saillantes qu'on appelle *ovules de Naboth* (*ovula Nabothi*), du nom de l'anatomiste qui les a indiquées et qui les a, à tort, considérées comme identiques aux vésicules de Graaf. Les *glandes cylindriques*, encore dites *glandes utriculaires* ou *glandes propres de la matrice* (*glandulæ utriculares*), sont très-rapprochées les unes des autres, quelquefois bifurquées, souvent contournées en spirale et terminées en cul-de-sac dans l'épaisseur de la muqueuse. Pendant la gestation, ces glandes prennent un grand développement et reçoivent les saillies cotylédonaires du placenta. Vers le museau de tanche, la muqueuse est hérissée de nombreuses papilles riches en capillaires sanguins. A l'époque du rut, le sang afflue dans la muqueuse, qui se colore en rouge, et la sécrétion des glandes est plus abondante.

Des *ligaments* servent à fixer l'utérus, ce sont les deux *ligaments larges* et les deux *ligaments ronds*.

Les *ligaments larges de l'utérus* (*ligamenta uteri lata*) (*fig.* 181 *ii'*), qui ne sont autre chose que des replis du péritoine, distingués en droit et en gauche, sont formés de deux lames séreuses unies par du tissu cellulaire. Ils descendent de la région sous-lombaire, se portent sur les bords concaves des cornes et sur les bords latéraux du corps de l'utérus dont ils constituent la tunique externe, et enveloppent également les trompes ainsi que les ovaires. Dans leur épaisseur rampent des vaisseaux sanguins et lymphatiques, ainsi que des nerfs et une partie des uretères.

Les *ligaments ronds* (*ligamenta uteri rotunda*) sont également des dépendances du péritoine. Ils partent de chaque côté, au niveau des trompes utérines et des ovaires, de la lame externe des ligaments larges et se dirigent vers l'anneau inguinal. Dans l'épaisseur de ces ligaments, on trouve, outre des vaisseaux et des nerfs, quelques fibres musculaires : celles des ligaments ronds notamment, forment, d'après Hering, un muscle grêle, tout à fait semblable au crémaster du mâle avant la descente du testicule dans les bourses, et qui se porte jusqu'à l'ovaire.

L'utérus est la cavité où se développe l'embryon ; c'est lui qui, par l'intermédiaire du placenta, fournit au fœtus les éléments propres à sa conservation et à son développement.

Les nombreuses artères de l'utérus sont remarquables par les flexuosités qu'elles décrivent dans leur trajet, par leur gros calibre, ainsi que par leurs fréquentes anastomoses. Les veines sont très-larges et dépourvues de valvules ; elles forment des réseaux considérables. Les lymphatiques, également très-nombreux et très-gros, se rendent à la région sous-lombaire. Les nerfs émanent du plexus mésentérique et du plexus pelvien.

Nous étudierons dans le chapitre de l'ovologie les changements qu'éprouve l'utérus pendant la gestation.

Différences. — Le col de l'utérus, chez la *vache*, est plus long et plus épais que chez la jument ; il est très-dur, très-dense, et présente de nombreux plis. Le corps est proportionnellement plus court, et les cornes, soudées ensemble à leur origine, [sont *concaves inférieurement*, pointues et contournées en dehors à leurs extrémités. Les ligaments larges ne s'insèrent pas moins sur leurs bords concaves, inférieurement par conséquent, et ils se prolongent sur la face inférieure du corps]. De tous nos animaux domestiques, c'est chez la vache que l'utérus a les parois le plus épaisses ; la tunique musculeuse a une teinte rouge et se distingue facilement, ses fibres se continuent jusque dans les ligaments larges. La muqueuse présente sur sa face libre un nombre variable (80 à 120) de petits tubercules arrondis, bien isolés, percés de petits orifices et susceptibles d'un grand développement pendant la gestation, ce sont les *cotylédons*, qui renferment dans leur épaisseur beaucoup de glandes utriculaires.

Chez la *brebis* et la *chèvre*, les cornes sont plus longues et plus pendantes ; comme chez la vache, elles sont pointues, contournées et se continuent avec les trompes sans limite bien marquée. Les cotylédons, au lieu d'être convexes, sont concaves.

Chez la *truie*, l'utérus n'a pas de col saillant dans le vagin, les deux cavités se font suite sans délimitation bien nette. Le corps est court, mais les cornes sont longues et présentent des circonvolutions analogues à celles des intestins. La muqueuse est très-lâche, molle et douce à la main ; des plis nombreux, de formes variées, font saillie à sa surface.

Les ligaments larges ressemblent assez au mésentère. Les cornes se continuent sans limite apparente par les trompes utérines.

Chez la *chienne* et la *chatte*, le col de l'utérus fait saillie dans le vagin, il est plus volumineux que le corps même de l'utérus, qui est court ; il est dur au toucher. Les cornes sont longues, droites, et s'avancent jusque dans la région lombaire. La muqueuse est épaisse, lisse, et présente à sa surface libre de petits plis longitudinaux légèrement incurvés. Les ligaments ronds sortent de l'abdomen par les anneaux inguinaux.

5. *Trompes utérines ou trompes de Fallope (Tubæ Fallopianæ) (fig. 181 k, 182 i).*

Les *trompes utérines*, encore appelées *trompes de Fallope* ou *oviductes (tubæ uterinæ s. oviductus)*, sont deux tubes très-étroits, infundibuliformes, logés entre les lames des ligaments larges et destinés à mettre les ovaires en communication avec les cornes de l'utérus. Chaque trompe commence à l'extrémité supérieure ou antérieure de la corne correspondante par une ouverture très-fine, dite l'*embouchure utérine (ostium uterinum)*, puis elle se porte en avant en décrivant quelques flexuosités et en augmentant un peu de diamètre jusqu'à ce qu'elle arrive près de l'ovaire. Là, en regard du bord échancré de cet organe, se trouve son second orifice, qui est l'*embouchure abdominale (ostium abdominale)*, orifice complétement libre dans la cavité du péritoine (1), très-large, évasé, à bords frangés, désigné sous le nom de *morceau frangé* [ou de *pavillon*] *de la trompe (fimbriæ tubarum)*.

Les trompes de Fallope sont formées de trois tuniques. L'externe, ou la *séreuse*, qui relie les ovaires avec les trompes, est formée tout simplement par les lames des ligaments larges de l'utérus. La moyenne, *musculeuse*, présente des fibres musculaires lisses de teinte rosée, longitudinales superficiellement, circulaires profondément ; elle fait suite à celle de l'utérus, mais elle est bien plus mince ; ce sont ses contractions qui poussent l'ovule dans l'utérus. La tunique profonde est la *muqueuse*, plissée longitudinalement, mais très-simple de texture, mince et pourvue de quelques rares petites glandes, recouverte d'un simple épithélium à cils vibratiles ; ces cils exécutent des mouvements qui chassent le contenu des trompes d'avant en arrière. Du côté de l'utérus, la muqueuse se confond avec celle de cette cavité, tandis que du côté du pavillon frangé, elle se continue avec la séreuse péritonéale. On trouve souvent là une tumeur kystique pleine de sérosité.

Les trompes utérines reçoivent dans leur pavillon l'ovule chassé de la vésicule de Graaf et le conduisent dans l'utérus.

Différences. — Chez les *ruminants*, il n'y a pas de limite réelle entre l'extrémité des cornes de l'utérus et les trompes de Fallope, celles-ci sont plus larges et moins flexueuses.

Chez la *truie*, les trompes utérines sont longues et contournées ; elles font suite aussi directement aux cornes ; leurs pavillons sont larges et très-évasés.

Chez les *carnassiers*, les trompes sont longues, très-fines et flexueuses.

6. *Les ovaires (Ovaria) (fig. 181 l, 182 k et 183).*

Les *ovaires*, ou *testicules de la femelle (testes muliebres)*, de forme ovoïde, sont situés de chaque côté de la région sous-lombaire, près des pavillons des

____

(1) [La cavité du péritoine communique donc avec la cavité utérine et par suite avec l'extérieur. C'est le seul cas d'une séreuse incomplétement fermée.]

trompes utérines, et fixés par les ligaments larges. Ceux-ci présentent un repli détaché de leur face interne qui se porte à l'extrémité postérieure de l'ovaire et constitue le *ligament ovarien* (*ligamentum ovarii*). Comme les testicules, les ovaires sont généralement inégaux en volume.

Ils présentent à considérer chacun deux *faces, externe* et *interne*; deux *bords, supérieur* et *inférieur*; deux *extrémités, antérieure* et *postérieure*. Les deux faces sont convexes, libres et lisses. Le bord supérieur est un peu tourné en dehors, également convexe et libre; l'inférieur, tourné en dedans, offre une échancrure, ou *hile de l'ovaire* (*hilus ovarii*), située en regard du pavillon de la trompe. Les deux bords limitent les faces et vont se réunir aux extrémités, qui sont arrondies.

La structure de l'ovaire est très-simple : sa surface est recouverte, sauf au niveau du hile, d'une enveloppe séreuse fournie par le ligament large; vient ensuite une *tunique albuginée* (*tunica albuginea*) blanche, résistante, intimement unie à la séreuse, puis le *parenchyme*.

Le *parenchyme* de l'ovaire est constitué par un tissu propre et des vésicules. Le tissu propre, plus particulièrement appelé *stroma*, est dense, grisâtre, formé de faisceaux de tissu cellulaire entre-croisés en tous sens et très-serrés, riche en capillaires sanguins; il crie sous l'instrument tranchant. Au milieu de ce stroma, on trouve des vésicules dis-

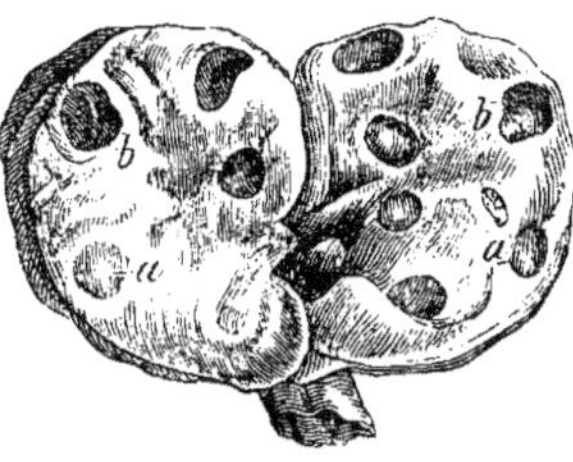

Fig. 183 — Ovaire coupé verticalement (*).

séminées dans la masse, ce sont les *vésicules de Graaf* (*folliculi ovarii s. vesiculæ Graafii*), dont le nombre, le volume et la disposition varient, dont la forme est arrondie, et qui contiennent une sérosité citrine. Nous avons à considérer pour chacune d'elles l'enveloppe et le contenu.

L'enveloppe est formée de trois couches : tissu cellulaire, matière transparente amorphe et épithélium pavimenteux; elle ressemble donc assez à une muqueuse, ne fût-ce que par ses trois couches.

Le *contenu* est un liquide clair, légèrement jaunâtre, albumineux (*liquor folliculi*), au milieu duquel nagent des granulations, des nucléoles et même des cellules complètes. Ces trois éléments, que l'on serait tenté de prendre pour des débris d'épithélium pavimenteux, se rassemblent près de la paroi de la vésicule et forment une couche spéciale, granuleuse (*membrana granulosa*). Celle-ci représente un disque épais, le disque proligère (*discus proligerus*), sur la partie de la vésicule la plus rapprochée de la surface de l'ovaire. Enfin au milieu de ce disque se trouve l'*ovule*. Au moment de l'accouplement ou plutôt, d'après M. Bischoff, à l'époque des chaleurs, une ou plusieurs de ces vésicules se crèvent, les ovules s'en échappent et sont reçus dans les pavillons des trompes de Fallope d'où ils sont portés jusqu'à l'utérus. La cavité laissée libre par la vésicule de Graaf dans le stroma se remplit de sang, celui-ci ne tarde pas à se coaguler, un exsudat plastique s'ajoute au caillot, enfin se trouve formé un tissu cellulo-vasculaire qui s'atrophie et se réduit à un petit corps solide, arrondi, occupant la place d'une vésicule de Graaf et connu sous le nom de *corps jaune* (*corpus luteum*). Ce corps présente dans son centre un noyau formé par le caillot sanguin; sa

(*) — *a, a.* Vésicules de Graaf fermées. — *b, b.* Vésicules de Graaf ouvertes.

couleur jaune est due à une matière graisseuse que l'on trouve libre sous forme de gouttelettes.

Sous le hile de chaque ovaire, entre les lames du ligament large et le ligament rond, on trouve un petit organe décrit par Kobelt sous le nom de *pororarium* (1); il est formé de canalicules très-fins terminés en cul-de-sac, et considéré comme le vestige des corps de Wolff.

L'utérus, les trompes et les ovaires reçoivent le sang de la spermatique interne et de la honteuse interne ; des veines correspondent à ces artères. Les lymphatiques se rendent aux ganglions pelviens et lombaires. Les nerfs émanent du grand sympathique et du plexus lombaire.

Différences. — Chez les *ruminants,* les ovaires sont petits, arrondis et un peu aplatis, les vésicules de Graaf sont visibles à travers la tunique albuginée.

Chez la *truie,* les ovaires, assez librement suspendus dans la cavité abdominale, sont également petits et aplatis; les vésicules de Graaf sont saillantes, de sorte que la surface est bosselée.

Chez les *carnassiers,* les ovaires sont situés derrière les reins ; les ligaments, assez courts, les suspendent à la colonne vertébrale. Ils sont contenus dans une cavité formée par un repli du péritoine.

7. Mamelles (Ubera s. mammæ) (fig. 184 et 185).

Les *mamelles,* ou *glandes lactifères* (*glandulæ lactiferæ*), sont deux glandes en grappe composée, situées symétriquement à la paroi inférieure de l'abdomen, destinées à sécréter du lait. Physiologiquement elles ont des rapports très-directs avec les organes génitaux de la femelle, surtout avec l'utérus. Chez les solipèdes, elles occupent la région pubienne, entre les deux cuisses, comme les testicules du mâle.

Chaque mamelle considérée extérieurement a *trois faces* : une *interne,* en rapport avec une cloison qui sépare les deux glandes; une *supérieure,* unie par du tissu cellulaire au muscle grand oblique de l'abdomen ; une *inférieure,* libre, convexe, qui présente un prolongement nommé *trayon, mamelon* ou *tetine.*

Pour la structure, voyons l'*enveloppe* et le *parenchyme* glandulaire.

De dedans en dehors, nous trouvons : une membrane de tissu élastique jaune, dépendant du muscle costo-abdominal externe, séparée cependant par du tissu cellulaire et du tissu adipeux de la substance glandulaire; elle envoie entre les deux glandes deux prolongements qui forment la cloison de séparation et qui se confondent en arrière. Vient ensuite la peau qui recouvre la face inférieure ; très-mince et très-fine, elle ne présente que quelques poils et elle est riche en glandes sébacées et sudoripares.

Chaque *mamelon* (*papilla mammæ*) se détache du point le plus saillant de la face inférieure et se dirige en bas; son extrémité est percée de deux, quelquefois de trois petits orifices par où s'écoule le lait. La peau se replie au niveau de chaque orifice et se continue avec une membrane muqueuse plissée, qui tapisse le canal intérieur du mamelon, c'est-à-dire le conduit galactophore. Le *conduit galactophore* s'élargit peu à peu et remonte jusqu'à une petite caverne allongée, le *sinus galactophore* (*sinus lactei*), où s'accumule le lait sécrété. Entre la tunique externe et la tunique interne des mamelons se trouvent de nombreux

______
(1) [C'est ce qu'on appelle en anatomie humaine organe de Rosenmüller.]

faisceaux de fibres musculaires lisses disposés, les uns circulairement, les autres longitudinalement, autour des canaux.

A partir des *sinus galactophores*, on suit des canaux qui se ramifient en diminuant de diamètre et sans s'anastomoser dans la masse glandulaire où ils se terminent par de petites vésicules. Les vésicules d'une branche terminale forment un grain, plusieurs grains réunis forment un lobule, et un certain nom-

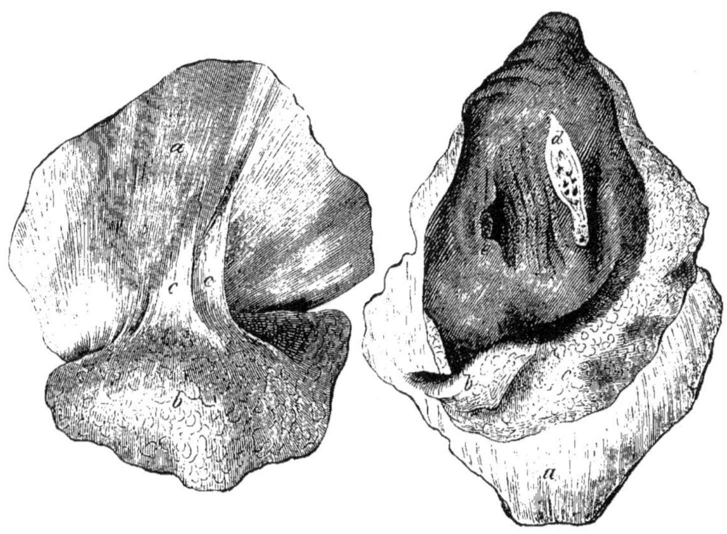

Fig. 184. — Mamelle vue par sa face supérieure (*).

Fig. 185. — Mamelle vue par sa face inférieure (**).

bre de lobules unis par du tissu cellulaire constituent un lobe. Cette disposition en grappe composée est des plus intéressantes. Chaque lobule a son canal qui se rend vers un sinus. Chaque vésicule terminale a sa paroi formée de deux couches, l'une amorphe, recouverte d'un fin réseau de capillaires, l'autre épithéliale.

Chez les juments qui n'ont pas encore porté, les mamelles sont dures et petites, les mamelons peu saillants, la substance glandulaire peu abondante. Chez de vieilles poulinières, au contraire, les mamelles sont flasques, pendantes et les mamelons assez longs.

Les artères des mamelles sont des branches de la honteuse externe; les veines, très-nombreuses, se jettent dans des troncs de même nom; les lymphatiques se rendent aux ganglions de l'aîne et les nerfs émanent des premières paires lombaires.

Les mamelles remplacent pour ainsi dire l'utérus après le part, en ce sens qu'elles nourrissent le petit, comme l'utérus nourrissait le fœtus. Le produit de la sécrétion des mamelles, le *lait* (*lac*), est un liquide blanc, d'une saveur sucrée, constitué par de l'eau albumineuse tenant en dissolution de la caséine, du sucre de lait, des sels, et en suspension une matière grasse, le beurre. Le lait est déjà sécrété, quoiqu'en petite quantité, quelques jours avant la mise bas. Celui qui est fourni un peu après le part reçoit le nom de *colostrum*; il est plus riche en corpuscules blancs et il a des propriétés purgatives. Pendant l'allaitement, les mamelles sont volumineuses. Après l'allaitement, la sécrétion se tarit et elles reviennent sur elles-mêmes dès que le jeune est sevré, si l'on n'entretient pas artificiellement la lactation par la mulsion.

Différences. — Chez la *vache*, il y a également deux glandes mammaires qui constituent le *pis* ; mais chaque mamelle a deux trayons souvent même un troisième rudimentaire en arrière. Les mamelons, plus longs et plus gros, n'ont qu'un orifice chacun ; les mamelons rudimentaires n'en ont ordinairement pas. Les sinus galactophores, au nombre de quatre, sont très larges et reçoivent des canaux galactophores également très-grands. Les mamelles de la vache occupent la même région que celles de la jument.

La *brebis* et la *chèvre* n'ont que deux mamelons à un seul orifice.

Chez la *truie*, les mamelles sont disposées sur deux rangées latérales étendues depuis la région pubienne jusqu'au thorax ; chaque rangée est formée de cinq à six glandes dont chacune a son mamelon et son canal galactophore.

Chez les *carnassiers*, les mamelles sont également disposées sur deux rangées et distinguées en inguinales, abdominales et pectorales ; la chienne en a cinq de chaque côté, deux pectorales, deux abdominales et une inguinale, la chatte n'en a que quatre dont deux pectorales et deux abdominales. Chaque mamelon présente 8 à 10 orifices ; les glandes situées vers la région pubienne sont les plus développées.

Chez la *truie* et les *carnassiers*, les mamelles ne reçoivent pas seulement du sang des honteuses externes, mais encore des artères thoracique externe et épigastrique antérieure, destinées aux glandes pectorales et abdominales.

VI. ANGÉIOLOGIE (*Angiologia*).

L'angéiologie étudie le *système vasculaire* (*systema vasorum*), qui comprend les *vaisseaux sanguins* et les *vaisseaux lymphatiques*.

I. Système des vaisseaux sanguins (*Systema circulationis*).

Le *système des vaisseaux sanguins* ou le *système de la circulation sanguine* se compose des *artères*, des *veines* et d'un organe central, le *cœur*. Les capillaires, qui en font partie également, sont intermédiaires entre les artères et les veines ; nous les avons étudiés dans l'anatomie générale, pp. 33 et 34.

A. Du cœur (*Cor*) (*fig.* 188 *bc*).

Préparation. — [On voit bien la situation du cœur et les rapports du péricarde, chez un sujet appuyé sur le sternum, après avoir enlevé les côtes sternales.

La forme extérieure de l'organe, la disposition de ses cavités, seront étudiées sur un cœur détaché.

Pour examiner la texture des parois, la disposition des fibres musculaires, « aucun mode de préparation n'est préférable à la macération dans l'acide nitrique étendu d'eau. On enlèvera d'abord la membrane externe, puis, couche par couche, les différents plans musculeux, en ayant soin de suivre les fibres depuis leur origine jusqu'à leur terminaison » (Cruveilhier et M. Sée, *Anatomie*).]

Le cœur est situé dans la partie antérieure du thorax, à peu près entre la troisième et la septième paire de côtes, un peu plus à gauche qu'à droite, dans une direction oblique d'avant en arrière et de haut en bas ; il est maintenu en place par les gros vaisseaux qui en partent ou qui y aboutissent, ainsi que par les médiastins et le péricarde.

Le *péricarde* (*pericardium*) (*fig.* 188 *a a*) est une enveloppe membraneuse complète dans laquelle le cœur se trouve logé librement et qui est tapissée extérieurement par les lames internes des plèvres. Il est formé de *deux feuillets*, l'un *externe*, l'autre *interne*. Le *feuillet externe* *fibreux* se prolonge, en haut, sur les gros troncs vasculaires et se fixe, en bas, sur la face supérieure du sternum au niveau des quatre dernières pièces. Sa face externe est convexe et reliée par du tissu cellulaire aux lames internes des plèvres ; sa face interne est concave et se trouve en rapport avec le *feuillet interne*. Celui-ci n'est autre chose qu'une membrane *séreuse* dont la face libre, tournée du côté de la cavité péricardique, sécrète un liquide limpide et citrin, la *sérosité du péricarde* (*liquor pericardii*) et dont l'autre face adhère au feuillet fibreux. Tandis que le feuillet fibreux présente, en haut, plusieurs ouvertures pour le passage des gros vaisseaux, le feuillet séreux se replie sur eux et descend sur le cœur qu'il tapisse complétement à l'extérieur (1) ; il forme donc un sac complétement clos. La face libre du

(1) [Nous donnons le nom de *portion pariétale* du feuillet séreux du péricarde à celle qui adhère au feuillet fibreux, et nous appelons *portion viscérale* ou *portion réfléchie* celle qui entoure les gros vaisseaux et le cœur.]

péricarde et celle du revêtement séreux du cœur sont en rapport ; et c'est entre elles que s'épanche la sérosité destinée à faciliter les mouvements de l'organe dans son enveloppe.

Le péricarde fixe le cœur et le protége contre la pression des organes voisins ; il facilite ses mouvements par la sérosité qu'il contient.

Il reçoit des branches des artères thoraciques internes principalement ; ses veines se rendent dans des troncs du même nom. Ses lymphatiques se déversent dans ceux du cœur et du poumon. Suivant Luschka, des filets nerveux provenant des nerfs phréniques se perdent dans le feuillet externe du péricarde.

Différences. — Chez les *carnivores*, le péricarde ne se fixe pas, en bas, sur le sternum, mais bien sur le diaphragme.

Le *cœur* est un organe musculaire creux, un muscle involontaire de couleur

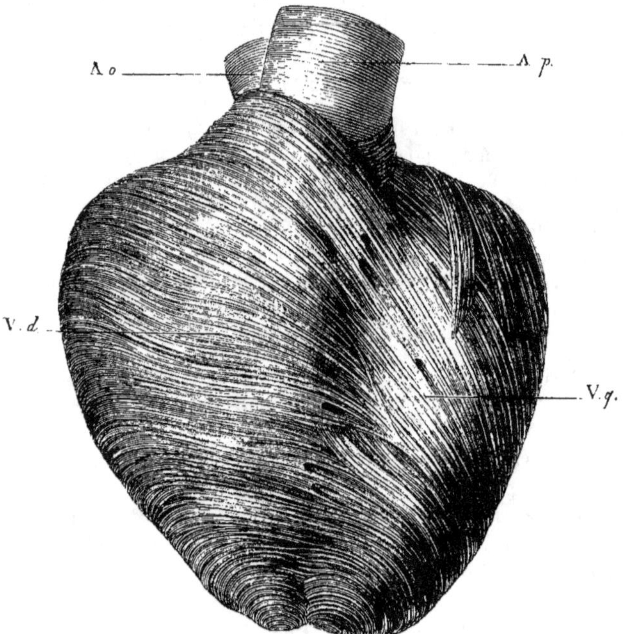

Fig. 185 (2). — Fibres musculaires de la face antérieure des ventricules (*) (d'après L. Hirschfeld).

rouge foncé, irrégulièrement conique et un peu aplati d'un côté à l'autre ; il est enveloppé extérieurement par [la portion réfléchie du] feuillet séreux du péricarde.

La cavité du cœur est tapissée par une membrane spéciale appelée l'*endocarde* (*endocardium*). Celui-ci se compose de trois couches : 1º une couche de tissu conjonctif ; 2º une couche de fibres élastiques ; 3º une couche simple d'épithélium pavimenteux. Il est analogue à la tunique interne des vaisseaux sanguins et il se présente tout aussi bien dans les excavations que sur les saillies de la face interne du cœur.

(*) *Vd.* Ventricule droit. — *Vg.* Ventricule gauche. — *Ao.* Aorte. — *Ap.* Artère pulmonaire.

Les fibres musculaires présentent des stries transversales comme celles des muscles volontaires ; nous avons indiqué et nous avons figuré déjà (page 19, *fig.* 12) leurs fréquentes anastomoses ; elles forment plusieurs couches que l'on peut surtout bien distinguer dans les parois des ventricules. La plus superficielle est composée de fibres rectilignes allant obliquement de la base du cœur vers la pointe [et communes aux deux ventricules]. La couche moyenne présente des

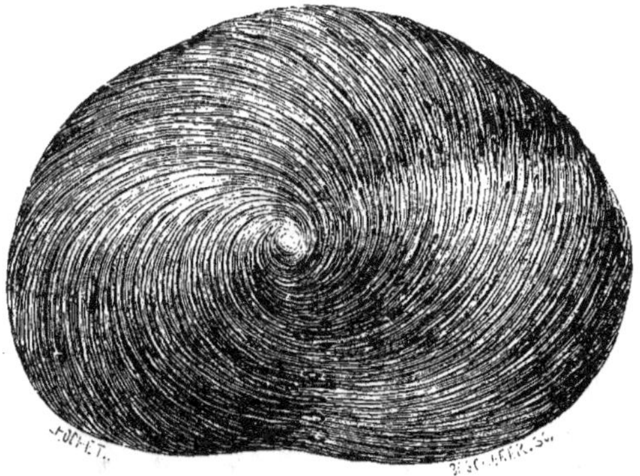

Fig. 185 (3). — Disposition des fibres musculaires à la pointe du cœur (d'après L. Hirschfeld).

fibres circulaires étendues de l'un des sillons longitudinaux à l'autre ; ce sont les fibres propres de chaque ventricule. Enfin, dans la couche profonde, les fibres sont dirigées en tous sens (1). De cette disposition des fibres il résulte que les ventricules, dans leurs contractions, se raccourcissent suivant tous leurs diamètres. Les fibres des oreillettes sont complétement indépendantes de celles des ventricules ; les unes et les autres aboutissent sans se confondre à des *anneaux fibreux* (*annulus fibro-cartilagineus*) dans le plan du sillon transversal.

Si l'on considère la forme extérieure du cœur, on lui reconnaît une *base*, une *pointe*, une *face droite* et une *face gauche*, un *bord antérieur* et un *bord postérieur*.

La *base* est la partie supérieure, la plus large du cœur ; elle est surmontée par les gros vaisseaux sanguins. La *pointe* est obtuse, elle s'appuie sur le sternum, mais elle est libre dans le péricarde. Les *faces* sont convexes et présentent chacune un *sillon transversal* et un *sillon longitudinal*. Le *sillon transversal* ou *circulaire* (*sulcus circularis*) forme la limite entre les oreillettes et les ventricules ; le *sillon longitudinal* (*sulcus longitudinalis*) part du premier et se dirige obliquement en bas vers la pointe ; il correspond à une cloison que nous trouverons entre les deux ventricules (2). Tous deux logent les vaisseaux du cœur et se trouvent remplis

(1) [La formule la plus générale que l'on puisse donner de la texture des ventricules est la suivante : *Le cœur ventriculaire est formé de deux sacs musculeux*, appartenant l'un au ventricule gauche, l'autre au ventricule droit et *contenus dans un troisième sac, commun aux deux ventricules*. Ajoutons que les fibres superficielles ou communes, parvenues à la pointe du cœur, se réfléchissent sur elles-mêmes, pour pénétrer dans l'intérieur des ventricules par cette pointe, et constituer les fibres profondes de ces cavités, de telle manière que les fibres propres de chaque ventricule se trouvent situées entre la portion directe et la portion réfléchie des fibres communes*. (Cruveilhier et M. Sée, *Anatomie*).]

(2) [Le sillon de la face gauche aboutit sur le bord antérieur, à quelque distance de la pointe, de sorte que celle-ci appartient tout entière au ventricule gauche, du moins à l'état normal.]

* [Nous empruntons à l'anatomie humaine, trois figures qui représentent parfaitement bien cette disposition.]

d'ordinaire d'une masse plus ou moins considérable de graisse. Le *bord antérieur* appartient au ventricule droit, il est concave ; le *bord postérieur* au ventricule gauche, il est légèrement excavé vers la pointe ; tous deux sont arrondis et se confondent insensiblement avec les faces.

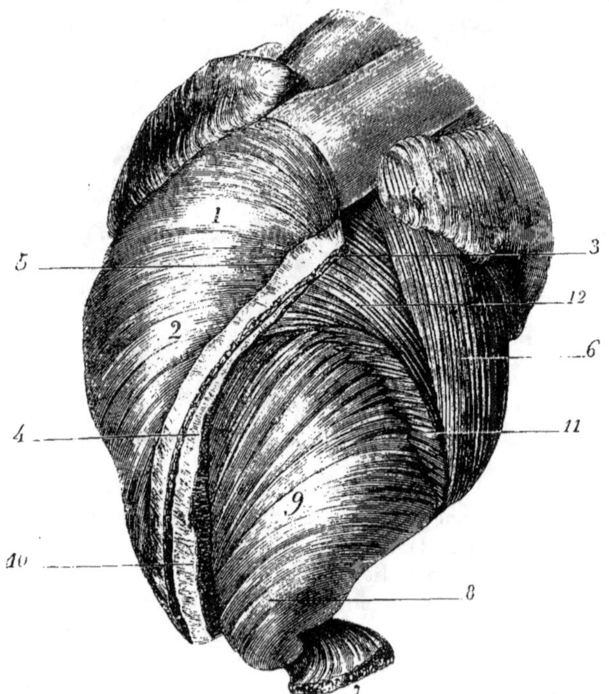

Fig. 185 (4). — Fibres profondes du ventricule gauche (*) (d'après L. Hirschfeld).

Le cœur, qui pèse, chez le cheval, 3 à **4** kilogrammes environ, est divisé intérieurement en quatre cavités ou loges, dont deux supérieures, les *oreillettes*, et deux inférieures, plus vastes, les *ventricules*.

1. Des oreillettes (*Atria cordis*) (*fig*. 186 2 et 187 2).

Les *oreillettes* sont situées à la base du cœur au-dessus des ventricules : on les distingue en droite et gauche, et elles sont séparées l'une de l'autre par une cloison. Chacune d'elles a une paroi concave, en dehors, et, en dedans, une paroi plane commune, qui est la cloison de séparation. Un certain nombre d'ouvertures les mettent en communication avec les ventricules et avec les gros troncs veineux.

La surface externe des oreillettes est unie, sauf à leurs bords qui sont dentelés ;

(*) 1, 2. Fibres superficielles antérieures. — 3, 4. Section de ces fibres sur le ventricule gauche, près de la cloison. — 5, 6. Fibres superficielles naissant de l'orifice auriculo-ventriculaire gauche. — 7. Fibres antérieures et postérieures se contournant au niveau de la pointe pour se réfléchir de bas en haut, en dessous des fibres propres du ventricule 10, 11, 12. — 8, 9. Anses formées par les fibres réfléchies.

leur surface interne, au contraire, présente des colonnes charnues, saillantes, qui s'entre-croisent irrégulièrement et qui forment une sorte de réseau : ce sont les *trabécules charnues* de l'oreillette (*trabeculæ carneæ*), elles comprennent entre elles des aréoles ou culs-de-sac. Chaque oreillette se prolonge en dehors et en avant par un appendice creux terminé en cul-de-sac et nommé l'*auricule* (*auricula cordis*). La cavité de l'auricule est assez distincte de la cavité proprement dite de l'oreillette. La cloison commune renferme dans son épaisseur (*septum atriorum*), chez le cheval, un cartilage de forme irrégulière (*cartilago cordis*) qui s'ossifie plus ou moins complétement avec l'âge.

a. L'*oreillette droite* ou l'*oreillette des veines caves* (*atrium dextrum s. sinus venarum cavarum*) (*fig.* 186, 2), située en avant de l'autre et un peu plus à droite, au-dessus du ventricule droit, présente quatre orifices : 1° l'*orifice de la veine cave antérieure*, assez grand, qui se trouve en avant et en haut sur la paroi latérale ; 2° l'*orifice de la veine cave postérieure* (1), plus en arrière et plus bas, entre la paroi latérale et la cloison commune ; 3° l'*orifice de la veine cardiaque* ou coronaire, le plus petit, situé au-dessous du précédent, est muni d'une valvule semi-lunaire, la *valvule de Thébésius* (*valvula Thæbesii*) ; 4° l'orifice de communication avec le ventricule droit [ou l'*orifice auriculo-ventriculaire droit*].

La cloison commune présente dans l'oreillette droite une *fosse ovale* au point où existait, durant la vie fœtale, le trou ovale ou trou de Botal destiné à faire communiquer les deux oreillettes. Il n'y a pas de substance musculaire dans la fosse ovale, c'est uniquement l'endocarde qui sépare les deux cavités : un bourrelet assez saillant l'entoure et prend le nom d'*anneau* ou d'*isthme de Vieussens* (*annulus s. isthmus Vieussenii*).

b. L'*oreillette gauche* ou l'*oreillette des veines pulmonaires* (*atrium sinistrum s. sinus venarum pulmonalium*) (*fig.* 187, 2) se trouve en arrière de la précédente, au-dessus du ventricule gauche ; elle a une auricule plus petite.

La paroi latérale est perforée en haut et en arrière par les troncs des veines pulmonaires au nombre de sept à neuf ; la face inférieure présente un orifice de communication avec le ventricule gauche [*orifice auriculo-ventriculaire gauche*].

2. *Des ventricules* (*Ventriculi cordis*) (*fig.* 186 1 et 187 1).

Les *ventricules*, situés au-dessous des oreillettes, forment une masse bien plus considérable et s'étendent depuis la base du cœur jusqu'à la pointe ; on les distingue également en droit et en gauche et l'on reconnaît à chacun d'eux une *paroi latérale* et une *cloison commune*, un orifice d'où part un gros tronc artériel et un autre orifice plus large qui établit la communication entre l'oreillette et le ventricule.

La *paroi latérale* est formée par une couche charnue très-épaisse, recouverte, en dehors, par la portion réfléchie du feuillet séreux du péricarde, en dedans, par l'endocarde. Sa face interne présente des colonnes ou *trabécules charnues entre-croisées*, qui lui donnent un aspect réticulé ; elles sont effectivement assez saillantes et circonscrivent des aréoles de profondeur et de formes très-variées. Outre ces trabécules, il y a encore des éminences coniques, des sortes de papilles qui donnent insertion aux cordages tendineux des valvules.

(1) [Les orifices des deux veines caves sont dépourvus de valvules. Celui de la veine cave inférieure, chez l'homme, présente la valvule d'Eustachi ; mais cette valvule est bien inutile, chez les animaux, en raison de la direction horizontale de la veine cave postérieure.]

La *cloison commune* (*septum ventriculosum*) qui sépare les deux ventricules est très-épaisse également et se continue avec les parois latérales ; du côté du ventricule droit, elle est fortement convexe, tandis qu'elle est excavée du côté du ventricule gauche. Les fibres musculaires qui la constituent s'entre-croisent en tous sens et se confondent avec celles des parois latérales, mais non avec celles des oreillettes. De cette cloison partent une ou deux colonnes qui s'étendent transversalement jusqu'à la paroi latérale et restent libres en leur milieu ; elles ne sont souvent formées que de fibres tendineuses et semblent destinées à limiter la dilatation du ventricule (1).

a. Le *ventricule droit* ou *pulmonaire* (*ventriculus dexter* s. *pulmonalis* (fig. 186 1) est en avant et un peu à droite ; sa paroi latérale est bien plus mince que celle du ventricule gauche, plus large que longue, parce qu'elle ne va pas jusqu'à la pointe du cœur ; son diamètre transversal est plus long que celui du ventricule gauche, son diamètre longitudinal, au contraire, plus petit. Il présente à sa base deux orifices, qui le font communiquer l'un avec l'oreillette correspondante, l'autre avec l'artère pulmonaire.

L'*orifice auriculaire* ou l'*orifice veineux* (*ostium venosum*) occupe la partie antérieure droite de la base, il est très-grand et se trouve circonscrit par un anneau fibreux. De cet anneau partent des replis membraneux formés par l'endocarde qui constituent *trois à quatre valves* unies vers le haut, libres et minces en bas ; chacune de ces valves représente une bride où aboutissent les cordages tendineux des colonnes charnues. Entre leurs deux lames on trouve soit des fibres tendineuses fournies par les cordages des piliers, soit des fibres musculaires provenant des parois mêmes des ventricules ; il y a également des vaisseaux sanguins, ainsi que l'a démontré Luschka. Les valves pendantes dans la cavité du ventricule forment la *valvule tricuspide* (*valvulæ tricuspidales*).

L'*orifice artériel pulmonaire* (*ostium arteriosum*) est plus petit que le précédent ; il occupe la partie gauche de la base du ventricule droit (2). Il est muni de trois valvules juxtaposées, de forme semi-lunaire, qu'on désigne sous le nom de *valvules sigmoïdes* (3) ou *semi-lunaires* [*valvulæ semilunares*]. Quand elles sont tendues, leur face tournée vers le cœur est convexe, celle tournée vers l'artère est concave ; leurs bords libres s'adossent, ils présentent ordinairement à leur partie moyenne chacun un petit nodule qu'on désigne sous le nom de *nodule d'Arantius* (*noduli Arantii*).

b. Le *ventricule gauche* ou *aortique* (*ventriculus sinister* s. *aorticus*) est situé en arrière et un peu à gauche ; sa paroi latérale est sensiblement plus épaisse et plus longue, elle va jusqu'à la pointe du cœur ; sa cavité est plus longue que

(1) [Ainsi, on trouve en relief sur la face interne des parois des ventricules un certain nombre de colonnes charnues ; et nous voyons qu'elles sont de trois espèces différentes : les premières sont ces éminences coniques dont la base adhère à la paroi et qui, de leur sommet libre, envoient des cordages tendineux aux valvules auriculo-ventriculaires ; on les applle les *muscles ou les piliers du cœur*. Celles de la seconde espèce sont fixées par leurs extrémités aux parois des ventricules et restent libres dans leur partie moyenne. Enfin les colonnes charnues de la troisième espèce adhèrent aux parois sur toute leur longueur par une seule face.]

(2) [La partie du ventricule droit qui donne naissance à l'artère pulmonaire représente un infundibulum séparé du reste de la cavité par une bride musculeuse assez saillante, à concavité inférieure. C'est au sommet de cet infundibulum que se trouve l'orifice pulmonaire, un peu au-dessus des trois autres qui sont à peu près sur le même plan.]

(3) [Les valvules sigmoïdes de l'orifice aortique et de l'orifice pulmonaire ont été comparées très-justement à des nids de pigeon artificiels, c'est-à-dire à ces petits paniers que l'on accroche aux murs au voisinage des colombiers.]

large, à l'opposé de celle du ventricule droit. Il présente également *deux orifices*
qui se trouvent plus rapprochés l'un de l'autre. L'*orifice veineux* ou [*auriculo-
ventriculaire*] le fait communiquer avec l'oreillette gauche, l'*orifice artériel* avec
le tronc aortique. Le premier est pourvu d'une valvule dite *valvule mitrale*

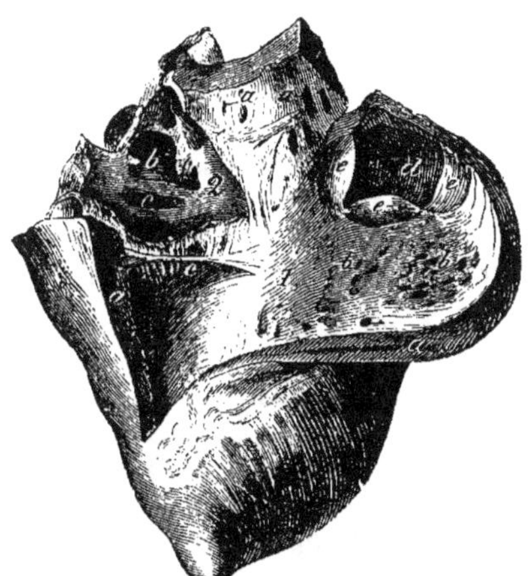

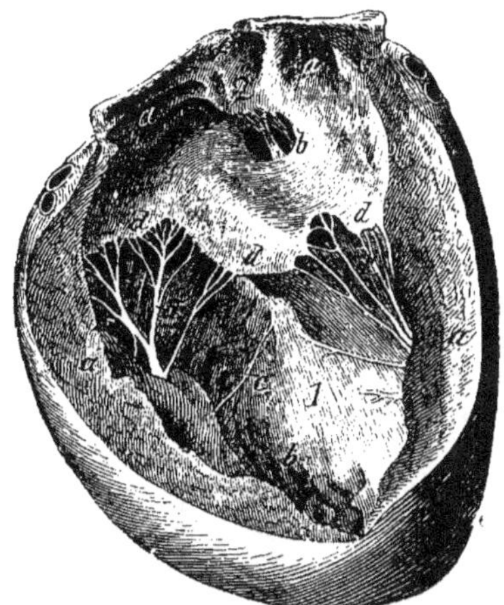

Fig. 186. — Oreillette et ventricule droits
ouverts (*).

Fig. 187. — Oreillette et ventricule gauches
ouverts (**).

(*valvulæ mitrales*), formée de deux ou trois valves qui, comme celles de la valvule tricuspide, sont reliées par des cordages tendineux aux piliers charnus
des parois. L'orifice artériel [ou aortique] présente trois valvules de forme
semi-lunaire dont les nodules d'Arantius se voient parfaitement bien ; on les
appelle également *valvules sigmoïdes* (1).

Les valvules tricuspide, mitrale et semi-lunaires sont destinées à fermer ou
à laisser libres les orifices suivant les mouvements de systole (2) et de diastole du cœur. Quand, par exemple, le ventricule droit a reçu le sang de l'oreillette droite, il se contracte pour le chasser dans l'artère pulmonaire ; et ce
sang ne va pas refluer dans l'oreillette, parce que la valvule tricuspide va fermer momentanément l'orifice auriculo-ventriculaire. Après la systole, le ventricule se dilate de nouveau pour recevoir le sang de l'oreillette ; et celui de l'artère pulmonaire, quoique comprimé dans un tube élastique, ne revient pas
dans le ventricule ; il est retenu par les valvules sigmoïdes abaissées.

Les parois du cœur reçoivent du sang pour leur nutrition des artères cardia-

(*) 1. Ventricule droit ouvert. — *aa.* Paroi latérale coupée. — *bb.* Colonnes charnues et aréoles. —
c. Une colonne transversale [de la seconde espèce]. — *d.* Orifice artériel [ou pulmonaire]. — *eee* Valvules semi-lunaires ou sigmoïdes. — 2. Oreillette droite ouverte. — *aa.* Trabécules charnues et aréoles.
— *b.* Orifice de la veine cave antérieure. — *c.* Orifice de la veine cave postérieure.

(**) 1. Ventricule gauche ouvert. — *aa* Paroi latérale coupée. — *b.* Colonnes charnues et aréoles. —
c. Une colonne transversale [de la seconde espèce]. — *ddd.* Valvule mitrale. — *d'd'.* Cordages des valvules.
— 2. Oreillette gauche ouverte. — *a.* Colonnes charnues et aréoles. — *b.* Orifices des veines pulmonaires.

(1) [Nous ne retrouvons pas ici d'infundibulum ; et l'orifice aortique n'est séparé de l'orifice auriculo-
ventriculaire que par une des valves de la valvule mitrale, la base de cette valve ou son bord supérieur
étant commun à l'un et à l'autre.]

(2) La systole ne se fait pas en même temps pour toutes les parties du cœur. Pendant que les oreillettes
se contractent, les ventricules se dilatent et inversement.

ques ou coronaires droite et gauche, émanées du tronc commun des deux aortes et logées dans les sillons de la surface extérieure. Les veines de ces mêmes parois forment un tronc unique, la veine coronaire, qui débouche directement dans l'oreillette droite. Les lymphatiques se rendent aux ganglions du médiastin et des bronches. Les nerfs émanent du plexus cardiaque formé par le pneumo-gastrique et le grand sympathique.

Le cœur a pour fonction de donner l'impulsion au sang, de le chasser par les artères dans les diverses parties du corps au fur et à mesure qu'il le reçoit par les veines ; il règle deux sortes de circulation, la grande et la petite. Pour se faire une bonne idée de la circulation, qu'on se figure le ventricule gauche rempli ; ce ventricule se contracte et pousse son contenu dans le tronc aortique. Le sang, porté par les aortes et leurs branches jusque dans la profondeur des organes, arrive là dans les capillaires qui forment des réseaux excessivement fins. De ces capillaires naissent les veines qui se réunissent peu à peu et forment deux troncs correspondants aux aortes, les deux veines caves, qui déversent le sang dans l'oreillette droite. Telle est la *grande circulation*. La *petite circulation* consiste dans le parcours que fait le sang veineux reçu par le cœur droit, lancé par l'artère pulmonaire, traversant le poumon et revenant par les veines pulmonaires dans l'oreillette gauche, à l'état de sang artériel, après avoir subi l'action de l'air. On peut encore diviser la circulation en *artérielle* et *veineuse*. La première commence dans les capillaires du poumon, suit les veines pulmonaires, l'oreillette gauche, le ventricule gauche, l'aorte et ses ramifications, pour finir dans les capillaires des organes. La circulation veineuse commence là, suit les branches veineuses, les veines caves, le cœur droit et l'artère pulmonaire et se termine dans les capillaires du poumon. Ce n'est pas ici le lieu de dire ce qu'il y a de particulier pour la circulation de la veine porte ; il en sera question plus tard, comme aussi de la circulation chez le fœtus.

Différences. — Chez les *ruminants*, on trouve vers le milieu de la paroi latérale du ventricule gauche un troisième sillon longitudinal.

La cloison commune des oreillettes et même celle des ventricules renferment dans leur épaisseur les deux os du cœur que nous avons décrit à la page 159.

Le cœur du *porc* est plus arrondi à la pointe ; les sillons de sa surface externe sont semblables à ceux du cœur du cheval ; le cartilage ne s'ossifie que très-tardivement.

Chez les *carnassiers*, le cœur est encore plus arrondi à la pointe ; il n'y a pas d'os du cœur.

B. Artères (*Arteriæ*) (1).

Deux troncs artériels partent du cœur, ce sont l'*artère pulmonaire* et l'*aorte*.

I. Artère pulmonaire (*Arteria pulmonalis*) (fig. 188 f).

L'*artère pulmonaire* est un très-gros tronc, dont les parois, comparées à celles de l'aorte, sont proportionnellement plus minces. A son origine, à la base du ventricule droit, elle est enveloppée avec l'aorte par le péricarde ; bientôt elle décrit une courbe en arrière et en haut, passe entre l'aorte et l'oreillette gauche

(1) [Nous ne donnerons qu'exceptionnellement des indications particulières pour la dissection des artères. L'élève ne saurait être mieux guidé que par la description de chacune d'elles, et en la suivant attentivement, il arrivera toujours à faire une préparation plus ou moins convenable suivant son habileté.]

et arrive au-dessous de la bifurcation de la trachée, où elle se divise elle-même en deux branches. Chaque branche accompagne une bronche et se ramifie avec elle dans un lobe du poumon, jusqu'à ce qu'elle donne des rameaux très-fins, qui vont former des réseaux capillaires autour des vésicules pulmonaires (1), réseaux desquels naissent les veines pulmonaires.

Aussitôt après avoir quitté le péricarde, l'artère pulmonaire se trouve reliée à l'aorte postérieure par un ligament arrondi appelé *ligament artériel* (*ligamentum arteriosum*). C'est un cordon fibreux jaune, élastique, représentant la trace du *canal artériel de Botal* (*ductus arteriosus Botalli*), qui, chez le fœtus, faisait communiquer largement les deux vaisseaux.

L'artère pulmonaire conduit le sang veineux du ventricule droit dans les poumons où il subit l'hématose pour se transformer en sang rouge. Elle fait partie de la petite circulation, complétée par les veines pulmonaires.

II. Aorte (Arteria aorta) (fig. 188 c).

L'*aorte* est le tronc d'origine des artères de la grande circulation, elle naît sur la partie antérieure de la base du ventricule gauche, monte verticalement entre les deux oreillettes, entre la veine cave antérieure et l'artère pulmonaire, jusqu'au niveau de la quatrième vertèbre dorsale, où elle se divise en deux troncs, l'un antérieur plus petit, l'autre postérieur plus grand ; ce sont l'*aorte antérieure* et l'*aorte postérieure*. Le tronc aortique primitif est plus large que celui de l'artère pulmonaire, et ses parois proportionnellement bien plus épaisses. Il fournit dès son origine, avant de sortir du péricarde, les deux artères coronaires ou cardiaques (*arteriæ coronariæ cordis*), distinguées en droite et en gauche.

1. *Artère cardiaque* ou *coronaire droite* (*Arteria coronaria dextera*).

L'*artère cardiaque droite*, plus forte que la gauche, naît en avant du tronc aortique tout près de son origine, passe entre l'oreillette droite et l'artère pulmonaire et se porte en avant sur la base du ventricule droit ; là elle se loge dans le sillon circulaire entre l'oreillette et le ventricule, puis, arrivée au sillon longitudinal droit, elle se divise en deux branches : l'une gagne par ce sillon la pointe du cœur, l'autre continue le trajet de l'artère. L'artère cardiaque droite envoie des rameaux à l'aorte, à l'artère pulmonaire, à l'oreillette droite, au ventricule droit et même au ventricule gauche [car elle s'anastomose autour de la pointe avec la suivante].

2. *Artère cardiaque* ou *coronaire gauche* (*Arteria coronaria sinistra*) (*fig.* 188 *d*).

Cette artère naît sur la face gauche de l'aorte, passe entre l'oreillette gauche et l'artère pulmonaire et se divise immédiatement en deux branches, l'une horizontale, l'autre verticale. La première, plus petite, contourne la base du ventricule gauche dans le sillon circulaire, envoyant des rameaux à l'oreillette gauche et au ventricule correspondant. La seconde, plus forte, descend dans le sillon longitudinal du côté gauche jusqu'à la pointe et fournit des rameaux antérieurs et postérieurs pour les deux ventricules.

(1) [Il est important de remarquer que les divisions de l'artère pulmonaire ne donnent aucun rameau aux parois des bronches, sauf aux dernières petites bronches qui aboutissent aux lobules pulmonaires. À ce niveau elles s'anastomosent avec les artères bronchiques.]

I. Aorte antérieure (Aorta antérior) (*fig. 188 e'*).

L'aorte antérieure se dirige en avant entre les lames du médiastin antérieur, au-dessous de la trachée, au-dessus de la veine cave antérieure ; arrivée au niveau de la troisième paire de côtes, elle se divise en deux *branches*, l'une *droite*, l'autre *gauche*. La *branche droite* est encore appelée *tronc brachio-céphalique* ou *tronc innominé* (*A. anonyma*) ; la *gauche, tronc axillaire gauche* (sous-clavière gauche de l'homme (*A. subclavia sinistra*). [Le tronc droit est le plus volumineux, il reste un peu au-dessous de l'autre.] Tous deux se portent en divergeant jusqu'à la première côte où ils se continuent par les artères axillaires proprement dites (1). Dans leur trajet ils fournissent plusieurs branches collatérales et nous avons :

Pour le droit,	*Pour le gauche,*
1. L'artère dorso-cervicale.	1. L'artère dorsale.
2. L'artère vertébrale.	2. L'artère cervicale supérieure.
3. Le tronc des carotides.	3. L'artère vertébrale.
4. L'artère thoracique interne.	4. L'artère thoracique interne.
5. L'artère thoracique externe.	5. L'artère thoracique externe.
6. L'artère cervicale inférieure.	6. L'artère cervicale inférieure.
7. L'artère axillaire droite.	7. L'artère axillaire gauche.

Différences. — Chez les *ruminants,* les carotides ne naissent pas par un tronc commun.

Chez le *porc,* l'origine des carotides a lieu comme chez le cheval ; chez les *carnassiers* comme chez les ruminants. Il est à remarquer que la bifurcation de l'aorte antérieure n'est pas aussi nette chez le porc, le bœuf et les carnassiers que chez le cheval ; on voit souvent naître trois à quatre troncs principaux de l'aorte primitive.

1. *Artère dorsale* (*Arteria dorsalis*), (*intercostale antérieure, A. intercostalis anterior de Gurlt*), (*fig. 188 l*, et 189 *b.*)

Cette artère naît en commun avec la cervicale supérieure du tronc brachio-céphalique et isolément du tronc axillaire gauche. Elle monte entre les lames du médiastin antérieur, croise la trachée, l'œsophage, le grand sympathique et le long du cou, et se divise en deux branches au niveau du deuxième espace intercostal.

a. La *petite branche* [*artère sous-costale*] se dirige en arrière le long de la colonne vertébrale près de la ligne des articulations costales ; et, arrivée entre la quatrième et la cinquième côte, quelquefois entre la cinquième et la sixième, elle se plonge dans le muscle intercostal commun et dans l'ilio-spinal et s'y perd. Dans son trajet, elle fournit la troisième, la quatrième, quelquefois la cinquième artère intercostale, qui se logent dans la gouttière du bord postérieur de la côte qui est au devant, descendent avec elle et s'anastomosent avec l'artère thoracique interne. Chaque artère intercostale envoie des rameaux à la plèvre costale, à l'aorte, aux muscles intercostaux et fournit de plus un rameau particulier qui pénètre par un trou de conjugaison dans le canal vertébral et se distribue à la moelle épinière.

(1) [On voit que Leyh considère les artères axillaires comme les branches terminales du tronc brachio-céphalique et du tronc axillaire gauche, de sorte que ceux-ci correspondent seulement aux portions thoraciques des mêmes troncs dans la division de M. Chauveau.]

b. La *grande branche* ou *artère cervicale transverse* (*a. transversa cervici*) sort du thorax entre la seconde et la troisième côte et se porte immédiatement en arrière vers le garrot [en suivant la face profonde du grand dentelé, du rhomboïde et du releveur propre de l'épaule]. Elle fournit la seconde artère intercostale

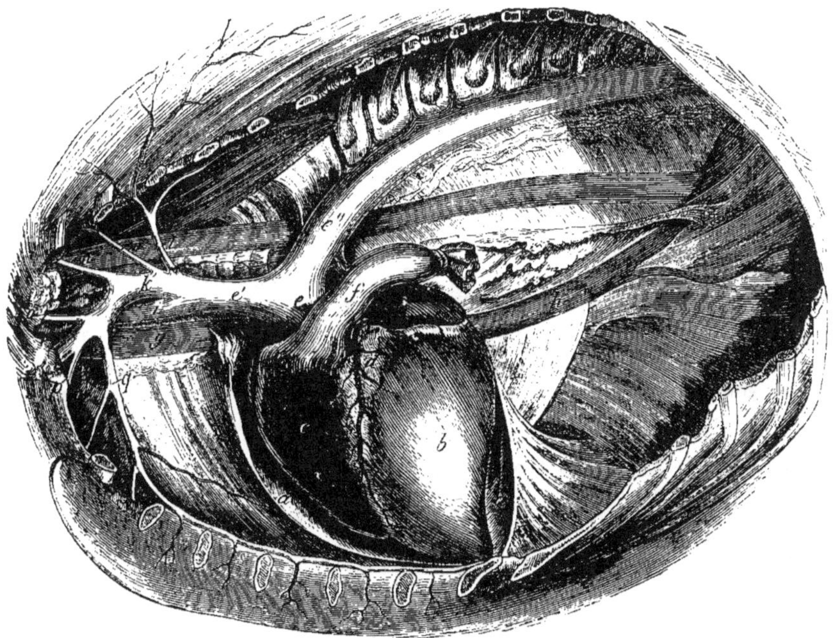

Fig. 188. — Le cœur et les gros vaisseaux en position (*) le thorax est ouvert du côté gauche.

et se distribue aux muscles et à la peau de la partie supérieure de l'épaule et du garrot.

c. L'artère dorsale, avant sa division, envoie quelques fins ramuscules au long du cou, à l'œsophage, à la trachée et au médiastin.

Différences. — Chez les *ruminants*, la petite branche de l'artère dorsale fournit la première, la seconde et la troisième intercostale; la grande branche sort du thorax en contournant le bord antérieur de la première côte.

Chez le *porc*, la petite branche fournit la seconde, la troisième et la quatrième intercostale; la grande sort du thorax entre la première et la seconde côte et fournit la première intercostale.

Chez les *carnassiers*, la petite branche fournit la seconde et la troisième artère intercostales; la grande contourne, comme chez les ruminants, le bord antérieur de la première côte.

(*) *aa*. Péricarde ouvert. — *b*. Ventricule gauche. — *c*. Ventricule droit. — *d*. Artère cardiaque ou coronaire gauche. — *e*. Aorte primitive ou tronc aortique. — *e'*. Aorte antérieure. — *e''*. Aorte postérieure. — *f*. Artère pulmonaire portant une ligature. — *g*. Veine cave antérieure. — *h*. Veine cave postérieure. — *i*. Tronc brachio-céphalique. — *k*. Tronc axillaire gauche. — *l*. Artère dorsale gauche. — *m*. Artère cervicale supérieure gauche. — *n*. Artère trachélienne ou vertébrale gauche. — *o*. Artère cervicale inférieure gauche. — *p*. Artère thoracique externe gauche. — *q*. Artère thoracique interne gauche.

2. *Artère cervicale supérieure (Arteria cervicalis superior) (Artère cervicale profonde,
A. cervicalis profunda de Gurlt) (fig. 188 m et 189 cc).*

Cette artère naît, du côté gauche, en avant de la précédente ; du côté droit, par un tronc commun avec elle. Elle se porte en avant et en haut dans le médiastin antérieur, croise la trachée, l'œsophage et le long du cou, passe entre la première et la seconde côte et se divise dans la région du cou en deux branches, l'une transversale, l'autre ascendante.

Dans le thorax, elle donne :

a. De petits rameaux pour le médiastin antérieur, la trachée, l'œsophage et le péricarde.

b. La première intercostale, qui se compose comme les autres,

De ses deux branches terminales :

c. La *transversale* se porte jusqu'au niveau des apophyses épineuses des premières vertèbres dorsales entre le splénius et le grand complexus et se divise dans ces muscles ainsi que dans l'ilio-spinal, le splénius, etc.

d. L'*ascendante* s'avance entre le ligament cervical et le grand complexus, se ramifie dans ce muscle ainsi que dans le dorso-mastoïdien [petit complexus], l'ilio-spinal, le splénius, etc., et s'anastomose [vers la partie supérieure du cou], avec l'artère vertébrale.

Différences. — Chez les *ruminants*, l'artère cervicale supérieure provient de l'artère vertébrale en dehors du thorax, passe entre les apophyses transverses de la première vertèbre dorsale et de la dernière cervicale, et se divise dans la région du cou comme chez le cheval. C'est l'artère dorsale qui fournit la première intercostale.

Chez le *porc*, l'artère cervicale supérieure a son origine dans le thorax, elle en sort entre la seconde et la troisième côte.

Chez les *carnivores*, elle naît par un tronc commun avec la dorsale, passe entre la première et la seconde côte, quelquefois entre la première côte et la dernière vertèbre cervicale.

3. *Artère vertébrale (Arteria vertebralis), (fig. 188 n et fig. 189 d).*

L'artère vertébrale est la troisième branche émanée de la partie supérieure du tronc brachio-céphalique à droite et du tronc axillaire à gauche ; dès son origine elle se porte obliquement en avant et en haut vers l'extrémité supérieure de la première côte, passe sous l'apophyse transverse de la septième vertèbre cervicale, en dedans du muscle costo-trachélien [scalène], pénètre dans le trou trachélien de la sixième vertèbre cervicale, et monte dans les mêmes trous des vertèbres antérieures jusqu'au niveau de l'articulation atloïdo-axoïdienne où elle s'anastomose avec une branche de l'artère occipitale. Dans tout ce trajet elle fournit des rameaux internes et des rameaux externes.

a. Les *rameaux internes* ou *spinaux (rami spinales)* pénètrent par les trous de conjugaison dans le canal vertébral, se ramifient dans la dure-mère et s'anastomosent avec l'artère spinale.

b. Les *rameaux externes* ou *musculaires (rami musculares)* sont de nombreux petits vaisseaux qui naissent de points en points entre deux apophyses transverses et se divisent, soit en haut, soit en bas, dans les muscles du cou ; en haut, dans les muscles dorso-mastoïdien [petit complexus], dorso-occipital [grand complexus], splénius, mastoïdo-huméral, dans la portion cervicale du cervico-acromien [trapèze], dans le peaucier du cou et dans la peau ; en bas, dans le long du cou, le trachélo-occipital [grand droit antérieur de la tête], le costotrachélien [scalène], etc.

De plus, l'artère vertébrale envoie des rameaux aux ligaments capsulaires des apophyses obliques et dans les trous nourriciers des vertèbres.

Différences. — Chez les *ruminants*, l'artère vertébrale monte également par les trous trachéliens, fournissant des rameaux spinaux et des rameaux musculaires dont les premiers forment dans le canal vertébral un réseau remarquable. Elle pénètre elle-même dans le canal vertébral entre la seconde et la troisième vertèbre cervicale, s'anastomose avec celle du côté opposé et se divise ensuite en deux branches. La branche interne entre par le trou occipital dans le crâne et contribue, après s'être réunie avec une branche de l'occipitale, à former le *réseau admirable (rete mirabile)* ; la branche externe sort par le trou supérieur de l'atlas et se ramifie dans les muscles de la nuque.

Chez le *porc*, l'artère vertébrale se comporte comme chez le cheval, seulement elle remonte plus haut et sort par le trou postérieur de l'atlas.

Chez les *carnassiers*, elle se divise entre la seconde et la troisième vertèbre cervicale en trois branches. La première, la plus forte, continue le tronc principal, se porte en dehors et en haut, et se ramifie dans les muscles du cou. La seconde pénètre par un trou de conjugaison entre la seconde et la troisième vertèbre cervicale dans le canal vertébral et s'anastomose avec la branche correspondante de l'artère du côté opposé pour former le tronc basilaire, qui remplace l'artère spinale, au-dessous de la moelle allongée. La troisième branche, enfin, traverse le trou trachélien de l'axis, se dirige en haut et en avant et fournit des rameaux musculaires, puis elle pénètre bientôt dans le trou postérieur de l'atlas à la face inférieure de l'apophyse transverse et entre par le trou antérieur dans le canal vertébral où elle concourt à former le tronc basilaire au-dessous de la moelle allongée.

4. *Artère thoracique interne* [ou *mammaire interne*] (*Arteria mammaria interna*) (*fig. 188 q*).

L'artère thoracique interne naît de la partie inférieure des deux branches terminales de l'aorte antérieure ; elle s'accole immédiatement à la face interne de la première côte, sous la plèvre pariétale, et descend jusqu'à la pointe du sternum ; de là, elle se porte en arrière, entre les cartilages costaux et le muscle sterno-costal [triangulaire du sternum], jusqu'à l'appendice xiphoïde o elle se divise en deux branches, l'*artère diaphragmatique inférieure* [ou asternale] et l'*abdominale antérieure*. Dans son trajet elle fournit quelques branches collatérales.

a. Chez le fœtus, quelques rameaux se rendent au thymus (*arteriæ thymicæ*) ; ils s'obstruent au fur et à mesure que cette glande disparaît.

b. L'*artère diaphragmatique moyenne* (*arteria phrenica media*) est un long vaisseau étroit qui accompagne le nerf diaphragmatique et se dirige en arrière ; elle envoie des rameaux au médiastin, au péricarde et à la partie aponévrotique du diaphragme.

c. Des *rameaux musculaires inférieurs* (*rami musculares inferiores*) assez gros passent entre les cartilages costaux pour aller se diviser dans les muscles sterno-scapulaire [petit pectoral], grand sterno-huméral [grand pectoral], petit sterno-huméral [sterno-huméral], sterno-radial [sterno-aponévrotique] et dans la peau.

d. Des *rameaux musculaires supérieurs (rami musculares superiores)* suivent les espaces intercostaux, fournissent aux muscles qui occupent ces espaces et s'anastomosent avec les intercostales ; ils donnent également des divisions aux muscles costo-scapulaire [grand dentelé] et transversal des côtes.

Branches terminales. e. L'*artère diaphragmatique inférieure* [ou *asternale*] (*arteria phrenica inferior*), branche de bifurcation de l'artère thoracique interne, suit d'abord l'espace compris entre le huitième et le neuvième cartilage costal et continue son trajet dans l'hypochondre à la face interne des cartilages des fausses côtes ; elle fournit des rameaux à la partie charnue du diaphragme et au muscle costo-abdominal interne [transverse de l'abdomen], puis elle envoie des divisions intercostales qui s'anastomosent avec les artères de même nom.

f. L'*artère abdominale antérieure* (*A. epigastrica anterior*), seconde branche de bifurcation de la thoracique interne, se porte directement en arrière entre le muscle droit et le transverse de l'abdomen dans lesquels elle se ramifie vers le milieu du ventre ; elle s'anastomose avec l'abdominale postérieure.

Différences. — Chez les *ruminants*, la thoracique interne ne diffère guère de celle du cheval.

Chez le *porc* et les *carnassiers*, quelques rameaux de cette artère se rendent aux mamelles thoraciques [d'où le nom de mammaire interne qui lui est parfaitement appliqué, chez ces animaux, comme chez l'homme].

5. *Artère thoracique externe* (*Arteria mammaria externa*) (*fig.* 188 *p*).

L'artère thoracique externe se comporte de la même manière à droite et à gauche. Plus petite que la précédente, elle contourne ordinairement le bord antérieur de la première côte près de son extrémité supérieure, s'applique sur la face externe, se dirige en arrière sous l'épaule et va s'épuiser dans le peaucier de l'abdomen.

Cette artère se ramifie surtout dans le sterno-scapulaire [petit pectoral], le grand sterno-huméral [grand pectoral] et le peaucier ainsi que dans la peau.

Différences. — Chez les autres animaux, elle présente à peu près la même disposition. Remarquons cependant que, chez le *porc* et les *carnassiers*, elle envoie des rameaux aux mamelles.

6. *Artère cervicale inférieure* (*Arteria cervicalis inferior*) *artère trachélo-musculaire* (*fig.* 188 *o* et 189 *e*).

Cette artère, qui commence de chaque côté près de la face interne de la première côte, se trouve presque aussitôt dans la région inférieure du cou, sous les muscles sterno-scapulaire [petit pectoral] et mastoïdo-huméral, se porte en avant et en haut et se divise bientôt en deux branches ; dans ce trajet elle ne fournit que de fins rameaux au médiastin antérieur et à des ganglions lymphatiques.

Des deux *branches terminales, a. l'une ascendante* se dirige en avant et en haut, à la face profonde du mastoïdo-huméral, jusque vers le milieu du cou et se ramifie dans le muscle qui la recouvre, dans les ganglions axillaires et dans l'extrémité inférieure du sterno-maxillaire.

b. La *branche transversale* [ou inférieure] forme presque un angle droit avec la précédente, se porte en bas, entre le sterno-maxillaire et le petit sterno-huméral [sterno-huméral], jusqu'à l'extrémité inférieure du mastoïdo-huméral et se ramifie dans ces muscles ainsi que dans le sterno-radial [sterno-aponévrotique].

Différences. — Chez le *porc*, l'artère cervicale inférieure fournit ordinairement l'artère thyroïdienne, et, chez les carnassiers, la scapulaire antérieure.

7. Carotide (*Carotis*) (*fig.* 189 *f f' f''*).

Le tronc commun des carotides est situé au-dessous de l'extrémité postérieure de la trachée dans la cavité thoracique. Il sort entre les deux premières côtes, en avant de la trachée, et se divise à angle aigu en une *artère carotide droite* et une *gauche*. Celles ci suivent d'abord la face antérieure, puis les faces latérales

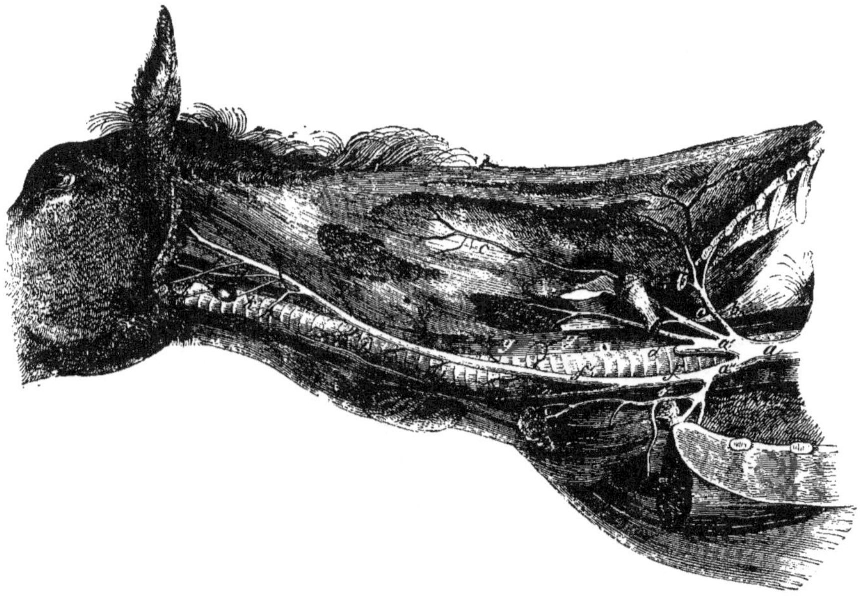

Fig. 189. — Artères du cou mises à découvert du côté gauche (*).

de la trachée et un peu la face postérieure et montent ainsi jusqu'au haut du cou. La carotide gauche est en rapport avec l'œsophage; toutes deux sont séparées des veines jugulaires par les muscles scapulo-hyoïdiens. Au-dessus du larynx, elles se divisent sous la glande parotide en trois branches qui sont : l'*artère occipitale*, la *carotide interne* et la *carotide externe*. Dans tout ce trajet, chaque artère carotide fournit les branches suivantes :

a. Des *rameaux musculaires* (*rami musculares*) (*fig.* 189 *ii*) sont destinés aux mus-

(*) *a*. Aorte antérieure. — *a'*. Sa branche terminale gauche (tronc axillaire). — *a''*. Sa branche terminale droite (tronc brachio-céphalique). — *b*. Artère dorsale gauche. — *cc*. Artère cervicale supérieure gauche. — *d*. Artère trachélienne gauche. — *e*. Artère cervicale inférieure droite. — *f*. Tronc des carotides. — *f'*. Carotide droite. — *f''*. Carotide gauche. — *gg*. Rameaux œsophagiens. — *hh*. Rameaux trachéliens. — *ii*. Rameaux musculaires. — *k*. Artère thyroïdienne inférieure. — *l*. Artère thyroïdienne supérieure. — *m*. Artère parotidienne inférieure.

cles sterno-maxillaire, sterno-thyroïdien, sterno-hyoïdien, scapulo-hyoïdien, tra-chélo-occipital [grand droit antérieur de la tête], mastoïdo-huméral, au peau-cier du cou et à la peau.

b. Des *rameaux œsophagiens* (*rami œsophagei*) (*fig.* 189 *gg*) très-petits émanent, soit directement de la carotide, soit des rameaux musculaires, et se ramifient dans l'œsophage.

c. Des *rameaux trachéliens* (*rami tracheales*) (*fig.* 189 *hh*), également petits, se distribuent à la trachée et forment de nombreuses anastomoses. Ils envoient, comme les précédents, de fins ramuscules au grand sympathique et au pneu-mo-gastrique dans leurs portions cervicales.

d. L'*artère parotidienne inférieure* (*Art. parotidis inferior*) (*fig.* 189 *m*) se dirige obliquement en avant et en bas, et atteint l'extrémité inférieure de la parotide dans laquelle elle se ramifie après avoir fourni des rameaux musculaires.

e. L'*artère thyroïdienne inférieure* (*A. thyreoidea inferior*) (*fig.* 189 *k*), destinée à l'extrémité inférieure de la glande thyroïde, s'y ramifie après avoir fourni quelques rameaux à la trachée. Quelquefois elle manque et se trouve suppléée par l'artère thyroïdienne supérieure qui, dans ce cas, est plus volumineuse ; il n'y a alors qu'une seule artère thyroïdienne ; d'autres fois, on en voit naître trois directement de la carotide, une supérieure, une moyenne et une inférieure.

f. L'*artère thyroïdienne supérieure* (*A. thyreoidea superior*) est d'un fort calibre pro-portionnellement au volume de la glande ; depuis son origine, elle se porte en haut jusqu'au-dessus du corps thyroïde, décrit une courbe à concavité inférieure et antérieure et pénètre dans l'extrémité supérieure de la glande, quelquefois dans sa partie moyenne ; mais auparavant elle fournit :

aa. Des *rameaux musculaires* pour la partie supérieure des muscles sterno-thyroïdien, sterno-hyoïdien et scapulo-hyoïdien, ainsi que des rameaux paro-tidiens.

bb. Des *rameaux* pour la partie supérieure de la trachée.

cc. L'*artère laryngée inférieure* (*A. laryngea inferior*), vaisseau assez gros qui se ramifie dans les muscles du pharynx et du larynx, pénètre entre le cartilage thyroïde et le cricoïde et s'épuise dans la muqueuse laryngienne.

dd. L'*artère pharyngienne inférieure* (*A. pharyngea inferior*) qui, plus petite que la précédente, suit l'œsophage jusqu'au pharynx dans les parois duquel elle se divise après avoir fourni quelques rameaux œsophagiens.

g. Des *rameaux* destinés aux ganglions lymphatiques supérieurs du cou, pe-tits et courts, naissent des rameaux musculaires ou de l'artère thyroïdienne su-périeure.

Différences. — Chez les *ruminants*, les carotides naissent isolément et non par un tronc commun. Elles suivent le même trajet que chez le cheval, mais elles se divisent près de la tête en quatre branches : artère occipitale, artère linguale, carotide externe (elle manque chez le mouton et la chèvre) et maxillaire interne. L'artère thyroïdienne inférieure manque généralement.

Chez le *porc*, les carotides prennent leur origine, comme chez le cheval, par un tronc commun. Les artères thyroïdiennes naissent ensemble de la cervicale inférieure droite.

Chez les *carnassiers*, les carotides ont la même origine que chez les ruminants ; mais elles se divisent supérieurement en trois branches. L'artère parotidienne inférieure et la thyroïdienne inférieure manquent, l'artère inférieure de la glande maxillaire provient de la thyroïdienne supérieure.

L'artère occipitale est la première branche terminale de la carotide ; elle naît au-dessous de l'apophyse transverse de l'atlas, à la face profonde de la parotide, et se dirige en arrière et en haut, entre l'occipital et l'atlas, vers l'articulation de la tête ; elle fournit plusieurs branches collatérales :

a. L'*artère supérieure de la glande maxillaire*) (*A. glandulæ submaxillaris superior*) (*fig.* 190 *a*), petit rameau destiné à l'extrémité supérieure de la glande maxillaire, quelquefois double, pouvant naître de la carotide externe.

b. Plusieurs *rameaux musculaires* pour l'atloïdo-styloïdien [petit droit latéral], l'atloïdo-occipital inférieur [petit droit antérieur de la tête] et la partie supérieure du trachélo-occipital [grand droit antérieur].

c. De petits *rameaux* pour la poche gutturale et les ganglions lymphatiques supérieurs du cou.

d. L'*artère méningée inférieure* (*A. meningea inferior*) [*artère pré-vertébrale*] (*fig.* 190 *b*), petit vaisseau qui monte le long de l'apophyse styloïde de l'occipital,

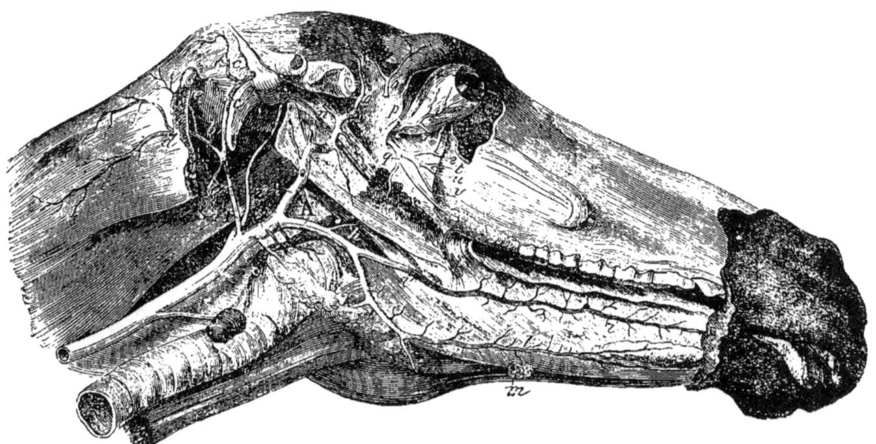

Fig. 190. — Les trois branches de la carotide et leurs ramifications, du côté droit de la tête (la branche droite du maxillaire est enlevée) (*).

pénètre dans le crâne par le trou condylien et se divise dans la partie inférieure et latérale de la dure-mère.

e. L'*artère méningée supérieure* (*A. meningea superior*) [*artère mastoïdienne*] (*fig.* 190 c) qui, plus grosse, suit le bord postérieur de l'apophyse styloïde de l'occi-

(*) 1. Artère occipitale. — *a.* Artère supérieure de la glande maxillaire. — *b.* Artère méningée inférieure. — *c.* Artère méningée supérieure. — *c'c'.* Rameaux musculaires. — *d.* Branche inférieure de l'occipitale. — *e.* Branche supérieure de l'occipitale. — 2. Carotide interne. — 3. Carotide externe. — *f.* Artère moyenne de la glande maxillaire. — *g.* Artère laryngée supérieure. — *A.* Maxillaire externe [glosso-faciale]. — *h.* Artère pharyngienne supérieure. — *ii.* Artère linguale. — *k.* Artère inférieure de la glande maxillaire. — *ll.* Artère sublinguale. — *m.* Un rameau pour les ganglions de l'auge. — *B.* Artère maxillaire interne. — *n.* Artère méningée moyenne. — *oo.* Artères temporales antérieures. — *p.* Artère ophthalmique. — *q.* Artère buccale. — *r.* Artère palpébrale inférieure. — *s.* Artère dentaire antérieure. — *t.* Artère nasale postérieure. — *u.* Artère palatine. — *v.* Artère staphyline.

pital, pénètre dans le crâne par le conduit temporal [pariéto-temporal] et se ramifie surtout dans la partie supérieure de la dure-mère, près de la tente du cervelet et de la faux du cerveau. Avant son entrée dans le conduit temporal, elle fournit quelques rameaux musculaires qui se portent au-dessus de l'articulation de la tête et se divisent dans les muscles extenseurs.

L'artère occipitale envoie enfin quelques rameaux à la poche gutturale et aux muscles fléchisseurs de la tête, puis elle se divise au-dessous de l'apophyse transverse de l'atlas en deux grosses branches, l'une inférieure, l'autre supérieure.

a. La *branche inférieure* ou *rétrograde* [atloïdo-musculaire] (*A. inferior s. recurrens*) (*fig.* 190 *d*) passe par le trou postérieur de l'apophyse transverse de l'atlas à la face supérieure de cette apophyse où elle s'anastomose avec l'artère vertébrale et se ramifie dans les muscles axoïdo-atloïdien [grand oblique de la tête], trachélo-occipital [grand droit antérieur de la tête] et dans les intertransversaires supérieurs. Elle fournit également un rameau spinal qui pénètre par l'orifice moyen de l'apophyse transverse de la première vertèbre dans le canal rachidien et se ramifie dans la partie supérieure de la dure-mère rachidienne.

b. La *branche supérieure* [artère cérébro-spinale] (A. *superior*) (*fig.* 190 *e*) se dirige en haut vers l'articulation de la tête, passe par le trou antérieur externe de l'apophyse transverse de l'atlas, suit la petite scissure transversale et pénètre par le trou antérieur interne dans le canal vertébral. Au niveau de la scissure, elle fournit une forte branche [artère occipito-musculaire], qui se porte en dehors et va se ramifier dans les muscles axoïdo-atloïdien [grand oblique de la tête], long et court axoïdo-occipitaux [grand droit postérieur de la tête], atloïdo-occipitaux supérieur et latéral [petit droit postérieur et petit oblique de la tête]. Dans le canal vertébral, elle perfore la dure-mère, contourne la moelle allongée, après avoir franchi le grand trou occipital, et forme avec celle du côté opposé le tronc basilaire.

c. Le *tronc basilaire* (*arteria basilaris*) (*fig.* 191 *e*) occupe le sillon médian de la face inférieure de la moelle allongée et du pont de Varole [protubérance], arrive à la base du cerveau et se divise là en deux branches, l'une droite et l'autre gauche, qui s'anastomosent avec les carotides internes et contribuent à former le *cercle d'Willis.*

Du tronc basilaire naissent les vaisseaux suivants :

aa. L'*artère spinale* (A. *spinalis*) émane du point où les branches des deux occipitales se rencontrent, revient en arrière par le trou occipital dans le canal vertébral et suit la moelle épinière dans toute sa longueur jusqu'à la queue de cheval, dans le sillon médian de sa face inférieure. Dans ce long trajet, elle s'anastomose de chaque côté avec des rameaux des artères vertébrales, intercostales, lombaires et sacrées.

bb. Plusieurs *branches* sont destinées à la *moelle allongée* (*arteriæ medullæ oblongatæ*).

cc. L'*artère cérébelleuse inférieure* (*arteria cerebelli inferior*) émane du tronc basilaire au pont de Varole, passe entre la moelle allongée et chaque hémisphère du cervelet et arrive jusque dans le quatrième ventricule encéphalique ; elle fournit des rameaux à la moelle allongée, aux pédoncules latéraux et postérieurs du cervelet, aux hémisphères cérébelleux et au vermis, ainsi qu'au plexus veineux.

dd. L'*artère auditive interne* (*A. auditiva interna*) naît ordinairement de la précédente ou au moins s'anastomose avec elle et passe avec le nerf auditif dans le conduit auditif interne pour pénétrer dans le labyrinthe et se distribuer au limaçon, au vestibule et aux canaux demi-circulaires.

ee. L'*artère cérébelleuse supérieure* (*A. cerebelli superior*) naît en avant de l'inférieure, se porte sur les pédoncules cérébraux en avant des hémisphères du cervelet et sur la face antérieure de celui-ci, fournissant des rameaux à ces diverses parties, à la valvule, aux hémisphères et au vermis du cervelet.

ff. De petits rameaux se divisent dans la glande pituitaire et l'infundibulum.

Différences. — Chez les *ruminants,* l'artère occipitale est proportionnellement plus petite que chez le cheval ; elle fournit la méningée moyenne. L'artère antérieure de la glande maxillaire est fournie par la maxillaire interne et la basilaire par la carotide interne.

L'artère méningée supérieure est une branche de la temporale postérieure ; celle qui la remplace ne fournit que des rameaux musculaires.

Le tronc basilaire n'est pas formé non plus par les artères occipitales, mais bien par les carotides internes.

Chez le *porc,* l'artère occipitale ne diffère pas sensiblement de celle du cheval ; si ce n'est que la branche inférieure ne passe pas par le trou postérieur de l'atlas.

Chez les *carnassiers,* l'artère occipitale est très-petite. L'artère supérieure de la glande maxillaire naît de la parotidienne supérieure, et le tronc basilaire est formé par les artères vertébrales.

B. Artère carotide interne (*Arteria carotis interna s. cerebralis*) (*fig.* 190 2 et *fig.* 191).

L'artère carotide interne naît de la carotide primitive, tantôt en avant, tantôt en arrière de l'occipitale, quelquefois par un tronc commun avec elle ; c'est la plus petite des trois branches terminales de la carotide. Elle monte en décrivant deux courbures sur les côtés de la poche gutturale jusqu'au trou jugulaire

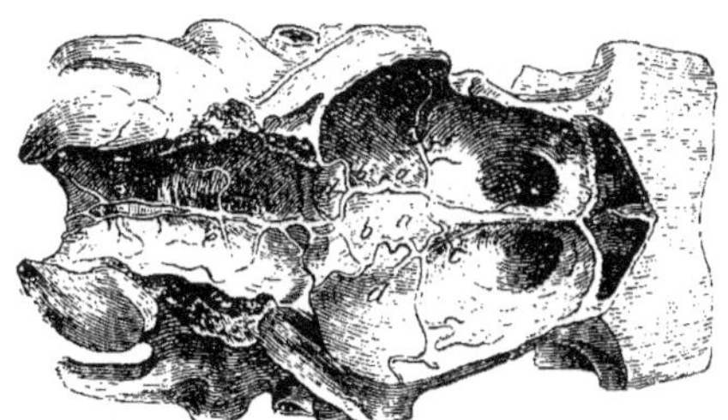

Fig. 191. — Crâne ouvert pour montrer l'artère basilaire et les carotides internes (*).

pénètre dans le crâne et se loge dans le sinus caverneux. Elle fournit des rameaux à la glande pituitaire et au sinus caverneux, une branche qui la réunit à celle du côté opposé, des rameaux aux troisième et quatrième nerfs encépha-

(*) *a.* Branche antérieure de la carotide interne droite. — *a'.* Branche antérieure de la carotide interne gauche. — *b.* Branche postérieure de la carotide interne droite. — *b'.* Branche postérieure de la carotide interne gauche. — *c.* Anastomose des deux branches antérieures entre elles. — *dd.* Anastomose des deux branches postérieures des carotides avec les branches de l'artère basilaire. — *e.* Tronc basilaire.

liques, ainsi qu'aux deux premières branches du cinquième et au sixième ; elle perfore ensuite la dure-mère et se divise de suite en deux branches, l'une antérieure, l'autre postérieure.

La branche antérieure se dirige en avant vers l'ethmoïde et se réunit avec la branche correspondante de l'artère du côté opposé.

La branche postérieure se porte en arrière et se réunit avec une division du tronc basilaire, concourant ainsi à former un cercle vasculaire allongé, connu sous le nom de *cercle de Willis* (*circulus Willisii*), autour de la glande pituitaire et des tubercules mamillaires. Ce cercle de Willis est complété par l'anastomose des branches antérieures de la carotide interne et par les branches terminales du tronc basilaire.

De la branche antérieure naissent les vaisseaux suivants :

a. Un petit rameau suit le nerf optique, se dirige en arrière et en haut, pénètre dans le ventricule latéral du cerveau et se rend au plexus choroïde.

b. Un rameau est destiné à la faux du cerveau.

c. L'*artère cérébrale moyenne* (*A. cerebri media s. fossæ Sylvii*), assez grosse, se porte en arrière dans la scissure de Sylvius et fournit bientôt plusieurs (ordinairement trois) divisions qui se ramifient sur les côtés et à la face antérieure du cerveau.

d. Les *artères cérébrales inférieures* (*arteriæ cerebri inferiores*) sont plusieurs petites branches qui rampent à la face postérieure du cerveau et desquelles émanent une infinité de petits rameaux qui se distribuent dans la substance cérébrale.

e. L'*artère centrale de la rétine* (*A. centralis retinæ*) est un petit vaisseau qui accompagne le nerf optique jusque dans l'intérieur du globe de l'œil et se ramifie dans la rétine. Chez le fœtus, un rameau droit émané de cette artère traverse directement le corps vitré et arrive à la face postérieure du cristallin.

f. L'*artère du corps calleux* (*A. corporis callosi*) [*cérébrale antérieure*] part du milieu de l'anastomose des deux branches antérieures de la carotide interne, se porte en avant entre les deux hémisphères et contourne l'extrémité inférieure du corps calleux après avoir fourni des rameaux aux lobules olfactifs et à la face postérieure du cerveau. Elle se divise alors en deux branches qui se ramifient dans le lobe inférieur, sur la face interne et antérieure des hémisphères cérébraux, ainsi que sur le corps calleux ; quelques petits rameaux sont destinés à la voûte et au septum lucidum.

g. Les *artères ethmoïdales* (*arteriæ ethmoïdales*) sont de petits rameaux qui accompagnent le nerf olfactif dans la fosse ethmoïdale ; elles s'anastomosent avec l'artère nasale supérieure, fournissent des divisions au bulbe du nerf olfactif et traversent avec les branches nerveuses la lame criblée pour s'épuiser dans la pituitaire.

La branche postérieure de la carotide interne fournit :

a. L'*artère cérébrale profonde* (*arteria cerebri profunda*) ; celle-ci, constituée par un vaisseau volumineux ou par deux à trois petits, croise le pédoncule cérébral en se portant en dehors et se divise en plusieurs branches qui montent entre le pédoncule et le lobe cérébral supérieur pour se distribuer à ces parties ainsi qu'à la valvule cérébrale, aux couches optiques, aux turbercules quadrijumeaux, à la glande pinéale, aux plexus cérébraux moyen et latéral.

Les divisions de la carotide interne dans les différentes parties de l'encéphale, ont de nombreuses anastomoses entre elles et avec celles de l'artère du côté opposé.

Différences. — Chez les *ruminants,* la carotide interne naît de la maxillaire interne ; elle forme avec l'artère méningée inférieure et une branche de la vertébrale un plexus assez considérable connu sous le nom de réseau admirable (*rete mirabile*) et situé à la base du crâne entre le périoste et la dure-mère. C'est elle qui fournit le tronc basilaire.

Chez le *porc,* peu de différences, si ce n'est qu'elle forme aussi, comme chez les ruminants, le réseau admirable.

Chez le *chien,* la carotide interne pénètre dans le crâne par le trou ovale et ne s'anastomose pas avec celle du côté opposé. Chez le *chat,* elle se divise avant d'entrer dans le crâne en trois branches dont la première est destinée aux fléchisseurs de la tête, tandis que les deux autres pénètrent dans le crâne par le trou ovale et par le trou rond.

C. ARTÈRE CAROTIDE EXTERNE *(Arteria carotis externa) (fig.* 190-3*).*

Cette artère, la plus forte des trois branches terminales de la carotide primitive, est la continuation véritable du tronc principal ; elle est située profondément sous la parotide et le muscle stylo-maxillaire, se dirige vers l'extrémité supérieure de la grande branche de l'hyoïde et se divise à ce niveau en *maxillaire externe* et en *maxillaire interne* (1). Avant sa bifurcation elle fournit :

a. L'*artère moyenne de la glande maxillaire* (*arteria glandulæ submaxillaris media*) (*fig.* 190 *f*), petite branche qui se rend à la partie moyenne de la glande sous-maxillaire après avoir fourni quelques rameaux aux ganglions lymphatiques de la région et à la poche gutturale.

b. L'*artère laryngée supérieure* (*arteria laryngea superior*), petite également, qui fournit des rameaux aux muscles hyo-thyroïdien, thyro et crico-pharyngiens, crico-thyroïdien, etc., qui pénètre avec le nerf laryngé supérieur dans la cavité du larynx, se distribue à la muqueuse et s'anastomose avec la laryngée inférieure. Elle naît quelquefois de la maxillaire externe.

Différences. — Chez le *bœuf,* ces deux artères sont fournies par l'artère maxillaire externe ; chez le *mouton* et la *chèvre,* par la linguale.

Chez le *porc,* l'artère moyenne de la glande maxillaire a la même origine que chez le bœuf ; la laryngée supérieure la même que chez les petits ruminants.

Chez les *carnassiers,* pas de différences.

1. *Artère maxillaire externe (Arteria maxillaris externa) (fig.* 190 A et *fig.* 192).

L'*artère maxillaire externe* [ou *glosso-faciale*] est la plus petite des deux branches de la carotide externe ; elle s'étend depuis le bord postérieur de la grande branche de l'hyoïde où elle est en rapport avec le masséter interne jusqu'à la scissure du bord inférieur du maxillaire. Elle donne naissance à plusieurs branches.

a. L'*artère pharyngienne supérieure* (*A. pharyngea superior*) (*fig.* 190 *h*), assez forte, située sur les côtés et vers la paroi postérieure du pharynx, va se ramifier

---

(1) [Pour les auteurs français, la maxillaire externe ou glosso-faciale n'est qu'une branche collatérale de la carotide externe, qui se continue presque jusqu'au col du condyle du maxillaire et qui se divise là en deux branches, *artère temporale superficielle* et *artère maxillaire interne.* On voit donc que la première partie de la maxillaire interne de Leyh, jusqu'au point où elle fournit la temporale, est encore pour nous la carotide externe].

dans la partie supérieure du pharynx, dans le voile du palais, la trompe d'Eustache et la poche gutturale ; elle envoie aussi de petits rameaux dans les muscles ptérygo-maxillaires, dans le grand kérato-hyoïdien, etc.

b. L'*artère linguale* (*A. lingualis*) (*fig.* 190 *ii*) est d'abord appliquée sur le muscle hyo-pharyngien, elle passe ensuite entre le muscle lingual et le génioglosse et pénètre dans la base de la langue ; elle fournit des rameaux aux muscles précédemment nommés ainsi qu'au transversal de l'hyoïde, au grand et au petit kérato-hyoïdiens ; elle donne également l'*artère dorsale de la langue* (*A. dorsalis linguæ*) qui se distribue au muscle lingual, au muscle hyo-épiglottique et à la muqueuse de l'organe. Une branche lui fait suite et s'appelle l'*artère linguale profonde* (*A. profunda linguæ* s. *ranina*) ; elle est légèrement flexueuse, elle descend entre le génio-glosse et le lingual jusque vers la pointe de la langue où elle s'anastomose avec celle du côté opposé et elle fournit de nombreux rameaux, supérieurs et inférieurs, destinés aux muscles et à la muqueuse de la langue ; elle s'anastomose avec l'artère sublinguale.

c. Les *artères inférieures de la glande sous-maxillaire* (*arteriæ glandulæ submaxillaris inferiores*) (*fig.* 190 *k*), sont deux ou trois petits vaisseaux qui se rendent à l'extrémité inférieure de la glande sous-maxillaire et s'y ramifient.

d. L'*artère sublinguale* (*A. sublingualis*) (*fig.* 190 *ll*), plus petite que la linguale, naît après les précédentes ; elle passe entre le mylo-hyoïdien et le génio-hyoïdien, se dirige en avant et en bas vers le menton et arrive à la muqueuse buccale près du frein de la langue dans lequel elle s'épuise, en même temps que dans les gencives au niveau des incisives inférieures. Dans son trajet, elle fournit des rameaux aux muscles de la langue et de l'hyoïde qui se trouvent dans l'auge, aux ganglions maxillaires, à la glande sublinguale et à la peau ; un de ces rameaux naît vers la partie moyenne de la langue, se dirige en dehors et en avant, se divise dans le mylo-glosse et dans la peau du menton ; c'est l'*artère sous-mentale* (*A. submentalis*).

e. Des *rameaux musculaires* sont destinés spécialement au ptérygo-maxillaire, au digastrique, au grand kérato-hyoïdien, à la partie supérieure du sternohyoïdien et du scapulo-hyoïdien.

f. L'*artère faciale* (*A. facialis*) (*fig.* 192 *ii*), continuation de la maxillaire externe, commence à la scissure maxillaire, contourne le bord inférieur du maxillaire (1) et monte sur la face le long du bord antérieur du masséter [en avant du canal de Sténon et de la veine faciale]. Elle fournit les branches suivantes :

aa. Quelques rameaux sont destinés au masséter, au peaucier de la face et à la peau.

bb. L'*artère coronaire labiale inférieure* (*A. coronaria labii inferioris*) (*fig.* 192 *kk*) suit le bord postérieur du muscle buccinateur, à la face profonde du maxillo-labial inférieur, et se porte en bas et en avant dans la lèvre inférieure jusque dans l'épaisseur du muscle orbiculaire où elle s'anastomose avec celle du côté opposé ; après avoir envoyé des rameaux au buccinateur, à l'alvéolo-labial, au maxillo-labial inférieur, au zygomato-labial, au peaucier de la face, à la peau et aux glandes de la joue, elle fournit l'*artère angulaire de la bouche* (*A. anguli oris*) qui se rend dans la lèvre supérieure et s'anastomose avec l'artère coronaire labiale supé-

____

(1) La scissure maxillaire (*fig.* 192 *i*) est le point d'élection pour l'exploration du pouls chez les grands animaux domestiques. [Chez le bœuf, cependant, on sent mieux les battements artériels à l'auriculaire postérieure et aux artères coccygiennes.]

rieure. Dans la lèvre inférieure, la coronaire donne des rameaux au muscle orbiculaire, au mento-labial, aux glandes labiales, à la peau et à la muqueuse, puis elle s'anastomose avec la dentaire postérieure.

cc. L'*artère coronaire labiale supérieure* (*A. coronaria labii superioris*) (*fig.* 192 *l*), naît en avant et au-dessous de la crête zygomatique sur le bord antérieur du masséter, se porte en avant et en bas en suivant le bord antérieur du buccina-

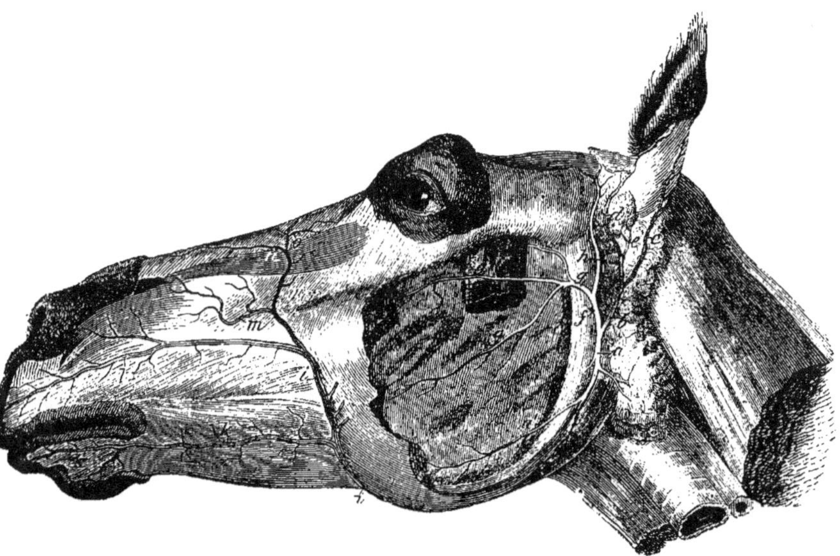

Fig. 192. — Ramifications fournies sur la face par les artères maxillaires externe et interne (*).

teur jusque dans la lèvre supérieure, dans l'épaisseur de l'orbiculaire, où elle se comporte comme la précédente ; elle s'anastomose d'ailleurs avec celle-ci et avec la palatine de manière à former un cercle vasculaire complet autour de l'ouverture antérieure de la bouche. Elle fournit des rameaux aux muscles et aux glandes de la joue, au zygomato-labial, aux muscles du nez, au fronto-labial et à l'orbiculaire des lèvres ainsi qu'aux glandules labiales, à la peau du nez et de la lèvre supérieure.

dd. L'*artère latérale du nez* (*A. nasi lateralis*) (*fig.* 192 *m*) naît de la faciale un peu au-dessus de la précédente, se dirige en avant et en haut vers la fausse narine et se ramifie dans le maxillo-labial supérieur, le fronto-labial, le court du nez, les sus-maxillo-nasaux, dans la peau de la fausse narine.

ee. L'*artère dorsale du nez* (*A. nasi dorsalis*) (*fig.* 192 *n*) se porte en avant et en haut sur le dos du nez et fournit des branches au maxillo-labial, au fronto-labial, au peaucier de la face et à la peau.

(*) *Branches de l'artère maxillaire interne.* — *a.* Artère buccale. — *a'.* Artère massétérine postérieure. — *b.* Artère parotidienne supérieure. — *c.* Artère auriculaire postérieure. — *d.* Artère auriculaire antérieure. — *e.* Artère auriculaire inférieure. — *f.* Artère temporale. — *g.* Artère transverse de la face. — *g'.* Artère massétérine antérieure. — *g''.* Artère massétérine moyenne. — *h.* Artère temporale postérieure. — *Branches de l'artère maxillaire externe.* — *ii.* Artère faciale. — *kk.* Artère coronaire labiale inférieure. — *l.* Artère coronaire labiale supérieure. — *m.* Artère latérale du nez. — *n.* Artère dorsale du nez. — *o.* Artère angulaire de l'œil.

ff. L'*artère angulaire de l'œil* (*A. angularis*) (*fig.* 192 *o*) naît par un tronc commun avec la précédente, mais elle se dirige en arrière et en haut vers l'angle interne de l'œil où elle s'anastomose avec la palpébrale inférieure; elle se ramifie surtout dans les muscles fronto-labial et sus-maxillo-labial, à leur partie supérieure, dans l'orbiculaire des paupières, le palpébral inférieur [lacrymal], dans la peau des paupières.

Différences. — *Ruminants.* — L'artère maxillaire externe n'existe que chez le bœuf. La pharyngienne supérieure est une branche de la maxillaire interne. La linguale, qui fournit l'artère inférieure de la glande maxillaire et la sublinguale, est une des divisions principales de la carotide primitive.

Chez le *mouton* et la *chèvre*, l'artère faciale émane de la transversale de la face, branche de la maxillaire interne.

Chez le *porc*, la pharyngienne supérieure est fournie par la linguale. Celle-ci naît directement de la carotide externe; il n'est pas rare qu'elle fournisse l'artère inférieure de la glande maxillaire et la sublinguale. De la sublinguale émane, près de la symphyse du menton, une branche qui pénètre par le trou mentonnier interne dans le corps du maxillaire inférieur et va se distribuer aux gencives autour des incisives.

L'artère faciale est double et elle ne fournit des rameaux qu'au masséter et au peaucier de la face, qui reçoivent également des branches de l'artère buccale et de la dentaire supérieure.

Chez les *carnassiers*, on constate aussi quelques différences : l'artère pharyngienne supérieure et la linguale ont la même origine que chez le porc, l'artère inférieure de la glande maxillaire vient de la thyroïdienne. La coronaire labiale inférieure est souvent double; la supérieure naît de la dentaire supérieure qui fournit également l'artère latérale et l'artère dorsale du nez, ainsi que l'angulaire de l'œil.

2. *Artère maxillaire interne (Arteria maxillaris interna) (fig.* 190 B et *fig.* 192).

L'*artère maxillaire interne*, plus volumineuse que la précédente, naît comme elle de la carotide externe (1). Elle est d'abord située à la face profonde de la parotide, puis elle monte en dedans du bord postérieur de la branche du maxillaire inférieur, se porte en avant entre le masséter interne, la poche gutturale et l'extrémité supérieure de la grande branche hyoïdienne, traverse le grand canal ptérygoïde et le conduit maxillaire [conduit sous-sphénoïdal] (2) et arrive au fond de l'orbite (3); [avant de pénétrer dans le conduit sous-sphénoïdal, elle décrit deux courbures, l'une à concavité postérieure, l'autre à concavité antérieure].

Depuis son origine jusqu'à son entrée dans le conduit sous-sphénoïdal, elle fournit plusieurs branches (4).

a. De petits rameaux sont destinés aux poches gutturales et aux organes voisins.

b. L'*artère massétérine* (*Art. masseterica*) (*fig.* 192 *a*) [*maxillo-musculaire*] croise le bord postérieur de la branche du maxillaire inférieur, se dirige en bas et en

<hr>

(1) [Voy. la note 1 de la page 441.]
(2) [Nous dirons désormais conduit sous-sphénoïdal.]
(3) [Dans les ouvrages français, le point où débouche l'artère maxillaire interne à sa sortie du conduit sous-sphénoïdal s'appelle l'hiatus orbitaire ; il ne fait pas partie de l'orbite proprement dite. Soit dit une fois pour toutes.]
(4) [L'artère massétérine et l'artère auriculaire postérieure naissent directement de la carotide externe pour les auteurs français. Quant aux auriculaires antérieure et inférieure et à l'artère temporale, ce sont des branches du tronc temporal.]

avant dans l'épaisseur du masséter où elle donne une *artère massétérine posté-rieure* pour ce muscle, une *artère parotidienne moyenne* et des rameaux pour le muscle stylo-maxillaire, pour la portion inférieure de la parotide, le muscle peaucier de la face et la peau de cette région.

c. L'*artère parotidienne supérieure* (*A. parotidis superior*) (*fig.* 192 *b*) naît au-dessus de la précédente sur le bord postérieur de la branche du maxillaire, monte vers la partie supérieure de la parotide à laquelle elle fournit plusieurs rameaux, puis arrive jusqu'à la base de la conque où elle donne les trois artères auriculaires.

aa. L'*artère auriculaire antérieure* (*A. auricularis anterior*) (*fig.* 192 *d*) est une petite branche qui s'insinue sous le muscle parotido-auriculaire, monte jusqu'à la pointe de la conque en suivant son bord interne et s'anastomose avec l'auriculaire postérieure. Elle se divise dans le muscle parotido-auriculaire et dans la peau de la conque, à l'extérieur comme à l'intérieur; quelquefois elle naît de la temporale postérieure.

bb. L'*artère auriculaire postérieure* (*A. auricularis posterior*) (*fig.* 192 *c*) est plus grosse que la précédente. A la base de la conque, elle se divise en deux branches qui gagnent la pointe, l'une par le dos, l'autre près du bord interne, et qui s'anastomosent par leurs extrémités; ces branches donnent des rameaux à la peau des deux faces de la conque, au cartilage conchinien et au cartilage scutiforme, au coussinet adipeux, aux muscles scuto-auriculaires, cervico-auriculaires, pariéto-auriculaire et commun de l'oreille.

cc. L'*artère auriculaire inférieure* (*A. auricularis inferior*) (*fig.* 192 *e*) se dirige vers le conduit auditif externe et donne immédiatement l'*artère tympanique* (*A. tympanica*) qui pénètre par le trou mastoïdien du temporal dans la caisse du tympan, suit le contour de la membrane du tympan, donne des rameaux à cette membrane, aux muscles des osselets, à la paroi externe et à la paroi interne de la caisse du tympan. Plus loin, l'auriculaire inférieure passe par un petit trou du cartilage conchinien et se distribue dans la peau de l'intérieur de l'oreille; elle envoie également quelques divisions sous le cartilage scutiforme pour les muscles scuto-auriculaires internes.

d. L'*artère temporale* (*A. temporalis*) (*fig.* 192 *f*) est un tronc assez court, appliqué sur le bord postérieur de la branche du maxillaire inférieur, puis sous l'articulation temporo-maxillaire et divisé en deux branches :

aa. L'*artère transverse de la face* (*A. transversa faciei*) (*fig.* 192 *gg'g''*), la plus forte, passe au-dessous et en dehors de l'articulation temporo-maxillaire, se dirige en avant sur la face externe du masséter, sous le peaucier de la face, pénètre dans l'épaisseur du masséter en suivant la crête zygomatique et forme l'*artère massé-térine antérieure* (*g'*) qui se ramifie dans la portion antérieure du muscle. Elle fournit un rameau qui se porte en haut et pénètre dans l'articulation, puis une branche plus forte, destinée à la portion moyenne du masséter, c'est l'*artère massétérine moyenne*; plus loin, des rameaux pour le peaucier de la face et la peau. En avant et en bas, elle s'anastomose avec la maxillaire externe.

bb. L'*artère temporale postérieure* (*A. temporalis posterior*) (*fig.* 192 *h*) monte en arrière de l'articulation temporo-maxillaire, passe sous le cartilage scutiforme et va se ramifier dans la partie postérieure du muscle temporal. Dans son trajet elle fournit des rameaux aux muscles scuto-auriculaires, commun de l'oreille, pariéto-auriculaire, temporo et fronto-auriculaires. Une autre branche passe au-dessus de l'articulation, suit l'apophyse zygomatique du temporal et se porte jusqu'à la paupière supérieure.

e. L'*artère dentaire postérieure* [ou *inférieure*] (*A. alveolaris posterior*) est une branche inférieure de la maxillaire interne qui passe entre les muscles ptérygoïdiens et le maxillaire inférieur, pénètre avec le nerf dentaire postérieur dans le conduit maxillaire et sort par le trou mentonnier. Avant son entrée dans le conduit maxillaire, elle fournit plusieurs rameaux aux ptérygoïdiens et au mylo-hyoïdien ; dans le canal, elle donne de petites divisions aux racines des dents molaires ; de fins rameaux passent entre les lames de l'os et vont se distribuer dans les gencives. Près du trou mentonnier, l'artère dentaire se bifurque ; la branche interne, la plus petite, pénètre dans le corps de l'os et fournit des rameaux aux racines du crochet et des incisives ; la branche externe sort par le trou mentonnier et se distribue dans la lèvre inférieure où elle s'anastomose avec la coronaire.

f. L'*artère méningée moyenne* (*A. meningea media*) (*fig.* 190 *n*) est un petit vaisseau qui naît de la maxillaire interne près du sphénoïde et pénètre par le trou jugulaire dans le crâne où il se ramifie dans la portion moyenne de la dure-mère.

g. Un certain nombre de branches sont fournies directement par la maxillaire interne au ptérygo-maxillaire, au stylo-staphylin, au voile du palais et à la trompe d'Eustache.

Quelques-unes émanent de l'artère maxillaire interne pendant son passage dans le conduit sous-sphénoïdal ; ce sont les artères temporales profondes et l'artère ophthalmique dont la description suit :

h. Les *artères temporales antérieures* ou *profondes* (*A. temporales anteriores s. profundæ*) (*fig.* 190 *oo*), au nombre de deux ou trois, naissent ordinairement dans le conduit sous-sphénoïdal, quelquefois dans l'orbite ; elles s'engagent en partie dans le petit trou ptérygoïdien et vont se ramifier dans la portion antérieure du temporo-maxillaire.

i. L'*artère ophthalmique* (*A. ophthalmica*) (*fig.* 190 *p*) naît aussi le plus souvent dans le conduit sous-sphénoïdal et s'avance jusque dans l'orbite où elle fournit les branches suivantes (1) :

aa. L'*artère frontale* [ou *sourcilière*] (*A. orbitalis s. supraorbitalis*) émane quelquefois directement de la maxillaire interne, elle suit la paroi supérieure de l'orbite jusqu'à l'apophyse orbitaire, passe par le trou orbitaire et se porte en haut et en dehors. Elle donne des rameaux aux muscles palpébral supérieur interne [releveur de la paupière supérieure], grand oblique, palpébral supérieur, externe [fronto-sourcilier], à la portion supérieure de l'orbiculaire, à la peau et à la conjonctive de la paupière supérieure.

bb. Plusieurs petites branches sont destinées aux muscles droits du globe oculaire, au petit oblique, à la glande lacrymale, au coussinet adipeux de l'œil et à la conjonctive.

cc. Les *artères ciliaires* (*A. ciliares*) sont de petits vaisseaux qui pénètrent par la sclérotique dans l'intérieur du globe de l'œil et se ramifient dans ses tuniques. Celles de la choroïde forment entre elles de nombreuses anastomoses que l'on voit

---

(1) [Pour les auteurs français, l'artère ophthalmique se replie dans l'orbite pour pénétrer dans le crâne. Leyh considère cette portion repliée comme l'origine de l'artère nasale.]

très-nettement après avoir enlevé la sclérotique. Celles de l'iris forment sur son contour un cercle artériel, appelé *grand cercle artériel de l'iris (circulus arteriosus iridis magnus)*, qui fournit des rameaux à la membrane pupillaire chez le fœtus.

dd. L'*artère nasale supérieure* (*A. nasalis superior*) est la continuation de l'ophthalmique ; elle décrit deux courbures entre le grand oblique et le palpébral supérieur interne et pénètre par le trou orbitaire dans la cavité crânienne. Avant de sortir de l'orbite, elle fournit des rameaux aux muscles précités, au corps clignotant et à la caroncule lacrymale ; dans le crâne, elle s'anastomose avec des branches de la carotide interne, puis elle passe par l'un des trous de l'ethmoïde dans la cavité nasale et se ramifie dans la portion de la pituitaire qui tapisse les cellules ethmoïdales, le cornet antérieur et la cloison nasale.

[Après sa sortie du conduit sous-sphénoïdal, l'artère maxillaire fournit encore plusieurs branches dont la description suit] :

k. L'*artère buccale* (*A. buccinatoria*) (*fig.* 190 *q*) passe sur la tubérosité du grand sus-maxillaire et descend dans l'épaisseur de la joue en fournissant des rameaux aux muscles buccinateur, molaire, masséter et ptérygo-maxillaire, aux glandes de la joue, aux gencives et à la muqueuse de la joue.

l. L'*artère palpébrale inférieure* (*A. palpebralis inferior*) (*fig.* 190 *r*) naît quelquefois de l'artère dentaire antérieure, suit la paroi interne de l'orbite et arrive dans la paupière inférieure : elle fournit des rameaux au petit oblique, au sac lacrymal, à la partie inférieure de l'orbiculaire, au muscle palpébral inférieur, à la conjonctive et à la peau.

m. L'*artère dentaire antérieure* (*A. alveolaris anterior*) (*fig.* 190 *s*) passe par le trou maxillaire supérieur dans le conduit sus-maxillaire d'où elle envoie des divisions aux dents molaires, puis elle se divise, près du trou maxillaire inférieur, en deux branches plus petites. La *branche externe* sort du conduit maxillaire, s'anastomose avec l'artère latérale du nez et donne des divisions musculaires et des divisions cutanées ; la *branche interne* chemine entre les lames du petit sus-maxillaire au-dessus des racines des incisives et fournit des rameaux à ces racines et à celles du crochet.

n. L'*artère nasale postérieure* (*A. nasalis posterior*) (*fig.* 190 *t*) pénètre par le trou nasal du palatin dans la cavité nasale où elle se divise en deux branches, l'interne destinée à la muqueuse de la cloison nasale, l'externe à celle du cornet postérieur, du méat inférieur, de l'arrière-bouche et des sinus.

o. L'*artère palatine* (*A. palatina*) (*fig.* 190 *u*) passe par le trou palatin supérieur, suit le canal palatin et la scissure palatine jusque vers le trou incisif dans lequel elle pénètre après s'être anastomosée avec l'artère du côté opposé. Dans ce trajet elle donne quelques rameaux au voile du palais et un grand nombre au palais, aux gencives, à la pituitaire ; ceux de la membrane pituitaire passent par les petits trous du grand sus-maxillaire pour arriver dans la cavité nasale. A sa sortie du trou incisif, le tronc des artères palatines se bifurque, va se ramifier dans les muscles et la muqueuse de la lèvre supérieure ainsi que dans la gencive, et s'anastomose avec l'artère coronaire labiale supérieure.

p. L'*artère staphyline* (*A. veli palatini*) (*fig.* 190 *v*) est un petit vaisseau qui passe entre l'extrémité supérieure du grand sus-maxillaire et le palatin pour se rendre au voile du palais auquel il est destiné.

Différences. — Chez les *ruminants*, l'artère maxillaire interne ne passe pas par le trou sous-sphénoïdal, elle arrive directement dans l'orbite ; elle présente d'ailleurs dans sa distribution les différences suivantes :

L'artère massétérine est relativement très-petite.

L'artère temporale postérieure fournit des branches à la tunique vasculaire des cornes ; elle en envoie une par le conduit temporal à la dure-mère, c'est l'artère méningée supérieure.

La méningée moyenne vient de l'artère occipitale.

L'artère ophthalmique forme un plexus dans l'orbite.

[Au même point que l'artère ophthalmique naissent deux branches assez volumineuses qui pénètrent dans le crâne par le conduit sus-sphénoïdal et vont former près de la selle turcique au-dessous de la dure-mère un plexus serré ou *réseau admirable*. De ce réseau part un tronc unique qui traverse la dure-mère et fournit les artères cérébrales].

L'artère palatine n'a pas à traverser de trou incisif, celui-ci faisant défaut, mais elle passe dans la fente comprise entre les deux petits sus-maxillaires pour pénétrer dans les cavités nasales.

L'artère nasale postérieure forme sur la pituitaire un réseau admirable.

Chez le *porc*, l'artère maxillaire interne se rend aussi directement dans l'orbite.

La massétérine est petite, comme chez les ruminants.

La dentaire inférieure se divise à l'extrémité du conduit maxillaire en plusieurs branches qui sortent par les trous mentonniers ; le rameau destiné au crochet est fourni par la sublinguale.

L'artère buccale est volumineuse et se prolonge jusqu'aux lèvres.

La palpébrale inférieure passe au-dessus de l'angle interne de l'œil et se distribue dans la région du front.

L'artère dentaire supérieure est assez forte et se divise à sa sortie du conduit maxillaire en plusieurs branches qui vont au nez, au groin et à la lèvre supérieure.

L'artère palatine s'anastomose avec celle du côté opposé et se distribue dans la lèvre supérieure.

L'artère nasale postérieure forme également un réseau admirable.

Chez le *chien*, l'artère maxillaire interne traverse, comme chez le cheval, le conduit sous-sphénoïdal, tandis que, chez le chat, elle arrive directement dans la cavité orbitaire.

L'artère parotidienne supérieure donne l'artère supérieure de la glande maxillaire, et l'auriculaire antérieure naît de la temporale postérieure.

Les temporales antérieures sont confondues en un seul tronc.

L'artère ophthalmique forme, comme chez les ruminants, entre les muscles de l'œil un plexus qui se trouve relié par de petits rameaux à la carotide interne.

Les artères latérale et dorsale du nez et angulaire de l'œil viennent de la dentaire supérieure, de même que la coronaire labiale supérieure.

Les artères palatines ne sont pas anastomosées, elles passent par la fente incisive dans les cavités nasales.

3. *Artère axillaire (Arteria axillaris).*

L'artère axillaire droite est une branche du tronc brachio-céphalique, tandis que la gauche est la continuation simple du tronc axillaire. Chacune de son côté, arrivée au bord antérieur de la première côte, s'infléchit en dehors et en arrière sur le muscle costo-trachélien [scalène], s'engage sous l'épaule jusqu'au niveau de l'articulation scapulo-humérale et donne naissance aux artères suivantes :

A. Artères scapulaires (*Arteriæ scapulares*).

Ces artères, destinées particulièrement aux muscles de l'épaule, sont au nombre de deux principales, une antérieure et une moyenne.

a. L'*artère scapulaire antérieure* (*A. scapularis anterior*) [*artère sus-scapulaire* ou *scapulaire supérieure*] (*fig.* 193 *a*) est une petite branche qui naît à la face interne de l'articulation scapulo-humérale, se dirige en avant et se divise presque immédiatement en deux rameaux, l'un supérieur, l'autre inférieur.

aa. Le *rameau supérieur* monte le long du bord antérieur du muscle sus-épineux, se ramifie dans ce muscle ainsi que dans le sous-scapulaire et dans la partie supérieure du sterno-scapulaire [petit pectoral].

bb. Le *rameau inférieur* contourne l'articulation scapulo-humérale, se place en dehors, se divise dans l'extrémité inférieure du muscle sus-épineux et fournit les artères nourricières supérieures de l'humérus (*arteriæ nutritiæ superiores*). Celles-ci pénètrent dans l'articulation, puis s'engagent dans les trous nourriciers de l'humérus.

b. L'*artère scapulaire moyenne* (*A. scapularis media*) [*sous-scapulaire*] (*fig.* 193 *b*) est une forte branche qui se dirige en haut et en arrière en suivant le bord postérieur du sous-scapulaire et qui fournit les vaisseaux suivants :

aa. L'*artère scapulaire postérieure* (*A. scapularis posterior*) (*fig.* 193 *b'*) est un long vaisseau situé d'abord à la face profonde du grand scapulo-huméral [adducteur du bras] et du long scapulo-olécranien [long extenseur de l'avant-bras]; elle décrit une courbe à convexité inférieure et postérieure, se porte en arrière et en haut sous le dorso-huméral, se bifurque assez loin et se ramifie dans les muscles sus-nommés ainsi que dans le peaucier du thorax. Près de son origine elle fournit des rameaux aux ganglions brachiaux supérieurs.

bb. L'*artère scapulaire externe* (*A. scapularis externa*) (*artère circonflexe postérieure de l'humérus*, *A. circumflexa humeri posterior* de Gurlt) [*scapulo-humérale* ou *circonflexe postérieure de l'épaule*] (*fig.* 193 *b''*), plus grosse que la précédente, passe entre le grand scapulo-olécranien [gros extenseur de l'avant-bras] et la face postérieure de l'articulation scapulo-humérale et arrive à la face externe de l'épaule ; elle fournit des divisions au ligament capsulaire, au moyen et au

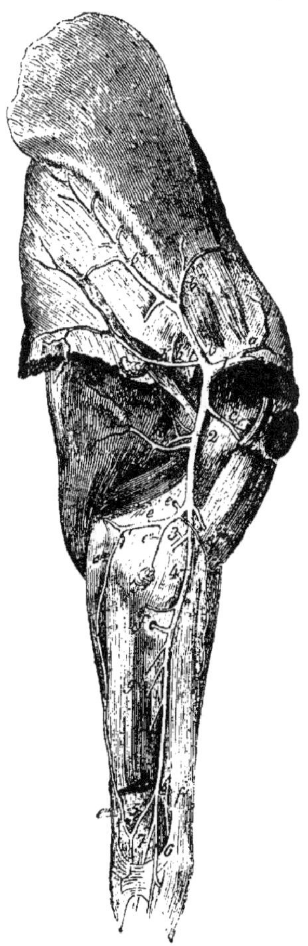

Fig. 193. — Artères de la partie supérieure du membre antérieur gauche, disséquées à la face interne (*).

(*) 1. *Artère axillaire.* — *a.* Artère scapulaire antérieure [sus-scapulaire]. — *b.* Artère scapulaire moyenne. — *b'.* Artère scapulaire postérieure. — *b''.* Artère scapulaire externe. — *b'''.* Artère scapulaire interne. — *b''''.* Continuation de l'artère scapulaire moyenne. — 2. *Artère humérale.* — *c.* Artère humérale circonflexe. — *d.* Artère humérale profonde. — *e.* Artère cubitale. — *e'.* Artère nourricière de l'humérus. — *e''.* Branches destinées aux ganglions brachiaux inférieurs. — *e''', e'''.* Artère peaucière postérieure. — *e''''.* Artère peaucière antérieure. — 3. *Artère radiale antérieure.* — 4. *Artère radiale postérieure.* — *f.* Artère interosseuse. — *f'.* Artère du réseau vasculaire postérieur du carpe. — *g.* Rameaux musculaires. — 5. *Artère plantaire externe.* — 6. *Artère plantaire profonde.* — 7. *Artère plantaire*

petit scapulo-huméral [coraco-huméral et scapulo-huméral grêle], au grand
scapulo-olécrânien [gros extenseur de l'avant-bras], au sous-épineux, au grand,
au moyen et au petit scapulo-trochitérien [long et court abducteur du bras],
à l'huméro-olécranien externe [court extenseur de l'avant-bras], à l'huméro-
radial [court fléchisseur de l'avant-bras], au mastoïdo-huméral, au peaucier de
l'épaule et à la peau.

cc. L'*artère scapulaire interne* (*A. scapularis interna*) (*artère circonflexe de l'épaule,
A. circumflexa scapulæ* de Gurlt) (*fig.* 193 *b'''*) naît plus haut près du bord postérieur de l'omoplate et se divise immédiatement en deux branches : l'interne, la
plus petite, se dirige en avant et en haut à la face interne de l'épaule et se
ramifie dans les muscles sous-scapulaire et sus-épineux ; l'externe, plus grande,
traverse le muscle grand scapulo-olécranien auquel elle fournit des divisions
et s'épuise dans le sus-épineux et le sous-épineux. Elle donne encore l'*artère
nourricière* de l'omoplate au niveau de la fosse sous-épineuse.

dd. Une branche continue directement l'artère scapulaire moyenne (*fig.* 193 *b''''*) le
long du bord postérieur de l'omoplate à la face profonde du grand scapulo-
olécranien [gros extenseur de l'avant-bras]. Dans son trajet elle fournit des
rameaux en avant et en arrière ; les rameaux antérieurs sont destinés au grand
scapulo-huméral, au sous-scapulaire, au sous-épineux et au grand scapulo-trochitérien ; les rameaux postérieurs, au long et au grand scapulo-olécranien.

B. Artère humérale (*Arteria brachialis*).

Cette artère naît de l'axillaire à l'opposé de la scapulaire moyenne, croise
obliquement l'humérus en descendant [à peu près verticalement] le long de
sa face interne et se bifurque un peu au-dessus de l'articulation du coude pour
former l'*artère radiale antérieure* et l'*artère radiale postérieure*. Ses branches collatérales sont les suivantes :

a. L'*artère humérale antérieure* ou *circonflexe* (*A. circumflexa humeri*) (*fig.* 193 *c*)
passe entre le moyen scapulo-huméral et l'extrémité supérieure de l'humérus
et contourne l'os en dehors ; elle fournit des divisions au muscle précité, au
long fléchisseur de l'avant-bras, au grand sterno-huméral [grand pectoral] et à
la partie inférieure du mastoïdo-huméral, puis elle s'anastomose avec la scapulaire externe.

b. L'*artère humérale profonde* (*A. profunda brachii*) (*fig.* 193 *d*) est une forte
branche, double quelquefois, qui émane de l'artère principale vers le milieu de
l'humérus, se dirige en arrière et ne tarde pas à se diviser en plusieurs rameaux destinés aux extenseurs de l'avant-bras et à l'huméro-radial.

c. Des *rameaux musculaires* (*rami musculares*) sont destinés au grand sterno-
huméral [grand pectoral], au grand scapulo-huméral [abducteur du bras] et au
coraco-radial [long fléchisseur de l'avant-bras].

d. L'*artère cubitale* (*A. ulnaris*) (*collatérale du coude, A. collateralis ulnaris* de
Gurlt) (*fig.* 193 *e*) naît un peu avant la bifurcation de l'humérale, passe sous
le long scapulo-olécranien pour arriver à la face interne de l'extrémité inférieure de l'humérus et se porte en arrière jusqu'à l'olécrâne. De cette artère
naissent plusieurs branches :

aa. L'*artère nourricière inférieure de l'humérus* (*A. nutritia inferior*) (*fig.* 193 *e'*),
petite branche émanée quelquefois directement de l'artère humérale, pénètre

dans le trou nourricier situé à la face interne de l'humérus et va se ramifier dans la moelle de l'os.

bb. Quelques rameaux se rendent aux ganglions brachiaux inférieurs (*fig.* 193 *e"*).

cc. D'autres sont destinés à l'huméro-olécrânien interne, au petit huméro-olécrânien, au gros et au long scapulo-olécrânien.

dd. L'*artère peaucière interne*, longue et fine, passe sur la face interne de l'articulation du coude, descend assez bas sur l'avant-bras et s'épuise dans la peau au-dessus du genou.

ee. L'*artère peaucière antérieure* (*A. subcutanea anterior*)(*fig.* 193 *e'''*) se porte en avant, croise l'extrémité inférieure du coraco-radial, descend sur la face antérieure de l'avant-bras jusqu'au genou, se ramifie dans les aponévroses et dans la peau de la région.

ff. La *branche terminale* descend dans la région postérieure de l'avant-bras entre les huméro-sus-carpiens et s'anastomose au niveau de l'articulation du genou avec la plantaire externe ; elle fournit des divisions aux muscles de la région et à la peau.

C. Artère radiale antérieure (*A. radialis anterior*) (*radiale collatérale, A. collateralis radialis inferior* de Gurlt) (*fig.* 193 3).

L'*artère radiale antérieure* ou *petite radiale* passe à la face profonde des fléchisseurs de l'avant-bras sur la face antérieure de l'articulation du coude, arrive à la face antérieure de l'avant-bras sous l'huméro-métacarpien et l'huméro-préphalangien et descend presque jusqu'au genou. Elle envoie des rameaux à tous les muscles sus-indiqués, ainsi qu'au ligament capsulaire de l'articulation du coude et au ligament capsulaire de l'articulation du genou.

D. Artère radiale postérieure (*A. radialis posterior*) (*radiale, A. radialis* de Gurlt) (*fig.* 193 4.)

L'*artère radiale postérieure* ou *grande radiale* est la continuation de l'humérale ; elle descend à la face interne de l'articulation du coude, puis sur le bord interne du radius le long du fléchisseur du métacarpe et se divise un peu au-dessus du genou en trois branches, qui sont les artères plantaires.

Dans son trajet elle fournit plusieurs autres branches :

a. Des *rameaux articulaires* (*rami articulares*) pour le ligament capsulaire de l'articulation du coude.

b. Quelques rameaux assez forts destinés aux fléchisseurs du métacarpe et à ceux des phalanges.

c. L'*artère interosseuse* (*A. interossea*) (*interosseuse externe, A. interossea externa* de Gurlt) (*fig.* 193 *f*) est une assez grosse branche qui passe entre le radius et le cubitus [par l'arcade radio-cubitale] et descend à la face externe de l'avant-bras jusque vers le genou en fournissant les vaisseaux suivants :

aa. Un *fort rameau musculaire* naît de l'interosseuse avant son passage par l'arcade radio-cubitale et se distribue dans les fléchisseurs des phalanges.

bb. Une *artère nourricière* (*A. nutritia*) naît dans le passage entre les deux os et pénètre immédiatement dans le trou que présente la face postérieure du radius, après avoir fourni de petites artérioles pour le cubitus.

cc. L'*artère récurrente* (*A. recurrens*) (*interosseuse récurrente, A. recurrens interossea* de Gurlt) est un petit vaisseau qui se porte en haut sur la face externe

du cubitus, fournit des rameaux musculaires et va s'anastomoser avec l'humérale profonde.

dd. Des *rameaux musculaires* se divisent dans l'huméro-sus-carpien externe
[fléchisseur externe du métacarpe], le radio-préphalangien [extenseur latéral
des phalanges], l'huméro et le radio-métacarpien [fléchisseur interne et extenseur oblique du métacarpe].

ee. La *branche terminale de l'interosseuse* forme à la face antérieure du genou un
réseau vasculaire appelé *réseau antérieur du carpe (rete carpi dorsale)* d'où
émanent deux fines artères, les artères *péronières*, l'une externe, l'autre interne ;
celles-ci descendent de chaque côté entre le métacarpien principal et le métacarpien rudimentaire, donnent des divisions à la peau et vont s'anastomoser
au-dessus du boulet avec les artères plantaires.

d. L'*artère du réseau postérieur du carpe* (*fig.* 193 *f'*) naît à la face postérieure
du radius un peu au-dessus du genou et forme en arrière de l'articulation un
réseau vasculaire appelé *réseau postérieur du carpe (rete carpi volare)* et réuni par
quelques petites branches au réseau antérieur.

e. Plusieurs gros rameaux musculaires sont destinés aux fléchisseurs du métacarpe et à ceux des phalanges.

F. Artère plantaire externe (*A. volaris externa*) (*interosseuse externe,
A. interossea volaris externa* de Gurlt) (*fig.* 193 *et* 194 5).

L'artère plantaire externe est un petit vaisseau qui naît de la radiale postérieure au-dessus du genou, quelquefois cependant de la plantaire interne ; elle
se porte en arrière jusqu'aux tendons des huméro-sus-carpiens, s'anastomose
avec la cubitale pour former l'arcade sus-carpienne (*arcus volaris sublimis*), se
place à la face externe du métacarpe et descend le long des tendons fléchisseurs
jusque vers le boulet ; un peu au-dessus du boulet, elle croise le ligament suspenseur à sa face profonde, en arrière du métacarpien principal, et s'anastomose avec l'artère plantaire profonde, formant ainsi l'arcade sous-carpienne
(*arcus volaris profundus*).

L'artère plantaire externe fournit de petites divisions à la peau, aux tendons
fléchisseurs des phalanges, aux muscles interosseux et lombricaux et au ligament suspenseur du boulet.

F. Artère plantaire profonde (*A. volaris profunda*) (*interosseuse interne,
A. interossea volaris interna* de Gurlt) (*fig.* 193 *et* 194 6).

L'*artère plantaire profonde* ou *petite plantaire* naît avec la plantaire interne de
l'artère radiale postérieure au-dessus du carpe ; elle descend sous le ligament
sus-carpien vers la face interne du genou, se place entre le ligament suspenseur du boulet et la face postérieure du métacarpien principal et longe enfin
le métacarpien latéral interne jusqu'au-dessus du boulet où elle s'anastomose
avec la précédente. Elle envoie des rameaux aux réseaux antérieur et postérieur du carpe, au ligament suspenseur du boulet, aux muscles interosseux et
lombricaux ; enfin, elle fournit l'artère nourricière du métacarpien principal.

G. Artère plantaire interne (*A. volaris interna*) (*fig.* 193 *et* 194 7).

L'*artère plantaire interne* ou *grande plantaire* est plus grosse que les deux précédentes, elle passe avec les tendons fléchisseurs et à leur côté interne dans l'an-

neau sus-carpien, puis elle descend derrière le métacarpe jusque vers le boulet (1), où elle s'anastomose avec les deux autres artères plantaires et avec les artères péronières pour former l'arcade sésamoïdienne (*arcus volaris*) de laquelle naissent les deux *artères collatérales des phalanges* ou les *artères digitales*.

H. Artères digitales (*Arteriæ digitales*) (*fig.* 194 8 *et* 9).

Ces artères émanent de l'arcade sésamoïdienne, Elles se placent sur les côtés de l'articulation du boulet et descendent, l'une en dedans, l'autre en dehors, le long des deux premières phalanges, jusqu'à l'os du pied ; elles fournissent les divisions suivantes :

a. Des *rameaux* pour l'articulation du boulet.

b. Les *artères antérieures du paturon* (*fig.* 194 *h*), qui gagnent la face antérieure de la première phalange.

c. Les *artères postérieures du paturon* (*fig.* 194 *i*), qui gagnent la face postérieure. Les artères du paturon s'anastomosent sur les deux faces de la région et fournissent des divisions aux tendons, aux ligaments et à la peau.

d. L'*artère du coussinet plantaire* (*fig.* 194 *k*) naît au niveau de l'extrémité supérieure de la seconde phalange, se porte en bas et en arrière et va se ramifier dans le coussinet plantaire.

e. L'*artère coronaire antérieure* (*fig.* 194 *l*), encore dite artère du bourrelet, destinée tant à la face antérieure de la seconde phalange qu'au bourrelet, s'anastomose avec l'artère du côté opposé et concourt à former un cercle complet d'où partent de nombreuses divisions pour le bourrelet.

Des rameaux plus petits émanent directement de l'artère digitale, se dirigent en avant et vont se perdre dans le tendon extenseur, dans la peau et dans le bourrelet.

f. L'*artère coronaire postérieure* (*fig.* 194 *m*) gagne la face postérieure de la seconde phalange, s'anastomose avec celle du côté opposé et s'épuise dans les tendons fléchisseurs, dans le ligament capsulaire de l'articulation de la couronne, dans l'os du paturon et dans la peau.

g. L'*artère unguéale antérieure* ou *préplantaire* ou *artère du tissu podophylleux* (*fig.* 194 *n*) passe entre l'apophyse basilaire de l'os du pied et l'apophyse rétrossale, s'engage dans la scissure préplantaire et contourne la face antérieure de la troisième phalange où elle s'anastomose avec l'artère du côté opposé, de manière à former un vaste réseau dans le tissu podophylleux ; quelques rameaux sont destinés à l'os lui-même.

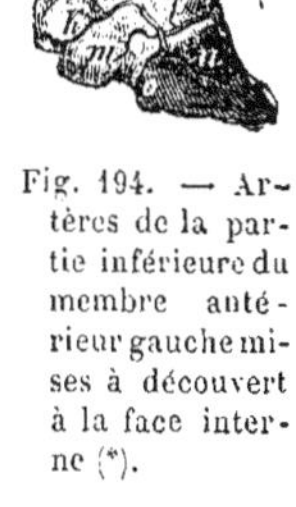

Fig. 194. — Artères de la partie inférieure du membre antérieur gauche mises à découvert à la face interne (*).

---

(1) [C'est cette artère que l'on est le plus exposé à intéresser dans l'opération de la ténotomie plantaire par la méthode sous-cutanée. Sa section en travers ne serait pas sans conséquences graves. Examinons donc ses rapports exacts et cherchons-en les déductions opératoires.

Au niveau où se pratique la ténotomie, c'est-à-dire vers le milieu du canon, l'artère plantaire interne suit le bord du tendon perforant, en arrière de la veine, en avant du nerf qui ne déborde pas le tendon.

Il n'en faut pas davantage pour comprendre l'importance d'une modification que nous proposons d'ap-

---

(*) 5. Artère plantaire externe. — 6. Artère plantaire profonde. — 7. Artère plantaire interne. — 8. Artère digitale interne. — 9. Artère digitale externe. — *h.* Artère antérieure du paturon. — *i.* Artère postérieure du paturon. — *k.* Artère du coussinet plantaire. — *l.* Artère coronaire antérieure. — *m.* Artère coronaire postérieure. — *n.* Artère unguéale antérieure. — *o.* Artère unguéale postérieure.

h. L'artère unguéale postérieure ou *plantaire* (*fig.* 194 *o*) se dirige en bas et en dedans, se place dans la scissure de la sole et pénètre par le trou plantaire dans le canal semi-lunaire où elle forme avec celle du côté opposé une forte anastomose, [anastomose semi-lunaire ou arcade plantaire]. Cette artère donne des divisions à l'articulation du pied, au coussinet plantaire, au tissu velouté et à l'os du pied ; de fins rameaux sortent de l'os par les nombreuses ouvertures de sa face antérieure et s'épuisent dans le tissu podophylleux. Cette artère, comme la précédente, forme tant dans l'intérieur de l'os que dans les parties charnues du pied, de vastes réseaux anastomotiques.

Différences. — Chez les *ruminants*, l'artère axillaire présente quelques particularités :
C'est la scapulaire externe qui fournit la brachiale profonde. L'artère cubitale ne descend pas jusqu'au genou et ne va pas s'anastomoser avec la plantaire externe. L'artère nourricière inférieure émane de la radiale antérieure et l'artère interosseuse de l'humérale. La radiale antérieure naît, vers l'extrémité supérieure de l'avant-bras, de l'artère radiale postérieure ; elle descend le long de l'avant-bras, passe sur le genou, arrive à peu près au milieu du canon et là se divise en deux branches dont l'une s'anastomose avec la grande plantaire pour former l'arcade sus-carpienne, tandis que l'autre forme l'arcade sous-carpienne et fournit l'artère nourricière du métacarpe. Une autre branche part de la radiale antérieure au niveau du métacarpe, elle envoie un rameau en arrière dans le trou supérieur de l'os et donne des divisions aux tendons fléchisseurs. De l'arcade sous-carpienne naît une branche qui correspond à l'artère digitale antérieure ; elle passe par le trou inférieur du métacarpe et se place en avant des doigts ; elle fournit les artères collatérales des doigts interne et externe, qui descendent sur les côtés des deux doigts les plus éloignés de l'axe du membre. La grande plantaire se divise vers l'extrémité inférieure du métacarpe entre les doigts en deux branches, qui sont l'artère collatérale externe du doigt interne et l'artère collatérale interne du doigt externe ; toutes deux descendent dans l'espace interdigité jusqu'à la face interne des troisièmes phalanges et se terminent dans l'épaisseur de ces dernières.
Chez le *porc*, l'artère axillaire offre généralement la même disposition que chez le bœuf ; cependant, au point de division de la grande plantaire, on remarque quelques différences :
La grande plantaire, après avoir fourni, au-dessus des sésamoïdes, des rameaux pour les doigts rudimentaire interne et externe, passe entre les deux doigts vrais et se divise en artère collatérale externe du doigt externe et artère collatérale interne du doigt interne ; la première fournit ensuite l'artère collatérale interne du doigt externe et la seconde l'artère collatérale externe du doigt interne, de sorte que chaque doigt a deux artères collatérales qui s'anastomosent fréquemment entre elles. Comme chez le bœuf, les artères collatérales internes des doigts pénètrent dans l'intérieur des troisièmes phalanges.
Chez les *carnassiers*, l'humérale profonde naît de l'artère scapulaire moyenne. L'artère humérale ne présente de différences que chez le chat où elle passe par la fente interosseuse au-dessus de la tubérosité interne de l'humérus. L'humérale profonde fournit une branche

porter au manuel opératoire dans la ténotomie plantaire. — Introduisez le ténotome droit à plat entre les deux tendons, à la face interne du membre (si c'est en avant), puis retirez-le doucement en le faisant glisser sur la face postérieure du perforant, contournez le bord interne de celui-ci, *sans cesser de le toucher avec la pointe*, et enfoncez l'instrument en avant du tendon.
Vous avez repoussé en avant le nerf, l'artère et la veine. Substituez alors le ténotome courbe au ténotome droit, tournez son tranchant en arrière et sectionnez sans crainte le perforant ou les deux tendons, suivant le cas. Les vaisseaux et le nerf se trouven appuyés sur le dos de l'instrument, ils seront respectés à coup sûr.
Inutile de dire qu'en enfonçant pour la seconde fois le ténotome droit, vous devez le maintenir appliqué sur la face antérieure du perforant et chercher même à repousser celui-ci en arrière, de manière à laisser la veine et l'artère plantaires externes en avant de l'instrument.
Nous ne pouvons pas nous étendre ici davantage. Qu'il nous suffise de dire que nous avons opéré ainsi bien des fois à Alfort devant nos camarades, dans l'année 1868, sans jamais couper les vaisseaux plantaires ,et que nous avons fait de même aux épreuves du diplôme.]

qui descend sur la face antérieure de l'avant-bras jusqu'au genou et forme là un réseau antérieur du carpe duquel naissent les artères digitales antérieures. L'artère cubitale ne descend pas aussi bas que chez le cheval. L'artère nourricière inférieure a la même origine que chez le bœuf. Le réseau postérieur du carpe est fourni par une branche de l'interosseuse. La radiale postérieure s'anastomose avec la plantaire externe pour former l'arcade sus-carpienne d'où naissent les artères collatérales des doigts.

Chez le *chat*, l'humérale se divise à la partie supérieure de l'avant-bras en trois branches, radiale antérieure, radiale postérieure et interosseuse; les deux premières forment ensemble l'arcade sous-carpienne. Il n'y a pas d'arcade sus-carpienne.

II. AORTE POSTÉRIEURE (*Aorta posterior*).

L'aorte postérieure est plus grosse et plus longue que l'antérieure avec laquelle elle naît du tronc aortique. Elle décrit aussitôt une courbe en haut et en arrière, en rapport avec l'artère pulmonaire à gauche, la trachée et l'œsophage à droite; à partir de la sixième vertèbre dorsale, elle s'applique sur le côté gauche des corps vertébraux, puis elle se dirige en arrière entre les lames du médiastin postérieur, arrive au diaphragme et passe entre ses deux piliers. La portion de l'aorte postérieure comprise entre son origine et le diaphragme s'appelle *portion thoracique* (*pars thoracica arteriæ aortæ*); elle fournit les vaisseaux suivants :

1° L'artère bronchique,	3° Les artères intercostales,
2° L'artère œsophagienne,	4° Les artères diaphragmatiques antérieures.

En arrière du diaphragme commence la *portion abdominale de l'aorte* (*pars abdominalis arteriæ aortæ*) qui, placée en dehors de la cavité du péritoine, au-dessous et à gauche de la colonne vertébrale, un peu éloignée de la veine cave postérieure, se continue jusque vers la sixième vertèbre lombaire où elle se divise. Elle donne les vaisseaux suivants :

1° Les artères diaphragmatiques postérieures,	5° Les artères spermatiques internes,
2° Le tronc cœliaque,	6° L'artère mésentérique postérieure,
3° L'artère mésentérique antérieure,	7° Les artères lombaires,
4° Les artères rénales,	8° Les artères iliaques ou crurales,
	9° Les artères pelviennes.

A. *Portion thoracique de l'aorte postérieure (Pars thoracica arteriæ aortæ) (fig. 195 aa).*

1. *Artère bronchique (Arteria bronchialis) (fig. 195 b).*

L'artère bronchique est un petit vaisseau impair qui naît de l'aorte à sa face inférieure et un peu à droite, vers le milieu de sa courbure, se dirige en bas et en arrière entre les lames de la portion supérieure du médiastin moyen et arrive au point de bifurcation de la trachée, après avoir donné des rameaux aux ganglions bronchiques, à la portion thoracique de l'œsophage, à l'extrémité postérieure de la trachée et au médiastin; elle se termine par deux branches, l'une droite et l'autre gauche, qui pénètrent chacune dans le poumon correspondant et suivent les ramifications des bronches jusqu'aux plus fines. Les artères bronchiques envoient encore des divisions sur toute la surface des poumons, sous la plèvre, où elles forment un réseau serré et s'anastomosent avec des branches du tronc cœliaque. Elles portent dans le poumon le sang destiné à la nutrition de l'organe.

2. Artère œsophagienne (Arteria œsophagea) (fig. 195 c).

Cette artère naît fréquemment par un tronc commun avec la précédente ; elle est plus petite, également impaire. Après avoir fourni des rameaux à la première section de la portion thoracique de l'œsophage et à l'extrémité posté-

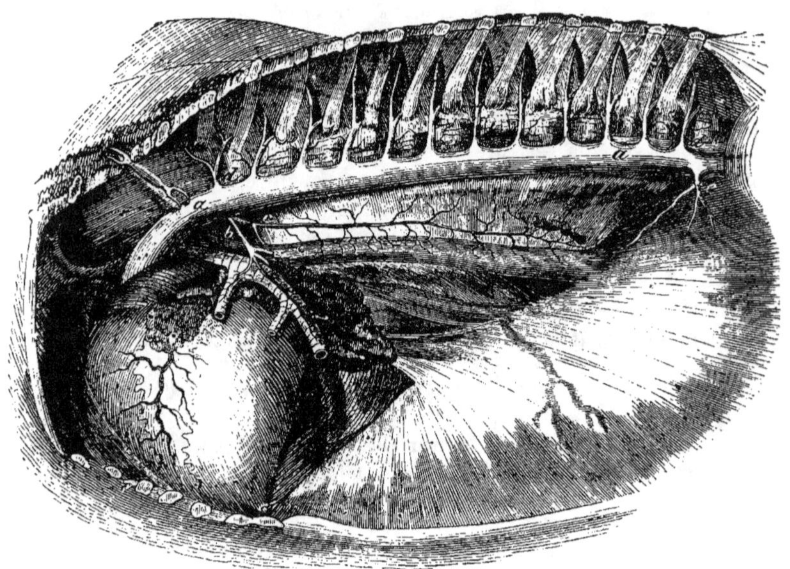

Fig. 195. — Portion thoracique de l'aorte postérieure avec les vaisseaux qui en émanent. (Le thorax est ouvert du côté gauche) (*).

rieure de la trachée, elle se dirige en arrière entre les deux lames du médiastin postérieur, parallèlement à l'œsophage, et arrive près du diaphragme où elle s'anastomose avec la branche œsophagienne du tronc cœliaque. Dans son parcours, elle envoie des rameaux au médiastin, à la dernière section de la portion thoracique de l'œsophage et aux ganglions du médiastin.

3. Artères intercostales (Arteriæ intercostales) (fig. 195 dd).

Dans sa portion thoracique, l'aorte postérieure fournit les artères intercostales depuis la cinquième ; il y en a donc ordinairement quatorze de chaque côté ; elles naissent par paires, en regard l'une de l'autre, à la face supérieure du vaisseau ; souvent même les cinquièmes et les sixièmes ont un petit tronc commun. Quant aux quatre premières, elles sont fournies par les branches de

(*) aa. Portion thoracique de l'aorte postérieure. — b. Artère bronchique. — c. Artère œsophagienne. — dd. Artères intercostales. — e. Artères diaphragmatiques antérieures.

l'aorte antérieure. Chaque intercostale croise le corps d'une vertèbre dorsale, se porte en haut et en dehors et atteint l'espace compris entre deux côtes où elle fournit immédiatement les rameaux suivants :

a. De *petits rameaux* destinés à l'aorte, au médiastin, aux corps des vertèbres et à la portion thoracique du grand sympathique.

b. Un *rameau spinal* (*ramus spinalis*), qui passe par le trou de conjugaison correspondant, pénètre dans le canal rachidien et se ramifie dans la dure-mère avec l'artère médullaire. Avant de pénétrer dans le canal vertébral, ce rameau envoie des divisions en haut dans les muscles intertransversaux, transverso-épineux et long du dos.

c. Un *rameau dorsal* (*ramus dorsalis*), qui traverse le muscle intercostal, se porte en haut et envoie des divisions aux muscles sus-nommés du dos, aux releveurs des côtes [sus-costaux], à l'intercostal commun, aux dentelés antérieur et postérieur.

d. Le *rameau intercostal* (*ramus intercostalis*) ou l'artère intercostale proprement dite est la continuation du vaisseau principal ; il passe d'abord entre les muscles intercostaux, puis se trouve sous la plèvre, se dirige en bas et se loge dans la rainure du bord postérieur de la côte qui précède. Ses divisions sont destinées aux muscles intercostaux, à la plèvre, au périoste des côtes et aux muscles abdominaux. Vers l'extrémité inférieure de l'espace intercostal, il s'anastomose avec des branches de l'artère thoracique interne.

Différences. — Chez les *ruminants*, l'aorte antérieure fournit trois artères intercostales et la postérieure dix de chaque côté ; les quatrièmes et les cinquièmes naissent par un tronc commun ; les autres naissent en général un peu plus sur le côté de l'aorte.

Chez le *porc*, l'aorte postérieure décrit une forte courbe en arrière et reste à une certaine distance des corps vertébraux entre les lames du médiastin. Il y a quatorze paires d'artères intercostales dont les quatre premières sont fournies par l'aorte antérieure ; les dix dernières paires émanent de l'aorte postérieure chacune par un petit tronc unique qui se dirige en haut et se bifurque au niveau des vertèbres en une branche droite et une branche gauche.

Chez les *carnivores*, il y a treize paires d'artères intercostales ; trois naissent de l'aorte antérieure et dix de la postérieure ; c'est la sixième intercostale gauche qui fournit l'artère bronchique.

4. *Artères diaphragmatiques antérieures* (*Arteriæ phrenicæ anteriores*) (*fig.* 195 c).

Ces artères naissent tantôt par deux branches distinctes à droite et à gauche, tantôt par un seul tronc plus fort à la face inférieure de l'aorte près du point où elle pénètre à travers le diaphragme dans l'abdomen. La branche droite est destinée au pilier droit du diaphragme, la gauche se ramifie dans le pilier gauche et se continue dans le diaphragme même.

Différences. — Elles manquent chez les autres animaux.

B. *Portion abdominale de l'aorte postérieure* (*Pars abdominalis arteriæ aortæ*) (*fig.* 196 1).

1. Artères diaphragmatiques postérieures (*Arteriæ phrenicæ posteriores*).

Ces artères n'existent pas toujours chez le cheval ; chez les autres animaux, celle de droite naît ordinairement du tronc cœliaque et celle de gauche directement de l'aorte à son passage entre les piliers du diaphragme. Les deux vaisseaux vont se ramifier surtout dans les piliers.

2. Tronc cœliaque (*Arteria cœliaca*) (*fig.* 196 1).

Le tronc cœliaque est un gros vaisseau impair qui naît à la face inférieure de l'aorte tout près du diaphragme et fournit les artères de l'estomac, du foie et de la rate. Il descend entre les lames du médiastin et, après un court trajet, se partage entre l'extrémité gauche de l'estomac et la branche droite du pancréas en trois grosses branches, qui sont : l'artère *gastrique*, l'artère *hépatique* et l'artère *splénique*. Le point de trifurcation a souvent été appelé le *trépied de Haller* (*tripus Halleri*).

1. *Artère gastrique ou artère coronaire stomachique gauche* (*Arteria coronaria ventriculi sinistra*, (*fig.* 196 *a*)

Cette artère impaire est la plus petite des trois branches du tronc cœliaque ; elle gagne la petite courbure de l'estomac et s'y divise en une *branche supérieure* et une *branche inférieure*, après avoir fourni quelques rameaux.

a. Un *rameau œsophagien* (*ramus œsophageus*) (*fig.* 196 *a'''*), qui suit l'œsophage à travers le diaphragme jusque dans le thorax et s'anastomose avec l'artère œsophagienne ; il se divise ensuite en deux branches qui se portent aux deux ligaments pulmonaires, après avoir formé sous la plèvre viscérale un réseau qui s'anastomose avec celui de l'artère bronchique.

b. Des *rameaux* destinés à la branche gauche du pancréas.

c. La *branche supérieure* (*fig.* 196 *a'*) se porte sur la face supérieure de l'estomac, entre la tunique séreuse et la tunique musculeuse, et se divise en plusieurs grosses branches qui gagnent en serpentant et en rayonnant la grande courbure, s'anastomosent là avec les divisions des vaisseaux courts de l'estomac et de l'artère pylorique et se ramifient surtout dans les tuniques muqueuse et musculeuse de l'organe.

d. La *branche inférieure* (*fig.* 196 *a''*) se comporte sur la face inférieure de l'estomac comme la précédente sur la face opposée. Plusieurs divisions de ces deux branches vont aux ganglions lymphatiques situés près de la petite courbure.

2. *Artère hépatique* (*Arteria hepatica*) (*fig.* 196 *bb*).

L'artère hépatique est la plus forte branche du tronc cœliaque, elle passe entre le pancréas et la veine porte pour atteindre la face postérieure du foie et se divise de la manière suivante :

a. Quelques vaisseaux sont destinés à la branche inférieure et à la branche droite du pancréas.

b. L'*artère pylorique* (A. *pylorica*) (*fig.* 196 *b'*) se rend au pylore où elle fournit plusieurs divisions qui gagnent la petite courbure, l'extrémité droite de l'estomac et l'origine du duodénum ; elle s'anastomose avec l'artère gastrique.

c. L'*artère duodénale* (A. *duodenalis*) (*fig.* 196 *b''*) est plus grosse que la précédente ; après avoir fourni des rameaux à la branche inférieure du pancréas, elle se rend au duodénum où elle s'anastomose avec une branche de la mésentérique antérieure.

d. L'*artère gastro-épiploïque droite* (**A.** *gastro-epiploica dextra*) (*fig.* 196 *b'" b'"*) est un vaisseau mince et long qui croise le duodénum, atteint l'extrémité droite de l'estomac et suit à quelque distance la grande courbure entre les lames du grand épiploon où elle s'anastomose à plein canal avec l'artère gastro-épiploïque gauche. De l'arcade vasculaire ainsi formée partent des branches épiploï-

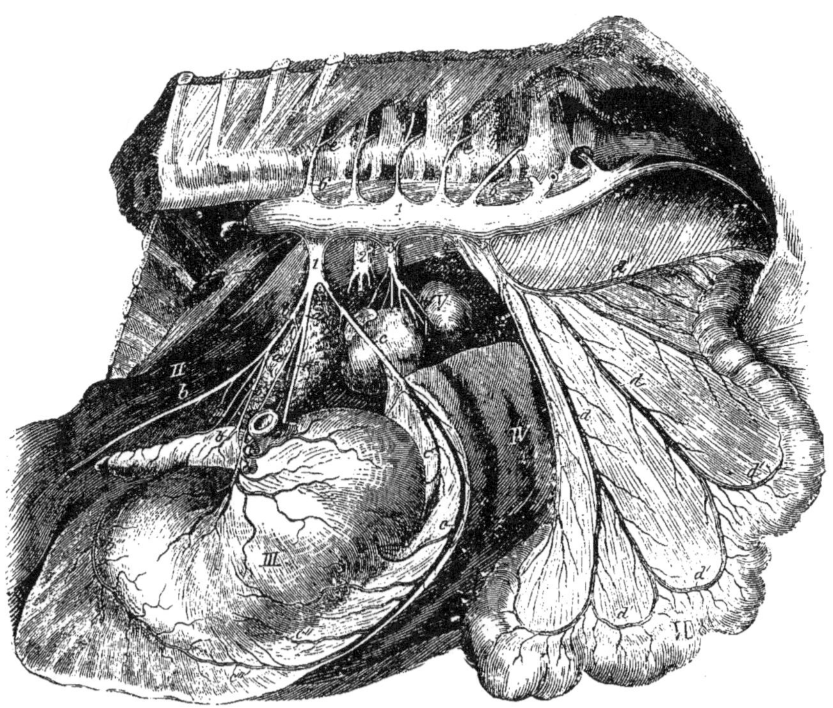

Fig. 196. — Branches de la portion abdominale de l'aorte postérieure. (L'abdomen est ouvert du côté gauche et le diaphragme enlevé de ce côté) (*).

ques, puis des branches qui atteignent la grande courbure du viscère et se ramifient sur ses deux faces.

e. L'*artère hépatique* proprement dite arrive à la porte du foie où elle se divise en trois branches qui, avec les trois branches principales de la veine porte, pénètrent dans les trois lobes du foie pour se ramifier dans sa substance. De petits rameaux vont aux ganglions lymphatiques du foie. L'artère hépatique porte au foie le sang destiné à sa nutrition.

(*) I. Aorte. — II. Foie. — III. Estomac. — IV. Rate. — V. Rein gauche. — VI. Rectum [petit colon]. — 1. Artère cœliaque. — *a.* Artère gastrique. — *a'.* Sa branche supérieure. — *a".* Sa branche inférieure. — *a'".* Sa branche œsophagienne. — *bb.* Artère hépatique. — *b'.* Artère pylorique. — *b".* Artère duodénale. — *b'" b"'.* Artère gastro-épiploïque droite. — *c.* Artère splénique. — *c'* Un rameau pour le pancréas. — *c", c".* Vaisseaux courts de l'estomac. — *c'".* Artère gastro-épiploïque gauche. — 2. Tronc coupé de la mésentérique antérieure. — 3. Artère rénale gauche. — 4. Tronc coupé de l'artère spermatique interne gauche. — 5. Artère mésentérique postérieure. — *dd.* Artère hémorrhoïdale moyenne. — *d', d', d'.* Ses anses anastomotiques. — *d".* Artère hémorrhoïdale postérieure. — 6, 6. Artères lombaires. — *e, e.* Branches spinales des artères lombaires.

3. *Artère splénique* (*A. splenica s. lienalis*) (*fig.* 196 cc).

L'artère splénique, de même calibre à peu près que l'artère hépatique, quelquefois un peu plus grosse, passe sur l'extrémité gauche de l'estomac, arrive à la base de la rate et descend dans la scissure de cet organe jusque vers la pointe. Dans son trajet elle donne naissance aux vaisseaux suivants :

a. Plusieurs divisions vont se ramifier dans la branche gauche du pancréas (*fig.* 196 c').

b. Les *artères spléniques proprement dites*, branches assez fortes, pénètrent dans la substance de la rate et s'y ramifient ; elles fournissent également des rameaux aux ganglions lymphatiques de la rate.

c. Les *vaisseaux courts de l'estomac* (*arteriæ gastricæ breves*) (*fig.* 196 c''c'') s'étendent entre les lames du ligament gastro-splénique de la rate à la grande courbure de l'estomac pour se ramifier sur les deux faces du viscère en s'anastomosant avec les deux branches de l'artère gastrique.

d. L'*artère gastro-épiploïque gauche* (*Art. gastro-epiploica sinistra*) (*fig.* 196 c''') est la continuation de l'artère splénique ; de la pointe de la rate elle se dirige à droite entre les lames du grand épiploon et va s'anastomoser, comme nous l'avons vu, avec la gastro-épiploïque droite ; de même que celle-ci, elle envoie des rameaux à l'épiploon, d'une part, et à la grande courbure de l'estomac, d'autre part.

Différences. — Chez les *ruminants*, le tronc cœliaque est plus long que chez le cheval ; il va à la face droite (supérieure) du ventricule gauche du rumen et s'y divise en quatre branches : trois gastriques, droite, moyenne, gauche, et une hépatique.

La gastrique droite se divise après un assez court trajet en deux grandes branches dont la supérieure passe sur la courbure supérieure et convexe du feuillet et gagne la courbure supérieure et convexe de la caillette pour se ramifier dans les parois de ces deux compartiments de l'estomac ainsi que dans l'épiploon. La branche inférieure passe entre l'extrémité antérieure du rumen, le bonnet et le feuillet et atteint la courbure inférieure et convexe de la caillette où elle s'anastomose avec les rameaux de la branche supérieure.

L'artère gastrique moyenne envoie une branche à la face gauche (inférieure) du rumen et au bonnet ; elle se ramifie dans ces deux compartiments et donne l'artère splénique, qui s'épuise dans la substance de la rate ; elle se continue sur le côté droit du rumen, se dirige vers l'extrémité antérieure et arrive entre les deux ventricules, passe dans la scissure qui les sépare et se place enfin sur le côté gauche où elle se termine en se ramifiant dans les parois du rumen et dans l'épiploon.

L'artère gastrique gauche, la plus forte, s'engage dans la scissure longitudinale de la face droite du rumen, se dirige en arrière, passe entre les deux ventricules et se termine sur la face gauche où elle s'anastomose avec la gastrique moyenne ; elle donne des divisions sur les deux faces du rumen.

L'artère hépatique fournit d'abord plusieurs branches au feuillet et une petite artère, l'artère cystique (*A. cystica*), à la vésicule biliaire ; celle-ci suit le canal cholédoque et se ramifie dans les parois de la vésicule biliaire, elle donne un rameau pour le foie et de plus l'artère pylorique. L'artère hépatique gagne ensuite la face postérieure du foie et se divise en deux grandes branches destinées aux deux lobes hépatiques. C'est de la branche destinée au lobe gauche que part l'artère gastro-épiploïque droite ; l'artère gastro-épiploïque gauche manque et se trouve remplacée par des divisions de l'artère gastrique.

Chez le *porc*, le tronc cœliaque est court ; après avoir fourni l'artère diaphragmatique postérieure droite, il se divise en deux branches seulement, la splénique et l'hépatique.

L'hépatique est la plus grosse, elle fournit des divisions au pancréas et donne l'ar-

tère duodénale et l'artère pylorique formée de plusieurs branches. Plus loin, elle se divise
en artères hépatiques proprement dites, au nombre de trois, en artère cystique, qui
envoie aussi des rameaux au foie, et en artère gastrique supérieure, qui fournit de nombreuses ramifications à la face supérieure de l'estomac.

L'artère splénique, plus petite que la précédente, ne présente guère qu'une différence
sensible, c'est qu'elle fournit l'artère gastrique inférieure destinée à la face inférieure de
l'estomac. Quelquefois elle émane de l'hépatique.

Chez les *carnivores*, le tronc cœliaque fournit également l'artère diaphragmatique postérieure droite, puis il se divise, comme chez le cheval, en artère gastrique, artère hépatique
et artère splénique.

La gastrique se comporte comme chez le cheval.

L'hépatique fournit, outre les branches qu'on trouve chez le cheval, une artère cystique;
les branches hépatiques sont au nombre de trois; l'artère gastro-épiploïque droite manque.

L'artère splénique ne suit pas la scissure de la rate, elle passe entre les lames de l'épiploon gastro-splénique et se ramifie comme chez le cheval.

3. ARTÈRE MÉSENTÉRIQUE ANTÉRIEURE (*A. mesentericas. mesaraica anterior*) (*fig.* 196 2).

L'artère mésentérique [grande mésentérique] est l'artère la plus voisine du tronc

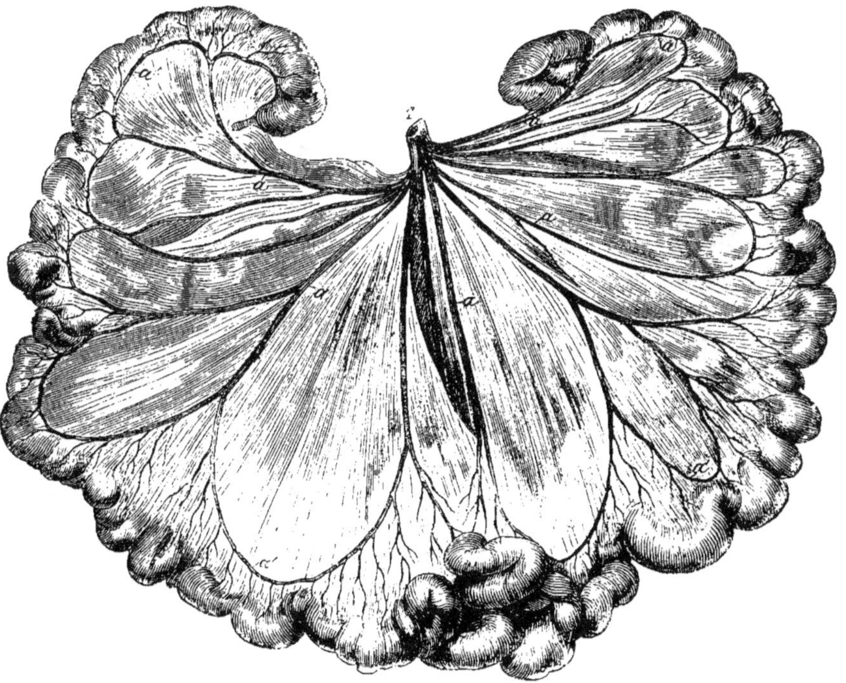

Fig. 197. — Mésentère déployé avec les artères de l'intestin grêle (*).

cœliaque fournie par l'aorte postérieure; c'est un vaisseau impair, le plus fort
qui émane de l'aorte. Le tronc principal est court mais très-gros, bien souvent
même dilaté en anévrysme, chez les chevaux adultes; il descend entre les lames

(*) 1. Tronc coupé de la mésentérique antérieure. — *a, a*. Artères de l'intestin grêle. — *a', a'*. Leurs
arcades anastomotiques.

du péritoine dans le mésentère antérieur et ne tarde pas à se diviser de la manière suivante :

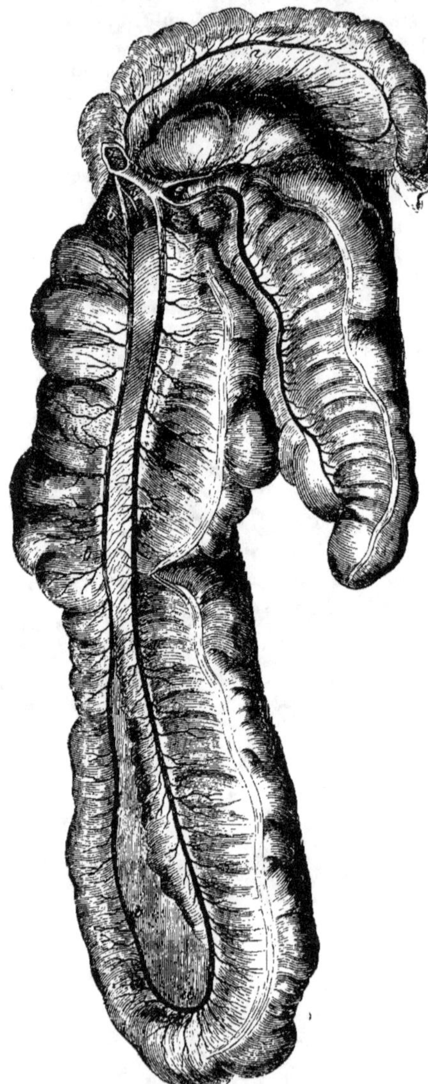

Fig. 198. — Cœcum, colon et première portion du rectum [colon flottant], avec leurs artères (*).

a. Les *artères de l'intestin grêle* (*arteriæ intestinales*) (*fig.* 197 *a, a*) sont de nombreuses branches assez longues, destinées au jéjunum et à l'iléon (*arteriæ jéjunales et ileæ*); elles descendent entre les lames du mésentère antérieur en divergeant vers la concavité des anses intestinales. Avant d'y arriver, chacune d'elles se bifurque et envoie ses deux branches en sens opposés; l'une va s'anastomoser avec la branche postérieure de l'artère précédente et l'autre avec la branche antérieure de la suivante. Ainsi se trouvent formées des arcades anastomotiques (*fig.* 197 *a', a'*) d'où partent de nombreux rameaux (*ramuli intestinales*) qui descendent également entre les lames du mésentère, arrivent au bord concave de l'intestin et se ramifient dans les parois de ce viscère. Les rameaux de l'artère intestinale antérieure s'anastomosent avec l'artère duodénale, ceux de la postérieure avec l'artère iléo-cœcale. Les ganglions mésentériques de l'intestin grêle reçoivent quelques divisions de ces vaisseaux.

b. L'*artère hémorrhoïdale antérieure* (1) (**A.** *hæmorrhoidalis anterior*) (*fig.* 198 *a*) est un assez fort vaisseau qui longe le bord concave de la portion abdominale du rectum [colon flottant] depuis le point où celui-ci fait suite au colon et se ramifie dans l'épaisseur de ses parois (*fig.* 198). En arrière elle s'anastomose avec des branches de l'artère mésentérique postérieure.

c. L'*artère colique supérieure* (*A. colica superior*) (*fig.* 198 *bb*) suit le bord supérieur du colon, sous le mésentère, jusqu'à la courbure pelvienne où elle s'anastomose en arcade avec la colique inférieure (*fig.* 198 *d*).

d. L'*artère colique inférieure* (*A. colica inferior*) (*fig.* 198 *ccc*), située en regard de la précédente, longe le bord inférieur du colon.

Les deux artères coliques fournissent des divisions au mésentère, aux ganglions mésentériques et aux parois du colon ; celles du colon surtout sont nombreuses, elles s'anastomosent fréquemment entre elles et forment de vastes réseaux dans les parois du viscère. De l'artère colique supérieure part une assez forte branche qui va au pancréas (*fig.* 198 *b'*).

e. L'*artère iléo-cœcale* (*A. ileo-cœcalis* (*fig.* 198 *e'*) a la même origine que la colique inférieure, elle se divise aussitôt en trois branches, qui sont : la *cœcale inférieure*, la *cœcale supérieure* et l'*iléale*.

aa. Les *deux artères cœcales* longent le cœcum, à l'opposé l'une de l'autre, depuis la base jusqu'à la pointe, et fournissent dans leur parcours de nombreux rameaux aux tuniques de ce viscère.

bb. L'*artère iléale* (*A. ilea*) suit le bord concave de l'iléon entre les lames du mésentère ; elle fournit des rameaux à l'extrémité de l'intestin grêle et s'anastomose avec la dernière artère de ce viscère.

Les artères coliques et cœcales se rendent aussi aux ganglions mésentériques correspondants, au colon et au cœcum.

Différences. — Chez le *bœuf*, le tronc de la mésentérique est plus long et moins fort ; après avoir fourni des rameaux au pancréas, il se divise en trois branches, une supérieure, une moyenne et une inférieure.

La branche supérieure donne des divisions à l'iléon et au cœcum et suit les circonvolutions du colon ; elle envoie des divisions particulières aux tours concentriques et aux tours excentriques et forme des arcades anastomotiques.

La branche moyenne se porte aux circonvolutions supérieures du colon et aux dernières portions du jéjunum où elle s'anastomose avec l'artère iléo-cœcale.

La branche inférieure descend entre les lames du mésentère vers le jéjunum, sur lequel elle se ramifie, et s'anastomose avec la précédente.

Chez le *mouton* et la *chèvre*, la branche moyenne fait défaut, elle est remplacée par des branches de l'artère inférieure.

Chez le *porc*, le tronc de la grande mésentérique se trouve proportionnellement plus long et moins fort que chez le cheval. Il fournit des branches pancréatiques, une artère colique supérieure qui fournit la première hémorrhoïdale, une colique inférieure d'où naît l'iléo-cœcale et une quantité de branches destinées à l'intestin grêle, fréquemment anastomosées, formant de jolis réseaux.

Chez les *carnassiers*, le tronc de la mésentérique, également assez long, se divise en artères coliques, destinées au colon, en artère iléo-cœcale pour le cœcum et l'extrémité postérieure de l'iléon, enfin en artères intestinales qui descendent et se bifurquent entre les lames du mésentère, forment des arcades anastomotiques vers le bord concave du jéjunum et se distribuent dans les parois de ce viscère.

4. ARTÈRES RÉNALES (*Arteriæ renales*) (*fig.* 196 3).

Les *artères rénales* sont deux gros vaisseaux qui naissent sur les côtés de l'aorte, en arrière de la grande mésentérique, l'un à droite, l'autre à gauche ; la première, généralement plus longue, naît un peu en avant de la seconde. Chaque artère rénale se porte transversalement vers l'échancrure ou hile du rein de son côté et se divise en plusieurs branches qui pénètrent dans l'organe et s'y épuisent. Mais avant d'entrer dans le rein, chacune des artères rénales fournit quelques branches collatérales.

a. L'*artère surrénale* (*A. suprarenalis*), petite, quelquefois formée de plusieurs rameaux, s'épuise dans la substance des capsules surrénales; elle naît parfois directement de l'aorte.

b. Les *artères adipeuses* (*arteriæ adiposæ*) sont plusieurs artérioles qui se ramifient dans l'enveloppe cellulo-graisseuse du rein.

c. Les *artères des ganglions lymphatiques des reins* (*arteriæ glandulæ lymphaticæ*) sont de petits vaisseaux destinés à ces ganglions.

5. Artères spermatiques internes (Arteriæ spermaticæ internæ) (fig. 196 4 et 199 a).

Ces artères sont les plus fines que fournisse directement l'aorte postérieure; elles naissent à sa face inférieure, l'une à droite, l'autre à gauche, entre les artères rénales et la petite mésentérique; il n'est pas rare pourtant de les voir émaner, soit des artères rénales, soit de la petite mésentérique. Leur distribution n'est pas la même chez le mâle et chez la femelle; dans le premier cas, elles vont aux testicules, on les appelle *grandes testiculaires*; dans le second, elles vont aux ovaires et à l'utérus, on les appelle *utéro-ovariennes*.

L'artère spermatique du mâle se dirige en arrière et en bas sous le péritoine qu'elle soulève un peu, le long du grand psoas et du grand iliofémoral [psoas iliaque], près de l'uretère auquel elle fournit de petites divisions, et arrive à l'entrée de la gaîne vaginale dans laquelle elle s'engage pour faire partie du cordon testiculaire. Elle descend alors, en décrivant de nombreuses flexuosités, jusqu'aux testicules, et elle fournit dans ce trajet des rameaux à la tunique vaginale et à l'épididyme. Arrivée au testicule, vers le milieu du bord supérieur, elle se porte en arrière sous la tunique albuginée, contourne l'extrémité postérieure, puis le bord inférieur et l'extrémité antérieure; elle forme ainsi un cercle d'où partent des artérioles flexueuses qui rampent sur les faces de la glande, pénètrent dans son épaisseur et s'y épuisent en petits ramuscules accompagnant les canalicules.

Chez la *femelle*, chaque artère utéro-ovarienne se porte en arrière et en bas entre les lames du ligament large de l'utérus et atteint l'ovaire. Elle fournit plusieurs branches destinées à l'ovaire, à la trompe utérine, à l'extrémité antérieure de l'utérus, au ligament large; les branches utérines s'anastomosent avec des divisions de la honteuse interne.

6. Artère mésentérique postérieure (Arteria mesenterica posterior) (fig. 196 5).

L'*artère mésentérique postérieure* [ou *petite mésentérique*] est impaire et naît ordinairement en arrière de la spermatique par un tronc assez court sur la face inférieure de l'aorte; elle se divise bientôt entre les lames du médiastin postérieur en deux branches.

a. L'*artre hémorrhoïdale moyenne* (*arteria hæmorrhoidalis media*) (*fig.* 196 *dd*) donne à son tour environ treize branches assez fortes qui descendent entre les lames du mésentère jusqu'au bord concave de la portion abdominale du rectum [colon flottant] (1), se bifurquent et forment des arcades anastomotiques (*fig.* 196

(*) [Voy. p. 346, note 1].

d'd'd') en tout semblables à celles de l'intestin grêle. De ces arcades partent des rameaux qui s'épuisent dans les parois de l'intestin. Les branches antérieures sont les plus longues; la première s'anastomose avec l'hémorrhoïdale antérieure, branche de la grande mésentérique.

b. L'*artère hémorrhoïdale postérieure* [*rectale*] (*arteria hæmorrhoidalis posterior*) (*fig.* 196 *d'*) se dirige en arrière, entre les lames du mésentère, vers le bassin ; elle se ramifie dans la portion pelvienne du rectum et s'anastomose avec la dernière branche de l'hémorrhoïdale moyenne. Quelques rameaux destinés aux ganglions mésentériques du rectum sont fournis par ces deux artères hémorrhoïdales.

Différences. — Chez les *ruminants* et le *porc*, la petite mésentérique est d'un faible calibre en comparaison de celle du cheval.

Chez les *carnassiers*, elle fournit des rameaux au colon.

7. Artères lombaires (*Arteriæ lumbales*) (*fig.* 196 *a 6*).

Les artères lombaires forment cinq paires ; elles naissent à droite et à gauche sur la face supérieure de l'aorte, croisent les corps vertébraux et se portent en haut et de côté entre les apophyses transverses, la première entre les deux premières apophyses, la dernière entre les deux dernières apophyses. Leur distribution est analogue à celle des artères intercostales.

a. Des *branches musculaires* se perdent dans le grand et le petit psoas, le grand et le moyen ilio-fémoral [psoas-iliaque] et le carré des lombes; elles donnent quelques petits rameaux à la portion abdominale du grand sympathique.

b. Un *rameau spinal* (*ramus spinalis*) (*fig.* 196 *e*) pénètre par le trou de conjugaison correspondant dans le canal vertébral et se ramifie dans la dure-mère spinale, après s'être anastomosé avec l'artère médullaire.

c. Un *rameau dorsal* (*ramus dorsalis*) monte entre deux apophyses transverses et se ramifie dans la portion postérieure de l'ilio-spinal et du transversaire épineux, dans la peau des lombes et dans la portion antérieure du grand ilio-trochantérien [grand fessier].

d. La *branche terminale* de chaque artère lombaire longe l'apophyse transverse de la vertèbre qui précède, se dirige en dehors et en bas, passe entre le costo-abdominal interne et l'ilio-abdominal et se ramifie dans ces muscles, ainsi que dans le peaucier du ventre et dans la peau.

Différences. — Chez les *ruminants*, il y a également cinq artères lombaires de chaque côté, tandis qu'il y en a six chez le porc et chez les carnassiers.

8. Artères iliaques ou crurales (*Arteriæ iliacæ s. crurales*) (*fig.* 199 *b*).

Les *artères iliaques*, au nombre de deux, une *gauche* et une *droite*, naissent sur les côtés de l'aorte, un peu avant sa bifurcation en artères pelviennes. Chacune de son côté se porte en arrière et en bas sous le péritoine, croise le petit psoas et le grand ilio-fémoral [psoas iliaque] et se dirige vers la branche antérieure du pubis; non loin de cet os, elle passe sur le ligament de Poupart, puis se place à la face interne de la cuisse où elle perd son nom pour prendre celui d'*artère fémorale*. Dans ce trajet elle fournit plusieurs branches.

a. L'*artère circonflexe iliaque* (*a. circumflexa ilei*) (abdominale, *A. abdominalis* de Gurlt) (*fig.* 199 *b'*) est un gros vaisseau qui naît de l'iliaque près de son origine, quelquefois même de l'aorte ; elle croise les muscles qui sont appliqués sur la face interne de l'ilium et atteint l'angle externe de cet os où elle se divise en deux branches, après avoir fourni des rameaux aux ganglions lymphatiques de la région (iliaques internes) (*fig.* 199 *b''*) et une petite branche musculaire.

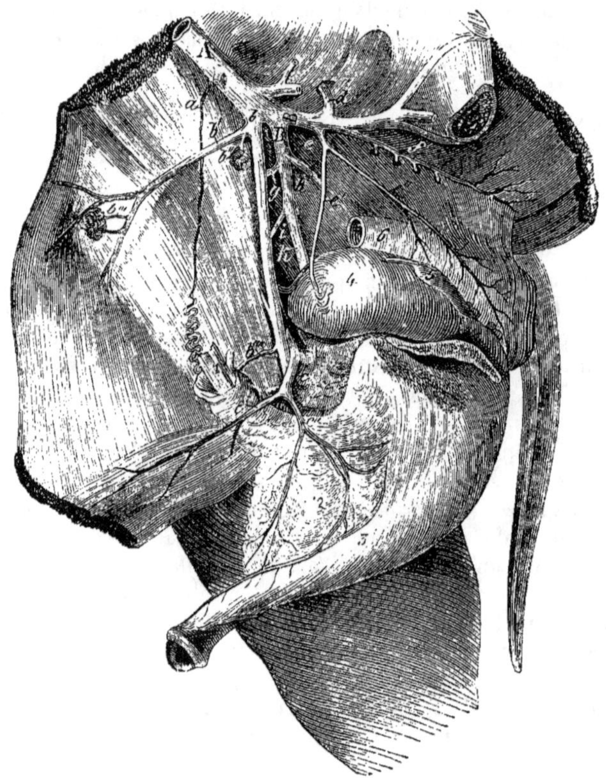

Fig. 199. — Divisions de l'extrémité postérieure de l'aorte (le bassin est ouvert par le côté gauche) (*).

aa. La *branche antérieure* donne des divisions aux muscles des lombes et au grand ilio-fémoral [psoas-iliaque], puis elle se porte en avant et en bas pour s'épuiser dans l'ilio-abdominal [petit oblique] et le costo-abdominal interne [transverse de l'abdomen].

(*) 1. Cordon testiculaire coupé. — 2. Septum médian du scrotum. — 3. Pénis. — 4. Vessie. — 5. Vésicule séminale gauche. — 6. Extrémité du rectum. — *A.* Extrémité postérieure de l'aorte. — *a.* Artère spermatique interne. — *b.* Artère iliaque droite. — *b'.* Artère circonflexe iliaque. — *b''.* Branche de cette artère allant aux ganglions iliaques internes. — *b'''.* Branche de cette artère allant aux ganglions iliaques externes. — *b''''.* Artère spermatique externe. — *c.* Artère prépubienne.— *c'.* Artère abdominale postérieure.— *c''.* Artère honteuse externe. — *B,B.* Artères pelviennes. — *d.* Artère ilio-lombaire gauche. — *e.* Artère honteuse interne gauche. — *e'.* Artère ombilicale. — *e''.* Artère rectale interne. — *f.* Artère sacrée latérale gauche. — *g.* Artère fessière antérieure droite. — *h.* Artère fessière postérieure droite. — *i.* Artère fessière inférieure droite. — *k.* Artère obturatrice.

bb. La *branche postérieure*, après avoir fourni des rameaux aux ganglions iliaques externes (*fig.* 199 *b'''*), descend sur la face interne du muscle ilio-rotulien externe [fascia lata], donne des divisions à ce muscle ainsi qu'aux ganglions du grasset et va se perdre dans le peaucier du ventre et dans la peau de la face interne de l'articulation rotulienne.

b. Plusieurs *rameaux* sont destinés au petit psoas, à l'ilio-rotulien interne [long adducteur de la jambe] et à l'ilio-fémoral moyen [psoas-iliaque].

c. L'*artère spermatique externe* (**A.** *spermatica externa*) (*fig.* 199 *b''''*) est un petit vaisseau qui naît ordinairement de la partie inférieure de l'artère iliaque, quelquefois cependant de l'aorte ; elle s'engage immédiatement dans l'anneau inguinal interne, suit le muscle crémaster et s'épuise dans le cordon testiculaire.

Chez la femelle, cette artère descend entre les lames du ligament large et gagne la corne de l'utérus à laquelle elle est destinée ; [d'où le nom d'*artère utérine* qu'on lui donne].

d. L'*artère prépubienne* ou *épigastrique* (**A.** *epigastrica*) (*fig.* 199 *c*) naît au niveau de la branche antérieure du pubis, tantôt de l'iliaque, tantôt de la fémorale ; elle se porte directement en avant, [passe au-dessus de l'anneau crural] (1), s'infléchit sur le ligament de Poupart et continue son trajet sous le péritoine à peu de distance de la ligne blanche. Bientôt elle se divise en deux branches :

aa. L'*artère abdominale postérieure* (**A.** *epigastrica posterior*) (*fig.* 199 *c'*) s'avance entre le petit oblique et le transverse de l'abdomen jusque vers le milieu du ventre (2) où elle s'anastomose avec l'abdominale antérieure, branche de la thoracique interne, ainsi qu'avec les artères lombaires ; elle fournit dans son trajet des divisions aux muscles sus-nommés et au péritoine.

bb. L'*artère honteuse externe* (**A.** *pudenda externa*) (*fig.* 199 *c''*) descend au-devant du ligament de Poupart et se porte en avant entre la face externe des parois abdominales et les organes génitaux externes ; puis elle donne des divisions aux ganglions lymphatiques de la région et au fourreau, elle fournit l'*artère scrotale antérieure* (**A.** *scrotalis anterior*) et l'*artère dorsale inférieure du pénis* (**A.** *dorsalis penis inferior*) qui s'épuise dans le corps caverneux et dans le gland.

Chez la femelle, cette artère, plus petite, est destinée aux ganglions lymphatiques et aux mamelles.

---

(1) [Voy. p. 252.]

(2) [L'artère abdominale postérieure passe immédiatement en dedans de l'anneau inguinal interne. On ne manque jamais de rappeler ce rapport important à propos de l'opération de la hernie étranglée, et l'on recommande de faire toujours le débridement en dehors pour éviter de blesser l'artère abdominale postérieure. Excellente précaution. Mais n'est-il pas vrai que l'anse intestinale herniée se trouve toujours en dehors du cordon ? Et, sachant cela, qui pourrait être tenté d'opérer le débridement en dedans ? En couchant le cheval sur le côté opposé à la hernie, dès qu'on a pénétré dans la gaine vaginale, on a *toujours* l'intestin sous les yeux, *par-dessus* le cordon testiculaire et toute la masse des parties génitales externes ; on peut facilement constater son degré d'étranglement au niveau du collet de la gaine : on peut sans peine le déprimer avec l'index, qui s'engage entre les deux bouts de l'anse pour diriger l'herniotome ; enfin, on est porté tout naturellement à débrider le collet de la gaine du côté où il est le mieux accessible, c'est-à-dire en dehors, plutôt que d'aller chercher le côté interne sous l'anse intestinale et sous le cordon testiculaire. La recommandation traditionnelle nous semble donc à peu près inutile, car aucun praticien ne peut s'exposer au danger.

Cette situation *constante* de l'anse intestinale herniée en dehors du cordon testiculaire n'est donc pas sans intérêt, et la raison anatomique en est bien simple : au niveau de l'anneau abdominal du trajet inguinal, nous voyons s'écarter les uns des autres les éléments du cordon testiculaire ; le canal déférent se porte en arrière, l'artère spermatique en avant, etc., mais tous ces éléments se dirigent un peu en dedans et s'appuient sur la moitié interne de la circonférence de l'anneau, lors même qu'il est très-dilaté. On comprend alors que l'intestin s'engage *toujours* par le côté externe, qui se trouve libre.]

A. *Artère fémorale* (*Arteria cruralis s. femoralis*) (*fig.* 200 1).

L'*artère fémorale* ou *crurale* est la continuation de l'artère iliaque ; elle commence en dehors du bassin, au niveau du pubis, entre le muscle pubio-fémoral antérieur [pectiné] et l'ilio-rotulien interne [long adducteur de la jambe] ; elle descend d'avant en arrière dans la région de la cuisse en croisant la face interne du fémur, passe en arrière de l'os vers son tiers inférieur et se continue, sous le nom d'artère poplitée, entre les deux éminences condyliennes du fémur. Dans son trajet elle fournit six branches principales :

a. L'*artère fémorale profonde* (*A. femoris profunda*) (*fig.* 200 *aaa*) est un assez

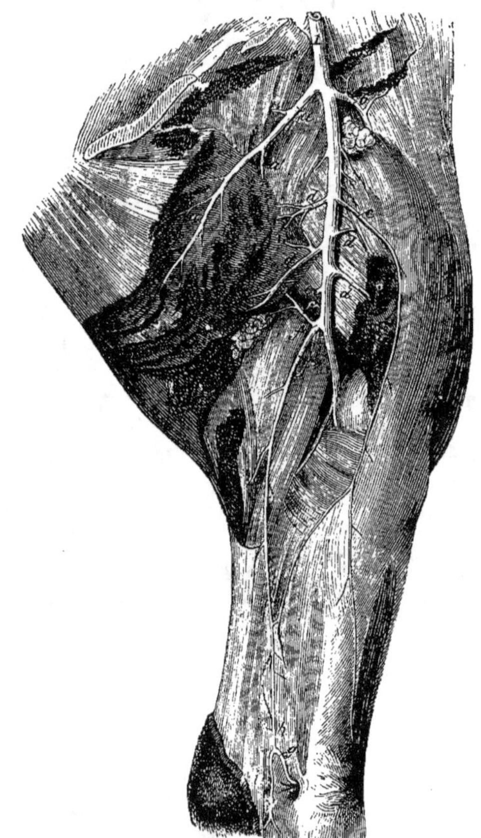

Fig. 200. — Artères de la cuisse gauche (face interne du membre) (*).

gros vaisseau qui naît de la partie supérieure de la fémorale et descend entre l'extrémité inférieure du grand ilio-fémoral [psoas-iliaque] et le pubio-tibial

(*) 1. Artère fémorale. — *aaa*. Artère fémorale profonde. — *b*. Artère fémorale antérieure. — *c*. Artère sous-cutanée interne. — *d, d, d, d*. Rameaux musculaires. — *e*. Artère nourricière inférieure du fémur. — *f*. Artère fémorale inférieure. — *f'*. Sa branche ascendante. — *f''*. Sa branche descendante. — *g*. Artère malléolaire interne. — *h*. Artère tibiale récurrente. — *i*. Artère plantaire postérieure.

[court adducteur de la jambe] ; elle fournit des branches à ces muscles, à l'obturateur externe, aux pubio-fémoraux et au ligament capsulaire de l'articulation de la hanche, puis elle se divise en deux branches.

aa. La *branche interne* (*fémorale profonde* proprement dite de Gurlt) se dirige en arrière et en bas et va se ramifier dans le grand ischio-fémoral [demi-membraneux], ainsi que dans les ischio-tibiaux antérieur [long vaste] et postérieur [demi-tendineux].

bb. La *branche externe* (*circonflexe interne* de la cuisse de Gurlt) passe entre l'extrémité supérieure du fémur et le muscle pubio-fémoral postérieur [biceps], fournit des rameaux à ce muscle, donne l'artère nourricière supérieure du fémur (*A. nutritia superior*) et arrive à la face externe de la cuisse pour s'épuiser dans les trois têtes du muscle sacro-ischio-tibial antérieur [long vaste].

b. L'*artère fémorale antérieure* (*A. femoralis anterior*) (*fig.* 200 *b*), branche également assez forte, naît au-dessous et à l'opposé de la précédente ; elle se porte en avant, à la face profonde du muscle ilio-rotulien interne [long adducteur de la jambe], envoie des rameaux à ce muscle, au grand psoas, au grand ilio-fémoral et aux ganglions lymphatiques de l'aine, passe ensuite entre l'extrémité supérieure du fémoro-tibial interne [vaste interne] et l'ilio-rotulien antérieur [droit antérieur de la cuisse], puis se ramifie dans ces muscles, ainsi que dans le fémoro-tibial externe [vaste externe].

c. L'*artère sous-cutanée interne* (*A. subcutanea interna*) (*fig.* 200 *c*) [artère saphène] est un vaisseau long et mince qui émane de la fémorale vers le milieu de la cuisse, passe entre le pubio-tibial [court adducteur de la jambe] et le tibio-rotulien interne [long adducteur de la jambe] et arrive sous la peau. Elle descend ensuite dans la région de la jambe où elle accompagne la veine saphène et se divise en deux branches dont la postérieure s'anastomose avec la branche descendante de la fémorale inférieure, et par elle avec la tibiale récurrente. Elle fournit des rameaux aux muscles sus-indiqués, à l'aponévrose de la jambe et à la peau.

d. Plusieurs *rameaux musculaires innominés* (*fig.* 200 *d, d, d, d*) de différents calibres, distingués en antérieurs et postérieurs, s'épuisent, les premiers dans le fémoro-tibial, interne [vaste interne] et dans les ilio-rotuliens interne et antérieur, les seconds dans le pubio-tibial, le pubio-fémoral, le petit et le grand ischio-fémoral, et même dans la partie inférieure des sacro-ischio-tibiaux.

e. L'*artère nourricière inférieure* (*A. nutritia inferior*) (*fig.* 200 *e*) est un petit vaisseau qui pénètre par le trou nourricier de la face interne du fémur.

f. L'*artère fémorale inférieure* (1) (*A. femoris inferior*) (*fig.* 200 *f*) est un vaisseau assez considérable, qui naît de la partie inférieure de la fémorale et se divise presque aussitôt en deux branches, *supérieure* et *inférieure*.

aa. La *branche supérieure* ou *ascendante* (*ramus ascendens*) (*fig.* 200 *f*) gagne la face postérieure du fémur et se ramifie dans le fémoro-tibial externe et dans les sacro-ischio-tibiaux.

bb. La *branche inférieure* ou *descendante* (*ramus descendens*) (*fig.* 200 *f'*) passe entre les têtes du bi-fémoro-calcanéen, suit le fléchisseur de la seconde phalange et arrive à la face interne de la jambe jusque près du jarret où elle s'ana-

---

(1) [Artère fémoro-poplitée. Elle est sur la limite de l'artère fémorale et de l'artère poplitée ; M. Chauveau la donne comme branche de la seconde.]

stomose avec l'artère récurrente tibiale et avec la branche postérieure de l'artère saphène ; elle se ramifie dans les muscles sus-indiqués, dans les parties inférieures des sacro-ischio-tibiaux, ainsi que dans les ganglions poplités et dans la peau.

B. *Artère poplitée* (*Arteria poplitea*) (*fig.* 201 *i*).

C'est la continuation de l'artère fémorale à partir du creux poplité ; elle descend en arrière de l'articulation fémoro-tibiale dans la gorge intercondylienne, entre les deux têtes du bi-fémoro-calcanéen, puis elle passe sous le muscle poplité et se divise, au niveau de l'extrémité supérieure du tibia, en deux branches, la *tibiale postérieure* et la *tibiale antérieure*. Dans son trajet elle fournit :

a. Des branches destinées aux muscles poplité, fémoro-calcanéen et fémoro-phalangien ;

b. Des *artères articulaires* (*arteriæ articulares*), nombreux petits vaisseaux pour l'articulation du grasset.

C. *Artère tibiale postérieure* (*A. tibialis postera*) (*fig.* 201 *2*).

C'est la plus petite des deux tibiales. Située d'abord à la face profonde du muscle poplité, elle suit la face postérieure du tibia entre le grand et le petit tibio-phalangien [fléchisseur profond et fléchisseur oblique des phalanges] jusque près du jarret où elle se termine par les deux *artères malléolaires externe* et *interne*. Elle se distribue de la manière suivante :

a. L'*artère nourricière du tibia* pénètre dans l'os par le trou nourricier de sa face postérieure.

b. Plusieurs *rameaux musculaires* sont destinés au poplité, au grand et au petit tibio-phalangien, au fémoro-calcanéen [jumeaux] et au fémoro-phalangien [fléchisseur superficiel des phalanges].

c. L'*artère malléolaire externe* (*A. malleolaris externa*) descend entre l'extrémité inférieure du tibia et le grand tibio-phalangien à la face postérieure du jarret ; elle envoie plusieurs divisions au ligament capsulaire du jarret et à la peau.

d. L'*artère malléolaire interne* (*A. malleolaris interna*) (*fig.* 200 *g*) est véritablement la continuation de la tibiale postérieure ; elle croise l'extrémité supérieure du tendon du grand tibio-phalangien en décrivant une courbe demi-circulaire, se porte en haut sur la face interne de la jambe et fournit les rameaux suivants :

aa. L'*artère récurrente tibiale* (*A. recurrens tibialis*) (*fig.* 200 *h*) part de la concavité du vaisseau, monte en ligne droite devant le tendon du fémoro-phalangien et s'anastomose avec la branche descendante de la fémorale inférieure.

bb. Plusieurs *rameaux* sont destinés aux ligaments articulaires, aux tendons et à la peau.

cc. L'*artère plantaire postérieure* (*A. plantaris postera*) (*fig.* 200 *i*), continuation de la malléolaire interne, suit le tendon du grand tibio-phalangien à la face interne du jarret, arrive à l'extrémité supérieure du métatarse et se divise en deux branches, l'interne un peu plus forte que l'externe. Ces deux branches descendent parallèlement entre les tendons fléchisseurs des phalanges ; au niveau de l'extrémité supérieure du métatarse, elles s'anastomosent en arrière du ligament suspenseur du boulet et forment l'*arcade plantaire superficielle* (*arcus plantaris sublimis*) ; un peu plus bas, sous le tendon fléchisseur, elles se réunissent à la tibiale profonde pour former l'*arcade plantaire profonde* (*arcus plantaris profundus*). L'artère plantaire postérieure donne des divisions aux ligaments du jarret, aux tendons fléchisseurs, à la peau ; par un petit rameau qui descend entre le métatarsien rudimentaire externe et le métatarsien principal, en avant du ligament suspenseur du boulet, elle s'anastomose avec la grande artère plantaire.

D. *Artère tibiale antérieure (A. tibialis antica) (fig. 201 3).*

Plus forte que la précédente, l'artère tibiale antérieure commence au niveau de l'extrémité supérieure et à la face postérieure de la jambe, se porte obliquement en dehors et en avant, traverse le ligament interosseux qui unit le péroné au tibia et gagne la face externe de la jambe ; elle descend alors entre le fléchisseur du métatarse et l'extenseur moyen des phalanges, puis au-devant de la face antérieure du jarret jusqu'au niveau du cuboïde où elle se termine par les deux *artères plantaires, profonde* et *externe.*

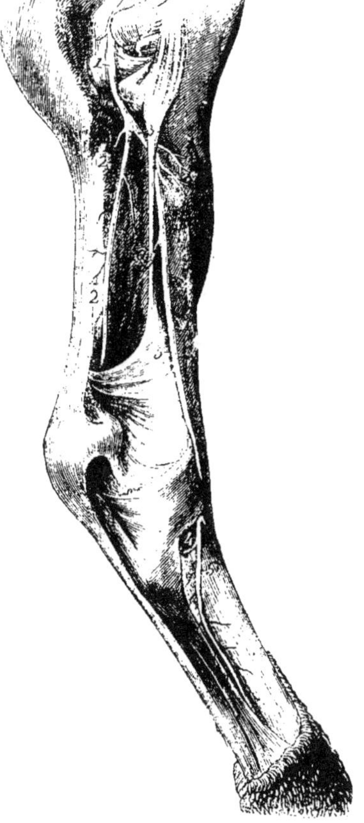

Fig. 201. — Artères de la jambe droite (face externe de la région) (*).

Avant sa bifurcation elle se distribue de la manière suivante :

a. L'*artère péronière (A. peronea) (fig.* 201 *a)* est une forte branche qui émane de la tibiale antérieure près du péroné, descend sur la face externe de la jambe obliquement en bas et en arrière et se ramifie dans le tibio-préphalangien [extenseur latéral des phalanges] et dans le grand tibio-phalangien [fléchisseur profond].

b. Des *branches musculaires (fig.* 201 *b)* sont destinées aux extenseurs des phalanges et au tibio-prémétatarsien.

c. Quelques *rameaux* s'épuisent dans les ligaments du jarret.

E. *Artère plantaire profonde (Arteria plantaris profunda) (Art. interosseuse interne, A. interossea dorsalis interna de Gurlt) (fig.* 201 4).

L'*artère plantaire profonde* ou *petite plantaire* passe entre le cuboïde, le grand et le petit scaphoïde pour arriver à la face postérieure du métatarse, où elle descend le long du péroné interne, en avant du ligament suspenseur du boulet et où elle s'anastomose bientôt avec la grande plantaire. Ses branches collatérales sont les suivantes :

a. Dans son trajet interosseux, elle fournit des *divisions* pour les ligaments de l'articulation tarsienne.

(*) 1. Artère poplitée. — 2 2. Artère tibiale postérieure. — 3 3. Artère tibiale antérieure. — a. Artère péronière. — b. Branches musculaires. — 4. Artère plantaire profonde. — 5. Artère plantaire externe.

b. Plus loin, elle envoie une *branche* qui croise le ligament suspenseur du boulet et s'anastomose avec un rameau de la plantaire postérieure.

c. L'*artère nourricière* du métatarsien principal pénètre dans l'os par un trou de sa face postérieure.

d. Des *branches* sont destinées au ligament suspenseur du boulet et au muscle interosseux interne.

F. *Artère plantaire externe* (A. *plantaris externa*) (Art. *interosseuse dorsale externe*, A. *interossea plantaris externa* de Gurlt) (*fig.* 201 5).

L'*artère plantaire externe* ou grande plantaire est la continuation de l'artère tibiale antérieure ; elle se dirige obliquement en dehors et en bas entre le métatarsien principal et le métatarsien rudimentaire externe ; au niveau du boulet, elle passe en arrière du membre et concourt avec les deux autres artères plantaires à former l'*arcade plantaire* d'où émanent les artères digitales, comme au pied de devant. De petites divisions partent de cette artère et s'épuisent dans les extenseurs des phalanges et dans la peau ; une branche assez forte remonte le long des tendons fléchisseurs, leur donne quelques rameaux et s'anastomose avec l'artère malléolaire interne.

G. *Artères digitales* (A*rteriæ digitales plantares*).

Les artères digitales ou collatérales suivent la face externe et la face interne du boulet, du paturon et de la couronne, pénètrent dans le sabot et se comportent comme dans le pied de devant.

Différences. — Les artères iliaques des *ruminants* présentent les différences suivantes :

La honteuse externe ne fournit pas d'artère inférieure du pénis.

L'artère saphène est proportionnellement très-forte et se divise, au niveau du jarret, en trois branches, qui sont : les malléolaires interne et externe et la plantaire profonde.

La poplitée se distribue comme chez le cheval.

La tibiale postérieure est petite et ne fournit que des rameaux musculaires dans la région postérieure de la jambe.

La récurrente tibiale manque absolument.

Les malléolaires externe et interne émanent de l'artère saphène.

La tibiale antérieure fournit l'artère nourricière du tibia.

La plantaire profonde est une branche de la saphène ; elle donne des branches aux tendons fléchisseurs des phalanges et à la peau, fournit la collatérale interne de l'onglon interne et la collatérale externe de l'onglon externe et envoie enfin des rameaux aux ergots.

La grande plantaire parcourt le sillon de la face antérieure du métatarsien principal, puis elle passe en arrière et se bifurque entre les deux onglons, fournissant la collatérale externe de l'onglon interne et la collatérale interne de l'onglon externe.

Chez le *porc*, on trouve également des différences :

L'*artère* prépubienne n'existe pas ; du moins, l'abdominale postérieure et la honteuse externe naissent isolément de la fémorale profonde. La honteuse externe, chez le mâle, ne se distribue qu'au fourreau, à la poche ombilicale et aux ganglions lymphatiques ; chez la femelle, elle s'épuise dans les mêmes ganglions et dans les mamelles.

L'artère fémorale profonde fournit donc l'abdominale postérieure et la honteuse externe.

La fémorale antérieure a son origine commune avec l'artère fessière inférieure.

L'artère saphène est plus forte proportionnellement et fournit la malléolaire externe et la plantaire profonde.

L'artère poplitée fournit, outre les rameaux articulaires et musculaires, une artériole pour le péroné.

La tibiale postérieure est plus forte que chez les ruminants, elle suit la face postérieure du ligament interosseux entre le tibia et le péroné jusque vers le jarret. Elle fournit :

L'artère nourricière du tibia, des rameaux musculaires et la malléolaire interne.

La récurrente tibiale fait défaut.

La tibiale antérieure traverse également le ligament interosseux et se porte en avant.

L'artère péronière émane de la poplitée.

La plantaire profonde nait de la saphène. Au-dessus du jarret, elle se divise en deux branches : la plus grande se porte en arrière le long des tendons fléchisseurs, la plus petite en avant ; elles s'anastomosent entre elles et avec la plantaire postérieure au-dessous du canon et fournissent les artères des onglons rudimentaires.

La grande plantaire descend en avant du canon, entre les deux métatarsiens principaux, jusqu'à l'espace interdigité où elle se divise comme dans le pied de devant.

Chez les *carnassiers*, la prépubienne ressemble à celle du cheval, et la honteuse externe à celle du porc.

La fémorale profonde se distribue comme chez le cheval.

La fémorale antérieure nait en commun avec l'artère fessière inférieure.

L'artère saphène est proportionnellement très-forte, comme chez les ruminants, et se divise en deux branches. La plus petite descend obliquement en avant, passe sur la face antérieure du jarret et se divise plus loin en plusieurs petits vaisseaux qui suivent la face antérieure des doigts. La grande branche se divise en trois rameaux qui sont : les malléolaires externe et interne et la petite plantaire ; cette dernière descend jusqu'aux doigts et se ramifie entre eux.

La tibiale postérieure est petite, elle ne fournit que des rameaux musculaires et l'artère nourricière du tibia.

La tibiale antérieure donne, comme chez le cheval, l'artère péronière.

La petite plantaire émane de la saphène.

La grande plantaire passe entre le premier et le second métatarsien, en arrière de ces os, et concourt à former l'arcade sésamoïdienne d'où partent de nombreux petits vaisseaux qui sont destinés aux muscles interosseux et à la petite plantaire.

9. **ARTÈRES PELVIENNES** (*Arteriæ hypogastricæ*) (*fig*. 199 *B, B* et 202 *C, C*).

Aussitôt après avoir fourni les deux artères iliaques, l'aorte postérieure se bifurque et se continue par les *deux artères pelviennes droite et gauche* (1). Celles-ci se séparent à angle aigu, se portent obliquement en bas, en arrière et en dehors et ne tardent pas à fournir des branches, qui sont au nombre de sept principales :

1. L'artère iléo-lombaire,
2. L'artère honteuse interne,
3. L'artère sacrée latérale,
4. L'artère fessière antérieure,
5. L'artère fessière postérieure,
6. L'artère fessière inférieure,
7. L'artère obturatrice.

Quelquefois on voit naître dans l'angle de bifurcation de l'aorte un petit vaisseau impair qui suit, sur la ligne médiane, la face inférieure du sacrum et se porte jusque dans le muscle sphincter de l'anus : on le désigne sous le nom

____

(1) [Les artères iliaques et pelviennes sont même si rapprochées à leur origine que la plupart des auteurs considèrent la terminaison de l'aorte comme une quadrifurcation et décrivent deux branches terminales internes, les troncs pelviens ou artères iliaques internes, et deux branches terminales externes, les artères iliaques externes.]

d'*artère sacrée médiane* (*Art. sacralis media*) (*fig.* 202 *C'*); il fournit de chaque côté des rameaux aux nerfs sacrés et s'épuise dans le sphincter de l'anus.

A. Artère, iléo-lombaire (*Art ileo-lumbalis*) (*fig.* 199 *d*).

Cette artère, qui représente la sixième lombaire, passe au-dessus des muscles des lombes entre l'apophyse transverse de la dernière vertèbre lombaire et le bord antérieur du sacrum et fournit les rameaux suivants :

a. Plusieurs divisions s'épuisent dans les muscles des lombes et dans le grand ilio-fémoral [psoas-iliaque].

b. Un rameau spinal pénètre par le trou de conjugaison entre la dernière vertèbre lombaire et le sacrum dans le canal vertébral ; il se distribue à la moelle épinière et à ses enveloppes et s'anastomose avec l'artère médullaire.

c. Un rameau dorsal est destiné à l'ilio-spinal, au transversaire épineux et à la peau.

d. La branche terminale de l'artère iléo-lombaire se porte en dehors et en bas et se distribue dans le muscle transverse de l'abdomen, dans le petit oblique et dans la peau.

B. Artère honteuse interne (*A. pudenda interna*) (*fig.* 199 *e* et 202 *2, 2*).

Cette artère, la plus petite des sept branches principales du tronc pelvien, naît sur la face inférieure et se divise bientôt en trois branches.

a. L'*artère ombilicale* (*A. umbilicalis*) (*fig.* 199 *c'*) décrit une courbe en dehors et en bas pour atteindre la base de la vessie à laquelle elle donne quelques divisions.

Pendant la vie intra-utérine, cette artère forme un vaisseau, bien plus considérable en proportion, qui porte le sang du fœtus au placenta ; nous le décrirons avec détails dans l'ovologie.

b. L'*artère rectale interne* (*A. hæmorrhoïdalis interna*) [vésico-prostatique] (*fig.* 217 *c''*), petit vaisseau mince qui se porte en arrière entre le rectum et la paroi latérale du bassin, donne des divisions au rectum, à la vessie, à l'urèthre, aux vésicules séminales, aux cordons spermatiques, à la prostate et aux glandes de Cowper. Chez la femelle, elle donne naissance à l'*artère utérine* (*A. uterina*) qui se distribue à la vessie, à l'urèthre, au vagin et à l'utérus et qui s'anastomose avec la spermatique externe.

c. La *branche terminale de la honteuse interne* suit la face interne du ligament large du bassin [ligament sacro-sciatique], se dirige en arrière et en bas et donne les branches suivantes :

aa. L'*artère périnéenne* (*A. perinei*) contourne l'arcade ischiale, fournit des vaisseaux aux muscles de l'anus et à la partie supérieure du muscle uréthral, descend dans la région du périnée et se termine à la partie postérieure du scrotum sous le nom d'*artère scrotale postérieure* (*A. scrotalis posterior*). Chez la femelle, elle se distribue au vagin et aux lèvres de la vulve.

bb. L'*artère pénienne* (*A. penis*), plus forte que la précédente, ne tarde pas à se diviser en deux branches.

La *branche supérieure, artère dorsale du pénis* (*A. dorsalis penis superior*), se ramifie sur toute la longueur du pénis et s'anastomose avec des rameaux de l'artère obturatrice. On sait que l'artère pénienne inférieure est fournie par la honteuse externe.

La *branche profonde* (**A**. *penis profunda*) donne des divisions à l'urèthre et au corps caverneux, à la muqueuse et au muscle uréthral.

Chez la femelle, cette artère est destinée aux lèvres de la vulve et au clitoris.

C. *Artère fessière postérieure* (A. *sacralis lateralis*) (*fig.* 199 *f* et 202 3).

Cette artère suit le bord du sacrum, se dirige en arrière et sort du bassin par le ligament large [sacro-sciatique].

Elle fournit plusieurs branches :

a. Des *rameaux musculaires* sont destinés au sacro-coccygien supérieur.

b. Des *rameaux spinaux* entrent par les trous sacrés inférieurs dans l'extrémité

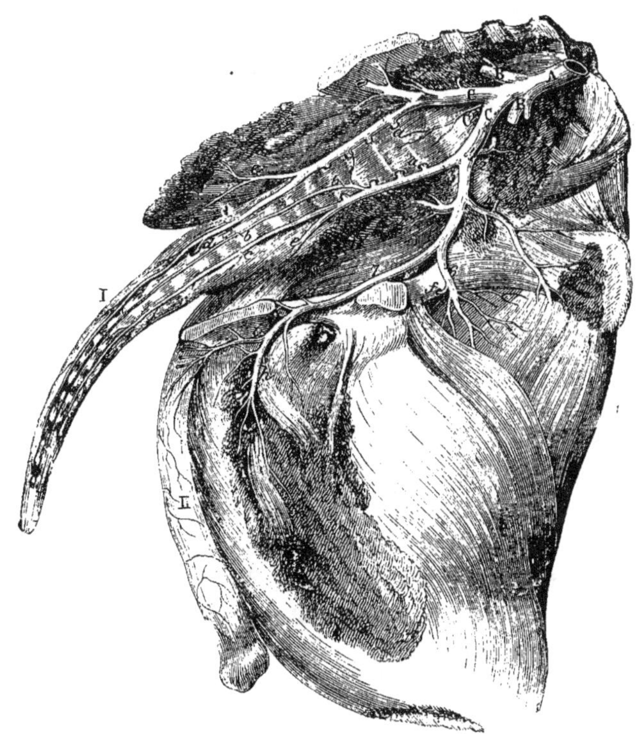

Fig. 202. — Distribution des artères pelviennes (le bassin est ouvert du côté droit et les viscères sont enlevés) (*).

postérieure du canal vertébral, se distribuent à la dure-mère et s'anastomosent avec l'artère médullaire.

c. L'*artère coccygienne moyenne* (**A**. *caudæ media*) (*fig.* 202 *bb*), vaisseau impair, naît plus souvent de l'artère sacrée latérale gauche que de la droite ; elle passe entre les muscles sacro-coccygiens inférieurs, sur la face inférieure de la queue, et donne des rameaux à ces muscles ainsi qu'à la peau de la queue.

d. L'*artère coccygienne latérale inférieure* (A. *caudæ lateralis inferior*) (*fig.* 202 cc) est un peu plus forte que la précédente ; elle passe de chaque côté entre les muscles sacro-coccygiens inférieurs et sacro-coccygiens latéraux, se porte jusqu'à l'extrémité de la queue et se distribue aux muscles sus-indiqués, ainsi qu'à l'ischio-coccygien, aux intertransversaires et à la peau. Elle fournit en outre :

aa. L'*artère coccygienne latérale supérieure* (A. *caudæ lateralis superior*) (*fig.* 202 *d*), petit vaisseau destiné aux muscles de la face supérieure, qui passe sous le sacro-coccygien supérieur, se dirige en arrière et donne des rameaux aux intertransversaires et à la peau ; elle va également jusqu'à l'extrémité de la queue.

e. L'*artère ischiatique* (A. *ischiatica*) (*fig.* 202 ee) est la branche terminale de la sacrée latérale qui, après être sortie du bassin par le ligament large [sacro-sciatique], va dans la région fessière et fournit des divisions aux muscles ilio-trochantériens [fessiers], au grand ischio-fémoral et aux sacro-ischio-tibiaux [long vaste et demi-tendineux].

D. *Artère fessière antérieure* (A. *iliaca s. glutæa anterior*) (*fig.* 202 4).

Cette artère, [encore dite *iliaco-musculaire*], située à la face inférieure de l'ilium, se porte en avant et en dehors vers l'angle externe de cet os et se distribue dans les muscles sacro-trochantérien [pyramidal], grand ilio-fémoral [psoas-iliaque], lombo-fémoral [grand psoas], ilio-spinal et grand ilio-trochantérien [grand fessier].

E. *Artère fessière postérieure* (A. *iliaca s. glutæa posterior*) (*fig.* 202 5).

Cette artère, [encore appelée simplement *fessière*], est plus forte que la précédente, à l'opposé de laquelle elle naît ordinairement du tronc pelvien ; elle passe entre le bord du sacrum et l'ilium par la grande échancrure sciatique et se porte en dehors dans la région de la fesse où elle se divise bientôt en plusieurs branches qui s'épuisent surtout dans les muscles ilio-trochantériens [fessiers].

F. *Artère fessière inférieure* (A. *iliaca s. glutæa inferior*) (*circonflexe externe du fémur,* A. *circumflexa femoris externa* de Gurlt) (*fig.* 202 6).

Cette artère [*iliaco-fémorale*], également assez forte, naît au-dessous des deux précédentes, contourne le bord antérieur de l'ilium près de l'angle postérieur, fournit à cet os son artère nourricière (*fig.* 202 *f*), puis se porte en avant et en bas et se divise en plusieurs branches qui se distribuent dans les muscles fessiers, grand e moyen ilio-fémoral [psoas-iliaque], lombo-fémoral [grand psoas], ilio-rotulien antérieur [droit antérieur de la cuisse], ilio-rotulien externe [M. fascia lata], fémoro-tibial externe [vaste externe].

G. *Artère obturatrice* (A. *obturatoria*) (*fig.* 202 7).

L'artère obturatrice émane de la pelvienne au même point que la précédente dont elle se sépare à angle très-aigu, s'applique en dedans de l'angle postérieur de l'ilium, suit le bord inférieur du sacro-trochantérien, passe sous le muscle obturateur interne et sort du bassin par le trou ovale. A la face inférieure de l'ischium, elle se divise en deux *branches, inférieure* et *supérieure*. Dans tout son trajet elle fournit :

a. Des rameaux au muscle sacro-trochantérien et à l'obturateur interne,

b. Des rameaux au col de la vessie,

c. Une *artère nourricière* (*fig.* 202 *g*) de l'ischium, qui pénètre dans le trou nourricier situé à la partie externe du bord libre du trou ovale.

d. La *branche inférieure*, la plus forte (*fig.* 202 *h*), se dirige en bas et en arrière et se ramifie dans le muscle obturateur externe, dans le petit et le grand ischio-fémoral, dans les muscles sacro-ischio-tibiaux.

e. La *branche supérieure* (*ramus superior*) (*fig.* 202, *i*) suit la face inférieure de l'ischium en arrière jusqu'à l'arcade ischiale, fournit des rameaux aux cordons suspenseurs de la verge, aux muscles ischio-fémoraux [demi-tendineux et carré crural] et se divise elle-même en deux branches.

La *branche externe* suit le bord supérieur des corps caverneux du pénis et s'anastomose avec la pénienne supérieure, branche de la honteuse interne.

La *branche interne* [*artère caverneuse*], plus forte, pénètre à la racine du pénis dans le corps caverneux où elle s'anastomose avec la pénienne profonde.

Chez la femelle, la branche supérieure de l'artère obturatrice est destinée au clitoris et à la vulve.

Différences. — Chez les *autres animaux domestiques*, les artères pelviennes sont proportionnellement plus longues et se distribuent de la manière suivante.

L'artère ombilicale naît isolément de la pelvienne et fournit, chez la femelle, l'artère utérine.

L'artère iléo-lombaire ressemble à celle du cheval.

La honteuse interne ne fournit ni l'ombilicale ni la périnéenne ; à part cela, elle se comporte comme chez le cheval.

L'artère sacrée médiane suit le même trajet que chez le cheval, elle fournit le tronc commun des sacrées latérales et celui des coccygiennes latérales, qui se bifurquent également en supérieures et inférieures.

La fessière antérieure ne présente pas de différences.

La fessière postérieure est représentée par plusieurs branches qui sortent isolément de l'artère pelvienne.

La fessière inférieure a la même origine chez le bœuf que chez le cheval ; mais, chez le porc et les carnassiers, elle naît en commun avec la fémorale antérieure.

L'artère obturatrice est un petit vaisseau qui se dirige presque perpendiculairement vers le trou ovale et fournit des rameaux aux muscles et au tissu cellulaire de la cavité pelvienne.

C. VEINES (Vena).

Les troncs principaux du système veineux sont :

1° Les veines pulmonaires,

2° Les veines du cœur,

3° La veine cave antérieure,

4° La veine cave postérieure,

5° La veine porte.

I. Veines pulmonaires (Venæ pulmonales).

Les veines pulmonaires correspondent aux artères de même nom ; elles naissent dans le tissu pulmonaire des réseaux capillaires qui entourent les vésicules et suivent dans chaque lobe les branches de l'artère jusqu'à la bifurcation de la trachée où elles se trouvent au nombre de sept à neuf. Toutes aboutissent après un court trajet à l'oreillette gauche en divers points.

Les veines pulmonaires ne sont pas remplies de sang veineux ; au contraire elles rapportent au cœur le sang qui a été hématosé dans les poumons, du sang artériel par conséquent. C'est ce qui les distingue des autres veines.

II. *Veines du cœur* (*Venæ cordis*) (*fig.* 204).

Les veines du cœur ou veines coronaires suivent à peu près le même trajet que les artères coronaires ; elles se distinguent en une *gauche* et une *droite*, mais toutes deux se réunissent en un tronc commun qui pénètre directement dans l'oreillette droite.

a. La *veine coronaire gauche* (*vena coronaria cordis sinistra*), la plus forte, naît près de la pointe sur la face gauche du cœur, se loge dans le sillon longitudinal à côté de l'artère correspondante, se dirige d'abord en haut, puis en arrièredans le sillon transversal entre l'oreillette gauche et le ventricule du même côté ; elle passe enfin du côté droit et se coude brusquement pour pénétrer dans l'oreillette droite près de la cloison médiane. Il existe en ce point une valvule connue sous le nom de *valvule de Thébésius* (*valvula Thebesii*). Dans son trajet elle reçoit des rameaux des parois ventriculaires et des oreillettes.

b. La *veine coronaire droite* (*vena coronaria cordis dextra*) a son origine sur la face droite du cœur près de la pointe ; elle se porte en haut dans le sillon longitudinal droit pour se réunir avec la veine précédente tout près de l'oreillette droite, après avoir reçu des rameaux des deux ventricules et des oreillettes.

III. *Veine cave antérieure* (*Vena cava anterior*) (*fig.* 204).

La veine cave antérieure est un vaisseau de fort calibre situé dans la portion antérieure du thorax, sous la trachée, au-dessous et à droite de l'aorte antérieure. Elle commence au niveau des côtes de la première paire auxquelles elle est reliée par une sorte de prolongement ligamenteux et se dirige en arrière vers l'oreillette droite du cœur où elle se déverse. La partie antérieure, la plus longue, est comprise entre les lames du médiastin ; la partie postérieure, la plus courte, mais la plus large, se trouve dans le péricarde. Les branches principales qui débouchent dans la veine cave antérieure sont :

1° Les veines jugulaires droite et gauche,
2° Les veines axillaires droite et gauche,
3° Les veines thoraciques internes droite et gauche,
4° Les veines vertébrales droite et gauche,
5° Les veines cervicales supérieures droite et gauche,
6° La veine azygos.

1. *Veines jugulaires* (*Venæ jugulares*) (*fig.* 203 4).

Les veines jugulaires règnent de chaque côté du bord inférieur de l'encolure dans les gouttières jugulaires, sur le même trajet que les carotides primitives, mais plus superficiellement. Chacune d'elles commence par un gros tronc sous la parotide, sur le côté du larynx, descend le long du cou à la face profonde

du peaucier, entre le sterno-maxillaire et le mastoïdo-huméral, et croise le
scapulo-hyoïdien (1). A l'entrée du thorax les deux veines se rapprochent et se
jettent ensemble dans la veine cave antérieure. Le tronc principal de la jugulaire est formé par la *veine maxillaire externe*, la *veine maxillaire interne* et la *cérébrale inférieure.*

A. *Veine maxillaire externe ou faciale antérieure* (*Vena maxillaris externa*) (*fig.* 203 1).

La *veine maxillaire externe* accompagne sur presque toute sa longueur l'artère
de même nom ; elle vient de la face, passe dans la scissure du maxillaire infé-

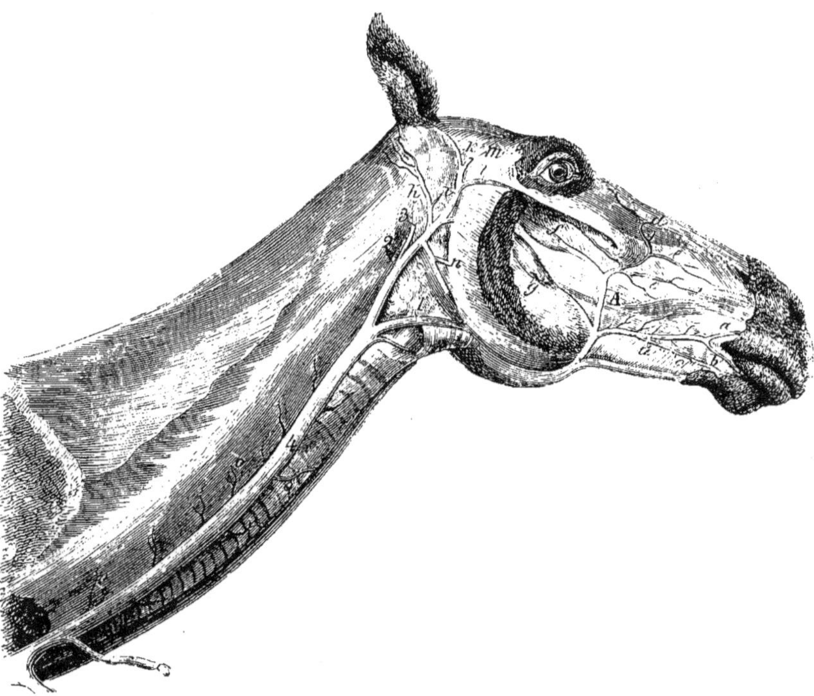

Fig. 203. — Veines de la tête et du cou vues du côté droit (*).

rieur, se dirige en arrière dans la région de l'auge sous le peaucier de la face,
croise l'extrémité supérieure du muscle sterno-maxillaire et débouche au ni-

(1) [C'est surtout ce muscle qui la sépare de la carotide vers le tiers supérieur de l'encolure ; cette
partie n'est donc pas sans raison la région d'élection pour la saignée.]

(*) 1. Veine maxillaire externe. — A. Veine faciale ou labiale.— *a*. Veine coronaire labiale supérieure.
— *b*. Veine de la commissure des lèvres. — *c*. Veine coronaire labiale inférieure. — *a*. Tronc commun des
deux veines coronaires. — *d*. Veine angulaire de l'œil. — *e*. Veine dorsale du nez.— *e*. Veine latérale du
nez. — *f*. Rameau communicant supérieur. — *g*. Rameau communicant inférieur. — 2. Veine maxillaire interne. — *h*. Veine parotidienne supérieure. — *i*. Veine temporale. — *k*. Veine temporale postérieure. — *l*. Veine transverse de la face. — *m*. Veine cérébrale supérieure. — *n*. Veine massétérine
externe. — 3. Veine cérébrale inférieure.— 4. Veine jugulaire. —*o,o,o*. Rameaux musculaires, œsophagiens et trachéliens de la veine jugulaire.

veau de l'extrémité inférieure de la parotide, avec la veine maxillaire interne, dans la jugulaire. Elle est formée elle-même par plusieurs branches.

1. La *veine faciale ou labiale* (*vena facialis s. labialis*) (*fig.* 203 *A*) paraît être l'origine du tronc principal ; elle suit le bord inférieur du muscle masséter externe et s'anastomose sous la crête zygomatique avec la veine transverse de la face. Elle reçoit dans son trajet les veines suivantes :

a. La *veine angulaire de l'œil* (*V. angularis*) (*fig.* 203 *d*) part de l'angle interne de l'œil où elle s'anastomose avec des rameaux de la veine ophthalmique, se dirige en avant, en dehors et en bas et se confond avec la dorsale du nez pour former la faciale. Elle reçoit des rameaux de la peau, du peaucier de la face, du fronto-labial et du sus-maxillo-labial.

b. La *veine dorsale du nez* (*V. dorsalis nasi*) (*fig.* 203) naît autour de la fausse narine, se porte en arrière et va se réunir à la veine précédente ; elle reçoit des rameaux de la peau, de la fausse narine, de la pituitaire et des muscles du nez.

c. La *veine latérale du nez* (*V. lateralis nasi*) (*fig.* 203 *e'*) accompagne l'artère du même nom et débouche presque à l'opposé de la transverse de la face dans la veine faciale.

d. Le *rameau communicant supérieur* (*ramus communicans superior*) (*fig.* 203 *f*) [veine alvéolaire] est un fort vaisseau qui part de la tubérosité du grand sus-maxillaire, suit le bord antérieur de la joue à la face profonde du masséter, se dirige en avant et en bas et se déverse dans la veine faciale. Il présente près de la tubérosité maxillaire une dilatation variqueuse sensible et il reçoit un assez grand nombre de branches.

aa. Des *branches de la veine cérébrale inférieure* (*rami venæ cerebralis inferioris*) partent du sinus caverneux, sortent du crâne par le trou jugulaire, se dirigent en dehors et passent par le grand trou ptérygo-maxillaire dans la cavité orbitaire où elles forment avec la veine suivante l'origine du rameau communicant supérieur.

bb. La *veine ophthalmique* (*V. ophthalmica*) résulte de la réunion de la *veine nasale supérieure* (*V. nasalis superior*), satellite de l'artère du même nom, de la *veine frontale* (*V. frontalis*), qui pénètre par le trou orbitaire dans l'orbite et suit la paroi interne de cette cavité, recevant des rameaux de la glande linguale, enfin des *veines ciliaires* ; ces dernières émanent de la choroïde et de l'iris, traversent la sclérotique avec les artères ciliaires et se réunissent aux veines des muscles de l'œil.

cc. La *veine palpébrale inférieure* (*V. palpebralis inferior*) naît dans l'épaisseur de la peau et dans le muscle orbiculaire de la paupière inférieure, descend le long de la paroi externe de la cavité orbitaire et reçoit des rameaux des muscles de l'œil.

dd. La *veine nasale postérieure* (*V. nasalis posterior*) accompagne l'artère de même nom.

ee. Il en est de même de la *veine dentaire antérieure* (*V. alveolaris anterior*) ; elle commence par un assez gros vaisseau sur la face, passe dans le canal sus-maxillaire, reçoit des branches des racines des dents incisives et molaires et pénètre par le trou maxillaire supérieur dans la cavité orbitaire.

ff. La *veine palatine* (*V. palatina*) commence dans la muqueuse du palais et dans les gencives par de fins rameaux qui forment entre le périoste de la voûte palatine et la muqueuse un vaste réseau vasculaire étendu d'une veine à celle du côté opposé et du petit sus-maxillaire aux os palatins. C'est à l'extrémité supérieure de la voûte palatine que se forme le tronc de la veine ; il ne suit pas le canal palatin avec l'artère, il passe derrière celle-ci et se jette dans la branche communicante supérieure.

e. Des *rameaux musculaires*, qui viennent du masséter, du peaucier de la face et de la peau.

f. La *veine coronaire labiale supérieure* (*V. coronaria labii superioris*) *(fig.*203 *a)*, qui commence par de petits rameaux dans les muscles et dans la peau des lèvres, se dirige en arrière vers la commissure des lèvres, s'abouche avec la veine de la commissure, passe sous le muscle molaire et se réunit près du bord inférieur du masséter avec la veine suivante.

g. La *veine coronaire labiale inférieure* (*V. coronaria labii inferioris*), après avoir formé avec la précédente près de la commissure un tronc commun, se jette dans la faciale à l'opposé de la branche communicante inférieure ; elle naît dans les muscles et dans la peau de la lèvre inférieure ; les deux veines coronaires forment un véritable réseau sur la joue entre les deux artères.

h. La *branche communicante inférieure* (*ramus communicans inferior*) (*fig.* 203 *g*) est située au-dessous de la communicante supérieure, comme elle recouverte par le masséter ; on peut la suivre depuis la veine faciale à l'opposé du tronc commun des veines coronaires ; elle se porte en arrière et en haut dans l'épaisseur de la joue ; près du bord antérieur du maxillaire inférieur et à la face interne de cet os, elle présente un renflement en forme de sac et bientôt elle devient *veine maxillaire interne.*

2. Après la veine faciale, la maxillaire externe reçoit des branches du masséter interne, du digastrique, des sterno et scapulo-hyoïdiens et de la peau.

3. Les *veines inférieures de la glande maxillaire* (*V. glandulæ submaxillaris inferiores*) sont plusieurs petites branches émanées de l'extrémité inférieure de la glande maxillaire.

4. La *veine linguale* (*V. lingualis*) commence à la pointe de la langue et reçoit des branches des muscles de cet organe, accompagne l'artère de même nom entre les muscles basio-glosse et mylo-glosse, arrive vers la base de la langue et va se jeter dans la maxillaire externe.

5. La *veine dorsale de la langue* (*V. dorsalis linguæ*). Voyez la branche communicante inférieure, page suivante.

6. La *veine sublinguale* (*V. sublingualis*), satellite de l'artère de même nom, chemine dans l'auge entre le génio-glosse et le mylo-glosse, se porte en arrière et se déverse, d'une part, dans la veine maxillaire externe, d'autre part, dans la veine linguale. Elle reçoit des branches de la muqueuse buccale, des gencives molaires de la mâchoire inférieure, des muscles et de la peau de l'auge, de la glande sublinguale ; elle reçoit en outre la *veine sous-mentale* (*V. submentalis*).

7. Enfin des branches de l'extrémité inférieure de la parotide se déversent dans la maxillaire externe.

Différences. — Les *ruminants* ont de chaque côté deux veines jugulaires, l'une externe, l'autre interne ; la première est formée par la réunion des veines maxillaires externe et interne, elle suit le même trajet que celle du cheval ; la jugulaire interne, plus petite, reçoit la veine occipitale, les veines thyroïdiennes et laryngiennes, elle est plus profondément située, près de la carotide qu'elle accompagne, et elle se jette dans la jugulaire externe près de l'entrée du thorax, un peu avant son embouchure dans la veine cave antérieure.

La veine maxillaire externe résulte de la réunion de la faciale et de la linguale. Elle présente quelques différences :

L'angulaire de l'œil reçoit la frontale après qu'elle a traversé le trou orbitaire.

La branche communicante supérieure n'existe pas, les vaisseaux qui s'y jettent chez le cheval vont directement dans la maxillaire interne, l'ophthalmique exceptée, car elle se jette dans la temporale postérieure.

La veine dentaire antérieure reçoit de plus une veine de la joue.

La coronaire labiale supérieure se jette dans la dentaire supérieure et l'inférieure dans la faciale.

Chez le *porc*, on trouve également deux jugulaires disposées absolument comme chez le bœuf.

La maxillaire externe présente certaines différences :

L'angulaire de l'œil reçoit la frontale, comme chez le bœuf.

Les branches communicantes supérieure et inférieure naissent par un tronc commun de la faciale, elles se divisent un peu en arrière et se comportent ensuite comme chez le cheval.

Chaque veine coronaire débouche dans la faciale.

C'est la veine sublinguale, et non la dentaire antérieure, qui reçoit les veines des racines des incisives de la mâchoire inférieure ; celles-ci se réunissent en un vaisseau qui pénètre dans l'auge par le trou mentonnier interne.

Les *carnassiers* ont, comme les ruminants et le porc, une jugulaire externe et une jugulaire interne qui diffèrent par leur origine et par leur trajet de celles de ces autres animaux.

La veine angulaire de l'œil reçoit la veine frontale.

La veine coronaire labiale inférieure est plus forte en proportion parce qu'elle reçoit la veine des joues.

La branche communicante inférieure n'existe pas.

La veine linguale reçoit la sublinguale.

B. Veine maxillaire interne (Vena maxillaris interna) (fig. 203 2).

La *veine maxillaire interne* ou *faciale postérieure* naît de la veine faciale par la branche communicante inférieure ; elle suit la face interne de la branche du maxillaire inférieur et se porte en arrière jusque vers la base de la conque auriculaire, traverse la parotide, puis se dirige en arrière et en bas vers l'extrémité inférieure de cette glande où elle s'unit à angle très-aigu avec la maxillaire externe pour former la jugulaire. Les veines qui concourent à former le maxillaire interne sont les suivantes :

1. La *branche communicante inférieure* part de la veine faciale et se porte en arrière et en haut dans l'épaisseur de la joue jusqu'au niveau de la tubérosité du sus-maxillaire. Elle-même reçoit plusieurs rameaux.

a. La *veine buccinatrice* ou *veine des joues* (*V. buccinatoria*) part d'un réseau veineux au milieu des muscles de la joue et gagne la face profonde du masséter où elle débouche dans la branche communicante inférieure.

b. La *veine dorsale de la langue* (*V. dorsalis linguæ*) est formée par les branches de la veine sublinguale, par les rameaux des muscles et de la muqueuse de la langue ainsi que par les rameaux de l'épiglotte ; elle se porte en arrière et en haut à la face profonde du masséter interne et va se jeter dans la branche communicante inférieure.

c. La *veine dentaire inférieure* (*V. alveolaris inferior*) est logée avec l'artère de même nom dans le conduit du maxillaire inférieur ; elle reçoit à son origine une branche externe, qui entre dans le conduit par le trou mentonnier, et une branche interne, qui vient des racines des incisives ; plus loin elle reçoit les rameaux des dents molaires inférieures ; enfin à sa sortie du conduit elle se réunit avec la communicante.

d. La *veine ptérygoïdienne* (*V. pterygoïdea*) naît dans le muscle ptérygo-maxillaire et débouche à côté de la précédente.

c. Les *veines temporales antérieures ou profondes* (*Venæ temporales antérieures s. profundæ*) naissent dans la partie antérieure du muscle temporal, reçoivent des rameaux du coussinet adipeux de l'œil et forment une anastomose avec la branche de la veine cérébrale inférieure qui sort par le grand trou ptérygoïdien.

2. La *veine temporale* (*V. temporalis*)̦ (*fig.* 203 *i*) est un assez gros vaisseau situé au-dessous de l'articulation temporo-maxillaire près du bord postérieur de la branche du maxillaire ; elle résulte de la réunion des vaisseaux suivants :

a. La *veine transverse de la face* (*V. transversa faciei*) (*fig.* 203 *l*) naît dans la partie antérieure du masséter, s'anastomose en bas avec la veine faciale, suit en arrière et en haut la crête zygomatique, traverse le masséter et se jette dans la temporale au-dessous de l'articulation temporo-maxillaire. Elle reçoit des branches du masséter et quelques rameaux de la branche communicante supérieure.

b. La *veine temporale postérieure* (*V. temporalis posterior*) (*fig.* 203 *k*) naît dans la partie postérieure et supérieure du muscle temporal, se dirige en bas et se réunit à la veine suivante.

c. La *veine cérébrale supérieure* (*V. cerebralis superior*) (*fig.* 203 *m*) naît dans le sinus transversal, sort du crâne par le conduit temporal [pariéto-temporal], se dirige en dehors et se réunit avec la veine temporale postérieure.

3. La *veine parotidienne supérieure* (*V. parotidis superior*) (*fig.* 203 *h*) est située à la partie supérieure de la parotide, qui lui fournit quelques branches ; elle reçoit de plus les veines auriculaires antérieure, postérieure et inférieure.

4. La *veine massétérine* (*V. masseterica*) naît dans l'épaisseur du masséter externe et du masséter interne ; les deux branches se réunissent au bord postérieur du maxillaire et vont se jeter dans la veine maxillaire interne à l'opposé de la précédente.

5. Enfin des branches viennent de la portion moyenne et inférieure de la parotide.

Différences. — La veine maxillaire interne présente, chez les *ruminants*, les différences suivantes :

La branche communicante supérieure et les veines qui, chez le cheval, débouchent dans cette branche, à l'exception de l'ophthalmique, se jettent dans la veine maxillaire interne ; celle-ci reçoit donc un plus grand nombre de rameaux. L'ophthalmique débouche dans la temporale postérieure.

Les temporales antérieures ne se jettent pas dans la branche communicante inférieure, mais immédiatement dans la veine maxillaire interne.

Chez le *porc*, la maxillaire interne reçoit les mêmes vaisseaux que chez le cheval ; seulement on peut remarquer que les veines des dents incisives inférieures, au lieu de déboucher dans les veines dentaires postérieures, passent par les trous mentonniers internes et aboutissent aux veines sublinguales.

Chez les *carnassiers*, la branche communicante inférieure n'existe pas, les rameaux qui devraient la former se jettent dans la maxillaire interne, à l'exception de la buccinatrice qui tombe dans la veine coronaire labiale inférieure.

C. *Veine cérébrale inférieure* (*Vena cerebralis inferior*) (*fig.* 203 3.)

La veine cérébrale inférieure a son origine au sinus caverneux ; elle sort du crâne par le trou jugulaire [trou déchiré], se trouve en rapport avec l'artère carotide interne, se dirige en bas et en arrière et se jette dans le tronc de la veine jugulaire au niveau de la troisième vertèbre cervicale. Quelquefois elle se termine plus haut dans le maxillaire interne. Elle reçoit elle-même deux branches :

1. La *veine méningée inférieure* (*V. meningea inferior*) (*Veine condyloïdienne, V. condyloïdea* de Gurlt) part du sinus occipital, passe par le trou condylien et se jette près de l'apophyse styloïde dans la veine cérébrale inférieure.

2. La *veine occipitale* (*V. occipitalis*) naît également du sinus occipital ; elle s'engage par le trou occipital dans le canal vertébral, en sort par un trou de l'apophyse transverse de l'atlas et arrive dans la rainure de la face supérieure de cette apophyse. Après avoir reçu dans cette rainure une branche musculaire des extenseurs du cou et de la tête, elle passe par le trou externe sous l'apophyse transverse de l'atlas et se jette dans la veine cérébrale inférieure.

Différences. — Chez les *ruminants*, la veine cérébrale inférieure débouche dans la maxillaire interne et la veine occipitale contribue à former la jugulaire.

Chez le *porc*, la veine cérébrale concourt à former la jugulaire interne, qui reçoit également la veine occipitale.

Chez les *carnassiers*, la veine cérébrale inférieure se réunit à la veine occipitale et à la hyroïdienne supérieure pour former la jugulaire interne.

Le tronc de la jugulaire reçoit encore quelques branches dans tout son trajet c long du cou.

a. La *veine thyroïdienne supérieure* (*V. thyreoidea superior*) part de l'extrémité supérieure de la glande thyroïde et se jette dans la jugulaire tout près de son origine. Elle reçoit elle-même la *veine laryngée inférieure* (*V. laryngea inferior*), la *pharyngienne inférieure* (*V. pharyngea inferior*) et la *veine thyroïdienne inférieure* (*V. thyreoidea inferior*) ; cette dernière toutefois peut faire défaut.

b. Plusieurs branches viennent des muscles voisins, de l'œsophage et de la trachée (*fig.* 203 o o o).

c. La *veine cervicale inférieure* (*V. cervicalis inferior*), satellite de l'artère cervicale inférieure, reçoit les vaisseaux correspondants à ses divisions, à l'exception de la branche descendante qui se jette dans la veine axillaire.

d. La *veine sous-cutanée interne* sera décrite avec la veine axillaire.

Différences. — Chez les *ruminants*, la jugulaire externe reçoit des rameaux musculaires et cutanés, la cervicale inférieure et la sous-cutanée interne, tandis que la jugulaire interne reçoit la thyroïdienne supérieure, les rameaux œsophagiens et trachéliens.

Chez le *porc*, la disposition est la même.

Chez les *carnassiers*, la thyroïdienne supérieure concourt à former la jugulaire interne ; à part cela, les deux jugulaires se comportent comme chez les ruminants et chez le porc.

2. *Veines thoraciques internes (Venœ mammariœ internœ) (fig. 204 d).*

Ces veines sont situées dans le thorax, à côté des artères de même nom ; chacune d'elles part de l'extrémité postérieure du sternum et se dirige en avant le long des articulations des cartilages costaux jusqu'à la première côte ; là, elle se courbe, se porte en haut le long de la face interne de la côte et atteint bien-

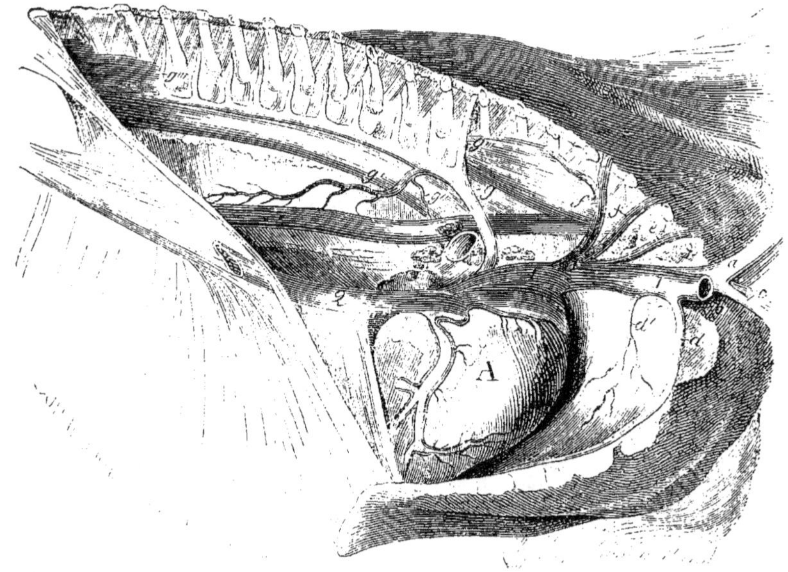

Fig. 204. — Thorax ouvert du côté droit. On y voit la veine cave antérieure et les vaisseaux qui s'y jettent (*).

tôt la paroi inférieure de la veine cave antérieure, immédiatement en arrière de la veine axillaire. Elle reçoit les veines suivantes :

a. La *veine abdominale antérieure (V. epigastrica anterior)*, anastomosée par ses branches d'origine avec l'abdominale postérieure, naît vers le milieu du ventre dans les muscles droit et transverse de l'abdomen, se porte en avant près de l'artère de même nom, passe entre le cartilage xiphoïde du sternum et le cartilage de la neuvième côte et pénètre dans la cavité thoracique où elle se réunit avec la suivante pour former la veine thoracique interne.

b. La *veine diaphragmatique inférieure (V. phrenica inferior)(V. musculo-phrénique, V. musculo-phrenica* de Gurlt) correspond à l'artère diaphragmatique inférieure ; elle commence au niveau de la dernière côte, parcourt la partie charnue du diaphragme où elle s'anastomose avec les veines diaphragmatiques supérieures,

(*) A. Cœur avec la veine coronaire droite. — 1-1. Veine cave antérieure. — 2. Veine cave postérieure. — *a.* Veine axillaire gauche. — *b.* Veine axillaire droite coupée. — *c.* Veine jugulaire gauche. — *d.* Veine thoracique interne droite. — *d'.* Une veine médiastine. — *e.* Veine vertébrale droite. — *f.* Tronc commun de la cervicale supérieure et de la dorsale. — *f'.* Veine cervicale supérieure. — *f".* Veine dorsale supérieure. — *g.* Veine azygos. — *g'.* Veine œsophagienne. — *g".* Veine bronchique. — *g"', g"".* Veines intercostales.

branches de la veine cave postérieure, puis elle se dirige en bas et en avant jusque vers le cartilage de la septième côte et se réunit avec la précédente. Elle reçoit des rameaux du muscle costo-abdominal interne, des intercostaux et de la partie charnue du diaphragme.

c. Les *veines musculaires supérieures* (*Venæ musculares superiores*) (*Veines intercostales inférieures* de Gurlt) naissent dans les muscles intercostaux à la partie supérieure des espaces qu'ils occupent, se dirigent en bas et se jettent immédiatement dans la veine thoracique interne.

d. Les *veines musculaires inférieures* (*Venæ musculares inferiores*), opposées aux précédentes, naissent dans les muscles sterno-radial, grand et petit sterno-huméral, sterno-scapulaire, puis elles se portent en haut à travers ces muscles, pénètrent dans le thorax entre deux cartilages costaux et vont s'ouvrir dans la thoracique interne.

e. La *veine diaphragmatique moyenne* (*V. phrenica media*) est un petit vaisseau qui part du milieu du diaphragme, se dirige en avant près de l'artère de même nom, sur le côté du péricarde, et se jette dans la veine thoracique près du point où celle-ci débouche dans la veine cave antérieure.

f. La veine thoracique interne reçoit enfin plusieurs rameaux du thymus (*venæ thymicæ*).

3. Veines vertébrales (Venæ vertebrales) (fig. 204 e).

Les *veines vertébrales* ou *trachéliennes* correspondent aux artères de même nom et se distinguent comme elles en une *droite* et une *gauche*. Toutes deux commencent au niveau de la seconde vertèbre cervicale, descendant par les trous trachéliens des vertèbres suivantes, jusqu'à la sixième inclusivement, se dirigent ensuite en dehors sous les apophyses transverses de la septième cervicale et pénètrent dans le thorax entre les deux premières côtes pour se terminer sur la paroi supérieure de la veine cave, un peu en avant de la cervicale supérieure. Dans son trajet, elle reçoit quelques rameaux :

a. Des *rameaux médullaires*, qui partent du sinus de la moelle épinière et sortent par les trous de conjugaison.

b. Des *rameaux musculaires* provenant directement des muscles extenseurs qui reçoivent des divisions de l'artère vertébrale.

Différences. — Chez les *ruminants*, la veine vertébrale reçoit le tronc commun des cervicales supérieures.

4. Veines cervicales supérieures (Venæ cervicales superiores) (Veines cervicales profondes,
V. cervicales profundæ de Gurlt) (fig. 204, f, f', f'')

Les veines cervicales supérieures forment le plus souvent, de chaque côté, un tronc commun avec les veines dorsales (*fig*. 204 *f*) ; ce tronc plus long à droite qu'à gauche débouche dans la veine cave, entre la veine vertébrale et l'azygos ; les deux veines accompagnent les artères de même nom, leurs troncs principaux sont compris entre les lames du médiastin antérieur.

a. La *veine cervicale supérieure* (*vena cervicalis superior*) (*fig*. 204 *f'*) naît profondément vers la partie supérieure de l'encolure, près du ligament cervical, au niveau de l'axis, sous le muscle dorso-occipital ; de là elle se dirige en arrière et en bas, pénètre dans le thorax entre la première et la seconde côte, suit toujours la même direction et se jette dans la veine cave antérieure après s'être réunie avec la veine dorsale. Ses branches sont les suivantes :

aa. Des rameaux émanés du ligament cervical, du grand complexus du splénius, de l'ilio-spinal et du dorso-mastoïdien accompagnent les divisions de l'artère correspondante ; il y en a quelquefois deux pour une seule artère.

bb. La *première veine intercostale*, satellite de l'artère de même nom, s'ouvre dans la cervicale au point où elle passe entre les deux premières côtes.

cc. Des rameaux du médiastin et du péricarde.

b. La *veine dorsale* (*vena dorsalis*) (*fig.* 202 *f″*) naît par deux branches inégales dans les muscles du dos, d'une part, dans le thorax, d'autre part ; à partir du second espace intercostal, elle se dirige en bas, entre les deux lames du médiastin et se réunit avec la cervicale supérieure avant de déboucher dans la veine cave.

aa. La *grande branche*, ou *veine transverse de la nuque* (*vena transversa cervicis*), prend son origine au milieu des muscles ilio-spinal, costo, cervico et dorso-scapulaires ; elle arrive bientôt entre la seconde et la troisième côte où elle reçoit la seconde veine intercostale.

bb. La *petite branche* est située dans le thorax en travers des articulations de la troisième et de la quatrième côte ; elle reçoit les cinquième, quatrième et troisième veines intercostales et se réunit avec la grande branche en avant de la troisième côte ; elle reçoit également des rameaux du muscle dorso-atloïdien.

Différences. — Nous avons vu que, chez les *ruminants*, la veine cervicale supérieure se réunit à la veine vertébrale.

5. Veine azygos (Vena azygos) (fig. 204 g).

La *veine azygos* [ou *grande azygos*] est impaire, comme son nom l'indique : elle commence dans la région des lombes, près de la première vertèbre lombaire, par de petits rameaux, les uns provenant de la première veine lombaire droite, les autres fournis par les piliers du diaphragme ; elle se porte en avant entre ces piliers et se continue dans le thorax sur le côté droit des corps vertébraux, au-dessus du canal thoracique et de l'aorte postérieure, jusque vers la sixième vertèbre dorsale. De ce point elle décrit une courbe semblable à celle de l'aorte, se dirige en bas et en avant, croise l'aorte, l'œsophage et la trachée, du côté droit, et s'ouvre dans la veine cave antérieure un peu avant son entrée dans le péricarde. On peut la voir quelquefois déboucher directement dans l'oreillette droite du cœur. Elle reçoit de nombreuses branches sur tout son trajet.

a. Les quatorze *veines intercostales postérieures* (*venæ intercostales*) (*fig.* 204 *g″g‴*) du côté droit et celles du côté gauche de la cinquième à la treizième. Chaque veine intercostale naît vers l'extrémité inférieure d'un espace intercostal dans les muscles qui l'occupent par des rameaux anastomosés avec ceux de la thoracique interne ; elle remonte en suivant l'artère correspondante et aboutit à la grande azygos, après avoir reçu un rameau du sinus de la dure-mère spinale. Les veines du côté gauche passent entre l'aorte et la colonne vertébrale qu'elles croisent pour arriver au côté droit du rachis.

b. La *veine demi-azygos* [ou *petite azygos*] (*vena semi-azygos*) naît dans la région lombaire de la première veine lombaire gauche et de rameaux provenant des piliers du diaphragme, elle passe ensuite entre ces piliers et se place sur le côté gauche des corps vertébraux dans la cavité thoracique ; arrivée au niveau de la treizième vertèbre dorsale, elle croise le rachis et l'aorte pour se porter à droite et s'ouvrir dans l'azygos. Dans le thorax, elle reçoit les cinq ou six dernières veines intercostales du côté gauche.

c. La *veine œsophagienne* (*vena œsophagea*) (*fig.* 204 *g'*) est située entre les lames du médiastin, au-dessus de l'œsophage ; elle reçoit des rameaux de l'œsophage et du médiastin et même ordinairement la veine bronchique.

d. La *veine bronchique* (*V. bronchialis*) (*fig.* 204 *g″*) accompagne les ramifications de l'artère bronchique et sort des poumons au point de bifurcation de la trachée ; c'est un petit vaisseau qui s'ouvre dans l'azygos ou dans la veine précédente.

Différences. — Chez les *ruminants* et le *porc*, il n'y a qu'une veine azygos ; elle occupe le côté gauche du rachis et correspond par conséquent à la demi-azygos, mais elle reçoit les veines intercostales du côté droit aussi bien que celles du côté gauche. Elle pénètre directement dans le cœur avec la veine coronaire.

Chez les *carnassiers*, la veine demi-azygos ne reçoit que les trois dernières veines intercostales du côté gauche ; au niveau de la neuvième vertèbre dorsale, elle se porte à droite pour se jeter dans l'azygos.

6. Veines axillaires (*Venæ axillares*).

Les *veines axillaires*, distinguées en *droite* et en *gauche*, correspondent aux artères de même nom ; ce sont les plus grosses des branches de la veine cave antérieure. Elles prennent leur origine dans les tissus du pied et ramènent tout le sang des membres antérieurs. Chacune d'elles a son tronc principal sous l'épaule ; ce tronc contourne le bord antérieur de la première côte, sous le muscle costo-trachélien, pénètre dans le thorax et concourt avec celui du côté opposé et avec les deux jugulaires à former la veine cave antérieure (*fig.* 204 *a b*). Chaque veine axillaire est formée par des veines qui correspondent à peu près aux divisions des artères du membre et dont les principales sont : les *veines digitales*, les *veines plantaires*, les *veines radiales*, la *brachiale* et l'*axillaire proprement dite*.

A. Veines digitales (*Venæ digitales*).

Ces veines sont distinguées, comme les artères correspondantes, en une externe et une interne. Elles naissent du réseau capillaire des parties charnues du pied et forment de chaque côté une branche qui monte sur le bord de la couronne et du paturon jusqu'au-dessus du boulet où elle aboutit à l'arcade sésamoïdienne en arrière de l'extrémité inférieure du métacarpe. Les veines digitales reçoivent plusieurs branches.

a. Les *veines soléaires* forment un vaste réseau anastomosé avec ceux du tissu podophylleux, du bourrelet et du coussinet plantaire.

b. Les *veines du tissu podophylleux* forment également un plexus vasculaire serré.

c. Les *veines du bourrelet*, ou *veines coronaires antérieures*, représentent, comme les artères de même nom, une arcade vasculaire aboutissant des deux côtés aux veines digitales et recevant des rameaux de la peau et des ligaments de la couronne.

d. Les *veines coronaires postérieures* sont fournies par des rameaux cutanés et ligamenteux en arrière de la couronne.

e. Les *veines du coussinet plantaire* s'anastomosent avec celles du tissu velouté et du bourrelet.

f. Les *veines antérieures du paturon* et

g. Les *veines postérieures du paturon* correspondent aux artères de la région.

B. Veine plantaire profonde (Vena volaris profunda).

Cette veine naît de l'arcade sésamoïdienne, accompagne l'artère de même nom entre le ligament suspenseur du boulet et le métacarpien principal et monte jusqu'au genou où elle devient la veine radiale postérieure. Elle reçoit, outre des veines provenant des tendons et de la peau, la veine nourricière du métacarpien principal et elle s'anastomose avec la veine suivante.

C. Veine plantaire externe (Vena volaris externa).

Cette veine suit les divisions de l'artère correspondante ; elle naît de l'arcade sésamoïdienne, monte sur le côté externe des tendons fléchisseurs, reçoit des rameaux de ces tendons et de la peau et arrive au-dessus du genou où elle s'ouvre dans la radiale postérieure, après s'être anastomosée avec la plantaire profonde et la plantaire interne.

D. Veine plantaire interne (V. volaris interna).

La veine plantaire interne ou grande plantaire accompagne l'artère plantaire interne ; elle naît avec les deux précédentes de l'arcade sésamoïdienne, monte le long du bord interne des tendons fléchisseurs des phalanges, passe en dehors de l'arcade sus-carpienne et arrive à la face interne de l'avant-bras. Là elle s'anastomose avec la veine radiale postérieure, puis, sous le nom de veine *sous-cutanée interne* (*vena sub-cutanea interna*), ou encore sous le nom de *veine céphalique* [*veine de l'ars*], elle se dirige obliquement en avant et en haut vers la face antérieure de l'avant-bras où elle se divise en deux branches :

a. La *branche la plus courte* [basilique] croise l'extrémité inférieure du long fléchisseur de l'avant-bras, se porte en haut et en arrière et va s'ouvrir dans la veine humérale ou dans la radiale postérieure.

b. La *branche la plus longue* (1) continue directement la sous-cutanée interne ; située immédiatement sous la peau, elle se dirige en avant et en haut, croise la bride fibreuse et le tendon du muscle coraco-radial et se loge dans l'interstice compris entre le petit sterno-huméral et le mastoïdo-huméral, jusqu'à ce qu'elle arrive à la jugulaire ou à l'axillaire. Elle reçoit une veine sous-cutanée antérieure.

(1) [C'est cette branche que nous appelons veine céphalique ou veine de l'ars. C'est elle, après la jugulaire, que l'on ouvre le plus souvent pour la saignée. On saigne également à la sous-cutanée interne de l'avant-bras.]

E. Veine radiale postérieure (Vena radialis posterior).

La veine radiale, formée au-dessus du genou par la réunion des plantaires profonde et externe, est ordinairement double ; elle est située derrière l'avant-bras, près de l'artère de même nom, à la face profonde des muscles fléchisseurs ; elle monte en arrière de l'articulation huméro-radiale et prend le nom de veine humérale. Elle reçoit des rameaux des muscles fléchisseurs, puis la veine interosseuse et des rameaux articulaires. Elle s'anastomose avec la sous-cutanée interne et avec la suivante.

F. Veine radiale antérieure (Vena radialis anterior).

La radiale antérieure correspond à l'artère de même nom ; elle est au-devant de l'avant-bras sous les extenseurs des phalanges, elle monte jusque sur la face interne de l'articulation du coude, puis elle s'ouvre, un peu au-dessus de la radiale postérieure, dans la veine humérale. Elle reçoit des rameaux de la région antérieure de l'avant-bras et de la peau.

G. Veine humérale (Vena brachialis).

La veine humérale est située près de l'artère humérale à la face interne de l'humérus ; elle naît de la réunion de la petite branche [basilique] de la veine sous-cutanée interne et de la veine radiale postérieure dont elle est pour ainsi dire la continuation ; elle passe sous l'épaule et change de nom au niveau de la face interne de l'articulation scapulo-humérale où elle devient la veine axillaire proprement dite. Elle reçoit dans son trajet plusieurs branches.

a. Des *branches musculaires.*

b. La *veine cubitale (V. ulnaris)* correspond à l'artère cubitale et reçoit une veine nourricière.

c. La *veine humérale profonde (V. profunda brachii)* est formée par des branches venant des extenseurs de l'avant-bras et de l'huméro-radial.

d. La *veine circonflexe de l'humérus (V. circumflexa humeri)* accompagne l'artère de ce nom.

H. Veine axillaire (Vena axillaris).

La veine axillaire, continuation de l'humérale, commence à la face interne de l'articulation de l'épaule et correspond exactement au tronc artériel ; elle reçoit deux branches principales :

a. La *veine scapulaire antérieure (V. scapularis anterior)* et

b. La *veine scapulaire moyenne (V. scapularis media)* ; toutes deux correspondent aux artères de même nom.

La *veine thoracique externe (V. mammaria externa)*, plus connue sous le nom de *veine de l'éperon [sous-cutanée thoracique]*, naît au milieu du muscle costo-abdominal externe dans la paroi abdominale inférieure ; elle traverse le muscle peaucier du thorax et de l'abdomen, se porte en avant le long du bord postérieur du grand sterno-huméral, passe sous ce muscle, sous le sterno-scapulaire et va s'ouvrir dans la veine axillaire ; elle envoie également quelques rameaux à la veine humérale ; elle reçoit des branches des muscles sus-indiqués et de la peau.

Différences. — Les différences que présentent, chez les ruminants, les branches de la veine axillaire sont les suivantes : Il y a quatre veines collatérales des doigts prenant leur origine dans les tissus profonds des onglons ; chaque doigt en a une interne et une externe. La collatérale externe du doigt interne et la collatérale interne du doigt externe se réunissent au-dessus du boulet pour former sous les tendons fléchisseurs l'arcade sésamoïdienne ; la collatérale interne du doigt externe et la collatérale externe du droit interne occupent l'espace interdigité ; plus haut, elles forment une branche unique qui monte le long des tendons fléchisseurs, devient au-dessus du genou la veine sous-cutanée antérieure et s'ouvre dans la veine radiale postérieure.

La grande veine plantaire, ou sous-cutanée interne, communique par une forte branche avec la radiale postérieure et reçoit la veine sous-cutanée antérieure qui commence entre les doigts. La veine basilique n'existe pas.

Les veines plantaires profonde et externe n'existent pas non plus.

La radiale postérieure naît de l'arcade sésamoïdienne par une branche externe et une interne, lesquelles suivent la face postérieure du métacarpe, pour se réunir plus haut.

Pour les autres veines, il n'y a pas de différences à signaler, si ce n'est que l'axillaire, outre les vaisseaux qu'elle reçoit chez le cheval, reçoit encore la branche descendante de la cervicale inférieure.

Chez le *porc*, les veines collatérales des doigts ont la même disposition que chez le bœuf, seulement les veines qui sortent de l'espace interdigité reçoivent de plus des branches des onglons rudimentaires.

La veine plantaire externe naît de l'arcade sous-carpienne, se porte en haut, se réunit avec la veine radiale postérieure et forme la grande veine plantaire en tout semblable à celle du bœuf.

La veine plantaire profonde manque ; par contre, la grande veine plantaire est double.

La radiale postérieure est double, comme chez le cheval ; seulement l'une des branches est plus superficielle.

Les autres veines ressemblent absolument à celles des ruminants.

Chez les *carnassiers*, on remarque les différences suivantes :

Les veines collatéral s des doigts sont au nombre de dix, dont cinq en avant et cinq en arrière sous la peau ; les veines des doigts internes sont les plus petites ; les cinq collatérales postérieures se réunissent sous l'articulation carpienne pour former l'arcade suscarpienne.

La veine plantaire externe naît de l'arcade sus-carpienne et devient la radiale postérieure.

La grande plantaire ou sous-cutanée interne naît également de cette arcade, monte à la face antérieure de l'avant-bras et se réunit avec la radiale postérieure. La veine basilique n'existe pas ; la sous-cutanée antérieure part par plusieurs branches des digitales antérieures.

La radiale postérieure est double, elle accompagne l'artère et reçoit la plantaire externe.

La radiale antérieure, l'humérale et l'axillaire correspondent aux artères de mêmes noms.

IV. *Veine cave postérieure* (*Vena cava posterior*) (*fig.* 204 et *fig.* 205 1).

La veine cave postérieure règne dans la moitié postérieure du corps, elle est plus longue que l'antérieure et se trouve en partie dans l'abdomen, en partie dans le thorax. Son origine est à la réunion des deux veines iliaques, au niveau de la cinquième vertèbre lombaire, à droite de l'aorte ; appliquée sur le côté droit des corps vertébraux, elle suit l'aorte jusque vers les piliers du diaphragme, puis elle décrit une légère courbe en avant et en bas pour aller se loger dans la gouttière de la face antérieure du foie. Elle traverse aussitôt un orifice du diaphragme qui lui est destiné, pénètre dans le thorax et se porte directement en avant jusqu'au péricarde dans lequel elle entre pour aller se déverser dans l'oreillette droite juste à l'opposé de la veine cave antérieure. Entre le diaphragme et le péricarde, la veine cave est entourée par un repli de la plèvre droite (1).

Les branches qui concourent à la former sont :

1° Les veines iliaques droite et gauche,

2° Les veines lombaires droite et gauche,

3° Les veines spermatiques droite et gauche,

4° Les veines rénales droite et gauche,

5° Les veines hépatiques,

6° Les veines diaphragmatiques,

7° Les veines médiastines postérieures.

I. Veines iliaques (*Venæ iliacæ*) (*fig.* 205 *a* et *b*).

Les veines iliaques, satellites des artères de même nom, constituent les racines

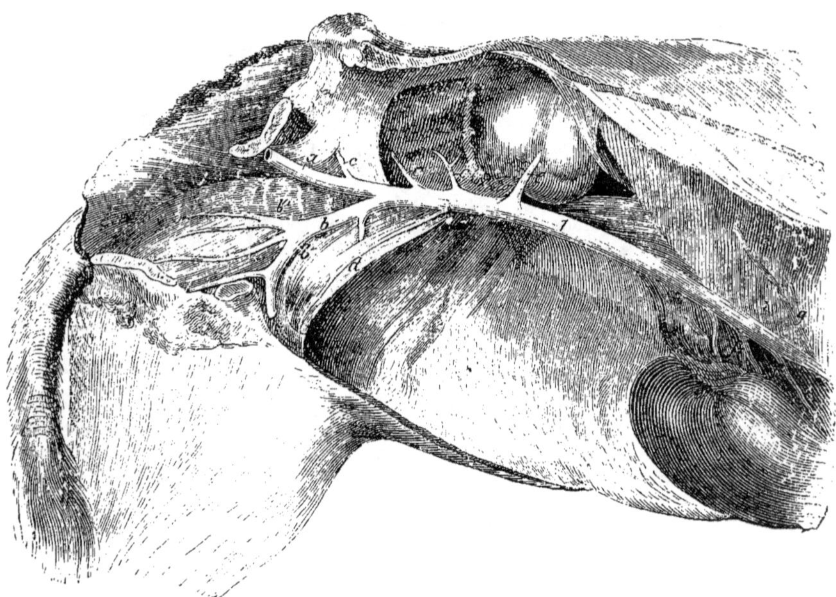

Fig. 205. — Portion abdominale de la veine cave postérieure. (La cavité abdominale est ouverte du côté droit et les intestins sont retirés) (*).

de la veine cave postérieure ; elles représentent chacune un tronc assez court formé par la réunion de la veine crurale et de la veine pelvienne, [d'où le

(1) [Voy. p. 380].

(*) 1. Portion abdominale de la veine cave postérieure. *a*. — Veine iliaque droite. — *b*. Veine iliaque gauche — *b'*. Veine fémorale gauche. — *b''*. Veine pelvienne gauche. — *c*. Veine iléo-lombaire droite.—*c'*, *c'*. Veines lombaires du côté droit. — *d*. Veine spermatique interne gauche.— *e*. Veine rénale droite. — *f*, *f*. Veines hépatiques. — *g*. Rameau droit de la veine diaphragmatique.

nom de tronc pelvi-crural qu'on lui a donné]. Ce tronc reçoit les vaisseaux suivants:

a. La *veine sacrée moyenne* (*V. sacralis media*) est un petit vaisseau impair situé à la face inférieure du sacrum, qui commence dans le rectum et se termine dans l'angle des deux veines iliaques ; elle manque quelquefois.

b. La *veine iléo-lombaire* (*dernière lombaire* de Gurlt) (*V. ileo-lombalis, fig.* 205 c) correspond à l'artère de même nom et reçoit des vaisseaux correspondants.

c. La *veine circonflexe de l'ilium* (*V. circumflexa ilei*) (*abdominale, V. abdominalis* de Gurlt) est double et accompagne l'artère de même nom ; elle débouche quelquefois directement dans la veine cave postérieure.

1. *Veines crurales* (*Venæ crurales, fig.* 205).

Les veines crurales droite et gauche correspondent aux artères crurales ; cependant elles en diffèrent quelque peu sous le rapport de la distribution et du nombre de branches. Chacune d'elles ramène le sang de tout un membre et reçoit depuis les parties profondes du pied les vaisseaux dont la description suit.

A. *Veines digitales* (*Venæ digitales*).

Ces veines, qui naissent du réseau capillaire des parties charnues du pied, sont distinguées en une droite et une gauche ; elles accompagnent les artères de même nom, forment au-dessus des os sésamoïdes l'arcade sésamoïdienne et reçoivent dans leur trajet les mêmes rameaux que les veines du membre antérieur.

B. *Veine plantaire postérieure* (*V. plantaris postica*).

Cette veine commence à l'arcade sésamoïdienne, monte entre le métatarsien principal et le métatarsien rudimentaire interne sous le ligament suspenseur du boulet et arrive à la face postérieure du jarret, puis elle passe avec l'artère plantaire profonde entre le canal des os du tarse pour gagner la face antérieure du jarret. Elle naît ordinairement par deux branches qui se réunissent à la partie supérieure du canon. Outre des rameaux qui viennent de la peau et des tendons, elle reçoit aussi la veine nourricière du métatarsien principal ; elle s'anastomose avec la veine plantaire externe.

C. *Veine plantaire externe* (*V. plantaris externa*).

Cette veine part de l'arcade sésamoïdienne, longe le métatarsien rudimentaire externe entre le ligament suspenseur du boulet et les tendons fléchisseurs du pied, arrive ainsi à la face postérieure du jarret d'où elle se dirige en dedans pour devenir la veine tarsienne interne ; elle reçoit des rameaux de la peau et des tendons.

D. *Veine plantaire interne* (*V. plantaris interna*).

C'est la plus grosse des trois veines plantaires. Elle émane de l'arcade sésamoïdienne, passe entre les tendons fléchisseurs et le métatarsien rudimentaire interne jusqu'à la partie supérieure du canon, puis se dirige obliquement en avant et en haut vers la face antérieure du jarret ; elle reçoit des rameaux

cutanés et des rameaux tendineux et se continue à la face interne de la jambe
sous le nom de *sous-cutanée interne* ou de *saphène interne*. Celle-ci monte entre
le muscle ilio-rotulien interne [long adducteur de la jambe] et le pubio-tibial
[court adducteur de la jambe], pénètre, près de l'artère cutanée interne, dans la
profondeur de la cuisse et va s'ouvrir, au niveau de la partie moyenne du
fémur, dans la veine crurale. Elle a des anastomoses avec la veine tibiale antérieure et reçoit des rameaux musculaires et cutanés.

E. Veine tibiale antérieure (V. tibialis antica).

La veine tibiale antérieure est formée de deux rameaux assez volumineux
qui accompagnent l'artère du même nom ; elle naît à la fois de la plantaire
postérieure et des rameaux qui viennent des muscles fléchisseurs du métatarse
et extenseurs des phalanges. De la face antérieure du jarret elle monte à
la face externe du tibia où elle devient très-grosse, puis elle passe à travers le
ligament interosseux entre le péroné et le tibia pour se continuer sous le nom
de veine poplitée en arrière de l'articulation fémoro-tibiale. Elle reçoit des rameaux musculaires, des rameaux cutanés et la veine péronière (*v. peronea*) ;
elle s'anastomose près du jarret avec la saphène interne et les veines tarsiennes.

F. Veine tibiale postérieure (V. tibialis postica).

Cette veine résulte de la réunion des veines tarsiennes externe et interne
(*V. malleolaris externa et interna*) ; la première commence dans les ligaments du
jarret, la seconde est la continuation de la plantaire externe. Elle monte à la
face postérieure de la jambe, reçoit des rameaux musculaires ainsi que la veine
nourricière du tibia et se réunit, vers la partie supérieure de la région, avec la
tibiale antérieure pour former la veine poplitée.

G. Veine poplitée (V. poplitea).

La veine poplitée est un tronc très-court qui accompagne l'artère de même
nom à la face postérieure de l'articulation fémoro-tibiale et se continue
bientôt par la veine crurale ; elle reçoit des rameaux musculaires et articulaires.

H. Veine crurale (V. cruralis).

La veine crurale fait suite à la poplitée, se dirige en haut et en avant, croise
la face interne du fémur avec l'artère du même nom, arrive à la partie supérieure
de la cuisse, passe par-dessus le ligament de Poupart, pénètre dans l'abdomen,
et va se réunir avec la veine pelvienne sous l'apophyse transverse du sacrum,
formant ainsi la veine iliaque. Elle reçoit de nombreuses veines dont la description suit :

a. Plusieurs rameaux musculaires correspondent aux branches musculaires
de l'artère crurale.

b. La veine nourricière inférieure du fémur accompagne l'artère nourricière.

c. Une *veine sous-cutanée externe* [ou *saphène externe*] (*V. subcutanea externa*)
naît par de petits rameaux dans la peau et le tissu cellulaire sous-cutané de la
face externe du jarret, monte le long du tendon d'Achille et pénètre dans la

cuisse sous le muscle sacro-ischio-tibial antérieur pour s'ouvrir dans la veine crurale vers l'extrémité inférieure de la région ; quelquefois elle se jette dans la veine tibiale antérieure.

d. La *veine sous-cutanée interne* [ou *saphène interne*] (*V. subcutanea interna*) a été décrite avec la plantaire interne.

e. La *veine fémorale inférieure* (*V. femoris inferior*) correspond à l'artère de ce nom.

f. La *veine fémorale antérieure* (*V. femoris anterior*) naît par plusieurs branches dans les muscles ilio-rotuliens interne et antérieur, ainsi que dans le fémoro-tibial interne, etc.

g. La *veine fémorale profonde* (*V. femoris profunda*) naît par deux branches qui viennent du grand ischio-fémoral et des sacro-ischio-tibiaux ; elle reçoit de plus la veine nourricière supérieure du fémur et des rameaux de l'articulation de la hanche.

h. La *veine honteuse externe* (*V. pudenda externa*) vient des organes génitaux externes. Chez le mâle, elle naît dans le scrotum, le fourreau, le gland et le corps caverneux du pénis où elle forme un réseau très-riche entre elle et la veine du côté opposé ; une branche part de ce réseau et va s'ouvrir dans l'abdominale externe ; la branche principale s'anastomose sous le pubis avec celle du côté opposé, se dirige transversalement en dehors dans la gouttière du pubis, et va s'ouvrir dans la veine crurale au-dessus de la cavité cotyloïde. Chez la femelle, la honteuse externe vient de la mamelle et de la vulve. Elle reçoit

aa. La *veine sous-cutanée abdominale* (*V. subcutanea abdominis*), qui naît par diverses branches au niveau des cartilages des fausses côtes dans les muscles et dans la peau, s'anastomose avec la sous-cutanée thoracique et l'abdominale postérieure, se porte directement en arrière sous la peau et s'ouvre près du pubis dans la honteuse externe, quelquefois dans l'abdominale postérieure.

i. La *veine abdominale postérieure* (*V. epigastrica inferior*) commence vers le milieu du ventre où elle est réunie par de nombreuses anastomoses avec la précédente, avec la thoracique et avec les veines lombaires ; elle reçoit des rameaux du costo-abdominal interne, du sterno-pubien et des organes génitaux externes, puis elle débouche dans la veine crurale au-dessus du ligament de Poupart.

k. La *veine spermatique externe* (*V. spermatica externa*) est un petit vaisseau satellite de l'artère du même nom qui se jette dans la veine crurale un peu au-dessus de la précédente.

l. La *veine obturatrice* (*V. obturatoria*) naît en dehors de la cavité pelvienne par deux branches. La supérieure, plus petite, est située à la face inférieure de l'ischium et vient des muscles ischio-pénien et grand ischio-fémoral ; chez la femelle, elle reçoit des rameaux de la vulve et du clitoris. La branche inférieure, plus grosse, naît surtout dans les muscles sacro-ischio-tibiaux après leur réunion. Ces deux branches passent avec l'artère correspondante par le trou obturateur, pénètrent dans le bassin et se dirigent obliquement en avant et en haut vers la veine crurale. La veine obturatrice reçoit dans le bassin la veine nourricière de l'ischium ainsi que des rameaux musculaires.

m. La *veine fessière inférieure* (*V. iliaca s. glutaea inferior*) (*V. circonflexe externe du fémur* de Gurlt) correspond à l'artère de même nom ; elle est généralement double, de sorte que l'artère est logée entre deux veines ; elle reçoit le sang des muscles auxquels se distribue l'artère.

n. La *veine fessière antérieure* (*V. iliaca s. glutœa anterior*) (*V. iléo-lombaire* de Gurlt) est également double et correspond exactement à l'artère ; quelquefois elle s'ouvre dans la veine iliaque, plus rarement dans la veine pelvienne.

Différences. — Chez les *ruminants*, les veines iliaques sont également formées par la réunion des veines crurales et pelviennes ; elles reçoivent les mêmes branches que chez le cheval, seulement la veine sacrée moyenne, satellite de l'artère de même nom, est plus volumineuse et reçoit des branches correspondantes aux ramifications de l'artère.

La veine crurale naît aussi dans les parties charnues des doigts, mais par quatre veines collatérales, dont deux pour chaque doigt. La collatérale externe du doigt externe et la collatérale interne du doigt interne se dirigent en dehors et en dedans du pied jusque vers l'articulation du boulet où elles vont former l'arcade sésamoïdienne en arrière du métatarsien et sous les tendons fléchisseurs. La collatérale interne de l'onglon externe et la collatérale externe de l'onglon interne se trouvent dans l'espace interdigité ; au-dessus de la couronne elles se réunissent en une branche unique qui se trouve en avant de l'articulation métatarso-phalangienne et forme la veine plantaire antérieure.

La veine plantaire antérieure est située près de l'extenseur des phalanges à la face antérieure du métatarse ; elle reçoit vers la partie inférieure de la région une forte branche de la collatérale externe de l'onglon externe, puis elle passe obliquement sur la face antérieure du jarret et arrive à la face externe de la jambe où elle se réunit à la saphène externe. Elle reçoit des rameaux du plexus veineux qui se trouve à la face antérieure du jarret et s'anastomose avec la tibiale antérieure.

La plantaire postérieure naît de l'arcade sésamoïdienne par deux branches qui montent à la face postérieure du métatarse sous les tendons fléchisseurs des phalanges et se réunissent un peu au-dessous du jarret. Le vaisseau qui en résulte se dirige obliquement en dehors à la face externe du jarret et forme le long de la jambe la saphène externe. Celle-ci reçoit dans son trajet la plantaire antérieure et débouche dans la veine fémorale ; près du jarret, elle donne une branche qui passe entre les os du tarse pour aller rejoindre le plexus veineux de la face interne.

La plantaire externe n'existe pas :

La tibiale antérieure est double, la postérieure est proportionnellement très-petite.

La veine poplitée et la veine crurale diffèrent peu de celles du cheval. Les veines sous-cutanées abdominales sont très-volumineuses chez les vaches, elles constituent les veines lactées dont le développement annonce des qualités laitières. La veine obturatrice se jette dans la veine pelvienne.

Chez le *porc*, on trouve également un tronc iliaque formé par la veine crurale et la veine pelvienne ; la veine sacrée moyenne est semblable à celle du bœuf, tandis que l'iléo-lombaire et la circonflexe de l'ilium sont disposées comme chez le cheval.

L'origine de la veine crurale rappelle assez bien ce que nous avons décrit chez les ruminants, seulement la veine collatérale externe du doigt vrai externe et la veine collatérale interne du doigt vrai interne reçoivent les veines des doigts rudimentaires.

La veine plantaire antérieure ressemble à celle des ruminants.

La plantaire postérieure émane de l'arcade sésamoïdienne et s'ouvre dans la saphène externe.

La veine plantaire interne passe entre les os du tarse, gagne la face antérieure du jarret et devient bientôt la tibiale antérieure.

Les veines tibiale postérieure, poplitée et crurale ne diffèrent pas des mêmes veines chez les ruminants.

Chez les *carnassiers*, on trouve encore un tronc iliaque formé par la réunion de la veine pelvienne et de la veine crurale comme chez les autres animaux domestiques ; les branches qui y aboutissent sont disposées à peu près comme chez les ruminants et le porc.

La veine crurale a pour branches d'origine les veines digitales distinguées en antérieures et postérieures; les antérieures se réunissent en avant du métatarse en trois branches qui, à leur tour, forment un tronc unique au niveau du tarse; celui-ci va déboucher dans la saphène externe. Les veines digitales postérieures sont moins fortes, elles forment une arcade sésamoïdienne au-dessous du tubercule plantaire.

La veine plantaire postérieure interne part de l'arcade sésamoïdienne et se réunit à la plantaire antérieure interne pour former la tibiale antérieure.

La plantaire postérieure externe naît également de l'arcade sésamoïdienne et forme la saphène externe après avoir reçu une forte branche des veines digitales antérieures.

La saphène interne naît à la fois des digitales antérieures et des veinules de la face interne du jarret; elle accompagne l'artère de même nom.

La veine tibiale antérieure est la continuation de la plantaire antérieure interne; elle est double et elle suit le même trajet que chez le cheval.

La tibiale postérieure est très-petite.

La veine poplitée et la veine crurale ne diffèrent pas de celles des ruminants; seulement la sous-cutanée abdominale est proportionnellement bien plus petite.

2. *Veines pelviennes* (*Venæ hypogastricæ*) (*fig.* 205 *b″*).

Les veines pelviennes sont deux troncs très-courts qui, situés au-dessus des artères pelviennes, vont se réunir aux veines crurales pour former les veines iliaques. Leurs branches ne correspondent pas à toutes les divisions des artères, elles sont au nombre de trois principales :

A. *Veine sacrée latérale* (*Vena sacralis lateralis*).

Cette veine correspond à l'artère de même nom près de laquelle elle est située sous le bord du sacrum ; elle reçoit les branches suivantes :

a. Les *veines coccygiennes latérale, supérieure et inférieure* (*V. caudæ lateralis superior et inferior*) naissent dans les muscles et dans la peau de la queue, accompagnent les artères coccygiennes et s'ouvrent à l'extrémité postérieure du sacrum dans la veine sacrée latérale.

b. La *veine coccygienne médiane* (*V. caudæ media*), satellite de l'artère de ce nom, naît également dans la peau et les muscles de la queue, s'anastomose avec les veines précédentes et se termine dans la veine sacrée latérale.

c. La *veine ischiatique* (*V. ischiatica*) a son origine dans les muscles sacro-ischio-tibiaux, pénètre dans le bassin à travers le ligament large [sacro-sciatique] en longeant le bord du sacrum et s'ouvre immédiatement dans le tronc principal.

d. Enfin plusieurs *veines spinales* (*venæ spinales*) sortent près des artères et des nerfs par les trous du sacrum.

B. *Veine honteuse interne* (*Vena pudenda interna*).

Cette veine, appliquée près de la précédente sur la face interne du ligament large du bassin [sacro-sciatique], reçoit les branches suivantes :

a. La *veine pénienne profonde* (*V. profunda penis*) prend son origine, chez le mâle, dans le corps spongieux de l'urèthre et dans le corps caverneux du pénis, au milieu d'un riche réseau qui sert à l'érection ; elle sort du pénis près de l'arcade ischiatique, s'anastomose avec la veine du côté opposé et s'ouvre dans la honteuse interne après avoir reçu la veine dorsale du pénis (*V. dorsalis penis superior*). Chez la femelle, la veine naît dans les lèvres de la vulve et dans le clitoris et s'anastomose, comme chez le mâle, avec celle du côté opposé au niveau de l'arcade ischiale.

b. La *veine du périnée* (*V. perinei*) naît dans le muscle uréthral, dans le sphincter de l'anus et dans la peau.

c. La *veine rectale interne* (*V. hæmorrhoïdalis interna*) a son origine, chez le mâle, dans la prostate et dans les vésicules séminales ; chez la femelle, dans l'utérus ; elle reçoit des vaisseaux de la vessie et du rectum.

C. Veine fessière postérieure (Vena iliaca s. glutæa posterior).

La veine fessière postérieure accompagne l'artère de même nom ; elle naît par plusieurs fortes branches dans les muscles fessiers, passe par une ouverture du ligament large [sacro-sciatique] dans le bassin et débouche dans la veine pelvienne.

Différences. — La veine pelvienne des *autres animaux domestiques* est proportionnellement plus petite et présente quelques différences.

La veine sacrée latérale est un petit vaisseau qui s'unit à la sacrée médiane, laquelle reçoit les coccygiennes médiane et latérale.

Une des branches de la honteuse interne, la rectale interne, s'ouvre d'ordinaire directement dans la veine pelvienne.

II. Veines lombaires (*Venæ lumbales*) (*fig.* 205 *c'c'*).

Les veines lombaires correspondent aux artères de même nom et sont également au nombre de cinq. Chacune d'elles reçoit plusieurs rameaux :

a. Un *rameau dorsal* (*ramus dorsalis*) naît dans le muscle ilio-spinal et pénètre dans l'abdomen entre deux apophyses transverses des vertèbres lombaires ; il reçoit des branches de l'ilio-spinal, du transversaire épineux, de l'ilio-abdominal et du costo-abdominal interne, et s'anastomose avec l'abdominale postérieure.

b. Un *rameau spinal* (*ramus spinalis*) vient du sinus de la dure-mère spinale et sort par un trou de conjugaison.

c. Des *rameaux musculaires* (*rami muscular s*) viennent des muscles des lombes.

Différences. — Les *ruminants* ont également cinq veines lombaires ; il y en a six chez les *autres animaux domestiques*.

III. Veines spermatiques internes (*Venæ spermaticæ internæ*) (*fig.* 205 *d*).

Les deux veines spermatiques correspondent aux artères de ce nom ; elles ont leur origine, chez le mâle, dans les testicules ; chez la femelle, dans l'utérus, les trompes de Fallope et les ovaires. Ce sont des vaisseaux longs et minces.

Chez le mâle, chacune des veines spermatiques naît par de nombreuses branches dans le testicule et dans l'épididyme ; puis elle monte le long du cordon autour duquel elle forme un vaste plexus connu sous le nom de *plexus pampiniforme*. Près de l'anneau inguinal, une branche unique émane du plexus

et pénètre dans l'abdomen où elle se dirige en avant près de l'artère spermatique pour aller s'ouvrir au niveau des capsules surrénales, soit dans la veine
cave postérieure, soit dans la veine rénale. Dans la cavité abdominale elle reçoit
des rameaux du péritoine, de l'urèthre et de la capsule surrénale.

Chez la femelle, la veine spermatique [ou utéro-ovarienne] vient de la corne
de l'utérus, des trompes de Fallope et surtout de l'ovaire ; elle forme également autour de ce dernier un plexus pampiniforme, mais il est peu étendu ; de ce
plexus sort la branche principale qui, après un assez court trajet, débouche
dans la veine cave postérieure.

Différences. — Chez les *autres animaux domestiques*, on n'observe pas de différences.

IV. Veines rénales (*Venæ renales*, *fig.* 205 *e*).

Les veines rénales sont de gros vaisseaux qui se réunissent en une branche
unique près du hile des reins et s'ouvrent directement dans la veine cave postérieure. Elles reçoivent :

a. Des rameaux des ganglions lymphatiques des reins ;

b. Des rameaux de la capsule surrénale, et

c. Les *veines des capsules surrénales* (*venæ suprarenales*), qui se rendent tantôt
dans les veines rénales, tantôt directement dans la veine cave postérieure.

Différences. — Chez les *autres animaux domestiques*, pas de différences.

V. Veines hépatiques (*Venæ hepaticæ*; *fig.* 205 *ff*).

Les veines hépatiques sortent du parenchyme du foie et se réunissent en
trois ou quatre assez fortes branches près de la face antérieure du viscère pour
se jeter dans la veine cave postérieure ; [ce sont les veines sous-hépatiques].
Outre ces fortes branches, il y a de nombreux rameaux qui, dans la scissure
même de la face antérieure du foie, s'ouvrent dans la veine cave ; [on les appelle
veines sus-hépatiques] (1).

VI. Veines diaphragmatiques (*Venæ phrenicæ*) (*fig.* 205 *g*).

Ces veines sont formées de deux ou trois branches principales qui commencent de chaque côté dans la portion charnue du diaphragme où elles s'anastomosent avec la veine thoracique interne ; elles convergent dans la portion aponévrotique et pénètrent dans la veine cave au point même où celle-ci passe dans
la cavité thoracique.

VII. Veines médiastines postérieures (*V. mediastini posteriores*).

Ces veines sont logées dans le thorax ; ce sont deux à trois petites branches
qui naissent dans les lames du médiastin postérieur et se jettent dans la portion
thoracique de la veine cave postérieure.

---

(1) [M. Cl. Bernard considère les veines sus-hépatiques comme établissant une communication directe
entre la veine porte et la veine cave postérieure, sans intermédiaire des capillaires du foie. Son opinion
s'appuie sur ce fait que des injections poussées dans la veine porte arrivent dans la veine cave ; mais
M. Chauveau la réfute en faisant observer que ces injections abandonnent presque toujours leur matière
corollante, qu'elles doivent par conséquent traverser des vaisseaux très-fins.]

V. *Veine porte* (*Vena portæ*) (*fig.* 206).

La veine porte n'a que des rapports médiats avec les autres veines de l'économie ; elle forme un système spécial, connu sous le nom de *système de la veine porte*, qui communique par l'intermédiaire du foie avec la veine cave et se trouve logé dans la cavité abdominale. Elle naît par de nombreux petits vaisseaux, qui forment bientôt trois grosses branches, dans les parois de l'estomac et du tube intestinal, dans la rate et dans le pancréas.

Les trois branches se réunissent elles-mêmes près de l'artère grande mésentérique en un tronc unique, le tronc de la veine porte (*truncus venæ portæ*), qui

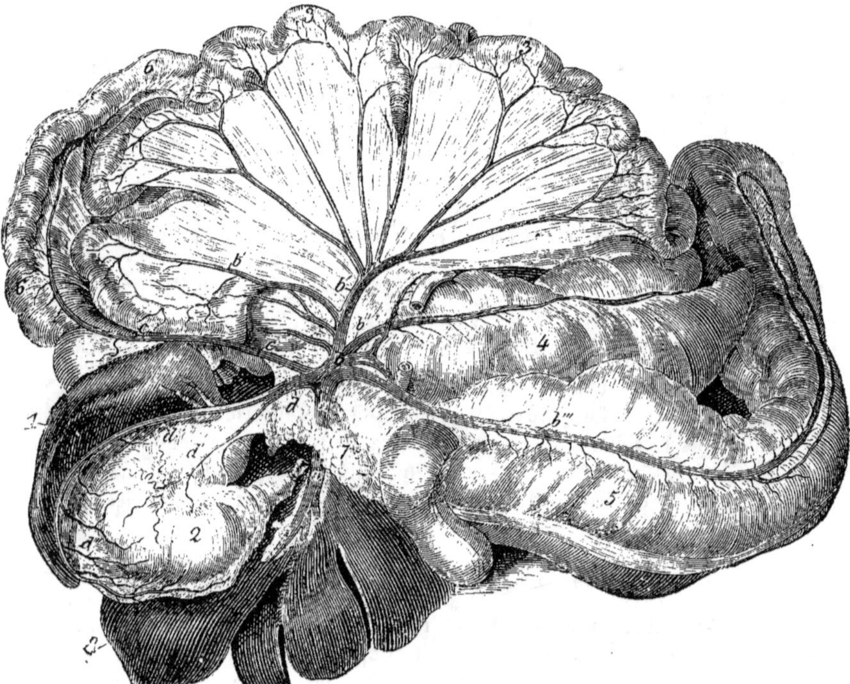

Fig. 206. — Système de la veine porte (*).

passe par l'ouverture annulaire du pancréas, se dirige à droite et, après un court trajet, gagne la face postérieure du foie pour se loger dans un sillon connu sous le nom de porte du foie. Ici le tronc de la veine porte se divise à la façon des artères en trois grosses branches destinées chacune à un des lobes du foie et ramifiées dans la substance de l'organe. La veine porte recueille donc le sang veineux des viscères de la digestion pour le distribuer par des capillaires

(*) 1. La rate. — 2. L'estomac. 3, 3. — Anses de l'intestin grêle. — 4. Cœcum. — 5. Côlon. — 6, 6. Rectum. — 7. Pancréas. — 8. — Foie. — *aa*. Tronc principal de la veine porte. — *b*. Veine mésentérique antérieure. — *b'b'*. Veines de l'intestin grêle. — *b"*. Veine iléo-cœcale. — *b"'*. Veine-colique. — *cc*. Veine mésentérique postérieure. — *d*. Veine gastro-splénique. — *d'*. Veine coronaire supérieure de l'estomac. — *d"*. Veine splénique. — *d"'*. Vaisseaux courts.

spéciaux dans le foie. Ce sang, après avoir servi à la sécrétion de la bile, [est repris par les veines sous et-sus-hépatiques].

Les trois branches d'origine ou les racines de la veine porte sont : la *veine mésentérique antérieure*, la *veine mésentérique postérieure* et la *gastro-splénique*.

I. VEINE MÉSENTÉRIQUE ANTÉRIEURE (*Vena mesenterica anterior s. major*) (*fig.* 206 *b*).

Cette veine, [encore appelée grande mésentérique], constitue un tronc court, mais volumineux, qui croise à droite l'artère grande mésentérique, entre les lames du mésentère, et s'ouvre bientôt dans le tronc de la veine porte ; elle est formée elle-même par plusieurs branches.

a. Les *veines de l'intestin grêle* (*V. intestinales*) (*fig.* 206 *b'b'*) correspondent aux artères et forment des arcades anastomotiques entre les lames du mésentère près du bord concave des anses intestinales; de ces arcades partent un certain nombre de branches qui vont se réunir en un tronc unique assez court, lequel s'ouvre bientôt dans la veine grande mésentérique.

b. La *veine rectale antérieure* (*V. hæmorrhoïdalis anterior*) (1) vient de la portion abdominale du rectum [côlon flottant] et s'ouvre dans la grande mésentérique.

c. La *veine iléo-cœcale* (*V. ileo-cœcalis*) (*fig.* 206 *b"*) est formée par trois branches dont l'une vient de l'iléon et les deux autres du cœcum (cœcales supérieure et inférieure). Ces trois branches se réunissent en un tronc unique un peu avant de déboucher dans la grande mésentérique.

d. La *veine colique* (*V. colica*) (*fig.* 206 *b"'*) naît par deux branches dans le côlon descendant et dans le côlon ascendant, branches qui s'anastomosent à la courbure pelvienne. Au point où le côlon ascendant devient côlon transverse, les deux branches se réunissent en un tronc unique qui passe entre le côlon transverse supérieur et l'inférieur, se dirige en haut et va s'ouvrir dans la grande mésentérique.

II. VEINE MÉSENTÉRIQUE POSTÉRIEURE (*Vena mesenterica posterior s. minor*) (*fig.* 206 *cc*).

La *veine mésentérique postérieure* [ou petite mésentérique], bien plus petite que la précédente, également comprise entre les lames du mésentère, naît dans la portion pelvienne du rectum où elle s'anastomose avec la rectale interne et reçoit plusieurs veines de la portion abdominale du rectum qui, comme les artères, forment de nombreuses arcades rappelant celles de l'intestin grêle.

III. VEINE GASTRO-SPLÉNIQUE (*Vena gastro-lienalis*, (*fig.* 206 *d*).

Cette branche est la moyenne pour les dimensions ; c'est un tronc assez court qui, formé par la réunion de la veine splénique et de la veine gastrique supérieure, s'ouvre dans le tronc de la veine porte un peu avant son passage dans l'anneau du pancréas.

a. La *veine splénique* (*V. splenica s. lienalis*) (*fig.* 206 *d"*) correspond à l'artère de ce nom et se trouve logée à côté d'elle dans la scissure de la rate; elle reçoit plusieurs vaisseaux.

aa. La *veine gastro-épiploïque gauche* (*V. gastro epiploica sinistra*) commence

(1) [C'est une veine colique des auteurs français ; voy. p. 346, note 1.]

vers le milieu de la grande courbure de l'estomac par de petits rameaux dans les lames de l'épiploon et dans les parois de l'estomac, se dirige de droite à gauche et arrive près de la pointe de la rate où elle devient la veine splénique.

bb. Les *veines spléniques proprement dites*, qui commencent dans la substance de la rate, s'ouvrent dans la précédente au niveau de la scissure.

cc. Les *veines courtes de l'estomac* (*V. gastricæ breves*) (*fig*. 206 *d'''*) naissent sur les deux faces de l'estomac, se réunissent à la grande courbure et se dirigent, près des artères correspondantes entre les lames de l'épiploon, vers la rate pour s'ouvrir dans la veine splénique.

b. La *veine coronaire gastrique supérieure* (*V. coronaria ventriculi superior*) (*fig*. 206 *d'*) naît par plusieurs petites branches sur la face supérieure de l'estomac (*paroi postérieure*) et se réunit, près de l'extrémité gauche du viscère, avec la précédente pour former la veine gastro-splénique ; celle-ci, avant d'arriver au tronc de la veine porte, reçoit, en outre de ses trois racines principales, les veines suivantes :

a. Des *veines pancréatiques* (*V. pancreaticæ*).

b. La *veine duodénale* (*V. duodenalis*) correspond à l'artère duodénale ; elle reçoit des rameaux du duodénum et de la branche inférieure du pancréas et s'ouvre dans le tronc de la veine porte aussitôt après son passage dans l'anneau pancréatique.

c. La *veine gastro-épiploïque droite* (*V. gastro epiploïca dextra*) commence vers le milieu de la grande courbure de l'estomac où elle s'anastomose avec la veine gastro-épiploïque gauche, reçoit des rameaux de l'estomac et de l'épiploon, se dirige de gauche à droite, passe sous le duodénum, reçoit la *veine pylorique* (*V. pylorica*) et va déboucher dans la veine porte.

d. La *veine coronaire gastrique inférieure* (*V. coronaria ventriculi inferior*), située à l'opposé de la supérieure, se dirige vers l'extrémité droite de l'estomac et se jette dans la veine porte tout près du foie.

Différences. — Chez les *ruminants*, la veine porte est également formée par la réunion des deux veines mésentériques et de la gastro-splénique.

Les veines mésentériques (grande et petite) correspondent exactement aux artères.

La veine gastro-splénique, la plus forte des trois racines, est formée par une veine gastrique droite, une moyenne et une gauche ainsi que par la veine splénique ; toutes correspondent aux artères de même nom, leur tronc principal s'ouvre dans la veine porte.

Le tronc principal de la veine porte reçoit la gastro-épiploïque droite et les pancréatiques.

Chez le *porc*, on trouve également trois racines de la veine porte.

Les ramifications mésentériques correspondent aux artères.

La veine gastro-splénique, pour ses dimensions et son origine, rappelle celle du cheval.

Le tronc de la veine porte reçoit les mêmes vaisseaux que chez le cheval.

Chez les *carnassiers*, la veine porte ressemble assez à celle du porc, seulement la veine coronaire gastrique inférieure ne s'ouvre pas dans la veine porte, mais bien dans la veine gastro-splénique.

II. Système des vaisseaux lymphatiques (*Systema vasorum lymphaticorum*).

Le *système des vaisseaux lymphatiques* ou des *vaisseaux absorbants* comprend des *vaisseaux* à parois transparentes et minces et des *ganglions*. Leur structure et leur physiologie ont été étudiées dans l'anatomie générale, pages 36 à 39.

I. Vaisseaux lymphatiques (*Vasa lymphatica*).

Tous les vaisseaux lymphatiques aboutissent à deux troncs principaux. D'après les régions d'où ils émanent, on les divise en :

1   Vaisseaux lymphatiques de la tête.
2   —   —   du cou.
3   —   —   du thorax et des viscères thoraciques.
4   —   —   de l'abdomen et des viscères abdominaux.
5   —   —   des membres antérieurs.
6   —   —   —   postérieurs.

A. *Troncs principaux du système lymphatique.*

I. Canal thoracique (*Ductus thoracicus*) (*fig.* 207 *ae*).

Le canal thoracique est le plus gros des deux troncs principaux du système lymphatique ; il commence dans la cavité abdominale au niveau du corps de la seconde ou de la troisième vertèbre lombaire, entre les piliers du diaphragme, par un réservoir en forme de poche à parois minces, connu sous le nom de *réservoir sous-lombaire, citerne de Pecquet, citerne du chyle* (*receptaculum* s. *cisterna chyli*). Ce réservoir, situé sur le côté droit de la colonne vertébrale près de l'artère grande mésentérique, est le confluent des vaisseaux lymphatiques des membres postérieurs de l'abdomen et des viscères abdominaux. Le canal thoracique à son origine est tantôt étroit, tantôt large ; il se porte en avant, traverse le diaphragme avec l'aorte et se continue dans le thorax sur le côté droit du rachis entre l'aorte et la veine azygos jusque vers la sixième ou la cinquième vertèbre dorsale. Là il passe à gauche entre le rachis et l'aorte, puis il croise l'œsophage entre les lames du médiastin antérieur et enfin il décrit une courbe en avant et en bas jusqu'au niveau de la première côte où il se déverse dans la veine axillaire gauche.

Le canal thoracique présente dans son parcours de nombreuses variations. Ainsi il n'est pas rare de le voir se diviser en deux branches à son passage entre les piliers du diaphragme, branches qui se trouvent à droite et à gauche de l'aorte et vont se réunir, tantôt près du diaphragme, tantôt assez loin vers la courbure axillaire ; on voit également de petites branches sortir du canal, décrire différentes courbes et y revenir. Quelquefois le canal thoracique débouche dans la veine axillaire droite : dans ce cas il reste toujours du côté droit du rachis ; d'autres fois il se jette directement dans la veine cave antérieure.

Il est muni d'un petit nombre de valvules ; ses dimensions sont très variables, il présente alternativement des renflements et des rétrécissements ; à sa terminaison, la membrane interne forme une valvule semi-lunaire qui empêche le sang de pénétrer dans le canal. Il existe en ce point comme à l'origine une ampoule, mais elle est beaucoup plus petite.

Le canal thoracique reçoit les vaisseaux lymphatiques des membres postérieurs, de l'abdomen et des viscères abdominaux, ceux du thorax et des viscères thoraciques, ceux du membre antérieur gauche, de la moitié gauche de la tête et du cou.

II. Tronc trachéal droit (*Truncus trachealis dexter*) (*fig*. 207 e).

Le *tronc trachéal droit* [*grande veine lymphatique*] est bien plus petit que le canal thoracique et mesure à peine le diamètre d'une plume d'oie ; il est situé

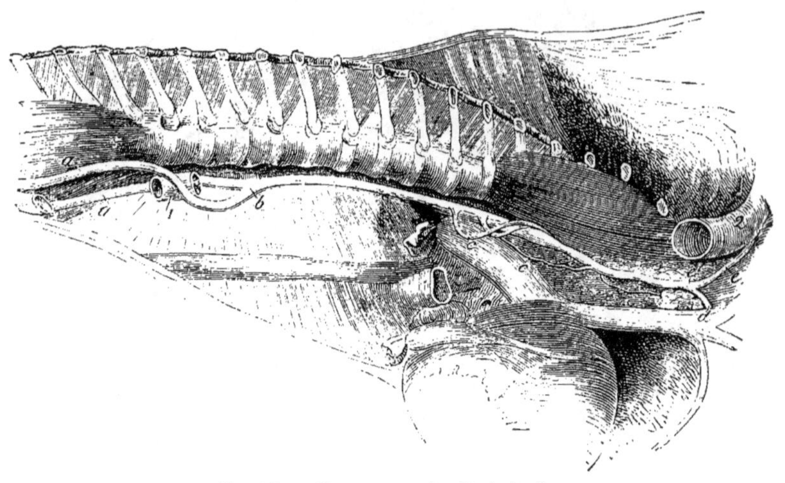

Fig. 207. — Thorax ouvert du côté droit (*).

sur le côté droit de la trachée non loin de son entrée dans le thorax ; il est formé par la réunion des vaisseaux lymphatiques de la moitié droite de la tête et du cou, il reçoit également ceux du membre antérieur droit et d'une portion du thorax. Le tronc trachéal descend le long de la trachée vers la première côte et va se déverser dans la veine axillaire droite ; quelquefois il débouche directement dans la portion antérieure du canal thoracique.

B. *Vaisseaux lymphatiques de la tête.*

Les vaisseaux lymphatiques prennent leur origine les uns à la surface, les autres dans la profondeur des diverses parties du corps ; aussi peut-on les distinguer en vaisseaux superficiels et en vaisseaux profonds ; ils ont d'ailleurs entre eux de nombreuses connexions.

a. Les *vaisseaux lymphatiques superficiels* (*Vasa lymphatica superficialia*), qui naissent dans la peau et les muscles des lèvres, des joues, du nez, du front, etc., forment un réseau vasculaire sous-cutané qui s'anastomose avec les vaisseaux profonds. De ce réseau partent de grosses branches qui se dirigent vers le bord postérieur du maxillaire inférieur et aboutissent aux ganglions de l'auge (ganglions sous-maxillaires) ainsi qu'aux ganglions cervicaux supérieurs.

b. Les *vaisseaux lymphatiques profonds* (*V. lymph. profunda*) naissent dans les cavités nasales, dans la bouche et ses diverses parties, dans les yeux, le pharynx, le larynx et les glandes salivaires ; ils accompagnent ordinairement les veines qui partent de ces divers organes et gagnent soit les ganglions cervicaux supérieurs, soit les vaisseaux lymphatiques du cou.

C. *Vaisseaux lymphatiques du cou.*

c. Les *vaisseaux lymphatiques superficiels du cou* (*vasa lymphatica cervicalia superficialia*) naissent dans la peau et dans les muscles du cou ; ils se déversent les uns dans les lymphatiques profonds, les autres dans les ganglions axillaires.

b. Les *vaisseaux lymphatiques profonds du cou* (*V. lymphatica cervicalia profunda*) constituent d'assez grosses branches situées sur les côtés et en avant de la trachée ; ils viennent en partie des ganglions cervicaux supérieurs et des ganglions sous-maxillaires, en partie des glandes thyroïdes, de l'œsophage, de la trachée et des muscles profonds du cou, quelques-uns même du pharynx et du larynx. Ceux du côté gauche se rendent aux ganglions cervicaux inférieurs et au canal thoracique ; ceux du côté droit aux ganglions cervicaux et au tronc trachéal.

D. *Vaisseaux lymphatiques du thorax et des viscères thoraciques.*

On distingue ceux de la paroi thoracique externe et ceux de la paroi thoracique interne.

a. Les *vaisseaux lymphatiques de la paroi thoracique externe* (*V. lymph. thoracis externa*) naissent dans la peau et dans le muscle sous-cutané du thorax ; les uns accompagnent les veines de l'éperon et se dirigent en avant sous l'épaule vers les ganglions brachiaux supérieurs, les autres passent sur l'épaule et gagnent les ganglions axillaires. Ils reçoivent des vaisseaux des parois abdominales.

b. Les *vaisseaux lymphatiques de la paroi thoracique interne* (*V. lymph. thoracis interna*) appartiennent aux parois latérales et à la paroi inférieure. Ceux des parois latérales naissent dans la plèvre pariétale et dans les muscles intercostaux ; ils accompagnent les veines intercostales jusque vers le rachis, ils reçoivent des vaisseaux des muscles du dos et de la colonne vertébrale, traversent les ganglions situés sur les côtés du rachis et vont se déverser dans les ganglions lymphatiques du poumon. Les vaisseaux de la paroi inférieure accompagnent la veine thoracique interne avec laquelle ils commencent dans les parois abdominales ; ils reçoivent des vaisseaux du diaphragme, de la partie inférieure des muscles intercostaux et des sterno-costaux [triangulaire du sternum]. Ceux du côté gauche se déversent dans les ganglions médiastins antérieurs et dans le canal thoracique, ceux du côté droit dans les ganglions médiastins également et dans le tronc trachéal.

Les *vaisseaux lymphatiques des viscères thoraciques* viennent du *médiastin postérieur, du médiastin antérieur, du cœur* et des poumons.

a. Les *vaisseaux lymphatiques du médiastin postérieur* (*V. lymph. mediastini posteriora*) sont situés entre les lames de cette cloison et reçoivent des vaisseaux de l'œsophage et du médiastin postérieur ; ils s'anastomosent en arrière avec les vaisseaux du diaphragme, traversent les ganglions médiastins postérieurs et se terminent principalement dans les ganglions bronchiques.

b. Les *vaisseaux lymphatiques du médiastin antérieur* (*V. lymph. mediastini ante-riora*) cheminent entre les deux lames séreuses; ils naissent dans la première portion de la section thoracique de l'œsophage, dans la dernière portion de la trachée et dans le médiastin antérieur, ils ont des rapports intimes, en haut, avec les vaisseaux de la paroi thoracique interne, en bas, avec ceux du cœur et du péricarde; ils se déversent en partie dans le canal thoracique, en partie dans le tronc trachéal.

c. Les *vaisseaux lymphatiques du cœur* (*V. lymph. cordis*) naissent à la surface et dans les parois du cœur; les *vaisseaux superficiels* rampent sous l'enveloppe séreuse, se réunissent aux *vaisseaux profonds* et à ceux du péricarde et vont se perdre les uns dans les ganglions médiastins antérieurs, les autres dans les ganglions bronchiques.

d. Les *vaisseaux lymphatiques des poumons* (*V. lymph. pulmonum*) sont distingués aussi en superficiels et en profonds. Les *vaisseaux superficiels* forment un vaste réseau sous la plèvre viscérale; ils prennent leur origine dans cette séreuse et dans le tissu cellulaire sous-jacent, puis ils constituent d'assez grosses branches qui vont se jeter dans les ganglions bronchiques et dans les ganglions médias-tins antérieurs. Les *vaisseaux profonds* naissent dans la substance même des poumons, suivent les ramifications bronchiques jusqu'au hile de chacun des lobes, près de la bifurcation de la trachée, et se réunissent aux vaisseaux super-ficiels pour gagner les ganglions bronchiques et de là le canal thoracique.

E. *Vaisseaux lymphatiques de l'abdomen et des viscères abdominaux.*

Nous distinguerons les *vaisseaux superficiels* et les *vaisseaux profonds* de la paroi abdominale.

a. Les *vaisseaux lymphatiques superficiels de la paroi abdominale* (*vasa lymph. abdominis externa*) naissent dans le muscle peaucier de l'abdomen et dans la peau; ils se dirigent les uns en avant, vers les vaisseaux de la paroi thoracique et les ganglions axillaires, les autres en arrière, vers les ganglions du pubis et ceux du pli de l'aine.

b. Les *vaisseaux lymphatiques profonds de la paroi abdominale* (*vasa lymph. abdo-minis interna*) ont leur origine dans les muscles du ventre et dans le péritoine; ils vont se déverser, en haut, dans les ganglions lombaires et iliaques externes, en bas, dans les ganglions de l'aine, en avant, dans les vaisseaux lymphatiques pro-fonds de la paroi thoracique.

Les *vaisseaux lymphatiques des viscères abdominaux* appartiennent aux organes génitaux, aux organes urinaires, au foie, à la rate, au pancréas, à l'estomac, à l'épiploon et au canal intestinal.

a. Les *vaisseaux lymphatiques des organes génitaux* (*V. lymph. genitalium*) vien-nent des *organes externes* et des *organes internes.*

aa. *Ceux des organes génitaux externes* naissent, chez le *mâle,* dans le fourreau et le scrotum, chez la *femelle,* dans les mamelles, les lèvres de la vulve et le clitoris; ils se rendent aux ganglions inguinaux et aux ganglions du pubis.

bb. *Ceux des organes génitaux internes* naissent, chez le *mâle,* dans les testicules, dans le cordon et la tunique vaginale; ils accompagnent les artères spermati-ques internes et se rendent aux ganglions lombaires. Quelques-uns viennent de la prostate, des glandes de Cowper et des vésicules séminales; ils gagnent les ganglions pelviens et iliaques internes. Ceux du pénis vont soit aux ganglions pelviens, soit aux ganglions inguinaux. Chez la *femelle*, les vaisseaux lymphatiques émanent des ovaires, des trompes utérines, du vagin et de l'utérus; ils se rendent aux ganglions lombaires et pelviens.

b. Vaisseaux lymphatiques des organes urinaires (*V. lymph. organorum uropoeticorum*). Ceux de la vessie et des uretères se rendent aux ganglions lombaires et pelviens; ceux des reins, superficiels et profonds, se réunissent au hile de l'organe et se déversent dans les ganglions qui s'y trouvent; ceux des capsules surrénales et des capsules rénales se réunissent aux précédents.

c. Les vaisseaux lymphatiques du foie (*V. lymph. hepatis*) sont très-nombreux; ils naissent tant à la surface que dans le parenchyme de l'organe. Les vaisseaux *superficiels* rampent sur les deux faces entre l'enveloppe séreuse et la substance propre où ils forment une sorte de réseau; ceux de la face antérieure suivent le ligament falciforme et les ligaments latéraux pour se réunir aux vaisseaux du diaphragme; ceux de la face postérieure forment plusieurs branches, les unes aboutissent aux ganglions situés près de la porte du foie et se réunissent aux vaisseaux profonds, les autres suivent la portion gastro-hépatique de l'épiploon et se rendent aux ganglions gastriques. Les vaisseaux *profonds* présentent de nombreuses anastomoses entre eux dans le parenchyme du foie et avec le réseau superficiel; ils suivent les branches de la veine porte et convergent vers la porte du foie. Là ils reçoivent encore beaucoup de vaisseaux superficiels, puis, après avoir traversé les ganglions hépatiques, ils se réunissent en un tronc commun assez volumineux, double quelquefois, qui accompagne l'artère hépatique et va former avec le tronc splénique et le tronc gastrique un tronc unique, le *tronc cœliaque* (*truncus cœliacus*).

d. Les vaisseaux lymphatiques de la rate (*V. lymph. lienalis*) sont nombreux également et naissent soit à la surface, soit dans le parenchyme de l'organe. Les vaisseaux superficiels, qui ont de nombreuses anastomoses avec les vaisseaux profonds, forment de chaque côté de la rate au-dessous de sa tunique séreuse un vaste réseau et convergent vers la scissure de l'organe; là ils traversent les ganglions spléniques, puis ils suivent la portion gastro-splénique de l'épiploon, gagnent l'extrémité gauche de l'estomac et se réunissent aux lymphatiques de ce viscère. Quelques-uns cependant se rendent au tronc unique formé par les vaisseaux profonds et situé à la base de la rate, lequel traverse le ligament suspenseur et se porte en haut vers le tronc cœliaque.

e. Les vaisseaux lymphatiques du pancréas (*V. lymph. pancreatis*) naissent dans la substance de cette glande et s'unissent bientôt à ceux du foie, de la rate et de l'estomac.

f. Les vaisseaux lymphatiques de l'estomac (*V. lymph. ventriculi*), également très-nombreux, forment des réseaux superficiels entre la séreuse et la musculeuse et des réseaux plus profonds entre cette tunique et la muqueuse; ils s'anastomosent fréquemment et forment plusieurs rameaux principaux. Les uns se dirigent vers la grande courbure de l'estomac, se continuent entre les lames de l'épiploon et gagnent les ganglions spléniques; d'autres convergent vers la petite courbure, traversent les ganglions qui s'y trouvent et vont se réunir aux vaisseaux du foie; d'autres enfin se dirigent vers l'extrémité gauche du viscère, reçoivent des vaisseaux de la rate et vont, par une branche, unique d'ordinaire, rejoindre le tronc cœliaque.

g. Les *vaisseaux lymphatiques de l'épiploon* (*V. lymph. omenti*) naissent dans cette expansion séreuse, se réunissent à ceux de l'estomac et gagnent les uns les ganglions spléniques, les autres les vaisseaux principaux du foie.

h. Les *vaisseaux lymphatiques du tube intestinal* (*V. lymph. intestinorum*) sont plus particulièrement connus sous le nom de *vaisseaux chylifères* ou *veines lactées* (*vasa chylifera s. lactea*) : on distingue ceux de l'intestin grêle, ceux du cœcum et du côlon, ceux du rectum.

aa. Les *vaisseaux lymphatiques de l'intestin grêle* naissent dans les parois de ce viscère les uns superficiellement, les autres profondément, et forment de vastes réseaux dont les branches convergent vers le bord concave des anses intestinales ; de là ils montent entre les lames du mésentère, soit isolément, soit près des vaisseaux sanguins, pour arriver aux ganglions de l'intestin grêle ; ils en sortent par deux ou trois fortes branches qui suivent l'artère grande mésentérique et vont se jeter en même temps que la branche principale cœco-colique dans la citerne sous-lombaire.

bb. Les *vaisseaux lymphatiques du cœcum et du côlon* naissent, comme ceux de l'intestin grêle, les uns superficiellement, les autres profondément ; ils forment également de nombreux réseaux d'où partent des branches qui accompagnent les vaisseaux sanguins principaux, traversent des ganglions sur leur passage et vont se réunir tout près de l'artère grande mésentérique pour se déverser avec la branche unique de l'intestin grêle dans la citerne de Pecquet.

cc. Les *vaisseaux lymphatiques du rectum* prennent leur origine dans les parois de cette portion d'intestin où ils forment un réseau ; ils traversent des ganglions lymphatiques plus ou moins rapprochés du rectum entre les lames du petit mésentère, puis les uns vont rejoindre les chylifères de l'intestin grêle et les autres se jettent directement dans la citerne sous-lombaire. Les vaisseaux lymphatiques de la portion pelvienne du rectum se réunissent à ceux des organes génitaux internes et se déversent soit dans les ganglions pelviens, soit dans les ganglions iliaques internes.

F. *Vaisseaux lymphatiques des membres antérieurs.*

Les vaisseaux lymphatiques des membres antérieurs se distinguent, comme la plupart des autres, en superficiels et en profonds.

a. Les *vaisseaux superficiels* naissent dans la peau et dans le tissu cellulaire sous-cutané, à la face interne comme à la face externe du membre ; ils accompagnent souvent les veines superficielles et les veines sous-cutanées. Ceux de la face externe suivent la veine plantaire externe, passent en dehors du genou, montent sur la face antérieure de l'avant-bras et arrivent à la paroi externe de l'épaule ; les uns se réunissent aux rameaux superficiels de la face thoracique, les autres gagnent les ganglions axillaires. Ceux de la face interne accompagnent la veine plantaire interne et la veine sous-cutanée interne (céphalique) pour se rendre soit aux ganglions brachiaux inférieurs, soit aux ganglions axillaires et aux ganglions céphaliques inférieurs.

b. Les *vaisseaux profonds* prennent naissance dans les parties charnues du pied, dans les muscles des régions métatarsienne, tibiale, humérale et dans ceux de l'épaule ; ils sont moins nombreux, ils accompagnent les vaisseaux sanguins profonds et vont se déverser dans les ganglions brachiaux inférieurs et supérieurs. De ces derniers émanent quelques branches assez fortes qui se rendent aux ganglions céphaliques inférieurs et s'anastomosent avec les vaisseaux superficiels de la paroi thoracique. Les vaisseaux lymphatiques du membre antérieur gauche portent leur contenu dans le canal thoracique, ceux du membre droit dans le tronc trachéal droit.

G. *Vaisseaux lymphatiques des membres postérieurs.*

Les vaisseaux lymphatiques des membres postérieurs sont également ou superficiels ou profonds.

a. Les *vaisseaux superficiels* sont très-nombreux et naissent en tous points dans la peau et dans le tissu cellulaire sous-cutané. Sur la face externe du membre, ils accompagnent la veine plantaire externe et la saphène externe ; ils forment de nombreux réseaux sous la peau et vont se déverser soit dans les ganglions poplités, soit, plus haut, dans les ganglions du pubis. Ceux de la face interne sont encore plus nombreux, ils accompagnent la veine plantaire interne et la saphène interne, forment des réseaux qui se relient aux précédents et se rendent aux ganglions du pubis ou à ceux du pli du grasset.

b. Les *vaisseaux profonds* sont moins nombreux, ils naissent dans les masses musculaires et suivent les veines profondes ; ils se rendent aux ganglions poplités et aux ganglions inguinaux profonds ; quelques-uns de la cuisse et des fesses vont aux ganglions pelviens.

II. GANGLIONS LYMPHATIQUES (*Glandulæ lymphaticæ*).

Les principaux groupes de ganglions lymphatiques sont les suivants :

A. *Ganglions lymphatiques de la tête.*

a. Les *ganglions sous-maxillaires* (*glandulæ sub-maxillares*) sont placés dans l'auge entre le peaucier de la face et le muscle ptérygo-maxillaire ; on les distingue en droits et en gauches ; ils reçoivent les vaisseaux lymphatiques superficiels de la tête et même quelques vaisseaux profonds.

B. *Ganglions lymphatiques du cou.*

a. Les *ganglions cervicaux supérieurs* (*Gl. cervicales superiores*, *G. trachéliens supérieurs* de Gurlt) forment plusieurs petits groupes situés en dedans des parotides, au-dessus et à côté du pharynx et du larynx, au-dessous de l'atlas ; ils reçoivent les vaisseaux profonds de la tête et une partie des vaisseaux efférents des ganglions sous-maxillaires.

b. Les *ganglions cervicaux inférieurs* (*Gl. cervicales inferiores*, *G. trachéliens inférieurs* de Gurlt) se trouvent à la face antérieure de la trachée près de l'entrée du thorax ; ils sont très-nombreux et ils reçoivent les vaisseaux lymphatiques profonds du cou, des rameaux des ganglions cervicaux supérieurs et des ganglions axillaires. Leurs vaisseaux efférents se rendent au canal thoracique du côté gauche et au tronc trachéal du côté droit.

C. *Ganglions lymphatiques du thorax.*

a. Les *ganglions du médiastin antérieur* (*Gl. mediastini anteriores*) se trouvent entre les lames du médiastin antérieur au-dessous et à côté de la veine cave antérieure ; ils reçoivent des vaisseaux de l'œsophage, de la trachée, du péricarde, du cœur, des grands vaisseaux, de la paroi thoracique et du médiastin antérieur.

b. Les *ganglions du médiastin postérieur* (*Gl. mediastini posteriores*) sont situés entre les lames du médiastin postérieur, derrière la base du cœur, au-dessous de la courbure de l'aorte et sur les côtés de l'œsophage ; ils reçoivent des vaisseaux de l'œsophage, du médiastin postérieur et du diaphragme.

c. Les *ganglions bronchiques* ou *pulmonaires* (*Gl. bronchiales*), assez volumineux, sont logés dans l'angle de bifurcation de la trachée ; ils reçoivent les vaisseaux lymphatiques des poumons, les vaisseaux efférents des ganglions médiastins postérieurs, des vaisseaux de la paroi thoracique, du cœur et du péricarde.

Différences. — Chez les *ruminants*, il y a un ganglion spécial assez grand et allongé entre les lames du médiastin, au-dessus de l'œsophage (1).

D. *Ganglions lymphatiques de l'abdomen.*

a. Les *ganglions lymphatiques du foie* (*Gl. hepatis*) sont situés près de la porte du foie et reçoivent la majeure partie des vaisseaux lymphatiques du foie avec quelques-uns du pancréas.

b. Les *ganglions lymphatiques de la rate* ou *ganglions spléniques* (*Gl. lienales*) sont de nombreuses petites glandes disséminées dans la scissure de l'organe ; ils reçoivent les vaisseaux lymphatiques de la rate avec une partie de ceux de l'estomac, du foie et du pancréas.

c. Les *ganglions lymphatiques de l'estomac* (*Gl. gastricæ*), également petits, se trouvent près de la petite courbure ; ils reçoivent une partie des vaisseaux lymphatiques de l'estomac et du pancréas.

d. Les *ganglions lymphatiques du canal intestinal* sont plus généralement connus sous le nom de *ganglions mésentériques* (*glandulæ mesentericæ*) ; on les distingue en ganglions de l'intestin grêle, ganglions du cœcum et du côlon, ganglions du rectum.

aa. Les *ganglions de l'intestin grêle* forment plusieurs groupes logés entre les lames du mésentère tout près de sa racine, à côté du tronc de la grande mésentérique ; ils reçoivent les vaisseaux chylifères de l'intestin grêle.

bb. Les *ganglions du cœcum et du côlon* sont disséminés à la face externe des parois intestinales le long des insertions du mésentère ; ils sont traversés par les vaisseaux lymphatiques de ces deux portions d'intestins.

a. Les *ganglions du rectum* sont également disséminés, les uns près du bord concave des anses intestinales, d'autres entre les lames du mésentère, d'autres près du tronc de la petite mésentérique ; ils reçoivent les vaisseaux lymphati-

---

(1) Ce ganglion prend quelquefois des dimensions telles qu'il peut gêner par son poids le travail de la rumination surtout quand l'animal est debout ; il empêche le bol alimentaire de remonter par l'œsophage et devient aussi une cause d'indigestion fréquente et périodique.

ques du rectum (portion abdominale et pelvienne); leurs canaux efférents vont se réunir aux vaisseaux de l'intestin grêle ou bien s'ouvrir directement dans la citerne sous-lombaire.

Différences. — Chez les *ruminants* et le *porc*, les ganglions mésentériques, plus grands en proportion, se trouvent les uns dans le mésentère, les autres au milieu des courbures du côlon.

Chez les *carnassiers*, on trouve, outre quelques petits ganglions situés près du gros intestin, un ganglion plus volumineux situé près de l'artère iléale, branche de la grande mésentérique.

e. Les *ganglions sous-lombaires* (*Gl. lumbales*) sont de petites glandes disséminées près de la paroi supérieure de l'abdomen entre les reins et l'entrée du bassin; ils reçoivent une partie des vaisseaux lymphatiques des organes urinaires et des organes génitaux internes, les canaux efférents des ganglions inguinaux profonds et des ganglions iliaques internes, enfin les vaisseaux lymphatiques des parties environnantes.

f. Les *ganglions iliaques internes* (*Gl. iliacæ internæ*) sont à l'origine de l'artère iliaque, dans l'angle formé par elle et la circonflexe de l'ilium; ils reçoivent des vaisseaux des organes génitaux internes et de la portion pelvienne du rectum; leurs vaisseaux efférents les réunissent aux ganglions sous lombaires.

g. Les *ganglions iliaques externes* (*Gl. iliacæ externæ*) se trouvent en dedans et près de l'angle externe de l'ilium, ils reçoivent les vaisseaux profonds de la paroi abdominale et les vaisseaux efférents des ganglions inguinaux superficiels.

h. Les *ganglions pelviens* (*Gl. hypogastricæ*) sont situés en arrière des deux artères pelviennes près de la face inférieure du sacrum; ils reçoivent des vaisseaux des organes génitaux internes, des organes urinaires, de la portion postérieure du rectum, des cuisses et des fesses.

E. *Ganglions lymphatiques des membres antérieurs.*

a. Les *ganglions brachiaux inférieurs* (*Gl. brachiales inferiores*), situés à la face interne de l'humérus, un peu au-dessus de l'articulation du coude, reçoivent une partie des vaisseaux lymphatiques profonds des membres antérieurs; ils sont réunis par leurs canaux efférents avec les ganglions brachiaux antérieurs.

b. Les *ganglions brachiaux supérieurs* (*Gl. brachiales superiores*) sont également à la face interne de l'humérus, un peu au-dessous de l'articulation scapulo-humérale; ils reçoivent des vaisseaux lymphatiques profonds des membres antérieurs, les vaisseaux efférents des ganglions brachiaux inférieurs et une partie des vaisseaux lymphatiques superficiels de la paroi thoracique.

c. Les *ganglions axillaires* (*Gl. axillares*) sont situés en avant de l'angle de l'épaule sous le muscle mastoïdo-huméral; ils recouvrent une partie des vaisseaux lymphatiques superficiels du cou, des membres antérieurs et de la paroi thoracique.

F. *Ganglions lymphatiques des membres postérieurs.*

a. Les *ganglions poplités* (*Gl. poplitæ*) sont logés au-dessus de la gorge intercondylienne du fémur entre les têtes du bifémoro-calcanéen et les muscles sacro-ischio-tibiaux ; ils recouvrent une partie des vaisseaux lymphatiques superficiels et profonds des membres postérieurs.

b. Les *ganglions du pli du grasset* (*Gl. plicæ genu*) sont situés entre le pli du muscle peaucier de l'abdomen et du muscle ilio-rotulien externe ; ils reçoivent une partie des vaisseaux lymphatiques superficiels de la paroi abdominale et des membres postérieurs.

c. Les *ganglions du pubis* (*Gl. pubis*) se trouvent, chez le mâle, à la paroi inférieure du ventre, au-dessus du fourreau et du scrotum, chez la femelle, au-dessus des mamelles ; ils reçoivent les vaisseaux lymphatiques des organes génitaux externes, les vaisseaux superficiels de la face interne des membres postérieurs, une partie des lymphatiques superficiels de la paroi abdominale.

Différences. — Chez les *bêtes bovines*, on trouve à la face postérieure de chaque mamelle un ganglion lympathique assez gros, d'une couleur brun-rouge d'ordinaire.

d. Les *ganglions inguinaux profonds* (*Gl. inguinales*) sont situés près de l'artère crurale entre le muscle ilio-rotulien interne et le pubio-fémoral ; ils reçoivent une partie des vaisseaux lymphatiques du pénis et les vaisseaux lymphatiques profonds des membres postérieurs.

NÉVROLOGIE (*Nevrologia*).

Le *système nerveux* (*systema nervorum*) se subdivise en *système de la vie animale* et *système de la vie végétative*. Il se compose, comme nous l'avons dit à propos de l'anatomie générale du tissu nerveux, d'une partie centrale et d'une partie périphérique.

I. Système nerveux de la vie animale.

A. Partie centrale.

1. L'encéphale (*Encephalum*).

L'encéphale forme avec la moelle épinière l'organe central du système nerveux de la vie animale ; il est entouré d'enveloppes et logé dans le crâne. L'encéphale du cheval pèse de 540 à 600 grammes ; il est formé de diverses parties, qui sont : le *cerveau*, le *cervelet*, la *protubérance annulaire* et la *moelle allongée*.

1. Enveloppes de l'encéphale (*Membranæ encephali*).

Les *enveloppes de l'encéphale*, au nombre de trois, sont, de dehors en dedans : la *dure-mère*, l'*arachnoïde* et la *pie-mère*.

On les désigne encore sous le nom de *méninges* : l'*externe* est dite *fibreuse* ; la *moyenne*, *séreuse* et la *profonde*, *vasculaire*.

a. Dure-mère (Dura mater s. Meninx fibrosa).

La dure-mère est une membrane fibreuse blanche qui forme l'enveloppe externe de l'encéphale. Sa face externe est rugueuse et intimement unie au périoste des os du crâne (1) ; sa face interne est tapissée par le feuillet externe de l'arachnoïde. Elle est perforée par les vaisseaux et les nerfs qui entrent dans le crâne et qui en sortent. Au voisinage du trou occipital, elle s'isole du périoste, de sorte qu'il reste autour d'elle un espace vide dans le canal rachidien.

La dure-mère envoie dans la cavité crânienne des prolongements ou cloisons incomplètes, dont les principaux sont la *faux du cerveau* et la *tente du cervelet*.

La *faux du cerveau* ou *prolongement falciforme (processus falciformis s. falx cerebri)* est une cloison longitudinale située en plan médian entre les deux hémisphères du cerveau ; elle s'étend de la partie antérieure à la partie postérieure de la cavité crânienne, depuis l'ethmoïde jusqu'à l'os falciforme. Son bord antérieur, convexe, se fixe à l'apophyse crista-galli, à la crête falciforme des frontaux et des pariétaux et à la crête de l'os falciforme ; en arrière et en haut, elle se divise en deux lames qui se confondent de chaque côté avec la tente du cervelet. Son bord postérieur est concave, libre, tranchant et se trouve en rapport avec la face antérieure du corps calleux.

La *tente du cervelet (tentorium cerebelli)* s'étend transversalement à la partie supérieure de la cavité crânienne et sépare le cerveau du cervelet ; elle laisse inférieurement une ouverture pour les parties intermédiaires entre eux. Par son bord antérieur, la tente du cervelet s'insère sur les bords des apophyses de l'os falciforme, par ses côtés sur les crêtes des rochers. Le bord postérieur est concave, libre et situé entre le cerveau et le cervelet.

La dure-mère limite en différents points entre elle et le périoste des espaces allongés qui sont traversés par des bandes fibreuses et qui reçoivent le sang des veines de l'encéphale ; ce sont les *sinus de la dure-mère (sinus duræ matris)*, de véritables *canaux veineux*.

Le *sinus longitudinal (sinus longitudinalis)* occupe le bord convexe de la faux du cerveau ; il est impair, c'est le plus grand de tous ; il reçoit les veines des faces antérieure et interne des deux hémisphères du cerveau, celles du corps calleux, puis la grande *veine cérébrale (vena magna Galeni)* qui naît dans le réseau vasculaire du cerveau. En haut, le sinus longitudinal s'ouvre dans les *sinus transverses (sinus transversi)* ; ceux-ci, distingués en droit et en gauche, sont logés dans la tente du cervelet ; ils reçoivent, outre le sang du sinus précédent, celui des veines du cerveau et du cervelet ; ils forment de chaque côté la veine cérébrale supérieure qui sort du crâne par le conduit temporal et se déverse dans la *veine temporale*.

Les *sinus caverneux (sinus cavernosi)* sont également distingués en *droit* et en *gauche* ; ils se trouvent sur les côtés du corps du sphénoïde et au-dessus des trous jugulaires, entourant la glande pituitaire. Ils reçoivent du sang de ce petit organe et de la base du cerveau et se déversent en partie dans la veine cérébrale inférieure, en partie dans les sinus occipitaux ; ils sont traversés par les artères carotides internes et par les nerfs de la sixième paire.

(1) [On peut dire plutôt que la dure-mère sert à la fois de périoste interne aux os du crâne et d'enveloppe à l'encéphale.]

Les *sinus occipitaux* (*sinus occipitales*) sont situés à *droite* et à *gauche* sur les côtés de l'apophyse basilaire de l'occipital et s'étendent du trou jugulaire au grand trou occipital. Ils reçoivent les veines du pont de Varole, du cervelet et de la moelle allongée ; ils se réunissent en bas aux sinus caverneux et en haut aux sinus vertébraux ; ils fournissent les veines occipitales, qui pénètrent dans le canal vertébral, et les veines méningées inférieures, qui traversent les orifices de l'occipital et se jettent dans les veines cérébrales inférieures.

b. *Arachnoïde* (*Arachnoidea s. Meninx serosa*).

L'arachnoïde est une membrane séreuse fine et mince comprise entre la dure-mère et la pie-mère, composée de deux feuillets, l'un *externe*, l'autre *interne*. Le feuillet *externe* ou *pariétal* (*arachnoidea parietalis s. meningea*) adhère à la face interne de la dure-mère ; d'après Luschka, il n'est pas formé seulement d'épithélium, mais bien encore, comme les autres séreuses, d'une couche fibreuse ; sa face interne est libre et lisse. Le feuillet *interne* ou *viscéral* (*arachnoidea visceralis s. cerebralis*) enveloppe le cerveau ; sa face externe est libre et lisse, sa face interne adhère à la pie-mère, soit d'une manière très-intime, soit d'une manière plus lâche ; il en résulte que le feuillet s'enlève facilement dans certains points, difficilement dans d'autres. Il y a même des points où il n'adhère pas du tout à la pie-mère et où ses deux faces sont libres ; l'arachnoïde diffère en cela des autres séreuses. Entre les deux feuillets se trouve un liquide séreux qui les lubrifie.

Le feuillet externe présente près de la faux du cerveau, et le feuillet interne sur la face antérieure du cerveau, de petits corpuscules blanchâtres, connus sous le nom de *glandes de Pacchioni*, qui sont, d'après Luschka, non pas des glandes, mais des prolongements villeux du tissu de l'arachnoïde (villosités arachnoïdiennes).

c. *Pie-mère* (*Pia mater s. Meninx vasculosa*).

La *pie-mère*, encore appelée *méninge vasculeuse*, est une membrane ténue, formée de fibres du tissu conjonctif et de vaisseaux capillaires entrelacés ; elle enveloppe immédiatement l'encéphale, s'enfonce dans les anfractuosités, les dépressions et les trous et pénètre même dans les ventricules. Sa face externe est tantôt plus ou moins intimement liée à l'arachnoïde, tantôt libre. Sa face interne adhère légèrement à la substance de l'encéphale. Comme les deux enveloppes précédentes, elle se continue par le trou occipital avec celle de la moelle épinière.

2. *Cerveau* (*Cerebrum*).

Le cerveau représente la plus grande partie de l'encéphale, car il s'étend depuis la tente du cervelet jusqu'à l'ethmoïde, et se trouve logé dans la partie inférieure, la plus vaste, du crâne. De forme allongée, il se trouve divisé sur la ligne médiane et du côté de sa face antérieure par une *scissure longitudinale* (*fissura longitudinalis*) en deux moitiés symétriques que l'on désigne sous le nom d'*hémisphères du cerveau* (*hemisphæria cerebri*) (*fig* 208 *aa'*). Chaque hémisphère est divisé à son tour en deux portions par une fente peu profonde, appelée *scissure de Sylvius* (*fossa Sylvii*), apparente surtout à la face inférieure du cerveau.

L'une de ces portions est le *lobe supérieur* ou *postérieur* (*lobus superior*), l'autre le *lobe inférieur* ou *antérieur* (*lobus inferior*). Chaque lobe est arrondi à son extrémité libre ; celle du lobe supérieur repose sur la tente du cervelet, celle de l'inférieur sur l'ethmoïde et la voûte orbitaire.

On distingue à chaque hémisphère trois *faces*, une *interne*, une *antérieure* et une *postérieure*.

a. La *face interne* est longue, plane, plus large en bas qu'au milieu où elle est limitée par le corps calleux ; elle répond à la faux du cerveau et à l'hémisphère du côté opposé ; en avant, elle se continue avec la face antérieure, en arrière avec le corps calleux qui réunit les deux hémisphères.

Le *corps calleux* (*trabs cerebri s. corpus callosum*) (*fig. 208 b*), situé au fond de la scissure interhémisphérique, est formé surtout de substance blanche. Il présente d'une manière évidente des fibres longitudinales et des fibres transver-

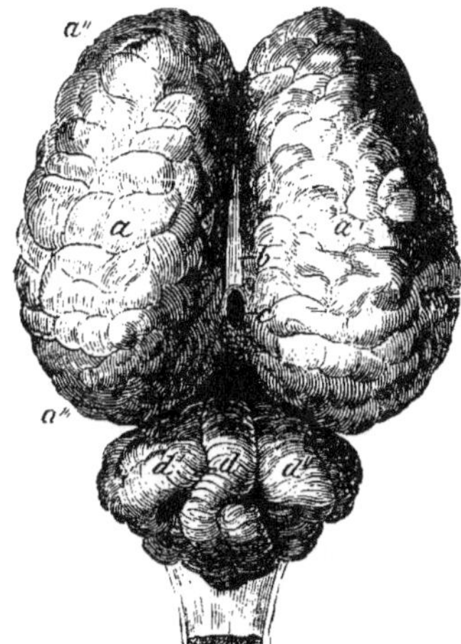

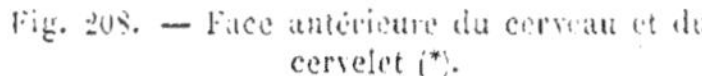

Fig. 208. — Face antérieure du cerveau et du cervelet (*).

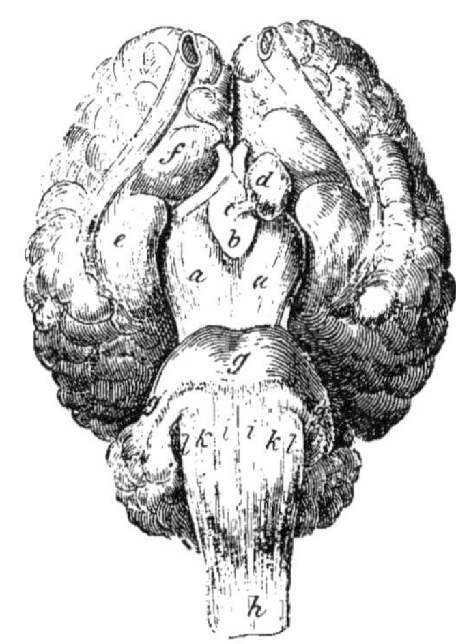

Fig. 209. — Base du cerveau, de la protubérance et de la moelle allongée (**).

sales qui se continuent avec celles de la substance blanche des deux hémisphères. On lui décrit une face antérieure et une postérieure, une extrémité supérieure et une inférieure.

La *face antérieure*, tournée vers le bord libre de la faux du cerveau, est libre et présente un sillon longitudinal connu sous le nom de raphé médian ; la *face postérieure* appartient aux ventricules latéraux et supporte la cloison transparente.

L'extrémité supérieure se réfléchit en arrière et va se perdre dans le ventricule supérieur et dans les cornes d'Ammon ; elle prend le nom de *bourrelet du*

(*) *a.* Hémisphère gauche du cerveau. — *a'.* Hémisphère droit du cerveau. — *a".* Lobe inférieur du cerveau. — *a"'.* Lobe supérieur du cerveau. — *b.* Corps calleux du cerveau. — *c.* Point où la grande veine cérébrale sort de l'organe. — *dd'd'.* Cervelet. — *d.* Lobe médian (*vermis*). — *d'.* Lobe gauche. — *a".* Lobe droit.

(**) *aa.* Pédoncules cérébraux. — *b.* Tubercule mamillaire. — *c.* Infundibulum [ou tige pituitaire]. — *d.* Glande pituitaire. — *e.* Éminences mamillaires. — *f.* Tubercules cendrés. — *g.* Protubérance annulaire. — *g, g'.* Pédoncules cérébelleux. — *h.* Moelle allongée. — *i.* Corps pyramidaux. — *k.* Corps olivaires — *l.* Corps restiformes.

corps calleux. L'extrémité inférieure se replie également en arrière et se continue dans les piliers inférieurs du trigone ; elle s'appelle le *genou du corps calleux* (*genu corporis callosi*).

b. La *face antérieure* du cerveau est beaucoup plus étendue que l'interne, elle est convexe et moulée sur la face antérieure et latérale du crâne. Comme la face interne de la boîte osseuse, elle offre à considérer des dépressions et des saillies, des anfractuosités (*sulci*) plus ou moins profondes et des circonvolutions (*gyri*) de différentes formes ; celles-ci sont constituées par de la substance gris-rougeâtre en dehors et de la substance blanche en dedans.

c. La *face postérieure* ou la base des hémisphères du cerveau repose sur la base du crâne et offre à considérer diverses parties.

aa. Les *pédoncules cérébraux* (*crura s. pedunculi cerebri*) (*fig*. 209 *aa*) sont deux corps arrondis, forts et allongés qui commencent par une masse unique dans la moelle allongée, passent en avant de la protubérance annulaire et se séparent pour pénétrer, l'un à droite, l'autre à gauche, dans la partie moyenne des deux hémisphères où ils se perdent. Leur face supérieure forme la base du ventricule moyen ; leur face inférieure présente l'origine de la troisième paire des nerfs encéphaliques. Les pédoncules cérébraux sont formés extérieurement de substance blanche et profondément de substance gris rougeâtre. Ils relient le cerveau à la protubérance annulaire et à la moelle allongée.

bb. Le *tubercule mamillaire* (*globulus medullaris s. corpus mammillare*) (*fig*. 209 *b*) est un petit corps demi-sphérique, de couleur blanche, situé entre les pédoncules cérébraux et le chiasma des nerfs optiques et en rapport avec l'infundibulum.

cc. L'*hypophyse* ou la *glande pituitaire* (*hypophysis cerebri s. glandula pituitaria cerebri*) (*fig*. 209 *d*) est un petit tubercule brun rougeâtre, aplati, presque circulaire, qui se trouve logé dans la selle turcique entre le périoste et la dure-mère. Elle offre à considérer un lobe antérieur et un postérieur. D'après Ecker, le lobe antérieur est composé d'un tissu conjonctif entremêlé de nombreux vaisseaux et renferme entre les mailles de ce réseau de petites vésicules arrondies ou ovales, tout à fait closes, formées d'une membrane amorphe et remplies d'un plasma riche en granulations. Le lobe postérieur ne présente pas cette structure glandulaire ; il est constitué par une masse granuleuse avec des vaisseaux capillaires et de fines fibres variqueuses qui se perdent dans l'infundibulum.

dd. L'*infundibulum* [ou tige pituitaire] (*infundibulum*) (*fig*. 209 *c*) est un canal formé de substance médullaire qui met la glande pituitaire en communication avec le troisième ventricule et, par l'intermédiaire de celui-ci, avec l'aqueduc de Sylvius.

ee. Les *éminences mamillaires* (*colliculi triangulares s. processus mammillares*) (*fig*. 209 *e*) sont des corps pyriformes qui font saillie sur les côtés des pédoncules cérébraux ; leur face postérieure est convexe et libre, leur face antérieure est concave et répond au cul-de-sac de la corne postérieure des ventricules latéraux.

ff. Les *tubercules cendrés* (*tubera cinerea*) (*fig*. 209 *f*), situés au-dessous des éminences mamillaires, entre les bulbes olfactifs et les bandelettes optiques, sont légèrement convexes et dépendent des corps striés.

On trouve enfin à la base du cerveau les origines des nerfs encéphaliques de la première, de la seconde et de la troisième paire.

Si l'on fait une coupe transversale des hémisphères au niveau du corps calleux, on obtient le *centre ovale* (*centrum ovale*), présentant en son milieu une large surface blanche ; mais si l'on fait la coupe un peu au-dessous, on pénètre dans les *ventricules latéraux* à droite et à gauche.

Chaque ventricule latéral présente une paroi externe, une interne, une antérieure et une postérieure, qui toutes sont tapissées par une membrane ténue et lisse sans structure spéciale, la membrane ventriculaire ou *l'épendyme* (*ependyma ventriculosum*).

a. La *paroi externe*, très-étroite, est formée par la portion latérale des hémisphères.

b. La *paroi interne* est formée par la *cloison transparente* ou *septum lucidum* (*septum pellucidum*) (fig. 210 *a*), par le trigone cérébral et par le corps calleux. Située verticalement entre les deux ventricules, elle est formée de deux lames de substance blanche laissant entre elles un petit espace vide qu'on a nommé le *ventricule de la cloison* (*ventriculus septi pellucidi*) [ou cinquième ventricule]. En avant, le *septum lucidum* est relié au corps calleux ; en arrière, il répond au trigone.

c. La *paroi antérieure* ou la *voûte* (*tegmentum*) est formée par le corps calleux et le centre ovale.

d. La *paroi postérieure* ou le *plancher* (*pavimentum*) est formée par la partie postérieure des hémisphères et par le trigone. Elle présente à examiner les détails suivants :

aa. Le *trigone* (*fornix*) (fig. 210 *cc d*) est un corps aplati et allongé, large en haut, étroit en bas, situé entre les deux hémisphères du cerveau, au-dessous du corps calleux et du *septum lucidum*. Sa *face antérieure* est convexe, libre sur les côtés, confondue sur la ligne médiane avec la cloison transparente ; sa *face postérieure* recouvre le plexus choroïde médian, les couches optiques, les éminences ovalaires et la glande pinéale ; elle forme avec les couches optiques de chaque côté le *trou de Monro* (*foramen Monroi*) par lequel les plexus latéraux vont se relier au plexus médian.

Le trigone a deux *piliers inférieurs* et deux piliers supérieurs. Les *piliers inférieurs* (*crura fornicis inferiora*) sont deux bandelettes blanches, étroites et allongées, situées entre les corps striés ; ils se confondent en bas avec le corps calleux, en haut et en arrière avec le tubercule mamillaire. Ils sont réunis par des fibres médullaires transversales qui constituent la commissure inférieure du cerveau (*commissura cerebri inferior*).

Les *piliers supérieurs* ou *cornes d'Ammon* ou *pieds d'hippocampe* (*crura fornicis superiora s. cornua Ammonis s. pedes hippocampi majores*) (fig. 210 *cc*), plus longs et plus larges que les précédents, forment une voûte ; ils se réfléchissent en haut et se prolongent en divergeant dans les cornes supérieures des ventricules dont ils concourent à former le plancher (1). Ils présentent en arrière, dans le point où ils se confondent avec le corps calleux, une surface triangulaire striée de blanc qu'on appelle la *lyre* (*psalterium s. lyra*). Le bord externe de chaque pilier postérieur est libre, constitué par une sorte d'ourlet ou de bandelette blanche concave et limité par un léger sillon ; on l'appelle la *bandelette* ou le

(1) [Ce ne sont que les parties réfléchies des piliers supérieurs du trigone que nous appelons cornes d'Ammon ou pieds d'hippocampe.]

tænia de l'hippocampe (fimbria s. tænia), [corps bordé ou corps frangé]. Les cornes d'Ammon recouvrent le plexus choroïde moyen.

bb. Les *corps striés (corpora striata) (fig. 210 ff)* forment la partie inférieure du plancher des ventricules latéraux. Ce sont deux éminences convexes, arrondies et allongées, plus larges en bas qu'en haut, dirigées en arrière et en dehors, comprises chacune entre la lame cornée et le bord externe du ventricule latéral. Leur surface libre, convexe, contenue dans la cavité des ventricules, présente une lame mince de substance blanche enveloppant une masse épaisse de substance grise striée de blanc. Une coupe verticale fait bien voir l'aspect strié. Chaque corps strié se confond en arrière avec le tubercule cendré et ne forme avec lui qu'une masse unique.

cc. Sur le plancher des ventricules latéraux, on remarque deux *canaux* ou *cornes (cornua)*, l'un *inférieur*, l'autre *supérieur*.

Le *canal inférieur*, compris entre le bord externe du ventricule et le corps strié, se prolonge en avant et en bas vers le canal du nerf olfactif.

Le *canal supérieur (fig. 210 h)*, plus long que le précédent, part du trou

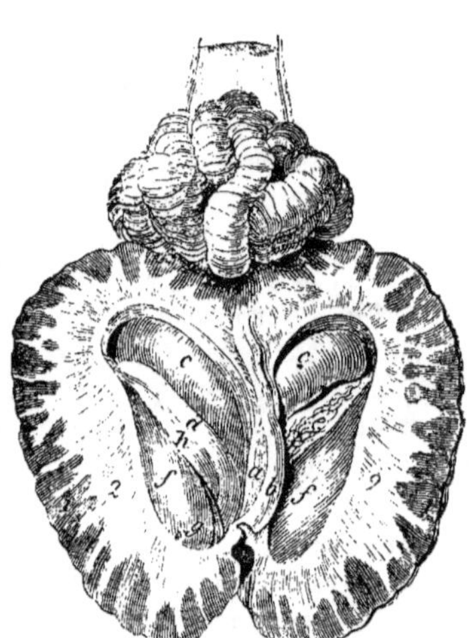

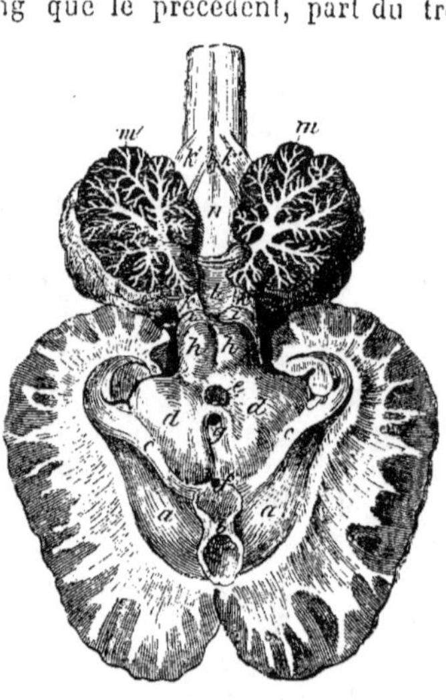

Fig. 210. — Ventricules latéraux du cerveau ouverts par leur partie supérieure (*).

Fig. 211. — Ventricules latéraux après l'ablation du trigone et des hippocampes avec le cervelet coupé longitudinalement (**).

de Monro, se porte en arrière et en haut entre le corps strié et la couche optique et se termine en trou borgne dans la cavité de l'éminence mamillaire. Dans le cul-de-sac de ce canal, le plancher présente un relief unciforme divisé

(*) 11. Substance gris rougeâtre. — 22. Substance blanche. — *a*. Cloison transparente. — *b*. Corps calleux. — *c, c*. Cornes d'Ammon. — *d*. Tænia ou bandelette de l'hippocampe. — *e*. Plexus choroïde du ventricule gauche. — *f, f*. Corps striés. — *g*. Corne antérieure. — *h*. Corne postérieure.

(**) *a, a*. Corps striés. — *b*. Portion du trigone cérébral — *c, c*. Lames cornées. — *d, d*. Couches optiques. — *e*. Glande pinéale rejetée en haut. — *f*. Orifice cérébral inférieur. — *g*. Orifice cérébral supérieur. — *hh*. Paire inférieure des tubercules quadrijumeaux. — *ii*. Paire supérieure des tubercules quadrijumeaux. — *k, k*. Pédoncules inférieurs du cervelet. — *k', k'*. Pédoncules supérieurs du cervelet. — *l*. Valvule du cervelet. — *m*. Moitié gauche du cervelet. — — *m'*. Moitié droite du cervelet. — *n*. Ventricule du cervelet. — *o*. Fossette triangulaire.

en travers par plusieurs petits sillons ; c'est l'*ergot de Morand* ou le *petit pied d'hippocampe* (*pes hippocampi minor s. calcar avis*).

dd. Les *plexus choroïdes des ventricules latéraux* (*plexus choroidei laterales*) (*fig.* 210 *e*) sont situés dans la partie supérieure de chaque ventricule latéral. Ils s'engagent par les trous de Monro entre le trigone et les couches optiques et vont se réunir au plexus choroïde du ventricule moyen ; ils sont formés d'un grand nombre de petits vaisseaux sanguins très-fins, entrelacés et entourés d'un prolongement de la pie-mère cérébrale.

On trouve presque toujours dans les plexus choroïdes un produit pathologique, une sorte de gravier (*acervulus cerebri*) formé de grains isolés ou agglomérés de la grosseur d'une graine de pavot ; ce sont des concrétions cristallines, formées surtout de carbonate de chaux, de phosphate de chaux et de magnésie et de substance organique. A côté de ces concrétions, on trouve encore dans les plexus et surtout dans celui du cervelet de petites vésicules nacrées de cholestérine.

Après avoir enlevé avec soin le trigone cérébral et ses piliers, on trouve à découvert les organes suivants :

a. Le *plexus choroïde moyen* (*plexus choroideus medius*) est situé entre le trigone d'une part, les couches optiques et les tubercules quadrijumeaux de l'autre ; par les trous de Monro, il se continue de chaque côté avec les plexus choroïdes des ventricules latéraux. C'est dans son épaisseur que prend naissance la grande veine cérébrale qui se porte directement en haut, sort par l'orifice formé par les lobes supérieurs et le corps calleux et se déverse dans le sinus longitudinal. Ce plexus est également enveloppé par un prolongement de la pie-mère cérébrale.

b. La *lame cornée* (*stria terminalis s. cornea*) (*fig.* 211) est une longue bandelette de substance blanche étendue dans chaque ventricule latéral entre le corps strié et la couche optique ; elle est logée dans le canal supérieur et recouverte par le plexus choroïde latéral.

c. Les *couches optiques* (*thalami s. colliculi nervorum opticorum*) (*fig.* 211 *dd*) sont deux masses arrondies, assez volumineuses, situées l'une à côté de l'autre et même confondues au-dessous des tubercules quadrijumeaux, au-dessus et en dedans des corps striés dont elles sont séparées par les lames cornées. Entre elles deux se trouve, du côté de la face antérieure libre, une gouttière assez profonde qui les divise, et à la partie supérieure de cette gouttière un faisceau transversal connu sous le nom de *commissure supérieure* du cerveau (*commissura cerebri superior*).

d. Les *tubercules quadrijumeaux* (*corpora s. eminentia quadrigemina*) (*fig.* 211 *hh ii*) sont des corps arrondis situés en avant de la protubérance et des pédoncules cérébraux, entre les couches optiques et les pédoncules inférieurs du cervelet ; ils sont presque entièrement formés de substance grise entourée d'une légère couche de substance blanche. Un sillon transversal peu profond les divise en deux paires, l'une supérieure, l'autre inférieure, cette dernière plus grosse. Un autre sillon longitudinal les divise en deux droits et deux gauches. La paire supérieure est réunie par deux pédoncules au cervelet. En arrière des tubercules quadrijumeaux, se trouve, sur la ligne médiane, l'*aqueduc de Sylvius* (1).

(1) [Un effort d'imagination vous fait voir en regardant les tubercules quadrijumeaux les testicules

e. La *glande pinéale* ou *conarium* (*glandula pinealis s. conarium*) (*fig.* 211 *e*) est un petit corps arrondi du volume d'un pois, de couleur rouge, placé sur l'ouverture cérébrale supérieure entre les couches optiques et la paire inférieure des tubercules quadrijumeaux, recouvert par le plexus choroïde médian. Elle est formée de substance grise avec quelques stries blanchâtres. Souvent on trouve dans son épaisseur des concrétions cristallines analogues à celles des plexus choroïdes.

f. L'*orifice cérébral inférieur* (*ostium cerebri inferius*) (*fig.* 211) est une petite ouverture arrondie située en avant et au-dessus de la commissure inférieure, entre les piliers inférieurs du trigone ; elle fait communiquer l'infundibulum avec le ventricule des couches optiques et avec les ventricules latéraux.

g. L'*orifice cérébral supérieur* (*ostium cerebri superius*) (*fig.* 211 *g*) est également un petit trou arrondi placé au-dessus du précédent entre les couches optiques et en avant de la commissure supérieure, recouvert en partie par la glande pinéale ; il fait communiquer le ventricule des couches optiques avec le ventricule du cervelet par l'aqueduc de Sylvius.

h. Le *ventricule des couches optiques* ou *troisième ventricule* est une petite cavité allongée, impaire, située entre les couches optiques et les pédoncules cérébraux ; il communique en haut avec l'aqueduc de Sylvius, en bas avec l'infundibulum.

Différences. — Chez l'*homme*, ce ventricule est plus grand que chez les animaux ; cela tient à ce que les couches optiques sont séparées l'une de l'autre à leur face antérieure.

i. L'*aqueduc de Sylvius* ou le *canal des tubercules quadrijumeaux* (*aquæductus Sylvii s. canalis corporum quadrigeminorum*) est un canal étroit situé en arrière des tubercules quadrijumeaux entre le troisième ventricule et le quatrième qu'il fait communiquer.

3. *Cervelet (Cerebellum).*

Le cervelet est situé au-dessus et en arrière du cerveau dont il n'atteint pas à beaucoup près les dimensions ; il occupe la partie supérieure du crâne en arrière de la tente du cervelet et repose sur la moelle allongée : sa surface externe présente un réseau vasculaire, trois plexus choroïdes et deux scissures longitudinales qui divisent l'organe en trois lobes ; ceux-ci sont réunis au cerveau, à la protubérance et à la moelle allongée par trois paires de pédoncules.

a. Le *réseau vasculaire* est formé de vaisseaux fins qui rampent à la surface de l'organe et se continuent dans les *trois plexus*.

b. Le *plexus médian*, étendu entre l'extrémité supérieure du lobe médian du cervelet et la moelle allongée, recouvre la fossette triangulaire de la moelle allongée.

c et d. Les *deux plexus latéraux droit et gauche* sont plus grands et réunissent les lobes latéraux du cervelet et la moelle allongée ; ils reçoivent le sang des diverses parties du cervelet et de la moelle allongée.

e. Les *lobes latéraux* ou les *hémisphères du cervelet* (*lobi laterales s. hemisphæria*

d'un homme entre les deux fesses. Aussi donne-t-on aux supérieurs le nom d'éminences *testes* et aux inférieurs celui d'éminences *nates.*

Chez les oiseaux, on ne trouve que deux tubercules.]

cerebelli) (*fig.* 208 *d' d''*), l'un droit, l'autre gauche, se trouvent entre le lobe médian et la moelle allongée et présentent à leur surface des sillons profonds (*sulci*) entre des lamelles étroites (*gyri*).

f. Le *lobe médian* ou *vermis* (*lobus medius s. vermis cerebelli*) (*fig.* 208 *d*) se trouve sur la ligne médiane entre les deux hémisphères; c'est un cordon saillant qui entoure presque complétement le cervelet et qui concourt par sa face inférieure à former les parois du quatrième ventricule. Il est aussi divisé transversalement par un grand nombre de sillons.

g. Les *pédoncules cérébelleux inférieurs* ou les *pédoncules des tubercules quadrijumeaux* (*crura cerebelli inferiora s. crura cerebelli ad corpora quadrigemina*) (*fig.* 211 *kk*) sont deux rubans blancs arrondis et allongés, situés des deux côtés de la moelle allongée entre les tubercules quadrijumeaux et le cervelet.

h. Les *pédoncules cérébelleux latéraux* ou les *pédoncules de la protubérance* (*crura cerebelli lateralia s. crura cerebelli ad pontem Varolii*) (*fig.* 209 *g g'*) partent des lobes latéraux du cervelet, croisent les pédoncules inférieurs et la moelle allongée et se perdent dans la protubérance.

i. Les *pédoncules cérébelleux supérieurs* ou les *pédoncules de la moelle allongée* (*crura cerebelli superiora s. crura cerebelli ad medullam oblongatam*), plus forts que les précédents, naissent dans les lobes latéraux et se terminent dans la portion funiculaire de la moelle allongée.

Si l'on fait une coupe du *vermis* dans le sens de sa longueur, on distingue les parties suivantes :

a. L'*arbre de vie* (*arbor vitæ*) (*fig.* 211 *m m'*) est formé par la distribution de la substance blanche au milieu de la substance grise; cette distribution est une véritable ramification. [Toute coupe verticale faite en dehors du plan médian donne l'arbre de vie des lobes latéraux].

b. La *valvule cérébelleuse* [ou valvule de Vieussens] (*valvula cerebelli s. velum medullare*) (*fig.* 211 *l*) est un repli de la pie-mère renfermant quelques stries blanchâtres, étendu entre les tubercules quadrijumeaux, les pédoncules cérébelleux inférieurs et l'extrémité inférieure du vermis. Elle concourt à la formation du quatrième ventricule.

c. Le *ventricule du cervelet* ou *quatrième ventricule* (*ventriculus quartus*) (*fig.* 211 *u*) est une cavité allongée circonscrite par la face antérieure de la moelle allongée et de la protubérance, par les pédoncules cérébelleux inférieurs, la valvule de Vieussens et le vermis. Elle communique en bas avec l'aqueduc de Sylvius, en haut avec la fossette triangulaire de la moelle allongée.

4. *Protubérance annulaire* (*Nodus encephali*) (*fig.* 209 *g*).

La *protubérance annulaire* ou le *pont de Varole* (*pons Varolii*) est cette éminence blanche, arrondie, qui se trouve à la base de l'encéphale entre les pédoncules du cerveau et la moelle allongée; elle repose sur l'apophyse basilaire de l'occipital et offre à considérer deux faces et deux extrémités.

La *face antérieure* se confond dans une partie de son étendue avec les couches optiques et les tubercules quadrijumeaux; dans le reste elle concourt à former le quatrième ventricule; la face postérieure est arrondie, convexe et divisée en deux moitiés par un sillon longitudinal peu profond qui reçoit l'artère basilaire. Un sillon transversal sépare le pont de Varole de la moelle allongée, un autre le sépare des pédoncules cérébraux. Ses deux extrémités se confondent de chaque côté avec les pédoncules cérébelleux latéraux. Le pont de Varole est formé d'une couche extérieure de substance blanche et d'une masse de substance grise; il sert d'intermédiaire entre le cerveau, le cervelet et la moelle allongée.

5. *Moelle allongée* (*Medulla oblongata*) (*fig.* 209 *h*).

La *moelle allongée* ou la partie supérieure de l'encéphale se trouve entre le cervelet et le trou occipital; elle commence à la protubérance et se continue avec la moelle épinière sans interruption. De forme allongée, un peu aplatie d'avant en arrière, elle est formée de substance blanche à sa surface et de substance grise profondément. On lui décrit une face antérieure et une postérieure.

a. La *face antérieure* ou *supérieure* est en grande partie recouverte par le cervelet. Elle présente en son milieu une excavation triangulaire qui se continue par un sillon longitudinal et que l'on appelle *fossette triangulaire* (*fossa triangularis*) (*fig.* 211 *o*) ; la partie la plus large de cette fossette, dirigée en bas, se confond avec le quatrième ventricule, la partie rétrécie tournée en haut prend le nom de *calamus scriptorius* et se continue par un canal étroit dans la moelle épinière.

b. La *face postérieure* et *inférieure* repose sur l'occipital et présente un sillon médian où passe l'artère basilaire; elle se trouve ainsi divisée en deux moitiés symétriques sur lesquelles on remarque, de dedans en dehors, les détails suivants :

aa. Les *pyramides* (*corpora pyramidalia s. eminentiæ pyramidales*) (*fig.* 209 *i*) sont deux corps allongés, arrondis, situés de chaque côté du sillon médian, plus larges en bas qu'en haut; un sillon transversal les sépare à leur base du pont de Varole; à leur sommet, en arrière, elles se perdent insensiblement dans la moelle épinière.

bb. Les *corps olivaires* (*corpora olivaria s. eminentiæ olivales*) (*fig.* 209 *kk*) sont placés en dehors des pyramides, entre elles et les corps restiformes, et sont limités par des sillons peu profonds; ils se perdent également dans la moelle épinière.

cc. Les *corps restiformes* (*corpora restiformia*) (*fig.* 209 *ll*) sont placés sur les bords de la moelle et en dehors des précédents dont ils sont séparés par un léger sillon ; ils se confondent en bas avec les pédoncules cérébelleux supérieurs et se perdent en haut dans la moelle épinière.

Plusieurs nerfs encéphaliques prennent leur origine entre ces trois éminences.

Les enveloppes de l'encéphale et l'encéphale lui-même reçoivent leur sang des artères occipitales, de la carotide interne et de la maxillaire interne. Les veines se déversent dans les sinus de la dure-mère.

Quant aux fonctions des principales parties de l'encéphale, on peut admettre, d'après des expériences variées faites sur des animaux, les données suivantes : le cerveau joue un grand rôle dans les manifestations de l'intelligence; le cervelet ordonne les mouvements musculaires; la protubérance annulaire règle les mouvements indispensables à la conservation de la vie; enfin la moelle allongée tient sous sa dépendance les mouvements respiratoires, en même temps qu'elle paraît être le siége de la volonté et de la sensibilité (1).

Différences. — Chez les *ruminants*, les deux hémisphères du cerveau ne sont pas aussi complétement séparés sur la face antérieure, la scissure est moins profonde. Les piliers supérieurs du trigone et les tubercules quadrijumeaux sont proportionnellement plus développés que chez le cheval. L'encéphale du bœuf pèse 500 à 600 grammes, celui du mouton 120 grammes environ.

Chez le *porc*, le cerveau est petit et la scissure interhémisphérique peu profonde. La glande pinéale et les tubercules quadrijumeaux sont proportionnellement volumineux. Le poids de l'encéphale varie de 120 à 180 grammes.

Chez les *carnivores*, les circonvolutions sont plus petites que chez le cheval. L'éminence mamillaire est double ; les tubercules quadrijumeaux supérieurs sont plus gros que les inférieurs. L'encéphale du chien pèse de 60 à 120 grammes, celui du chat de 25 à 30 grammes.

II. *Moelle épinière* (*Medulla spinalis s. dorsalis*) (*fig.* 212, 213 et 214).

La moelle épinière est ce cordon nerveux arrondi ou légèrement aplati de dessus en dessous, logé dans le canal vertébral depuis la région cervicale jusqu'au sacrum ; on la divise en plusieurs portions, cervicale, dorsale, lombaire et sacrée. Son diamètre et sa forme varient dans ces différentes portions ; très-épaisse, presque ronde dans la région cervicale, elle est plus petite, mais encore ronde dans la région dorsale, puis elle s'aplatit au niveau des lombes et s'arrondit de nouveau dans le sacrum où elle se divise en un grand nombre de branches et ne forme plus un cordon proprement dit.

1. *Enveloppes de la moelle épinière.*

La moelle épinière, de même que l'encéphale, est entourée de trois enveloppes, la dure-mère, l'arachnoïde et la pie-mère.

1. La *dure-mère* de la moelle épinière (*membrana externa s. dura mater spinalis*) est un long et vaste boyau qui renferme la moelle épinière et qui se trouve en rapport avec le périoste du canal vertébral sans y adhérer. L'espace qu'elle laisse autour d'elle est rempli par des réseaux veineux, un tissu cellulaire lâche et une série de cellules remplies d'une substance grasse colloïde. Sa face interne est tapissée par le feuillet externe de l'arachnoïde.

Les veines de la moelle épinière forment de chaque côté entre le périoste des vertèbres et la dure-mère des plexus très-serrés (*plexus spinales*) que l'on désigne quelquefois sous le nom de sinus de la colonne vertébrale (*sinus columnæ vertebralis*). Chacun d'eux fait suite au sinus occipital et descend à droite et à gauche sur la face inférieure de la dure-mère. Ils sont riches en anastomoses ; ils reçoivent le sang de la moelle et des enveloppes et fournissent au niveau de chaque trou de conjugaison une branche veineuse qui se rend, dans la région du cou à la veine cervicale, dans la région dorsale aux veines intercostales, au niveau des lombes aux veines lombaires et dans la région sacrée aux veines sacrées.

(1) [Nous engageons l'élève à se reporter de suite à une physiologie pour l'étude des fonctions des centres nerveux ; et nous ne saurions trop lui recommander les excellentes leçons de M. Vulpian faites au Muséum.]

2. L'*arachnoïde* (*membrana media* s. *arachnoidea spinalis*) présente deux feuillets,
l'un pariétal, l'autre viscéral, adossés par leurs faces libres. Le premier adhère
à la dure-mère par sa face externe ; sa face interne présente au niveau de l'origine de chaque nerf spinal un prolongement triangulaire qui la réunit au

Fig. 212, 213, 214. — Moelle épinière (le canal vertébral est ouvert par sa partie supérieure).

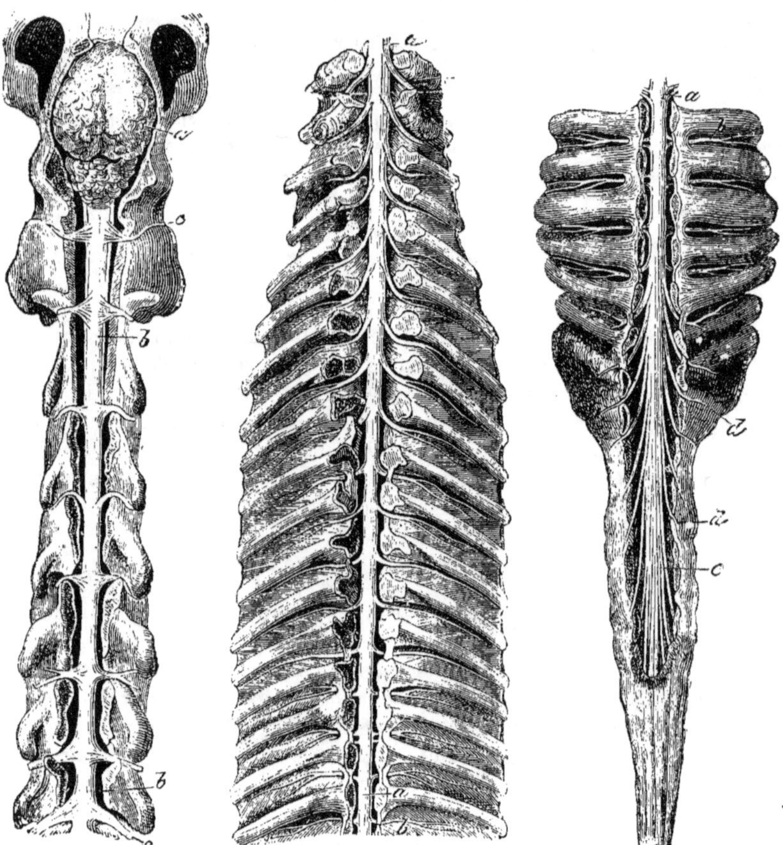

Fig. 212. — Portion cervi-   Fig. 213. — Portion dorsale de la   Fig. 214. — Portions lombaire
cale de la moelle épinière (*).   moelle épinière (**).   et sacrée de la moelle épi-
                                                                              nière (***).

feuillet viscéral et concourt à former le *ligament denticulé* (*lig. denticulatum*) ; la
base de ce prolongement est en dehors et sa pointe en dedans, il renferme
quelques fibres de la dure-mère. Le feuillet viscéral de l'arachnoïde enveloppe
la moelle épinière d'une manière assez lâche.

3. La *pie-mère spinale* (*membrana interna* s. *pia mater spinalis*) est un peu plus
épaisse et plus forte que la pie-mère encéphalique à laquelle, d'ailleurs, elle

(*) *a*. Encéphale. — *bb*. Moelle épinière. — *cc*. Nerfs cervicaux.
(**) *aa*. Moelle épinière. — *bb*. Nerfs dorsaux.
(***) *a*. Moelle épinière. — *bb*. Nerfs lombaires. — *c*. Nerfs de la queue de cheval. — *dd*. Nerfs sacrés.

correspond entièrement. A l'extrémité postérieure de la moelle épinière, la pie-mère se prolonge par un cordon fibreux mince (*filum terminale*) sur la ligne médiane au milieu des nerfs de la queue de cheval et va s'insérer à la base du coccyx.

2. *Description de la moelle épinière.*

La moelle épinière présente à examiner une extrémité antérieure et une postérieure, une face supérieure et une inférieure, deux bords latéraux et un canal central.

L'*extrémité antérieure*, la plus grosse, fait suite à la moelle allongée au niveau du trou occipital ; l'*extrémité postérieure*, plus mince, est formée par un assez grand nombre de cordons nerveux qui constituent la *queue de cheval* (*cauda equina*).

La *face supérieure*, légèrement convexe, présente sur la ligne médiane un sillon longitudinal peu profond qui divise la moelle en deux moitiés égales, c'est le sillon longitudinal supérieur (*sulcus longitudinalis superior*) ; la *face inférieure*, également un peu convexe, est aussi creusée d'un sillon longitudinal plus profond qui loge l'artère spinale ; c'est le sillon longitudinal inférieur (*sulcus longitudinalis inferior*).

Les *bords latéraux*, l'un droit, l'autre gauche, sont arrondis et présentent les racines des nerfs rachidiens formées par un certain nombre de filaments distincts qui partent de la face supérieure et de la face inférieure de la moelle pour se réunir en un seul cordon près de chaque trou de conjugaison.

Le *canal* de la moelle épinière est la prolongation de la fossette triangulaire de la moelle allongée ; il est très-étroit et il règne sur toute la longueur de la moelle ; il renferme un peu de sérosité semblable à celle des ventricules encé-phaliques et il est tapissé d'un épithelium cylindrique formant une membrane très-mince. La moelle épinière est formée, comme l'encéphale, de substance blanche dans ses couches superficielles et de substance grise profondément. Sur une coupe en travers, on voit la substance grise figurer un H qui se trouve encadré dans de la substance blanche.

La moelle épinière a deux moitiés symétriques, l'une droite et l'autre gauche, faciles à isoler sur une pièce fraîche ; chaque moitié peut à son tour être divisée en cinq cordons inégaux, dont trois supérieurs et deux inférieurs.

Les artères de la moelle épinière et de ses enveloppes sont la spinale, branche de l'occipitale, et divers rameaux des artères cervicales, intercostales, lom-baires, etc. Les veines communiquent avec le sinus vertébral.

La moelle épinière paraît avoir les mêmes fonctions que la moelle allongée dont elle n'est que le prolongement ; elle paraît tenir sous sa dépendance la motilité et la sensibilité.

Différences. — Chez les autres animaux domestiques, les seules différences sont re-latives au volume et au poids. Chez les bêtes bovines, la moelle pèse de 180 à 240 gram-mes ; chez le mouton, de 45 à 60, et chez le chien, de 24 à 50 grammes.

B. Portion périphérique.

I. *Nerfs (Nervi).*

Les nerfs sont des cordons mous, blanchâtres ou rougeâtres, qui ont une *extrémité centrale* soit dans l'encéphale, soit dans la moelle épinière, et une *extrémité périphérique* dans les divers organes de l'économie. Voyez l'Anatomie générale des nerfs, p. 39.

I. Nerfs encéphaliques.

Les *nerfs encéphaliques* naissent par paires symétriques des diverses parties de l'encéphale. Après avoir perforé la dure-mère, ils sortent du crâne par des orifices qui leur sont destinés et vont se distribuer à plusieurs organes desquels ils tirent leurs noms. On reconnait *douze paires* de nerfs encéphaliques, bien que

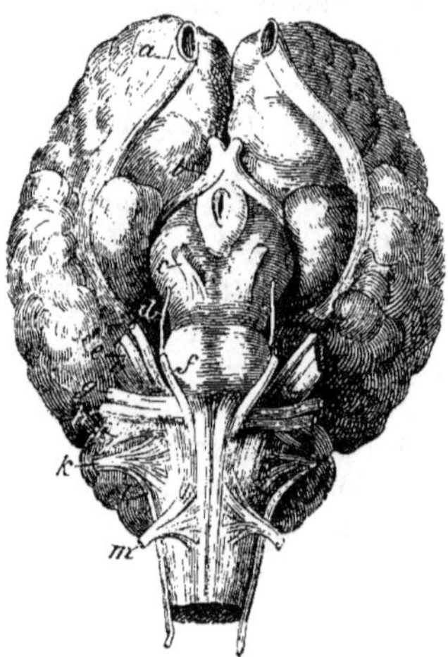

Fig. 215. — Base de l'encéphale avec l'origine des douze paires de nerfs qui en émanent (*).

l'une d'elles (le nerf accessoire) ait ses racines dans la première portion de la moelle épinière et pénètre dans le crâne par le trou occipital. Avant de décrire chacun de ces nerfs en particulier, nous allons les énumérer et indiquer leurs origines.

Première paire : le *nerf olfactif (nervus olfactorius) (fig.* 215 *a)* naît par trois racines sur l'éminence mamillaire ou *tuber cinereum* et sur la base du cerveau.

Deuxième paire : le *nerf optique (nervus opticus) (fig.* 215 *b)* a son origine dans les couches optiques et dans les tubercules quadrijumeaux antérieurs.

Troisième paire : le *nerf oculo-moteur commun (N. oculomotorius) (fig.* 215 *c)* naît par plusieurs filets sur chaque pédoncule cérébral.

Quatrième paire : le *nerf pathétique (N. patheticus) (fig.* 215 *d)* naît par plusieurs racines sur le pédoncule cérébelleux inférieur, sur la valvule cérébrale et sur les tubercules quadrijumeaux postérieurs.

Cinquième paire : le *nerf trijumeau (N. trigeminus) (fig.* 215 *e)* naît par plusieurs racines sur le trigone cérébral, le pédoncule cérébelleux, le corps olivaire et le corps restiforme.

Sixième paire : le *nerf oculo-moteur externe (N. abducens) (fig.* 215 *f)* naît sur le corps pyramidal immédiatement au-dessus du pont de Varole.

Septième paire : le *nerf facial (N. facialis) (fig.* 215 *g)* naît entre la cinquième

(*) *a.* Première paire : Nerf olfactif. — *b.* Deuxième paire : Nerf optique. — *c.* Troisième paire : Nerf oculo-moteur commun. — *d.* Quatrième paire : Nerf pathétique. — *e.* Cinquième paire : Nerf trijumeau. — *f.* Sixième paire : Nerf oculo-moteur externe. — *g.* Septième paire. — Nerf facial. — *h.* Huitième paire : Nerf acoustique. — *i.* Neuvième paire : Nerf glosso-pharyngien. — *k.* Dixième paire : Nerf pneumo-gastrique. — *l.* Onzième paire : Nerf accessoire de Willis [ou Spinal]. — *m.* Douzième paire : Nerf hypoglosse.

et la huitième paire du trigone cérébral et sur le pédoncule cérébelleux supérieur.

Huitième paire : le *nerf acoustique* (*N. acusticus*) (*fig.* 215 *h*) naît dans la fossette triangulaire de la moelle allongée et dans le pédoncule cérébelleux supérieur.

Neuvième paire : le *nerf glosso-pharyngien* (*N. glosso-pharyngeus*) (*fig.* 215 *i*) naît dans le corps restiforme et dans le corps olivaire de la moelle allongée.

Dixième paire : le *nerf pneumo-gastrique* (*N. pneumo-gastricus*) (*fig.* 215 *k*) naît comme le précédent sur le corps restiforme et le corps olivaire de la moelle allongée.

Onzième paire : le *nerf accessoire* (*N. accessorius Willisii*) (*fig.* 215 *l*) naît sur la portion cervicale de la moelle épinière par un cordon assez fin entre le sixième et le septième nerf rachidien, monte en suivant le ligament denticulé et pénètre par le trou occipital dans le crâne où il se place sur le côté du corps restiforme de la moelle allongée.

Douzième paire : le *nerf hypoglosse* (*N. hypo-glossus*) (*fig.* 215 *m*) naît par plusieurs racines dans le corps pyramidal et dans le corps olivaire sur la moelle allongée.

1. *Nerf olfactif (Nervus olfactorius).*

Le nerf olfactif ou nerf de l'odorat est un fort cordon creux, formé de substance grise en son centre et situé à la base du cerveau à son extrémité antérieure. De ses trois racines, l'externe est la plus longue ; elle commence dans la partie supérieure du lobe supérieur du cerveau, décrit une courbe qui embrasse l'éminence mamillaire et devient la branche principale ; la racine moyenne, bien plus courte, sort de l'éminence mamillaire ; la racine interne émane du lobe inférieur du cerveau, tout près du tubercule cendré.

Ces trois racines réunies forment le nerf olfactif, qui occupe une excavation particulière de la base du cerveau et se porte en bas jusque dans la fossette de l'ethmoïde, où il présente un gros renflement connu sous le nom de *bulbe du nerf olfactif* (*bulbus nervi olfactorii*). Ici le canal central du nerf se termine en cul-de-sac. Du bulbe partent des divisions, les *vrais nerfs olfactifs* (*rami bulbi olfactorii*), qui traversent les orifices de la lame criblée de l'ethmoïde et se distribuent dans la muqueuse des fosses nasales. Quelques-unes sont destinées à la paroi externe des fosses nasales au niveau des cornets, d'autres à la cloison ; deux ou trois de ces dernières pénètrent dans le canal de Jacobson, où elles s'anastomosent avec des filets de la cinquième paire.

Le nerf olfactif est un nerf de sensibilité spéciale ; il sert à l'olfaction.

2. *Nerf optique (Nervus opticus) (fig.* 216 *aa).*

Le nerf optique prend son origine dans les couches optiques par une bandelette, lisse et dans les tubercules quadrijumeaux antérieurs par quelques filaments ; d'abord sensiblement aplati, il s'arrondit peu à peu ; il se dirige obliquement en bas et en arrière, contourne les pédoncules cérébraux et arrive au-dessous du corps mamillaire.

Au-dessous du corps mamillaire et de l'infundibulum, les deux nerfs optiques s'entre-croisent en X et constituent ce qu'on appelle le *chiasma des nerfs optiques* (*chiasma nervorum opticorum*). Le croisement n'est que partiel, c'est-à-dire qu'il n'a lieu que pour les filaments internes.

A partir du chiasma, le nerf optique prend la forme d'un cordon résistant et se dirige vers le trou optique pour pénétrer dans l'orbite; il s'engage au milieu du muscle droit postérieur et atteint le globe oculaire, après avoir décrit

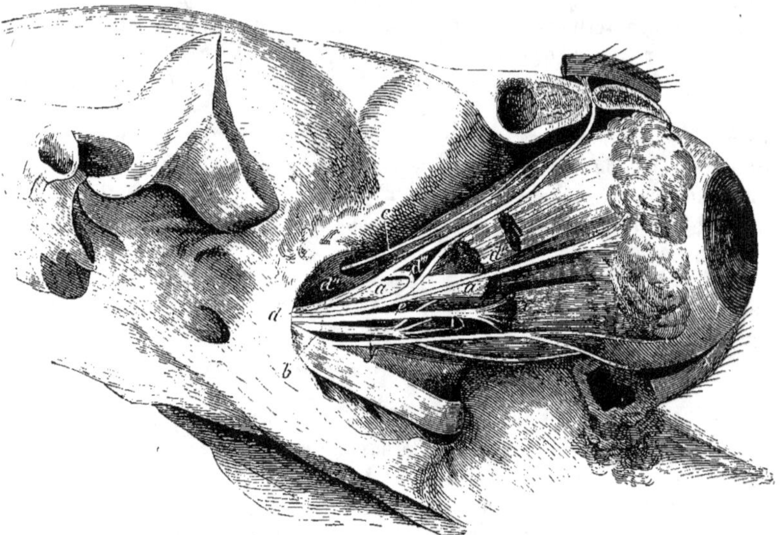

Fig. 216. — Orbite ouvert pour montrer les nerfs de l'œil droit (*).

deux courbes, puis il perfore la sclérotique et la choroïde, et enfin il s'étale pour former la *rétine* entre cette dernière et le corps vitré.

Le nerf optique est le nerf propre de la vision, il reçoit les impressions de la lumière et des couleurs.

3. *Nerf oculo-moteur commun* (*Nervus oculomotorius*) (*fig.* 216 *b*).

C'est un petit nerf arrondi, qui naît à la base du cerveau, vers le milieu de la surface inférieure des pédoncules cérébraux, par plusieurs filaments; de là, il se porte en bas et un peu en dehors, se place dans la paroi externe du sinus caverneux, s'engage dans une scissure étroite située sur le côté du sphénoïde, et enfin pénètre dans l'orbite avec la première branche du nerf trijumeau et le nerf oculo-moteur externe par le trou orbitaire postérieur. Il se divise alors immédiatement en deux branches, l'une supérieure, l'autre inférieure.

1. La *branche supérieure* (*ramus superior*), la plus courte, se rend au muscle droit supérieur du globe de l'œil et se termine par plusieurs petites branches dont il envoie quelques-unes au muscle palpébral supérieur interne [releveur de la paupière supérieure].

(*) *aa.* Nerf optique. — *b.* Nerf oculo-moteur commun. — *c.* Nerf pathétique. — *d.* Première branche de la cinquième paire (Nerf ophthalmique). — *d'.* Nerf lacrymal. — *d".* Nerf frontal. — *d'''.* Nerf nasal. — *e.* Nerf oculo-moteur externe. — *e'.* Muscle droit externe. — *f.* Nerf palpébral inférieur de la deuxième branche de la cinquième paire.

2. La *branche inférieure* (*ramus inferior*), plus longue et plus forte, se porte en bas et se distribue de la manière suivante :

a. Un rameau court et fin se rend au ganglion ophthalmique, c'est la *racine courte du ganglion ophthalmique* (*radix brevis ganglii ophthalmici*). Le *ganglion ophthalmique* ou *ganglion ciliaire* (*ganglion ophthalmicum s. ciliare*), situé près de la branche inférieure du nerf de la troisième paire, petit, mince et de couleur rosée, se relie par sa *racine courte* [motrice] à la branche inférieure de l'oculo-moteur commun et par un filament plus long, sa *racine longue* [sensitive] (*radix longa*), avec le rameau nasal de la branche ophthalmique du nerf trijumeau. De ce ganglion émanent des filaments nerveux qui s'anastomosent avec d'autres filaments de la première et de la seconde branche du nerf trijumeau pour former le *plexus ciliaire* (*plexus ciliaris*), lequel plexus fournit les *nerfs ciliaires* (*nervi ciliares*); ceux-ci accompagnent le nerf optique, puis les vaisseaux de la choroïde et de l'iris, perforent avec ces derniers la sclérotique et vont se distribuer comme eux ; ils forment un cercle autour de l'iris.

b. Un rameau plus fort se dirige en avant et en haut et se rend au muscle petit oblique.

c. Plusieurs petits filets sont destinés au droit inférieur et au droit interne.

Le nerf oculo-moteur commun est un nerf du mouvement ; [il anime tous les muscles du globe de l'œil, excepté le grand oblique, le droit externe et la portion externe du droit postérieur, et de plus le releveur de la paupière supérieure. Sa section ou sa paralysie détermine, entre autres troubles, la chute de la paupière supérieure et le strabisme externe.]

Différences. — Chez les *ruminants*, ce nerf est proportionnellement plus fort que chez le cheval; il pénètre dans l'orbite par le trou orbitaire postérieur du sphénoïde qui forme avec le trou maxillaire une seule ouverture.

4. *Nerf pathétique* (*Nervus trochlearius*) (*fig*. 216 *c*).

Le nerf *pathétique* est le plus petit de ceux qui émanent de l'encéphale ; il naît par plusieurs racines dans les pédoncules cérébelleux inférieurs, dans les stries de la valvule cérébrale et dans les tubercules quadrijumeaux supérieurs. Il traverse l'ouverture de la tente du cervelet et contourne la protubérance ; à la base du cerveau, il suit la seconde branche du nerf trijumeau, se divise en bas et traverse le trou trochléaire du sphénoïde pour entrer dans l'orbite et se distribuer au muscle grand oblique. Quand le trou trochléaire manque, il s'engage dans le conduit orbitaire postérieur.

Le nerf pathétique anime un seul muscle, le grand oblique ; [son excitation détermine la rotation du globe de l'œil autour de son axe antéro-postérieur dans le sens des aiguilles d'une montre pour l'œil gauche, en sens inverse pour l'œil droit.]

Différences. — Le trou trochléaire n'existe que chez le cheval; chez les *autres animaux domestiques*, le nerf pathétique traverse le conduit orbitaire postérieur qui se confond, chez les ruminants et chez le porc, avec le trou maxillaire, mais qui reste séparé chez le chien et le chat.

5. Nerf trijumeau (Nervus trigeminus s. quintus).

Le *nerf trijumeau* ou *sympathique moyen* (*N. sympathicus medius* ou *trifacial*) naît par plusieurs filets de la protubérance, des pédoncules cérébelleux latéraux, des corps restiformes et olivaires de la moelle allongée ; ces filets forment deux racines inégales qui se réunissent pour constituer un ganglion connu sous le nom de *ganglion semi-lunaire* ou de *Gasser* (*ganglion semilunare s. Gasseri*), duquel partent trois nerfs principaux, le *nerf ophthalmique*, le *nerf maxillaire supérieur* et le *nerf maxillaire inférieur*.

[La plus petite racine est motrice et la seconde sensitive. Or la racine motrice traverse le ganglion de Gasser sans cesser d'être distincte, et elle n'accompagne que le nerf maxillaire inférieur ; aussi verrons-nous que, des trois branches du trijumeau, la dernière seule est sensitivo-motrice.]

1. Nerf ophthalmique (Nervus ophthalmicus) (fig. 216 d).

Le nerf ophthalmique, première branche de la cinquième paire, la plus petite des trois, reste uni pendant quelque temps avec le nerf maxillaire supérieur, puis il se porte dans la paroi externe du sinus caverneux en avant et en bas, s'engage ensuite avec la troisième et la sixième paire dans une gouttière peu profonde du sphénoïde et pénètre enfin par le trou orbitaire postérieur dans l'orbite où il se divise en trois branches :

1. Le *nerf lacrymal* (*nervus lacrymalis*) (*fig.* 216 d') passe entre les muscles droit externe et droit supérieur au-dessus du globe de l'œil ; il envoie quelques filets au plexus ciliaire et se divise en deux rameaux :

a. Le *rameau interne* se distribue dans la glande lacrymale, puis il se continue entre cette glande et l'apophyse orbitaire du frontal pour s'épuiser dans la conjonctive et la paupière supérieure.

b. Le *rameau externe* perfore la gaîne oculaire, contourne l'apophyse orbitaire, se dirige en arrière et en haut jusque vers l'occipital, s'anastomose avec des filets de la septième paire et du nerf maxillaire inférieur et va se perdre dans la peau. Dans l'orbite il est relié par deux filaments au nerf palpébral inférieur.

2. Le *nerf frontal* (*nervus frontalis*) (*fig.* 216 d''), plus gros que le précédent, est composé de plusieurs filets qui se dirigent en avant sur la paroi interne de l'orbite, traversent le trou sourcilier du frontal et se perdent dans la peau de la paupière supérieure et du front. Il s'anastomose également avec une branche de la septième paire.

3. Le *nerf nasal* (*nervus nasalis*) ou *naso-ciliaire* ou *palpébro-nasal* (*fig.* 216 d''), de même grosseur que le précédent, est situé au fond de l'orbite entre les muscles droit postérieur et droit supérieur ; il décrit bientôt une courbe et pénètre dans la cavité crânienne par le trou orbitaire antérieur. Il fournit les branches suivantes :

a. Le *nerf ciliaire* (*nervus ciliaris*) a lui-même deux branches ; l'une forme la longue racine du ganglion ciliaire, l'autre donne des rameaux qui accompagnent le nerf optique jusqu'au globe oculaire, qui perforent la sclérotique en arrière et se contournent dans l'œil jusque vers l'iris.

b. Le *rameau palpébral inférieur* ou *trochléaire inférieur* (*ramus palpebræ inferioris s. ramus infra-trochlearis*) suit la paroi interne de l'orbite jusqu'à l'angle interne de l'œil et s'épuise dans la peau de la paupière inférieure, après avoir envoyé quelques filets au sac lacrymal, à la caroncule lacrymale, à la glande de Harder et à la conjonctive.

c. Le *nerf ethmoïdal* (*nervus ethmoïdalis*) est la véritable continuation du nerf nasal réfléchi ; il se trouve d'abord dans le crâne au-dessus de l'ethmoïde, puis il traverse la lame criblée de l'ethmoïde et va se distribuer dans la pituitaire sur la cloison nasale et sur les cornets supérieurs.

II. *Nerf maxillaire supérieur* (*Ramus maxillaris superior*) (*fig. 217*).

Le *nerf maxillaire supérieur, seconde branche du nerf trijumeau*, est beaucoup plus volumineux que l'ophthalmique ; il est d'abord confondu avec lui, puis il se place isolément sur le côté du corps du sphénoïde dans une large gouttière

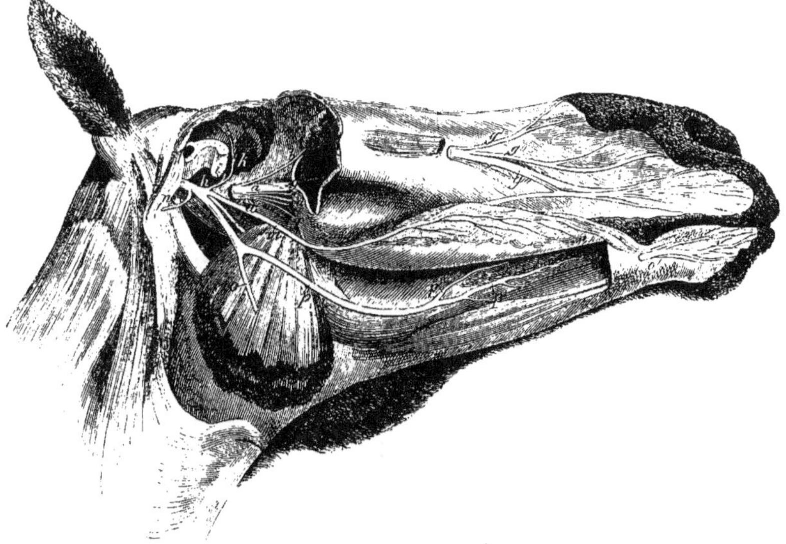

Fig. 217. — Nerfs du côté droit de la tête (la branche droite du maxillaire inférieur est enlevée et la joue relevée).

qui le conduit au trou maxillaire, et il se divise en trois branches, qui sont : le *nerf palpébral inférieur*, le *sphéno-palatin* et le *nerf orbitaire inférieur*.

1. Le *nerf palpébral inférieur* (*nervus palpebræ inferioris*) (*fig. 216 f* et *217 b*) se

détache du nerf maxillaire supérieur dans le trou maxillaire, se porte en avant, perfore la gaine oculaire et suit le plancher de l'orbite; il s'anastomose par deux branches avec le nerf lacrymal et va se perdre dans la paupière inférieure.

2. Le *nerf sphéno-palatin* (*fig.* 217 *a'*), court, mais gros, situé à la face externe de l'aile antérieure du sphénoïde et du palatin, se divise immédiatement en plusieurs branches :

a. Le *nerf nasal supérieur* ou *naso-palatin* (*nervus nasalis superior s. naso-palatinus*), branche supérieure du sphéno-palatin, situé près du nerf orbitaire, passe par le trou nasal de l'os palatin dans la cavité nasale, concourt à former le petit *ganglion naso-palatin* et se termine par deux branches, l'une interne, l'autre externe.

aa. La *branche interne* ou *branche de la cloison nasale* (*ramus internus s. septi-narium*) gagne la paroi interne de la cavité nasale et s'épuise dans la muqueuse; un de ses rameaux constitue le nerf du canal de Jacobson et s'anastomose avec des filets du nerf olfactif; un autre suit le canal de Jacobson à travers l'échancrure du petit sus-maxillaire et se rend au palais pour se ramifier dans les gencives des incisives.

bb. La *branche externe*, destinée à la muqueuse de la paroi externe de la fosse nasale, se distribue surtout au niveau des méats moyens et postérieurs et du cornet inférieur.

b. Le *grand nerf palatin* (*nervus palatinus major*) (*fig.* 217 *d*) est une forte branche qui s'engage dans le conduit palatin, suit la scissure palatine avec l'artère palato-labiale et descend jusqu'aux incisives. Avant son entrée dans le conduit palatin, il envoie déjà quelques rameaux au voile du palais et à la muqueuse du palais. Dans la scissure palatine, il fournit des filets qui traversent les trous du grand sus-maxillaire et se perdent dans la muqueuse du méat inférieur des fosses nasales, d'autres qui sont destinés au palais lui-même et forment un plexus entre les deux scissures, d'autres enfin qui s'épuisent dans les parties molles du palais et dans les gencives des molaires.

c. Les *nerfs dentaires supérieurs* (*rami dentales superiores*) (*fig.* 217 *e*) sont quelques fines branches nerveuses qui pénètrent par de petits orifices dans la tubérosité du grand sus-maxillaire et se distribuent aux racines des dernières molaires.

d. Le *petit nerf palatin* ou *nerf staphylin* (*nervus palatinus minor s. n. veli palatini*) (*fig.* 217 *d*), sensiblement plus fin que le grand nerf palatin, passe en dedans de la tubérosité du grand sus-maxillaire, se dirige dans une gouttière spéciale en arrière et en bas et va s'épuiser dans le voile du palais.

e. Le *plexus sphéno-palatin* (*plexus spheno-palatinus*), situé entre le nerf sphéno-palatin et la gaine oculaire, est formé d'un lacis de petits rameaux provenant surtout du nerf sphéno-palatin, du lacrymal et de l'orbitaire inférieur. Au milieu de ce plexus se trouvent de petits *ganglions* dits *sphéno-palatins* qui envoient des rameaux au nerf ethmoïdal et au plexus ciliaire; de sa périphérie naissent les branches suivantes :

aa. Le *nerf ptérygoïdien* ou *vidien* (*nervus pterygoideus s. Vidianus*) est un filet très-fin qui traverse le canal vidien et en sort au niveau du trou ptérygoïdien du sphénoïde; il passe ensuite entre le sphénoïde et la trompe d'Eustache et se divise en deux petites branches dont l'une s'anastomose avec un nerf du grand sympathique, tandis que l'autre pénètre dans l'aqueduc de Fallope et s'anastomose avec le facial. Dans le canal vidien il fournit de petits rameaux destinés à la muqueuse du palais.

3. Le *nerf orbitaire inférieur* ou *sous-orbitaire* (*nervus infra-orbitalis*) (*fig.* 217 *g*), situé en arrière du nerf palpébral inférieur et au-dessus du sphéno-palatin, est formé de plusieurs faisceaux nerveux lâchement unis et représente la plus forte branche du nerf maxillaire supérieur, on peut dire sa branche terminale. Il s'engage dans le conduit sus-maxillo-dentaire pour traverser le sinus maxillaire et sort par le trou maxillaire inférieur d'où il étale ses branches sur le chanfrein jusque dans le bout du nez et dans les lèvres.

a. Le *nerf dentaire antérieur* ou *alvéolaire antérieur* (*nervus alveolaris s. dentalis anterior*) se sépare de la branche principale dans le conduit sus-maxillo-dentaire et pénètre dans un petit conduit spécial formé par le grand et le petit sus-maxillaires, lequel est dirigé en avant et en bas jusque près des incisives : dans son trajet il fournit des rameaux aux racines des molaires, du crochet et des incisives.

b. Le *nerf nasal superficiel* (*nervus nasalis superficialis*) (*fig.* 217 *g'*) commence près du trou maxillaire inférieur sous le sus-maxillo-labial et se divise bientôt en plusieurs branches qui se dirigent en avant et en bas, traversent les muscles des lèvres et du nez et se perdent dans la peau du nez et dans la partie inférieure de la pituitaire.

c. Le *nerf nasal inférieur* (*nervus nasalis inferior*) (*fig.* 217 *g"*), plus fort que le précédent, naît au même point que lui, se dirige également en avant et en bas et se divise en plusieurs branches qui sont recouvertes par le petit maxillo-nasal et qui contournent le bord arrondi de l'apophyse nasale du petit sus-maxillaire pour aller se perdre dans la partie inférieure de la pituitaire, dans le bout du nez et dans la lèvre supérieure.

d. Le *nerf de la lèvre supérieure* (*nervus labii superioris*) (*fig.* 217 *g'''*) est la plus forte branche du nerf sous-orbitaire ; il se dirige en bas jusqu'à la lèvre supérieure et fournit sur son trajet plusieurs branches qui s'entre-croisent avec celles du facial et se perdent dans les muscles et dans la peau de la lèvre supérieure. Dans les lèvres, un fin filament nerveux aboutit à chaque tentacule.

III. *Nerf maxillaire inférieur* (*Nervus maxillaris inferior*) *fig.* 217 *h*.

Le *nerf maxillaire inférieur* ou *troisième branche de la cinquième paire encéphalique*, plus considérable que les deux précédents, naît par une grosse branche du ganglion de Gasser et par une petite branche de l'encéphale directement. La première sort du crâne par le trou jugulaire et se divise, au voisinage de la trompe d'Eustache, en plusieurs rameaux :

1. Le *nerf massétérin* (*nervus massetericus*) (*fig.* 217 *i* et 218 *b*) passe par l'échancrure sigmoïde entre l'apophyse coronoïde et le condyle du maxillaire inférieur et s'épuise dans le masséter.

2. Les *nerfs temporaux antérieurs* (*nervi temporales anteriores*) (*fig.* 217 *k*) émanent ordinairement du précédent en dedans de l'articulation temporo-maxillaire ; ce sont plusieurs filets qui se portent en avant sous l'apophyse zygomatique du temporal et vont se perdre dans les muscles temporaux.

3. Le *nerf ptérygoïdien* (*nervus pterygoideus*) (*fig.* 217 *l*) se dirige en bas et en arrière sur le côté de la poche gutturale vers le muscle ptérygo-maxillaire ; il

fournit un *rameau pour le muscle tenseur du tympan (ramus tensoris tympani)*, lequel se porte en arrière et en haut, passe sur le ganglion auriculaire et pénètre dans la caisse du tympan avec la trompe d'Eustache.

a. Le *ganglion auriculaire* ou *otique* ou *ganglion d'Arnold (ganglion oticum s. Arnoldi)* est un petit corps ovale, légèrement aplati, ordinairement gris-rougeâtre, situé tout près de l'origine du nerf ptérygoïdien. Il envoie à travers la caisse du tympan, avec le nerf du tenseur du tympan, quelques filets pour le nerf du grand sympathique.

4. Le *nerf buccinateur (nervus buccinatorius) (fig.* 217 *m)* se trouve d'abord appliqué sur le masséter interne, puis il passe sur la tubérosité du grand sus-maxillaire et se continue entre les muscles et la muqueuse de la joue jusqu'aux lèvres. Dans son trajet, il fournit un rameau au masséter interne, de nombreux filets aux muscles, à la muqueuse et aux glandes de la joue et se termine dans la lèvre inférieure ; il s'anastomose avec le nerf de la septième paire.

5. Le *nerf temporal superficiel (nervus temporalis superficialis) (fig.* 217 *u* et **218** *c* et *d*), situé entre la poche gutturale et la parotide au-dessous de l'articulation temporo-maxillaire, s'infléchit en dehors, après avoir fourni des filets à la conque auriculaire, au tympan, à la parotide et au muscle parotido-auriculaire, puis il devient superficiel et se divise sur la joue en deux branches :

a. La *branche antérieure (fig.* 218 *e)* se trouve sous la crête zygomatique où elle n'est recouverte que par la peau, se dirige en bas et va se perdre dans la peau et le peaucier de la face.

b. La *branche postérieure (fig.* 218 *d)*, plus forte que la précédente, descend sur le masséter, croise les deux branches du nerf buccal antérieur avec lesquelles elle s'anastomose parfois et va se perdre dans le masséter, le peaucier de la face et la peau.

6. Plusieurs petites branches destinées à la parotide forment un plexus avec les branches du nerf facial, c'est le plexus parotidien d'où émanent quelques filets pour le muscle parotido-auriculaire.

7. Le *nerf dentaire inférieur* ou *postérieur (nervus alveolaris s. dent. posterior) (fig.* 217 *o)* est une forte branche qui prend naissance avec le nerf lingual ; il passe entre le muscle ptérygo-maxillaire et la face interne de la branche du maxillaire inférieur et s'engage dans le canal maxillaire ; il fournit sur son trajet plusieurs rameaux :

a. Le *nerf mylo-hyoïdien (nervus mylo-hyoideus)* en émane avant son entrée dans le canal maxillaire ; c'est une branche longue et mince qui se trouve dans l'épaisseur du muscle mylo-hyoïdien auquel elle donne de nombreux filets et qui passe près du menton entre le muscle digastrique et le maxillaire inférieur pour se continuer en dehors et en bas dans la peau du menton.

b. La *branche dentaire (ramus dentalis)* commence dans le conduit maxillaire ; depuis le trou mentonnier elle continue son trajet dans l'os par un canal plus étroit jusqu'aux racines des incisives ; dans le canal même, elle donne des rameaux aux racines des molaires inférieures et à celle du crochet.

c. Le *nerf mentonnier (ramus mentalis)*, plus fort que la branche précédente, sort par le trou mentonnier et fait suite au nerf dentaire ; il se dirige en bas et en dedans et va s'épuiser dans les muscles et dans la peau de la lèvre inférieure.

8. Le *nerf lingual (nervus lingualis) (fig.* 217 *pp'p")* passe entre le maxillaire inférieur et le masséter interne et pénètre dans la langue au-dessus du muscle

mylo-hyoïdien. Il est uni à son origine avec le nerf du tympan qui appartient à la septième paire. Après avoir fourni des rameaux au muscle ptérygo-maxillaire et à la glande maxillaire, il se divise en deux fortes branches.

a. La *branche superficielle* (*ramus superficialis*) (*fig.* 217 *p'*) suit le muscle kérato-glosse sous la muqueuse, traverse la glande sublinguale et pénètre avec les canaux efférents de la glande sous-maxillaire jusque près des gencives des incisives ; elle donne des rameaux aux muscles de la langue et de l'hyoïde, à la glande sublinguale et à la muqueuse buccale.

b. La *branche profonde* (*ramus profundus*) (*fig.* 217 *p''*), plus forte que la précédente, passe sur le kérato-glosse, s'enfonce dans l'épaisseur de la langue et gagne la pointe en serpentant entre l'hyo-glosse et le génio-glosse ; elle se distribue aux muscles et à la muqueuse de la langue, et se trouve en rapport avec la branche superficielle ainsi qu'avec les nerfs de la neuvième et de la douzième paire.

Le nerf trijumeau est exclusivement sensitif par ses deux premières branches, mais la troisième, le nerf maxillaire inférieur, est à la fois sensitive et motrice. [Il donne la sensibilité à la peau de la face et de la tête, aux muqueuses conjonctive, pituitaire, buccale et tympanique ; il innerve les glandes qui versent leurs produits sur ces muqueuses ; il donne la sensibilité gustative (nerf lingual) ; enfin il concourt à déterminer le mouvement d'élévation du maxillaire inférieur.]

Ce n'est pas seulement un nerf de sensibilité générale, puisqu'il donne aussi la sensibilité spéciale du goût.

Différences. — La cinquième paire des nerfs encéphaliques présente, chez les autres animaux domestiques, plusieurs différences :

Chez les *ruminants*, le nerf ophthalmique sort du crâne par le trou orbitaire postérieur qui ne fait qu'un avec le trou maxillaire.

La branche interne du nerf lacrymal envoie un rameau à la muqueuse du sinus frontal ; la branche externe, plus forte que chez le cheval, se rend aux cornes et s'épuise dans leur tunique vasculaire.

Le nerf frontal ne sort pas de l'orbite par le trou sourcilier, il passe au-dessous de l'apophyse orbitaire du frontal.

Le nerf nasal est bien plus fort que chez le cheval.

Le nerf maxillaire supérieur a la même disposition, sauf que le nerf dentaire supérieur ne pénètre pas dans le petit sus-maxillaire à cause de l'absence d'incisives et de crochet.

Le nerf maxillaire inférieur sort du crâne par le trou ovale et se distribue comme nous l'avons vu.

Chez le *porc*, la branche ophthalmique ressemble à celle des ruminants. Le nerf maxillaire supérieur, relativement considérable, envoie des branches au groin. Le nerf maxillaire inférieur sort, comme chez le cheval, par le trou jugulaire ; le nerf dentaire inférieur se divise dans le canal maxillaire en plusieurs branches qui sortent par les trous mentonniers ; il ne fournit pas les rameaux pour les incisives, ceux-ci viennent de la branche superficielle du nerf lingual et pénètrent par le trou mentonnier interne.

Chez les *carnivores*, le nerf trijumeau se divise de la même manière que chez le cheval ; il ne présente de différences que dans son volume et dans la sortie du crâne.

Le nerf ophthalmique passe, comme chez le cheval, par le trou orbitaire postérieur ; la branche externe du nerf lacrymal s'anastomose avec le temporal postérieur, branche de la septième paire ; le nerf frontal sort de l'orbite en passant sous l'apophyse orbitaire ; le nerf nasal ressemble à celui du cheval.

Le nerf maxillaire supérieur sort du crâne par le trou rond qui est libre, chez le chat, et qui, chez le chien, conduit à un canal.

Le nerf maxillaire inférieur sort par le trou ovale. Le nerf dentaire inférieur offre cette particularité qu'il se divise dans le canal maxillaire en trois branches, lesquelles sortent de l'os par autant de trous mentonniers.

6. *Nerf oculo-moteur externe* (*N. abducens s. oculo muscularis externus*) (*fig. 216 e.*)

Le *nerf oculo-moteur externe*, le plus petit après celui de la quatrième paire, naît par plusieurs racines immédiatement au-dessus de la protubérance dans le pédoncule supérieur du cervelet et le corps pyramidal de la moelle allongée. De là il descend en arrière de la protubérance, suit le sinus caverneux et pé-

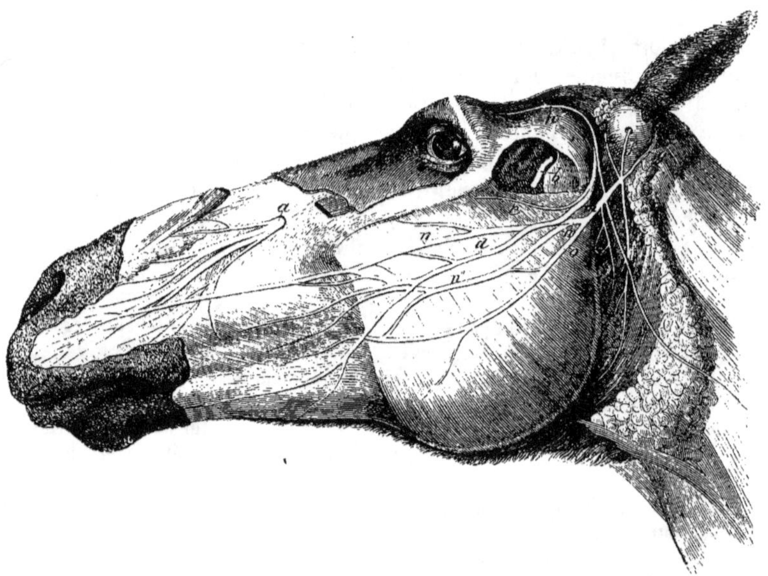

Fig. 218. — Distribution des seconde et troisième branches de la cinquième paire et de la septième paire encéphaliques sur le côté gauche de la face.

nètre dans l'orbite par le trou orbitaire postérieur avec le nerf ophthalmique. Il fournit un ou deux fins rameaux qui se réunissent au nerf vidien et se rendent comme lui au nerf grand sympathique. Dans l'orbite il se divise en deux branches :

a. La *branche supérieure*, la plus courte, est destinée à la portion externe et supérieure du muscle droit postérieur du globe de l'œil.

a. Nerf orbitaire. — *b.* Nerf massétérin. — *c.* Branche antérieure du nerf temporal superficiel. — *d.* Branche postérieure du même. — *e.* Nerf auriculaire antérieur. — *f.* Nerf auriculaire interne. — *g.* Nerf auriculaire postérieur. — *hh.* Nerf temporal postérieur. — *i.* Nerf sous-cutané du cou. — *k.* Nerf styloïdien. — *lll.* Nerfs parotidiens. — *m.* Nerf facial. — *n.* Nerf buccal antérieur. — *n'.* Sa branche antérieure. — *n''.* Sa branche postérieure. — *o.* Nerf buccal postérieur.

b. La *branche inférieure*, plus longue, s'épuise dans le muscle droit externe.

Le nerf de la sixième paire est uniquement moteur. [Sa section détermine du strabisme interne.]

7. *Nerf facial* (*Nervus facialis*) (*fig.* 218 *m*)

Le *nerf facial* ou *petit nerf sympathique* (*N. sympathicus parvus*) prend naissance entre la cinquième et la huitième paire par plusieurs racines émanées de la protubérance et du pédoncule cérébelleux supérieur. Il pénètre immédiatement avec le nerf auditif dans l'hiatus auditif interne, puis il suit isolément l'aqueduc de Fallope dans toute son étendue, envoyant des rameaux aux nerfs de la huitième et de la dixième paire ainsi qu'au nerf vidien. Au sortir de l'aqueduc de Fallope, depuis le trou stylo-mastoïdien, il passe sous la parotide, se dirige en bas et en avant, devient superficiel un peu au-dessous de l'articulation temporo-maxillaire et s'étend sur la face externe du masséter. Les nerfs qu'il fournit sur toute sa longueur sont les suivants :

1. Le *nerf du muscle de l'étrier* (*ramus ad musculum stapedium*) est un petit filet qui sort de l'aqueduc de Fallope et se rend au muscle de l'étrier.

2. Le *nerf du tympan* ou *corde du tympan* (*corda tympani*) part du facial un peu avant le trou stylo-mastoïdien, se porte en arrière et en haut dans un canal étroit et pénètre dans la caisse du tympan ; il la traverse en passant entre le col du marteau et la branche longue de l'enclume, envoyant quelques rameaux au tenseur du tympan ; il en sort par la scissure de Glaser. A partir de ce point, la corde du tympan, devenue plus grosse, se porte en bas et en avant sur le côté de la poche gutturale et va se confondre avec le nerf lingual, branche du maxillaire inférieur.

3. Le *nerf auriculaire antérieur* (*nervus auricularis anterior*) (*fig.* 218 *e*) émane du facial près de la base de l'oreille, se porte en haut en traversant la parotide, fournit des rameaux à cette glande ainsi qu'aux muscles de l'oreille situés en avant de la langue et va se terminer dans la peau de la conque. Il vient souvent du temporal postérieur.

4. Le *nerf auriculaire interne* (*nervus auricularis internus*) (*fig.* 218 *f*) commence près du précédent, traverse comme lui l'extrémité supérieure de la parotide, s'engage dans un petit trou de la base de la conque et s'épuise dans la peau de la face interne.

5. Le *nerf auriculaire postérieur* (*nervus auricularis posterior*) (*fig.* 218 *g*) prend naissance derrière le précédent, passe sur le tendon du muscle splénius, se porte en haut vers la conque et se distribue à la parotide, aux muscles de la nuque et à la peau de l'oreille externe. Le *nerf auriculaire inférieur* (*nervus auricularis inferior*) est décrit comme une branche auriculaire de la dixième paire.

6. Le *nerf temporal postérieur* ou *nerf zygomatico-temporal* (*nervus temporalis posterior s. zygomato-temporalis*) (*fig.* 218 *hh*), plus fort que les précédents, monte en arrière de l'articulation temporo-maxillaire en traversant la parotide, se porte en avant et en bas entre le muscle temporo-maxillaire et le fronto-auriculaire et arrive sur le front où il rejoint la branche externe du nerf lacrymal et le nerf frontal. Il envoie quelques rameaux sur son trajet et il s'épuise dans l'orbiculaire des paupières et dans la peau.

7. Le *nerf styloïdien* ou *stylo-hyoïdien* (*nervus styloideus s. stylo-hyoideus*)

(*fig.* 218 *k*) est un filet assez fin qui descend sous la parotide et se distribue aux muscles stylo-maxillaire, stylo-hyoïdien et digastrique.

8. Le *nerf sous-cutané du cou* (*nervus subcutaneus colli*) (*fig.* 218 *i*) se dirige en arrière et en bas à travers la parotide, le long de la veine maxillaire interne, passe entre le sterno-maxillaire et le muscle commun au bras, au cou et à la tête [mastoïdo-huméral] et arrive ainsi au milieu du cou ; sur toute sa longueur il donne des divisions aux parties qu'il traverse, puis il s'anastomose avec des branches des deuxième, troisième et quatrième nerfs cervicaux [avec lesquelles il forme le *plexus cervical superficiel*].

9. Les *nerfs parotidiens* (*rami parotidei*) (*fig.* 218, *lll*) forment avec des rameaux du nerf temporal superficiel, branche du maxillaire inférieur, le *plexus parotidien* (*plexus parotideus*).

10. Le *nerf facial proprement dit* (*nervus facialis*) (*fig.* 218 *n'*) est une branche forte et aplatie qui continue le nerf principal au-dessous de l'articulation maxillaire sous la peau ; il s'anastomose avec le nerf temporal superficiel et se bifurque après un petit trajet pour former les deux nerfs buccaux.

a. Le *nerf buccal antérieur* ou *supérieur* (*nervus buccalis anterior*) (*fig.* 218 *n n' n''*), assez court et fort, se divise presque immédiatement en deux branches.

aa. La *branche antérieure* (*fig.* 218 *n'*) croise la branche postérieure du nerf temporal superficiel, se dirige en avant et en bas sous la crête zygomatique et à la face externe du masséter et descend sur la joue jusqu'à la lèvre supérieure où elle se perd. Elle concourt à former sur le plat de la joue un fort plexus avec la branche postérieure, avec le nerf buccal postérieur et avec le temporal superficiel.

bb. La *branche postérieure* (*fig.* 218 *n''*) se sépare de la précédente à angle très-aigu, passe sous elle à la surface du masséter et se divise en plusieurs branches destinées aux muscles de la joue et aux lèvres. Souvent cette branche est confondue avec le nerf buccal postérieur.

b. Le *nerf buccal inférieur* ou *postérieur* (*nervus buccalis posterior*) (*fig.* 218 *o*) longe un instant le bord postérieur du maxillaire inférieur, puis il descend sur le masséter au-dessous des branches précédentes avec lesquelles il présente de nombreuses anastomoses qui forment le plexus sous-zygomatique ou la patte d'oie. Il fournit ses divisions aux joues et à la lèvre inférieure et s'anastomose avec une branche du nerf buccinateur de la cinquième paire.

Le nerf facial est surtout un nerf moteur, mais, par ses anastomoses avec les nerfs de la cinquième et de la dixième paire, il semble participer à la sensibilité.

8. Nervus auditif (Nervus acusticus).

Le *nerf auditif* (*nervus auditorius*) naît au-dessus du précédent dans la fossette triangulaire de la moelle allongée et par quelques filets sur le pédoncule cérébelleux supérieur ; il contourne le corps restiforme, se dirige en dehors et en bas et s'accole au nerf facial avec lequel il pénètre dans l'hiatus auditif ; il se divise alors en deux branches.

a. Le *nerf du limaçon* (*nervus cochleæ*) fournit plusieurs filets destinés, les uns à l'axe, les autres aux lames spirales, d'autres à la membrane interne du limaçon.

b. Le *nerf du vestibule* (*nervus vestibuli*), plus petit, se divise également en plusieurs filets qui pénètrent par les petites ouvertures du conduit auditif interne dans le vestibule et de là dans les canaux demi-circulaires, pour se ramifier dans les parois de ces cavités.

Le nerf auditif est un nerf de sensibilité spéciale, c'est le nerf de l'audition. Comme le nerf olfactif, il est de consistance molle et renferme de la substance grise.

9. *Nerf glosso-pharyngien (Nervus glosso-pharyngeus)* (fig. 219 *bb'b"*).

Le *nerf glosso-pharyngien* ou *nerf du goût* (*nervus gustatorius linguæ*) naît au-dessus de la huitième paire par plusieurs racines entre le corps olivaire et le corps restiforme à la face inférieure de la moelle allongée. Ses nombreux fais-

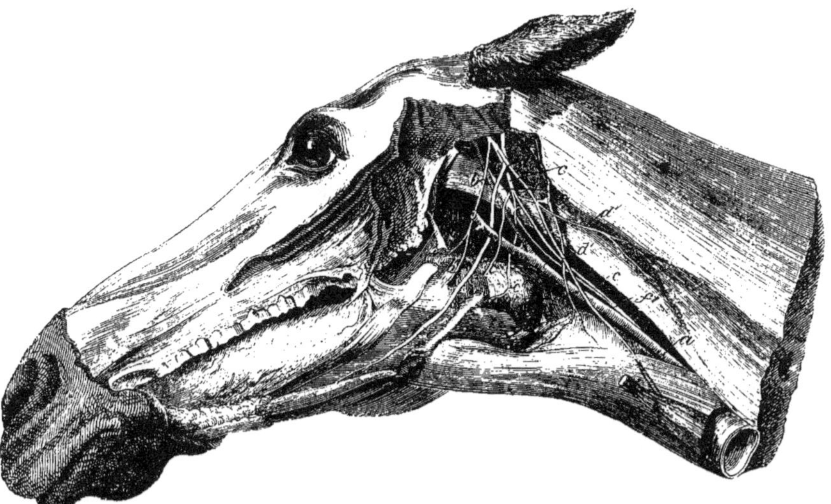

Fig. 219. — Neuvième, dixième, onzième et douzième paires encéphaliques avec le premier nerf du cou et la première portion du grand sympathique ; la branche gauche du maxillaire inférieur et la parotide sont enlacées).

ceaux se réunissent sur le côté de la moelle allongée en un cordon arrondi qui perfore la dure-mère et traverse le trou jugulaire avec la troisième branche de la cinquième paire et avec les nerfs de la dixième et de la onzième. A son passage à travers la dure-mère, ce nerf forme un petit ganglion gris-rougeâtre connu sous le nom de *ganglion glosso-pharyngien supérieur* ou *de Müller* (*ganglion n. glosso-pharyngei supernus s. Mulleri*); un peu plus loin, il présente un autre ganglion plus gros et ovale que l'on appelle le *ganglion glosso-pharyngien inférieur* ou *d'Andersch* (*ganglion n. glosso-pharyngei inferius s. petrosum Anderschii*).

Les branches du glosso-pharyngien sont au nombre de cinq :

1. Le *nerf tympanique* (*ramus tympanicus*) pénètre dans la caisse du tympan, par une petite ouverture située entre la paroi externe et la paroi interne et s'anastomose avec une branche du nerf vidien, avec un filet du grand sympathique, ainsi qu'avec une branche de ganglion otique ; cette anastomose à laquelle est attaché le nom de *Jacobson*, envoie un rameau à la fenêtre ronde et un autre à la fenêtre ovale.

2. Une branche va s'unir à la dixième paire et au ganglion supérieur du grand sympathique.

3. Une branche descend sur le côté de la poche gutturale et envoie des rameaux au plexus palatin, tandis que d'autres vont s'anastomoser avec des branches du nerf laryngé qui émane de la dixième paire et forme avec lui, au point de bifurcation de la carotide, un petit plexus qui fournit des filets aux parois de ce vaisseau.

Après avoir fourni ces branches, le nerf glosso-pharyngien suit le bord postérieur de la branche supérieure de l'hyoïde et se divise bientôt en une branche pharyngienne et une branche linguale.

4. Le *nerf pharyngien* (*ramus pharyngeus*) (*fig*. 219 *b'*), le plus petit, ne tarde pas à se ramifier dans les muscles du pharynx, surtout dans le kérato-pharyngien, puis dans le voile du palais et dans le plexus palatin.

5. Le *nerf lingual* (*ramus lingualis*) (*fig*. 219 *b"*), plus fort, passe sous le précédent et pénètre dans la langue où il se divise en deux branches, après avoir fourni un filet pour le pharynx et le voile du palais.

a. La *branche supérieure* s'épuise dans la muqueuse de la base de la langue et dans le voile du palais.

b. La *branche inférieure* passe sous le muscle hyo-glosse à la base de la langue, s'anastomose avec le nerf lingual, branche de la cinquième paire, et envoie à la muqueuse de nombreux rameaux qui vont se terminer dans les papilles.

Le nerf glosso-pharyngien est un nerf de sensibilité spéciale chargé de recevoir et de transmettre les impressions du goût. [Il possède aussi la sensibilité tactile.]

10. *Nerf pneumogastrique* (*Nervus pneumogastricus*) (*fig*. 219 *cc*).

Le *nerf pneumogastrique* ou *nerf vague* naît par plusieurs racines au-dessus de la neuvième paire dans le corps restiforme et dans le corps olivaire de la moelle allongée ; il sort du crâne par le trou jugulaire et forme au niveau de ce trou un ganglion aplati, ovale, connu sous le nom de *ganglion supérieur du pneumogastrique* (*ganglion superius nervi vagi*).

Deux branches émanent de ce ganglion :

1. Le *rameau auriculaire du nerf vague* ou le *nerf auriculaire inférieur* (*ramus auricularis nervi vagi*) se dirige en bas et en avant, pénètre dans l'aqueduc de Fallope où il s'anastomose avec le nerf facial et en sort avec lui ; il passe ensuite sous le conduit auditif externe, se porte en arrière et en haut, fournit une branche au nerf auriculaire postérieur et se divise en deux rameaux destinés à la tunique interne du conduit auditif.

2. Un filet très-fin va s'anastomoser avec le nerf tympanique, branche du

glosso-pharyngien, et avec le ganglion cervical supérieur du grand sympathique.

A partir du ganglion supérieur, le nerf pneumogastrique descend en suivant la carotide interne et le grand sympathique. Non loin et un peu au-dessous du trou jugulaire, il présente un second ganglion connu sous le nom de *ganglion inférieur du pneumogastrique (ganglion inferius nervi vagi).*

Trois branches naissent de ce ganglion et de la partie supérieure du pneumogastrique.

1. Un groupe de petits rameaux s'anastomose avec le nerf glosso-pharyngien, avec le nerf accessoire et avec l'hypoglosse.

2. Le *nerf pharyngien* (*fig.* 219 *i*) croise les artères carotides interne et externe sur le côté de la poche gutturale et se divise en deux branches :

a. La *supérieure* est destinée aux muscles et à la muqueuse de la partie supérieure du pharynx et envoie également quelques filets au plexus palatin.

b. L'*inférieure* se subdivise en plusieurs rameaux qui s'anastomosent avec des branches du nerf glosso-pharyngien, du nerf laryngé supérieur, des onzième et douzième nerfs encéphaliques, ainsi que du grand sympathique et du premier nerf cervical et forment ce qu'on a appelé le *plexus pharyngien (plexus pharyngeus).*

3. Le *nerf laryngé supérieur (nervus laryngeus superior)* (*fig.* 219 *c″*) traverse le plexus pharyngien, décrit une courbe derrière la glande sous-maxillaire et se porte vers le pharynx et le larynx ; des rameaux le relient au plexus pharyngien, au pneumo-gastrique et au ganglion cervical supérieur du grand sympathique. Au niveau du pharynx, il envoie de petites divisions aux muscles kérato-pharyngien inférieur et hyo-pharyngien, puis, vers l'angle supérieur et postérieur du cartilage thyroïde, il pénètre par une petite ouverture dans l'intérieur du larynx et s'épuise dans la muqueuse et dans le muscle thyro-aryténoïdien.

Au-dessous du larynx, le pneumogastrique s'accole au grand sympathique duquel il reçoit quelques filets, puis il descend avec lui le long de la carotide et en arrière jusqu'au milieu de l'encolure. Plus bas, il se sépare du grand sympathique, pénètre dans le thorax entre les deux premières côtes et se continue entre les lames du médiastin sur les côtés de la trachée jusqu'à la naissance des bronches.

Le pneumogastrique, depuis son entrée dans la cavité thoracique, fournit les nerfs suivants :

1. Le *nerf laryngé inférieur* ou *nerf récurrent, trachéal récurrent* ou *nerf vocal (nervus laryngeus inferior s. vocalis s. recurrens)* (*fig.* 224 *cc*) est un long filet qui naît dans le thorax au niveau de la bifurcation de la trachée. Celui du côté droit contourne le tronc commun des artères dorsale et cervicale supérieures, celui du côté gauche embrasse la courbure de l'aorte, et tous deux arrivent sur les côtés de la trachée. Ils sortent du thorax entre elle et les gros vaisseaux sanguins dans l'intervalle des premières côtes et montent avec la carotide jusqu'au haut de l'encolure où ils pénètrent dans le larynx entre l'extrémité inférieure du muscle crico-aryténoïdien postérieur et le muscle crico-pharyngien. Le nerf laryngé inférieur fournit plusieurs divisions sur son trajet :

a. De petites branches sont destinées au plexus pulmonaire antérieur et au plexus cardiaque ;

b. Quelques autres assez fortes vont au ganglion cervical inférieur du grand sympathique ;

c D'autres au tronc même du grand sympathique ;

d. Plusieurs rameaux vont innerver l'œsophage ;

e. Plusieurs aussi se rendent à la trachée et s'anastomosent fréquemment autour d'elle de manière à former ce qu'on a appelé le *plexus trachéal* (*plexus trachealis*);

f. Enfin les muscles crico aryténoïdiens postérieurs et latéraux, aryténoïdiens et thyro-aryténoïdiens, de même que la muqueuse laryngienne, reçoivent des divisions du nerf laryngé inférieur qui s'anastomosent avec celles du laryngé supérieur.

2. Le *plexus pulmonaire antérieur* (*plexus pulmonalis anterior*), situé dans la cavité thoracique entre l'extrémité inférieure de la trachée et les gros troncs vasculaires, est formé de quelques branches du pneumogastrique, du laryngé inférieur et du grand sympathique ; celles du grand sympathique émanent du ganglion cervical inférieur, du premier, du second et du troisième ganglion thoracique. Ce plexus donne des nerfs à l'extrémité inférieure de la trachée et aux bronches ainsi qu'aux gros vaisseaux.

3. Le *plexus cardiaque* (*plexus cardiacus*) est réuni au plexus pulmonaire antérieur et, comme lui, formé de branches du nerf vague, du récurrent et du grand sympathique. Les nerfs qui en émanent traversent le péricarde avec les gros vaisseaux autour desquels ils forment des réseaux, puis ils s'épuisent entre la substance musculaire et l'enveloppe séreuse du cœur.

4. Le *plexus pulmonaire postérieur* (*plexus pulmonalis posterior*) se trouve à l'angle de bifurcation de la trachée ; il est formé surtout de divisions du tronc principal, mais aussi de filets des branches inférieure et supérieure du pneumogastrique et, en outre, de rameaux du ganglion cervical inférieur, du troisième, du quatrième et du cinquième glanglion thoracique du grand sympathique. Ce plexus fournit les nerfs pulmonaires qui accompagnent les bronches dans leurs ramifications et se perdent dans la substance des poumons.

Le pneumogastrique, après avoir donné quelques rameaux pour la trachée et l'œsophage (*rami tracheales* et *œsophagei*), se divise tout près de la bifurcation de la trachée en deux branches, l'une supérieure, l'autre inférieure.

1° La *branche supérieure* (*fig.* 224 *e*) suit l'œsophage dans le médiastin postérieur jusque vers le diaphragme où elle se réunit à la branche correspondante du pneumogastrique du côté opposé. Toutes deux fournissent des divisions à l'œsophage et s'anastomosent avec les branches inférieures, formant ainsi le *plexus œsophagien* (*plexus œsophageus*). De plus, les branches supérieures réunies envoient un petit cordon aux branches inférieures également confondues et traversent avec elles l'ouverture œsophagienne du diaphragme. Dans l'abdomen, elles se trouvent en rapport avec la paroi supérieure et postérieure de l'estomac et elles forment dans l'épaisseur des tuniques de ce viscère, avec des branches des nerfs splanchniques, le *plexus gastrique supérieur* ou *postérieur* (*plexus gastricus superior s. posterior.*)

2. La *branche inférieure* (*fig.* 224 *f*) se confond près de la bifurcation de la trachée avec la branche correspondante du nerf du côté opposé. Le cordon qui en résulte suit le bord inférieur de l'œsophage entre les lames du médiastin postérieur, concourt à former le plexus œsophagien et traverse le diaphragme.

Dans l'abdomen, il se trouve sur la paroi inférieure et antérieure de l'estomac, dans le milieu de laquelle il s'anastomose avec des divisions du grand sympathique. Le *plexus gastrique inférieur* ou *antérieur* (*plexus gastricus inferior s. anterior*) ainsi formé donne des rameaux qui accompagnent la veine coronaire de l'estomac jusqu'au plexus hépatique.

Différences. Chez les *ruminants*, il n'y a pas d'anastomose entre les deux branches du pneumogastrique. Il en est de même chez les *carnassiers*.

On admet que le nerf pneumo-gastrique est surtout un nerf sensitif; cependant il reçoit des filets moteurs du nerf accessoire [entre autres] (1).

11. *Nerf accessoire* (*Nervus accessorius*) (*fig.* 219 *dd'd''*).

Le *nerf accessoire* ou *nerf spinal* (*nervus accessorius* Willisii) appartient en majeure partie à la portion cervicale de la moelle épinière; il commence par une racine très-fine entre le sixième et le septième nerf cervical, puis il monte dans le canal vertébral sur le côté de la moelle épinière à laquelle il est relié par l'arachnoïde et de laquelle il reçoit de points en points de minces filets qui le renforcent. Après avoir pénétré dans le crâne par le trou occipital, il suit le bord de la moelle allongée, de laquelle il reçoit encore quelques filets, s'accole au pneumo-gastrique, le quitte un instant, sort du crâne avec lui par le trou jugulaire et l'abandonne enfin un peu plus loin. Il donne alors quelques petits rameaux et se divise en deux branches considérables.

1. Les premiers petits rameaux vont se réunir au dixième et au douzième nerf encéphalique ainsi qu'au ganglion cervical supérieur du grand sympathique.

2. Un autre plus long se rend au plexus palatin et forme une anse avec un filet du premier nerf cervical.

3. La *branche inférieure* (*fig.* 219 *d'*) s'anastomose avec la supérieure, se dirige en arrière et en bas et s'épuise dans le muscle sterno-maxillaire.

4. La *branche supérieure* (*fig.* 219 *d''*), destinée au muscle trachélo-occipital, descend entre le mastoïdo-huméral et le splénius et reçoit des branches du second et du troisième nerf cervical. Devenue plus superficielle, elle gagne sous le peaucier du cou l'extrémité supérieure et la face externe de l'épaule et se termine dans la portion dorsale du cervico-sous-scapulaire. Elle envoie des divisions aux différents muscles qui se trouvent sur son passage.

Le nerf accessoire paraît être uniquement moteur.

12. *Nerf hypoglosse* (*Nervus hypoglossus*) (*fig.* 219 *e*).

Le *nerf hypoglosse* ou *sublingual* (*nervus sublingualis*) naît par plusieurs racines

(1) [Il paraît démontré aujourd'hui qu'il est exclusivement sensitif à son origine ; mais c'est l'action de sa portion mixte qui a le plus d'importance. Elle donne le mouvement aux muscles du pharynx, du larynx, des bronches et de l'œsophage et la sensibilité à ces divers organes. Elle agit d'une manière spéciale sur le foie, sur le poumon et sur le cœur. Nous renvoyons pour les détails aux ouvrages de physiologie et nous nous contentons de faire remarquer ce qu'il y a de particulier dans l'action du nerf vague sur le cœur. Après la section des nerfs vagues, les battements du cœur s'accélèrent et deviennent irréguliers ; ils se ralentissent au contraire et peuvent même se suspendre si l'on excite ces mêmes nerfs. Le cœur s'arrête alors en diastole. Le pneumo-gastrique est donc un *nerf modérateur et un nerf d'arrêt du cœur*. M. le professeur G. Sée le compare au frein d'une locomotive. « Plus le frein est serré, moins la machine va vite. Si le frein est rompu, la machine s'emporte avec une rapidité que rien n'arrête. »]

entre le corps olivaire et le corps pyramidal de la moelle allongée ; ces racines se réunissent en deux ou trois faisceaux qui perforent isolément la dure-mère et se confondent ensuite en un seul tronc qui sort du crâne par le trou condylien. A partir de ce point, le nerf hypoglosse passe entre le dixième et le onzième nerf encéphalique qu'il croise obliquement et descend le long du muscle ptérygo-pharyngien ; bientôt il se réfléchit en dedans, atteint la langue au-dessous du muscle kérato-glosse et pénètre dans son épaisseur. Il se distribue de la manière suivante :

1. Deux filets vont au ganglion cervical supérieur du grand sympathique ;

2. Un filet rejoint la branche pharyngée du nerf vague ;

3. Un autre le premier nerf cervical ;

4. Un autre le plexus palatin ;

5. Plusieurs petits rameaux sont destinés au larynx ;

6. Quelques branches se rendent à l'extrémité inférieure de la glande sous-maxillaire.

Enfin le nerf hypoglosse se divise en deux branches à son extrémité.

7. La *branche externe*, plus faible que l'interne, se dirige en bas entre le kérato-glosse et le lingual jusque vers la pointe de la langue et se distribue à ces muscles.

8. La *branche interne* se place entre l'hyo-glosse et le génio-glosse dans l'épaisseur même de la langue et s'anastomose avec les divisions du lingual, branche du nerf de la cinquième paire.

Le douzième nerf encéphalique peut être considéré comme un nerf exclusivement moteur. [Il donne le mouvement à tous les muscles de la langue.]

II. Nerfs de la moelle épinière (*Nervi medullæ spinalis*) (*fig.* 212, 213 et 214).

Les *nerfs de la moelle épinière*, *nerfs rachidiens* ou *nerfs intervertébraux* (*nervi intervertebrales*) naissent symétriquement par paires de la moelle épinière. Chacun a deux racines, l'une supérieure, l'autre inférieure. La racine supérieure, la plus forte, émane du cordon supérieur de la moelle : elle est sensitive. La racine inférieure, plus faible, naît du cordon inférieur : elle est motrice. L'une et l'autre se composent de filets réunis en faisceaux qui perforent isolément la dure-mère ; elles se confondent bientôt en un seul tronc très-court, excepté pour le premier et le second nerf cervical, puis elles sortent par un trou de conjugaison entre deux vertèbres.

La racine supérieure présente en dehors de la dure-mère, ordinairement avant de sortir des trous de conjugaison, des ganglions spéciaux dont le nombre varie de 1 à 2 pour les petits nerfs rachidiens et de 2 à 5 pour les autres plus grands. Tous en ont, excepté les nerfs coccygiens ; ces ganglions sont entourés d'un tissu cellulo-graisseux.

Chaque nerf rachidien, après sa sortie du canal vertébral, ne tarde pas à se diviser en deux branches, l'une *ascendante* ou *supérieure*, l'autre *descendante* ou *inférieure*. On distingue les nerfs rachidiens suivant les régions auxquelles ils appartiennent :

1° Nerfs cervicaux,

2° Nerfs dorsaux,

3° Nerfs lombaires,

4° Nerfs sacrés,

5° Nerfs coccygiens.

Nous aurons à signaler différents plexus formés par ces nerfs.

I. *Nerfs cervicaux (Nervi cervicales) (fig. 212 cc).*

Les nerfs de la nuque et du cou sont au nombre de huit dont le premier et le second sortent par des trous de l'atlas et de l'axis, tandis que les autres s'engagent par les trous de conjugaison entre les autres vertèbres cervicales ; le dernier passe entre la septième vertèbre cervicale et la première dorsale.

1. *Premier nerf cervical (Nervus cervicalis primus) (fig. 219 g).*

C'est le plus petit des nerfs cervicaux ; il naît, comme nous l'avons vu, sur les deux faces de la moelle épinière par deux racines, traverse la dure-mère et s'engage dans le trou supérieur de l'atlas où il se bifurque.

a. La *branche supérieure* (*Nerf occipital, nervus occipitalis* de Gurlt), sort par le trou externe de l'atlas, passe entre le muscle axoïdo-atloïdien et les muscles long et court axoïdo-occipitaux, se dirige en haut et en arrière et se divise bientôt enplusieurs branches qui s'épuisent dans les muscles de la nuque et dans les muscles communs des oreilles.

b. La *branche inférieure*, moins forte, sort également par le trou externe de l'atlas et se dirige en avant et en bas sous l'apophyse transverse de cette vertèbre où elle se bifurque. Le rameau le plus long envoie un filet au ganglion cervical supérieur du grand sympathique, un autre au nerf hypoglosse, un troisième au second nerf cervical et un quatrième au plexus palatin ; puis il descend en se terminant par des divisions destinées aux portions supérieure et moyenne des muscles sterno-thyroïdien, sterno-hyoïdien et scapulo-hyoïdien. Le rameau le plus court se distribue à l'axoïdo-occipital inférieur, à l'axoïdo-styloïdien et au trachélo-occipital. Il envoie aussi des filets à la portion supérieure et moyenne de la glande maxillaire.

2. *Second nerf cervical (Nervus cervicalis secundus).*

Ce nerf passe par un trou de l'extrémité antérieure de la voûte de l'axis ; il est plus fort que le précédent et divisé comme lui en deux branches.

a. La *branche supérieure* passe entre le ligament cervical et le grand complexus et fournit des divisions à ce muscle ainsi qu'aux extenseurs de la tête et à la peau de la nuque.

b. La *branche inférieure*, plus grosse, fournit un filet au premier nerf cervical et aux deux branches du nerf accessoire ; elle donne en outre :

aa. Le *nerf sous-cutané de l'oreille* (*nervus subcutaneus auricularis*), qui contourne l'apophyse transverse de l'atlas, se dirige en avant et en haut vers la conque auriculaire et s'épuise dans la peau de l'oreille, dans la parotide et dans l'atlas.

bb. Le *nerf sous-cutané du cou* (*nervus sub-cutaneus colli*), qui se divise immédiatement en plusieurs rameaux destinés à la peau de la tête et à la peau du cou.

   ANATOMIE DESCRIPTIVE.

3, 4, 5. *Troisième, quatrième et cinquième nerf cervical (Nervus cervicalis tertius, quartus et quintus.*

Ces nerfs sortent du canal vertébral par les trous de conjugaison depuis la seconde jusqu'à la cinquième vertèbre cervicale et se bifurquent aussitôt.

a. Les *branches supérieures* sont plus petites que les inférieures; elles passent sur les muscles intertransversaires et sur la portion cervicale de l'ilio-spinal, montent vers le grand complexus et se divisent en plusieurs filets qui forment des plexus et se distribuent dans les muscles des deux faces et du bord inférieur de l'encolure ainsi que dans la peau du cou.

b. Les *branches inférieures* se portent en bas et ne tardent pas à se terminer par deux rameaux qui s'épuisent dans les muscles des régions inférieures et latérales du cou ainsi que dans la peau.

Le cinquième nerf cervical fournit en outre une branche qui va rejoindre la branche supérieure du sixième et un filet qui concourt à former le nerf phrénique, qui passe sur le muscle costo-trachélien, se dirige en arrière et en bas et se confond aussi avec un filet du sixième nerf cervical.

6, 7, 8. *Sixième, septième et huitième nerf cervical (Nervus cervicalis sextus, septimus et octavus).*

Les trois derniers nerfs cervicaux sortent par les trous de conjugaison depuis la cinquième vertèbre cervicale jusqu'à la première dorsale; ils sont plus forts que les précédents; comme eux, ils ont deux branches de terminaison, l'une supérieure, l'autre inférieure.

a. La *branche supérieure* du sixième nerf se comporte comme celles des précédents; celles du septième et du huitième traversent l'ilio-spinal et se distribuent à ce muscle en même temps qu'au cervico-sous-scapulaire et à la peau.

b. Les *branches inférieures* se ramifient dans le mastoïdo-huméral, le dorso-atloïdien, le costo-trachélien et dans la peau.

Celles du sixième et du septième nerf cervical envoient un rameau spécial qui concourt avec un filet plus fin du cinquième nerf à constituer le *nerf phrénique.* En outre, les trois derniers nerfs cervicaux fournissent des branches, celle du septième la plus forte, celle du sixième la plus faible, qui s'anastomosent entre elles et avec une branche du premier nerf dorsal pour former le *plexus brachial.*

Le *nerf phrénique (nervus phrenicus) (fig.* 224 *ggg)* naît de chaque côté par trois filets qui émanent des branches inférieures des cinquième, sixième et septième nerfs cervicaux. Ces filets se réunissent à la surface du muscle costo-trachélien en un tronc commun qui se dirige en arrière et en bas et pénètre dans la cavité thoracique entre les deux côtes de la première paire. Après avoir envoyé quelques fines anastomoses au grand sympathique, il continue son trajet en arrière, passe en dedans du tronc axillaire, puis au-dessus de la base du cœur, traverse le médiastin postérieur et arrive à la portion aponévrotique du diaphragme dans laquelle il se ramifie.

II. *Nerfs dorsaux (Nervi dorsales) (fig.* 213 *bb).*

Les nerfs *dorsaux thoraciques (nervi thoracici)* sont au nombre de dix-huit; le premier passe entre la première et la seconde vertèbre dorsale, le dernier entre la dernière dorsale et la première lombaire. Chacun d'eux, au sortir du canal vertébral, se divise en deux branches.

a. Les *branches supérieures* des nerfs dorsaux montent entre les apophyses transverses des vertèbres dorsales et se distribuent dans l'intercostal commun, dans l'interépineux, les intertransversaires, le transverso-épineux, l'ilio-spinal, les dentelés antérieur et postérieur ainsi que dans la peau du dos.

b. Les *branches inférieures* envoient chacune un filet au grand sympathique : celle du premier nerf dorsal appartient au plexus brachial, celle du second envoie une anastomose (*fig.* 220 *d*) à celle du premier ; celles des derniers donnent quelques rameaux aux muscles psoas, mais toutes fournissent les nerfs intercostaux.

aa. Les *nerfs intercostaux* (*nervi intercostales*) suivent chacun le bord postérieur d'une côte entre les muscles intercostaux externe et interne jusque vers le milieu de l'espace intercostal où ils se divisent en deux branches, l'une *externe*, l'autre *interne*. La *branche externe* traverse le muscle intercostal externe, puis elle se distribue aux muscles costo-scapulaire, dorso-huméral, peaucier du thorax et du ventre pour les antérieurs, dans les mêmes muscles et dans le costo-abdominal externe pour les postérieurs. La *branche interne* se continue entre le muscle intercorstal interne et la plèvre jusqu'à l'extrémité inférieure de la côte et fournit des rameaux aux muscles intercostaux, puis elle descend entre les cartilages, devient superficielle et s'épuise dans les muscles pectoraux pour les nerfs antérieurs, tandis qu'elle se distribue au diaphragme, au costo-abdominal interne, à l'ilio-abdominal et au sterno-pubien pour les postérieurs depuis le huitième environ.

Différences. — Les *ruminants* et les *carnivores* ont seulement treize paires de nerfs dorsaux et le porc quatorze.

III. *Nerf lombaires* (*Nervi lumbares*) (*fig.* 214 *bb*).

Les *nerfs lombaires* ou *abdominaux* (*nervi abdominales*) naissent de la portion lombaire de la moelle épinière par deux racines comme tous les nerfs rachidiens. Ils forment six paires dont la première passe entre la première et la seconde vertèbre lombaire et la dernière entre la dernière lombaire et le sacrum.

Chez l'âne [et chez certains chevaux], il n'y a que cinq paires de nerfs lombaires, parce qu'il n'y a également que cinq vertèbres lombaires (1).

Les nerfs lombaires se bifurquent à leur sortie du canal vertébral comme les autres nerfs rachidiens.

a. Les *branches supérieures* s'élèvent entre les apophyses transverses et se ramifient dans la portion postérieure de l'ilio-spinal, du transversaire épineux, des intertransversaires, du dentelé postérieur, dans l'extrémité antérieure du grand ilio-trochantérien et dans la peau.

b. Les *branches inférieures* fournissent des rameaux aux muscles psoas et au carré des lombes ; de plus, elles envoient un filet au grand sympathique et plusieurs rameaux au plexus lombaire.

(1) [On sait que c'est là pour M. A. Samson le principal caractère d'un type spécifique du genre *Equus* qui serait d'origine africaine.]

Différences. — Les *ruminants* ont, comme le cheval, six paires de nerfs lombaires mais le *porc* et les *carnassiers* en ont sept.

IV. *Nerfs sacrés (Nervi sacrales) (fig. 214 dd).*

Les nerfs sacrés émanent de la portion sacrée de la moelle épinière et sont au nombre de cinq ; ils se bifurquent avant de sortir du canal vertébral, et leurs branches, à l'exception de la dernière qui passe entre le sacrum et la première vertèbre coccygienne, sortent par des trous que présentent les deux faces du sacrum.

a. Les *branches supérieures*, plus petites, sortent par les trous supérieurs et se distribuent aux muscles qui recouvrent le bassin et le sacrum, muscles qui appartiennent aux membres postérieurs et à la queue.

b. Les *branches inférieures* sortent par les trous inférieurs, envoient de petits filets au plexus pelvien et au grand sympathique et se réunissent pour former le plexus sacré.

V. *Nerfs coccygiens (Nervi caudæ) (fig. 214 c).*

Ce sont les derniers nerfs rachidiens, qui concourent à former la queue de cheval ; ils sont ordinairement au nombre de cinq et ne présentent pas de ganglions spinaux ; ceux de la première paire passent entre les deux premiers os coccygiens, ceux de la dernière entre le cinquième et le sixième ; chacun d'eux se divise en deux branches.

a. Les *branches supérieures* se distribuent aux muscles sacro-coccygiens jusque vers la pointe de la queue, aux muscles intertransversaires et à la peau.

b. Les *branches inférieures* passent entre les muscles latéraux et inférieurs de la queue et fournissent des rameaux à ces muscles, aux intertransversaires et à la peau.

Les deux branches du premier nerf coccygien reçoivent un filet anastomotique des branches du dernier nerf sacré.

Les nerfs rachidiens se réunissent quelquefois pour former des plexus, c'est-à-dire des entrelacements de plusieurs branches, desquels émanent un assez grand nombre de nerfs destinés particulièrement aux membres antérieurs et postérieurs. Les plexus principaux sont : le *plexus brachial*, le *plexus lombaire* et le *plexus sacré*.

1. *Plexus brachial (Plexus brachialis) (fig. 220).*

Le *plexus brachial* ou *axillaire* (*plexus axillaris*) est formé par les branches inférieures des sixième, septième et huitième nerfs cervicaux, par celle du premier nerf dorsal et par des filets du grand sympathique ; il passe entre la portion supérieure et la portion moyenne du muscle costo-trachélien [scalène], s'étale sous l'épaule où il enveloppe l'artère et la veine axillaires et fournit les nerfs suivants :

1. Les *nerfs thoraciques antérieurs* (*nervi thoracici anteriores*) (*fig. 220 e*), plus ou moins gros, émanent de la partie antérieure du plexus, se dirigent en avant et en bas et se ramifient surtout dans le grand et le petit sterno-huméral, dans le sterno-radial, le sterno-scapulaire et dans l'extrémité inférieure du mastoïdo-huméral.

2. Les *nerfs thoraciques postérieurs* (*nervi thoracici posteriores*) (*fig.* 220 *f*), au nombre de trois d'ordinaire, viennent de la partie postérieure du plexus brachial, se dirigent en arrière et en bas et se distribuent dans le costo-scapulaire, le grand scapulo-huméral, le grand sterno-huméral, le dorso-huméral et le peaucier du thorax et de l'abdomen.

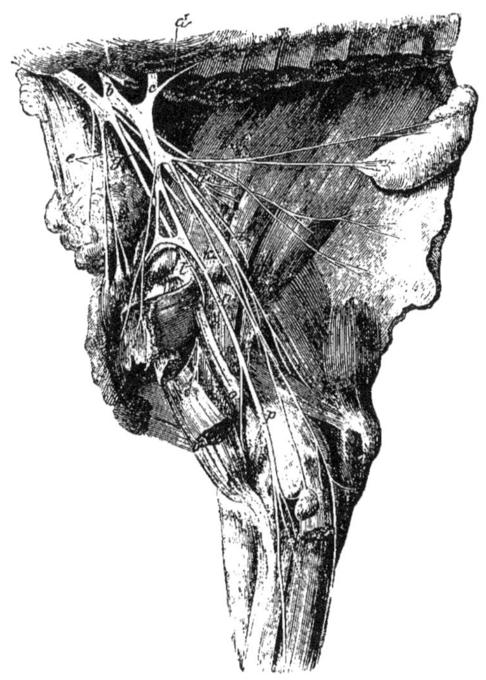

Fig. 220. — Plexus brachial et ses branches (membre antérieur droit).

3. Le *nerf scapulaire antérieur* (*nervus scapularis anterior*) (*supra-scapulaire*, *n. supra-scapularis* de Gurlt) (*fig.* 220 *g*) est une forte branche qui naît en avant du plexus, se dirige en bas jusque vers l'angle inférieur du scapulum, pénètre entre le muscle sous-scapulaire et le sus-épineux, devient superficiel et se divise en plusieurs rameaux qui s'épuisent dans les muscles sus-indiqués et dans le scapulo-trochitérien.

4. Le *nerf scapulaire moyen* (*nervus scapularis medius*) (*nerfs infra-scapulaires n. infra scapulares* de Gurlt) (*fig.* 220 *h*) se divise immédiatement en trois ou quatre petites branches qui sortent du plexus en arrière du précédent et se dirigent en arrière et en bas jusque vers le milieu du muscle sous-scapulaire dans lequel elles se ramifient.

5. Le *nerf scapulaire postérieur* (*nervus scapularis posterior*) (*nerf axillaire*

N. axillaris de Gurlt) (*fig.* 220 *i*), situé entre les deux précédents à la face interne du muscle sous-scapulaire, se dirige en arrière et en bas jusqu'à l'extrémité inférieure de l'épaule; là il passe entre le grand scapulo-olécranien, l'huméro-olécranien externe et le grand scapulo-huméral; en arrière de l'articulation de l'épaule, il devient superficiel. Il fournit des divisions à tous les muscles sus-indiqués, au petit scapulo-huméral, au sous-épineux, à l'origine du mastoïdo-huméral et au peaucier de l'épaule. Il donne également un filet cutané qui descend à la face interne du bras et s'épuise dans le sterno-radial et dans la peau.

6. Le *nerf cubital* (*nervus ulnaris*) (*fig.* 220 *k*), assez long et fort, croise d'abord la face interne du muscle sous-scapulaire et le tendon du grand scapulo-huméral, puis il descend en dedans du bras jusque derrière l'articulation du coude où il se divise en deux branches; la grande branche pénètre de suite dans les muscles fléchisseurs des phalanges, la petite, au contraire, descend entre le fléchisseur superficiel et les huméro-sus-carpiens jusqu'à proximité de l'articulation du genou où elle se bifurque, après avoir fourni quelques rameaux.

a. Le *nerf cutané interne* (*nervus cutaneus internus*) naît vers le milieu du bras, se dirige en bas et se divise en plusieurs filets qui s'épuisent dans la peau.

b. Plusieurs rameaux sont destinés aux muscles fléchisseurs de la face interne de l'avant-bras.

c. La *branche interne* (*fig.* 221 *s*), la plus petite passe sous le tendon de l'huméro-sus-carpien, se dirige obliquement en avant et en bas et se relie à la face interne de l'articulation du genou avec le nerf plantaire externe (*fig.* 221 *l*).

d. La *branche externe* (*fig.* 221 *s'*), plus forte passe entre les tendons des huméro-sus-carpiens, arrive à la face externe du genou et se divise en trois rameaux qui se perdent dans la peau du genou et du métacarpe.

7. Le *nerf brachial antérieur* (*nervus brachialis anterior*) (*nerf musculo-cutané*, *n. musculo-cutaneus* de Gurlt) (*fig.* 220 *l*) émane du plexus brachial en arrière des nerfs thoraciques antérieurs, se dirige en bas jusqu'à la face interne de l'articulation scapulo-humérale où il s'enroule autour de l'artère axillaire et se divise en deux branches :

a. La *plus grande* va rejoindre le nerf brachial moyen.

b. La *plus petite* passe sous l'articulation de l'épaule entre l'extrémité supérieure de l'humérus et le scapulo-huméral moyen, se dirige en bas et en arrière et se perd dans le fléchisseur droit de l'avant bras [coraco-radial], après avoir fourni des filets à l'huméro-radial et au coraco-huméral.

8. Le *nerf brachial postérieur* (*nervus brachialis posterior*) (*nerf radial, n. radialis* de Gurlt) [nerf radial] (*fig.* 220 *m*) commence à la partie postérieure du plexus brachial, se dirige obliquement en arrière et en bas, croise l'extrémité inférieure du grand scapulo-huméral et se divise vers la partie moyenne du bras en deux branches :

a. La *branche interne* se divise bientôt elle-même en plusieurs rameaux qui s'épuisent dans les extenseurs de l'avant-bras.

b. La *branche externe*, bien plus forte, passe entre les extenseurs de l'avant-bras et l'huméro-radial, arrive à la face externe de l'articulation du coude, puis à la face antérieure de l'avant-bras et se ramifie dans l'extrémité inférieure de l'huméro-radial, dans l'extenseur antérieur du métacarpe, dans les extenseurs des phalanges et dans l'huméro-sus-carpien externe. Près de l'articulation du coude, elle fournit plusieurs rameaux qui vont se perdre dans la peau de la face externe de l'avant-bras et sont connus sous le nom de *nerfs cutanés externes* (*nervi cutanei externi*).

9. Le *nerf brachial médian* ou simplement *nerf médian* (*nervus medianus*) (*fig.* 220 *u*) commence à la partie moyenne du plexus brachial ; c'est le plus fort et le plus long de ceux qui en émanent ; il suit les divisions de l'artère axillaire jusque dans le sabot. Il passe en arrière du muscle scapulo-huméral moyen, à la face interne de l'articulation scapulo-humérale et descend jusqu'au milieu du bras où il se divise en deux nerfs, *radial antérieur* et *radial postérieur*.

a. Le *nerf radial antérieur* (*nervus radialis anterior*) (*fig.* 220 *o*), le plus petit, descend obliquement entre la face antérieure de l'humérus et le coraco-radial, se place à la face antérieure de l'articulation du coude, à la face antérieure de l'avant-bras et se divise en plusieurs branches destinées aux muscles de la région et à la peau.

b. Le *nerf radial postérieur* (*nervus radialis posterior*) (*fig.* 220 *p*), bien plus fort que l'antérieur, accompagne l'artère humérale et la radiale postérieure à la face interne du bras, du coude et de l'avant-bras jusqu'à proximité de l'articulation du genou où il se divise en trois branches dites *plantaires*, après avoir fourni quelques filets :

aa. Des *filets* sont destinés aux muscles de la région postérieure de l'avant-bras.

bb. Le *nerf interosseux* (*nervus interosseus*), après avoir envoyé des rameaux aux muscles fléchisseurs, passe avec l'artère interosseuse par l'arcade radio-cubitale dans la région externe et antérieure de l'avant-bras et se ramifie dans les muscles de cette région.

c. Le *nerf plantaire externe* (*nervus volaris externus*) (*fig.* 221 *q*) passe entre les couches du ligament sus-carpien, se dirige en bas et en dehors et suit le bord externe des tendons des fléchisseurs des phalanges avec l'artère plantaire externe jusque vers l'articulation du boulet. Au-dessus du genou, il reçoit la branche interne du nerf cubital (*fig.* 221 *t*), et vers le milieu du métacarpe, une branche du nerf plantaire interne. Au boulet, il devient nerf digital externe.

d. Le *nerf plantaire profond* (*nervus volaris profundus*) est un petit filet qui passe avec l'artère du même nom au milieu des couches du ligament sus-carpien, se porte à la face interne du genou et se perd dans la région du canon.

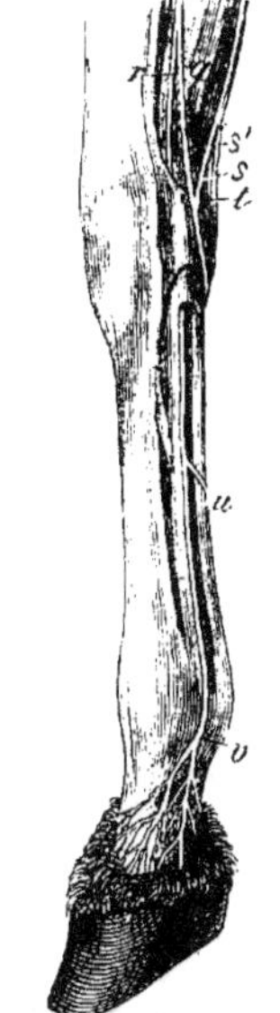

Fig. 221. Nerfs de la face interne du pied.

e. Le *nerf plantaire interne* (*nervus volaris internus*) (*fig.* 221 *r*) accompagne l'artère plantaire interne le long des tendons fléchisseurs, passe dans la gaîne carpienne et descend jusque vers l'articulation du boulet

q. Nerf plantaire externe. — *r.* Nerf plantaire interne. — *s.* Branche interne du nerf cubital. — *s'.* Branche externe du même. — *t.* Point de réunion de la branche interne du nerf cubital et du nerf plantaire externe. — *u.* Anastomose entre les nerfs plantaire interne et externe. — *v.* Nerf digital interne

où il prend le nom de nerf digital interne. Vers le milieu du métacarpe, il envoie une anastomose (*fig.* 199 *u*) au nerf plantaire externe.

f. Le *nerf digital externe*, comme l'*interne*, se divise immédiatement en deux branches, l'une antérieure, l'autre postérieure.

aa. La *branche antérieure* (*ramus anterior*) accompagne l'artère et la veine digitales, elle se ramifie dans la peau du paturon et de la couronne, dans le bourrelet et le tissu podophylleux.

bb. La *branche postérieure* (*ramus posterior*), plus forte que la précédente, descend en arrière de l'artère et se divise également en plusieurs branches destinées au tissu podophylleux, à la sole et au coussinet plantaire.

Différences. — Chez les *ruminants*, le plexus brachial est constitué de la même manière que chez le cheval, mais les nerfs qui en émergent présentent des différences.

Le nerf cubital se partage également en deux grosses branches dont l'une descend le long de l'avant-bras, suit la face interne du pied jusque vers les os sésamoïdiens, envoie des filets au muscle interosseux et se relie au nerf plantaire externe.

Le nerf médian ne se bifurque qu'au métacarpe et forme les deux nerfs digitaux qui accompagnent les artères de même nom.

Le nerf digital externe se relie avec un rameau de la branche interne et descend entre les doigts où il fournit le nerf collatéral interne du doigt externe et le nerf collatéral externe du doigt interne ; il donne de plus le nerf collatéral externe du doigt externe et un rameau pour l'ergot externe.

Le nerf digital interne, plus fin que le précédent, fournit le nerf collatéral interne du doigt interne avec une branche pour l'ergot interne ; il envoie une anastomose au nerf digital externe.

Chez le *porc*, les branches du plexus brachial ressemblent à celles des ruminants, sauf que le nerf cubital fournit les branches interne et externe du doigt rudimentaire externe et que le nerf médian se divise au-dessus des sésamoïdes en trois nerfs plantaires : le nerf plantaire interne fournit les deux nerfs collatéraux du doigt rudimentaire interne et le collatéral interne du doigt interne ; le nerf plantaire médian, le plus fort, pénètre entre les deux doigts et donne un filet interne pour le doigt externe et un filet externe pour le doigt interne ; enfin le nerf plantaire externe, le plus petit, forme le nerf collatéral externe.

Chez les *carnassiers*, il n'y a pas non plus grande différence :

Le nerf cubital, le plus fort du plexus, fournit deux branches : l'externe, sous-cutanée, donne deux nerfs collatéraux pour le doigt externe ; l'interne, plus forte, passe sous les tendons fléchisseurs, donne des divisions musculaires et forme les collatéraux externes des doigts.

Le nerf brachial antérieur fournit le nerf radial antérieur qui, chez les autres animaux, vient du brachial médian.

Le brachial postérieur ne se bifurque qu'à l'avant-bras ; la branche antérieure fournit trois rameaux pénétrant entre les doigts où chacun se bifurque en collatéraux.

Le nerf médian est relativement faible et ne fournit que deux branches ; l'une est destinée aux sésamoïdes, l'autre forme le nerf collatéral externe du premier doigt et le collatéral interne du second doigt.

2. Plexus lombaire (Plexus lombaris).

Le *plexus lombaire*, formé par la réunion des branches inférieures des nerfs lombaires, est relié par le cinquième et le sixième de ces nerfs au plexus sacré (1). Il donne naissance aux branches suivantes :

(1) [Les auteurs français ne décrivent pas un plexus lombaire et un plexus sacré, mais un plexus lombo-sacré].

1. Le *nerf lombo-hypogastrique* (*nervus lumbo-hypogastricus*) (*ilio-hypogastrique, n. ilio-hypogastricus* de Gurlt) (*fig.* 222 *a*) est fourni par le premier nerf lombaire; il passe entre le muscle carré des lombes et le grand psoas, se porte en dehors et se divise en deux branches :

a. La *branche antérieure* (*fig.* 222 *a'*) passe entre le muscle ilio-abdominal et le costo-abdominal interne, se dirige en bas et en arrière et donne des rameaux à ces muscles; elle perfore ensuite l'aponévrose du costo-abdominal externe et le muscle peaucier du ventre pour devenir superficielle et se perdre sur la face externe de la cuisse.

b. La *branche postérieure* (*fig.* 222 *a"*) passe entre le costo-abdominal interne et le péritoine, se dirige en bas et en arrière jusqu'à l'anneau crural et fournit des filets à l'oblique interne et au sterno-pubien ; un de ses rameaux, assez fort, sort de l'abdomen au-dessous de l'arcade crurale et va s'épuiser dans le prépuce, chez le mâle, et dans la mamelle, chez la femelle ; souvent elle se réunit avec la branche postérieure du nerf lombo-inguinal.

2. Le *nerf lombo-inguinal* (*nervus lumbo-inguinalis*) (*ilio-inguinal, n. ilio-inguinalis* de Gurlt) (*fig.* 222 *b*) naît par deux racines du premier et du second nerf lombaire, passe entre le carré des lombes et le grand psoas, se dirige en arrière et se divise en deux branches.

a. La *branche antérieure* passe entre le costo-abdominal interne et l'ilio-pubien et se distribue comme la branche correspondante du lombo-hypogastrique.

b. La *branche postérieure* passe entre le costo-abdominal interne et le péritoine, se dirige en bas et en arrière jusqu'au-dessus de l'anneau crural, se relie à une branche du nerf spermatique externe et se déjette en dehors pour aller se perdre dans le fourreau et les bourses, chez le mâle, dans la peau et dans les lèvres de la vulve chez la femelle.

3. Le *nerf spermatique externe* (*nervus spermaticus externus*) (*fig.* 222 *c*) naît du troisième et du quatrième nerf lombaire, traverse le grand psoas, se dirige en arrière et en bas et se divise également en deux branches :

a. La *branche externe* se porte en dehors dans les muscles du ventre auxquels elle fournit des divisions et se relie à la branche postérieure du lombo-inguinal avec laquelle elle se confond.

b. La *branche interne* se dirige en bas, sort de l'abdomen par le canal inguinal et donne des divisions au crémaster, à la tunique vaginale, au cordon testiculaire, aux bourses et au fourreau; chez la femelle, elle se ramifie dans les mamelles.

4. Le *nerf fémoral cutané externe* (*nervus cutaneus femoris externus*) (*fig.* 222 *d*) part comme le précédent du troisième et du quatrième nerf lombaire, passe entre le grand et le petit psoas, puis sur le grand ilio-fémoral [psoas iliaque], se porte en dehors jusqu'au-dessous de l'angle externe de l'ilium et descend sous le ligament de Poupart à la face interne de l'ilio-fémoral externe jusqu'à la cuisse. Il fournit des rameaux aux muscles indiqués et à la peau, puis il se termine par deux petites branches dans la peau du grasset.

5. Le *nerf crural antérieur* (*nervus cruralis anterior* (*nerf crural, n. cruralis* de Gurlt) (*fig.* 222 *e e*), le plus fort du plexus, naît par plusieurs racines des quatre derniers nerfs lombaires et se dirige en dehors entre les deux psoas ; puis, appliqué sur le grand psoas, il passe au-dessus de l'arcade crurale pour sortir de

l'abdomen ; enfin, vers l'extrémité inférieure du grand ilio-fémoral, il se divise
en deux branches.

a. Le *nerf fémoral cutané interne* (*nervus cutaneus femoris internus*) (*fig.* 222 *a'*)
passe entre l'ilio-rotulien interne et le pubio-tibial à côté de la saphène, descend sur le plat de la cuisse et se divise en plusieurs rameaux qui vont se per-

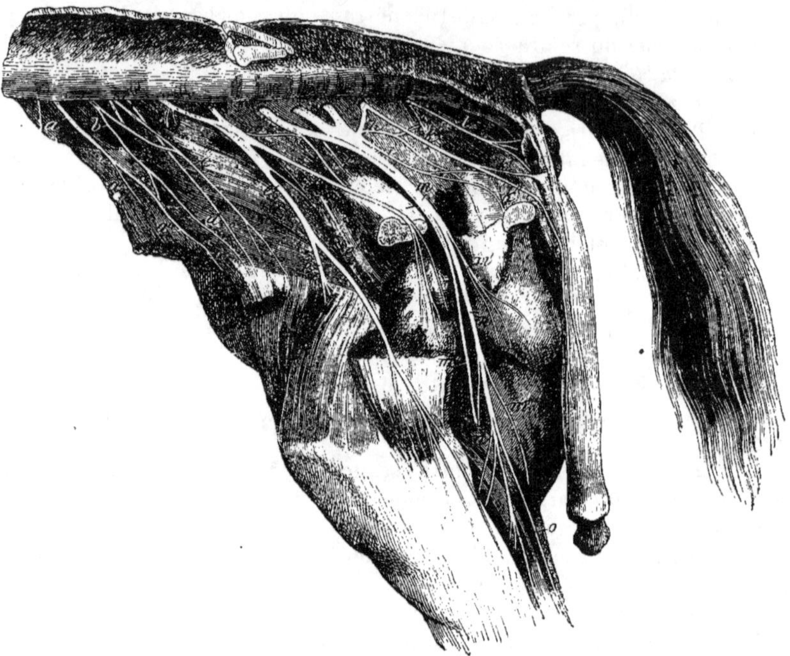

Fig. 222. Le plexus lombaire et le plexus sacré mis à découvert du côté droit. (L'abdomen et le bassin
sont ouverts, et les intestins enlevés ; le pénis est pendant en arrière).

dre dans les muscles de la région, dans les ganglions de l'aîne, dans la peau
de la face interne de la cuisse et de la jambe.

b. L'autre branche fait suite au *nerf crural ;* elle est également divisée en plusieurs rameaux qui pénètrent dans les tissus entre le muscle droit antérieur et
le vaste interne pour se répandre dans ces muscles et dans le fémoro-tibial
externe.

6. Le *nerf obturateur* (*nervus obturatorius*) (*fig.* 222 *f*) émane par plusieurs racines
des quatrième, cinquième et sixième nerfs lombaires, se dirige vers l'angle
postérieur de l'ilium avec l'artère obturatrice, passe par le trou obturateur,
après avoir fourni des rameaux au muscle sacro-trochantérien et à l'obturateur
interne, et sort enfin du bassin pour se diviser en deux branches :

a. Nerf lombo-hypogastrique. — a'. Sa branche antérieure. — a''. Sa branche postérieure. — b. Nerf
lombo-inguinal. — c. Nerf spermatique externe. — d. Nerf fémoral cutané externe. — ee. Nerf crural
antérieur. — e'. Nerf fémoral cutané interne. — f. Nerf obturateur. — g. Nerf fessier antérieur. —
h. Nerf fessier postérieur. — i. Nerf fémoral cutané postérieur. — k. Nerf honteux interne. — k'. Nerf
hémorrhoïdal interne. — k''. Nerf dorsal du pénis. — l'. Nerf hémorrhoïdal postérieur. — mm. Nerf ischiatique. — m'. Nerf crural postérieur. — m''. Nerf crural moyen. — m'''. Nerf cutané postérieur. —
n. Petit nerf tibial. — o. Grand nerf tibial.

a. La *branche antérieure* descend entre le muscle obturateur externe et le sacro-ischiatique postérieur et se ramifie dans ces muscles ainsi que dans les pubio-fémoraux et le pubio-tibial.

b. La *branche postérieure* se dirige en arrière et s'épuise dans le muscle obturateur externe, le grand et le petit ischio-fémoral.

7. Plusieurs fortes *branches musculaires* sont destinées au psoas, au grand et au moyen ilio-trochantérien.

Différences. — Chez les *ruminants*, le plexus lombaire est formé également par la réunion des branches inférieures des nerfs lombaires; il fournit les mêmes branches que chez le cheval. Il suffit de remarquer que la branche postérieure, le nerf lombo-inguinal; se termine dans la partie postérieure du muscle sterno-pubien et n'envoie pas de filets aux organes génitaux externes.

Chez le *porc* et les *carnassiers*, le dernier nerf lombaire, le septième, ne fait pas partie du plexus lombaire; les branches qui émanent du plexus se distribuent comme chez le cheval, si ce n'est que la branche postérieure du nerf lombo-inguinal ne se rend pas aux organes génitaux.

3. *Plexus sacré* (*Plexus sacralis*) (*fig.* 222).

Le *plexus sacré* ou *plexus ischiatique* (*plexus ischiaticus*) est situé sur le ligament large du bassin [ligament sacro-sciatique] et résulte de la réunion des nerfs sacrés auxquels viennent se joindre encore les branches du cinquième et du sixième nerf lombaire. Il fournit les branches suivantes:

1. Le *nerf fessier antérieur* (*nervus glutæus anterior*) (*fig.* 222 *g*) naît par deux racines des deux derniers nerfs lombaires et par une racine du premier nerf sacré; il fournit des divisions au muscle sacro-trochantérien, passe par une ouverture du ligament pelvien, se dirige en avant et en dehors et se termine par deux branches, l'une antérieure, l'autre postérieure, qui toutes deux se ramifient dans les muscles ilio-trochantériens.

2. Le *nerf fessier postérieur* (*nervus glutæus posterior*) (*fig.* 222 *h*) naît par deux racines des deux premiers nerfs sacrés, passe à la face externe du ligament pelvien, se dirige en arrière et en bas vers la cuisse avec l'artère ischiatique et se divise en plusieurs rameaux qui s'épuisent principalement dans les muscles long vaste et demi-tendineux.

3. Le *nerf fémoral cutané postérieur* (*nervus cutaneus femoris posterior*) (*fig.* 222 *i*) naît comme les précédents par deux racines du premier et du second nerf sacré; il se divise ordinairement en deux grosses branches qui passent par l'échancrure sciatique externe, se dirigent en dehors et en arrière, donnent des divisions aux muscles ischio-tibiaux et au grand ischio-fémoral et se terminent dans la peau de la face postérieure de la cuisse.

4. Le *nerf honteux interne* ou *génital interne* (*nervus pudendus internus*) (*fig.* 222 *k*), situé en arrière du précédent, naît du troisième nerf sacré et se trouve relié avec le nerf ischiatique et avec le quatrième nerf sacré; il envoie des filets au muscle ischio-coccygien et au releveur de l'anus, puis il se divise ensuite en deux rameaux qui sont le *nerf hémorrhoïdal moyen* et le nerf *dorsal du pénis*.

a. Le *nerf hémorrhoïdal moyen* ou *anal* (*nervus hæmorrhoidalis medius*) (*fig.* 222 *k'*) se porte en arrière sur le rectum et se ramifie dans l'anus, dans les vésicules séminales et dans la prostate, chez le mâle, dans les parois du vagin et de l'utérus, chez la femelle.

b. Le *nerf dorsal du pénis* (*nervus dorsalis penis*) (*fig.* 222 *k''*), le plus fort, accompagne l'artère interne, passe sur l'arcade ischiatique, se rend au pénis où il se loge dans la gouttière supérieure et arrive en serpentant jusque vers le gland ; il se distribue au gland, au corps caverneux, à l'urèthre et au fourreau. Chez la femelle, il est destiné aux lèvres de la vulve et au clitoris.

5. Le *nerf hémorrhoïdal postérieur* (*N. hæmorrhoidalis posterior*) (*fig.* 222 *l*) est la continuation du quatrième nerf sacré ; il se dirige en arrière et en bas, s'anastomose avec le nerf honteux interne et se ramifie dans les parois du rectum et dans le sphincter de l'anus. Chez la femelle, il envoie des filets aux lèvres de la vulve.

6. Des *branches musculaires* provenant du cinquième nerf sacré se terminent dans les muscles sacro-coccygiens inférieurs. De la branche inférieure du dernier nerf sacré part un rameau assez fort qui va rejoindre la branche inférieure du premier nerf coccygien.

7. Le *nerf sciatique* ou *tronc crural* (*nervus ischiaticus*) (*fig.* 222 *m m*) est non-seulement le plus gros du plexus sacré, mais encore le plus gros de tout le corps animal. Il naît par trois racines, dont la médiane est la plus forte, du dernier nerf lombaire et des deux premiers nerfs sacrés, se dirige en arrière et en bas, s'applique sur le ligament pelvien, passe sur le petit ilio-trochantérien, descend à la face postérieure du fémur et se divise en trois grosses branches.

a. Le *nerf crural postérieur* (*nervus cruralis*) (*fig.* 222 *m'*) se sépare du tronc principal près de l'ischium, se dirige en bas et en arrière le long de la cuisse et se divise en plusieurs rameaux destinés au grand et au petit ischio-fémoral ainsi qu'aux ischio-tibiaux antérieur et postérieur.

b. Le *nerf crural moyen* (*nervus cruralis medius*) (*fig.* 222 *m''*) quitte le tronc principal en arrière du fémur et descend jusqu'au bifémoro-calcanéen, fourni des filets aux muscles ischio-tibiaux et se continue entre le long vaste et le jumeau externe sur le côté externe de la jambe où il se divise en deux branches :

aa. La *grande branche* pénètre entre le grand et le moyen extenseur des phalanges et se distribue dans la région antérieure de la jambe aux muscles ci-dessus et au fléchisseur du métatarse. De cette branche part un long filet qui suit le bord externe du fléchisseur du métatarse jusqu'à la face antérieure du jarret et se divise en plusieurs rameaux cutanés.

bb. La *petite branche* se trouve sur l'extenseur moyen des phalanges à la face externe de la jambe et descend sur la face antérieure du jarret jusqu'au métatarse ; elle envoie des rameaux au bifémoro-calcanéen à l'extenseur moyen des phalanges et à la peau.

Le nerf qu'on peut considérer comme la *continuation du sciatique* se trouve entre les deux autres nerfs cruraux derrière le fémur ; il descend jusqu'au niveau de l'articulation fémoro-tibiale et se distribue de la manière suivante :

a. Le *nerf cutané postérieur* (*nervus cutaneus posterior*) (*fig.* 222 *m'''*) est un long filet qui part du tronc principal vers le milieu de la cuisse, qui descend jusqu'à l'articulation fémoro-tibiale, passe sur le jumeau externe, suit le bord externe du tendon d'Achille et descend jusque vers la pointe du jarret pour se perdre dans la peau de cette région.

b. Le *petit nerf tibial* (*nervus tibialis parvus*) (fig. 222) se divise près de l'échancrure intercondylienne en plusieurs rameaux qui passent entre les deux jumeaux, descendent dans la région postérieure de la jambe et se perdent dans le bi-fémoro-calcanéen, le poplité, le perforé, le perforant et le petit tibio-pha-langien.

c. Le *grand nerf tibial* (*nervus tibialis magnus*) (*fig.* 222 *o*) fait suite directement au tronc principal, descend entre les jumeaux, passe à la face interne de la jambe et se continue entre le tendon d'Achille et le perforant jusqu'au-dessus du jarret où il se divise en *nerf plantaire interne* et *nerf plantaire externe*. Avant sa bifurcation, il fournit deux rameaux :

aa. Le *nerf cutané interne de la jambe* (*fig.* 223 *a*) descend à la face interne du jarret jusque sur le métatarse et se perd dans la peau.

f. Le *nerf plantaire externe* (*nervus plantaris externus*) (*fig.* 223 *b*) descend à la face interne du calcanéum jusque vers le milieu de cet os, passe entre son bord postérieur et les tendons des fléchisseurs, se porte un peu en dehors et suit le bord externe des tendons du canon jusqu'au boulet où il forme deux nerfs digitaux ou collatéraux.

g. Le *nerf plantaire interne* (*nervus plantaris internus*) (*fig.* 223), plus gros que le précédent, descend à la face interne du jarret le long du tendon du grand tibio-phalangien ; puis il suit le bord interne des tendons fléchisseurs des phalanges jusque vers le boulet où il forme également deux nerfs digitaux ou collatéraux. Une anastomose (*fig.* 223 *d*) réunit les deux nerfs plantaires vers le milieu du canon.

Les *nerfs digitaux* ou *collatéraux* (*fig.* 223 *e*) sont absolument semblables à ceux du pied antérieur.

Différences. — Chez les *ruminants*, le plexus est formé comme chez le cheval, mais on observe quelques différences dans les nerfs qui en émanent.

Le nerf crural médian est proportionnellement plus fort; celle de ses branches qui se trouve à la face externe de la jambe descend jusqu'à l'extrémité inférieure du métatarse et se divise en trois rameaux : Le rameau le plus fort s'engage entre les onglons et fournit le nerf collatéral externe de l'onglon interne et le nerf collatéral interne de l'onglon externe ; le plus mince suit en arrière l'espace interdigité et fournit également deux nerfs collatéraux. Les nerfs collatéraux antérieurs n'ont donc pas la même origine que les postérieurs. Le troisième rameau, enfin, suit l'onglon interne et forme le nerf collatéral ou digital interne.

Le nerf plantaire externe, après avoir fourni un filet à l'ergot, se termine par le nerf collatéral externe du doigt externe.

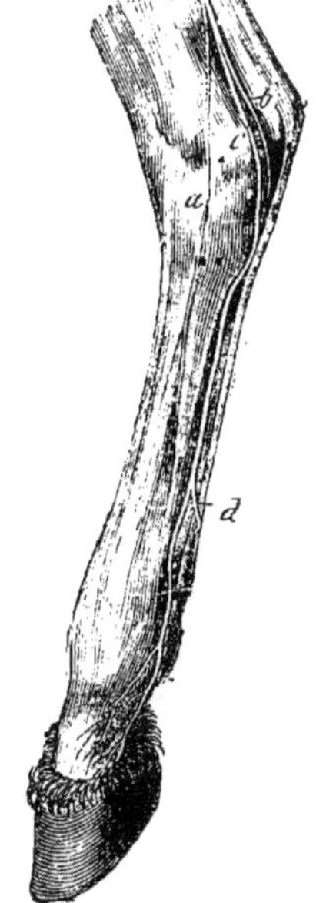

Fig. 223. — Nerfs du pied postérieur (face interne).

Le plantaire interne se divise un peu au-dessus des sésamoïdes en deux branches. La branche externe croise les tendons fléchisseurs et pénètre dans l'espace interdigité où elle se réunit au collatéral postérieur. La branche interne suit le bord interne des tendons fléchisseurs, donne un filet à l'ergot interne et forme le nerf collatéral interne du doigt interne.

Chez le *porc*, le plexus sacré est formé par les branches inférieures du sixième et du septième nerf lombaire et des deux premiers nerfs sacrés. Les branches qui en émanent

a. Nerf cutané interne de la jambe. — *b.* Nerf plantaire externe. — *c.* Nerf plantaire interne. — *d.* Leur anastomose. — *e.* Nerf digital ou collatéral interne.

se comportent en général comme chez les ruminants, si ce n'est que chaque doigt rudimentaire a, comme les doigts vrais, ou un deux nerfs collatéraux qui viennent du nerf crural moyen et des nerfs plantaires.

Le plexus sacré des *carnassiers* résulte de la réunion des branches inférieures des cinquième, sixième et septième nerfs lombaires et du premier nerf sacré. Le nerf crural moyen descend également jusqu'aux doigts et se divise en deux branches assez fortes qui se bifurquent elles-mêmes et forment les nerfs digitaux.

Les nerfs plantaires fournissent des filets aux différents petits muscles des doigts et forment aussi des nerfs digitaux.

II. Système nerveux végétatif ou de la vie organique.

Le système nerveux végétatif, encore appelé système ganglionnaire (*systema nervorum gangliosum*), est formé par les deux nerfs grands sympathiques; il se distribue surtout dans les organes dont le fonctionnement est indépendant de la volonté.

I. *Nerf grand sympathique (Nervus sympathicus magnus). (fig. 219, 224, 225).*

Le *nerf grand sympathique* ou *nerf ganglionnaire* ou *trisplanchnique* (*nervus gangliosus s. trisplanchnicus*) est le plus long de tout le corps, car il commence de chaque côté à la base du crâne, descend dans la région du cou, traverse les cavités thoracique et abdominale et se termine dans le bassin. Sur son trajet il forme de nombreux plexus et présente des ganglions plus ou moins gros auxquels sont reliés par des anastomoses le nerf trijumeau, l'oculo-moteur externe, le facial, le nerf auditif, le glosso-pharyngien, le pneumo-gastrique, l'accessoire, l'hypoglosse et les divers nerfs rachidiens.

On divise le grand sympathique en quatre portions : *portion céphalo-cervicale, portion thoracique, portion abdominale* et *portion pelvienne.*

A. *Portion céphalo-cervicale (Pars cephalica et cervicalis) (fig. 219 ff).*

Cette portion du trisplanchnique s'étend de la base du crâne à l'entrée du thorax. Dans la région du cou elle est réunie par du tissu cellulaire à la carotide et par quelques filets nerveux [ordinairement quatre] au nerf pneumo-gastrique; elle reçoit également quelques filets du nerf récurrent. Elle présente un *ganglion cervical supérieur* et un *ganglion cervical inférieur.*

1. Le *ganglion cervical supérieur* ou *fusiforme* [ou *guttural*] (*ganglion cervicale supremum s. fusiforme*) est ovale, assez gros, formé de substance grise, ordinairement un peu plus gros au milieu qu'aux extrémités. Il est situé au-dessous de l'apophyse basilaire de l'occipital à côté de la carotide interne. Son extrémité supérieure est reliée par des filets nerveux plus ou moins gros avec les nerfs encéphaliques, depuis le cinquième jusqu'au dernier, et avec la branche inférieure du premier nerf cervical; à son extrémité inférieure, il se continue par la branche principale du grand sympathique.

Nous allons passer en revue les communications du ganglion fusiforme avec les nerfs crâniens.

a. Le *trijumeau* reçoit de l'extrémité supérieure de ce ganglion plusieurs filets grisâtres qui, dans la cavité crânienne, forment autour de la carotide interne le *plexus carotidien* (*plexus caroticus*), relié lui-même à la glande pituitaire. Le ganglion cervical supérieur s'anastomose encore par deux petites branches du nerf vidien avec le plexus sphéno-palatin, par une autre branche avec le ganglion otique ou d'Arnold, et par deux petits filets avec le nerf ophthalmique et le nerf maxillaire supérieur à leur origine.

b. Les branches de communication du ganglion cervical supérieur avec le *sixième nerf* encéphalique naissent dans le crâne du plexus carotidien.

c. Le nerf *facial* et l'*auditif* reçoivent également un filet du plexus carotidien, lequel s'engage, avec un filet du nerf vidien, dans l'aqueduc de Fallope.

d. Le *nerf glosso-pharyngien* reçoit un rameau de l'extrémité supérieure du ganglion fusiforme ; ce rameau pénètre dans la caisse du tympan entre ses deux parois, se relie au nerf tympanique, branche de la neuvième paire, et concourt à la formation de l'anastomose de Jacobson. En outre, un filet part de l'extrémité supérieure du ganglion cervical pour se rendre au ganglion d'Andersch.

e. Le *nerf pneumo-gastrique* reçoit ce filet qui se rend au ganglion d'Andersch et, de plus, un grand nombre d'autres qui émanent de l'extrémité inférieure du ganglion et qui vont au plexus pharyngien. Enfin la branche principale du trisplanchnique envoie un rameau au nerf laryngé supérieur.

f. Le nerf *accessoire* reçoit un filet de la partie supérieure du ganglion cervical à l'endroit même où il est encore séparé du pneumo-gastrique.

g. Le *nerf hypoglosse* reçoit à sa sortie du trou condylien deux rameaux de l'extrémité supérieure du ganglion fusiforme.

h. Enfin une branche de communication s'étend entre le ganglion cervical supérieur et la branche inférieure du premier *nerf cervical*.

2. Le *ganglion cervical inférieur* (*ganglion cervicale inferius*) (*fig.* 224 *i*) est situé tantôt en avant, tantôt en dedans de la première côte, sur le côté de la trachée et à l'entrée du thorax. Il est assez volumineux, aplati et de couleur gris rougeâtre ; en avant il est attaché au filet cervical du grand sympathique, en arrière il se confond presque avec le premier ganglion thoracique. Les nerfs qui en émergent sont :

a. Deux fortes branches qui vont rejoindre la branche inférieure du septième et du huitième nerf cervical ; elles émanent quelquefois du premier ganglion thoracique,

b. Une branche qui longe la trachée et se rend au plexus pulmonaire antérieur,

c. Plusieurs branches qui se rendent au plexus cardiaque et au plexus pulmonaire postérieur,

d. Deux anastomoses avec le nerf récurrent.

Différences. — Chez les *ruminants*, le filet cervical du trisplanchnique est plus fin et le ganglion supérieur plus rapproché de la base du crâne. Ses anastomoses avec les différents nerfs encéphaliques ne présentent pas de grandes différences, elles paraissent seulement un peu plus nombreuses.

Chez le *porc*, même disposition que chez les ruminants, si ce n'est que le ganglion supérieur est plus éloigné de la base du crâne et que le ganglion inférieur est complétement isolé du ganglion thoracique.

Chez les *carnassiers*, la portion céphalo-cervicale du nerf grand sympathique ne diffère pas de celle du porc.

B. *Portion thoracique (Pars thoracica) (fig.* 224 *lll).*

La portion thoracique du trisplanchnique représente un long cordon nerveux aplati, composé de plusieurs faisceaux isolés, émanant du ganglion cervical inférieur, situé sur le côté de la colonne vertébrale, longeant le corps des vertèbres au niveau des articulations costales, en dehors de la plèvre; elle traverse le diaphragme et passe dans la cavité abdominale. De chaque côté, elle reçoit de la branche inférieure de chaque nerf dorsal une anastomose (*mm*) d'où résultent autant de ganglions, *ganglions thoraciques (ganglia thoracica),* qu'il y a de nerfs dorsaux.

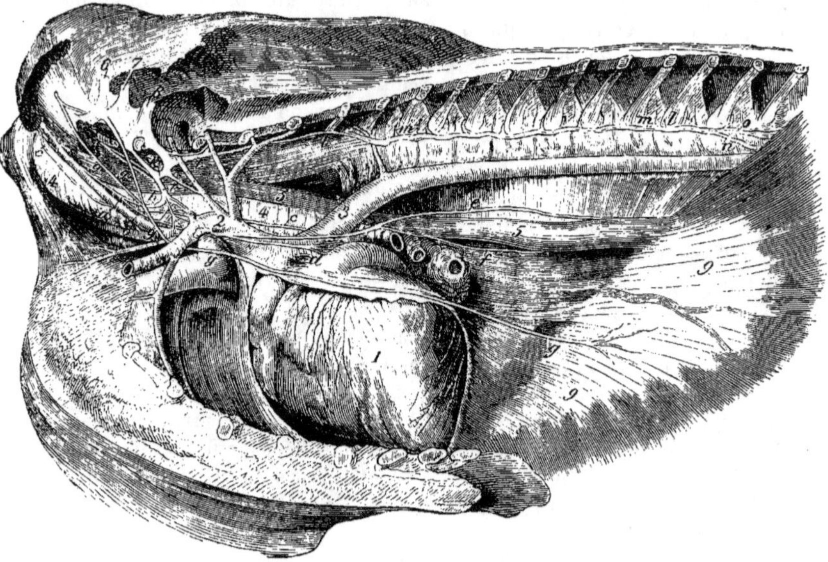

Fig. 224. — Thorax ouvert du côté gauche pour faire voir le nerf phrénique, le pneumo-gastrique et la seconde portion du grand sympathique.

1. Le premier *ganglion thoracique (ganglion thoracicums maximum s. primum)* (*fig.* 224 *k*), le plus gros de tous, presque confondu avec le ganglion cervical inférieur, de forme aplatie et de couleur gris rougeâtre, est situé un peu en arrière et à la face interne de la première côte, près de son articulation vertébrale, sur le muscle long du cou. Les nerfs qui en émergent sont les suivants :

a. Une forte branche accompagne l'artère vertébrale jusqu'à l'axis et reçoit, au niveau de chaque trou de conjugaison, un filet des branches inférieures des

1. Cœur. — 2. Aorte antérieure. — 3. Aorte postérieure. — 4.4. Trachée. — 5.5. OEsophage. — 6. Septième nerf cervical. — 7. Huitième nerf cervical. — 8. Premier nerf dorsal. — 9.9. Diaphragme. — *a.* Point où le pneumo-gastrique se sépare de nouveau du grand sympathique. — *b.* Nerf pneumo-gastrique. — *cc.* Nerf récurrent. — *d.* Nerf cardiaque. — *e.* Branche supérieure du dixième nerf encéphalique. — *f.* Branche inférieure du dixième nerf encéphalique. — *ggg.* Nerf phrénique. — *g'* Racine du sixième nerf cervical. — *g".* Racine du septième nerf cervical. — *h.* Fin de la portion cervicale du trisplanchnique. — *i.* Ganglion cervical inférieur. — *k.* Premier ganglion thoracique. — *lll.* Portion thoracique du trisplanchnique. — *mm.* Anastomoses du trisplanchnique avec les branches inférieures des nerfs dorsaux. — *n.* Continuation du nerf grand sympathique. — *o.* Nerf splanchnique.

nerfs cervicaux, depuis le sixième jusqu'au second ; elle donne des rameaux à l'artère et à la veine vertébrales.

b. Plusieurs rameaux se rendent au plexus cardiaque, au plexus pulmonaire postérieur et au plexus brachial.

2. Les autres ganglions thoraciques, sensiblement plus petits que le premier, ont aussi des rameaux émergeants :

a. Plusieurs partent du second ganglion pour se rendre au plexus cardiaque et au plexus pulmonaire antérieur.

b. D'autres émanent du troisième, du quatrième, du cinquième, du sixième ganglion thoracique et vont au plexus pulmonaire postérieur et au plexus œsophagien.

c. Du premier au dix-huitième, chaque ganglion envoie de petits filets aux nerfs intercostaux, aux artères et aux veines intercostales, à la portion thoracique de l'aorte, à la veine azygos, à l'hémi-azygos et au canal thoracique.

On voit naître du cordon même du grand sympathique, dans sa portion thoracique, les nerfs suivants :

a. Un fin rameau part entre la seconde et la troisième côte et se rend au nerf diaphragmatique.

b. Le *grand nerf splanchnique* (*nervus splanchnicus major*) (*fig.* 224 o et 225 b) quitte le tronc principal au niveau de la seizième côte, longe la colonne vertébrale près de l'articulation de la dernière côte, traverse le diaphragme, pénètre dans l'abdomen, décrit une courbe à concavité antérieure en croisant l'aorte et se confond avec le ganglion cœliaque entre le tronc cœliaque et l'artère mésentérique antérieure.

c. Le *petit nerf splanchnique* (*nervus splanchnicus minor*) naît ordinairement du précédent et marche à côté de lui dans l'abdomen au-dessus du ganglion cœliaque. Quelquefois il fait défaut ou semble confondu avec le grand splanchnique.

Différences. — Chez les autres animaux domestiques, le premier ganglion thoracique est proportionnellement plus gros et nettement séparé du ganglion cervical inférieur. Le nombre des ganglions thoraciques dépend du nombre des nerfs dorsaux ; il est de quatorze chez le *porc*, treize chez les ruminants et les carnassiers.

C. *Portion abdominale* (*Pars abdominalis s. lumbaris*) (*fig.* 225).

Cette portion du grand sympathique commence au dernier ganglion thoracique sur le côté des corps des vertèbres lombaires et s'étend jusqu'à l'extrémité antérieure du sacrum où commence la portion sacrée ; elle est recouverte par le muscle petit psoas. Au niveau de chaque trou de conjugaison, elle reçoit un rameau de la branche inférieure du nerf lombaire ; d'où résultent six *ganglions lombaires* (*ganglia lumbaria*) de différents volumes. Les nerfs qui émergent de cette portion sont :

a. Des filets pour les artères et les veines lombaires,

b. Des rameaux destinés à la portion abdominale de l'aorte postérieure et à la veine cave postérieure autour de laquelle ils forment une sorte de plexus,

c. De forts rameaux qui vont aux plexus mésaraïques antérieur et postérieur.

Différences. — Chez les *ruminants*, il y a également six ganglions lombaires, mais il y en a sept chez le porc et les carnassiers.

b. Portion sacrée ou pelvienne (Pars hypogastrica s. sacralis).

La portion sacrée correspond à l'extrémité postérieure du grand sympathique; elle commence au dernier ganglion lombaire, se continue en arrière au-dessous de l'artère hypogastrique et de la veine iliaque, sur le côté d'abord, puis sur le milieu de la face inférieure du sacrum jusque vers le second os coccygien; là les deux cordons se réunissent et forment un petit ganglion plat situé près de l'artère coccygienne moyenne et désigné sous le nom de *ganglion coccygien (ganglion coccygeum)*. La branche principale reçoit sur son trajet des rameaux des branches inférieures des nerfs sacrés, d'où résultent plusieurs *ganglions sacrés (ganglia sacralia)*. De cette portion émergent :

a. Une assez forte branche qui naît à peu près au niveau de la troisième vertèbre sacrée, se place sur le bord latéral du sacrum, se dirige en arrière jusque vers la sixième vertèbre coccygienne et se relie au dernier nerf sacré et au premier nerf coccygien.

Cette branche reçoit des rameaux des branches inférieures des nerfs sacrés; d'où résultent les *ganglions sacrés postérieurs*, au nombre de cinq.

b. Des rameaux pour la portion postérieure du rectum et pour les plexus pelviens.

E. Plexus des nerfs splanchiques (fig. 225).

Les deux nerfs splanchniques du côté droit et du côté gauche forment avec des rameaux du tronc principal du grand sympathique dans l'abdomen des ganglions de différents volumes, d'où émergent de nombreux nerfs qui s'entre-croisent et se fusionnent en tous sens, qui donnent des rameaux autour des artères et les accompagnent jusqu'aux organes qu'elles desservent, formant ainsi les plexus nerveux. Ces plexus sont les suivants :

1. Le *plexus cœliaque ou solaire* naît d'un gros ganglion (*fig.* 225 *c*) formé par les nerfs splanchniques à l'origine du tronc cœliaque et de l'artère mésentérique antérieure, ganglion composé d'une moitié droite et d'une moitié gauche et désigné sous le nom de *ganglion semi-lunaire* ou *cœliaque (ganglion semi-lunare s. cœliacum)*.

Du plexus solaire émergent plusieurs autres plexus.

a. Le *plexus gastrique (plexus gastricus)* (*fig.* 225 *e*) est formé de plusieurs filets nerveux qui s'entrelacent autour de l'artère coronaire stomachique gauche et se rendent à l'estomac et au pancréas. Au niveau de la bifurcation de l'artère, il se divise en un plexus coronaire *supérieur* ou *postérieur* et un *inférieur* ou *antérieur*.

aa. Le *plexus coronaire supérieur* ou *postérieur (plexus coronarius superior s. posterior)* accompagne la branche supérieure de l'artère gastrique et se ramifie dans la paroi supérieure et postérieure de l'estomac.

bb. Le *plexus coronaire inférieur* ou *antérieur (Plexus coronarius inferior s. anterior)* accompagne la branche inférieure de l'artère gastrique et s'épuise dans la la paroi inférieure et antérieure de l'estomac. Ces deux plexus se relient avec les plexus gastriques supérieur et inférieur du nerf pneumo-gastrique.

b. Le *plexus hépatique (plexus hepaticus)* (*fig.* 225 *d*) est composé de plusieurs nerfs assez forts qui enveloppent l'artère hépatique et pénètrent avec elle dans le foie où ils se ramifient, après avoir donné quelques filets au duodénum et au pancréas.

c. Le *plexus splénique (plexus lienalis)* (*fig.* 225 *f*) se compose de fortes branches nerveuses qui viennent surtout du côté gauche du ganglion cœliaque, qui atteignent l'artère splénique près de la base de la rate et longent la scissure splénique jusqu'à la pointe. Ce plexus donne des rameaux au pancréas, à la rate et à l'estomac près de sa grande courbure.

d. Le *plexus pancréatique (plexus pancreaticus)* est formé de petits rameaux qui

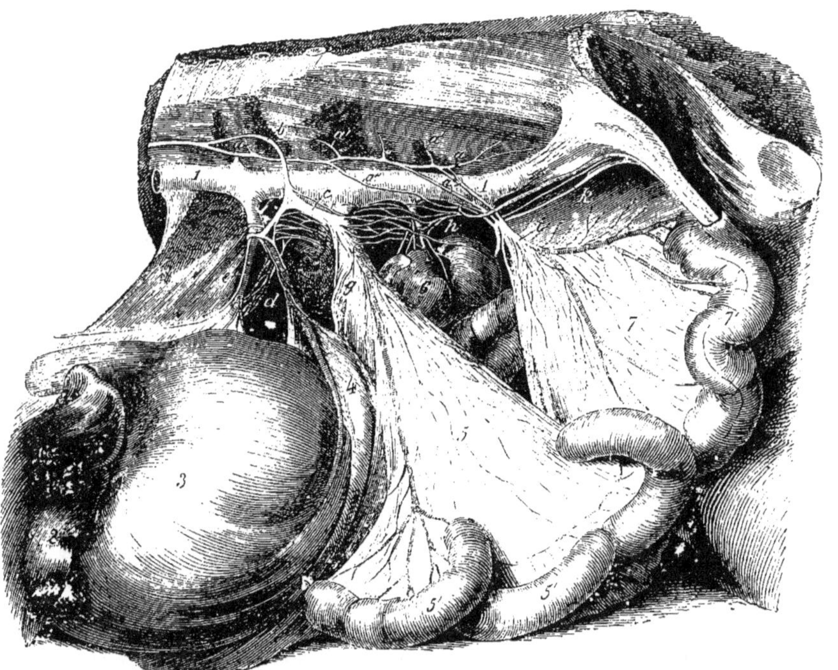

Fig. 225. — Portion abdominale du grand sympathique avec le nerf splanchnique du côté gauche.

émanent du plexus cœliaque, des plexus gastrique, hépatique, splénique et mésentérique antérieur et vont se perdre dans les trois branches du pancréas.

2. Le *plexus mésentérique antérieur (plexus mesentericus anterior)* (*fig.* 225 *g*) naît du ganglion cœliaque à l'origine de l'artère grande mésentérique où il est relié intimement au plexus solaire ; il enveloppe l'artère mésentérique antérieure et suit ses divisions jusqu'à l'intestin grêle, au cœcum, au côlon et à la portion antérieure du rectum [côlon flottant]. Dans ce trajet, ses branches forment le long des artères de nombreuses anastomoses, puis elles se perdent dans les parois des viscères auxquels elles aboutissent et dans les tuniques des artères.

Quelques rameaux sont destinés au pancréas.

1.1. Portion abdominale de l'aorte postérieure. — 2. Foie. — 3. Estomac. — 4. Rate. — 5. Artère mésentérique antérieure. — 5'.5'. Anses intestinales. — 6. Rein gauche. — 7. Artère mésentérique postérieure. — 7'. Rectum [Petit côlon]. *aa.* Portion abdominale du grand sympathique. — *a'a'.* Anastomoses des nerfs lombaires avec le grand sympathique. — *a"a".* Anastomoses du grand sympathique avec le plexus mésentérique postérieur. — *b.* Nerf splanchnique. — *c.* Plexus cœliaque. — *d.* Plexus hépatique. *e.* Plexus gastrique. — *f.* Plexus splénique. — *g.* Plexus mésentérique antérieur. — *k.* Plexus rénal gauche. — *i.* Plexus mésentérique postérieur. — *k.* Plexus spermatique gauche.

3. Les *plexus rénaux* (*plexus renales*) (*fig.* 225 *h*) émanent de la partie postérieure du ganglion cœliaque et se distinguent en un droit et un gauche ; chacun d'eux atteint le tronc de l'artère rénale de son côté, l'enlace dans ses branches et suit ses divisions dans le tissu du rein. Ils envoient des rameaux aux capsules surrénales.

4. Le *plexus mésentérique postérieur* (*plexus mesentericus posterior*) (*fig.* 225 *i*) est formé par des branches du ganglion cœliaque et par des branches du tronc principal du grand sympathique ; les premières se dirigent en arrière, les secondes en bas entre les lames de la racine mésentérique postérieure jusqu'à l'artère mésentérique postérieure où elles forment un petit ganglion de forme semi-lunaire connu sous le nom de *ganglion mésentérique postérieur* (*ganglion mesentericum posterius*). Les branches émergentes accompagnent les divisions artérielles jusqu'au rectum [côlon flottant] ; vers la partie antérieure de ce viscère, elles s'anastomosent avec des rameaux du plexus mésentérique antérieur.

5. Les *plexus spermatiques* (*plexus spermatici*) (*fig.* 225 *k*), l'un droit, l'autre gauche, sont formés par des rameaux du plexus rénal et par des branches du plexus mésentérique postérieur. Chacun d'eux accompagne l'artère spermatique interne de son côté, suit le cordon testiculaire dans le trajet inguinal et arrive au testicule et à l'épididyme. Chez la femelle, c'est le *plexus utérin* (*plexus uterinus*) ; il envoie des branches à l'ovaire, aux trompes utérines et à l'utérus.

6. Les *plexus pelviens* ou *hypogastriques* (*plexus hypogastrici*), également au nombre de deux, émanent du plexus mésentérique postérieur. Leurs branches se portent sur les côtés des gros vaisseaux dans la cavité pelvienne, se divisent en plusieurs rameaux qui s'entrelacent entre eux et avec des branches des derniers nerfs sacrés et se perdent sur les organes de l'appareil génito-urinaire contenus dans le bassin, sur les gros vaisseaux et sur le rectum. Chacun des plexus pelviens renferme ordinairement deux petits ganglions qu'on signale sous le nom de *ganglions pelviens* ou *hypogastriques* (*ganglia hypogastrica*).

Différences. — Chez les *autres animaux domestiques*, les ganglions et les plexus des nerfs splanchniques correspondent à ceux du cheval ; il est à remarquer cependant que le plexus hépatique fournit des nerfs à la vésicule biliaire.

Le nerf grand sympathique est un nerf sensitif et moteur, mais il a cela de particulier que les sensations qu'il communique ne sont pas bien nettes et claires et que les mouvements qu'il détermine sont indépendants de la volonté. Son rôle principal consiste à régler les fonctions de la nutrition et des sécrétions ; il paraît ainsi contribuer à l'équilibre général de la santé et à la sensation du bien-être.

EMBRYOLOGIE.

L'embryologie ou *l'étude du fœtus* est plutôt une partie de la physiologie ; nous ne la verrons que sommairement, suivant le plan général de cet ouvrage. Nous examinerons successivement le développement de l'œuf, la disposition des enveloppes fœtales, celle du cordon ombilical et celle de la vésicule ombilicale, puis les modifications éprouvées par l'utérus pendant la gestation, la position de l'embryon, etc. ; enfin, nous donnerons un aperçu général des différences qui existent entre les organes du fœtus et ceux de l'animal adulte.

I. Développement de l'œuf.

Les époques du rut ou des chaleurs, qui reviennent périodiquement pour les femelles et qui s'annoncent par un grand désir de l'accouplement, paraissent coïncider avec celles de la maturité des ovules qui portent en eux le germe du futur embryon. Après un accouplement fécondant, dans lequel ou à la suite duquel le sperme, ou la semence du mâle, doit être, de toute nécessité, mis en contact direct avec l'ovule, une ou plusieurs vésicules de Graaf (1) se crèvent dans les ovaires, et les ovules descendent, vers la seconde semaine après la conception, par les oviductes dans la matrice. Ces ovules sont mis en mouvement par les contractions de la tunique musculaire des oviductes et par les cils vibratiles de leur épithélium.

Aussi longtemps que l'*ovule* (*ovulum*) reste dans l'ovaire, il est très-petit et il n'apparaît à l'œil nu que comme un grain de poussière excessivement fin. Chaque ovule est composé : 1° d'une pellicule transparente ou *zone transparente* (*zona pellucida*), assez dense cependant, c'est le futur *chorion* ; 2° d'une masse granuleuse et visqueuse, le *vitellus* (*vitellus*), enveloppée dans une pellicule également transparente ; 3° de la *vésicule germinative* (*vesicula germinativa* s. *Prkiniiu*), située d'abord au centre du vitellus et ensuite accolée à la paroi où elle forme une petite tache, la *tache germinative* (*macula germinativa*).

En passant par l'oviducte, l'ovule éprouve les premiers changements : Une couche d'albumine se dépose autour de lui, cependant chez le cheval cela n'a pas lieu ; son enveloppe se tuméfie et il devient plus gros ; le vitellus prend de la consistance et il ne tarde pas à se segmenter en petits globules autour desquels se forme bientôt une membrane qui leur donne l'apparence de véritables cellules.

Les changements ultérieurs qu'éprouve l'œuf une fois arrivé dans l'utérus consistent en ce que les granulations du vitellus se transforment en cellules et se placent à la surface interne du chorion, puis la matière visqueuse qui les réunit forme autour de chacune d'elles une membrane enveloppante, le *blastoderme*.

Différences. — Chez les *carnassiers*, la muqueuse utérine sécrète une espèce de lymphe plastique qui se coagule et forme la *membrane caduque de Hunter* (*membrana decidua Hunteri*). Celle-ci n'existe que jusqu'à une certaine période de la vie fœtale, elle forme la base du placenta utérin.

La première trace de l'embryon ou du fœtus se montre dans la vésicule germinative ; c'est une raie étroite ou *ligne primitive*, laquelle laisse voir trois *couches* superposées qu'on a désignées sous le nom de feuillet *supérieur séreux* ou *animal*, feuillet *moyen* ou *vasculaire* et *feuillet inférieur* ou *muqueux*. Le feuillet séreux

(1) Le nombre des vésicules de Graaf qui se crèvent lors de la fécondation dépend de l'espèce animale ; il est en rapport avec le nombre des petits de chaque mise-bas, [sauf exception]. La jument, la vache et la brebis n'ont ordinairement qu'un petit, une seule vésicule se crève ; la chèvre a le plus souvent deux petits, une vésicule se crève dans chaque ovaire ; la truie et les femelles des carnassiers ont plusieurs petits, plusieurs vésicules se crèvent.

engendre le système nerveux, les yeux, les oreilles, les os, les cartilages, les ligaments, les muscles volontaires, la peau et l'amnios. Le *feuillet vasculaire* est la base du système vasculaire, il donne naissance au cœur et aux vaisseaux. Le *feuillet muqueux* forme les organes de la digestion, ceux de la respiration et l'allantoïde. D'autres organes, tels que ceux de l'appareil génito-urinaire, paraissent formés dans les trois feuillets.

A l'une des extrémités de la ligne primitive se forme la tête, à l'autre extrémité la queue ; de là les noms d'*extrémités céphalique* et *caudale*. Au bout de quelque temps, cette ligne est remplacée par deux renflements formés aux dépens du feuillet externe, ce sont les deux moitiés du dos, les *lames dorsales* (*laminæ dorsales*), entre lesquelles se trouve une ligne étroite et foncée connue sous le nom de *notocorde*, *corde dorsale* ou *spinale* (*chorda dorsalis*). Chaque lame dorsale correspond à une moitié de la colonne vertébrale ; toutes deux s'allongent et forment un canal qui reçoit la moelle épinière. On voit d'ailleurs sur leur longueur, même avant le canal, de petits points carrés et foncés qui seront les vertèbres, puis, à leur extrémité céphalique, trois vésicules remplies de substance nerveuse pour la formation du cerveau et de la moelle. Les vésicules de l'extrémité céphalique permettent de distinguer la tête du reste de la colonne vertébrale, elle est penchée en avant. Sur les côtés de la tête et en avant des lames dorsales se dessinent bientôt les lames *viscérales* ou *abdominales*, qui se développent peu à peu, se réunissent sur la ligne médiane du côté ventral du germe et forment les cavités destinées à loger les viscères. De ces lames viscérales naissent donc les côtes, le sternum, les muscles abdominaux et thoraciques, les extrémités antérieures et postérieures ainsi que la peau.

C'est alors que le feuillet vasculaire présente les premières traces du cœur et des vaisseaux ; puis le feuillet muqueux se dédouble pour former, d'une part, les organes de la digestion, d'autre part, les organes de la respiration et une partie des organes génito-urinaires. Il est à remarquer cependant que l'apparition des reins et des capsules surrénales est précédée par le développement de deux corps particuliers connus sous le nom de *corps de Wolff*, lesquels diminuent graduellement au fur et à mesure que les reins grossissent et finissent même par disparaître presque tout à fait, chez le cheval, vers la dixième ou la onzième semaine de la gestation ; il n'en reste plus tard que quelques rudiments.

Pour avoir un bon aperçu général sur les divers degrés de développement du fœtus et pour apprécier approximativement son âge, on a divisé la durée de la gestation, c'est-à-dire le temps qui s'écoule depuis la conception jusqu'à la maturité du fœtus, en sept périodes qui, suivant Gurlt (1), sont les suivantes :

Première période. Deux semaines environ après le moment de la conception, l'ovule ou le germe passe de l'ovaire dans l'utérus ; il a à peu près une ligne (2^{mil},256) de diamètre.

Deuxième période. Troisième et quatrième semaine de la gestation chez la jument, les ruminants et la truie, troisième chez les carnassiers : on voit apparaître les premières traces de l'embryon et l'on distingue déjà la tête, le tronc et les membres. Vers le vingt-huitième jour, l'embryon du cheval mesure environ 6 lignes (13^{mil},535) et celui de la vache 4 lignes (9^{mil},023); celui de la brebis, à vingt-cinq jours, a 4 lignes 1/2 (10^{mil},151) et celui de la chienne, à dix-huit jours, 2 lignes (4^{mil},512).

(1) *Traité de physiologie comparée.*

Troisième période. De la cinquième à la huitième semaine chez la jument et la vache ; de la cinquième à la septième chez la brebis et la chèvre ; de la quatrième à la sixième, chez la truie ; quatrième semaine chez les carnassiers. L'embryon du cheval acquiert une longueur de presque deux pouces (54^{mil}) ; celui de la vache une longueur de 1 pouce 3/4 (48 ^{mil}) ; celui de la brebis et de la chèvre 1 pouce 1/4 (34^{mil}) ; celui de la truie 1 3/4 (48^{mil}) et celui de la chienne 11 à 12 lignes (24^{mil},30 à 27^{mil}).

Quatrième période. De la neuvième à la treizième semaine chez la jument ; de la neuvième à la douzième semaine chez la vache ; de la septième à la huitième et à la neuvième chez la brebis et la chèvre ; de la sixième à la huitième chez la truie ; cinquième semaine chez les carnassiers. La longueur du fœtus de la jument est de 6 pouces (162^{mil}); celui de la vache a 5 pouces 1/2 (149^{mil}); celui des petits ruminants 3 pouces 1/2 (94^{mil}) celui de la truie 3 pouces (81^{mil}); enfin celui de la chienne 2 pouces 1/2 (68^{mil}).

Cinquième période. De la quatorzième à la vingt-deuxième semaine chez la jument ; de la treizième à la vingtième chez la vache ; de la dixième à la treizième chez la brebis et la chèvre ; de la huitième à la dixième chez la truie ; sixième semaine chez les carnassiers. Le fœtus de la jument arrive à une longueur d'environ 13 pouces (352^{mil}) ; celui de la vache à 12 pouces (325^{mil}); celui de la chèvre et de la brebis à 6 pouces (162^{mil}); celui de la truie à 5 pouces (135^{mil}) et celui de la chienne à 3 pouces 1/2 (94^{mil}) environ.

Sixième période. De la vingt-troisième à la trente-quatrième semaine chez la jument ; de la vingt-unième à la trente-deuxième chez la vache ; de la treizième à la dix-huitième chez la brebis et la chèvre ; de la onzième à la quinzième chez la truie ; de la septième à la huitième chez les carnassiers. Le fœtus de la jument acquiert durant cette période une longueur de plus de deux pieds (65 centim,); celui de la vache a peu près la même dimension ; celui de la brebis dépasse un pied (325^{mil}); celui de la truie a environ 7 pouces (189^{mil}) et celu de la chienne 5 pouces (135^{mil}).

Septième période. De la trente-cinquième à la quarante-huitième semaine, c'est-à-dire jusqu'à la mise-bas pour la jument, de la trente-troisième à la quarantième semaine chez la vache ; de la dix-neuvième à la vingt-unième chez la brebis et la chèvre ; de la quinzième à la dix-septième chez la truie ; neuvième semaine chez le chien, huitième chez la chatte.

Un poulain nouveau-né mesure environ 3 pieds 1/2 (1^m,137) de longueur; un veau 2 pieds 1/2 (812^{mil}), un agneau 1 pied 1/2 (49^{cent}), un porcelet environ 9 à 10 pouces (243 à 270^{mil}), un chien nouveau-né 6 à 8 pouces (162^{mil}, à 221^{mil}) et un jeune chat environ 5 pouces (135^{mil}).

II. Enveloppes fœtales.

Les enveloppes fœtales sont de vastes sacs qui, non-seulement enveloppent l'embryon ou le fœtus, mais encore le mettent en communication médiate avec l'utérus. Ce sont, de dehors en dedans : le *placenta*, le *chorion*, l'*allantoïde* et l'*ammios*. L'ammios se développe le premier; vient ensuite l'allantoïde en même temps que le cordon ombilical, puis le chorion et le placenta.

1. Placenta (*Placenta*) (*fig.* 226 *a*).

Le *placenta* forme l'enveloppe la plus externe de l'embryon ; c'est une membrane mince, rougeâtre, constituée par les nombreuses ramifications vasculaires qui terminent la veine et les artères ombilicales, par des prolongements papillaires du chorion et par tissu cellulaire amorphe. Dans le placenta le sang de l'embryon éprouve les changements qui le rendent propre à la nutrition ; il ne paraît pas y avoir de nerfs ni de vaisseaux lymphatiques. Sa surface externe, lâchement unie avec la muqueuse de l'utérus, présente de nombreuses petites papilles coniques assez rapprochées les unes des autres et que l'on désigne sous le nom de *papilles du placenta*. Ces papilles, de formes variables, sont recouvertes d'épithélium et composées de vaisseaux sanguins et de tissu cellulaire. La face interne du placenta, en rapport avec le chorion, est intimement unie à sa face externe dont elle reçoit les prolongements. La face externe est en rapport avec toute la surface interne de la muqueuse utérine.

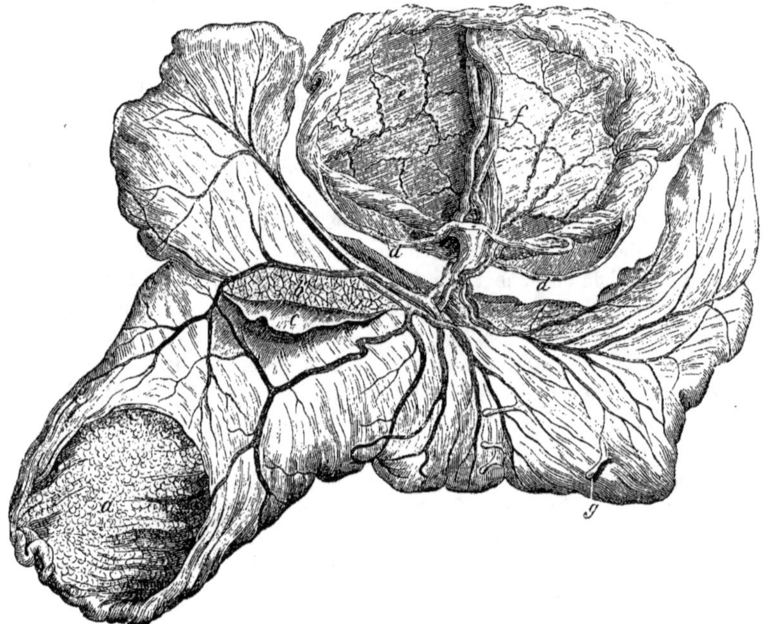

Fig. 226. — Enveloppes du fœtus de la jument retournées (*).

C'est par le placenta que le fœtus se trouve en rapport avec la mère, et cependant les vaisseaux du placenta ne sont pas en communication immédiate avec ceux de la matrice. Les éléments gazeux liquides et solides que le sang de l'embryon reçoit du sang maternel, de même que les éléments qui ne peu-

(*) *a*. Portion du placenta qui se trouvait dans le corps de l'utérus et était relié à la muqueuse de cet organe. — *b*. Chorion séparé de l'allantoïde. — *c*. Morceau détaché du chorion (portion externe). — *d*. Morceau de l'allantoïde détaché de l'amnios (portion externe). — *ee*. Amnios. — *f*. Cordon ombilical. — *g*. Hippomanes.

vent plus servir et que le fœtus rend à la mère, ne parviennent dans la circulation que par endosmose à travers les parois des vaisseaux utérins et des vaisseaux
du placenta. Le sang de l'embryon éprouve donc dans le placenta à peu près
les mêmes changements qu'éprouve le sang veineux dans les poumons de l'a-
nimal adulte; il y subit l'oxydation dans le réseau capillaire intermédiaire entre
les artères ombilicales et les veines correspondantes.

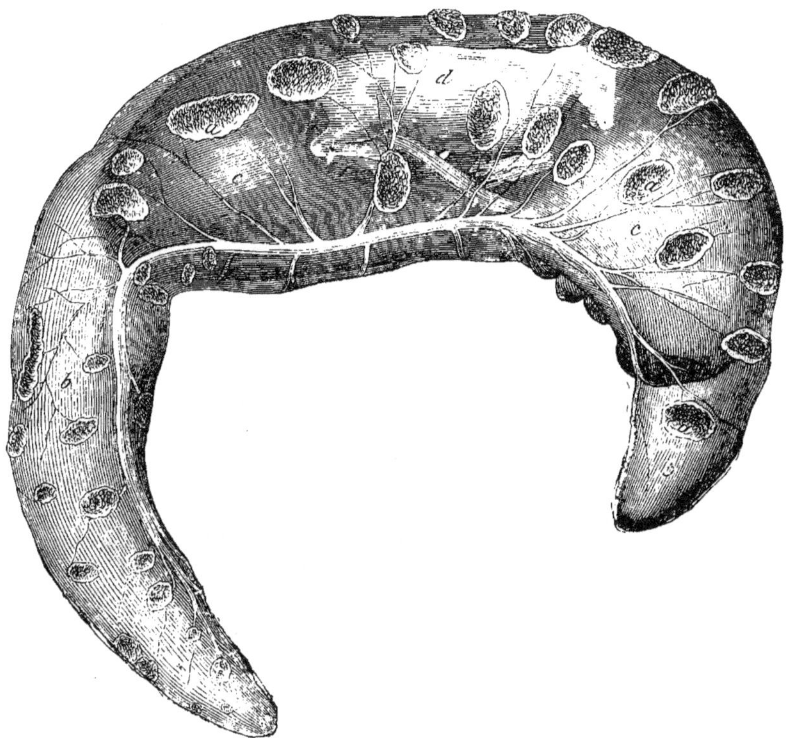

Fig. 227. — Fœtus de la vache avec ses enveloppes (*).

Différences. — Chez les *ruminants*, le placenta n'occupe pas toute la surface externe
du chorion; il y forme des plaques correspondantes aux cotylédons de la face interne de
l'utérus; il est donc multiple, et le nombre des placentas est égal à celui des cotylédons
dont dépendent leur forme et leur disposition à la surface du chorion; chaque placenta
est uni aux cotylédons par des papilles de longueur variable qui pénètrent dans des trous
de ces derniers. Chez la vache, les placentas sont concaves, tandis qu'ils sont convexes
chez la brebis et la chèvre; les papilles ont de dix à quinze millimètres chez la vache à
une période assez avancée de la gestation.

Chez la *truie*, qui est multipare, il y a autant de placentas que de fœtus et chacun d'eux
correspond à une portion limitée de la muqueuse utérine; les papilles du placenta de la
truie sont beaucoup plus petites et beaucoup plus nombreuses; elles sont unies à la muqueuse utérine de la même manière que chez la jument;

(*) *aa*. Placenta. — *bb*. Chorion avec l'allantoïde qui lui adhère en dedans. — *cc*. Amnios vu par
transparence. — *d*. Fœtus vu par transparence.

Chez les *carnassiers*, qui sont également multipares, il y a de même des placentas multiples qui forment autour de chaque fœtus, vers la partie moyenne du chorion, une sorte de ceinture.

On peut distinguer un *placenta utérin* (*placenta uterina*) (*fig.* 228 *aa*) et un *placenta fœtal* (*placenta fœtalis*) (*fig.* 228 *bb*); le premier naît de la membrane caduque de Hunter dont il a déjà été question; le second, qui correspond au placenta des autres mammifères, naît à la surface externe du chorion. Le placenta utérin présente un grand nombre de fines papilles, de villosités qui s'attachent à la muqueuse utérine. Le placenta fœtal, de couleur foncée, est moins intimement uni au placenta utérin que celui-ci ne l'est avec l'utérus.

2. Chorion (Chorion) (fig. 226 b).

Le *chorion* ou *tunique vasculaire* est une membrane blanche assez résistante, située entre le placenta et l'allantoïde et composée d'un feuillet externe et d'un feuillet interne intimement unis.

Le *feuillet externe du chorion* (*exochorion*) existe déjà dans l'œuf comme enveloppe externe. Sa face externe est en rapport intime avec le placenta, sa

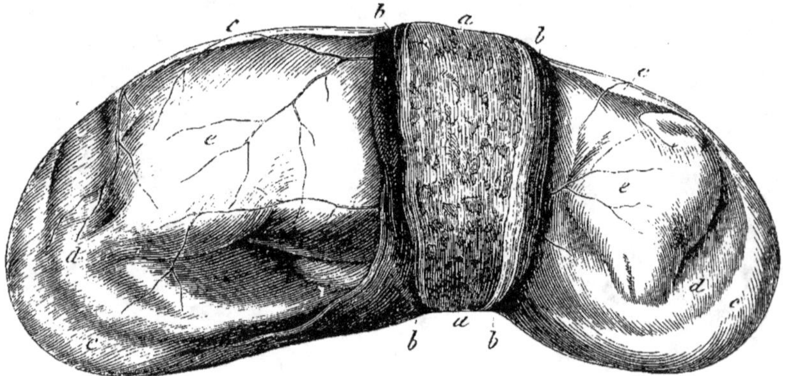

Fig. 228. — Fœtus de la chienne avec ses enveloppes (*).

face interne adhère à la face externe du second feuillet. C'est dans son épaisseur que rampent les vaisseaux ombilicaux qui en sortent pour former des capillaires dans les papilles du placenta; il leur sert, pour ainsi dire, de gaîne et leur permet de pénétrer dans la paroi interne de l'utérus, c'est-à-dire dans les cotylédons.

Le *feuillet interne du chorion* (*endoochorion*) résulte du développement de la membrane séreuse de la vésicule germinative; en dehors il adhère à l'exochorion et en dedans à une partie de l'allantoïde. Sa face allantoïdienne présente souvent des prolongements en forme de fics ou de larmes, plus ou moins vésiculeux, de dimensions variables, ordinairement pédicellés, de couleur brune et de consistance élastique, c'est ce qu'on appelle les *hippomanes*; quelques-uns de ces petits corps se détachent et se trouvent flottants dans le liquide allantoïdien.

Le chorion est l'enveloppe externe de l'œuf, il sert à la formation du placenta

(*) *aa*. Placenta utérin. — *bb*. Placenta fœtal. — *cc*. Chorion. — *dd*. Amnios vu par transparence. — *ee*. Fœtus vu à travers les enveloppes.

qui relie le fœtus à la mère ; il soutient entre ses feuillets les divisions des artères ombilicales et les diverses veines qui constituent la veine ombilicale.

Différences. — Chez les *ruminants*, la face externe de l'exochorion (*fig*. 227 *bb*) est libre, excepté dans les points où existent les cotylédons placentaires qui correspondent aux cotylédons de l'utérus ; elle est en rapport direct avec la muqueuse utérine. La face interne du chorion se trouve en rapport avec l'allantoïde et avec l'amnios.

Chez la *truie*, la face externe ressemble à celle de la jument, tandis qu'à la face interne on retrouve la même disposition que chez les ruminants.

Chez les *carnassiers*, l'exochorion adhère (*fig*. 228 *cc*) en son milieu au placenta, qui forme une ceinture, tandis que le reste de sa surface est libre et en rapport avec la face interne de l'utérus.

La face interne du chorion offre la même disposition que chez la jument.

3. ALLANTOÏDE (*Allantois*) (*fig*. 226 *c* et *dd*).

L'*allantoïde* ou le *sac allantoïdien* ou encore le *sac urinaire* est constituée par une poche à parois membraneuses blanches, assez consistantes et transparentes ; située entre le chorion et l'amnios, elle commence à l'extrémité postérieure du fœtus, au rectum, sous forme d'un canal étroit qui s'élargit peu à peu pour devenir la vessie ; sa face externe adhère par du tissu cellulaire au chorion et à l'amnios. L'allantoïde offre donc à considérer deux feuillets, l'un interne ou amniotique, l'autre externe ou chorial, unis par la portion de la membrane qui entoure le cordon ombilical. L'allantoïde est en communication directe avec la vessie par l'ouraque qui suit le cordon ombilical. Elle renferme un liquide trouble appelé liquide allantoïdien ou fausse liqueur amniotique (*liquor amnii spurius*) dans lequel se trouvent, comme nous l'avons dit, des hippomanes tantôt flottants, tantôt adhérents à la face interne de l'allantoïde. Pendant quelque temps les pédicules des hippomanes sont creux, de sorte que, par la compression, on peut faire refluer la masse pâteuse qu'ils renferment à la surface amniotique ou choriale de l'allantoïde. L'hippomane est formé d'une membrane extérieure, qui vient de l'allantoïde et d'un noyau brunâtre, sale, plus ou moins pâteux, contenant des sels dont quelques-uns sont à l'état cristallin (notamment de l'oxalate de chaux), des corps gras, une assez grande quantité de substances azotées ; le tout en grains amorphes irréguliers.

D'après Lassaigne, le liquide allantoïdien de la vache serait composé d'eau, de diverses matières extractives et salines, d'un peu d'albumine et d'un acide particulier qu'il appelle acide allantoïdien. Dans les derniers temps de la gestation, on y trouverait également de l'urée. Dans les premiers temps, ce liquide est de nature gélatineuse et reste contenu dans des cellules de tissu conjonctif.

Le liquide allantoïdien n'est pas exclusivement un produit sécrété par les reins, car il s'en trouve une grande quantité déjà à l'époque où le fœtus ne possède pas encore de reins.

Différences. — Chez les *ruminants*, l'allantoïde n'acquiert pas le développement qu'on lui trouve chez la jument ; elle forme du côté du ventre du fœtus une poche allongée, étendue d'une extrémité de l'œuf à l'autre, de sorte que, du côté du dos, l'amnios se trouve en rapport direct avec le chorion. L'allantoïde des ruminants pourrait donc se diviser en un corps, compris entre l'amnios et le chorion, et deux cornes ou branches qui ne sont en rapport qu'avec ce dernier et qui même, vers les extrémités, lui adhèrent très-fortement, au point qu'on pourrait croire que le chorion a été perforé par l'allantoïde.

Chez la *truie*, l'allantoïde forme également un sac allongé, une sorte de boyau interrompu du côté du dos du fœtus. Les deux extrémités du chorion et du placenta présentent une ouverture par laquelle l'allantoïde semble les dépasser et où elle est étranglée comme par un anneau étroit. Les allantoïdes de deux œufs voisins se touchent par leurs extrémités et pénètrent même l'une dans l'autre; si l'on enlève le fœtus d'un œuf, on voit facilement l'allantoïde de l'œuf voisin venir faire saillie dans l'œuf vide, formant ce qu'on appelle un appendice de l'allantoïde (*appendices s. diverticula allantoïdis*). Les œufs sont réunis sans cependant être soudés ensemble et sans communiquer entre eux; souvent le placenta et le chorion sont communs à deux fœtus sans que pour cela les allantoïdes se confondent; chaque fœtus a toujours son allantoïde et son amnios propre.

Chez les *carnassiers*, l'allantoïde offre à peu de chose près la même disposition que chez la jument, seulement l'adhérence du feuillet externe avec le chorion est moins intime; elle l'est plus dans la partie correspondante au placenta.

4. Amnios (*Amnios*) (*fig.* 226 *ee*).

L'*amnios* est une membrane blanche, transparente et très-mince, formant le second sac complet (le sac interne) qui renferme le fœtus; il l'entoure en entier, sauf au point extrêmement restreint où il livre passage au cordon ombilical sur lequel il se réfléchit. Cette membrane est formée par le feuillet séreux de la vésicule germinative; partant du côté ventral, elle se replie autour du fœtus, se continue du côté dorsal et forme ainsi un sac qui enveloppe d'abord l'embryon d'une manière très-étroite, mais qui ensuite se distend et se trouve séparé du fœtus par un liquide séro-albumineux, un peu salin, trouble, connu sous le nom de *liquide amniotique* (*liquor amnii*). La quantité de ce liquide varie suivant l'époque de la gestation; dans les premières périodes, il est très-épais.

La face externe de l'amnios, recouverte par le feuillet interne de l'allantoïde, est sillonnée par les vaisseaux ombilicaux; sa face interne, dirigée vers le fœtus, est libre, lisse et luisante. La forme de l'amnios est caractéristique et varie peu suivant les espèces; il ressemble assez à un rein et il se borne à envelopper lâchement le fœtus sans se continuer dans les cornes que présentent le chorion et l'allantoïde. Du côté de sa face libre, l'amnios sécrète l'eau amniotique dans laquelle nage le fœtus et qui, comme l'eau de l'allantoïde, le préserve du traumatisme. On ne peut guère admettre que cette eau serve à la nutrition du fœtus; cependant, vers la fin de la gestation surtout, le fœtus avale de ce liquide qui parvient ainsi dans l'estomac.

Différences. — Chez les *ruminants* et la *truie*, l'amnios est en rapport par sa partie ventrale avec l'allantoïde et par sa partie dorsale avec le chorion; il adhère à ces membranes au moyen d'un tissu cellulaire très-lâche. La face interne de l'aminos de la vache présente un assez grand nombre de petites plaques jaunâtres, saillantes, quelquefois renflées à leurs bords, disséminées sur la majeure partie de la membrane, mais confluentes vers le cordon et sur la gaîne amniotique qui l'enveloppe.

Chez les *carnassiers*, l'amnios est entièrement recouvert par l'allantoïde à laquelle il adhère comme chez la jument; les deux membranes sont seulement séparées dans une partie de leur étendue par la vésicule ombilicale qui se trouve interposée.

A l'époque de la naissance, les enveloppes du fœtus se déchirent; les liquides qu'elles renferment, le liquide allantoïdien et le liquide amniotique, s'écoulent au dehors par les voies génitales qu'elles rendent glissantes et facilitent ainsi la sortie du fœtus. Quand celui-ci est expulsé, quand la parturition s'est accomplie, les enveloppes se détachent à leur tour de l'utérus et sortent par les mêmes voies après un temps plus ou moins long ; elles constituent l'*arrière-faix* ou le *délivre* ; l'expulsion de ces annexes du fœtus s'appelle la *délivrance*. Chez les ruminants, la disposition des cotylédons placentaires retarde toujours la délivrance.

III. Cordon ombilical.

Le *cordon ombilical* (*funiculus umbilicalis*) (*fig.* 226 *f* et 230 *a*) relie le fœtus à la mère ; il part de l'ombilic du fœtus, traverse l'amnios et va se perdre dans le placenta. Il est formé par la *veine ombilicale*, les *artères ombilicales*, le *canal de l'ouraque*, la *gelée de Wharton* ; toutes ces parties sont enveloppées d'une gaîne et réunies entre elles par du tissu cellulaire.

1. La *veine ombilicale* (*vena umbilicalis*) (*fig.* 230 *bb*) commence dans le réseau capillaire du placenta ; les vaisseaux fins de l'origine se réunissent entre les deux feuillets du chorion en rameaux plus forts, puis en trois branches principales et enfin en un tronc unique dans le cordon au point où ils abandonnent le chorion. Le vaisseau unique se dirige vers l'ombilic du fœtus et le traverse pour pénétrer dans l'abdomen où il reste en dehors du péritoine sur la ligne médiane ; il se dirige en avant jusqu'au niveau de l'appendice xiphoïde, monte le long du diaphragme jusque vers le milieu du centre phénique et se porte, sous un repli du péritoine, jusqu'au foie ; il pénètre dans le lobe médian de ce viscère par une scissure spéciale et se réunit de suite avec la veine porte (*fig.* 230 *c*) dont il suit les divisions dans le tissu du foie.

La veine ombilicale sert à porter dans le corps du fœtus le sang hématosé par le contact du sang maternel ; elle est dépourvue de valvules.

Après la naissance elle ne contient plus de sang, elle s'oblitère peu à peu et elle forme la base du ligament suspenseur du foie ou ligament falciforme.

Différences. — Chez les *autres animaux domestiques*, la veine ombilicale, dès qu'elle a pénétré dans l'abdomen du fœtus, s'entoure d'un repli du péritoine et va directement au foie sans passer sur le diaphragme ; d'où l'absence sur les adultes du ligament falciforme du foie, le repli péritonéal et la veine disparaissant complétement.

Chez les *ruminants*, la veine ombilicale a deux branches qui restent séparées dans le cordon jusqu'au moment où elles traversent l'ombilic.

2. Les *artères ombilicales* (*arteriæ umbilicales*) (*fig.* 230 *li'*) sont deux vaisseaux qui naissent dans l'abdomen du fœtus des deux artères honteuses internes ; elles sont logées dans un repli du péritoine et se dirigent en décrivant une courbe vers la base de la vessie ; de là elles gagnent l'ombilic de chaque côté de l'ouraque, elles traversent l'anneau ombilical et arrivent au cordon qu'elles suivent sur toute sa longueur au milieu de la gelée de Wharton ; elles donnent à l'amnios des divisions remarquables par leur direction en serpentin, puis elles pénètrent entre les lames du chorion où elles se divisent en branches toujours plus petites et finissent par s'épuiser dans le placenta où elles forment le réseau capillaire.

C'est par les artères ombilicales que le sang veineux du fœtus, ou plutôt le sang qui est devenu impropre à la nutrition du jeune être, retourne au placenta pour subir l'hématose et redevenir sang artériel,

Après la naissance, les artères ombilicales s'atrophient et la partie qui s'étend de la vessie à l'ombilic disparaît même complétement, tandis que celle qui va de la honteuse interne au fond de la vessie reste sous forme d'un cordon fibreux ; elles sont presque entièrement oblitérées à leur origine où elles fournissent quelques branches vésicales; au delà, la lumière du vaisseau disparaît tout à fait. Les cordons fibreux forment la base des ligaments latéraux de la vessie.

Différences. — On ne trouve pas de différences sensibles chez les autres femelles domestiques.

3. L'*ouraque* ou *canal de l'ouraque* (*urachus*) (*fig.* 230 *n*) partant du fond de la vessie constitue un canal étroit, renflé irrégulièrement, situé entre les deux artères ombilicales et dirigé vers l'anneau ombilical qu'il franchit ; il s'évase ensuite en infundibulum le long du cordon ombilical et vient s'ouvrir entre l'amnios et le chorion pour former l'allantoïde.

C'est par ce canal que l'urine de la vessie se déverse dans le sac allantoïdien.

Après la naissance, l'ouraque se rétrécit assez rapidement, surtout vers le fond de la vessie, au point que ce canal se ferme tout à fait et qu'il ne reste plus que le repli péritonéal qui le soutenait, le ligament moyen de la vessie.

4. La *gelée de Wharton* (*gelatina Whartoniana*) est une matière gélatineuse transparente qui se trouve interposée entre les vaisseaux sanguins et l'ouraque dans le cordon ombilical; elle est formée par ce que Virchow appelle du tissu muqueux, elle est quelquefois très-abondante suivant les points et aussi suivant les individus et les périodes de la vie fœtale.

5. La *gaîne du cordon ombilical* (*vagina funiculi umbilicalis*) est un prolongement de l'amnios qui enveloppe les différentes parties du cordon ombilical; elle adhère à la gelée de Warthon ; à l'ombilic, elle se confond avec la peau du fœtus. Au delà du sac de l'amnios, le cordon n'est plus recouvert que par la portion de l'allantoïde qui réunit le feuillet amniotique de cette membrane au feuillet chorial.

Après la naissance, le cordon ombilical se déchire ordinairement à quelques pouces de l'ombilic du fœtus et la portion qui reste adhérente se dessèche, se mortifie et tombe au bout de quelques jours.

IV. Vésicule ombilicale.

La *vésicule ombilicale* (*vesicula umbilicalis s. tunica erythroïdes s. saccus intestinalis*) n'est autre chose que la vésicule germinative de l'œuf. Quand le tronc commence à se dessiner, il se forme, du côté ventral, un canal tubulaire qui est la première trace du tube digestif; à mesure que le jeune être se développe, la vésicule germinative se trouve écartée de ce tube et bientôt elle est en dehors de l'abdomen, sur les côtés du cordon ombilical, entre l'amnios et le chorion; elle perd alors son nom et prend celui de *vésicule ombilicale*. Celle-ci est ovale ou fusiforme, de dimensions variables suivant l'époque de la vie fœtale; elle paraît acquérir son plus grand développement vers la quinzième semaine où elle mesure de huit à dix centimètres de longueur. Plus tard, elle ne forme plus qu'un cordon rouge assez long, adhèrent par une extrémité à la face interne du chorion ; mais elle reprend pourtant sa forme par l'insufflation.

La vésicule ombilicale est en communication avec le fœtus par un canal étroit dit *omphalo-entérique* ou *mésentérique* (*ductus omphalo-entericus s. mesaraicus*) et par deux vaisseaux de même nom (*vasa omphalo-mesaraica*); de ces deux vaisseaux l'un est une artère (*arteria omphalo-mesaraica*), qui naît de la grande mésentérique et vient gagner l'extrémité amniotique de la vésicule ombilicale, l'autre est une veine (*vena omphalo-mesaraica*), qui commence à cette même vésicule et va se terminer dans la veine-porte.

M. Muller a vu quelquefois le chorion perforé à son point de jonction avec la vésicule ombilicale qui se trouvait en communication avec la cavité de l'utérus.

La vésicule ombilicale emprunte à la vésicule germinative les premiers éléments pour la formation du sang; elle paraît être plus particulièrement un organe de nutrition du fœtus dans la première période de son existence.

Différences. — Chez les *ruminants* et chez la *truie*, la vésicule ombilicale est plus longue, renflée en son milieu et terminée en canal à ses deux extrémités ; elle disparait très-promptement : elle présente sa plus grande longueur vers le vingt sixième jour ; à deux mois ou deux mois et demi, on n'en trouve plus traces.

Chez les *carnassiers*, la vésicule ombilicale occupe toute la longueur de l'œuf ; insufflée elle a une forme allongée, cylindrique, arrondie aux extrémités, déprimée au milieu. Son canal omphalo-mésentérique disparait assez vite (vers la troisième semaine), tandis que la vésicule et les vaisseaux restent jusqu'à l'époque de la mise-bas ; ces vaisseaux forment de jolis réseaux.

V. Modifications éprouvées par l'utérus durant la gestation.

Après la conception et par suite du développement graduel de l'embryon, on voit l'utérus éprouver diverses modifications tant dans sa forme que dans ses dimensions, dans ses rapports et dans sa texture.

Pendant la *gestation* ou la *grossesse* (*graviditas*), l'utérus augmente de volume, s'arrondit et acquiert une grande capacité; ses cornes s'allongent, deviennent plus larges et perdent leur courbure inférieure et postérieure. Le col s'élargit, mais seulement à la fin de la gestation, en même temps qu'il perd ses plis.

La matrice en augmentant de volume augmente également de poids, elle se porte en avant et en bas dans la cavité abdominale, déplace les intestins, distend les parois abdominales et fait saillie en bas, sur les côtés et aussi vers le diaphragme. La cavité thoracique se trouve donc un peu plus étroite et la respiration est gênée.

Quant à la texture, on voit les éléments musculaires se multiplier, la muqueuse s'épaissir par la genèse de tissu cellulaire, les glandes utriculaires devenir plus longues et leurs orifices plus grands pour recevoir les papilles du placenta.

Chez les *ruminants*, on voit se développer sur la muqueuse les cotylédons, c'est-à-dire les éminences circonscrites qui doivent mettre l'utérus en rapport avec le placenta (*fig.* 229 *ddd*). Leurs dimensions et leur nombre sont très variables; on peut en compter de quatre-vingts à cent trente. Chez la vache, les cotylédons sont convexes, tandis qu'ils sont concaves, chez la brebis; ils adhèrent à l'utérus chacun par un pédicule que forment la muqueuse et les vaisseaux qu'elle recouvre. Leur développement est en rapport avec l'époque de la gestation, mais, comme nous l'avons vu ailleurs, ils existent avant la conception.

Les vaisseaux sanguins de l'utérus deviennent plus nombreux, les rameaux

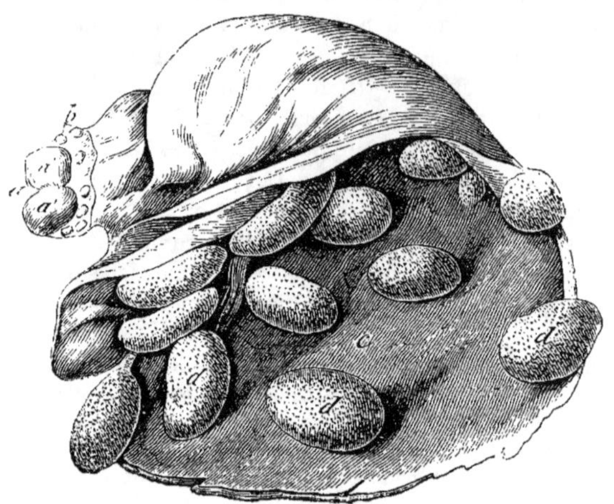

Fig. 229. — Utérus d'une vache pendant la gestation (*).

artériels se dilatent, mais ce sont surtout les veines qui forment sur cet organe des réseaux considérables. Les nerfs eux-mêmes prennent un grand développement pendant la gestation.

Quand le fœtus est arrivé à terme, c'est-à-dire quand il a acquis un développement suffisant pour pouvoir vivre de sa vie propre, la couche musculaire de l'utérus se contracte, et, par ces efforts combinés avec ceux des muscles abdominaux, le fœtus est expulsé du corps de la mère. L'acte d'expulsion du fœtus constitue *le part*, *la parturition*, *l'accouchement* ou la *mise-bas* (*partus*) ; les contractions utérines qui l'accompagnent occasionnent *les douleurs* (*dolores*) de la mise-bas.

La durée de la gestation, c'est-à-dire celle du séjour du fœtus dans l'utérus depuis la conception jusqu'à la mise-bas est variable suivant les espèces. Le tableau ci-dessous en donne la moyenne.

La jument porte	environ	11 mois, soit	48	semaines ou	336	jours.
L'ânesse	—	12	—	52	—	364	—
La vache	—	9	—	40	—	280	—
La femelle du buffle	—	10	—	44	—	305	—
La brebis	—	5	—	21	—	148	—
La chèvre	—	5	—	21	—	148	—
La truie	—	4	—	17	—	119	—
La chienne	—	2	—	9	—	63	—
La chatte	—	1 $^5/_6$	—	8	—	56	—
La lapine	—	1	—	4 $^1/_3$	—	30	—

(*) *a*. Ovaire coupé en deux. — *a'a*. Un corps jaune coupé en deux. — *b*. Vésicules de Graaf. — *c*. Surface interne de l'utérus. — *ddd*. Cotylédons.

Ce sont là des chiffres moyens; la durée de la gestation varie d'ailleurs suivant les individus de la même espèce.

Le part qui a lieu avant terme, alors que le fœtus n'a pas encore pris tout son développement, s'appelle *avortement* (*abortus*); mais on réserve plus particulièrement ce mot pour l'expulsion du fœtus à une époque où il n'est pas encore viable.

Quand la parturition s'est effectuée, l'utérus se rétracte et, au bout de six ou huit jours, il est à peu près revenu à ses dimensions ordinaires et à ses rapports normaux.

VI. Position du fœtus.

La position que prend le fœtus dans l'utérus n'est pas toujours constante, surtout dans les premiers temps où il est peu développé, très-petit et où il peut remuer librement dans ses eaux. Quand il devient plus gros, il se trouve tantôt au milieu du corps de l'utérus, tantôt et plus souvent dans une des cornes; il a alors le dos voussé, la tête appliquée sur un côté du thorax, la bouche près du sternum entre les deux membres thoraciques qui sont dirigés en arrière, tandis que les membres postérieurs sont dirigés en avant sous le ventre. — Quand la gestation est avancée et que le fœtus a acquis presque tout son développement, au point qu'il touche la face interne de l'amnios, il a, chez les femelles unipares, la partie antérieure dans le corps de l'utérus et la partie postérieure dans l'une des cornes; la tête et le cou sont dirigés en arrière vers le col de l'utérus, les membres antérieurs et postérieurs sont sous le ventre, le dos en haut et le ventre en bas.

Différences. — Chez la vache, le fœtus est presque toujours logé dans une des cornes de l'utérus; chez le mouton et la chèvre, il y a ordinairement un fœtus dans chaque corne; chez la truie et les carnassiers, qui sont multipares, les fœtus occupent plus particulièrement les cornes, il n'y en a jamais qu'un dans le corps de l'utérus. — Quand le moment du part approche, le fœtus change encore un peu de position, il allonge les membres thoraciques sur les côtés et un peu au-dessous de la tête; il rapproche les membres postérieurs du ventre; c'est la tête avec les membres antérieurs qui ouvrent les voies pour le part.

Ces positions sont les positions normales, et conséquemment celles qui se prêtent le mieux à une parturition facile.

VII. Aperçu des différences entre les organes du fœtus et ceux des animaux adultes.

On observe de nombreuses différences entre les organes du fœtus et ceux des animaux adultes; nous ne nous arrêterons qu'à celles qui présentent le plus d'importance.

1. os.

Dans les os du fœtus, la matière animale ou cartilagineuse domine, de sorte qu'ils sont plus mous et plus flexibles. Les épiphyses se distinguent très-bien de la diaphyse dont elles se séparent facilement, surtout après macération dans l'eau. Les apophyses n'existent quelquefois pas du tout, ou bien elles ne sont indiquées que par des saillies rudimentaires. Les os de la tête sont réunis par une matière cartilagineuse ou du tissu cellulaire, et l'on y remarque les fontanelles qui, chez nos animaux domestiques, n'existent plus chez le fœtus à terme, tandis qu'elles persistent longtemps chez les enfants.

2. DENTS.

Les dents sont presque toutes encore logées dans les alvéoles non percées; il n'y en a que très-peu qui fassent éruption avant la naissance ; leur couronne est tendre et non usée, les racines rudimentaires. Elles augmentent de dimension par juxtaposition de substance ; elles deviennent plus fortes, et leurs couronnes ne tardent pas à s'user.

3. MUSCLES.

Les muscles sont de couleur pâle, leurs fibres ténues, molles et facilement déchirables. Sur la paroi abdominale, on remarque un orifice, l'ombilic, qui sert au passage du cordon ombilical et de ses vaisseaux.

4. ORGANES DE LA DIGESTION.

L'orifice buccal, formé par les lèvres, se trouve fermé, chez le fœtus de la jument, par une membrane mince jusque vers la dix-huitième semaine. Dans l'estomac se trouve un liquide analogue au liquide amniotique et dans les intestins se trouve le *méconium*; celui-ci constitue les premiers excréments contenus dans l'intestin du fœtus et destinés à être rejetés peu de temps après la naissance. Le méconium est d'abord jaune verdâtre, puis brun verdâtre, et enfin d'un brun foncé ; il est visqueux, épais, adhérent aux doigts et semble formé par de la bile, du mucus et des lamelles épithéliales.

Le *foie* est proportionnellement très-volumineux, de couleur foncée ; outre les artères hépatiques et la veine-porte, il reçoit encore la veine ombilicale ; ces deux derniers vaisseaux, ainsi que nous l'avons déjà dit, forment dans l'intérieur du foie un seul et même canal d'où procèdent les veines sous-hépatiques.

La *rate* est relativement petite, son tissu est assez dense et de couleur foncée.

Différences. — Chez les *ruminants*, le rumen n'a encore que de faibles dimensions, la caillette est le plus grand des quatre viscères gastriques (*fig.* 138).

5. ORGANES DE LA RESPIRATION.

Les narines sont fermées, chez le fœtus, par un bouchon gélatineux ; les voies nasales, assez étroites et courtes, ne prennent leurs dimensions qu'après la naissance. Les sinus du nez eux-mêmes sont petits et ne se développent qu'après la naissance.

On trouve dans la cavité thoracique, entre les lames du médiastin antérieur, un corps d'apparence glanduleuse, connu sous le nom de *thymus* (*glandula thymus*), qui disparaît graduellement après la naissance à mesure que l'animal avance en âge ; plusieurs fois cependant on l'a trouvé sur des chevaux de trois ans et au delà ; dans tous les cas, il a son plus grand développement chez le fœtus. Chez l'animal adulte, on ne trouve plus à sa place qu'un tissu adipeux plus ou moins abondant.

Le thymus est un organe allongé d'avant en arrière, de couleur blanchâtre, ridé et bosselé, situé dans la poitrine et dans la partie inférieure du cou ; il est en rapport en haut avec les gros vaisseaux de la région et la trachée, en arrière avec le péricarde, et sur les côtés avec les deux côtes ; sa partie cervicale est ordinairement divisée en deux branches. Il est formé de lobes et de lobules analogues à ceux des glandes salivaires ; ces lobules présentent des cavités vésiculeuses remplies d'un liquide lactescent ; il n'offre aucune trace de canal excréteur. Ses usages réels sont inconnus ; il reçoit cependant des vaisseaux sanguins considérables, ainsi que des lymphatiques et des nerfs.

Différences. — Chez les *ruminants* et la *truie*, le thymus est relativement plus volumineux, et sa partie antérieure s'étend dans la région du cou jusque vers le larynx.

Chez les *carnassiers*, le thymus est également divisé en deux branches, mais il est petit et complétement logé entre les lames du médiastin antérieur. Il persiste plus longtemps après la naissance ; il ne disparaît guère chez les chiens avant l'âge d'un an.

Le larynx est petit, ses cartilages sont mous et flexibles, la glotte est très-étroite. Les corps thyroïdes sont proportionnellement très-volumineux.

Les poumons ne renferment pas encore d'air ; ils sont de couleur foncée, petits, denses, et rappellent l'aspect du foie (*hepatisirt*,) ; ils ne surnagent pas dans l'eau comme le font les poumons des animaux qui ont respiré. C'est là un moyen certain de distinguer un animal mort-né d'un animal qui n'est mort qu'après la naissance, c'est-à-dire qui a respiré un peu ; cette épreuve est connue sous le nom de docimasie pulmonaire hydrostatique.

G. ORGANES GÉNITO-URINAIRES.

Les organes génito-urinaires sont précédés dans leur développement par l'existence des *corps de Wolff* ; ce sont deux corps arrondis et allongés, de couleur brun rougeâtre, amincis vers les extrémités, situés dans la région lombaire sur les côtés de la colonne vertébrale. C'est sur leurs bords internes que se développent les reins et les capsules surrénales, avec les testicules ou les ovaires ; dans le principe, ils couvrent entièrement les reins ; mais à mesure que ceux-ci croissent, les corps de Wolff deviennent relativement plus petits et descendent davantage. Chaque corps de Wolff, encore appelé faux-rein se compose de canalicules transversaux accompagnés de nombreux vaisseaux sanguins ; près du bord interne se trouve un canal plus large qui se dirige en arrière et communique avec le cloaque.

Le *cloaque* est une cavité qui existe chez le fœtus tout à fait dans les premiers temps de la gestation et qui est formée par le rectum et la vessie ; il sert de réservoir aux urines et aux excréments, comme celui des oiseaux et des reptiles. Chez la femelle, les corps de Wolff ne disparaissent jamais complétement ; les *canaux de Gartner* et les *corps de Rosen muller*, situés dans les ligaments larges, entre les ovaires et les trompes, en sont les vestiges à l'âge adulte ; on en trouve souvent aussi des vestiges chez le mâle, où ils constituent le *vas aberrans* du testicule qu'on trouve près de la tête de l'épididyme.

Les artères du corps de Wolff sont plusieurs petits rameaux qui naissent de la portion abdominale de l'aorte postérieure ; leurs veines se réunissent en deux ou trois petits troncs qui débouchent dans la veine cave postérieure.

La substance médullaire des *reins* a à peu près la même couleur brune foncée que la substance corticale ; celle-ci est relativement mince ; les artères rénales ne renferment que peu de sang, et le sang des veines est épais et foncé en couleur.

Les *capsules surrénales* sont très-grosses chez le fœtus de la jument ; elles ont presque la moitié des dimensions des reins.

La *vessie* est étroite, elle a plutôt la forme d'un boyau allongé, elle est ouverte par la base d'où part l'*ouraque* (*urachus*) (*fig.* 230 *a*), qui se dirige entre les deux

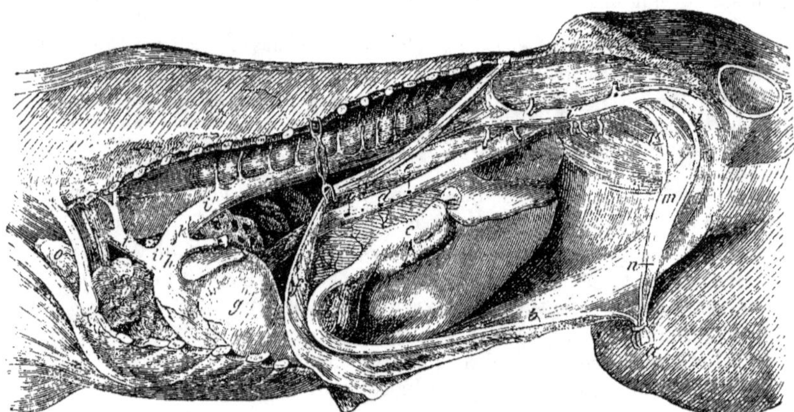

Fig. 230. — Cavité thoracique et cavité abdominale d'un fœtus de jument arrivé à terme (elles sont ouvertes du côté gauche) (*).

artères ombilicales vers l'ombilic, pour faire partie du cordon ombilical et se déverser dans le sac allantoïdien.

Les *testicules* sont logés tout d'abord dans l'abdomen ; ils ne descendent que plus tard dans le scrotum, en passant par le trajet inguinal. Dans l'abdomen ils sont maintenus par un repli péritonéal qui forme une sorte de mésentère qu'on a désigné sous le nom de *mésorchion* (*mesorchium* ou *plica gubernatrix*), et par lequel arrivent les vaisseaux et les nerfs. Ce mésorchion s'allonge jusque vers l'orifice du canal inguinal ; il renferme un cordon de substance contractile qui s'étend depuis le scrotum, à travers le trajet inguinal, jusqu'au testicule, avec lequel il se soude. Ce cordon, qu'on appelle *conducteur du testicule* (*musculus testis* de Hunter, *gubernaculum testis*), est un véritable muscle destiné à attirer le testicule de l'abdomen dans le trajet inguinal et dans le scrotum. Il semble que le muscle crémaster soit la transformation de ce cordon.

Dans l'espèce chevaline, les testicules ne descendent dans les bourses qu'assez tard, vers le sixième mois après la naissance, tandis qu'ils descendent chez d'autres animaux déjà pendant la vie fœtale ; c'est ce qu'on observe pour le veau, par exemple, chez lequel le testicule se trouve dans le scrotum vers la vingtième semaine de la gestation ; pour le mouton et le bouc, qui ont leurs testicules dans les bourses au bout de la quinzième semaine ; M. Goubaux admet même que, chez les ruminants, les testicules sont dans les bourses avant que la peau ne soit recouverte de poils ; chez les carnassiers, les testicules descendent dans les bourses d'ordinaire quelques jours avant la naissance.

Chez le fœtus, on trouve les vésicules séminales peu développées et vides.

Les ovaires sont relativement très-gros sur les fœtus dans l'espèce chevaline, et leur tissu est dur et résistant ; les vésicules de Graaf sont très-petites.

7. ORGANES DE LA CIRCULATION.

Ce sont les organes de la circulation qui présentent les plus grandes différences et des différences essentielles, car le sang du fœtus, au lieu d'être hématosé dans les poumons, éprouve toutes ses modifications dans le placenta.

La substance musculaire du cœur est plus consistante et plus foncée en couleur que les autres muscles. Les deux oreillettes communiquent entre elles par une grande ouverture percée dans la cloison qui les sépare et connue sous le nom de *trou ovale* ou *trou de Botal* (*foramen ovale*). Dans l'oreillette gauche l'endocarde forme un repli, une véritable valvule qui peut boucher cet orifice et qui, après la naissance, se soude aux bords de l'ouverture de manière à la boucher. Un canal s'étend de l'artère pulmonaire à l'aorte postérieure et établit ainsi, chez le fœtus, une vaste communication entre ces deux vaisseaux ; il est connu sous le nom de *canal de Botal* ou de *canal artériel* (*ductus arteriosus Botalli*) (*fig.* 230 *k*) ; il s'oblitère après la naissance, mais ordinairement un peu plus tard que le trou de communication entre les deux oreillettes, et il n'en reste qu'un cordon fibreux jaune élastique qui unit les parois des deux vaisseaux.

Grâce au canal artériel et au trou de Botal, le sang des deux moitiés du cœur conserve une composition semblable. Les phénomènes de la circulation chez le fœtus se résument de la manière suivante : le sang artériel ou plutôt le sang hématosé arrive du placenta par la veine ombilicale, passe par l'ombilic pour arriver au foie, dans lequel il se répand par les veines sous-hépatiques, divisions de la veine-porte ; les veines sus-hépatiques le reprennent et le conduisent par la veine-cave postérieure dans l'oreillette droite du cœur. De l'oreillette droite du cœur une partie passe dans l'oreillette gauche, et l'autre dans le ventricule droit ; la contraction de ce dernier pousse le sang dans l'artère pulmonaire, mais celle-ci le déverse par le canal artériel dans l'aorte postérieure où il se mélange au sang poussé par le cœur gauche ; c'est alors qu'il est distribué dans tout le corps, d'où il est ramené par les veines. L'hématose se fait sur le sang que les artères ombilicales portent au placenta.

Les vaisseaux sanguins des corps de Wolff et ceux de la vésicule ombilicale disparaissent durant la vie fœtale ; ceux du thymus ne disparaissent qu'après la naissance, quand cet organe lui-même s'atrophie. Après la naissance, on voit s'oblitérer également les artères et la veine ombilicale ; quand la veine ombilicale est fermée, le calibre de la veine-porte augmente.

8. SYSTÈME NERVEUX.

Le cerveau, organe central du système nerveux, est proportionnellement très-gros sur le fœtus.

9. ORGANES DES SENS.

Les paupières sont fermées et réunies par une pellicule mince ; celle-ci disparaît chez le cheval, les ruminants et le porc, avant la naissance, tandis que chez les carnassiers elle reste encore quelques jours après.

Tant que les paupières sont soudées, la conjonctive ne forme qu'un sac qui communique avec l'extérieur par le canal lacrymal et par le nez. Le globe de l'œil paraît plus bombé, le cristallin est proportionnellement très-grand, plus arrondi, et sa capsule est très-riche en vaisseaux. Chez le fœtus et chez les nouveau-nés, le cristallin présente trois rayons qui vont du centre à la périphérie, lesquels se transforment en fentes, si l'on traite le cristallin par un acide minéral étendu ; cela permet de supposer que le cristallin est composé de trois pièces isolées. Le corps vitré, plus fluide, est entouré de nombreux vaisseaux et présente en son milieu un canal transversal qui loge la branche droite de l'artère centrale de la rétine. La face antérieure de l'iris et la pupille sont recouvertes d'une membrane riche en vaisseaux (*membrana pupillaris*) ; de sa face postérieure s'en détache une seconde également riche en vaisseaux et connue sous le nom de *membrane capsulo-pupillaire* (*membrana capsulo-pupillaris*), qui traverse la pupille et se rend au cristallin pour l'envelopper comme dans un sac clos qui disparaît vers l'époque de la naissance ; chez les carnassiers, il disparaît après, tandis que chez les autres animaux domestiques il disparaît avant.

Meckel a remarqué que, parmi les osselets de l'ouïe, le marteau présente à son col, chez le fœtus, une éminence qui se détache plus tard et disparaît. Dans la cavité tympanique existe une masse gélatineuse colorée en rouge qui disparaît après la naissance.

La peau est longtemps tout à fait nue ; ce n'est qu'assez tard que l'on aperçoit les premières traces de poils ; le fœtus de la jument et celui de la vache présentent les premiers poils autour des lèvres vers la dix-huitième semaine. L'épiderme se détache facilement du derme et forme une pellicule blanche que Müller a vue parfois former une enveloppe complète, séparée du derme par les poils qui se sont produits ultérieurement. Souvent la peau est recouverte d'un enduit spécial, d'une sorte de vernis qui empêche l'action dissolvante des eaux de l'amnios sur les cellules épithéliales.

La corne des sabots apparaît vers la douzième semaine ; pour garantir les enveloppes fœtales, les sabots sont munis à leurs extrémités inférieures d'une matière cornée molle, fibreuse et jaunâtre, qui se détache assez facilement.

FIN

TABLE ALPHABÉTIQUE DES MATIÈRES

La traduction littérale de l'ouvrage allemand nous a donné bien souvent pour divers organes des noms différents de ceux qui sont usités en France. Nous n'avons pas manqué d'indiquer ces derniers dans le texte pour établir la correspondance ; nous les avons mis entre [ ], mais ils sont venus forcément en seconde ligne. Par exemple, le muscle *mastoïdo-huméral* (p. 224) s'appelle en Allemagne *muscle commun au bras, au cou et à la tête*. Le titre qui précède sa description est ainsi disposé :

Muscle commun au bras, au cou et à la tête [*Mastoïdo-huméral*].

Il en est de même dans la table méthodique.

Cette disposition devait être prise pour donner une traduction exacte, d'une part, et d'autre part pour la rendre utile aux élèves, ainsi qu'aux vétérinaires habitués aux ouvrages français.

Pour rendre plus facile encore l'usage de l'*Anatomie* de Leyh, nous avons fait entrer dans la table alphabétique les noms français, de telle sorte que, un organe étant désigné par son nom français, l'élève peut trouver immédiatement sa description en cherchant ce nom dans la table alphabétique. Ainsi on aurait quelque peine à trouver le *muscle mastoïdo-huméral* dans le texte et dans la table méthodique, on le trouvera au contraire très-facilement au moyen de la table alphabétique.   Y. M.

A

Acromion, 133.
Ailes du sphénoïde, 99.
Allantoïde, 570.
Alvéoles, 103.
Amaurose, 290.
Amnios, 572.
Amphiarthroses, 74.
Amygdales, 317.
Anastomose de Jacobson, 540.
Anastomoses nerveuses, 44.
Anatomie descriptive, 79.
Anatomie générale, 1.
Anévrysme, 32.
Angéiologie, 421.
Ankylose, 75.
Anneau crural, 252.
Anneau de Vieussens, 425.
Anneau du tympan, 294.
Anneau inguinal, 252.
Anneau ombilical, 252.
Anses terminales des nerfs, 44.
Antre olfactif, 101.
Anus, 351.
Aorte, 429.
Aorte antérieure, 430.
Aorte postérieure, 455.
Aorte (Portion abdominale de l'), 457.
Aorte (Portion thoracique de l'), 455.
Aponévroses, 15.
Apophyse basilaire de l'occipital, 92.
Apophyses basilaires de l'os du pied, 147.
Apophyse coracoïde, 134.
Apophyse coronoïde du maxillaire, 110.
Apophyse courte du marteau, 296.
Apophyse crista-galli, 95, 98.
Apophyses des os, 71.
Apophyses géni, 110.
Apophyse longue du marteau, 296.
Apophyse mastoïde du temporal, 97.
Apophyse odontoïde, 120.

Apophyse orbitaire du frontal, 95.
Apophyses ptérygoïdes du palatin, 106.
Apophyses ptérygoïdes du sphénoïde, 99.
Apophyses rétrossales, 147.
Apophyses styloïdes de l'occipital, 92.
Apophyses styloïdes du temporal, 97.
Apophyse temporale du zygomatique, 103.
Apophyse zygomatique du temporal, 97.
Appareil auditif, 292.
Appareil de la vue, 278.
Appareil de l'odorat, 301.
Appareil du goût, 302.
Appareil du toucher, 362.
Appareil lacrymal, 282.
Appendice xiphoïde, 128.
Aqueduc de Fallope, 97, 295.
Aqueduc de Sylvius, 520.
Aqueduc du limaçon, 97, 300.
Aqueduc du vestibule, 97, 300.
Arachnoïde encéphalique, 514.
Arachnoïde spinale, 523.
Arbre de vie, 521.
Arcade crurale, 252.
Arcade ischiale, 132.
Arcade orbitaire, 97.
Arcade radio-cubitale, 187.
Arcade zygomatique, 103.
Arcs-boutants du sabot, 308.
Arrière-faix, 573.
Artères, 31, 428.
Artère abdominale antérieure, 434.
Artère abdominale postérieure, 467.
Artère angulaire de l'œil, 444.
Artère atloïdo-musculaire, 438.
Artère auditive interne, 438.
Artère auriculaire antérieure, 445.
Artère auriculaire inférieure, 445.
Artère auriculaire postérieure, 445.
Artère axillaire, 448.
Artère bronchique, 455.
Artère buccale, 447.
Artères cardiaques, 429.

Artère centrale de la rétine, 440.
Artère cérébelleuse inférieure, 438.
Artère cérébelleuse supérieure, 439.
Artères cérébrales inférieures, 440.
Artère cérébrale moyenne, 440.
Artère cérébrale profonde, 440.
Artère cérébro-spinale, 438.
Artère cervicale inférieure, 434.
Artère cervicale supérieure, 432.
Artère cervicale transverse, 431.
Artères ciliaires, 446.
Artère circonflexe iliaque, 466.
Artère coccygienne latérale inférieure, 476.
Artère coccygienne latérale supérieure, 476.
Artère coccygienne moyenne, 475.
Artères cœcales, 463.
Artère colique inférieure, 463.
Artère colique supérieure, 463.
Artère coronaire antérieure du pied, 453.
Artère coronaire de la lèvre inférieure, 442.
Artère coronaire de la lèvre supérieure, 443.
Artère coronaire gauche de l'estomac, 458.
Artère coronaire droite du cœur, 429.
Artère coronaire gauche du cœur, 429.
Artère coronaire postérieure du pied, 453.
Artère cubitale, 450.
Artère cystique, 460.
Artères de l'intestin grêle, 462.
Artère de l'os du pied, 453 et 454.
Artère dentaire antérieure ou supérieure, 447.
Artère dentaire postérieure ou inférieure, 446.
Artères diaphragmatiques antérieures, 457.
Artère diaphragmatique inférieure, 434.
Artère diaphragmatique moyenne, 433.
Artères diaphragmatiques postérieures, 457.
Artères digitales, 453, 472.
Artère dorsale, 430.
Artère dorsale du nez, 443.
Artère dorsale du pénis, 474.
Artère du corps calleux, 440.
Artère duodénale, 458.
Artère épigastrique, 467.
Artères ethmoïdales, 440.
Artère faciale, 442.
Artère fémorale, 468.
Artère fémorale antérieure, 469.
Artère fémorale inférieure, 469.
Artère fémorale profonde, 468.
Artère fessière antérieure, 476.
Artère fessière inférieure, 476.
Artère fessière postérieure, 475.
Artère frontale ou sourcilière, 446.
Artère gastrique, 458.
Artère gastro-épiploïque droite, 459.
Artère gastro-épiploïque gauche, 460.
Artères hélicines, 405.
Artère hémorrhoïdale antérieure, 462.
Artère hémorrhoïdale moyenne, 464.
Artère hémorrhoïdale postérieure, 465.
Artère hépatique, 458, 459.
Artère honteuse externe, 467.
Artère honteuse interne, 474.
Artère humérale, 450.
Artère humérale antérieure ou circonflexe, 450.
Artère humérale profonde, 450.
Artère iléale, 463.
Artère iléo-cœcale, 463.
Artère iléo-lombaire, 474.

Artères iliaques, 465.
Artères inférieures de la glande sous-maxillaire, 442.
Artères intercostales, 456.
Artères interosseuses, 452.
Artère interosseuse radio-cubitale, 451.
Artères intestinales, 462.
Artère ischiatique, 476.
Artère laryngée inférieure, 436.
Artère laryngée supérieure, 441.
Artère latérale du nez, 443.
Artère linguale, 442.
Artère linguale profonde, 442.
Artères lombaires, 465.
Artères malléolaires, 470.
Artère masséterine, 444.
Artère maxillaire externe ou glosso-faciale, 441.
Artère maxillaire interne, 444.
Artère méningée inférieure, 437.
Artère méningée moyenne, 446.
Artère méningée supérieure, 437.
Artère mésentérique antérieure, 461.
Artère mésentérique postérieure, 464.
Artère moyenne de la glande maxillaire, 441.
Artère nasale postérieure, 447.
Artère nasale supérieure, 447.
Artère nourricière de l'humérus, 450.
Artère obturatrice, 476.
Artère occipitale, 437.
Artère œsophagienne, 456.
Artères ombilicales, 474, 573.
Artère omphalo-mésaraïque, 575.
Artère ophthalmique, 446.
Artère palatine, 447.
Artère palpébrale inférieure, 447.
Artère parotidienne inférieure, 436.
Artère parotidienne moyenne, 445.
Artère parotidienne supérieure, 445.
Artères pelviennes, 473.
Artère pénienne, 474.
Artère pénienne profonde, 475.
Artère périnéenne, 474.
Artère péronière, 471.
Artère pharyngienne inférieure, 436.
Artère pharyngienne supérieure, 441.
Artère plantaire externe, 452, 472.
Artère plantaire interne, 452.
Artère plantaire postérieure, 470.
Artère plantaire profonde, 452, 471.
Artère poplitée, 470.
Artère pré-plantaire, 453.
Artère pulmonaire, 428.
Artère pylorique, 458.
Artère radiale antérieure, 451.
Artère radiale postérieure, 451.
Artères rénales, 463.
Artère sacrée latérale, 475.
Artère sacrée médiane, 474.
Artère saphène, 469.
Artères scapulaires, 448.
Artère scapulaire antérieure, 449.
Artère scapulaire externe, 449.
Artère scapulaire interne, 450.
Artère scapulaire moyenne, 449.
Artère scapulaire postérieure, 449.
Artère scrotale antérieure, 467.
Artère scrotale postérieure, 474.
Artère sous-costale, 430.

Artère sous-mentale, 442.
Artère spermatique externe, 467.
Artère spermatique interne, 464.
Artère spinale, 438.
Artère splénique, 460.
Artère staphyline, 447.
Artère sublinguale, 442.
Artère supérieure de la glande maxillaire, 437.
Artère surrénale, 464.
Artère temporale, 445.
Artères temporales antérieures, 446.
Artère temporale postérieure, 445.
Artère thoracique externe, 434.
Artère thoracique interne, 433.
Artère thyroïdienne inférieure, 436.
Artère thyroïdienne supérieure, 436.
Artère tibiale antérieure, 471.
Artère tibiale postérieure, 470.
Artère tibiale récurrente, 470.
Artère transverse de la face, 445.
Artère utérine, 467.
Artère vertébrale, 432.
Artère vésico-prostatique, 474.
Arthrodies, 73.
Arthrophytes(corps étrangers articulaires),14.
Articulation atloïdo-axoïdienne, 165.
Articulation atloïdo-occipitale, 162.
Articulations chondro-sternales, 170.
Articulations costo-transversaires,168 et 169.
Articulation coxo-fémorale, 184.
Articulations de la colonne vertébrale, 163.
Articulation de la couronne, 182.
Articulations de l'hyoïde, 161.
Articulations du bassin, 171.
Articulation du coude ou huméro-radiale, 174.
Articulation du genou, 176.
Articulation du pied, 182.
Articulation du tarse ou du jarret, 188.
Articulations en général, 73.
Articulation fémoro-tibiale, 185.
Articulations intermétacarpiennes, 179.
Articulations intervertébrales, 167.
Articulation métacarpo-phalangienne ou articulation du boulet, 179.
Articulation péronéo-tibiale, 188.
Articulation radio-cubitale, 175.
Articulation sacro-iliaque, 171.
Articulation scapulo-humérale, 173.
Articulations sterno-costales, 170.
Articulation temporo-maxillaire, 160.
Astragale, 153.
Atlas, 119.
Auge, 110.
Avortement, 577.
Axe du limaçon, 300.
Axis, 119.

B

Barbillons, 323.
Barres, 109.
Barres (du sabot), 308.
Bassinet rénal, 389.
Bibliographie de l'anatomie, x.
Bile, 357.
Blastème, 3.
Blastoderme, 565.

Bonnet, 334, 337.
Bouche, 313.
Boue splénique, 362.
Bourrelet, 310.
Bourrelet du corps calleux, 516.
Bourses muqueuses, 13.
Bronches, 381.
Bulbe du nerf olfactif, 527.
Bulbe pileux, 49.
Bulbe uréthral, 406.

C

Caillette, 335, 337.
Caisse du tympan, 294.
Calamus scriptorius, 522.
Calcanéum, 153.
Calices du rein, 389.
Canal artériel, 429, 581.
Canal cholédoque, 357.
Canal de Bartholin, 324.
Canal de Fontana ou de Schlemm, 286.
Canal de Jacobson, 368.
Canal de Petit (dans le corps vitré de l'œil, 292.
Canal de Sténon, 321.
Canal de Wharton, 323.
Canal de Wirsung, 360.
Canal déférent ou spermatique, 399.
Canal éjaculateur, 401.
Canal inguinal, 252.
Canal lacrymo-nasal, 283, 365.
Canal omphalo-entérique, 575.
Canal pancréatique (petit), 360.
Canal ptérygoïde (grand), 99.
Canal ptérygoïde (petit), 99.
Canal thoracique, 503.
Canalicules dentaires, 57.
Canalicules médullaires, 67.
Canalicules médullaires des os, 65.
Canalicules osseux, 66.
Canalicules plasmatiques, 9.
Canalicules séminifères, 397.
Canalicules urinifères, 387.
Canaux de Gartner, 413, 579.
Canaux de Havers, 66.
Canaux de Nuckius, 325.
Canaux de Rivinus, 324.
Canaux demi-circulaires, 299.
Canaux hygrophthalmiques, 282.
Canines, 59.
Capsule de Glisson, 355.
Capsule du cristallin, 290.
Capsules surrénales, 392.
Cardia, 330.
Carie osseuse, 76.
Caroncule lacrymale, 282.
Carotide, 435.
Carotide externe, 441.
Carotide interne, 439.
Cartilages, 61.
Cartilage annulaire de l'oreille, 293.
Cartilages aryténoïdes, 372.
Cartilages costaux, 129.
Cartilage cricoïde, 371.
Cartilages cunéiformes, 373.
Cartilage de la langue, 319.
Cartilage de la troisième paupière, 281.
Cartilage des ailes du nez, 365.
Cartilage du cœur, 425.

Cartilage du scapulum, 134.
Cartilage interarticulaire (du larynx du porc , 374.
Cartilage scutiforme, 293.
Cartilage tarse, 280.
Cartilage thyroïde, 370.
Cataracte, 291.
Cavité abdominale, 328.
Cavité buccale, 313.
Cavité cotyloïde, 132.
Cavité cutigérale, 308.
Cavité glénoïde de l'omoplate, 134.
Cavités médullaires, 67.
Cavités nasales, 363.
Cavité orbitaire, 278.
Cavités osseuses, 65.
Cavité sigmoïde, 138.
Cavité thoracique, 379.
Cellules, 2.
Cellules (Multiplication des), 3.
Cellules adipeuses, 6.
Cellules du tissu conjonctif, 9.
Cellules mastoïdiennes, 294.
Cellules nerveuses, 40, 42.
Cellules osseuses, 65.
Cellules pigmentaires, 8.
Cellules tympaniques, 294.
Cément des dents, 56.
Centre ovale, 517.
Centre phrénique du diaphragme, 260.
Cercle de Willis, 440.
Cercle veineux du ligament ciliaire, 287.
Cérumen, 293.
Cerveau, 514.
Cervelet, 520.
Chambre antérieure de l'œil, 287.
Chambre postérieure de l'œil, 288.
Chassie, 280.
Châtaignes, 312.
Chiasma des nerfs optiques, 527.
Chondrine, 61.
Chondroplastes, 61.
Chorion, 570.
Choroïde, 285.
Chyle, 38.
Chylifères, 38.
Chyme, 332.
Cils, 280.
Cinquième ventricule, 517.
Circonvolutions cérébrales, 516.
Circulation du sang, 428.
Circulation du sang pendant la vie fœtale, 581.
Circulation (Grande), 428.
Circulation (Petite), 423.
Citerne de Pecquet, 503.
Clavicule, 158.
Clitoris, 411.
Cloaque, 579.
Cloison des oreillettes du cœur, 425.
Cloison des ventricules du cœur, 426.
Cloison nasale, 364.
Cœcum, 343.
Cœur, 421.
Col du fémur, 149.
Col de l'omoplate, 134.
Col de l'utérus, 414.
Colon, 345.
Colon (Petit) ou colon flottant, 350.

Colonnes de Bertin, 385.
Colostrum, 420.
Commissure inférieure du cerveau, 517.
Commissure supérieure du cerveau, 519.
Commissures de la vulve, 410.
Commissures des paupières, 280.
Conarium, 520.
Conduit auditif interne, 97.
Conduit auditif externe, 97, 294.
Conduit de Botal, 581.
Conduits galactophores, 418.
Conduits hépato-cystiques, 359.
Conduits lacrymaux, 102, 283.
Conduit maxillaire inférieur ou dentaire inférieur, 110.
Conduit optique, 99.
Conduit palatin, 104.
Conduit pariéto-temporal, 97.
Conduits séminifères, 397.
Conduit sus-maxilio-dentaire, 104.
Conduit trochléaire, 99.
Conduit vidien, 98, 107.
Conjonctive, 281.
Conque auriculaire, 292.
Contractilité musculaire, 18.
Corde dorsale ou notocorde, 566.
Corde du tympan, 537.
Cordes vocales, 376.
Cordon ombilical, 573.
Cordons suspenseurs de la verge, 405.
Cordon testiculaire, 399.
Cornée, 285.
Cornes, 53, 306.
Cornes d'Ammon, 517.
Cornes de l'utérus, 414.
Cornets du nez, 108.
Corps calleux, 515.
Corps caverneux de l'urèthre, 406.
Corps caverneux du clitoris, 411.
Corps caverneux du pénis, 403.
Corps ciliaire, 287.
Corps clignotant, 281.
Corps de Wolff, 566, 579.
Corps d'Hyghmore, 396.
Corps jaunes de l'ovaire, 417.
Corps olivaire, 522.
Corps papillaire, 303.
Corps restiformes, 522.
Corps striés, 518.
Corps vitré, 291.
Corpuscules de Malpighi (de la rate), 362.
Corpuscules de Malpighi (des reins), 386.
Corpuscules de Pacini, 41.
Corpuscules du tact, 23 et 303.
Corpuscules du tissu conjonctif, 9.
Corpuscules osseux (ostéoplastes), 65.
Côtes, 127.
Cotylédons de l'utérus, 415, 576.
Cotylédons du placenta, 569.
Couches optiques, 519.
Coulisse bicipitale, 135.
Coussinet adipeux de l'œil, 210.
Coussinet plantaire, 311.
Crémaster ou tunique érythroïde, 408.
Crête du bassinet, 389.
Crête du vestibule, 299.
Crête ethmoïdale ou apophyse crista-galli, 100.
Crête falciforme, 93.
Crête frontale, 95.

Crète ilio-pectinée, 131.
Crins, 305.
Cristallin, 290.
Crochets, 115.
Cubitus, 138.
Cuboïde, 154.
Cunéiforme (Grand), 154.
Cunéiforme (Petit), 155.
Cylindre-axe, 40.
Cytoblastème, 2.

D

Dartos, 394.
Délivrance, 573.
Délivre, 573.
Dents, 56, 113, 317.
Dents (Tableau de l'éruption et du remplace-
    ment des), 118.
Dépressions des os, 71.
Derme, 303.
Développement des cellules, 3.
Diaphragme, 260.
Diaphyses des os longs, 70.
Diarthroses, 73.
Diastole, 427.
Diploé, 65.
Division du corps animal en régions, 76.
Douleurs du part, 576.
Duodénum, 342.
Dure-mère encéphalique, 513.
Dure-mère spinale, 523.

E

Ecchymoses, 34.
Échancrure intercondlyienne du fémur, 149.
Échancrures sciatiques : grande, 130; petite,
    132.
Échancrure sigmoïde, 110.
Égout nasal, 283.
Émail des dents, 57.
Embryologie, 564.
Embryon, 565.
Eminence ilio-pectinée, 262.
Éminences mamillaires, 516.
Encéphale, 512.
Enchondromes, 64.
Enclume, 296.
Endocarde, 422.
Endochorion, 570.
Endolymphe, 301.
Enostoses, 75.
Enveloppes de l'encéphale, 512.
Enveloppes fœtales, 567.
Ependyme, 517.
Epicondyle, 135.
Epiderme, 47.
Epididyme, 398.
Epiglotte, 373.
Epine de l'omoplate, 133.
Epine maxillaire, 103.
Epiphyses des os, 70.
Epiploon, 351.
Epithélium, 54.
Epithélium cylindrique, 55.
Epithélium pavimenteux, 54.
Epithélium vibratile, 55.
Epitrochlée, 135.
Erection, 405.

Ergot, 312.
Ergot de Morand ou petit pied d'hippo-
    campe, 519.
Eruption des dents (Tableau de l'), 118.
Esthésiologie, 278.
Estomac, 328.
Estomac des ruminants, 332.
Estomac du chien et du chat, 339.
Estomac du porc, 338.
Ethmoïde, 100.
Étrier, 296.
Exochorion, 570.
Exostoses, 75.
Extenseur du doigt externe, 277.

F

Fanon, 303.
Fausse narine, 365.
Faux du cerveau, 513.
Fémur, 148.
Fenêtre ovale, 295.
Fenêtre ronde, 295.
Fente palatine ou incisive, 105.
Feuillet, 335, 337.
Feuillet séreux de la ligne primitive, 565.
Feuillet vasculaire de la ligne primitive, 565.
Fibres élastiques, 17.
Fibres de Remak, 40.
Fibres musculaires, 18, 19, 20.
Fibres nerveuses, 40.
Fibrilles du tissu conjonctif, 9.
Fibro-cartilages latéraux du pied, 147.
Fissure palpébrale, 280.
Fœtus, 564.
Foie, 354.
Follicules clos, 28.
Follicule pileux, 49.
Fosses ethmoïdales, 100.
Fosse olécrânienne, 135.
Fosse sous-épineuse, 133.
Fosse sus-condylienne, 149.
Fosse sus-épineuse, 133.
Fosse trochantérienne, 149.
Fossette hémisphérique, 299.
Fossette lacrymale, 95, 102.
Fossette naviculaire, 407.
Fossette ombilicale, 356.
Fossette optique, 99.
Fossette pituitaire, 99.
Fossette semi-ovoïde, 299.
Fossette triangulaire de la moelle allongée,
    522.
Fourchette, 309.
Fourreau, 402.
Frein de la langue, 318.

G

Gaine du cordon ombilical, 574.
Gaines musculaires, 16.
Gaine oculaire, 279.
Gaines tendineuses, 13.
Gaine vaginale, 396.
Ganglion cervical inférieur du nerf grand
    sympathique, 559.
Ganglion cervical supérieur du nerf grand
    sympathique, 558.
Ganglion coccygien, 562.

Ganglion cœliaque ou semi-lunaire, 562.
Ganglions hypogastriques, 564.
Ganglion inférieur du pneumo-gastrique, 541.
Ganglions lombaires, 561.
Ganglions lymphatiques, 37, 39, 509, 559.
Ganglions lymphatiques de la cavité abdominale, 510.
Ganglions lymphatiques de la cavité thoracique, 509.
Ganglions lymphatiques de la tête, 509.
Ganglions lymphatiques des membres antérieurs, 511.
Ganglions lymphatiques des membres postérieurs, 511.
Ganglions lymphatiques du cou, 509.
Ganglion mésentérique postérieur, 564.
Ganglion naso-palatin, 532.
Ganglions nerveux, 42.
Ganglion nerveux glosso-pharyngien inférieur (d'Andersch), 539.
Ganglion nerveux glosso-pharyngien supérieur (de Müller), 539.
Ganglion ophthalmique ou ciliaire, 529.
Ganglion otique (d'Arnold), 534.
Ganglions sacrés, 562.
Ganglion semi-lunaire ou de Gasser, 530.
Ganglion sphéno-palatin, 532.
Ganglion supérieur du pneumo-gastrique, 540.
Ganglions thoraciques, 560.
Gelée de Wharton, 574.
Gencives, 318.
Genou du corps calleux, 516.
Gestation, 575.
Gestation (Durée de la), 576.
Ginglymes, 73.
Gland du clitoris, 412.
Gland du pénis, 407.
Glandes buccales, 406.
Glandes composées, 28.
Glande de Bartholin ou de Duverney, 413.
Glandes de Brunner, 341.
Glandes de Cowper, 402.
Glandes de Harder, 281.
Glandes de Lieberkühn, 341.
Glandes de l'utérus, 414.
Glandes de Meibomius, 280.
Glandes de Pacchioni, 514.
Glandes de Peyer, 341.
Glandes du vagin, 413.
Glandes du voile du palais, 317.
Glandes en grappes, 28.
Glandes en tubes, 28.
Glande lacrymale, 282.
Glandes molaires, 315.
Glande orbitaire, 325.
Glandes palatines, 317.
Glande pinéale, 520.
Glande pituitaire, 516.
Glandes salivaires, 320.
Glandes simples, 27.
Glandes solitaires, 341.
Glande sous-maxillaire, 322.
Glande sub-linguale, 323.
Glande thyroïde ou corps thyroïde, 379.
Glandes vasculaires sanguines, 27.
Glandules gastriques, 332, 338.
Glandules labiales, 314.
Glandules préputiales ou de Tyson, 403.

Glandules synoviales, 13.
Globe oculaire, 284.
Glotte, 376.
Gomphose, 75.
Gouttière lacrymale, 104.
Gouttière œsophagienne, 337.
Grains de suie (de l'œil), 288.
Griffes, 52.
Gros intestin, 343.
Gubernaculum testis, 580.

H

Hiatus auditif externe, 294.
Hiatus de Glaser, 97.
Hiatus de Winslow, 352.
Hiatus maxillaire, 104.
Hile du rein, 385.
Hippomanes, 571.
Histologie, ix.
Humérus, 135.
Humeur aqueuse de l'œil, 290.
Humeur vitrée, 292.
Hydarthrose, 14.
Hydropisie, 14.
Hymen, 412.
Hyoïde, 111.
Hypophyse, 516.

I

Iléon, 343.
Ilium, 130.
Incisives, 59, 113.
Infundibulum ou tige pituitaire, 516.
Intestin, 339.
Intestin grêle, 342.
Intestin (Gros), 343.
Iris, 287.
Ischium, 131.
Ivoire des dents, 57.

J

Jejunum, 342.
Joues, 315.

L

Labyrinthe, 299.
Labyrinthe membraneux, 301.
Lacunes latérales de la fourchette, 308.
Lait, 420.
Lame cornée, 519.
Lames dorsales, 566.
Lame perpendiculaire de l'ethmoïde, 100.
Lame spiroïde du limaçon, 300.
Lames viscérales, 566.
Lamina fusca, 285.
Langue, 318.
Larmes, 283.
Larynx, 370.
Lèvres, 314.
Lèvres de la vulve, 410.
Ligaments, 16.
Ligament artériel, 429.
Ligament aryténo-épiglottique, 375.
Ligament ciliaire, 286.
Ligament coronaire du foie, 356.
Ligament crico-aryténoïdien, 375.
Ligaments crico-thyroïdiens, 375.
Ligament crico-trachélien, 375.

Ligament denticulé, 524.
Ligament de la vessie, 390.
Ligament de l'épididyme, 398.
Ligament de Fallope ou de Poupart, 252.
Ligaments des osselets de l'ouïe, 297.
Ligament duodéno-colique, 342.
Ligament duodéno-hépatique, 342.
Ligament duodéno-rénal, 342.
Ligament falciforme du foie, 356.
Ligament gastro-splénique, 352.
Ligament hépato-gastrique, 352.
Ligament hépato-rénal, 356.
Ligament hyo-épiglottique, 374.
Ligaments hyo-thyroïdiens, 374.
Ligament iléo-cœcal, 343.
Ligaments ilio-sacrés : supérieur, 171 ; inférieur, 172.
Ligament inter-aryténoïdien, 375.
Ligaments larges de l'utérus, 415.
Ligaments latéraux du foie, 356.
Ligaments latéraux de la vessie, 391
Ligament médian de la vessie, 390.
Ligament obturateur, 173.
Ligaments odontoïdiens, 166.
Ligament ovarien, 417.
Ligament pulmonaire, 381.
Ligament reno-splénique, 361.
Ligaments ronds de l'utérus, 415.
Ligament sacro-sciatique, 172.
Ligaments sésamoïdiens, 181.
Ligament sus-carpien, 177.
Ligament sus-épineux cervical, 163.
Ligament sus-épineux dorso-lombaire, 163.
Ligament suspenseur de la rate, 361.
Ligament suspenseur du boulet, 181.
Ligament suspenseur du foie, 356.
Ligament thyro-aryténoïdien, 376.
Ligament thyro-épiglottique, 374.
Ligament trachéo-cricoïdien, 375.
Ligament vertébral commun inférieur, 165.
Ligament vertébral commun supérieur, 165.
Ligne blanche, 252.
Ligne blanche du sabot, 308.
Ligne myléenne, 110.
Limaçon, 299.
Liquide allantoïdien, 571.
Liquide amniotique, 572.
Lobes latéraux du cervelet, 520.
Lobe moyen du cervelet, 521.
Lobule de Spigel, 356.
Lobules pulmonaires, 382.
Lymphe, 38.
Lyre, 517.

M

Mamelles, 418.
Mamelle de la paroi du sabot, 307.
Marteau, 296.
Maxillaire inférieur, 109.
Méat urinaire, 412.
Méats ou gouttières nasales, 108, 366.
Méconium, 578.
Médiastin, 380.
Membrane caduque de Hunter, 565.
Membrane capsulo-pupillaire (du fœtus), 582.
Membrane de Demours ou de Descemet, 285.
Membrane du tympan, 16.
Membranes fibreuses, 16.

Membrane hyaloïde du corps vitré, 291.
Membrane médullaire, 67.
Membrane médullaire des os, 67.
Membranes muqueuses, 24.
Membrane nictitante, 281.
Membrane pituitaire ou membrane de Schneider, 368.
Membrane pupillaire, 582.
Membranes séreuses, 11.
Membranes synoviales, 12.
Mésentère, 353.
Mésocolon, 345.
Mésorchion, 580.
Métacarpiens latéraux, 143.
Métacarpien principal, 142.
Métamorphoses des cellules, 4.
Métatarsiens latéraux, 157.
Métatarsien principal, 157.
Miroir de Helmont, 269.
Moelle allongée, 522.
Moelle des os, 68.
Moelle épinière, 523.
Molaires, 59, 115.
Morceau frangé, 416.
Mucus, 25.
Mue, 50, 304.
Mufle, 314.
Multiplication des cellules, 3.
Muscles, 21.
Muscles (Tableau sommaire des), 191.
Muscle abducteur du doigt externe, 248, 277.
Muscle abducteur du premier doigt, 247.
Muscle adducteur du bras, 241.
Muscle adducteur du doigt externe, 248, 277.
Muscle adducteur du premier doigt, 247, 277.
Muscle adducteur du second doigt, 248.
Muscle alvéolo-labial, 206, 209.
Muscle angulaire de l'omoplate, 228.
Muscles ano-caverneux, 405.
Muscle aryténoïdien, 220.
Muscle aryténo-pharyngien, 217.
Muscle basio-glosse, 214.
Muscle biceps fémoral, 264.
Muscle bifémoro-calcanéen, 269.
Muscle bulbo-caverneux, 408.
Muscle carré crural, 271.
Muscle carré des lombes, 265.
Muscle carré pronateur, 249.
Muscle cervico-auriculaire externe, 204.
Muscle cervico-auriculaire interne, 204.
Muscle cervico-auriculaire moyen, 204.
Muscle ciliaire, 286.
Muscle constricteur de la vulve, 410.
Muscle coraco-huméral, 242.
Muscle coraco-radial, 236.
Muscle costo-abdominal externe, 251.
Muscle costo-abdominal interne, 254.
Muscle court abducteur du bras, 239, 241.
Muscle court adducteur de la jambe, 261.
Muscle court du nez, 207.
Muscle court extenseur de l'avant-bras, 236.
Muscle court fléchisseur de l'avant-bras, 239.
Muscle court palmaire, 218.
Muscle court sacro-coccygien inférieur, 257.
Muscle court sacro-coccygien latéral, 256.
Muscle court supinateur, 248.
Muscle crémaster, 408.
Muscle crico-aryténoïdien latéral, 220.
Muscle crico-aryténoïdien postérieur, 220.

Muscle crico-pharyngien, 217.
Muscle crico-thyroïdien, 220.
Muscles de la tête, 199.
Muscle de l'étrier, 298.
Muscle demi-membraneux, 264.
Muscle demi-tendineux, 267.
Muscle des osselets de l'ouïe, 297.
Muscle de Wilson, 409.
Muscles des membres antérieurs, 234.
Muscles des membres postérieurs, 265.
Muscle digastrique, 212.
Muscle dorso-mastoïdien, 230.
Muscle droit antérieur de la cuisse, 264.
Muscle droit externe du globe de l'œil, 210.
Muscle droit inférieur du globe de l'œil, 210.
Muscle droit interne du globe de l'œil, 210.
Muscle droit postérieur du globe de l'œil, 210.
Muscle droit supérieur du globe de l'œil, 210.
Muscle du fascia lata, 265.
Muscle du groin, 207.
Muscles du prépuce, 409.
Muscles du tronc, 221.
Muscle extenseur antérieur des phalanges (memb. ant.), 237.
Muscle extenseur antérieur des phalanges, 273.
Muscle extenseur antérieur du métacarpe, 236.
Muscle extenseur du doigt interne, 247, 277.
Muscle extenseur du doigt rudimentaire externe, 247.
Muscle extenseur du second doigt, 248.
Muscle extenseur latéral des phalanges (memb. ant.), 238.
Muscle extenseur latéral des phalanges (memb. post.), 274.
Muscle extenseur oblique du métacarpe, 237.
Muscle externe du marteau, 297.
Muscle fémoro-préphalangien, 273.
Muscle fémoro-tibial antérieur, 269.
Muscle fessier moyen, 267.
Muscle fessier profond, 270.
Muscle fessier superficiel, 266.
Muscle fléchisseur du doigt externe, 248.
Muscle fléchisseur du métatarse, 273.
Muscle fléchisseur du premier doigt interne, 247.
Muscle fléchisseur externe du métacarpe, 237.
Muscle fléchisseur interne du métacarpe, 242.
Muscle fléchisseur oblique des phalanges, 276.
Muscle fléchisseur oblique du métacarpe, 242.
Muscle fléchisseur profond des phalanges, 245.
Muscle fléchisseur profond des phalanges, 276.
Muscle fléchisseur superficiel des phalanges, 244.
Muscle fléchisseur superficiel des phalanges, 275.
Muscle fronto-sourcilier, 205.
Muscle génio-glosse, 215.
Muscle génio-hyoïdien, 215.
Muscle grand adducteur de la cuisse, 264.
Muscle grand complexus, 239.
Muscle grand dentelé, 228.
Muscle grand dorsal, 225.
Muscle grand droit antérieur de la tête, 227.
Muscle grand droit de l'abdomen, 253.
Muscle grand droit postérieur, 234.
Muscle grand fessier, 267, 270.

Muscle grand kérato-hyoïdien, 215.
Muscle grand oblique ou oblique externe de l'abdomen, 251.
Muscle grand oblique de la tête, 233.
Muscle grand oblique de l'œil, 211.
Muscle grand pectoral, 232.
Muscle grand psoas, 263.
Muscle grand sus-maxillo-nasal, 207.
Muscle grêle antérieur, 272.
Muscle grêle interne, 271.
Muscle gros extenseur de l'avant-bras, 235.
Muscle hyo-épiglottique, 219.
Muscle hyo-pharyngien, 217.
Muscle hyo-thyroïdien, 219.
Muscle ilio-abdominal, 253.
Muscle ilio-rotulien antérieur, 264.
Muscle ilio-rotulien externe, 265.
Muscle ilio-rotulien interne, 261.
Muscle ilio-spinal, 253.
Muscle incisif de la lèvre inférieure, 209.
Muscle incisif de la lèvre supérieure, 209.
Muscle intercostal commun, 258.
Muscles intercostaux externes, 251.
Muscles intercostaux internes, 251.
Muscles interépineux, 258.
Muscle interosseux du métacarpe, 239.
Muscles interosseux internes, 243, 277.
Muscle interosseux médian, 247, 277.
Muscles intertransversaires de la queue, 257.
Muscles intertransversaires du cou, 230.
Muscles intertransversaires du dos, 258.
Muscle ischio-caverneux, 408.
Muscle ischio-coccygien, 257.
Muscles jumeaux de la jambe, 269.
Muscles jumeaux du bassin, 271.
Muscle kérato-glosse externe, 214.
Muscle kérato-glosse interne, 214.
Muscle kérato-pharyngien, 217.
Muscle labial, 208.
Muscle lacrymal, 200.
Muscle lingual, 213.
Muscle lombo-costal, 255.
Muscle lombo-iliaque, 262.
Muscles lombricaux du membre antérieur, 239, 243.
Muscles lombricaux du membre postérieur, 277.
Muscle long abducteur du bras, 235.
Muscle long adducteur de la jambe, 261.
Muscle long du cou, 230.
Muscle long fléchisseur de l'avant-bras, 242.
Muscle long palmaire, 248.
Muscle long sacro-coccygien inférieur, 256.
Muscle long supinateur, 248.
Muscle long vaste, 267.
Muscle masséter, 206.
Muscle mastoïdo-auriculaire, 204.
Muscle mastoïdo-huméral, 224.
Muscle maxillo-labial, 206.
Muscle mento-labial, 209.
Muscles mitoyens des lèvres, 209.
Muscle moyen extenseur de l'avant-bras, 214.
Muscle moyen fessier, 266.
Muscle mylo-hyoïdien, 211.
Muscle naso-transversal, 206.
Muscle obturateur externe, 272.
Muscle obturateur interne, 271.
Muscle orbiculaire des paupières, 205.

Muscle palato-staphylin, 216.
Muscle palmaire du membre postérieur, 277.
Muscle pannicule charnu, 222.
Muscle parotido-auriculaire, 201.
Muscle peaucier de la face, 199.
Muscle peaucier de l'épaule, 222.
Muscle peaucier du cou, 221.
Muscle peaucier du thorax et de l'abdomen, 222.
Muscle pectiné, 263.
Muscle pédieux ou astragalien, 274.
Muscle perforant, 276.
Muscle perforé, 275.
Muscle péristaphylin externe, 216.
Muscle péronéo-calcanéen, 269.
Muscle petit complexus, 230, 234.
Muscle petit dentelé antérieur, 249.
Muscle petit dentelé postérieur, 250.
Muscle petit droit antérieur de la tête, 231.
Muscle petit droit latéral de la tête, 231.
Muscle petit droit postérieur de la tête, 234.
Muscle petit extenseur de l'avant-bras, 240.
Muscle petit fessier, 270.
Muscle petit kérato-hyoïdien, 218.
Muscle petit oblique de la tête, 233.
Muscle petit oblique de l'œil, 211.
Muscle petit oblique ou oblique interne de l'abdomen, 253.
Muscle petit pectoral, 229.
Muscle petit psoas, 262.
Muscle petit sous-maxillo-nasal, 207.
Muscle pharyngo-staphylin, 216.
Muscle plantaire grêle, 269.
Muscle poplité, 275.
Muscle prostatique, 409.
Muscle psoas iliaque, 263.
Muscles ptérygoïdiens, 212.
Muscle ptérygo-pharyngien, 216.
Muscle pyramidal, 271.
Muscle releveur du clitoris, 412.
Muscle releveur propre de la paupière supérieure, 211.
Muscle releveur propre de l'épaule, 228.
Muscle rétracteur de l'anus, 351.
Muscle rhomboïde, 228.
Muscle rond pronateur, 249.
Muscle sacro-coccygien latéral, 256.
Muscle sacro-coccygien supérieur, 256.
Muscle sacro-trochantérien, 271.
Muscle scalène, 227.
Muscle scapulo-huméral antérieur, 241.
Muscle scapulo-huméral grêle, 240.
Muscle scuto-auriculaire externe, 202.
Muscle scuto-auriculaire interne, 203.
Muscle soléaire, 269.
Muscle sous-épineux, 235.
Muscle sous-scapulaire, 241.
Muscle sous-scapulo-hyoïdien, 223.
Muscle splénius, 226.
Muscle staphylin commun, 216.
Muscle sterno-aponévrotique, 232.
Muscle sterno-costal, 259.
Muscle sterno-huméral, 232.
Muscle sterno-hyoïdien, 225.
Muscle sterno-maxillaire, 224.
Muscle sterno-pubien, 253.
Muscle sterno-radial, 232.
Muscle sterno-thyroïdien, 226.
Muscle stylo-hyoïdien, 215.

Muscle stylo-maxillaire, 212.
Muscle stylo-staphylin, 216.
Muscles sus-costaux (releveurs des côtes), 258.
Muscle sus-épineux, 234.
Muscle sus-maxillo-labial, 205.
Muscle sus-maxillo-nasal (grand), 207.
Muscle sus-maxillo-nasal (petit), 207.
Muscle sus-naso-labial, 199.
Muscle temporal ou crotaphyte, 209.
Muscle temporo-auriculaire externe, 201.
Muscle temporo-auriculaire interne, 203.
Muscle tenseur de la membrane du tympan, ou muscle interne du marteau, 297.
Muscle thyro-aryténoïdien, 220.
Muscle thyro-pharyngien, 217.
Muscle tibio-métatarsien, 274.
Muscle tibio-pré-métatarsien, 273.
Muscle tibio-tarsien, 275.
Muscle transversaire épineux, 257.
Muscle transversal des côtes, 251.
Muscle transversal de l'hyoïde, 218.
Muscle transverse de l'abdomen, 254.
Muscle transverse du périnée, 409.
Muscle trapèze, 225.
Muscle triangulaire du sternum, 259.
Muscle vaste externe, 269.
Muscle vaste interne, 264.
Muscle zygomato-auriculaire, 201.
Muscle zygomato-labial, 200.
Museau de tanche ou fleur épanouie, 412.
Myologie, 191.

N

Naseaux, 364.
Nécrose, 76.
Nerfs, 43, 526.
Nerf accessoire ou nerf spinal, 543.
Nerf auditif, 538.
Nerf auriculaire antérieur, 537.
Nerf auriculaire interne, 537.
Nerf auriculaire postérieur, 537.
Nerf brachial antérieur, 550.
Nerf brachial médian, 551.
Nerf brachial postérieur, 550.
Nerf buccal antérieur ou supérieur, 538.
Nerf buccal postérieur ou inférieur, 538.
Nerf buccinateur, 534.
Nerfs cervicaux, 545.
Nerf ciliaire, 530.
Nerfs coccygiens, 548.
Nerf crural antérieur, 555.
Nerf crural moyen, 556.
Nerf crural postérieur, 556.
Nerf cubital, 550.
Nerf cutané interne, 550.
Nerfs de la moelle épinière, 544.
Nerf dentaire inférieur ou postérieur, 534.
Nerfs dentaires supérieurs, 532.
Nerf dentaire supérieur ou antérieur, 533.
Nerf digital externe, 552.
Nerf dorsal du pénis, 556.
Nerfs dorsaux, 546.
Nerf du canal de Jacobson, 532.
Nerf du limaçon, 538.
Nerf du vestibule, 538.
Nerfs encéphaliques, 526.
Nerf ethmoïdal, 530.
Nerf facial, 537, 538.

Nerf fémoral cutané externe, 553.
Nerf fémoral cutané interne, 554.
Nerf fémoral cutané postérieur, 555.
Nerf fessier antérieur, 555.
Nerf fessier postérieur, 555.
Nerf frontal, 530.
Nerf glosso-pharyngien, 539.
Nerf hémorrhoïdal moyen, 555.
Nerf hémorrhoïdal postérieur, 556.
Nerf honteux interne, 555.
Nerf hypoglosse, 543.
Nerfs intercostaux, 547.
Nerf interosseux, 551.
Nerf labial supérieur, 533.
Nerf lacrymal, 530.
Nerf laryngé inférieur ou nerf récurrent, 541.
Nerf laryngé supérieur, 541.
Nerf lingual, 534, 540.
Nerfs lombaires, 547.
Nerf lombo-hypogastrique, 553.
Nerf lombo-inguinal, 553.
Nerf massétérin, 533.
Nerf maxillaire inférieur, 533.
Nerf maxillaire supérieur, 531.
Nerf mentonnier, 534.
Nerf mylo-hyoïdien, 534.
Nerf nasal, 530.
Nerf nasal inférieur, 533.
Nerf nasal superficiel, 533.
Nerf nasal supérieur ou naso-palatin, 532.
Nerf obturateur, 554.
Nerf occipital, 545.
Nerf oculo-moteur commun, 528.
Nerf oculo-moteur externe, 536.
Nerf olfactif, 527.
Nerf ophthalmique, 530.
Nerf optique, 527.
Nerf orbitaire inférieur, 532.
Nerf palatin (grand), 532.
Nerf palatin (petit), 532.
Nerf palpébral inférieur, 531.
Nerfs parotidiens, 538.
Nerf pathétique, 529.
Nerf pharyngien, 540, 541.
Nerf phrénique, 546.
Nerf plantaire externe, 551, 557.
Nerf plantaire interne, 551, 557.
Nerf plantaire profond, 551, 557.
Nerf pneumo-gastrique, 540.
Nerf radial antérieur, 551.
Nerf radial postérieur, 551.
Nerfs sacrés, 548.
Nerf scapulaire antérieur, 549.
Nerf scapulaire moyen, 549.
Nerf scapulaire postérieur, 549.
Nerf sciatique, 556.
Nerf sous-cutané de l'oreille, 545.
Nerf sous-cutané du cou, 538, 545.
Nerf spermatique externe, 553.
Nerf sphéno-palatin, 532.
Nerf splanchnique (grand), 561.
Nerf splanchnique (petit), 561.
Nerf staphylin, 532.
Nerf styloïdien, 537.
Nerf sympathique (grand), 558.
Nerf temporal postérieur, 537.
Nerf temporal superficiel, 534.
Nerfs temporaux antérieurs, 533.
Nerfs thoraciques antérieurs, 548.

Nerfs thoraciques postérieurs, 549.
Nerf tibial (grand), 557.
Nerf tibial (petit), 556.
Nerf trijumeau, 530.
Nerf trisplanchnique, 558.
Nerf tympanique (rameau du nerf glosso-pharyngien), 540.
Nerf vidien ou ptérygoïdien, 532.
Nerf vocal ou récurrent, ou laryngé inférieur, 541.
Névrilème, 40.
Névrologie, 512.
Nodules d'Arantius, 426.
Noyau du cristallin, 291.
Noyaux ou points d'ossification, 69.

O

Occipital, 92.
OEsophage, 326.
OEuf, 565.
Olécrâne, 138.
Omoplate, 133.
Onglons, 148.
Onglons rudimentaires, 148.
Oreille externe, 292.
Oreille interne, 290.
Oreille moyenne, 294.
Oreillettes du cœur, 424.
Organes de la digestion, 313.
Organes de la respiration, 363.
Organe de Rosenmuller, 418.
Organes des sens, 278.
Organes génitaux, 394.
Organes génitaux de la femelle, 409.
Organes génitaux du mâle, 394.
Organes urinaires, 383.
Orifice cérébral inférieur, 520.
Orifice cérébral supérieur, 520.
Orifices du cœur, 425.
Os, 64.
Os (Tableau sommaire des), 80.
Os coniforme, 140.
Os coxaux, 130.
Os crochu, 139.
Os cuboïde, 140.
Os cunéiforme, 140.
Os cunéiforme du tarse ou pyramidal, 155.
Os de la couronne, 2e phalange (phalangine), 145.
Os de la face, 101.
Os de la poitrine, 127.
Os des membres, 133.
Os du bassin, 130.
Os du carpe, 139.
Os du cœur, 159.
Os du crâne, 92.
Os du groin, 106.
Os du métatarse, 157.
Os du paturon, 1re phalange, 144.
Os du pénis, 159.
Os du pied, 3e phalange (phalangette), 146.
Os du tarse, 153.
Os du thorax, 127.
Os du tronc, 118.
Os falciforme, 93.
Os frontaux, 95.
Os lacrymaux, 102.
Os lenticulaire, 196.
Os multiangulaire, 139.

Os naviculaire ou scaphoïde, 140.
Os naviculaire du pied, 148.
Os palatins, 106.
Os pariétaux, 94.
Os pisiforme, 141.
Os ptérygoïdiens, 107.
Os semi-lunaire, 140.
Os sésamoïdes, 144.
Os zygomatiques, 102.
Osselets de l'oreille, 296.
Ossification, 69.
Ostéologie, 78.
Ostéoplastes, 65.
Ouraque, 574.
Ovaires, 416.
Oviductes, 416.
Ovules, 417.
Ovules de Naboth, 414.

P

Palais, 316.
Pancréas, 360.
Panse ou rumen, 332.
Papilles du derme, 303.
Papilles gustatives, 318.
Papilles rénales, 386.
Paroi du sabot, 307.
Parotide, 320.
Parovarium, 418.
Part, parturition, 576.
Paupières, 279.
Paupière (troisième), 281.
Peau, 302.
Pédoncules cérébelleux inférieurs, 521.
Pédoncules cérébelleux latéraux, 521.
Pédoncules cérébelleux supérieurs, 521.
Pédoncules cérébraux, 516.
Pénis, 402.
Péricarde, 421.
Perichondre, 61.
Périlymphe, 301.
Périmysium, 19.
Périople, 308.
Périoste, 67.
Périoste dentaire, 58.
Péritoine, 328.
Péroné, 152.
Pétéchies, 54.
Petit canal pancréatique, 360.
Petit colon ou colon flottant, 350.
Petite circulation, 423.
Pharynx, 325.
Pie-mère encéphalique, 145.
Pie-mère spinale, 524.
Piliers du cœur, 426.
Piliers du diaphragme, 261.
Piliers du voile du palais, 317.
Pince de la paroi du sabot, 307.
Placenta, 568.
Plèvre, 380.
Plexus axillaire ou brachial, 548.
Plexus bronchique, 542.
Plexus cardiaque, 542.
Plexus carotidien, 559.
Plexus choroïdes du cervelet, 520.
Plexus choroïdes latéraux, 519.
Plexus choroïde moyen, 519.
Plexus cœliaque ou plexus solaire, 562.

Plexus coronaire inférieur de l'estomac, 562.
Plexus coronaire supérieur de l'estomac, 562.
Plexus gastrique, 562.
Plexus gastrique inférieur, 543.
Plexus gastrique supérieur, 542.
Plexus hépatique, 562.
Plexus lombaire, 552.
Plexus mésentérique antérieur, 563.
Plexus mésentérique postérieur, 564.
Plexus nerveux, 44.
Plexus œsophagien, 542.
Plexus pampiniforme (de la v. sperm. int.), 399.
Plexus pancréatique, 563.
Plexus pelviens, 564.
Plexus pharyngien, 541.
Plexus pulmonaire antérieur, 542.
Plexus pulmonaire postérieur, 542.
Plexus rénaux, 564.
Plexus sacré, 555.
Plexus spermatiques, 564.
Plexus sphéno-palatin, 532.
Plexus splénique, 563.
Plis ciliaires, 287.
Poches anales, 351.
Poches gutturales, 325.
Poils, 48, 304.
Poil (Gaine du), 49.
Poil (Papille du), 49.
Poil (Substance médullaire du), 48.
Poil (Tige du), 48.
Points ou noyaux d'ossification, 69.
Points lacrymaux, 283.
Pomme d'Adam, 371.
Pont de Varole, 521.
Porte du foie, 355.
Poumon, 381.
Prépuce du clitoris, 412.
Prépuce du pénis, 402.
Procès ciliaires, 287.
Prolongement trachélien du sternum, 128.
Promontoire, 295.
Prostate, 401.
Protubérance annulaire ou pont de Varole, 521.
Protubérance falciforme, 93.
Protubérance occipitale, 92.
Pubis, 131.
Pulpe dentaire, 58.
Pupille, 288.
Pylore, 330.
Pyramides de Ferrein, 386.
Pyramides de la moelle allongée, 522.
Pyramides de Malpighi, 386.

Q

Quartier de la paroi du sabot, 307.
Quatrième ventricule, 521.
Queue de cheval de la moelle épinière, 525.

R

Radius, 136.
Rampe du vestibule, 300.
Rampe tympanique, 300.
Rate, 361.
Rates succenturiées, 362.
Rectum, 350.
Reins, 384.

Réseau ou bonnet, 334.
Réseau testiculaire ou de Haller, 397.
Rétine, 289.
Rotule, 150.
Rumen, 332, 335.
Rumination, 338.

S

Sabot, 50, 306.
Sac épiploïque, 352.
Sac lacrymal, 283.
Sacrum, 124.
Sang, 35.
Sarcolemme, 18.
Scaphoïde, 154.
Scapulum, 133.
Scissure de Sylvius, 514.
Scissure longitudinale, 514.
Scissure maxillaire, 110.
Scissure palatine, 103.
Sclérotique, 284.
Scrotum, 394.
Sécrétion des glandes, 29.
Selle turcique ou fossette sus-sphénoïdale, 99.
Sens du toucher, 302.
Septum lucidum, 517.
Septum médian de la région testiculaire, 396.
Séquestre, 76.
Sérosité, 12.
Sérosité du péricarde, 421.
Sinus biflexe, 303.
Sinus caverneux, 513.
Sinus du nez, 369.
Sinus frontal, 369.
Sinus frontaux, 95.
Sinus galactophores, 418.
Sinus longitudinal, 513.
Sinus maxillaire, 369.
Sinus occipitaux, 514.
Sinus palatin, 106, 370.
Sinus sphénoïdaux, 99, 370.
Sole, 308.
Spermatozoaires, 399.
Sperme, 399.
Sphénoïde, 98.
Sphincter de l'anus, 351.
Sphincter de la vessie, 392.
Spina ventosa, 76.
Splanchnologie, 312.
Squelette, 79.
Squelette du bœuf, 82.
Squelette du chat, 88.
Squelette du cheval, 80.
Squelette du chien, 86.
Squelette du porc, 84.
Sternum, 128.
Stroma, 417.
Substance compacte des os, 65.
Substance hyaline, 61.
Substance intercellulaire, 3.
Substance nerveuse blanche ou médullaire, 42.
Substance nerveuse grise ou corticale, 42.
Substance spongieuse des os, 65.
Substance réticulée des os, 65.
Suc gastrique, 332.
Suc pancréatique, 360.
Surface génienne, 110.
Sus-maxillaires (grands), 103.

Sus-maxillaires (petits), 105.
Sus-nasaux, 101.
Sutures, 74.
Suture fausse ou harmonique, 75.
Suture foliée, 75.
Suture squammeuse, 75.
Suture vraie, 75.
Symphyses, 74.
Symphyse pelvienne ou ischio-pubienne, 132
Synarthroses, 74.
Syndesmologie, 160.
Synovie, 13.
Syntonine, 18.
Système nerveux, 512.
Système nerveux animal, 512.
Système nerveux ganglionnaire ou système nerveux végétatif, 558.
Système des vaisseaux lymphatiques, 502.
Système des vaisseaux sanguins, 421.
Systole, 427.

T

Tache germinative, 565.
Tænia de l'hippocampe, 518.
Talons du sabot, 308.
Tapetum, 280.
Temporaux, 95.
Tendons, 14.
Tentacules, 314.
Tente du cervelet, 513.
Testicules, 395.
Thrombus, 36.
Thymus, 578.
Tibia, 150.
Tissu adipeux, 6.
Tissu cartilagineux, 60.
Tissu caverneux, 16.
Tissu cicatriciel, 10.
Tissu conjonctif ou cellulaire, 8.
Tissu corné, 45.
Tissu dentaire, 56.
Tissu du derme, 23.
Tissu élastique, 17.
Tissu érectile, 16.
Tissu fibreux, 14.
Tissu glandulaire, 26.
Tissu kéraphylleux, 307.
Tissu muqueux, 23.
Tissu musculaire, 8.
Tissu nerveux, 39.
Tissu osseux, 64.
Tissu pigmentaire, 8.
Tissu podophylleux, 310.
Tissu séreux, 10.
Tissu vasculaire, 30.
Tissu velouté, 311.
Trachée, 377.
Trayons des mamelles, 418.
Trépied de Haller, 458.
Trigone cérébral, 517.
Trigone vésical, 392.
Trochanter : grand, 149 ; petit, 149.
Trochin, 135.
Trochiter, 135.
Trochlée du fémur, 149.
Trochoïdes, 74.
Troisième ventricule, 520.
Trompe d'Eustache, 97.

Trompes de Fallope, 416.
Tronc axillaire gauche, 430.
Tronc basilaire, 438.
Tronc brachio-céphalique, 430.
Tronc cœliaque, 458.
Tronc trachéal droit, 504.
Trous borgnes de Morgagni, ou lacunes de la langue, 319.
Trou de Botal, 581.
Trous condyliens de l'occipital, 92.
Trou déchiré ou jugulaire, 92.
Trou de Monro, 517.
Trou mastoïdien, 97.
Trou mentionner, 109.
Trou nasal, 106.
Trou obturateur ou trou ovale, 132.
Trou occipital, 92.
Trou orbitaire, 95.
Trou palatin ou incisif, 105.
Trou surcilier, 95.
Tubercules cendrés, 516.
Tubercule lacrymal, 102.
Tubercules mamillaires, 516.
Tubercules quadrijumeaux, 519.
Tubes de Bellini, 386.
Tubes de Ferrein, 386.
Tubes de Henle, 387.
Tubes nerveux, 40.
Tube uréthral, 406.
Tunique abdominale, 252.
Tunique de Jacob, 289.
Tunique propre du rein, 385.
Tunique propre ou albuginée du testicule, 396.
Tympan secondaire, 295.
Tympan (Membrane du), 294.

U

Uretère, 389.
Urèthre, 392, 405.
Urine, 393.
Utérus, 413.
Uvée, 288.

V

Vagin, 412.
Vaisseaux capillaires, 33.
Vaisseaux chylifères, 36.
Vaisseaux courts de l'estomac, 460 et 502.
Vaisseaux lymphatiques, 36, 502.
Vaisseaux lymphatiques de l'abdomen et des organes abdominaux, 506.
Vaisseaux lymphatiques de la tête, 504.
Vaisseaux lymphatiques des membres antérieurs, 508.
Vaisseaux lymphatiques des membres postérieurs, 509.
Vaisseaux lymphatiques du cou, 504.
Vaisseaux lymphatiques du thorax et des organes thoraciques, 505.
Vaisseaux nourriciers des os, 68.
Vaisseaux sanguins, 30.
Valvule cœco-colique, 344.
Valvule de Bauhin, 344.
Valvule de Lamorier, 331.
Valvule de Thébésius, 425.
Valvule de Vieussens, 521.

Valvule du pylore, 332.
Valvule du vagin, 413.
Valvule iléo-cœcale, 344.
Valvule mitrale, 426.
Valvules semi-lunaires, 426.
Valvule semi-lunaire de l'estomac, 331.
Valvules sigmoides ou semi-lunaires, 426 et 427.
Valvule tricuspide, 426.
Valvules veineuses, 34.
Varices, 36.
Vas aberrans du testicule, 579.
Vasa helicina, 33.
Vasa vasorum, 31.
Vasa vorticosa, 287.
Veines, 34, 477.
Veine abdominale antérieure, 485.
Veine abdominale postérieure, 495.
Veine angulaire de l'œil, 480.
Veine axillaire, 488, 490.
Veine azygos, 487.
Veine bronchique, 488.
Veine cave antérieure, 478.
Veine cave postérieure, 491.
Veine cérébrale inférieure, 484.
Veine cérébrale supérieure, 483.
Veine cervicale inférieure, 484.
Veines cervicales supérieures, 486.
Veines ciliaires, 287, 480.
Veine circonflexe de l'ilium, 493.
Veine coccygienne médiane, 497.
Veines coccygiennes latérales, 497.
Veine colique, 501.
Veine coronaire de la lèvre inférieure, 481.
Veine coronaire de la lèvre supérieure, 481.
Veine coronaire droite du cœur, 478.
Veines coronaires du pied, 489.
Veine coronaire gauche du cœur, 478.
Veine coronaire inférieure de l'estomac, 502.
Veine coronaire supérieure de l'estomac, 502.
Veine crurale, 493, 494.
Veine cubitale, 490.
Veine de l'ars, 489.
Veine de la joue, 482.
Veines de l'intestin grêle, 501.
Veine de la moelle épinière, 486.
Veines de la sole, 488.
Veine de l'éperon, 490.
Veines de l'intestin grêle, 501.
Veine dentaire antérieure, 480.
Veine dentaire inférieure, 482.
Veines diaphragmatiques, 499.
Veine diaphragmatique inférieure, 485.
Veine diaphragmatique moyenne, 486.
Veines digitales, 488, 493.
Veine dorsale, 487.
Veine dorsale de la langue, 481, 482.
Veine dorsale du nez, 480.
Veine duodénale, 502.
Veines du cœur, 478.
Veine du périnée, 498.
Veine du tarse, 493.
Veines du tissu podophylleux, 488.
Veine faciale, 480.
Veine fémorale antérieure, 495.
Veine fémorale inférieure, 495.
Veine fémorale profonde, 495.
Veine fessière antérieure, 496.
Veine fessière inférieure, 495.

Veine fessière postérieure, 498.
Veine gastro-épiploïque droite, 502.
Veine gastro-épiploïque gauche, 501.
Veine gastro-splénique, 501.
Veine grande mésaraïque, 501.
Veine hémorrhoïdale interne, 498.
Veines hépatiques, 499.
Veine honteuse externe, 495.
Veine honteuse interne, 497.
Veine humérale, 490.
Veine humérale circonflexe, 490.
Veine humérale profonde, 490.
Veine iléo-cœcale, 501.
Veine iléo-lombaire, 493.
Veines iliaques, 492.
Veines intercostales, 487.
Veine ischiatique, 497.
Veine jugulaire, 478.
Veine latérale du nez, 480.
Veine linguale, 481.
Veines lombaires, 498.
Veine massétérine, 483.
Veine maxillaire externe, 479.
Veine maxillaire interne, 482.
Veines médiastines, 499.
Veine méningée inférieure, 484.
Veine mésentérique antérieure, 501.
Veine mésentérique postérieure, 501.
Veine nasale postérieure, 480.
Veine obturatrice, 495.
Veine occipitale, 484.
Veine œsophagienne, 488.
Veine ombilicale, 573.
Veine omphalo-mésentérique, 575.
Veine ophthalmique, 480.
Veine palatine, 480.
Veine palpébrale inférieure, 480.
Veines pancréatiques, 502.
Veine parotidienne supérieure, 483.
Veines pelviennes, 497.
Veine pénienne profonde, 497.
Veine petite azygos, 488.
Veine petite mésaraïque, 501.
Veine pharyngienne inférieure, 484.
Veines plantaires, 489, 493.
Veine poplitée, 494.
Veine-porte, 500.
Veine ptérygoïdienne, 483.
Veines pulmonaires, 477.
Veine radiale antérieure, 490.
Veine radiale postérieure, 490.
Veine rectale antérieure, 501.
Veines rénales, 499.
Veine sacrée latérale, 497.
Veine sacrée moyenne, 493.
Veine saphène externe, 494.
Veine saphène interne, 495.

Veine scapulaire antérieure, 490.
Veine scapulaire moyenne, 490.
Veine sous-cutanée abdominale, 495.
Veine spermatique externe, 495.
Veine spermatique interne, 498.
Veine splénique, 501.
Veine sublinguale, 481.
Veines surrénales, 499.
Veine temporale, 483.
Veines temporales antérieures, 483.
Veine temporale postérieure, 483.
Veine thoracique externe, 490.
Veines thoraciques internes, 485.
Veine thyroïdienne supérieure, 484.
Veine tibiale antérieure, 494.
Veine tibiale postérieure, 494.
Veine transverse de la face, 483.
Veine transverse de la nuque, 487.
Veines vertébrales, 486.
Ventricule (Cinquième), 517.
Ventricule (Quatrième), 521.
Ventricule (Troisième), 520.
Ventricules de la glotte, 376.
Ventricule du cervelet, 521.
Ventricules du cœur, 425.
Ventricules latéraux du cerveau, 517.
Vermis, 521.
Verumontanum, 406.
Vertèbres, 119.
Vertèbres cervicales, 119.
Vertèbres coccygiennes, 126.
Vertèbres dorsales, 121.
Vertèbres lombaires, 123.
Vésicule biliaire, 358.
Vésicules de Graaf, 417.
Vésicule de Müller, 386.
Vésicule germinative, 565.
Vésicule ombilicale, 574.
Vésicules séminales, 400.
Vésicule séminale médiane, 401.
Vessie urinaire, 390.
Vessies coniques du rumen, 334.
Vestibule, 299.
Villosités intestinales, 340.
Vitellus, 565.
Voile du palais, 316.
Volutes ethmoïdales, 100.
Vomer, 107.
Vulve, 410.

Y

Yeux, 298.

Z

Zone de Zinn, 291.
Zone transparente de l'ovule, 565.

ERRATA

Page 2, ligne 17, *au lieu de :* coude, *lisez :* soude.
— 4, — 17, *au lieu de :* capsules de Pacini, *lisez :* corpuscules de Pacini.
— 54, — 1, *au lieu de :* et, *lisez :* ou.
— 59, — 13, *après :* dents internes, *ajoutez :* [ou pinces].
— 59, — 14, *après :* moyennes, *ajoutez :* [ou mitoyennes].
— 59, — 15, *après :* dents angulaires, *ajoutez :* [ou coins].
— 64, — 4, *au lieu de :* enchondrôme, *lisez :* enchondrômes.
— 99, — 1, supprimez le renvoi (1).
— 99, — 5, mettez ce renvoi (1) après fossette pituitaire.
— 131, — 9, *au lieu de :* iléo, *lisez :* ilio.
— 131, — 25, *au lieu de :* iléo, *lisez :* ilio.
— 132, note 2, *au lieu de :* page 130, *lisez :* page 131.
— 141. *Carpe des ruminants.*

M. le professeur Goubaux a démontré sur des pièces, en mai 1855, que, des deux os de la rangée inférieure du carpe des ruminants, l'interne en représente en réalité deux ; de sorte qu'il y a en tout 7 os, comme chez les solipèdes.

Page 143. *Développement des métacarpiens latéraux.*

Tous les auteurs indiquent un seul noyau d'ossification, mais M. Goubaux a présenté à la Société centrale de médecine vétérinaire, le 26 juillet 1849, un métacarpien rudimentaire portant deux noyaux d'ossification.

Page 239, ligne 16, *au lieu de :* lombical, *lisez :* lombrical.
— 262, — 9, *au lieu de :* lombo-ilial, *lisez :* lombo-iliaque.
— 292, note 4, *après :* des oreilles, *lisez :* naturelles.
— 298, dernière ligne, *au lieu de :* Fort, Anatomie des animaux, *lisez :* Fort, Anatomie descriptive et dissection.
— 314, ligne 1, *au lieu de :* joues (*buccæ s. genæ*), *lisez :* lèvres (*labiæ oris*).
— 315, — 1, *au lieu de :* lèvres (*labiæ oris*), *lisez :* joues (*buccæ s. genæ*).
— 322, dernière ligne, *au lieu de :* afférent, *lisez :* excréteur.
— 324, ligne 23, *au lieu de :* orbital, *lisez :* orbitaire.
— 335, — 27, *au lieu de :* dispositions intérieures, *lisez :* disposition intérieure.
— 475, — 4, *au lieu de :* artère fessière postérieure, *lisez :* artère sacrée latérale.
— 557, — 3, *au lieu de :* nerf libial, *lisez :* nerf tibial.

TRAITÉ ÉLÉMENTAIRE

DE

PHYSIOLOGIE HUMAINE

COMPRENANT

LES PRINCIPALES NOTIONS DE LA PHYSIOLOGIE COMPARÉE

PAR J. BÉCLARD

SIXIÈME ÉDITION, REVUE ET MISE AU COURANT DE LA SCIENCE

1 *très-fort vol. grand in-8° de 1260 p., avec 246 fig. intercalées dans le texte*, 1870.

Cartonné à l'anglaise, prix : 16 fr

TRAITÉ ÉLÉMENTAIRE

D'HYGIÈNE PRIVÉE ET PUBLIQUE

Par **BECQUEREL**,

Quatrième édition, **AVEC ADDITIONS ET BIBLIOGRAPHIE,** par le docteur BEAUGRAND.

1 très-fort volume grand in-18 de près de mille pages, cartonné à l'anglaise. 1868. 8 fr.

Le *Traité élémentaire d'hygiène privée et publique* de M. Becquerel présente, sous une forme concise, un tableau complet de cette science. L'auteur a profité de ses connaissances physiques et chimiques pour aborder un grand nombre de questions entièrement négligées dans la plupart des traités d'hygiène, en même temps qu'il a réuni les applications de toutes les sciences à l'hygiène privée et publique. Cette 4e édition est mise au courant des progrès de la science par de nombreuses additions et augmentée d'une bibliographie très-étendue pour chaque article.

TRAITÉ PRATIQUE

D'AUSCULTATION

Ou Exposé méthodique des diverses applications de ce mode d'examen à l'état physiologique et morbide de l'économie,

SUIVI D'UN **PRÉCIS DE PERCUSSION**

Par MM. **BARTH** et **Henri ROGER**

7e édition, soigneusement revue, 1870. 1 vol. in-18, gr.-raisin, cartonné à l'anglaise. 6 fr. 50 c.
Relié.. 7 fr. » c.

Ouvrage adopté par le Conseil de l'Instruction publique pour les Facultés et Écoles préparatoires de Médecine.

ERRATA

Page   2, ligne   17, *au lieu de :* coude, *lisez :* soude.

— 4, —   17, *au lieu de :* capsules de Pacini, *lisez :* corpuscules de Pacini.

— 54, —   1, *au lieu de :* et, *lisez :* ou.

— 59, —   13, *après :* dents internes, *ajoutez :* [ou pinces].

— 59, —   14, *après :* moyennes, *ajoutez :* [ou mitoyennes].

— 59, —   15, *après :* dents angulaires, *ajoutez :* [ou coins].

— 64, —   4, *au lieu de :* enchondrôme, *lisez :* enchondrômes.

— 99, —   1, supprimez le renvoi (1).

— 99, —   5, mettez ce renvoi (1) après fossette pituitaire.

— 131, —   9, *au lieu de :* iléo, *lisez :* ilio.

— 131, —   25, *au lieu de :* iléo, *lisez :* ilio.

— 132, note 2, *au lieu de :* page 130, *lisez :* page 131.

— 141. *Carpe des ruminants.*

M. le professeur Goubaux a démontré sur des pièces, en mai 1855, que, des deux os de la rangée inférieure du carpe des ruminants, l'interne en représente en réalité deux ; de sorte qu'il y a en tout 7 os, comme chez les solipèdes.

Page 143. *Développement des métacarpiens latéraux.*

Tous les auteurs indiquent un seul noyau d'ossification, mais M. Goubaux a présenté à la Société centrale de médecine vétérinaire, le 26 juillet 1849, un métacarpien rudimentaire portant deux noyaux d'ossification.

Page 239, ligne 16, *au lieu de :* lombical, *lisez :* lombrical.

— 262, —   9, *au lieu de :* lombo-ilial, *lisez :* lombo-iliaque.

— 292, note 4, *après :* des oreilles, *lisez :* naturelles.

— 298, dernière ligne, *au lieu de :* Fort, Anatomie des animaux, *lisez :* Fort, Anatomie descriptive et dissection.

— 314, ligne   1, *au lieu de :* joues (*buccæ s. genæ*), *lisez :* lèvres (*labiæ oris*).

— 315, —   1, *au lieu de :* lèvres (*labiæ oris*), *lisez :* joues (*buccæ s. genæ*).

— 322, dernière ligne, *au lieu de :* afférent, *lisez :* excréteur.

— 324, ligne 23, *au lieu de :* orbital, *lisez :* orbitaire.

— 335, —   27, *au lieu de :* dispositions intérieures, *lisez :* disposition intérieure.

— 475, —   4, *au lieu de :* artère fessière postérieure, *lisez :* artère sacrée latérale.

— 557, —   3, *au lieu de :* nerf libial, *lisez :* nerf tibial.

Librairie de P. ASSELIN, place de l'Ecole-de-Médecine.

TRAITÉ ÉLÉMENTAIRE

DE

PHYSIOLOGIE HUMAINE

COMPRENANT

LES PRINCIPALES NOTIONS DE LA PHYSIOLOGIE COMPARÉE

PAR J. BÉCLARD

SIXIÈME ÉDITION, REVUE ET MISE AU COURANT DE LA SCIENCE

1 *très-fort vol. grand in-8° de 1260 p., avec 246 fig. intercalées dans le texte,* 1870.

Cartonné à l'anglaise, prix : 16 fr

TRAITÉ ÉLÉMENTAIRE

D'HYGIÈNE PRIVÉE ET PUBLIQUE

PAR **BECQUEREL,**

Quatrième édition, **AVEC ADDITIONS ET BIBLIOGRAPHIE,** par le docteur BEAUGRAND.

1 très-fort volume grand in-18 de près de mille pages, cartonné à l'anglaise. 1868. 8 fr.

Le *Traité élémentaire d'hygiène privé et publique* de M. Becquerel présente, sous une forme concise, un tableau complet de cette science. L'auteur a profité de ses connaissances physiques et chimiques pour aborder un grand nombre de questions entièrement négligées dans la plupart des traités d'hygiène, en même temps qu'il a réuni les applications de toutes les sciences à l'hygiène privée et publique. Cette 4e édition est mise au courant des progrès de la science par de nombreuses additions et augmentée d'une bibliographie très-étendue pour chaque article.

TRAITÉ PRATIQUE

D'AUSCULTATION

Ou Exposé méthodique des diverses applications de ce mode d'examen
à l'état physiologique et morbide de l'économie,

SUIVI D'UN **PRÉCIS DE PERCUSSION**

PAR MM. **BARTH** et **Henri ROGER**

7e édition, soigneusement revue, 1870. 1 vol. in-18, gr.-raisin, cartonné à l'anglaise. 6 fr. 50 c.
Relié.. 7 fr. » c.

Ouvrage adopté par le Conseil de l'Instruction publique pour les Facultés et Écoles préparatoires de Médecine.

TRAITÉ DE
THÉRAPEUTIQUE ET DE MATIÈRE MÉDICALE

PAR MM.

A. TROUSSEAU	ET	**H. PIDOUX**
Professeur de thérapeutique à la Faculté de medecine de Paris médecin de l'Hôtel-Dieu, membre de l'Académie de médecine, commandeur de la Légion d'honneur ex-représentant du peuple à l'Assemblée constituante.		Médecin de l'hôpital de la Charité, membre de l'Académie de médecine, Président de la Société de thérapeutique, médecin-inspecteur des Eaux-Bonnes, officier de la Légion d'honneur.

Huitième édition, revue et augmentée sous les yeux des auteurs

Par Constantin PAUL,

Professeu agrégé à la Faculté de médecine de Paris, médecin des Hôpitaux, secrétaire général de la Société de thérapeutique.

DEUXIÈME TIRAGE, AVEC CORRECTIONS. — 1870.

2 forts volumes grand in-8 de près de 1,000 pages chacun, cartonnés à l'anglaise

Prix........ 25 fr.

Cette nouvelle édition a été corrigée et refondue sur les indications du nouveau **Codex** de 1867 et de l'**Officine** de Dorvault, pour ce qui concerne la matière médicale. On y a ajouté de grands developpements sur l'action physiologique des médicaments, pour mettre cet ouvrage au courant de la science. De nombreuses additions ont été apportées à la thérapeutique proprement dite. Nous citons en particulier, comme substances qui agissent spécialement sur la nutrition et la sanguification, les préparations de **fer**, de **mercure**, d'**arsenic** et d'**argent** ; parmi celles qui agissent plus spécialement : 1° sur l'innervation centrale, l'**opium** et ses **nouveaux alcaloïdes** ; les **anesthésiques**, le **protoxyde d'azote**, la **quinine**, l'**alcool**, l'**électricité** (emploi des **courants continus**), le **massage** ; 2° sur l'innervation des diverses parties de l'appareil circulatoire : la **digitale**, les **antimoniaux**, enfin le **bromure de potassium**. Cette nouvelle édition contient encore, outre l'histoire des médicaments nouveaux, **curare** et **fève de Calabar**, un **compendium sur les eaux minérales.**
On y a ajouté enfin une table alphabétique générale, comprenant le classement des matières par médicaments et par maladies.

TRAITÉ ÉLÉMENTAIRE DE PATHOLOGIE INTERNE

Par MM. Béhier, professeur de clinique médicale à la Faculté de médecine de Paris, médecin de l'Hôtel-Dieu, et Hardy, professeur à la Faculté de médecine de Paris, médecin de l'hôpital Saint-Louis.
L'ouvrage formera 4 forts vol. in-8. Les trois premiers ont paru :
Tome I. Pathologie générale et Séméiologie. 2e édition. 1858. — Prix : 8 francs.
Tome II. Inflammations du tube digestif et de l'appareil respiratoire, circulatoire et nerveux. 2e édition, considérablement augmentée. 1 très-fort volume in-8 de 1,200 pages en deux parties. 1864. — Prix : 12 fr.
Tome III. 1re Partie de 500 pages. Inflammation de l'appareil génito-urinaire ; — De la Peau et de l'appareil locomoteur ; — Des Gangrènes ; — Des Hémorrhagies. 2e édition, revue et augmentée. — Prix : 6 fr.
Nota. — La 2e partie traitera **Des Congestions ; — Des Hydropisies ; — Des Névroses.**

L'ouvrage de MM. Béhier et Hardy se distingue par l'esprit philosophique et éminemment *médical* qui a présidé à sa rédaction. Après avoir exposé d'une manière complète, quoique précise, dans le premier volume, les principes si importants et si négligés de nos jours de la pathologie générale et de la séméiologie, les auteurs abordent, dans les volumes suivants, la classification et l'histoire particulière des maladies. Évitant avec soin les excès et les erreurs de l'école anatomo-physico-chimique, tout en profitant des progrès réels que cette école a imprimés à la science, MM. Béhier et Hardy envisagent la maladie dans son ensemble, c'est-à-dire sous le seul point de vue qui permette de s'en faire une idée juste, complète, et d'instituer le traitement sur des bases rationnelles. Cet ouvrage n'est donc pas moins indispensable aux élèves, pour lesquels il sera un guide et un sujet de méditations fécondes, qu'aux praticiens, qui doivent trouver dans une étude solide de la pathologie la source la plus précieuse des indications thérapeutiques.